医学科研信息
分析与实验技能

主 编 邓 昊　　　副主编 袁腊梅 虢 毅

编　委（以姓氏笔画为序）

丁志刚（中南大学湘雅三医院）　　　范　宽（贵州省人民医院）

邓　昊（中南大学湘雅三医院）　　　易银沙（湖南师范大学医学院）

邓　晟（中南大学湘雅医院）　　　　周　军（中南大学湘雅三医院）

邓　雄（中南大学湘雅三医院）　　　郑　文（中南大学湘雅三医院）

田　韵（中南大学湘雅三医院）　　　胡　玉（中南大学湘雅三医院）

邢晓为（中南大学湘雅三医院）　　　闫宏伟（中南大学湘雅三医院）

向　红（中南大学湘雅三医院）　　　袁　梦（中南大学湘雅三医院）

向　晖（中南大学湘雅三医院）　　　袁腊梅（中南大学湘雅三医院）

邬国军（中南大学基础医学院）　　　夏　红（中南大学湘雅三医院）

刘　鑫（中南大学湘雅三医院）　　　徐洪波（中南大学湘雅三医院）

孙　艳（中南大学湘雅三医院）　　　郭成贤（中南大学湘雅三医院）

李　欢（中南大学湘雅三医院）　　　黄利华（中南大学湘雅三医院）

杨　艳（中南大学湘雅三医院）　　　黄艳霞（中南大学湘雅三医院）

杨志坚（中南大学湘雅三医院）　　　谭鸿毅（中南大学湘雅三医院）

吴　珊（中南大学湘雅三医院）　　　熊　英（中南大学湘雅三医院）

宋　治（中南大学湘雅三医院）　　　熊　炜（中南大学基础医学院）

陈翔宇（中南大学湘雅三医院）　　　虢　毅（中南大学生命科学学院）

人民卫生出版社

·北 京·

图书在版编目（CIP）数据

医学科研信息分析与实验技能 / 邓昊主编 . —北京：
人民卫生出版社，2022.6

ISBN 978-7-117-32821-0

Ⅰ. ①医… Ⅱ. ①邓… Ⅲ. ①医学–科学研究 Ⅳ.
①R-3

中国版本图书馆 CIP 数据核字（2022）第 018819 号

| 人卫智网 | www.ipmph.com | 医学教育、学术、考试、健康，购书智慧智能综合服务平台 |
| 人卫官网 | www.pmph.com | 人卫官方资讯发布平台 |

医学科研信息分析与实验技能
Yixue Keyan Xinxi Fenxi yu Shiyan Jineng

主　　编：邓　昊
出版发行：人民卫生出版社（中继线 010-59780011）
地　　址：北京市朝阳区潘家园南里 19 号
邮　　编：100021
E - mail：pmph @ pmph.com
购书热线：010-59787592　010-59787584　010-65264830
印　　刷：三河市潮河印业有限公司
经　　销：新华书店
开　　本：850×1168　1/16　　印张：38
字　　数：1098 千字
版　　次：2022 年 6 月第 1 版
印　　次：2022 年 6 月第 1 次印刷
标准书号：ISBN 978-7-117-32821-0
定　　价：148.00 元

打击盗版举报电话：010-59787491　E-mail：WQ @ pmph.com
质量问题联系电话：010-59787234　E-mail：zhiliang @ pmph.com

主编简介

邓昊,二级研究员,博士生导师,中南大学疾病基因组研究中心主任,中南大学湘雅三医院医学实验中心主任。入选第九届"国家卫生健康突出贡献中青年专家",教育部"新世纪优秀人才支持计划",湖南省"芙蓉学者奖励计划"特聘教授,中南大学"升华学者奖励计划"特聘教授,湖南省医学学科领军人才培养对象,湖南省普通高校学科带头人。湖南省卫生经济与信息学会生物医学信息专业委员会副主任委员,湖南省康复医学会癫痫康复专业委员会副主任委员,湖南省医学会理事,湖南省医师协会理事,湖南省侨联特聘专家委员会委员,湖南省十大杰出青年岗位能手。医学遗传学博士,曾为美国 Baylor College of Medicine 神经病学博士后、神经病学系讲师(Instructor, Faculty)。

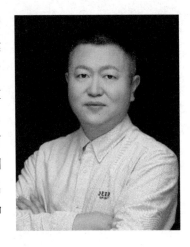

主要从事遗传性疾病分子细胞机制研究。主持国家重点研发计划课题、国家自然科学基金项目、湖南省杰出青年基金项目、高等学校博士学科点专项科研基金(博导类)和美国 Parkinsons and Movement Disorder Foundation(PMDF)科学基金项目等 20 余项,主持省级和校级教学改革项目 10 余项。多个 SCI 杂志专栏客座主编、编委和学术编辑,40 多个 SCI 杂志审稿专家,国家自然科学基金、以色列国家科技部科学基金、波兰国家自然科学基金、哈萨克斯坦国家科学技术基金和国际 ICM 基金等评审专家。在国际知名刊物 The Journal of the American Medical Association(JAMA)、Nature Genetics、Proceeding of the National Academy of Sciences(PNAS)、Annals of Neurology 等发表 SCI 文章 176 篇,第一作者或通讯作者 143 篇,SCI 总引用 3 000 多次。单篇第一作者发表论文杂志最高影响因子 56.272,单篇第一作者和通讯作者发表综述杂志最高影响因子 42.937。以第一完成人获国家发明专利两项及实用新型专利一项,全国妇幼健康科学技术奖一等奖,第十二届湖南医学科技奖一等奖和湖南省自然科学奖三等奖,以及辽宁省科技进步一等奖(第二完成人)等。

序

　　鄙人于丁亥年（公元二〇〇七年）仲夏由美归湘,望著一书以论科研实验技能。然久疲于项目之申请,课题之实施,琐事之劳形,倏忽数载,难以遂愿。些许年前受命领衔湘雅本硕博科研实验技能之授业,参百家之著,叹面与点少兼顾,先进与实用难统一。诸弟子每谓学之多,能施者少。吾思及科研江湖中缺一"九阳真经",以通初学者周身经络。于是乎催生将理论、操作、统计、软件应用与论文写作等相一,希冀借"乾坤大挪移",促知行合一,学成致用表现至精致,望入门者速成。以助众学子适于此暗流涌动、奇才辈出之科研江湖。

　　承人卫之垂爱,蒙中大教改之金助,今拙作初成之时,感南柯一梦成真,始觉应微表二一。一则成文仓促,虽反复校验,苦鄙人才识疏浅,仍惶恐万千,各技能操作,仅供参阅。诸君宜广为查验,方可实施,对暗潜之险危,鄙人无力应承,望诸位海涵。各篇之瑕疵,愿闻其详。二感恩于科研坎途培育吾之诸师,终身之计,莫如树人。望借此传承吾辈之技能,求真求确,必邃必专。三为科研者众,达者稀,拙作宛如幽幽浏水,望诸君鄙弃众多之砂砾,拾获罕见之珍珠。治学参悟之长路漫漫,不才与同道共勉!

中南大学湘雅三医院　　邓　昊
公元二〇二一年七月九日潇潇雨夜于长沙岳麓区桐梓坡杏林小区

目录

第三篇　实验仪器使用篇

第四篇　数据分析与论文写作篇

第一篇

文献检索与选题篇

第一章

文 献 检 索

第1节 中文文献检索

文献检索是指根据对知识的需要来获取文献的过程。研究人员可以通过现代发达的网络技术，更快速、更便捷地进行文献检索并获取所需文献。文献检索是医学工作人员进行医学科研工作必须掌握的重要技能，熟练地进行文献检索是良好信息素养的体现。中国知网（中国知识基础设施工程，China National Knowledge Infrastructure，CNKI，https://www.cnki.net）、万方数据知识服务平台（http://www.wanfangdata.com.cn/index.html）和维普资讯中文期刊服务平台（VIP，http://lib.cqvip.com）是目前国内学术文献信息领域利用率最高和影响范围最广的三大中文期刊全文数据库，体现了我国文献数据库建设水平，是中文期刊数据库的代表。本节内容主要讲述中国知网、万方数据知识服务平台和维普资讯中文期刊服务平台三个中文数据库的使用，示例如何快速地进行中文文献检索。

一、常用中文数据库介绍

1. 中国知网　世界银行 1998 年最早提出国家知识基础设施（National Knowledge Infrastructure）的概念，中国知网是中国国家知识基础设施，是以实现全社会知识资源传播共享与增值利用为目标的信息化建设项目，由清华大学和清华同方发起，始建于 1999 年 6 月，其建立的宗旨是"为提升我国创新能力与文化软实力服务"。截至 2019 年 12 月 18 日（CNKI 导报第 37 期），中国知网共收录 70 个国家和地区的文献资源、2.8 亿篇全文文献、3 亿篇摘要、82 亿条知识条目，在全球 56 个国家和地区拥有 3.3 万家机构用户、2 亿个人用户，数据库日访问量达 1 600 万人次、全文年下载量达 23.3 亿篇，是目前中国最具权威、资源收录最全和文献信息量最大的中文数据库服务商。

2. 万方数据知识服务平台　由万方数据公司开发。万方数据知识服务平台有中文版本和英文版本，收录的期刊资源包括中文期刊和外文期刊。截至 2021 年 9 月，万方数据知识服务平台收录数亿条全球优质学术资源，集成期刊、学位、会议、科技报告、专利和视频等十余种资源类型。其中收录国内期刊 8 000 余种，涵盖自然科学、工程技术、医药卫生、农业科学、哲学政法、社会科学和科教文艺等多个学科；国外期刊 40 000 余种，主要来源于国家科技图书文献中心（National Science and Technology Library，NSTL）外文文献数据库和数十家著名学术出版机构，以及开放存取期刊目录（Directory of Open Access Journals，DOAJ）和 PubMed 等知名开放获取平台。

3. 维普资讯中文期刊服务平台　由科技部西南信息中心主办，重庆维普资讯有限公司制作，目前已拥有 2 000 余家大型机构用户，是我国最大的期刊全文数据库。截至 2021 年 9 月，数据库收录了自 1989 年至今的 15 000 余种期刊，现刊 9 000 余种和文献 7 123 余万篇，涵盖医药卫生、农业科学、机械工程、自动化与计算机技术、化学工程、经济管理、政治法律、哲学宗教和文学艺术等 35 个学科大类和 420 个专业，基本覆盖了所有国内公开出版的具有学术价值的期刊。维普数据库对收录数据每周进行更新,数据完整率达到 99% 以上。维普资讯中文期刊服务平台是我国数字图书馆建设的核心资源之一,也是科研工作者进行科技查证和科技查新的必备数据库。

二、检索方法

(一)中国知网

1. 进入中国知网主页(https://www.cnki.net,图 1-1),一些高校校内 IP 用户可直接登录,普通用户需账号登录。

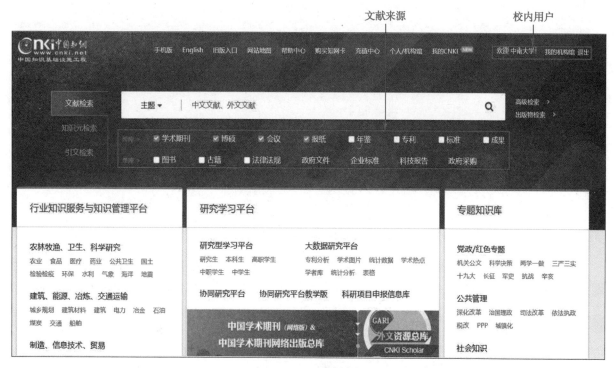

图 1-1 中国知网主页

2. 框式检索方式可根据主题、关键词、篇名、全文、作者、单位、摘要、被引文献、中图分类号和文献来源等途径进行检索(图 1-2)。

3. 以"帕金森病"作为检索词进行主题检索,浏览检索结果时可以依据相关度、发表时间、被引和下载等进行排序(图 1-3)。

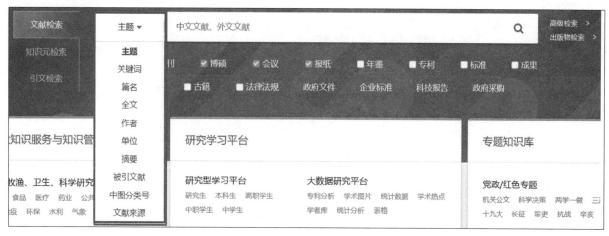

图 1-2 中国知网检索途径

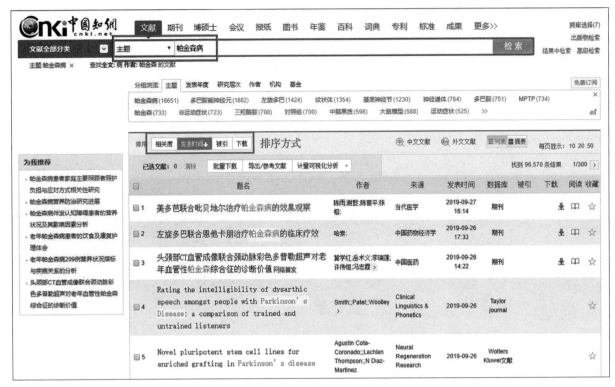

图 1-3　浏览检索结果

4. 高级检索方式可基于主题、关键词、篇名和发表时间等多个检索字段等进行更精确检索，如输入主题为"帕金森病"、关键词为"果蝇"、摘要为"突变"、发表时间为"从 2015-01-01 到 2019-09-29"（图 1-4）。

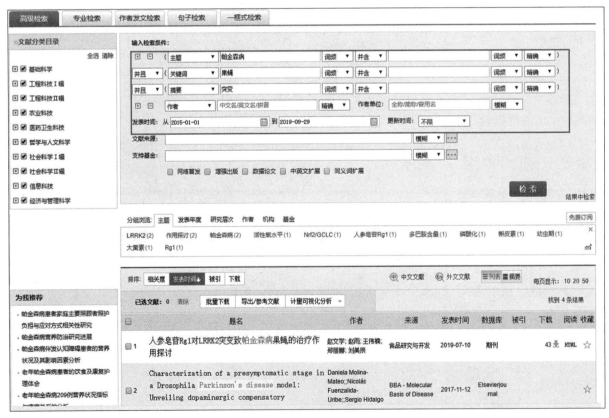

图 1-4　中国知网高级检索

5. 专业检索可将检索字段按检索表达式语法组合进行检索,如输入"SU= 帕金森病 AND KY= 果蝇",发表时间设置为"从 2015-01-01 到 2019-09-23",即根据主题为"帕金森病"和关键词为"果蝇"检索指定时间段发表的文献(图 1-5)。

6. 作者发文检索可根据作者姓名及作者所属单位对某一特定作者的所有已发表文献进行检索(图 1-6)。

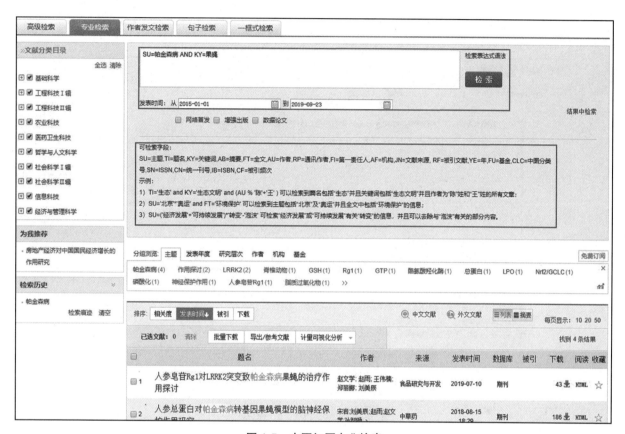

图 1-5　中国知网专业检索

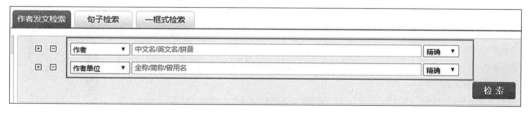

图 1-6　中国知网作者发文检索

7. 句子检索可以根据全文中,同一句包含的检索词及同一段包含的检索词进行检索(图 1-7)。如检索在全文同一句话中同时包含"帕金森病"和"果蝇"的文献,检索结果可显示同时包含此两个检索词的句子和来源文献。

8. 点击检索结果中某篇文献链接,进入特定文献检索结果页面(图 1-8),可看到文章摘要、关键词和 DOI 等信息。点击"</> HTML 阅读"链接可以在线阅读文献,也可点击"CAJ 下载"和"PDF 下载"链接下载文献全文。

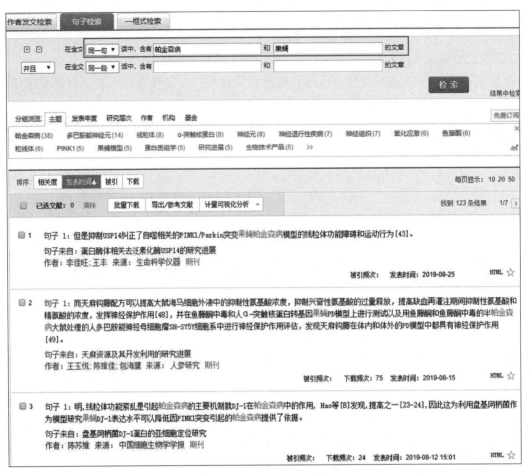

图 1-7　中国知网句子检索

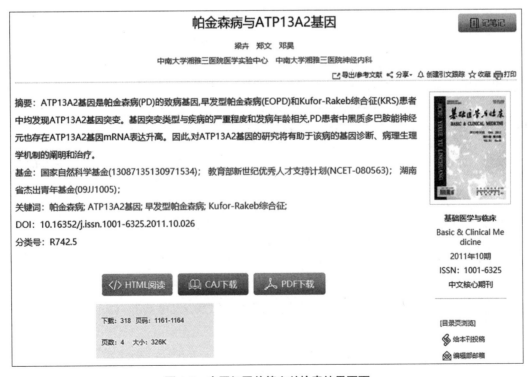

图 1-8　中国知网单篇文献检索结果页面

（二）万方数据知识服务平台

1. 进入万方数据知识服务平台主页（http://www.wanfangdata.com.cn/index.html，图 1-9），部分高校校内 IP 用户可直接登录，普通用户需账号登录。

2. 普通检索可以根据题名、作者、作者单位、关键词和摘要等进行检索（图 1-10），搜索时具有词汇联想功能。

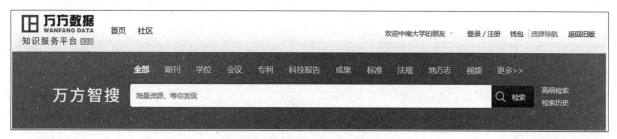

图 1-9 万方数据知识服务平台主页

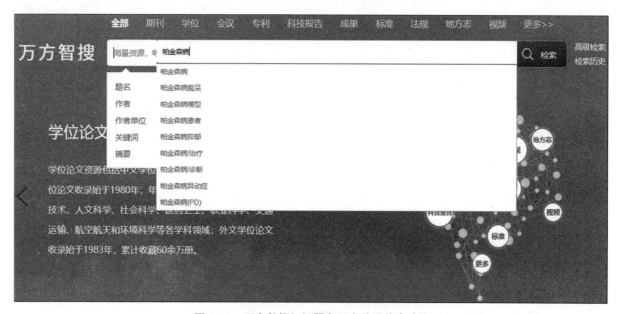

图 1-10 万方数据知识服务平台普通检索功能

3. 检索结果页面中（图 1-11），可以根据资源类型、年份、学科分类和语种等分类对检索结果进行分类浏览。检索结果可依据相关度、出版时间和被引频次进行排序。可以在检索结果中根据标题、作者、关键词和发表年份进行二次检索。

4. 高级检索可以根据主题、关键词、作者单位和发表时间等条件进行检索（图 1-12），如输入主题为"帕金森病"、关键词为"果蝇"和作者单位为"中南大学"进行检索。

5. 专业检索使用 PairQuery 表达式进行检索（图 1-13），如输入表达式"主题:（帕金森病）and 关键词:（果蝇）and 作者单位:（中南大学）"，即对主题为帕金森病，关键词包含果蝇且作者署名单位为中南大学的文献进行检索。

6. 点击检索结果中某篇文献链接，进入特定文献检索结果页面（图 1-14），可看到文章摘要、关键词和作者等信息。点击"在线阅读"链接可以在线阅读文献，点击"下载"链接下载文献全文。

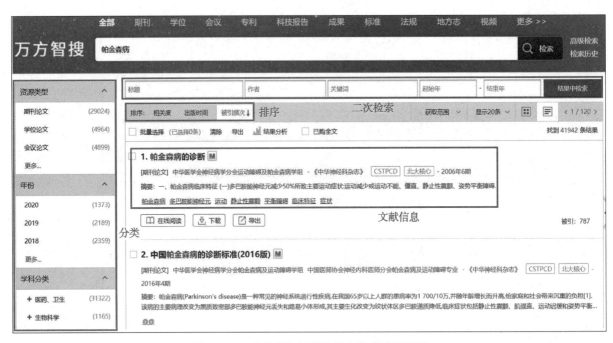

图 1-11　万方数据知识服务平台检索结果页面

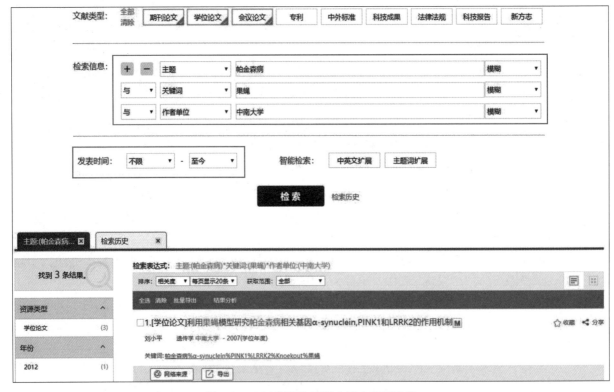

图 1-12　万方数据知识服务平台高级检索

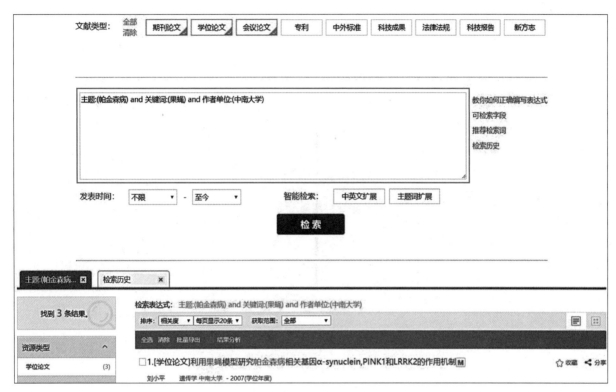

图 1-13 万方数据知识服务平台专业检索

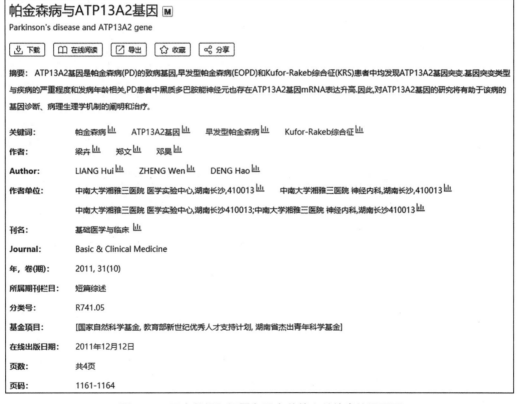

图 1-14 万方数据知识服务平台单篇文献检索结果页面

（三）维普资讯中文期刊服务平台

1. 进入维普资讯中文期刊服务平台主页（http://lib.cqvip.com，图 1-15），一些高校校内 IP 用户可直接登录，普通用户需账号登录。

2. 维普资讯中文期刊服务平台简单检索可根据题名、关键词、作者和机构等检索字段进行检索，对输入字段有词汇联想功能（图 1-16）。

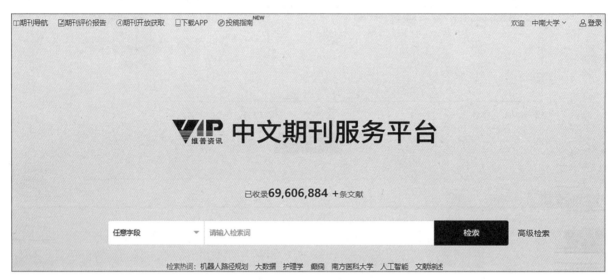

图 1-15　维普资讯中文期刊服务平台主页

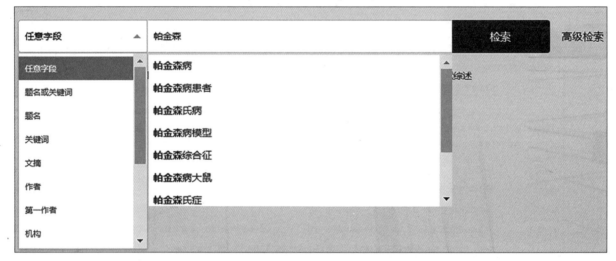

图 1-16　维普资讯中文期刊服务平台简单检索

3. 维普资讯中文期刊服务平台的高级检索和检索式检索同样可以基于题名、关键词、作者和机构等多个检索字段进行更精确的检索，如输入"M= 帕金森病 AND K= 果蝇 AND S= 中南大学"进行检索式检索（图 1-17）。

4. 维普资讯中文期刊服务平台的期刊导航功能可根据期刊类别、期刊名称和期刊所属地区等对所收录的期刊进行检索（图 1-18）。

5. 期刊评价报告功能可以查找中文期刊相关信息、发文量、被引次数和影响因子等，对于中文论文投稿具有非常重要的参考价值（图 1-19）。

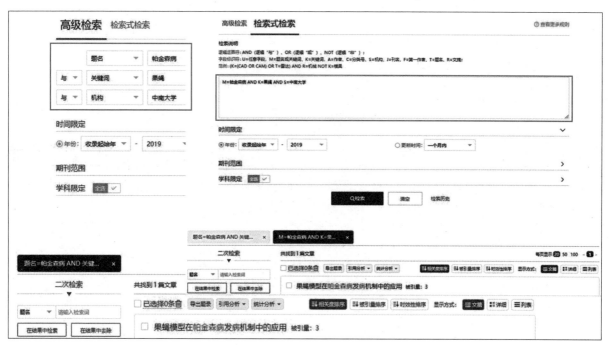

图 1-17　维普资讯中文期刊服务平台高级检索和检索式检索

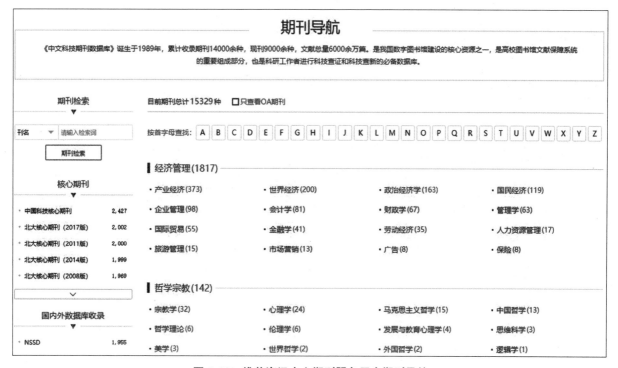

图 1-18　维普资讯中文期刊服务平台期刊导航

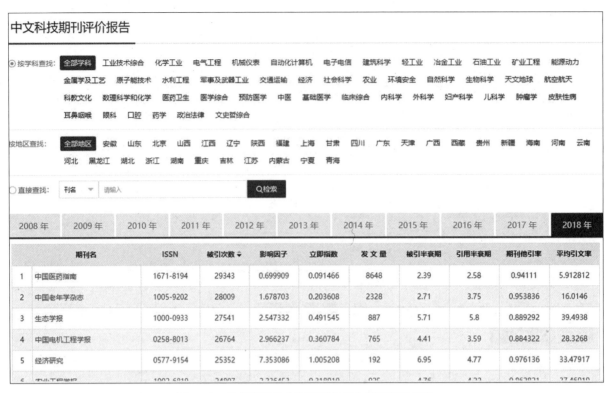

图 1-19 维普资讯中文期刊服务平台期刊评价报告

6. 在某特定文献检索结果页面（图 1-20），可看到文章摘要、作者和关键词等信息。点击"在线阅读"链接可以在线阅读文献，点击"下载 PDF"链接可以下载文献全文。

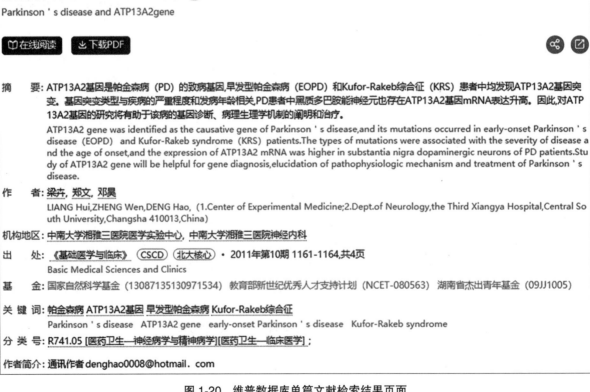

图 1-20 维普数据库单篇文献检索结果页面

三、注意事项

使用中文期刊数据库对研究内容进行检索和文献搜集时,应注意搜集的相关文献质量,注意搜集的文献与研究内容相关度。应搜集尽可能多的、与研究问题直接相关的重要文献,不能遗漏某个研究领域已确立了经典地位的文献,同时应当审查所引用文献中的数据和图片等来源是否可靠、真实和权威。

-------------------------------------- 参 考 文 献 --------------------------------------

［1］刘文娟 . 知网、万方及维普期刊全文数据库医学文献检索的比较 . 内蒙古科技与经济 , 2019,(7):156-158.
［2］蒙叶 . 以信息素养为导向的"文献检索"课程内容构建 . 现代交际 , 2019,(14):171-172.
［3］涂佳琪,杨新涯,王彦力 . 中国知网 CNKI 历史与发展研究 . 图书馆论坛 , 2019,39(9):1-11.
［4］杨华菊,薛金敏,朱宇熹 . 文献检索分析在指导医学研究生课题选择中的作用 . 现代医药卫生 , 2019,35(15):2384-2385.
［5］靳光明 . CNKI、万方、维普数据库的特点对比及中国数据建设现状 . 中国市场 , 2017,(15):299-300.
［6］张敏 . 浅析万方、维普、CNKI 三大全文数据库 . 河南图书馆学刊 , 2012,32(1):88-90.

（虢 毅　陈翔宇）

第 2 节　PubMed 文献检索

PubMed（https://pubmed.ncbi.nlm.nih.gov/）是一个提供生物医学方面论文搜索及摘要的免费数据库。它收录了来源于 MEDLINE、生命科学期刊和在线图书的超过 3 000 万篇生物医学文献,其核心主题主要为医学,还包括其他健康领域、部分行为科学、生命科学、化学科学和生物工程。该数据库由美国国立医学图书馆提供,是科研工作者文献检索的得力助手。尽管网上类似于 PubMed 的医学文献检索系统并不少,但因收录文献质量高、回溯年限长、信息量大、使用便捷和更新速度快等多方面的特点,使其在医学领域得到了最为广泛的应用。

一、PubMed 数据库介绍

PubMed 主页（图 1-21）包括基本检索和高级检索,以及其他主要服务,如 PubMed 的入门学习（Learn）:关于 PubMed、常见问题及使用指南和查找全文;查询（Find）:高级检索、临床查询和单引用匹配器;下载（Download）:可编程工具（API）、FTP 服务器和批量引用匹配器;探索（Explore）:医学主题词数据库和期刊。

二、检索方法

（一）基本检索

1. 主题检索　在 PubMed 主页的检索框中输入主题相关检索词,然后点击 "Search",PubMed 可以使用输入的检索词进行自动检索,并将检索结果直接显示在主页下方。例如输入 "liver cancer" 后点击 "Search",PubMed 开始检索并将检索结果显示出来。

2. 作者检索　在检索框中输入作者全名或姓氏全称加名字的首字母缩写,格式为:作者姓氏（空格）名字首字母缩写,例如缩写 "Jones JA",然后点击 "Search",系统会自动使用作者字段进行检索,并显示检索结果。

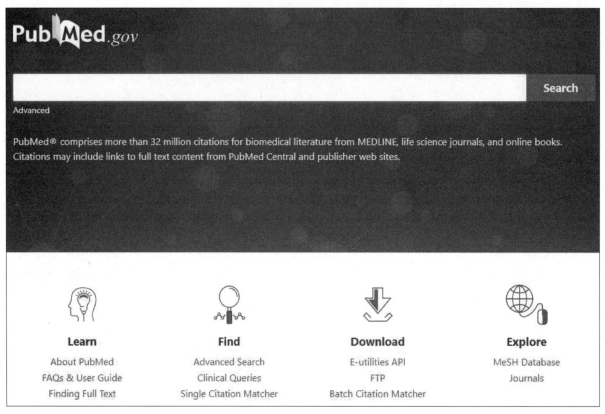

图 1-21　PubMed 主页

3. 期刊检索　在检索框中输入刊名全称、缩写或 ISSN 等，如 "The Journal of American Medical Association" 或 "JAMA"，然后点击 "Search"，系统使用刊名字段检索，并显示检索结果。

4. 检索带摘要的记录　检索格式为：检索词 AND has abstract，如 "lung cancer AND has abstract"。但 1975 年前出版的文章，MEDLINE 记录中没有摘要。

5. 以出版单位、版本、期刊卷号、所有者、研究者和化学物质名称等作为检索词输入，系统会按相应的字段检索，并将符合条件的记录予以显示。

注意：上述均为自由词检索，特点为自动词语匹配，但不做任何限定。如果想要按照特定检索内容进行检索，要在上述检索词后加上相应检索字段，格式为：检索词 [检索字段]。其中一些检索字段如下所示，[AD]（Affiliation）：第一作者单位；[ALL]（All Fields）：所有字段；[AU]（Author）：作者；[CN]（Corporate Author）:团体作者；[ED]（Editor）:编者；[EDAT]（Entrez Date）:文献被收录日期；[1AU]（First Author Name）：第一作者；[FAU]（Full Author Name）：作者全名；[IR]（Investigator）：主要调查者或合作者；[IP]（Issue）：期刊期号；[TA]（Journal）：期刊；[LA]（Language）：语种；[LASTAU]（Last Author）：末位作者；[SH]（MeSH Subheadings）：医学副主题词；[MH]（MeSH Terms）：医学主题词；[PG]（Pagination）：文献在期刊中的页码；[PL]（Place of Publication）：期刊出版地；[PMID]（PubMed Identifier）：PubMed 标识符；[DP]（Publication Date）：文献出版日期；[PT]（Publication Type）：文献类型；[TW]（Text Words）：文本字段；[TI]（Title）：文献标题；[TIAB]（Title/Abstract）：文献标题 / 摘要；[VI]（Volume）：期刊卷号。使用基本检索方法检索出的条目非常多，如输入 "myasthenia gravis[TI]" 检索，检索结果有 1 万多条，需每条逐一筛选，检索效率不高。如果基本检索未获得理想结果，可以进一步使用高级检索功能。

（二）高级检索

高级检索是通过布尔（Boolean）运算来提高效率找到特定的引文，以保证查全率和查准率，最常用的三种布尔运算符是 AND、OR 和 NOT，另外可点击 All Fields 选择对应检索字段和检索词，结合布尔运算符和构建检索式进一步限定检索范围（图 1-22）。

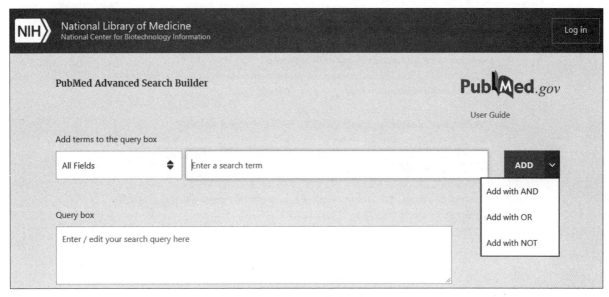

图 1-22　PubMed 高级检索页面

1. AND 提供的运算条件是不管所输入的两个关键词语出现的位置在何处，只要它们都出现在文章的某一位置，都可以将其检索出来。

2. OR 是对出现至少一个关键词的文章进行检索，这种检索方式可以将相似主题的文章均检索出来。

3. NOT 运算可以将在检索范围内某些不需要的内容剔除。但是，在使用时要特别注意，可能会漏掉一些需要的文章。

（三）其他小技巧

1. 检索结果解读　PubMed 检索结果默认以 Summary 格式显示（附部分摘要，可在右上角的"Display options"中将"Format"切换为"Abstract"，显示带摘要格式），如图 1-23。"Display options"中"Sort by"可切换检索结果的排序方式。每个页面默认显示 10 条检索结果（可在"Display options"中的"Per page"修改）。进入具体检索结果中某文献页面后，将鼠标悬停于期刊名缩写上，可以显示完整的期刊名称；单击期刊缩写，在"ACTIONS"中选择"Search in NLM Catalog"可查看期刊详细信息。

2. 快速找到临床类别引文　单击 PubMed 主页中"Find"项目下方"Clinical Queries"（临床查询）进入查询页面，临床查询页面包括"Clinical Study Categories"（临床研究类别）、"Systematic Reviews"（系统评价）和"Medical Genetics"（医学遗传学）。例如，研究视网膜色素变性基因治疗的临床方面，从临床查询页面，在检索框中输入以下检索词："retinitis pigmentosa gene therapy"（视网膜色素变性基因治疗），并在"Clinical Study Categories"的"Category"（类别）下的"Therapy""Etiology""Diagnosis""Prognosis"和"Clinical prediction guides"选项中选择"Therapy"，"Scope"（范围）的"Broad"和"Narrow"选项中选择"Narrow"；从临床查询页面研究有关高胆固醇血症治疗的系统评价，在检索框中输入检索词："hypercholesterolemia treatment"（高胆固醇血症治疗）；从临床查询页面查找先天性白内障的遗传咨询信息，在搜索框中输入以下检索词："congenital cataract"（先天性白内障），然后从"Medical Genetics"下"Topic"（主题）菜单中选择"Genetic Counseling"（遗传咨询）。

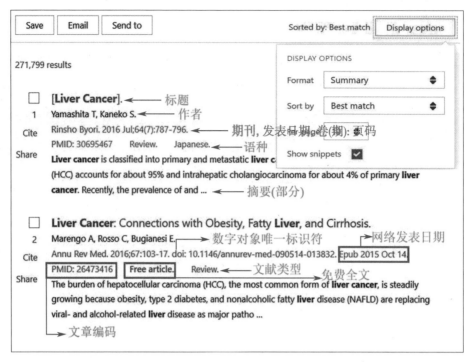

图 1-23 PubMed 检索结果展示页面

3. 医学主题词检索 医学主题词是用规范化的医学术语来描述生物医学概念,利用 MeSH Database 可查询医学主题词相关信息并进行主题词检索。相关信息主要包括主题词含义、可组配的副主题词(Subheadings,论述主题某一方面的内容)、款目词(Entry Terms)和树状结构体系。主题词检索时可选择副主题词进行组配检索,也可选择限定为 "Restrict to MeSH Major Topic"(限制主要医学主题词检索)。另外,主题词检索时默认为扩展检索,也可以选择 "Do not include MeSH terms found below this term in the MeSH hierarchy"(不扩展检索)。选择 MeSH 数据库输入检索词,依次选择主题词后点击 "Add to search builder",以布尔运算符(AND、OR 或 NOT)组合各主题词建立检索式,点击 "Search PubMed" 进行 PubMed 检索。

4. 截词符检索 指在检索标识中保留相同的部分,用符号代替可发生变化的部分。"*" 代表无限截断,一个可代表多个字符,例如在检索框中输入 "osteo*" 可代表 "osteoblast" 和 "osteoarthritis" 等。

5. 多词词组的输入 当遇到多词词组时,如不想词组被拆分成单个词分别检索,可使用以下方法:

(1)加双引号:例如在检索框中输入 "nuclear cataract" connexin。

(2)加检索字段 [TW]:例如在检索框中输入 nuclear cataract[TW] connexin。

(3)加短横线:例如在检索框中输入 nuclear-cataract connexin。

6. 提高查全率的方法

(1)尽量使用主题词与其他自由词相结合的方法。

(2)分类检索时可以进行扩展检索。

(3)主题词检索时使用扩展检索和全部副主题词。

(4)多用 "OR" 运算,减少 "AND" 使用。

(5)采用截词符搜索。

7. 提高查准率方法

(1)使用规范化主题词和副主题词进行检索,少用其他自由词。

(2)限定主要概念主题词字段的加权方式检索。

（3）增加几个概念词,用"AND"进行连接。

（4）用"NOT"除去不相关概念。

（5）限制检索字段,如文献类型和语种。

8. 获取全文途径 PubMed 是摘要数据库,其本身并不提供文献全文服务。对于检索到的文献,若检索结果列表中显示"Free PMC article"或"FULL TEXT LINKS"处有 PMC Full text（FREE）图标的文章,可以直接到 PubMed Central（PMC）中阅读网页版全文（Formats：Article）,或者在网页版全文阅读页面找到 PDF 下载链接进行下载;从"LinkOut - more resources"下"Full Text Sources"也可以链接到全文数据库,若数据库中有全文链接,可直接点击链接查找和下载全文;检索时还可以勾选左栏中的"TEXT AVAILABILITY"的"Free full text",过滤筛选得到网络免费提供的文献资源（Free article 和 Free PMC article）。除收录的完全开放获取的免费全文外,一些全文期刊网站一般需要订阅,如果机构图书馆已购买订阅,则可直接访问和下载。

9. 过滤检索结果 检索结果页面的内容,可通过左侧栏目在已有检索结果的基础上进一步通过多种方式过滤,如通过限定"ARTICLE TYPE"（文献类型）、"TEXT AVAILABILITY"（全文可获得性）、"PUBLICATION DATE"（出版时间）和"SPECIES"（物种）等进行过滤。

10. 保存检索结果的方法 有几种方法可以保存 PubMed 搜索结果,包括使用剪贴板临时保存引用和保存到文件等。

（1）使用 Clipboard（剪贴板）保存。步骤为单击一个或者多个待保存文献左侧的复选框,从"Send to"（发送到）中选择"Clipboard"（剪贴板）,即将相关检索结果内容加入到剪贴板中,然后即可通过打开"Clipboard"查看上述勾选检索结果。需要注意的是剪贴板内容在不活动 8 小时后失效。同时也可以通过点击"Remove from clipboard""Remove selected items from Clipboard"或"Remove all"将相关内容从剪贴板移除,或单击"Cite"引用,"Share"分享。

（2）将文献保存为文本文件。步骤为在检索结果中,使用复选框选择待保存检索结果,还可以转到其他页面继续选择。如果不做任何选择,PubMed 将默认保存全部检索结果。勾选需保存文献后,单击"Save",在"Save citations to file"中根据实际选择"Selection"（选择,包括 All results on this page、All results 和 Selection）和"Format"［格式,包括 Summary（text）、PubMed、PMID、Abstract（text）和 CSV］,单击"Create file"（创建文件）,浏览器会提示 PubMed 搜索结果保存文件名和文件位置,除 CSV 格式为逗号分隔值（comma-separated values）文件（.csv）外,其余均为文本文件（.txt）。

（3）导出文献到文献管理软件,如 NoteExpress 和 EndNote 软件。步骤为在检索结果中,使用复选框选择需要的文献,如果要导出所有文献,则无须选择,然后从"Send to"（发送到）中选择"Citation manager"（引用管理器）,在"Create a file for external citation management software"中选择"Selection"的内容（包括 All results on this page、All results 和 Selection）,单击"Create file"进一步导出并保存文件（NCBI PubMed export file,文件类型为 .nbib）。

三、注意事项

进行文献检索时应合理利用检索工具和检索方式,针对检索目的提高文献查全率和查准率。巧妙使用 PubMed 数据库文献检索的各项工具和功能,方便阅读,高效管理和引用文献等。

━━━━━━━━━━━━━ 参 考 文 献 ━━━━━━━━━━━━━

［1］SAYERS E W, AGARWALA R, BOLTON E E, et al. Database resources of the National Center for Biotechnology Information. Nucleic Acids Res, 2019,47(D1):D23-D28.

［2］FALAGAS M E, PITSOUNI E I, MALIETZIS G A, et al. Comparison of PubMed, Scopus, Web of Science, and Google Scholar: strengths and weaknesses. FASEB J, 2008,22(2):338-342.

[3] SCHARDT C, ADAMS M B, OWENS T, et al. Utilization of the PICO framework to improve searching PubMed for clinical questions. BMC Med Inform Decis Mak, 2007,7:16.

[4] ROBINSON K A, DICKERSIN K. Development of a highly sensitive search strategy for the retrieval of reports of controlled trials using PubMed. Int J Epidemiol, 2002,31(1):150-153.

[5] 吴蓉 , 羡秋盛 , 刘一洋 . PubMed 数据库检索系统及相关检索方法 . 实用医药杂志 , 2010,27(3):276-277.

[6] 罗爱静 , 胡德华 , 黄碧云 , 等 . 医学科技信息检索 . 长沙 : 中南大学出版社 , 2008.

（虢 毅 袁 梦）

第 3 节 Web of Science 文献检索

美国科学信息研究所（Institute for Scientific Information，ISI）的 Web of Science 是全球最大、覆盖学科最多的综合性学术信息资源库，收录了自然科学、工程技术和生物医学等各个研究领域极具影响力的超过 2.1 万个核心学术期刊。利用 Web of Science 丰富而强大的检索功能（普通检索、被引文献检索和化学结构检索），可以方便快速地找到有价值的学术信息，全面了解某一学科或某一课题的研究信息。

ISI 的科学引文索引数据库（Science Citation Index，SCI），被公认为是世界上最权威的科学技术文献的索引工具，能够提供科学技术领域最重要的研究成果。SCI 数据库包含的是关于引文的数据库。通过该数据库，可以检索到文章被引用情况。质量高的文章或者有启发性的文章常被多次引用，因此该引文库具有相当高的科学价值。由于该库对期刊的评价相当严格，因此被索引到的文献具有较高的学术价值。

影响因子（Impact Factor，IF），即某期刊前两年发表的论文在该报告年份（Journal Citation Reports year，JCR year）中被引用总次数除以该期刊在这两年内发表的论文总数，是一个国际通用的期刊评价指标。该指标是汤森路透（Thomson Reuters）出品的期刊引证报告（Journal Citation Reports，JCR）中的一项数据，在一定程度上反映期刊学术质量。

一、Web of Science 数据库介绍

使用 Web of Science 检索具有以下主要特点：

1. 通用的 Internet 浏览器界面，无须安装任何其他软件。

2. 全新的 WWW 超文本特性，方便相关信息之间的链接。

3. ISI 最具影响力的研究成果，指的是报道这些成果的文献大量地被其他文献引用。因此，作为一个检索工具，SCI 与其他检索工具通过主题或分类途径检索文献的常规做法不同，而设置了独特的"引文索引"（citation index）。即通过先前文献被当前文献的引用，来说明文献之间的相关性及先前文献对当前文献的影响力，进一步反映文献的学术价值。

二、检索方法

（一）Web of Science SCI 收录和期刊分区查询

1. 登录 Web of Science [v.5.35] 网站：http://apps.webofknowledge.com（图 1-24），网站语言设置为"简体中文"。

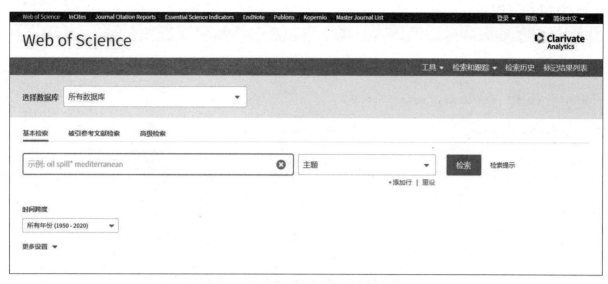

图 1-24　Web of Science 数据库首页

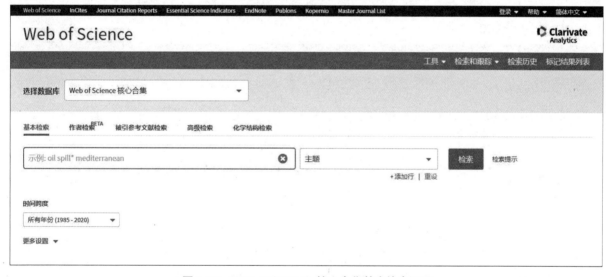

图 1-25　Web of Science 核心合集基本检索页面

2. 在 Web of Science 页面点击"选择数据库"后，"所有数据库"右侧的下拉菜单可以看到所有可供检索的数据库，选择"Web of Science 核心合集"（图 1-25）。

3. 在基本检索页面输入检索词、选择检索字段和时间跨度等检索相关信息。例如：检索 2018—2019 年有关帕金森病遗传的相关文献，则可以按以下步骤操作（图 1-26）：

（1）输入检索词：The genetics of Parkinson disease。在大多数字段输入两个或两个以上相邻的检索词时，会使用隐含的布尔逻辑运算符 AND。

（2）选择检索字段：主题。

（3）点击"+ 添加行"添加另一行。

（4）选择布尔逻辑运算符：And。

（5）输入出版年份：2018-2019，选择检索字段：出版年。

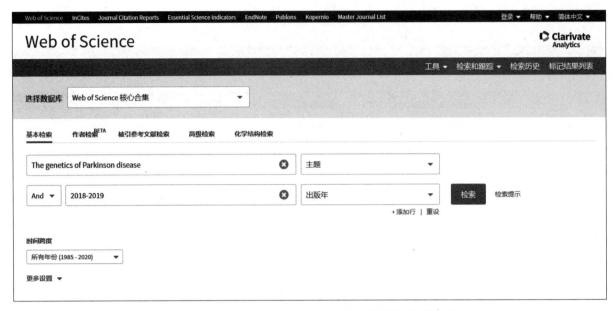

图 1-26 检索 2018—2019 年帕金森病遗传主题相关文献

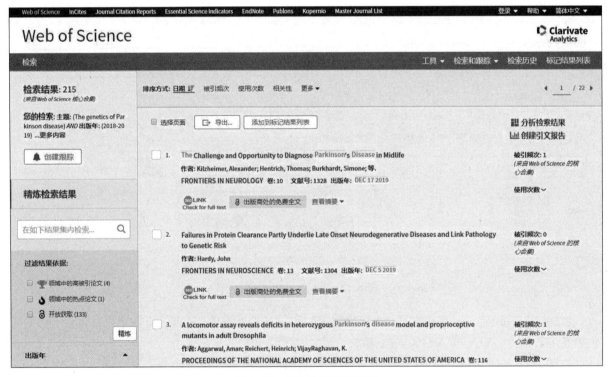

图 1-27 文献检索结果页面

4. 点击"检索"按钮,显示检索结果(图 1-27)。

依照上述步骤检索出 215 篇相关文献,并且是按照出版日期降序依次排列,同时点击"被引频次"可显示被引频次降序排序检索情况(图 1-28)。也可以更改排序方式,例如按照被引频次升序排序(图 1-29)。

如果需要查看文献的发表期刊 SCI JCR 分区和影响因子情况,可以点击期刊"AGEING RESEARCH REVIEWS"(图 1-30)。进入"AGEING RESEARCH REVIEWS"期刊详情界面:包含 SCI JCR 分区和影响因子等信息(图 1-31)。

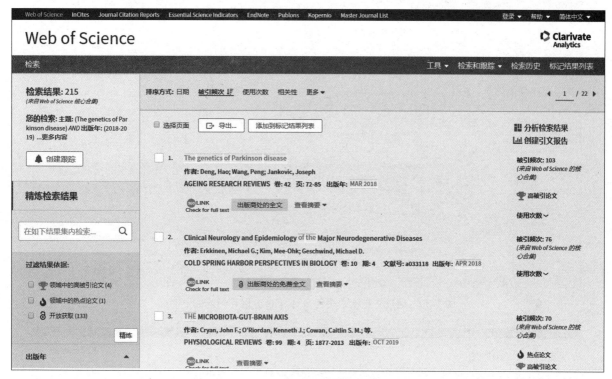

图 1-28　检索结果按被引频次降序排序

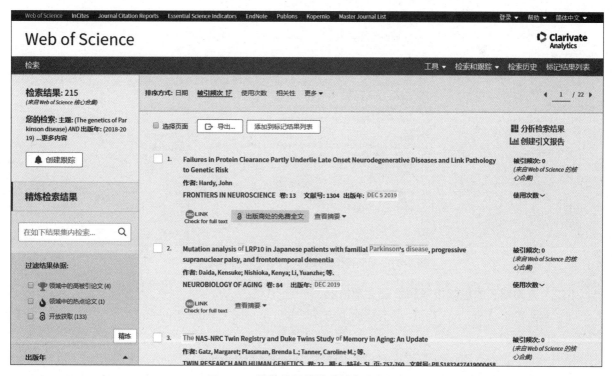

图 1-29　检索结果按被引频次升序排序

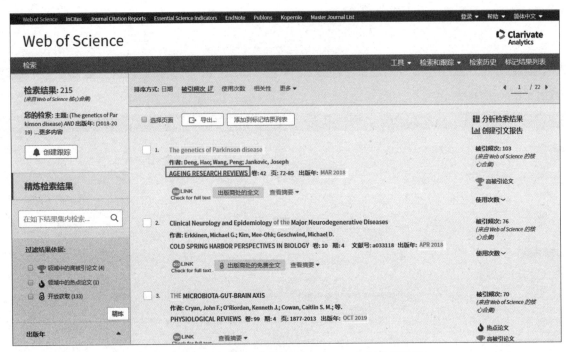

图 1-30　通过文献检索期刊 SCI JCR 分区和影响因子情况

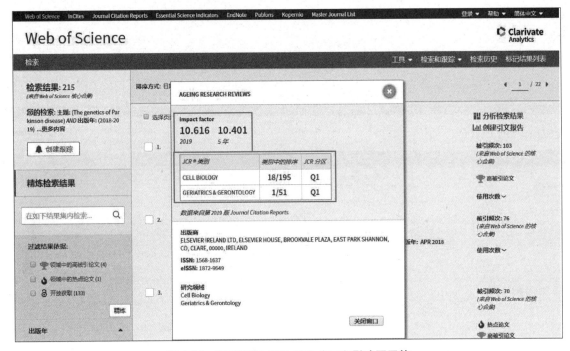

图 1-31　期刊详情：SCI JCR 分区和影响因子等

（二）查询期刊的影响因子和发表文章情况

1. 访问 Web of Science 首页，点击页面上方中央的"Journal Citation Reports"（图 1-32），进入期刊查询页面。

2. Journal Citation Reports 数据库查询页面包括"Browse by Journal""Browse by Category"和"Custom Reports"（图 1-33）。点击"Browse by Journal"图标，进入期刊查询页面（图 1-34），左侧可以对感兴趣的期刊进行全名搜索，右侧是 SCI 期刊详情列表，可按期刊影响因子排序（Journals By Rank）或学科排序（Categories By Rank）。

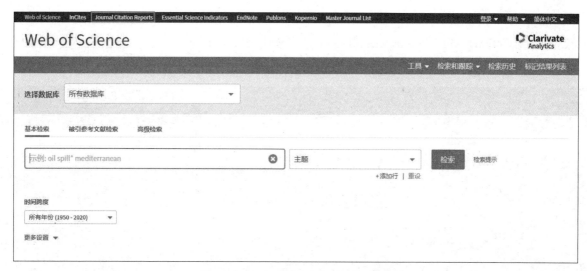

图 1-32　Web of Science 数据库首页

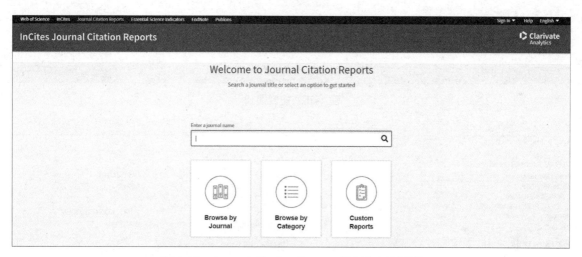

图 1-33　Journal Citation Reports 数据库查询页面

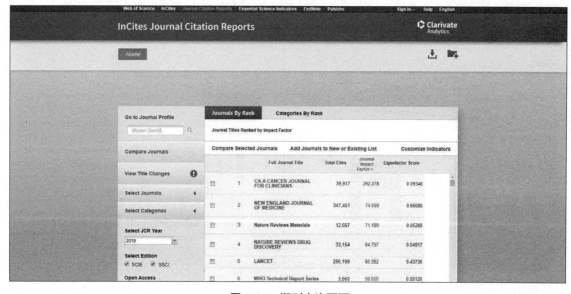

图 1-34　期刊查询页面

3. 以查询"AGEING RESEARCH REVIEWS"期刊为例,在左侧搜索栏中输入期刊全名"AGEING RESEARCH REVIEWS"自动匹配搜索或点击"🔍"图标搜索(图 1-35)。

4. 显示查询结果,其中包含期刊基本信息、影响因子、引用和发表文章情况等(图 1-36)。

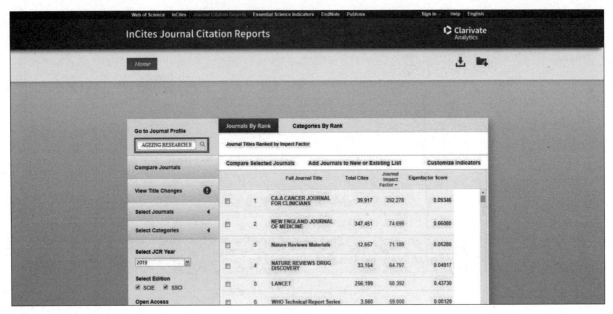

图 1-35　搜索期刊

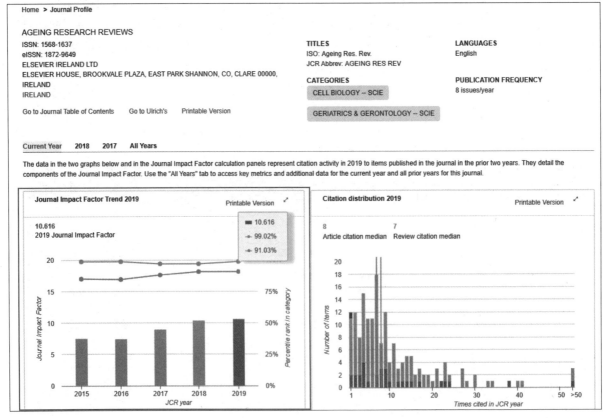

图 1-36　期刊详情:影响因子

5. 点击图 1-36 中"All Years",查询结果显示所有年份影响因子和引用等信息(图 1-37)。

6. 在页面下方还包括近三年(报告年度及前两年)期刊发表内容的特点,可以查看有关开放获取(Open Access,OA)和不同国家 / 地区和机构在该期刊的发表文章统计信息(图 1-38)。

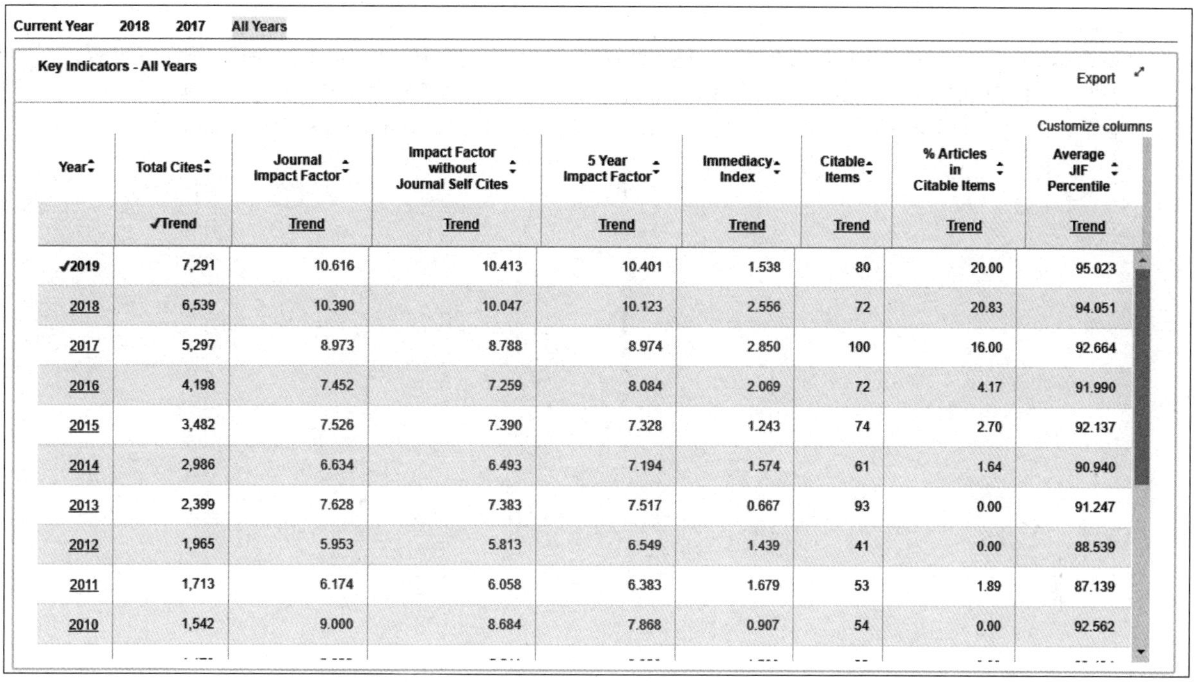

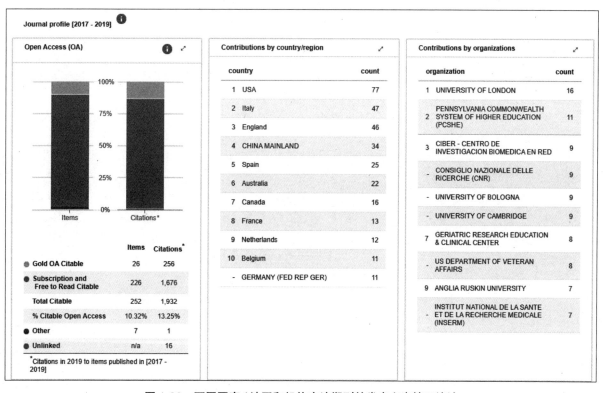

图 1-37　期刊各年份影响因子和引用等信息

图 1-38　不同国家 / 地区和机构在该期刊的发表文章情况统计

━━━━━━━━━━━━━━━━━━ 参 考 文 献 ━━━━━━━━━━━━━━━━━━

［1］DENG H, WANG P, JANKOVIC J. The genetics of Parkinson disease. Ageing Res Rev, 2018,42:72-85.

［2］GINTHER D K, SCHAFFER W T, SCHNELL J, et al. Race, ethnicity, and NIH research awards. Science, 2011, 333(6045):1015-1019.

［3］胡雅，孟婷婷．浅谈 Web of Science 数据库文献初级检索方法．信息与电脑（理论版），2019,(15):153-154,159.

［4］魏健波，周杰．Web of Science 数据录入原则及对作者的启示．科技管理研究，2016,36(11):202-204.

［5］伦志军，张见影，安力彬．Web of Science 数据库及检索方法．现代情报，2004,(8):135-136.

（虢 毅 刘 鑫）

第二章

知云文献翻译软件使用

文献（literature，document）是记录知识的一切载体（国家标准局在 1983 年颁布的《文献著录总则》GB/T 4894.1—83 对文献的定义），其主要作用是报道相关领域的一些新发现和新理论。

开展科研工作，首先需要通过阅读科研文献来了解所从事领域和研究方向的研究现状，跟踪最新的研究动态，文献阅读贯穿于整个科研工作。科研课题开题和论文撰写过程中需要集中阅读大量文献，课题研究过程中遇到问题时也需要查阅文献寻求和制订解决方案。英语是世界上使用最广泛的语言，英文文献已经成为学术国际交流的重要载体。当前，信息时代拥有海量的医学文献资料，其中英文文献占比较大，阅读英文文献已成为当下科研工作者重要的日常工作。然而对非英语母语的中国科研工作者而言，英文水平有较大差异，或多或少需要借助一些翻译工具辅助阅读，因此选择一款专业、实用和准确的翻译软件能有效助力科研之路。

本节主要介绍一款实用的中英文文献翻译软件：知云文献翻译。知云文献翻译是一款帮助科研人员阅读 PDF 格式文献或书籍的翻译软件，同时也是一款功能强大的 PDF 阅读器。桌面版本可支持 Windows 系统，而 MAC、IOS 和 Android 等系统另有网页版可以使用。

一、知云文献翻译软件介绍

知云文献翻译软件具有以下主要功能：

1. 软件支持同时打开多篇 PDF 文档。在文档中选中任意一个单词、短语、一句话或者一段话，右侧可立即给出翻译。无须将 PDF 文件内的文字复制切换到网页或翻译软件去翻译，提高了阅读效率。软件除可以翻译句子和段落外，选中单词后右侧还会提供发音，有助于提高读者口语水平。同时该软件还支持输入翻译模式，支持英译中和中译英的双向翻译。

2. 软件配备多个翻译引擎，翻译后的内容准确度较高。特别是"翻译引擎"中的第 3 种谷歌生物医学专用翻译，结合谷歌翻译提供的特制功能，通过参阅大量生物医学中英文对照翻译结果，增强了文献翻译结果的准确性。

3. 软件可以实现拆分视图阅读。当阅读文献时，如果有图片和介绍图片的文字不在同一界面，可将同一篇文献拆分出两个视图阅读，无须来回跳转页面阅读。

4. 软件可与多个文献管理软件，如 NoteExpress 和 EndNote 结合使用。在 NoteExpress 和 EndNote 软件中整理文献的同时，可直接调用知云文献翻译来阅读文献。

5. 界面干净，无广告干扰。

二、使用方法

1. 在搜索引擎中搜索"知云文献翻译"，即可出现多个知云文献翻译下载地址，选择知云文献翻译最新版本点击下载（图 1-39）。点击下载此软件，文件为压缩格式，需要配合解压软件解压。按照指示步骤安装（本操作方法示例是在知云文献翻译 V6.4.2 桌面版本中完成）。

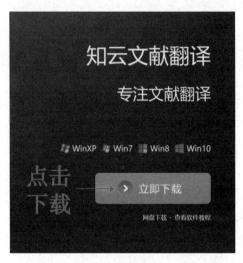

图 1-39　知云文献翻译软件下载界面

2. 安装后,打开软件界面,微信扫描桌面右侧出现的二维码登录,点击界面左上角文件夹图标,打开所要阅读的英文 PDF 文档(图 1-40)。注意选择"文本工具",确定选中的单词、短语、句子和段落后,松开鼠标可立即在界面右侧出现翻译内容。

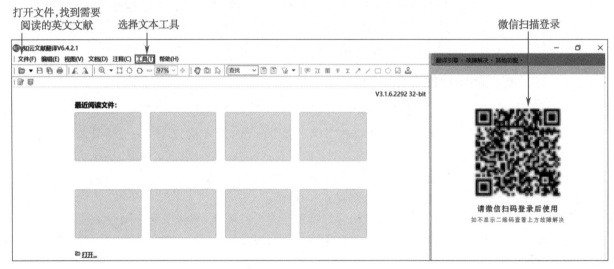

图 1-40　知云文献翻译软件阅读界面

3. 打开文献后,点击右上方"翻译引擎",下拉菜单即可单击选择相应的翻译引擎。通过拖动左右分界(图 1-41 中红色线条所示),可以改变右侧翻译框的宽度;左右两框中的文字大小可调节,将鼠标移到需要调节的区域,同时按下"Ctrl"键和"+"键即可进行放大调节(图 1-41)。

4. 当遇到文献中图片与相应文字说明不在一个页面或需要跨页阅读时,使用拆分阅读模式可解决此问题。单击左上角"视图(V)",选择"页面设置",选择"水平拆分"。以图 1-42 中红色线条为分界线,拆分为上下两部分,视图独立,可通过滑动鼠标滚轮等上下移动页面,便于阅读文献中内容。

5. 需要在视图中平铺展示文献的两页时,单击左上角"视图(V)",选择"页面设置",选择"对开"即可平铺显示文献两页(图 1-43)。

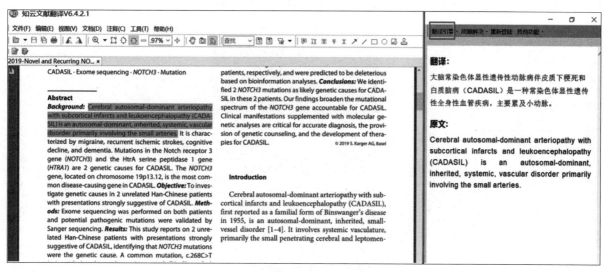

图 1-41　选择翻译引擎,调整阅读界面

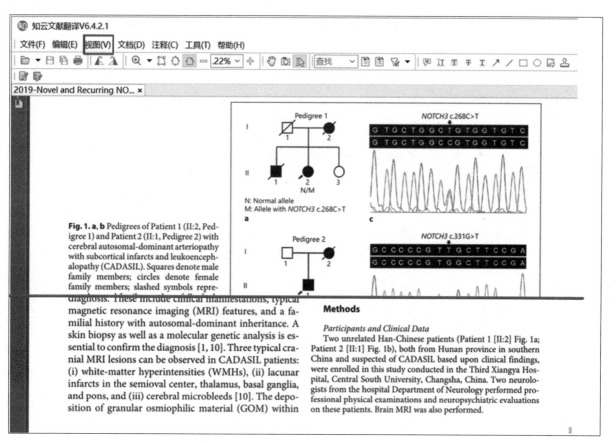

图 1-42　拆分阅读模式

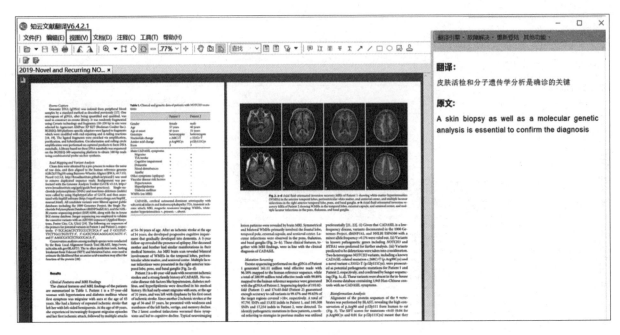

图 1-43　对开阅读模式

6. 当需要对阅读的文献添加笔记时,单击页面上方"注释(C)",下拉菜单可出现多种注释标记可供选择,根据需要选择点击添加相应的标记。当使用熟练后,点击右上角标记符号快捷按钮,即可快速选择添加标记(图 1-44)。

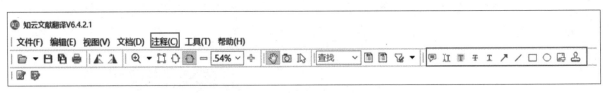

图 1-44　注释工具:添加标记

三、注意事项

翻译软件宜作为参考阅读和辅助写作工具。尽管知云文献翻译软件已配备多个翻译引擎,翻译后内容准确度较高,但对于翻译后内容应对照原文仔细阅读,以免因翻译问题造成理解偏差。

参 考 文 献

[1] 张航向,臧益民,裴建明,等.医学文献阅读技巧.西北医学教育,2005,13(1):72-73.
[2] 马新亮.医学文献阅读和写作技巧.心脏杂志,2004,16(4):387-389.
[3] 韩也平,高山林,刘英文.科技人员如何获取科技情报信息.黑龙江水利科技,1999,(1):106-107.

（虢　毅　袁腊梅　熊　英）

第三章

医学科研选题

　　医学科研课题是指医学研究中围绕某一科学问题开展研究,并力求得到正确结论的具体问题。选题是科研工作的起点,是科研论文的基础,决定了所开展的科学研究和科研成果的意义价值,是医学科学研究中最为重要的一步。选题是指在前期对已有大量相关文献和资料进行分析和整理的基础上,通过反复斟酌和推敲,确定科学研究和论文写作的方向和目标,包括选定论文要阐述的主题、衡量选题价值和明确研究方法与内容。论文选题需要结合课题研究价值、研究方向创新性、导师的学术领域、研究方向和研究风格,以及自身感兴趣的领域等。进行论文选题时,应该尽可能结合国家重大需求,谦虚听取导师建议,对候选范围内的课题进行比较和评估,做出最优选择。一个良好的选题应具有科学意义,有较强的创新性,可行性好,并且有望达到预期目标。

　　选题是医学研究的首要阶段,对于医学研究全过程具有战略性的决策意义。选题决定着研究的方向和目标,在选题前期准备工作中对资料的收集和分析也有利于研究者弥补自身知识储备的不足。科研工作者对于选题的把握能力也能反映其科学思维、学术水平和实验能力。选题是决定科研成败与成果大小的关键因素,合理的选题决定了后期科学实验能否顺利开展和论文能否成功撰写,而优秀的论文往往源于良好的选题。因此,科研工作者必须以严谨认真的态度来进行选题。

一、选题的步骤和原则

(一)选题的基本步骤

　　1. 提出问题:原始想法产生和问题产生是科研选题的起始环节,往往需要科研工作者具有创造性的想象力,从新的角度观察旧的问题。在医学科研工作中,新的问题主要来源于三个途径,①对特定研究领域有一定知识积累后,对现有知识产生全面的认知后提出新的问题;②在实验过程中观察到无法用现有知识解释的现象,提出新的假说解释,并设计实验验证;③为了验证他人提出的假说。

　　2. 文献查阅:提出问题后,需要对问题进行详尽分析,同时,要将初步的问题转化成一个成熟的研究目标,则需要查阅大量相关文献。对相关文献进行阅读、分析和整合可以帮助科研工作者了解问题的相关背景,有助于深化相关专业知识,了解选题依据和价值,再进行修正和完善,将原始问题提升为紧跟领域前沿的高水平研究课题。

　　3. 形成假说:建立科研课题后,需要从已有的文献资料出发,以已知的相关知识作为依据,通过分析与综合、归纳与演绎等逻辑方法分析资料,对研究问题作出初步带有假定意义和合乎逻辑的理论解释,建立创新性强且科学性好的假说。

　　4. 进行选题陈述:假说建立后,应该对其内容进行高度概括得出研究题目,并使用准确而简要的陈述性语言对研究题目进行表述。选题陈述的内容应包括立题的意义和依据、国内外相关研究进展、技术路线与方法、预期成果、实验安排与进展、预期存在的问题与解决方法等。

(二)科研选题的原则

　　1. 应用性原则:医学课题的应用价值包括目前可以直接用于临床并具有经济效益,以及有益于未来医疗实践。医学科研工作者在选择研究课题时应立足于我国医疗卫生保健事业的需要和医学科学现代化建设的需要。选题方向应紧密结合我国医药卫生事业迫切需要解决的问题,如影响我国国民健康的重大疾病,包括肿瘤、心脑血管病、自身免疫性疾病和糖尿病等。

2. 创新性原则:创新性是科学研究的生命力和灵魂所在,是科研选题的根本条件。选题要有先进性和新颖性,力求有自身的新见解、新方法和新结论,能在某个领域建立新的学术观点,或对原有知识进行改进和补充。创新性应立足于实事求是,选题时应明确课题中的创新性成分,同时不应选择在现实条件下难以取得创新性进展的题目。选题的创新性原则要求科研工作者具备创新型思维,具有研究领域前沿文献的实时追踪能力,具有敢于探索未知领域的开创精神。

3. 科学性原则:科学性是指选题的依据必须是科学的、客观真实的存在,而非主观臆造的。科研工作者必须依据科学理论和科学事实进行选题。选题的科学性原则体现了科学研究的内在根据,它要求选题必须建立在国内外已有研究的基础上、不违背已证实并确立的基本科学规律和理论。遵循科学性原则能保证研究不出现方向性错误,为科学研究的最终成功奠定坚实的基础。

4. 可行性原则:可行性原则是指科研工作者应该坚持理性评估主观和客观实施条件而合理选择可行课题。主观条件方面要分析科研队伍的知识与技术结构、研究者的知识水平与思维能力、实验人员的素质与能力等。客观条件方面要考虑课题相关前期工作积累、研究手段、科研经费、实验设备、实验耗材要求和研究时间期限要求等。

5. 效益性原则:选择的课题应具有理论意义和潜在的应用价值,能带来经济效益和社会效益等。

二、注意事项

医学科研课题的选择是一个严肃的过程。课题的选择,决定了医学研究的方向和内容,是医学研究过程中的最关键一步。课题选择是否合适,贯穿于医学研究全过程,直接影响研究成果的意义,决定了医学论文的价值。草率选题很可能导致后续的医学研究无法实现预期目标,甚至课题难以进行。课题的理论价值与现实意义不大的选题缺乏研究意义,而选题范围和深度不当的课题,由于没有结合自己的主观和客观条件,可能导致课题研究深度不够或难以进行。因此,医学科研选题应同时注意以下五点:应用性、创新性、科学性、可行性和效益性。

———————————————————— 参 考 文 献 ————————————————————

[1] 杨晓培. 研究生学位论文选题的创新性探析. 教书育人(高教论坛), 2018,(11):14-15.

[2] 吴志荣. 谈谈科研选题和研究方法. 上海高校图书情报工作研究, 2017,27(4):8-9.

[3] 沈君. 浅谈临床医师的科研选题. 影像诊断与介入放射学, 2016,25(1):79-81.

[4] 许黎黎, 谢正德. 如何指导科研型医学研究生进行科研选题和阅读文献. 继续医学教育, 2016,30(9):69-70.

[5] 黄辰, 臧伟进, 杜克莘. 医学实验研究概论. 西安:西安交通大学出版社, 2014.

[6] 李君荣, 孙峰. 医学科研设计. 镇江:江苏大学出版社, 2012.

[7] 关锡祥, 杨青, 严葳瑗. 医学科研课题选题与论文写作. 天津:天津科学技术出版社, 2009.

[8] 贺石林, 李元建. 医学科研方法学. 北京:人民军医出版社, 2004.

(邓 昊 虢 毅 陈翔宇)

第二篇

实验技术篇

第一章

核酸提取和定量

第1节　真核细胞基因组 DNA 提取

脱氧核糖核酸（deoxyribonucleic acid，DNA）是生物细胞内含有核酸的一种生物大分子物质。DNA携带有合成 RNA 和蛋白质所必需的遗传信息，为生物体发育和维持正常功能所必需。DNA 是遗传信息的载体，是最重要的生物信息分子，是分子生物学研究的主要对象。测序、杂交和基因表达等研究，均以获得高分子量和高纯度的 DNA 为前提。DNA 主要存在于细胞核中，常用的提取方法有苯酚抽提法、浓盐法、阴离子去污剂法和水抽提法等。本节以经典的苯酚抽提法抽提血液基因组 DNA 为例作一介绍。

一、原理

苯酚作为蛋白变性剂，同时抑制了脱氧核糖核酸酶（DNase）的降解作用。用苯酚处理含 DNA 的溶液时，由于蛋白质与 DNA 连接键已断，蛋白质分子表面又含有很多极性基团与苯酚相似相溶。蛋白质分子溶于酚相，而 DNA 溶于水相。离心分层后吸取出水层，多次重复操作，再选取含 DNA 的水相，利用核酸不溶于乙醇的性质，用乙醇沉淀出 DNA。此时 DNA 是十分黏稠的物质，可用玻璃棒或移液器吸液尖（Tip）慢慢绕成一团取出。

二、实验目的

掌握真核细胞（人白细胞）基因组 DNA 提取、浓度和纯度测定的基本原理，了解 DNA 提取、浓度和纯度测定基本实验操作步骤。

三、实验器材

各种规格移液器（0.5~10 μl、10~200 μl、100 μl~1 ml）、各种规格 Tip（10 μl、200 μl、1 ml）、1.5 ml离心管（eppendorf 管，EP 管）、15 ml 离心管、三角烧瓶、台式高速离心机、多管架自动平衡离心机、杂交炉、制胶板、水平式电泳槽、电泳仪、电子天平、微波炉、核酸蛋白检测仪和凝胶成像分析系统等。

四、实验试剂

0.9% 氯化钠溶液、pH 7.4 的氯化钠 / 三羟甲基氨基甲烷 / 乙二胺四乙酸二钠盐缓冲液（STE 缓冲液）、10% 的十二烷基硫酸钠（sodium dodecyl sulfate，SDS）溶液、蛋白酶 K、Tris 饱和苯酚、氯仿、无水乙醇、超纯水、琼脂糖、三羟甲基氨基甲烷 / 硼酸盐 / 乙二胺四乙酸缓冲液（TBE 缓冲液）、三羟甲基氨基甲烷 / 乙二胺四乙酸缓冲液（TE 缓冲液）、DNA 标准品、溴化乙锭（ethidium bromide，EB）、DNA 标记和6 倍浓缩（6×）的 DNA 上样缓冲液等。

1. STE 缓冲液（pH 7.4）配制方法如表 2-1 所示。

表 2-1　STE 缓冲液配制方法

试剂	剂量 /g	终浓度 /（mmol · L^{-1}）
氯化钠	2.922	100
Tris（$C_4H_{11}NO_3$）	3.028	50
EDTA-Na$_2$（$C_{10}H_{14}N_2Na_2O_8 \cdot 2H_2O$）	0.186	1

以上成分溶于 500 ml 超纯水，加浓盐酸（HCl）调 pH 至 7.4，高温高压灭菌，4 ℃保存。

2. 10% SDS 溶液：1 g SDS，加超纯水定容至 10 ml（于 70 ℃溶解），室温保存。

五、实验流程

（一）真核细胞基因组 DNA 提取

1. 取人外周血 2 ml（EDTA-Na$_2$ 抗凝），置于 15 ml 离心管中加入 6 倍体积超纯水，充分颠倒混匀，静置 2 小时，直至溶液透明。3 500 r/min 离心 10 分钟，弃上清，重复三次，直至管中上清液清澈为准，留细胞沉淀。

2. 加入 300 μl STE 缓冲液（pH 7.4），用移液器充分混匀，并将混合液转移至另一全新 1.5 ml EP 管中。

3. 加入 40 μl 10% SDS，颠倒混匀，使溶液呈透明状。

4. 加入 30 μl 的 20 mg/ml 蛋白酶 K，轻轻颠倒摇匀。

5. 置于杂交炉中 37 ℃转 24 小时。

6. 加 400 μl Tris 饱和苯酚，轻摇混匀。室温，4 200 r/min 离心 10 分钟。

7. 取上清，加入 Tris 饱和苯酚和氯仿各 200 μl 轻摇混匀。室温，4 200 r/min 离心 10 分钟。

8. 取上清，加 400 μl 氯仿轻摇混匀。室温，4 200 r/min 离心 10 分钟。

9. 将上清移至另一全新 1.5 ml EP 管中，加 3 倍体积的无水乙醇。轻轻颠倒摇匀，DNA 随即形成絮状沉淀，-80 ℃保存。

10. 13 000 r/min 离心 10 分钟，弃上清，加无水乙醇 1 ml。

11. 13 000 r/min 离心 5 分钟，弃上清。

12. 室温干燥 5 分钟，加入超纯水 200~300 μl 使沉淀溶解，4 ℃过夜。

13. 取样进行浓度和纯度测定，样本置于 -20 ℃保存。

（二）DNA 浓度和纯度测定

核酸最大吸收波长在 260 nm，在此波长下，吸光度 1 相当于一定浓度的核酸，可以通过 A$_{260}$ 和 A$_{280}$ 比值，用来测定核酸纯度。EB 是一种荧光染料，在凝胶电泳中，EB 分子可嵌入核酸双链的碱基对之间，在紫外线激发下发出荧光，其强度与 DNA 量成正比。同时利用一系列不同浓度的 DNA 标准溶液（0、2.5、5、10、20、30、40、50 mg/ml），或已知浓度的 DNA 标记，和未知浓度 DNA 样品一起进行琼脂糖凝胶电泳。EB 染色后，在凝胶成像分析系统上观察，比较标准浓度及未知浓度的荧光强度，可粗略估计 DNA 含量。比较 DNA 样品与 DNA 标记条带位置，可粗略推知 DNA 样品分子量。此外还可使用商品化产品对 DNA 进行绝对定量。

1. 比色法 DNA 纯度测定

（1）打开核酸蛋白检测仪电源，预热 10 分钟。

（2）从核酸溶液中吸取 2 μl 核酸溶液加入准备好的核酸稀释管中，加 TE 缓冲液（或纯水）使其体积成为 100 μl。

（3）将 100 μl 核酸稀释溶液加入一石英管中，吸取 100 μl TE 缓冲液（或超纯水）加入另一石英管中作为空白对照。

（4）先用空白对照管调零。

（5）分别在波长 260 nm 和 280 nm 处测定核酸稀释溶液光密度（OD），即 OD_{260} 和 OD_{280}。

（6）计算 OD_{260} 和 OD_{280} 之间的比值，DNA 纯度好：$OD_{260}/OD_{280} \approx 1.8$（>1.9，提示有 RNA 污染；<1.6，提示有蛋白质或酚等污染）。

（7）当 $OD_{260}=1.0$ 时代表值如下：

a. 双链 DNA（double stranded DNA，dsDNA）=50 μg/ml；

b. 单链 DNA 或 RNA（single stranded DNA or RNA，ssDNA or RNA）=40 μg/ml；

c. 寡核苷酸（oligonucleotide）=33 μg/ml。

根据核酸稀释溶液的 OD_{260} 值，计算核酸稀释溶液的浓度，乘以稀释倍数即得到核酸溶液中 DNA 浓度。

2. 电泳法 DNA 含量和分子量测定

（1）称取 1.5 g 琼脂糖加入盛有 100 ml 0.5× TBE 缓冲液三角烧瓶中，摇匀，在微波炉上加热至琼脂糖完全溶解。冷却一段时间待琼脂糖溶液温度在 60~70 ℃时，加入 EB 至终浓度 0.5 μg/ml，并摇匀。

（2）用胶带将制胶板两端封好，插入合适梳齿，将溶解的琼脂糖倒入，室温冷却凝固。

（3）待琼脂糖溶液充分凝固后撕掉两端的胶带，垂直向上小心拔出梳齿，以保证点样孔完好。将凝胶置入水平式电泳槽中，加 0.5× TBE 缓冲液至液面覆盖凝胶约 1 mm。

（4）用移液器吸取 DNA 样品 8 μl 与 1.6 μl 的 6× DNA 上样缓冲液轻轻吹打混匀，小心加入点样孔，蓝色样品混合物将沉入点样孔下部。同时点 10 μl DNA 标记作为分子量标准。

（5）打开电源开关，调节电压至 3~5 V/cm，可见到条带由负极向正极移动，约半小时后即可观察。

（6）在凝胶成像分析系统上观察电泳条带及其位置，并与核酸分子量标准 DNA 标记比较估算被扩增产物的大小。同时比较标准浓度及未知浓度的荧光强度，求取 DNA 的含量。

六、注意事项

1. 使用灭菌的离心管和 Tip 等，避免交叉污染。

2. 蛋白酶 K 要现配现用。

3. 苯酚和氯仿是去除蛋白质的，要充分混匀使蛋白质变性。

4. 剧烈振荡可使基因组 DNA 断裂，故操作时应尽量轻柔、缓慢地颠倒混匀。

5. 离心后要避免再次吸入有机相的苯酚-氯仿，尽量只取上清。

6. 整个实验需接触多种有毒、有腐蚀性试剂，故应注意操作规范和安全，做好防护。

7. EB 是致癌物质，切勿用手接触，更不要污染环境。

───── 参 考 文 献 ─────

［1］XIANG Q, YUAN L, CAO Y, et al. Identification of a heterozygous mutation in the *TGFBI* gene in a Hui-Chinese family with corneal dystrophy. J Ophthalmol, 2019,2019:2824179.

［2］XIAO H, YUAN L, XU H, et al. Novel and recurring disease-causing *NF1* variants in two Chinese families with neurofibromatosis type 1. J Mol Neurosci, 2018,65(4):557-563.

［3］HUANG X, DENG X, XU H, et al. Identification of a novel mutation in the *COL2A1* gene in a Chinese family with spondyloepiphyseal dysplasia congenita. PLoS One, 2015,10(6):e0127529.

［4］M.R. 格林，J. 萨姆布鲁克. 分子克隆实验指南. 贺福初，译. 4 版. 北京：科学出版社，2017.

（邓 昊　袁腊梅　杨志坚）

第 2 节　真核细胞总 RNA 提取

核糖核酸（ribonucleic acid，RNA）是遗传信息载体，主要功能是实现遗传信息在蛋白质上的表达，是遗传信息向表型转化过程中的桥梁，存在于生物细胞和部分病毒及类病毒中。真核细胞总 RNA 制备方法有多种，包括异硫氰酸胍-氯化铯超速离心法、盐酸胍-有机溶剂法、氯化锂-尿素法、热酚法、异硫氰酸胍法-酚-氯仿一步法以及 TRIzol 试剂提取法等。本节主要介绍目前最常用的两种 RNA 提取方法。方法一为 TRIzol 试剂提取法；方法二为试剂盒提取法，以 Omega 公司 RNA 提取试剂盒为例。

方法一　TRIzol 试剂提取法

一、原理

核酸在中性条件下，因磷酸基解离而带负电荷，这一部分由于水化而溶于水。在酸性条件下，磷酸基的负电荷消失，水溶性下降。因此，在酸性酚的处理下，DNA 向疏水性的酚层移动，而 RNA 由于有—OH 的存在具有亲水性，故向水层移动。

TRIzol 试剂中的主要成分为异硫氰酸胍和苯酚，其中异硫氰酸胍和苯酚可裂解细胞，促使核糖体的解离，使 RNA 与蛋白质分离，并将 RNA 释放到溶液中。当加入氯仿时，它可抽提酸性的苯酚，而酸性苯酚可促使 RNA 进入水相，离心后可形成水相层和有机相层，这样 RNA 与仍留在有机相中的蛋白质和 DNA 分离开。水相层（无色）主要为 RNA，有机相层（红色，试剂中含染料）主要为 DNA 和蛋白质。

二、实验目的

掌握 TRIzol 法提取真核细胞总 RNA 的基本原理和实验操作步骤。

三、实验器材

各种规格移液器（0.5~10 μl、10~100 μl、100 μl~1 ml）、1 ml Tip（无 RNase）、1.5 ml 离心管（无 RNase）、台式高速冷冻离心机和超净工作台等。实验所用的塑料制品如 Tip 和离心管等应选用无 RNase，并高温高压灭菌后使用。

四、实验试剂

赛默飞公司 TRIzol 试剂（15596018）、氯仿、异丙醇、75% 乙醇和无 RNase 水等。

制备无 RNase 水：1 000 ml 超纯水中加入 1 ml 焦磷酸二乙酯（diethyl pyrocarbonate，DEPC），通风橱中搅拌过夜，高温高压灭菌后备用。

五、实验流程

1. 操作尽量在超净工作台进行。实验前，用 75% 乙醇对实验台面和移液器做消毒处理，紫外照射。操作者应戴一次性口罩和一次性手套。

2. 应根据样品类型，参照 TRIzol 试剂说明书加入对应体积。对于悬浮细胞，离心收集细胞，每

（5~10）×10^6 个细胞加入 1 ml TRIzol，用移液器吹打混匀，直至细胞沉淀完全溶解。注意吹打不能剧烈，否则会把基因组 DNA 打成小片段，污染提取的 RNA。

3. 将样品在室温放置 5 分钟，使得核酸蛋白复合物完全分离。如不连续进行实验，加入 TRIzol 的样品可在 –80 ℃下保存 1~2 个月。

4. 每使用 1 ml TRIzol，向样品中加入 0.2 ml 氯仿，盖好管盖，剧烈振荡 15 秒，室温放置 2~3 分钟。如不能涡旋混匀，可手动剧烈颠倒混匀 2 分钟代替。

5. 4 ℃ 12 000×g 离心 15 分钟。样品分成三层，RNA 主要在上层水相中。转移水相到新管中，放置于冰上。注意不要吸到中间层和下层液体，否则会造成 DNA 和蛋白质污染。

6. 每使用 1 ml TRIzol，在水相层中加入 0.5 ml 冰水预冷的异丙醇，混匀，4 ℃放置 10 分钟。

7. 4 ℃ 12 000×g 离心 10 分钟，弃上清。离心前 RNA 沉淀经常不可见，离心后在管侧和管底形成白色胶状沉淀。

8. 每使用 1 ml TRIzol，加入 1 ml 75% 乙醇（用无 RNase 水配制），涡旋混匀洗涤沉淀。

9. 4 ℃ 7 500×g 离心 5 分钟，弃上清（离心力不要超过 7 500×g，否则盐离子会沉淀下来，导致 RNA 不易溶解）。短暂快速离心后，用移液器小心吸弃上清，注意不要吸取到沉淀。室温晾置 5~10 分钟干燥 RNA 沉淀，但不能完全干燥以免降低 RNA 的溶解性。最后用适量的无 RNase 水溶解沉淀，待完全溶解之后可直接用于后续实验或分成小份保存于 –80 ℃备用。

方法二 试剂盒提取法

一、原理

采用传统的三相分离的纯化方式，适合于从小于 100 mg 的组织或少于 1×10^7 个细胞中提取总 RNA。总 RNA 提取试剂盒中 RNA-Solv reagent 主要是酚和异硫氰酸胍组成的单一溶液，由经典的一步法 RNA 提取方法改进而来。组织或细胞在 RNA-Solv reagent 中裂解后，室温放置 1~2 分钟，裂解细胞和失活内源性的核糖核酸酶（RNase），加入氯仿后离心分成三层，分别是有机相层（包含基因组 DNA、蛋白质和杂质）、中间层（包含蛋白质）以及水相层（包含 RNA）。转移含 RNA 的上清液至新的离心管中，加入异丙醇离心沉淀 RNA，经乙醇洗涤去除盐分，室温晾置干燥后加入无 RNase 水溶解 RNA。

二、实验目的

掌握应用试剂盒提取真核细胞总 RNA 的基本原理和实验操作步骤。

三、实验器材

各种规格移液器（0.5~10 μl、10~100 μl、100 μl~1 ml）、1 ml Tip（无 RNase）、1.5 ml 离心管（无 RNase）、涡旋混合仪、台式高速冷冻离心机和超净工作台等。

四、实验试剂

无水乙醇、70% 乙醇、氯仿、β-巯基乙醇、无 RNase 水、Omega 公司总 RNA 提取试剂盒Ⅱ（Total RNA KitⅡ，R6934）和 RNase-free DNaseⅠ Set（E1091）等。

五、实验流程

实验前按说明书使用无水乙醇对 RNA wash bufferⅡ进行稀释，稀释后室温保存。

（一）细胞或组织实验方案

1. 使用前每 1 ml RNA-Solv reagent 加入 20 μl β-巯基乙醇。<5×10⁶ 个细胞则加 500 μl RNA-Solv reagent（即 RNA-Solv reagent/β-巯基乙醇混合液）;(5~10)×10⁶ 个细胞则加 1 ml RNA-Solv reagent。

（1）悬浮培养细胞:500×g 离心 5 分钟收集细胞,弃去培养基,加入 RNA-Solv reagent 吹打裂解细胞,转移至 1.5 ml 离心管中,室温静置 5 分钟。

（2）贴壁培养细胞:弃去培养基,加入 RNA-Solv reagent 至培养瓶中,轻轻吹打裂解细胞,转移至 1.5 ml 离心管中,室温静置 5 分钟。

（3）动物组织样品:称取 <30 mg 样品,经液氮研磨充分后,转移至 1.5 ml 离心管中,加入 1 ml RNA-Solv reagent,涡旋混匀,室温静置 5 分钟。

2. 当细胞量 <5×10⁶ 时加入 100 μl 氯仿,或当细胞量为（5~10）×10⁶ 时加入 200 μl 氯仿,高速振荡 20 秒,室温下静置 2~3 分钟。

3. 离心机预冷至 4 ℃,4 ℃ 12 000×g 离心 15 分钟。

4. 转移上清（约 80%）至一新的离心管中,加入等体积冰水预冷的 70% 乙醇到上清液中,涡旋混匀。

5. 将 HiBind® RNA mini 结合柱套入收集管中,转移第 4 步得到的混合液（每次转移的混合液 ≤700 μl）,室温 10 000×g 离心 1 分钟,弃滤液。

6. 重复步骤 5,直至所有混合液都结合到 HiBind® RNA mini 结合柱上。

7. 将 HiBind® RNA mini 结合柱套入到 2 ml 收集管中,加入 500 μl RNA wash buffer I 至结合柱中,10 000×g 离心 30 秒,弃滤液。

8. 将 HiBind® RNA mini 结合柱套回收集管中,加入 500 μl RNA wash buffer II（已加无水乙醇稀释）至结合柱中,10 000×g 离心 1 分钟,弃滤液。

9. 重复步骤 8。

10. 将 HiBind® RNA mini 结合柱套回收集管中,10 000×g 离心空甩 2 分钟。

11. 将 HiBind® RNA mini 结合柱套入新的 1.5 ml 离心管中,加入 45~75 μl 无 RNase 水至结合柱中,10 000×g 离心 2 分钟洗脱 RNA,产物放置 –80 ℃ 保存。

（二）去除 DNase 实验方案

1. 使用前,每 1 ml RNA-Solv reagent 加入 20 μl β-巯基乙醇。<5×10⁶ 个细胞则加 500 μl RNA-Solv reagent（即 RNA-Solv reagent/β-巯基乙醇混合液）;(5~10)×10⁶ 个细胞则加 1 ml RNA-Solv reagent。

（1）悬浮培养细胞:500×g 离心 5 分钟,收集细胞,弃去培养基,加入 RNA-Solv reagent 吹打裂解细胞,转移至 1.5 ml 离心管中,室温静置 5 分钟。

（2）贴壁培养细胞:弃去培养基,加入 RNA-Solv reagent 至培养瓶中,吹打裂解细胞,转移至 1.5 ml 离心管中,室温静置 5 分钟。

（3）动物组织样品:称取 <30 mg 样品,经液氮研磨后,转移至 1.5 ml 离心管中,加入 1 ml RNA-Solv reagent,涡旋混匀,室温静置 5 分钟。

2. 加入 200 μl 氯仿,高速振荡 20 秒,室温静置 2~3 分钟,4 ℃ 12 000×g 离心 15 分钟。

3. 转移上清（约 80%）至一新的 1.5 ml 离心管中,加入等体积预冷的 70% 乙醇到上清液中,涡旋混匀。

4. 将 HiBind® RNA mini 结合柱套入收集管中,转移第 3 步得到的混合液（每次转移的混合液 ≤700 μl）,室温 10 000×g 离心 1 分钟,弃滤液。

5. 重复步骤 4,直至所有混合液过 HiBind® RNA mini 结合柱。

6. 将 HiBind® RNA mini 结合柱套入收集管中,加入 250 μl RNA wash buffer I 至结合柱中,10 000×g 离心 30 秒,弃滤液。

7. DNase Ⅰ消化。按表 2-2 配制 DNase Ⅰ溶液,轻柔混匀。将配制好的 75 μl 的 DNase Ⅰ溶液,转移至结合柱膜的正中央。室温静置 15 分钟。

表 2-2　DNase Ⅰ溶液配制方法

试剂	体积 /μl
DNase Ⅰ消化缓冲液	73.5
RNase-free DNase Ⅰ (20 kunitz/μl)	1.5
Total	75.0

8. 加入 250 μl RNA wash bufferⅠ至结合柱中,室温静置 2 分钟,10 000×g 离心 1 分钟,弃滤液。

9. 将 HiBind® RNA mini 结合柱套回收集管中,加入 500 μl RNA wash buffer Ⅱ (已加无水乙醇稀释) 至结合柱中,10 000×g 离心 1 分钟,弃滤液。

10. 重复步骤 9。

11. 将 HiBind® RNA mini 结合柱套回收集管中,10 000×g 离心空甩 2 分钟。

12. 将 HiBind® RNA mini 结合柱套入新的 1.5 ml 离心管中,加入 45~75 μl 无 RNase 水至结合柱中,室温静置 1 分钟,10 000×g 离心 2 分钟洗脱 RNA,产物放置 –80 ℃保存。

六、注意事项

1. 提取 RNA 过程中应全程在超净工作台中进行,戴口罩和手套,并经常更换新手套,以减少 RNase 污染。

2. 使用灭菌的无 RNase 的 Tip 和离心管等。

3. 实验开始前控制材料量很重要,HiBind® RNA mini 结合柱最大容量为 100 μg RNA。对于 RNA 含量较高的样品建议使用 30 mg 组织,而对于含量较低的组织可增加起始量,如无参考信息可使用 10 mg 组织作为起始量。

4. 由于 HiBind® RNA mini 结合柱基质能去除大部分 DNA,DNase Ⅰ消化不一定必要。而对于某些 RNA 要求较高的实验可能需要进一步去除 DNA,则可使用去除 DNase 实验方案。

5. 为增加 RNA 产量,可加大洗脱 HiBind® RNA mini 结合柱无 RNase 水体积,但其浓度会下降。在洗脱步骤增加 RNA wash bufferⅠ的体积,可增加 RNA 产量但不改变洗脱液体积。

6. 试剂盒中各成分应按说明书要求进行相应稀释等操作,试剂应按说明书要求保存和复温等。

────────── 参 考 文 献 ──────────

［1］XIAO H, HUANG X, XU H, et al. A novel splice-site mutation in the *ATP2C1* gene of a Chinese family with Hailey-Hailey disease. J Cell Biochem, 2019,120(3):3630-3636.

［2］HU P, WU S, YUAN L, et al. Compound heterozygous *POMT1* mutations in a Chinese family with autosomal recessive muscular dystrophy-dystroglycanopathy C1. J Cell Mol Med, 2017,21(7):1388-1393.

［3］LIANG F, LI Q, LI X, et al. *TSC22D2* interacts with *PKM2* and inhibits cell growth in colorectal cancer. Int J Oncol, 2016,49(3):1046-1056.

［4］M.R. 格林 , J. 萨姆布鲁克 . 分子克隆实验指南 . 贺福初 , 译 . 4 版 . 北京 : 科学出版社 , 2017.

［5］药立波 . 医学分子生物学实验技术 . 3 版 . 北京 : 人民卫生出版社 , 2014.

［6］申煌煊 . 分子生物学实验方法与技巧 . 广州 : 中山大学出版社 , 2010.

［7］F.M. 奥斯伯 , R. 布伦特 , R.E. 金斯顿 , 等 . 精编分子生物学实验指南 . 金由辛 , 包慧中 , 赵丽云 , 等 , 译 . 5 版 . 北京 : 科学出版社 , 2008.

（邓　昊　杨志坚　邓　雄）

第3节　凝胶中 DNA 的回收

PCR 扩增结束后,由于多种因素的存在,PCR 产物中一般都含有多条大小不一的非特异性扩增片段。为了获取需要的目的片段,需对 PCR 产物进行凝胶电泳,把不同大小的各个片段区分开来,再通过回收纯化获得需要的目的片段。此外,质粒和噬菌体等经酶切和电泳后也需要进行回收和纯化,用于亚克隆和探针标记等。

一、原理

从琼脂糖凝胶中回收纯化特定的 DNA 片段是一种很常用的技术。本节以 Omega 公司凝胶回收试剂盒为例,采用硅胶柱纯化技术,从各种类型、各种浓度的琼脂糖凝胶中回收 100 bp~20 kb 的 DNA 片段,回收率可达 60%~70%,纯化的 DNA 可直接应用于 DNA 连接反应、PCR 扩增、酶切和标记等实验。

二、实验目的

掌握凝胶中回收纯化 DNA 的原理和操作流程,了解它的概念及在科学研究中的意义。

三、实验器材

各种规格移液器(0.5~10 μl、10~100 μl、100 μl~1 ml)、各种规格 Tip(10 μl、200 μl、1 ml)、1.5 ml 离心管(eppendorf 管,EP 管)、手术刀片、制胶板、水平式电泳槽、电泳仪、紫外透射仪、电子天平、电热恒温水浴箱和高速离心机等。

四、实验试剂

琼脂糖、三羟甲基氨基甲烷 / 乙酸 / 乙二胺四乙酸缓冲液(TAE 缓冲液)、TE 缓冲液、EB、无水乙醇和 Omega 公司凝胶回收试剂盒(Gel Extraction Kit,D2500)等。

五、实验流程

1. 将 DNA 片段通过琼脂糖凝胶电泳分离。

2. 当所需 DNA 片段完全分离时,转移凝胶至紫外透射仪中,尽可能快地把所需的 DNA 片段切下来。

3. 将带有目的片段的凝胶块转移至已经称重的 1.5 ml 离心管中,称量凝胶块的重量(凝胶密度约为 1 g/ml,估计凝胶体积)。凝胶与 Binding buffer(XP2)加入体积比为 1∶1,即每 0.1 g 凝胶加入 Binding buffer(XP2)0.1 ml。置 60 ℃恒温水浴箱中温水浴 10 分钟左右,每 2~3 分钟振荡或涡旋混合,直至凝胶完全熔化。

4. 取一个 HiBind® DNA mini 结合柱装在一个已经标记好的 2 ml 收集管内。

5. 将第 3 步获得的 DNA 胶液全部转移至 HiBind® DNA mini 结合柱中。室温下 10 000×g 离心 1 分钟。弃去收集管中的滤液,将结合柱套回 2 ml 收集管。如果 DNA 胶液的体积超过 700 μl,一次只能转移 700 μl 至 HiBind® DNA mini 结合柱中,余下的可继续重复过柱至所有的溶液都经过 HiBind® DNA mini 结合柱。每个 HiBind® DNA mini 结合柱的极限吸附能力为 25 μg DNA。如果预期纯化的 DNA 量较大,则应把 DNA 胶液样品分别转移至合适数量的 HiBind® DNA mini 结合柱中。弃去收集管中的滤液,将 HiBind® DNA mini 结合柱套回 2 ml 收集管。

6. 加 300 μl Binding buffer（XP2）至结合柱中,室温下,最大速度（≥13 000×g）离心 1 分钟,弃滤液。

7. 将 HiBind® DNA mini 结合柱套回 2 ml 收集管。吸取 700 μl 已用无水乙醇稀释的 SPW wash buffer 至 HiBind® DNA mini 结合柱中。室温下 13 000×g 离心 1 分钟,弃滤液。

8. 重复步骤 7 一次。

9. 将 HiBind® DNA mini 结合柱套回 2 ml 收集管。室温下 ≥13 000×g 离心 2 分钟,以甩干 HiBind® DNA mini 结合柱基质中残余的液体。

10. 将 HiBind® DNA mini 结合柱装在一个干净的 1.5 ml 离心管上,加入 15~30 μl（所加液体体积取决于预期终产物浓度）的 Elution buffer（洗脱缓冲液）或 TE 缓冲液到 HiBind® DNA mini 结合柱的基质上,室温放置 1 分钟,13 000×g 离心 1 分钟以洗脱 DNA。第一次洗脱可以洗出 70%~80% 的结合 DNA。如果再洗脱一次,可以把残余的 DNA 洗脱出来,但浓度会降低。

六、注意事项

1. 使用新鲜的 TAE 缓冲液作为电泳缓冲液。不要重复使用电泳缓冲液,重复使用的电泳缓冲液会因其 pH 升高而减少 DNA 产量。

2. 切胶时应注意防护,最好戴护目镜,尽量切除多余凝胶,操作要快,DNA 暴露在紫外灯下不能超过 30 秒。

3. 操作中均应戴好手套和口罩,做好个人防护工作。

------------------------------ 参 考 文 献 ------------------------------

[1] CHEN X, YUAN L, XU H, et al. Novel *GLI3* mutations in Chinese patients with non-syndromic post-axial polydactyly. Curr Mol Med, 2019,19(3):228-235.

[2] HU P, WU S, YUAN L, et al. Compound heterozygous *POMT1* mutations in a Chinese family with autosomal recessive muscular dystrophy-dystroglycanopathy C1. J Cell Mol Med, 2017,21(7):1388-1393.

[3] M.R. 格林, J. 萨姆布鲁克. 分子克隆实验指南. 贺福初, 译. 4 版. 北京:科学出版社, 2017.

[4] 药立波. 医学分子生物学实验技术. 3 版. 北京:人民卫生出版社, 2014.

[5] 申煌煊. 分子生物学实验方法与技巧. 广州:中山大学出版社, 2010.

[6] F.M. 奥斯伯, R. 布伦特, R.E. 金斯顿, 等. 精编分子生物学实验指南. 金由辛, 包慧中, 赵丽云, 等, 译. 5 版. 北京:科学出版社, 2008.

（宋 治　邓 昊　杨志坚）

第 4 节　质粒 DNA 小量提取

质粒（plasmid）是一种非染色体的稳定遗传、双链和闭环的 DNA 分子,1 kb 至 200 kb 大小不等,以超螺旋状态存在于宿主细胞中。质粒主要存在于细菌、放线菌和真菌等宿主细胞中,具有自主复制和转录能力,能在子代细胞中保持稳定的拷贝数,并能表达携带的遗传信息。宿主即使没有质粒也能正常存活。但质粒复制和转录依赖于宿主细胞编码的某些酶和蛋白质,如果离开宿主细胞则不能复制表达。而质粒的存在可能使宿主具有一些额外的特性,如对抗生素的抗性等。本节主要介绍质粒 DNA 小量提取,用于微克级的质粒 DNA 提取。

一、原理

质粒的提取是利用质粒 DNA 与染色体 DNA 分子大小差异和性质不同进行的。染色体 DNA 比质粒 DNA 大很多,而且呈线状分子易断,经加热或碱处理后,容易变性并产生沉淀,即使冷却或碱性被中和后也不能复性,与变性的蛋白质及细胞碎片一起沉淀析出。质粒 DNA 是共价结合的环状分子,不会因加热或碱处理等被拆开,冷却或恢复中性 pH 后又呈天然构型,能溶解在溶液中。因此,通过加热冷却或碱处理后又中和 pH,再用离心的方法就可将质粒 DNA 从宿主细胞中提取出来。

离心柱型质粒 DNA 提取试剂盒采用改进 SDS-碱裂解法裂解细胞,离心吸附柱内的硅基质膜在高盐和低 pH 状态下能选择性地结合溶液中的质粒 DNA,通过漂洗液将杂质和其他细菌成分去除,最后再用低盐和高 pH 的洗脱缓冲液可将纯净质粒 DNA 从硅基质膜上洗脱。

二、实验目的

掌握质粒 DNA 的小量提取原理及方法,了解质粒 DNA 小量提取的操作步骤。

三、实验器材

各种规格移液器(0.5~10 μl、10~100 μl、100 μl~1 ml)、各种规格 Tip(10 μl、200 μl、1 ml)、1.5 ml 离心管(eppendorf 管,EP 管)、50 ml 离心管、培养皿、空气摇床、台式高速离心机、涡旋混合仪、电泳仪和电泳槽等。

四、实验试剂

Omega 公司质粒 DNA 小量提取试剂盒(Plasmid Mini Kit Ⅱ,D6945)、无水乙醇、异丙醇、EB 染色剂、琼脂糖、卢里亚-贝尔塔尼(Luria-Bertani,LB)液体培养基和 50 mg/ml 氨苄西林(ampicillin,Amp)储存液等。

五、实验流程

1. 从新划线的选择性平板中分离单个菌落,并接种到含有选择性抗生素的 10~15 ml(50 μg/ml)LB 液体培养基的 50 ml 离心管中(应使用体积至少为培养基体积 4 倍的培养器皿),37 ℃空气摇床(约 300 r/min)培养 12~16 小时。一般将革兰氏阴性大肠埃希菌菌株用于常规质粒提取,此类菌株通常包括 DH5α 菌株和 JM109 菌株。

2. 室温下 5 000×g 离心 10 分钟,收集细菌菌体,弃培养基。

3. 加入 500 μl Solution Ⅰ/RNase A 混合液,涡旋振荡使细胞完全重悬(完全重悬对于获得高质量质粒 DNA 至关重要)。

4. 将上清液转移到新的 1.5 ml 离心管中,加入 500 μl Solution Ⅱ,轻轻颠倒混匀数次,若有必要可静置 2~3 分钟(此操作避免剧烈混匀裂解液,否则可能会使染色体 DNA 断裂),裂解反应不宜超过 5 分钟。

5. 加入 700 μl Solution Ⅲ,温和颠倒数次至形成白色絮状沉淀。加入 Solution Ⅲ后应立即将溶液完全混匀,避免只有局部出现沉淀。室温下,最大速度(≥13 000×g)离心 10 分钟。

6. 将 HiBind® DNA mini 结合柱套入到 2 ml 收集管中。

7. 将 700 μl 上清液转移至 HiBind® DNA mini 结合柱中,不要转移沉淀物,室温下最大速度离心 1 分钟,弃滤液。

8. 将 HiBind® DNA mini 结合柱套回到 2 ml 收集管中,重复步骤 7,直至将所有上清液转移过柱。

9. 将 HiBind® DNA mini 结合柱套回到 2 ml 收集管中,加入 500 μl HBC buffer(已用异丙醇稀释),室温下最大速度离心 1 分钟,弃滤液。

10. 将 HiBind® DNA mini 结合柱套回到 2 ml 收集管中,加入 700 μl 已用无水乙醇稀释好的 DNA

wash buffer（DNA 漂洗液），室温下最大速度离心 1 分钟，弃滤液。

11.（可选）重复步骤 10，再次加入 DNA wash buffer 洗涤。

12. 将 HiBind® DNA mini 结合柱套回到 2 ml 收集管中，最大速度离心空柱 2 分钟以甩干结合柱基质（避免残留乙醇干扰）。

13. 将 HiBind® DNA mini 结合柱套入到新的 1.5 ml 离心管中，加入 80~100 μl Elution buffer（如质粒 DNA >10 kb 应提前加热至 70 ℃）到结合柱基质中，静置 1 分钟，最大速度离心 1 分钟洗脱出质粒 DNA。

14. 将洗脱的质粒 DNA 保存在 −20 ℃。

六、注意事项

1. Solution I 在使用前必须按照说明书加入 RNase A。

2. Solution II 存放时应注意拧紧瓶盖，避免被空气中 CO_2 酸化。

3. HBC buffer 使用前必须按照说明书加入异丙醇稀释。

4. 实验时戴好口罩和手套，做好个人防护工作。

5. HiBind® DNA mini 结合柱上洗脱 DNA 的效率取决于酸碱度。如果使用超纯水洗脱，请确保 pH 约为 8.5。一次可洗脱大约 70% 的 DNA，可选择再洗脱一次将残留 DNA 洗脱出来，但会降低产物浓度。

------------------------------ 参 考 文 献 ------------------------------

［1］M.R. 格林，J. 萨姆布鲁克. 分子克隆实验指南. 贺福初，译. 4 版. 北京：科学出版社，2017.
［2］药立波. 医学分子生物学实验技术. 3 版. 北京：人民卫生出版社，2014.
［3］申煌煊. 分子生物学实验方法与技巧. 广州：中山大学出版社，2010.
［4］F.M. 奥斯伯，R. 布伦特，R.E. 金斯顿，等. 精编分子生物学实验指南. 金由辛，包慧中，赵丽云，等，译. 5 版. 北京：科学出版社，2008.

（邓　昊　邢晓为　杨志坚）

第 5 节　碱裂解法提取质粒详解

碱裂解法从大肠埃希菌中提取质粒，是从事分子生物学研究的实验室常规技术。为更方便和全面理解碱裂解法提取质粒原理，本节介绍碱裂解法质粒提取所用三种溶液，溶液 I（GET 缓冲液）：50 mmol/L 葡萄糖 /25 mmol/L Tris-HCl/10 mmol/L EDTA（pH 8.0）；溶液 II（变性液）：0.2 mol/L 氢氧化钠（NaOH）/1% SDS（最好现配现用）；溶液 III（乙酸钾液）：3 mol/L 乙酸钾 /2 mol/L 乙酸。

先介绍溶液 I 的作用。任何生物化学反应，首先要控制好溶液的 pH。50 mmol/L 葡萄糖溶液最大的好处只是使悬浮后的大肠埃希菌不会快速沉积到离心管的底部，故溶液 I 中如果缺少葡萄糖其实对质粒提取本身而言几乎没有影响，所以溶液 I 中葡萄糖是可缺的。EDTA 是 Ca^{2+} 和 Mg^{2+} 等二价金属离子的螯合剂，主要作用是抑制 DNase 的活性和抑制微生物生长。溶液 I 中 EDTA 浓度高达 10 mmol/L，目的是要把大肠埃希菌细胞中所有二价金属离子都螯合掉。如果不加 EDTA，其实没太大影响，只要完成质粒提取的时间过长，就不必担心 DNA 迅速降解，因为最终溶解质粒的 TE 缓冲液中含 EDTA。如果缺少溶液 I，只要用等体积的水或 LB 液体培养基来悬浮菌体就可以了（但菌体一定要悬浮均匀，不能有结块）。

溶液Ⅱ是用新配制的 0.4 mol/L 氢氧化钠和 2% SDS 等体积混合的。用新浓氢氧化钠稀释制备 0.4 mol/L 氢氧化钠，是为了保证氢氧化钠没有吸收空气中的 CO_2 而减弱碱性。破坏细胞的主要成分是碱，而不是 SDS，所以称碱裂解法提取。氢氧化钠溶液是溶解细胞的最佳试剂，不管是大肠埃希菌还是哺乳动物细胞，遇碱都几乎在瞬间溶解，细胞膜发生了从双层膜（bilayer）结构向微囊（micelle）结构的变化。使用不新鲜的 0.4 mol/L 氢氧化钠，即使有 SDS 也无法有效溶解大肠埃希菌，自然就难高效率提取到质粒。如果只用 SDS 当然也能提取得到少量质粒，因为 SDS 也是碱性的，但要弱很多。有人认为氢氧化钠的作用是为了让基因组 DNA 变性，以便沉淀，这是由于没有正确理解有关 DNA 变性复性的过程所导致的。既然是氢氧化钠溶解的细胞，那为什么要加 SDS 呢？这是为下一步操作做铺垫。这一步要记住两点：第一，时间不能过长，因为在这样的碱性条件下基因组 DNA 片段会慢慢断裂；第二，必须温柔混合，否则基因组 DNA 也会断裂，基因组 DNA 的断裂会带来不良影响。

溶液Ⅲ加入后会出现大量沉淀，但大部分人却不明白这沉淀的本质。最易产生的误解是 SDS 碰到酸后发生的沉淀。大量沉淀出现显然与 SDS 加入有关系。如果在溶液Ⅱ中不加 SDS 会怎样呢？也会有少量的沉淀，但量上要少得多，这显然是因为盐析和酸变性沉淀出来的蛋白质。既然不是 SDS 遇酸发生的沉淀，那会不会是遇盐发生的沉淀呢？在 1% SDS 中缓慢加入 5 mol/L 氯化钠，会发现 SDS 在高盐浓度下是会产生沉淀的，因此高浓度的盐导致了 SDS 的沉淀。但如果加入的不是氯化钠而是氯化钾，会发现沉淀的量要多很多，这是由于 SDS 遇到钾离子后变成了十二烷基硫酸钾（potassium dodecylsulfate，PDS），而 PDS 是不溶于水的，因此出现了沉淀。溶液Ⅲ加入后产生的沉淀实际上是钾离子置换了 SDS 中钠离子形成了不溶性的 PDS，高浓度盐存在的条件下沉淀更完全。SDS 易与蛋白质结合，平均两个氨基酸上结合一个 SDS 分子，钾-钠离子置换所产生的大量沉淀自然就将绝大部分蛋白质沉淀，这个过程中大肠埃希菌的基因组 DNA 也一起被共同沉淀了。由于基因组 DNA 太长了，长 DNA 自然容易被 PDS 共沉淀，尽管 SDS 并不与 DNA 分子结合。2 mol/L 乙酸是为了中和氢氧化钠，因为长时间在碱性条件会使 DNA 断裂，所以要中和之。基因组 DNA 一旦发生断裂，只要是 50~100 kb 大小的片段，就没有办法再被 PDS 共沉淀了。所以碱处理的时间要短，而且不得剧烈振荡，否则获得的质粒中会有大量的基因组 DNA 混入，琼脂糖凝胶电泳可以观察到一条浓浓的总 DNA 条带。很多人误认为是溶液Ⅲ加入后基因组 DNA 无法快速复性就被沉淀了，这是错误的理解。无论变性还是复性的 DNA 分子，在中性溶液中都是溶解的。氢氧化钠本来是为了溶解细胞用的，DNA 分子的变性其实是个副产物，与它是不是沉淀下来没有关系。溶液Ⅲ加入并混合均匀后在冰上放置，目的是使 PDS 沉淀更充分。但是 PDS 沉淀的形成不能沉淀所有的蛋白质，因此要用酚 / 氯仿 / 异戊醇进行抽提，然后进行乙醇沉淀才能得到质量稳定的质粒 DNA，否则时间一长就会因为混入 DNase 而发生降解。用 25∶24∶1 的酚 / 氯仿 / 异戊醇是有重要作用的。酚对蛋白质的变性作用远大于氯仿，水饱和酚的比重略高于水，遇到高浓度的盐溶液（比如 4 mol/L 异硫氰酸胍），离心后酚相会跑到上层，不利于含质粒的水相的回收；但加入氯仿后可以增加比重，使得酚 / 氯仿始终在下层，方便水相的回收。另外，酚与水有很大的互溶性，如果单独用酚提取后会有大量的酚溶解到水相中，而酚会抑制很多酶反应（比如限制性酶切反应）。因此，如果单独用酚提取后一定要再用氯仿提取一次，将水相中的酚去除，而用酚 / 氯仿的混合液进行抽提，混入水相中的酚则少得多，微量的酚在乙醇沉淀时就会被去除干净。异戊醇有助于分相，可使离心后各层界面更加稳定清晰，利于水相回收，并减少提取过程中气泡的产生。回收后的水相含有大量的盐，因此只要加入 2 倍体积的乙醇，在室温放置几分钟后离心，就可以将质粒 DNA 沉淀出来。这时候如果长时间放到 –20 ℃ 会导致大量盐的沉淀，这点不同于普通的 DNA-乙醇沉淀回收。高浓度的盐会水合大量的水分子，因此 DNA 分子之间就容易形成氢键而发生沉淀。如果认为发生了盐的沉淀，就使用 70% 乙醇洗涤几次，每次在室温放置一个小时以上，并用 Tip 将沉淀打碎，就能得到好的样品。得到的质粒样品一般用含 RNase（50 μg/ml）的 TE 缓冲液进行溶解，否则大量未降解的 RNA 会干扰电泳结果。利用琼脂糖凝胶电泳进行质粒 DNA 鉴定时，多数情况下能看到三条带，这三条带以电泳速度的快慢而排序,分别是超螺旋、开环和复制中间体(即没有复制完全的两个质粒连在了一起)。如果不小心在溶液Ⅱ加入后过度振荡,会有第四条带,这条带泳动得较慢,远离这三条带,是 20~100 kb 的大肠埃希菌基因组 DNA 片段。如果提取到的质粒有 7~10 个条带,通常是因为特殊的 DNA 序列导致了不同程度的超螺旋(超螺旋的圈数不同)。

-------------------------------------- 参 考 文 献 --------------------------------------

[1] M.R. 格林,J. 萨姆布鲁克. 分子克隆实验指南. 贺福初,译. 4 版. 北京:科学出版社,2017.
[2] 药立波. 医学分子生物学实验技术. 3 版. 北京:人民卫生出版社,2014.
[3] 申煌煊. 分子生物学实验方法与技巧. 广州:中山大学出版社,2010.
[4] F.M. 奥斯伯,R. 布伦特,R.E. 金斯顿,等. 精编分子生物学实验指南. 金由辛,包慧中,赵丽云,等,译. 5 版. 北京:科学出版社,2008.

(邓　昊　易银沙)

第 6 节　质粒 DNA 大量提取(碱裂解法)

质粒 DNA 大量提取通常采用改进 SDS-碱裂解法裂解细胞。离心吸附柱内的硅基质膜可在高盐和低 pH 状态下选择性地结合溶液中质粒 DNA,然后通过漂洗液将杂质和其他细菌成分去除,最后使用低盐和高 pH 的洗脱缓冲液将纯净的质粒 DNA 从硅基质膜上洗脱提取。

一、原理

碱裂解法质粒 DNA 大量提取主要是利用共价闭合环状质粒与线性染色质结构上的差异来提取质粒 DNA。在碱性环境中,染色质 DNA 的氢键断裂,双螺旋结构解开,质粒 DNA 的大部分氢键也断裂,但超螺旋共价闭合环状的两条链不会完全分离。当用 pH 4.8 的乙酸钾或乙酸钠高盐缓冲液调节其 pH 至中性时,质粒 DNA 分子能够迅速准确地复性,呈溶解状态,离心时留在上清中。而线状染色质 DNA 则不能复性,形成缠绕的网状物,通过离心,染色质 DNA 与不稳定的大分子 RNA 和蛋白质-SDS 复合物一起沉淀下来而被除去。

二、实验目的

掌握碱裂解法质粒 DNA 大量提取的基本概念和原理,了解试剂盒质粒 DNA 大量提取的基本操作步骤。

三、实验器材

各种规格移液器(0.5~10 μl、10~100 μl、100 μl~1 ml)、各种规格 Tip(10 μl、200 μl、1 ml)、1.5 ml 离心管(eppendorf 管,EP 管)、50 ml 离心管、台式高速离心机、涡旋混合仪和负压泵等。

四、实验试剂

AxyPrep 质粒 DNA 大量提取试剂盒(Axygen 公司)、质粒、无水乙醇和超纯水等。

五、实验流程

1. 第一次使用试剂盒时,将 RNase A 全部加入 Buffer S1 中,混合均匀,4 ℃保存。

2. 取 120 ml 在 LB 液体培养基中过夜培养的高拷贝数质粒菌液,或 250 ml 过夜培养的低拷贝质粒 / 黏粒(Cosmid)菌液(若使用丰富培养基,菌液体积应减半或更少)。≥3 000×g 离心 10 分钟,弃上清。将离心管倒置于纸巾上数分钟,去除干净上清。

3. 用 10 ml 已加入 RNase A 的 Buffer S1 悬浮细菌沉淀(需悬浮均匀,不可留有小的菌块)。

4. 加 10 ml Buffer S2,温和并充分地上下翻转 8~10 次混合均匀使菌体充分裂解,直至形成透亮的溶液(此步骤不宜超过 5 分钟)。

5. 加入 10 ml 4 ℃预冷 Buffer S3K,温和并充分地上下翻转 10~12 次混合均匀,直至形成紧实的凝集块。室温静置 5 分钟。

6. 加入 10 ml 4 ℃预冷 Buffer B,温和并充分地上下翻转 10~12 次混合均匀。

7. 4 ℃ 10 000×g 离心 10 分钟。

8. 正确连接负压泵装置,将大量 DNA 制备管插到负压装置的插口上。

9. 吸取步骤 7 中离心后的混合液,转移到大滤器中,插入注射器芯,垂直向下缓慢推注至大量 DNA 制备管中,开启并调节负压至 –84~–101 kPa,缓慢吸尽管中溶液。

10. 保持负压,加 12 ml Buffer W1,抽吸尽管中溶液。

11. 加 14 ml Buffer W2(确认 Buffer W2 concentrate 已按试剂盒说明书加入指定体积的无水乙醇),抽吸滤尽管中液体。

12. 将大量 DNA 制备管置于 50 ml 离心管中,加 4 ml Buffer W2 溶液,≥6 000×g 离心 5 分钟。

13. 将大量 DNA 制备管插到负压泵装置的插口上,最大负压吸引 10 分钟以确保除尽残留的 Buffer W2(本步骤为可选步骤)。

14. 将大量 DNA 制备管置于洁净的 50 ml 离心管中,在大量 DNA 制备管的基质上加 1.5 ml 洗脱缓冲液或超纯水,室温静置 5 分钟。≥6 000×g 离心 5 分钟收集质粒 DNA。

15. 在大量 DNA 制备管的基质上加 0.75 ml 洗脱缓冲液或超纯水,60 ℃静置 5 分钟。≥6 000×g 离心 5 分钟收集质粒(本步骤为可选步骤,其目的是尽可能多收集质粒 DNA)。

六、注意事项

1. 细菌过量将影响溶菌及质粒 DNA 的释放。

2. 在步骤 3 和步骤 4 中操作必须温和。剧烈摇晃将导致基因组 DNA 的污染。但混合必须充分,否则将影响产出率。

3. 在加入 Buffer S3K 时,蛋白质和基因组 DNA 形成黏稠的白色絮状沉淀,必须充分混合均匀,使凝集块中央也得到充分中和凝结。

4. 可将洗脱缓冲液或超纯水在 65 ℃水浴中预热,有利于提高洗脱效率。

5. DNA 分子呈酸性,建议在 2.5 mmol/L Tris-HCl(pH 8.5)洗脱缓冲液中保存。

------ 参 考 文 献 ------

[1] M.R. 格林,J. 萨姆布鲁克. 分子克隆实验指南. 贺福初,译. 4 版. 北京:科学出版社,2017.
[2] 药立波. 医学分子生物学实验技术. 3 版. 北京:人民卫生出版社,2014.
[3] 申煌煊. 分子生物学实验方法与技巧. 广州:中山大学出版社,2010.
[4] F.M. 奥斯伯,R. 布伦特,R.E. 金斯顿,等. 精编分子生物学实验指南. 金由辛,包慧中,赵丽云,等,译. 5 版. 北京:科学出版社,2008.

(邓 昊　邢晓为　杨志坚)

第二章

核酸体外扩增

第1节 PCR 引物设计和特异性验证

聚合酶链反应（polymerase chain reaction, PCR）是在体外利用 DNA 聚合酶促合成特异 DNA 片段的一种技术。自 1985 年 Kary B. Mullis 发明 PCR 以来，PCR 技术已成为分子生物学研究中使用最多、应用最广泛的技术之一。能否设计一对适宜的核苷酸序列作为引物，使其有效地特异性扩增模板 DNA，直接影响 PCR 的成败。

引物是短的单链寡核苷酸片段，决定 PCR 产物长度、特异性和产量。引物特异性是指引物结合模板正确位置的能力，或者避免结合非目标位置的能力。引物只能扩增目标序列，而不能扩增其他非目标区域。引物的长度、GC 碱基含量、碱基分布和解链温度（melting temperature, T_m）等均会影响其特异性。在 PCR 反应的退火阶段，引物与变性的单链模板结合，沿着引物的 3′ 末端方向，DNA 聚合酶向后进行 DNA 合成。引物与模板的结合遵循碱基互补配对原则，因此，当退火温度不合适或者引物设计不合理时，引物可能会结合到模板的非目标区域，从而导致其他非特异性片段的扩增。目前 PCR 引物设计多可通过计算机软件进行，如常用的免费在线引物设计软件 Primer3 和兼具引物设计和引物特异性验证的美国国家生物技术信息中心（NCBI）发布的 Primer-BLAST。本节主要介绍使用 Primer3 设计 PCR 引物以及应用 NCBI Primer-BLAST 设计特异性引物和分析引物特异性。

一、原理

（一）引物设计原则

引物设计需要遵循三条基本原则：①引物与模板的序列紧密互补，②引物与引物之间应避免形成二聚体或发夹结构，③引物不能在模板的非靶向位点引发 DNA 聚合反应，即非特异性扩增。

（二）引物设计注意事项

1. 引物长度一般为 15~30 bp，通常是 18~27 bp，但不应大于 38 bp。引物过短会降低退火温度，易发生非特异性扩增；引物过长则可能退火不完全，与模板结合不充分，引起模板数减少，导致扩增产物减少。

2. 引物序列不应存在较高相似片段，即 4 种碱基应随机分布，避免嘌呤或嘧啶的堆积。3′ 端尽量避免 3 个以上的连续碱基，如 CCC 或 GGG，否则容易发生错误引导。

3. 引物序列 G+C 碱基含量最好在 40%~60%，以 45%~55% 为佳，上下游引物序列 GC 含量的差异不宜太大，3′ 端最后 5 个碱基尽量避免富含 GC。

4. 引物 3′ 端要与模板严格配对，引物 3′ 端的末位碱基为 A 的错配效率一般明显高于其他 3 种碱基，因此应尽量避免 3′ 端设计 A 碱基，最好设计 T 碱基。对引物 5′ 端无严格限制，引物长度足够时，5′ 端碱基可呈游离状态，对 PCR 反应影响较小，因此常在引物 5′ 端引入修饰位点或者连接标志物，可在设计时加上酶切位点、核糖体结合位点、起始密码子、缺失或插入突变位点以及标记生物素、荧光素和地高辛等。通常在 5′ 端限制性酶切位点外再加 2~3 个保护碱基。

5. 进行基因克隆时,引物 3′ 端最好与目的序列阅读框中密码子第一或第二位核苷酸碱基对应,以减少因密码子摆动产生的不匹配对。

6. ΔG 值是指 DNA 双链形成所需的自由能,反映双链结构内部碱基对的相对稳定性。ΔG 值越大,双链越稳定。ΔG 应以 5′ 端向 3′ 端递减,3′ 端尽量不高于 37.67 kJ/mol。引物的 3′ 端 ΔG 值过高,容易在错配位点形成双链结构并引发 DNA 聚合反应。

7. 引物与模板的退火温度 T_m 值的计算有多种方法,如按公式 $T_m=4（G+C）+2（A+T）$,Oligo 软件中使用的是最邻近法。两条引物 T_m 值最好相同或相近（相差不要超过 3 ℃）。

8. 引物二聚体和发夹结构的能值过高（超过 18.84 kJ/mol）易产生引物二聚体带,并且导致引物有效浓度降低而使 PCR 不能有效进行。

9. 引物不应存在自身互补序列,否则单条引物会自我折叠形成发夹结构,这种二级结构会在空间上干扰引物与模板的复性。一般而言引物自身连续互补碱基不应大于 3 bp。

10. 两引物间不应存在互补性,尤其应避免 3′ 端互补,避免引物二聚体形成。一对引物间不应有多于 4 个连续碱基互补或相同。

11. 如果以 DNA 为模板设计引物,PCR 产物长度在 100~600 bp 比较合适。如果以信使核糖核酸（mRNA）为模板设计引物时,扩增产物长度在 150~300 bp 比较合适,尽量使两引物位于不同外显子,以使特异 PCR 产物与从污染 DNA 中产生的产物在大小上相区别。

12. 对目的基因进行扩增时,引物应尽量设计在核酸保守区内并具有特异性。引物与非特异扩增序列的同源性不应超过 70% 或有连续 8 个互补碱基。

13. 引物应尽量避免与模板结合位点以外的序列互补。所扩增片段本身应无稳定的二级结构,以避免产生非特异性扩增或影响产量。

14. 简并引物尽量选用简并程度低的密码子。如选用只有一种密码子的甲硫氨酸（Met）,3′ 端不会存在简并性,否则易造成产量低而检测不到扩增产物。通常 PCR 反应中引物终浓度为 0.2~1.0 μmol/L,引物过多可产生错误引导或引物二聚体,过低则降低产量。

15. 使用在线引物设计软件可辅助引物设计、筛选和定位,可降低失败率,节省时间,减少实验成本。

（三）引物特异性验证原理

NCBI 收录了多个物种的基因组 DNA、编码序列和其他相关核酸序列的数据。Primer-BLAST 可设计用于目的序列扩增的 PCR 引物,它使用 Primer3 设计 PCR 引物,使用 BLAST 和全局比对算法针对用户选择的数据库筛选引物,以避免引物对产生非特异性扩增。也可单独使用 Primer-BLAST 引物特异性分析功能,通过输入一对已有引物序列,并选择待检测目标序列所属数据库,系统将在该数据库中对序列进行查找和对比,并记录引物可能结合的位置,如引物结合位置位于互补两条链且可能的扩增产物大小符合要求,系统就会自动将这种情况按要求呈现于结果中。

二、实验目的

掌握使用 Primer3 在线软件设计 PCR 引物的原则和方法,掌握 Primer-BLAST 进行 PCR 引物设计和引物特异性验证的原理及步骤。

三、实验流程

（一）Primer3 引物设计

1. 打开搜索引擎页面,输入 "Primer3",点击 "Primer3 Input",进入 Primer3web version 4.1.0 站点,网址为 http://primer3.ut.ee/。

2. 进入站点后可以看见一个引物设计界面,在对应栏中输入目的序列和引物位置。需要注意的是,目的序列是 5′ → 3′ 方向(图 2-1),存在数字或者空格都可以,软件具有自动分析去除的功能。

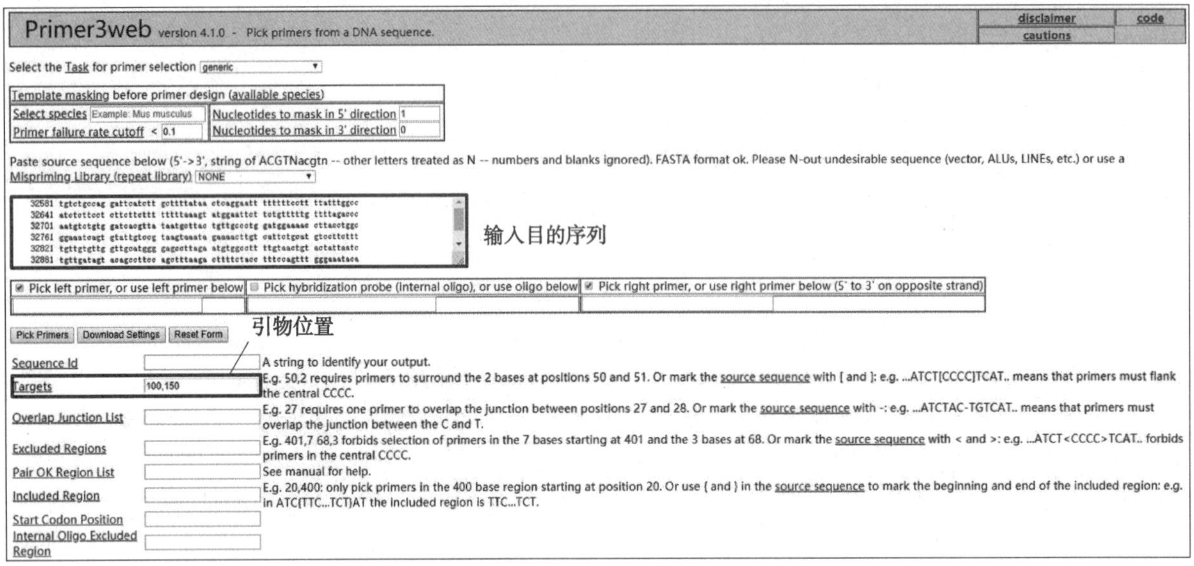

图 2-1 Primer3 引物设计:输入序列界面

3. 在"Product Size Ranges"输入待扩增产物大小,如希望扩增相对较好,可以尽量把片段大小(bp)范围改小,如"200-350"。其他参数如"Primer Size""Primer T_m""Max T_m Difference""Product T_m""Primer GC%""Number To Return""Max 3′ Stability""Max Library Mispriming"和"Pair Max Library Mispriming"等一般选择默认值即可。设置好相关参数后,点击"Pick Primers",开始设计相应引物(图 2-2)。

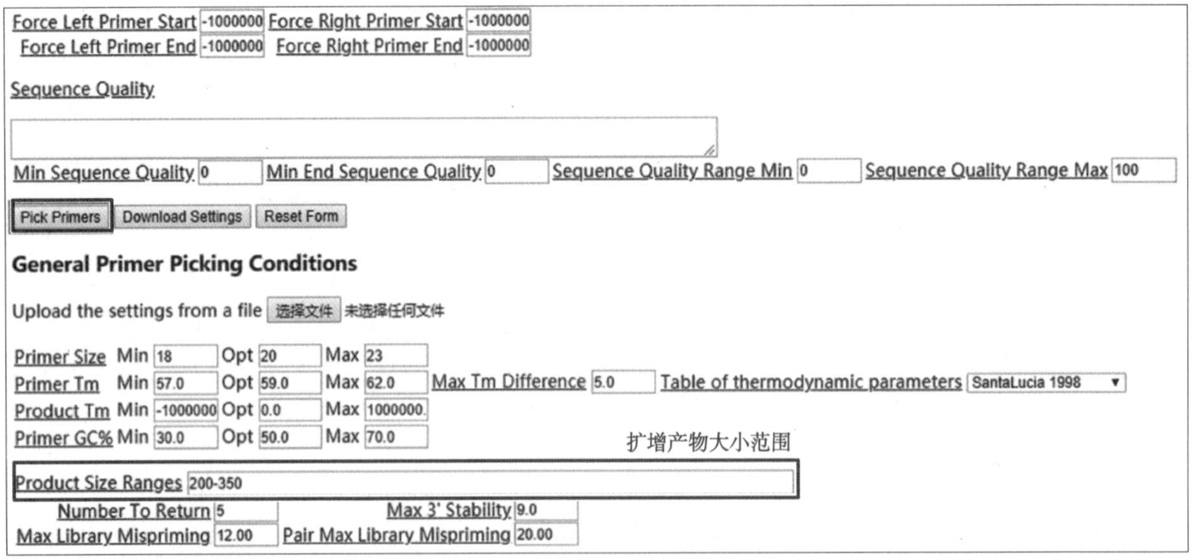

图 2-2 Primer3 引物设计:参数设置页面

4. 引物设计结果界面(Primer3 Output)呈现引物在序列上的位置,引物起始位置(start)、长度(len)、T_m 值、GC 含量、引物序列和 PCR 扩增产物大小等(图 2-3)。结果界面上方为优选的引物设计结果,下方还有"ADDITIONAL OLIGOS"——其他备选引物及参数等供参考。如果结果界面无对应引物出现,需返回根据需要重新调整相关参数,重新设计。

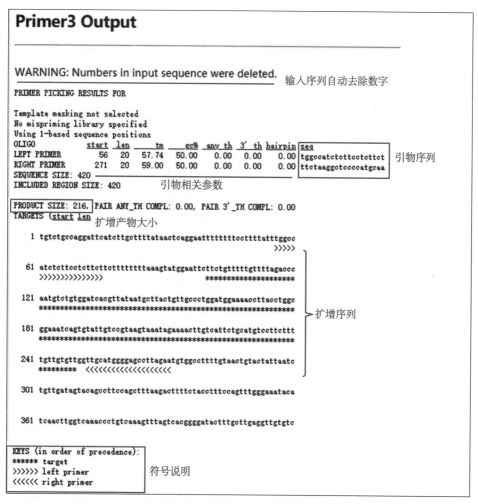

图 2-3 Primer3 引物设计：结果页面

（二）NCBI Primer-BLAST 引物设计和特异性分析

1. 在 NCBI BLAST 主页（http://blast.ncbi.nlm.nih.gov/）直接点开 Primer-BLAST（图 2-4），或通过以下链接进入：http://www.ncbi.nlm.nih.gov/tools/primer-blast/。

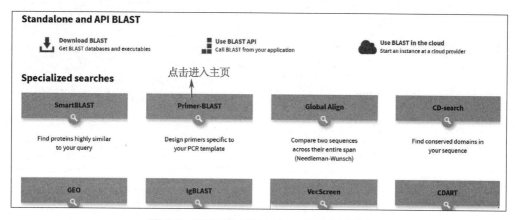

图 2-4 NCBI BLAST：Primer-BLAST 页面

2. 进入 Primer-BLAST 主页, Primer-BLAST 界面主要包括四个部分: PCR Template（PCR 模板区）、Primer Parameters（引物参数区）、Exon/intron selection（外显子 / 内含子选项）和 Primer Pair Specificity Checking Parameters（引物对特异性验证区）。

3. 开始引物设计时, 在 "PCR Template" 输入待扩增序列（可使用参考序列 gi 号、accession 号或 FASTA 序列）, 如需针对特定位置设计引物可在 "Forward primer" 的 "From" 处填写正向引物初始的大概位置, 在 "Reverse primer" 的 "To" 处填写反向引物的大概位置（图 2-5）。如需同时进行引物特异性验证, 在 "Primer Pair Specificity Checking Parameters" 的 "Specificity check" 处勾选 "Enable search for primer pairs specific to the intended PCR template", "Search mode" 选择 "User guided" 则当序列与其他数据库序列高度相似时总是出现用户指导, 如选择 "Automatic" 则仅在未找到唯一匹配序列时需要用户指导, 针对基因组 DNA (genomic DNA, gDNA) 进行引物设计时 "Database" 可选择 "Genomes for selected organisms（primary reference assembly only）", "Organism" 选择 "Homo sapiens", 其余参数基本可保持默认值。如需将结果呈现在新窗口中, 可勾选 "Show results in a new window"。点击 "Get Primers" 系统将进行引物设计（图 2-6）。可根据引物特异性结果选择一组比较好的引物用于 PCR 扩增（图 2-7）。如在 "PCR Template" 输入特定的 mRNA 序列信息（如以 NM 为前缀的 accession number, 即登记号）, 针对 mRNA 设计引物（A refseq mRNA sequence as PCR template input is required for options in the section）需要跨外显子时可设置 "Exon/intron selection" 的 "Exon junction span", 选择 "Primer must span an exon-exon junction"。"Primer Pair Specificity Checking Parameters" 的 "Database" 选择 "Refseq mRNA", 如在 "Allow splice variants" 项目栏勾选 "Allow primer to amplify mRNA splice variants（requires refseq mRNA sequence as PCR template input）" 则针对某一特定基因各剪接变异体进行引物设计。

4. 进行已有引物特异性验证时（以上述 Primer3 设计引物为例）, 进入 Primer-BLAST 主页后, 在 "Primer Parameters" 处输入已经设计好的待验证的正向引物和反向引物序列（仅输入引物序列, 不能包含数字等其他内容）, 根据需要设置 PCR 产物大小范围、返回引物对数、T_m 值及外显子 / 内含子选项（图 2-8）。

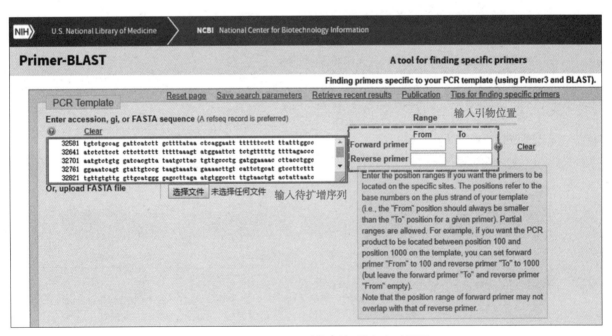

图 2-5　Primer-BLAST 引物设计: 输入序列界面

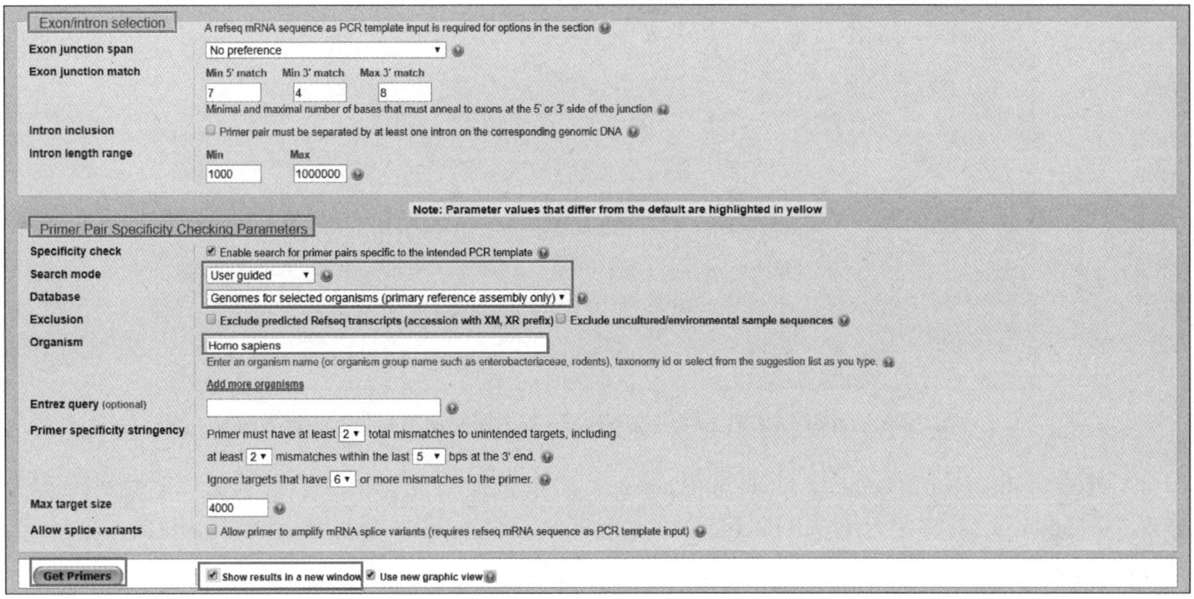

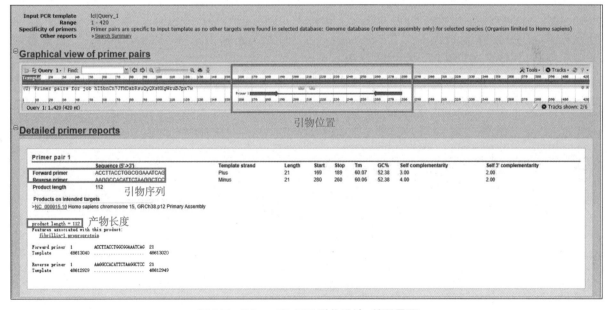

图 2-6　Primer-BLAST 引物设计：参数设置界面

图 2-7　Primer-BLAST 引物设计：结果界面

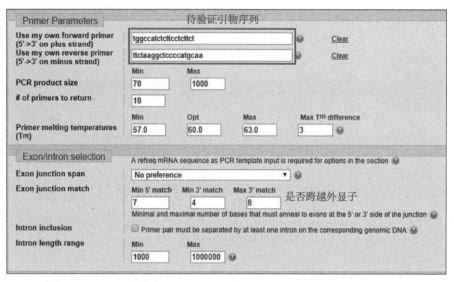

图2-8　Primer-BLAST引物特异性验证：输入引物序列和设置参数界面

5. 在"Primer Pair Specificity Checking Parameters"中选择验证引物的参考数据库和物种。首先确保"Specificity check"栏已勾选"Enable search for primer pairs specific to the intended PCR template"，"Search mode"选择"User guided"。"Database"（参考数据库）：RefSeq mRNA、RefSeq representative genomes、Genomes for selected organisms（primary reference assembly only）、nr、RefSeq RNA（refseq_rna）和Custom。根据PCR模板（扩增目的序列）决定数据库选择，如果是进行RNA提取逆转录后得到互补DNA（complementary DNA, cDNA），就选择Refseq mRNA（对应mRNA）或Refseq RNA（对应所有RNA）；若模板是基因组，则选择"Refseq representative genomes"或"Genomes for selected organisms（primary reference assembly only）"；选择"Custom"，则为用户指定序列（如accession号、gi号或FASTA序列）作为数据库。在"Organism"中，如为人源基因选择"Homo sapiens"。选好数据库和物种后，其他可选默认值。如需将结果呈现在新窗口中，可勾选"Show results in a new window"。点击"Get Primers"系统将进行分析（图2-9）。随后出现引物与参考序列匹配的结果（图2-10和图2-11）。

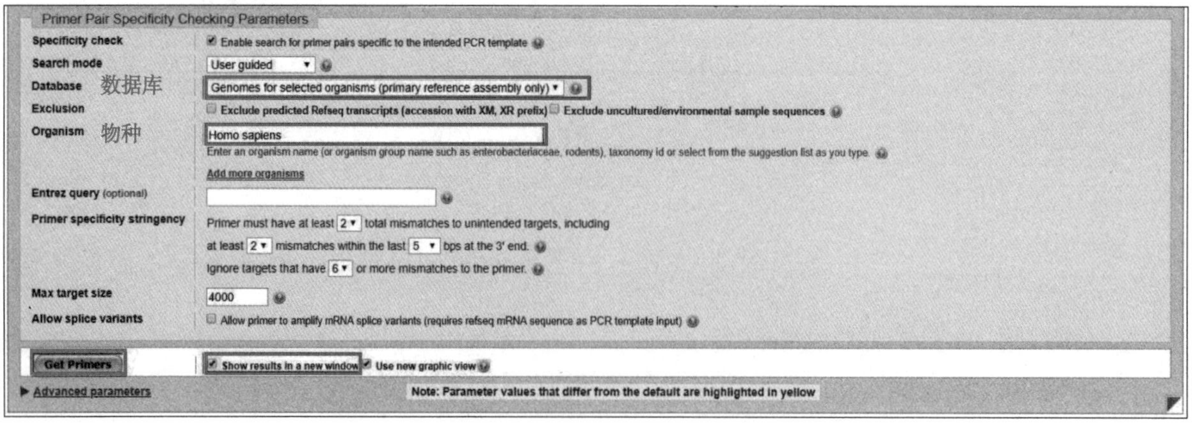

图2-9　Primer-BLAST引物特异性验证：其他参数设置界面

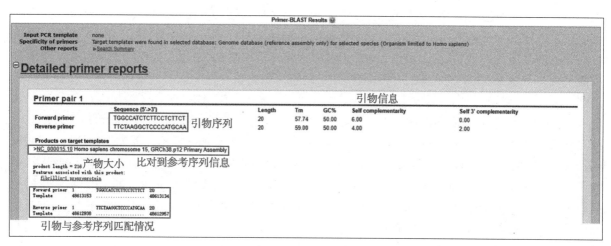

图 2-10　Primer-BLAST 引物特异性验证结果（引物与参考序列完全匹配）

>NC_000001.11 Homo sapiens chromosome 1, GRCh38.p12 Primary Assembly

```
product length = 1489
Features flanking this product:
    33054 bp at 5' side: rho GTPase-activating protein 29 isoform X1
    152326 bp at 3' side: ATP-binding cassette sub-family D member 3 isoform X1

Forward primer    1          TGGCCATCTCTTCCTCTTCT    20
Template          94264664   ...T........G.......    94264683

Forward primer    1          TGGCCATCTCTTCCTCTTCT    20
Template          94266152   A.....G...........A.    94266133


product length = 3430
Features flanking this product:
    49527 bp at 5' side: rho guanine nucleotide exchange factor 10-like protein is...
    72673 bp at 3' side: actin-like protein 8

Forward primer    1          TGGCCATCTCTTCCTCTTCT    20
Template          17746906   CT.GTG.............    17746925

Forward primer    1          TGGCCATCTCTTCCTCTTCT    20
Template          17750335   GCA.....A..........    17750316


product length = 3636
Features flanking this product:
    4911 bp at 5' side: probable ATP-dependent RNA helicase DDX59 isoform 1
    64542 bp at 3' side: calmodulin-regulated spectrin-associated protein 2 isoform 3

Forward primer    1          TGGCCATCTCTTCCTCTTCT    20
Template          200671650  AT.TTT.............    200671669

Forward primer    1          TGGCCATCTCTTCCTCTTCT    20
Template          200675285  G....T.TC..........    200675266
```

图 2-11　Primer-BLAST 引物特异性验证结果（引物与参考序列不完全匹配）

6. 引物特异性验证结果可分为四个部分(图 2-10),第一部分为待检测引物信息;第二部分为引物扩增目的序列比对到参考序列信息,对于基因组数据库,则会显示出基因组编号,对于 mRNA 数据库,可提供 mRNA 编号,点击链接可以查看产物序列情况;第三部分为产物大小等信息;第四部分为正向引物和反向引物与参考序列匹配情况,上方为引物序列,下方为与参考序列匹配情况,其中"." 代表该位置的序列和参考序列完全匹配,而不匹配时则显示参考序列碱基情况,使用引物扩增可能会发生潜在的非特异性扩增情况。当进行 mRNA 引物特异性验证时,引物与参考序列完全匹配结果界面可能呈现多个结果,其原因是基因有多个转录本,待检测引物特异性验证时通常能将多个转录本都检测到。

7. 引物与参考序列匹配结果中出现不完全匹配情况时,对于常规 PCR,因为产物可以通过凝胶电泳对非特异性条带进行分离分析等,所以对引物特异性要求并不是那么严格。但如引物拟用于 SYBR green 染料法荧光定量 PCR 时,其特异性要求则非常严格。尽管如此,并非预测出不完全匹配结果,引物就一定不好,需要具体情况具体分析。首先,引物 3′ 端对扩增效率影响是非常大的,如果预测出的结果中 3′ 端存在不匹配碱基,提示即使引物能结合模板,但 3′ 端会翘起,导致无法正确扩增,这一类非特异性扩增一般可以忽略。其次,PCR 产物大小可限制扩增效率。尤其对于定量 PCR,由于延伸时间非常有限,大于 1 000 bp 的产物基本上是无法指数扩增的,如果非特异性产物远大于目的产物大小,这种非特异性扩增也是可以忽略的。

四、注意事项

1. Primer-BLAST 引物特异性验证中,输入自己设计好的引物序列时,注意引物的顺序是 5′ 端至 3′ 端,且不能包含数字等其他内容。

2. 如针对指定物种进行 DNA 扩增,请指定一个或几个 PCR 扩增的目标物种,如果不指定而在所有的物种搜索,将会使程序运行变得很慢,引物结果也会受其他不相关物种的影响。

3. 任何引物工具或者软件,都是根据一定参数和算法进行的预测,结果只起到参考和建议的作用,并不代表该引物使用的实际情况。

4. 预测特异性好的引物在实际使用中不一定表现良好,反之预测特异性不好的引物也不一定不能使用。一对引物究竟是否特异和有效,最终还是要通过实验来验证。

──────────── 参 考 文 献 ────────────

[1] KÕRESSAAR T, LEPAMETS M, KAPLINSKI L, et al. Primer3_masker: integrating masking of template sequence with primer design software. Bioinformatics, 2018,34(11):1937-1938.

[2] WU Y, YUAN L, GUO Y, et al. Identification of a GNE homozygous mutation in a Han-Chinese family with GNE myopathy. J Cell Mol Med, 2018,22(11):5533-5538.

[3] NCBI Resource Coordinators. Database resources of the National Center for Biotechnology Information. Nucleic Acids Res, 2013,41(Database issue):D8-D20.

[4] UNTERGASSER A, CUTCUTACHE I, KORESSAAR T, et al. Primer3—new capabilities and interfaces. Nucleic Acids Res, 2012,40(15):e115.

[5] YE J, COULOURIS G, ZARETSKAYA I, et al. Primer-BLAST: a tool to design target-specific primers for polymerase chain reaction. BMC Bioinformatics, 2012,13:134.

[6] KORESSAAR T, REMM M. Enhancements and modifications of primer design program Primer3. Bioinformatics, 2007,23(10):1289-1291.

[7] M.R. 格林, J. 萨姆布鲁克. 分子克隆实验指南. 贺福初, 译. 4 版. 北京: 科学出版社, 2017.

[8] 药立波. 医学分子生物学实验技术. 3 版. 北京: 人民卫生出版社, 2014.

(邓 昊　袁腊梅　徐洪波)

第 2 节 OligoCalc 引物分析

分子生物学研究中广泛使用寡核苷酸作为引物和探针。OligoCalc（Oligonucleotide Properties Calculator）是一个寡核苷酸属性计算器网站,可用于分析 DNA/RNA 寡核苷酸序列的长度、分子质量、解链温度、溶液浓度、GC 含量、分子间是否自身互补以及是否形成发卡结构等。

一、原理

引物是短的单链寡核苷酸片段,是 PCR 中 DNA 复制的起点,决定 PCR 产物长度、特异性和产量等。因此了解现有已知引物或新设计引物的特性非常重要,应用 OligoCalc 可实现引物相关特性的分析。

二、实验目的

掌握应用 OligoCalc 分析引物特性的方法。

三、实验流程

1. 打开网站 http://biotools.nubic.northwestern.edu/OligoCalc.html 进入 OligoCalc 主页面（图 2-12）,在序列框中输入需验证的正向引物序列,点击"Calculate"可以得到序列长度、GC 含量和解链温度等指标（图 2-13）。

2. 点击图 2-13 中的"Check Self-Complementarity"可以检测引物自身是否互补或形成发卡结构（图 2-14）。

3. 点击图 2-12 中的"BLAST"进入 BLAST 页面验证引物特异性（图 2-15）,再点击图 2-15 中"View report",等待一段时间显示引物特异性结果（图 2-16）,即可查询引物所对应的物种名称、基因名称和引物特异性等情况。

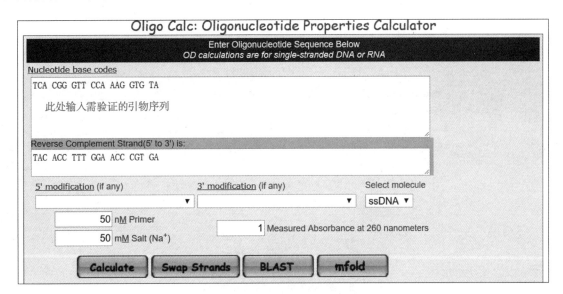

图 2-12 OligoCalc 主页面

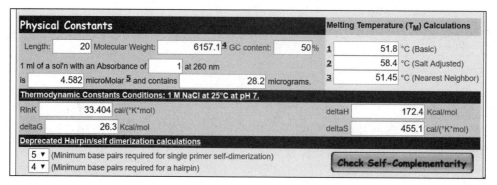

图 2-13 计算引物序列相关数据界面

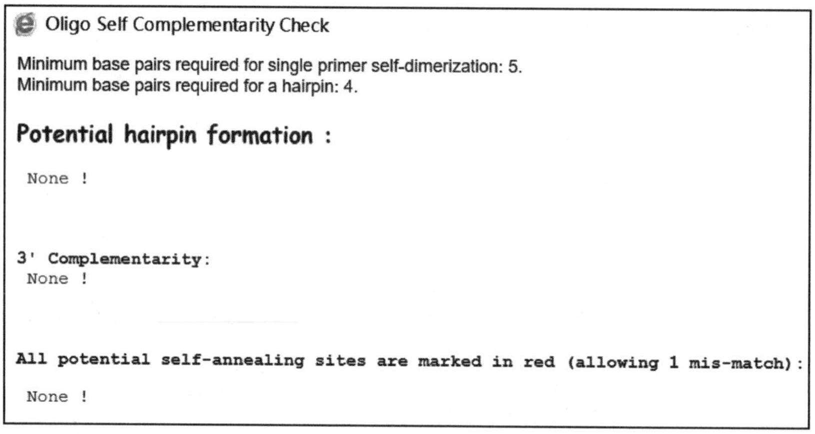

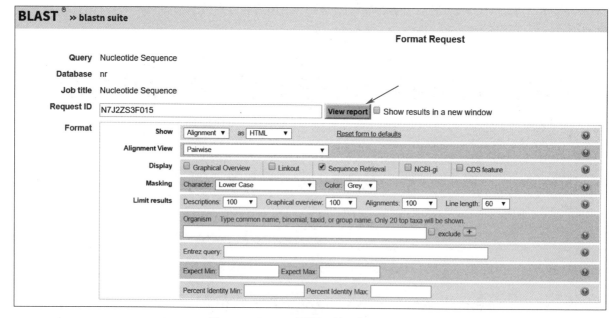

图 2-14 引物自身互补检测结果界面

图 2-15 BLAST 页面：验证引物特异性

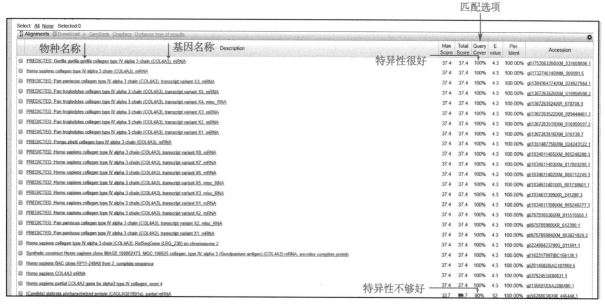

图 2-16 引物特异性结果分析界面

4. 重复以上步骤输入反向引物序列进行验证。

-------- 参 考 文 献 --------

[1] HENDLING M, BARIŠIĆ I. In-silico design of DNA oligonucleotides: challenges and approaches. Comput Struct Biotechnol J, 2019,17:1056-1065.

[2] KIBBE W A. OligoCalc: an online oligonucleotide properties calculator. Nucleic Acids Res, 2007,35(Web Server issue):W43-W46.

（邓 昊　徐洪波）

第 3 节　基础 PCR

聚合酶链反应（polymerase chain reaction, PCR）是体外酶促合成特异 DNA 片段的一种常用的分子生物学技术。PCR 能快速特异性扩增任何已知目的基因或 DNA 片段,并能轻易将起始 DNA 混合物中的目的基因从皮克水平扩增至纳克、微克和毫克级的特异性 DNA 片段。PCR 技术一经问世就被迅速而广泛地应用于分子生物学的各个领域。它不仅可以用于基因的分离、克隆和核苷酸序列分析,还可以用于突变体和重组体的构建、基因表达调控研究、基因多态性分析、遗传病和传染病诊断、肿瘤机制的探索和法医鉴定等诸多方面。本节以东洋纺公司 KOD-Plus-Neo 酶 PCR 扩增为例作一介绍。

一、原理

典型的 PCR 通常由高温变性模板、引物与模板退火和引物沿模板延伸三步反应组成一个循环,通过多次循环反应,使目的 DNA 得以迅速扩增。其主要步骤是:双链 DNA 分子经高温变性后成为两条单链 DNA,它们都可作为单链模板 DNA,在相应的引物引导下,依赖 DNA 聚合酶复制出产物 DNA。根据这一原理,分别在待复制的已知序列 DNA 分子两端各设计一条引物（F1 和 R1,如图 2-17）。在含有

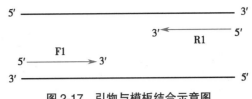

图 2-17　引物与模板结合示意图

特异引物、Mg^{2+} 和脱氧核苷三磷酸（dNTPs）的缓冲液中，通过高温变性，使双链 DNA 变成单链 DNA 模板，然后降低温度使引物与模板 DNA 配对，在适当温度下利用 DNA 聚合酶便可合成产物 DNA。

常规 PCR 用于已知 DNA 序列的扩增，反应循环数一般为 25~35，变性温度一般为 94 ℃，退火温度为 37~65 ℃，合成延伸温度为 72 ℃，DNA 聚合酶为 *Taq* DNA 聚合酶，DNA 扩增倍数为 10^6~10^9。

二、实验目的

掌握 PCR 基本原理和基本操作技术。

三、实验器材

各种规格移液器（0.5~10 μl、10~100 μl、100 μl~1 ml）、各种规格 Tip（10 μl、200 μl、1 ml）、0.2 ml PCR 管、1.5 ml 离心管（eppendorf 管，EP 管）、凝胶成像分析系统、PCR 仪、涡旋混合仪、水平电泳仪和电泳槽等。

四、实验试剂

东洋纺 KOD-Plus-Neo 试剂盒（KOD-401）、特异引物（10 μmol/L）、模板、超纯水和琼脂糖等。

五、实验流程

（一）引物设计

1. 请尽量使用 22~35 mer（T_m>63 ℃）的引物。

2. 设计引物 G+C 碱基含量为 45%~60%，并确认 GC 位置（按 5′ 端一侧的 G+C 含量为 60%~70%，3′ 端一侧的 G+C 含量为 40%~50% 设计比较理想）。GC 如靠近 3′ 端，则容易出现产物弥散和杂带等现象。

3. 3′ 末端设计为 G 或 C 可提高引物与模板结合效率。

4. 请注意避免引物形成分子内二级结构和引物二聚体等。

5. 扩增长片段时，使用长度为 25~35 mer、T_m 值为 65 ℃ 以上的引物成功率较高。

6. 请注意避免使用含次黄苷酸（inosine acid）的引物。

7. 引物 T_m 值的计算使用最邻近法。本实验中所用引物 T_m 值是在 50 mmol/L Na^+ 浓度与 0.5 μmol/L 寡核苷酸浓度条件下计算获得的。

（二）PCR 反应液的配制

1. 配制反应液前，请充分混匀各试剂。冻结的试剂请完全解冻并充分混匀后再使用。然后按要求配制 PCR 反应体系（表 2-3）。

2. 所有液体按要求添加以后，使用涡旋混合仪等充分混匀，再进行 PCR。

3. 一般情况下 Mg^{2+} 终浓度为 1.5 mmol/L。长片段扩增时，降低引物浓度会更好。过量添加缓冲液可能会导致反应抑制。

4. 如果以逆转录反应液为模板，逆转录反应液中存在过量的 RNA 可能会抑制 PCR 反应。在 20 μl 容量下进行逆转录反应时，一般加入总 RNA 1 μg，进一步 PCR 反应时取反应液 1 μl。

表 2-3 PCR 反应体系组成

PCR 反应体系的组成	体积 /μl	终浓度
超纯水	33-X	
10× PCR buffer for KOD-Plus-Neo	5.0	1×
2 mmol/L dNTPs	5.0	0.2 mmol/L,每个
25 mmol/L MgSO$_4$	3.0	1.5 mmol/L
引物（正向和反向,10 μmol/L,每个）	1.5	0.3 μmol/L,每个
模板（DNA）	X	基因组 DNA 200 ng/50 μl 质粒 DNA 50 ng/50 μl cDNA 200 ng/50 μl
KOD-Plus-Neo（1 U/μl）	1	1 U/50 μl
总体积	50	

（三）PCR 循环条件

PCR 循环条件设定参考图 2-18 所示。

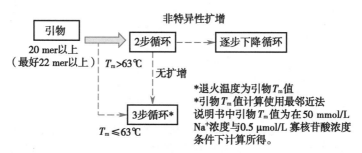

图 2-18 PCR 循环条件

KOD-Plus-Neo 的循环条件,一般退火温度都设计为 68 ℃,以两步法为基本循环,条件的设定非常简便,无须摸索条件。但一般要求引物 T_m 值高于 63 ℃。

1. 两步法

（1）引物的 T_m 值高于 63 ℃的情况下一般用两步法,反应条件如下:

预变性	94 ℃, 2 min
变性	98 ℃, 10 s
延伸	68 ℃, 30 s/kb

25~45 个循环

（2）如果目的片段的拷贝数较少,或扩增长片段时,可尝试 30~45 个循环。

（3）延伸时间可按照 30 s/kb 设定。

（4）目的片段的拷贝数较少,或目的片段超过 10 kb 的情况下,延伸时间至少要设为 1 min/kb。同时,如果提高终反应体系 Mg^{2+} 浓度（不小于 2 mmol/L）,则可增加扩增量。

（5）把 DNA 变性设为 94 ℃ 15 秒,可增加目的片段的扩增量。GC 含量高的目的片段变性条件可设为 98 ℃ 10 秒。

（6）引物的 T_m 值低于 68 ℃的情况下,两步法时二甲基亚砜（DMSO）的添加量一般在 2% 以下。

2. 其他循环方法

（1）引物的 T_m 值在 63 ℃以下，或用两步法无法达到理想扩增时，尝试用三步法，反应条件如下：

预变性	94 ℃, 2 min
变性	98 ℃, 10 s
退火	(T_m) ℃, 30 s
延伸	68 ℃, 30 s/kb

（变性、退火为 25~45 个循环）

（2）当扩增产物出现杂带或弥散时，尝试退火温度逐步下降（Step down），反应条件如下：

预变性	94 ℃, 2 min
变性	98 ℃, 10 s
退火	74 ℃, 30 s/kb
变性	98 ℃, 10 s
退火	72 ℃, 30 s/kb
变性	98 ℃, 10 s
退火	70 ℃, 30 s/kb
变性	98 ℃, 10 s
退火	68 ℃, 30 s/kb
延伸	68 ℃, 7 min

（变性74℃、72℃、70℃组各 5 个循环，变性68℃组 15~30 个循环）

（3）三步法和 Step down 循环也适用于目的片段的拷贝数较少，或目的片段超过 10 kb 的情况，延伸时间至少设为 1 min/kb。如果把反应体系的 Mg^{2+} 终浓度设为 2 mmol/L，可增加扩增量。把 DNA 变性条件设为 94 ℃ 15 秒，也可增加目的片段的扩增量。GC 含量高的目的片段的变性条件可设为 98 ℃ 10 秒。

（四）上机操作

调整好反应程序，将上述混合液稍加离心，立即置于 PCR 仪上，进行 PCR 扩增。反应完毕后，取 3 μl 进行琼脂糖凝胶电泳检测，并对其结果进行分析。

六、注意事项

1. 模板选择（表 2-4）。

表 2-4　50 μl PCR 反应体系中模板加入量

模板类型		模板用量范围 /ng	常规模板用量 /ng
gDNA	DNA（真核细胞）	5.00~200	50
	DNA（原核细胞）	0.10~100	10
质粒 DNA		0.01~50	1
cDNA		0.10~200	50
λ DNA		0.01~10	1

模板的长度和纯度对 PCR 的结果影响很大。模板量充裕的情况下,建议事先进行电泳以确认其品质。如果 PCR 反应体系中混入较多 RNA,会抑制 PCR 反应。另外,一般不使用含尿嘧啶的模板。

2. 添加剂 当引物可产生二级结构或者对 GC 含量高的目的片段进行扩增时,一般需添加 DMSO,终浓度为 2%~5%,能改善扩增效率。但需要注意的是 DMSO 会降低引物与模板结合的效率。如果添加 DMSO,一般 PCR 扩增选用提高引物与模板结合效率的三步法进行,或者使用 25~35 mer、T_m 值为 68 ℃以上的引物。当引物 T_m 值低于 68 ℃,一般使用两步法进行 PCR 扩增,DMSO 的添加量一般控制在 2% 以下。

3. PCR 常见问题及尝试解决方案见表 2-5。

表 2-5 PCR 常见问题及尝试解决方案

问题	对策	具体解决方案
无扩增产物或者扩增产物很少	改变循环条件	(1)将延伸时间延长为 1 min/kb
		(2)增加 2~5 个循环
		(3)用三步法,三步法时退火温度降为 T_m –(5~10)℃
		(4)Step down 循环(特别是对 10 kb 以上的长链目的片段有效)
	改变 MgSO₄ 浓度	(1)从标准的 1.5 mmol/L 提高至 2.0 mmol/L(特别是对 10 kb 以上的长链目的片段有效)
		(2)GC 含量高的目的片段扩增时从标准 1.5 mmol/L 下降到 1.0 mmol/L
	确定使用模板的量和质量,特别要确定模板是否被 RNA 等污染	(1)增加模板量
		(2)纯化模板
		(3)为减少 RNA 带来的抑制作用,减少 cDNA 样品的量
		(4)降解或除去 RNA
	确定引物质量	(1)重新合成和配制引物
		(2)重新设计引物
	增加酶的使用量	从标准的 1 U 增加到 1.5~2.0 U
	加入添加剂	添加 DMSO 至终浓度为 2%~5%
扩增产物呈现弥散和杂带	改变循环条件	(1)由原三步法改为二步法
		(2)由原二步法改为逐步下降循环
		(3)减少 2~5 个循环数
	降低 MgSO₄ 浓度	从标准的 1.5 mmol/L 降低到 1.0 mmol/L
	确认使用的模板量	减少模板量
	确定引物的质量	(1)重新合成和配制引物
		(2)重新设计引物(引物设计得长些往往可消除弥散和杂带现象)
	减少使用的酶量	从标准的 1 U 降低到 0.5~0.8 U

4. PCR 产物的克隆 使用 KOD-Plus-Neo 试剂盒所获 PCR 扩增产物为平滑末端,进行 TA 克隆时应换用专用 TA 克隆试剂盒。

5. PCR 反应需在无 DNA 污染的干净环境中进行,设置阴性对照,确保所有试剂和耗材无核酸和核酸酶污染。PCR 反应所需试剂冻结后应完全解冻并充分混匀后再使用。配制 PCR 反应体系时,反应液可以先以大体积配制,然后分装到每个反应管中,以减小加样误差。完成 PCR 扩增后不要将装有扩增产物的 PCR 管等带入 PCR 配制区,以防污染。

------- 参 考 文 献 -------

[1] HASHIMOTO H, NISHIOKA M, FUJIWARA S, et al. Crystal structure of DNA polymerase from hyperthermophilic archaeon Pyrococcus kodakaraensis KOD1. J Mol Biol, 2001,306(3):469-477.

[2] NISHIOKA M, MIZUGUCHI H, FUJIWARA S, et al. Long and accurate PCR with a mixture of KOD DNA polymerase and its exonuclease deficient mutant enzyme. J Biotechnol, 2001,88(2):141-149.

[3] HASHIMOTO H, MATSUMOTO T, NISHIOKA M, et al. Crystallographic studies on a family B DNA polymerase from hyperthermophilic archaeon Pyrococcus kodakaraensis strain KOD1, J Biochem, 1999,125(6):983-986.

[4] MIZUGUCHI H, NAKATSUJI M, FUJIWARA S, et al. Characterization and application to hot start PCR of neutralizing monoclonal antibodies against KOD DNA polymerase. J Biochem, 1999,126(4):762-768.

[5] TAKAGI M, NISHIOKA M, KAKIHARA H, et al. Characterization of DNA polymerase from Pyrococcus sp. strain KOD1 and its application to PCR. Appl Environ Microbiol, 1997,63(11):4504-4510.

[6] M.R. 格林 , J. 萨姆布鲁克 . 分子克隆实验指南 . 贺福初 , 译 . 4 版 . 北京 : 科学出版社 , 2017.

[7] 药立波 . 医学分子生物学实验技术 . 3 版 . 北京 : 人民卫生出版社 , 2014.

（邓 昊　易银沙　杨志坚）

第 4 节　高 GC 含量 PCR 体系

当 PCR 扩增过程中,模板中 GC 含量很高,用普通 PCR 难以达到扩增目的时,就需要用高 GC 含量 PCR 体系(GC-rich PCR)试剂盒来扩增目的片段以实现扩增要求。本节以 Roche GC-rich PCR 试剂盒为例介绍高 GC 含量模板的 PCR 扩增。

一、原理

高 GC 含量模板 GC 碱基集中区域易折叠形成复杂二级结构,使其在 PCR 循环复性阶段难解链;扩增高 GC 含量区的引物具有高度形成自身或交叉二聚体的能力,以及折叠成茎环结构的倾向,使 DNA 聚合酶沿模板分子扩增受阻。通过优化 PCR 扩增体系,GC-rich PCR 为扩增高 GC 含量的 DNA 片段提供了解决方法,大大提升了高 GC 含量 DNA 片段的扩增成功率。

二、实验目的

掌握 Roche GC-rich PCR 扩增的方法和操作流程。

三、实验器材

各种规格移液器(0.5~10 μl、10~100 μl、100 μl~1 ml)、各种规格 Tip(10 μl、200 μl、1 ml)、0.2 ml PCR 管、1.5 ml 离心管(eppendorf 管, EP 管)、冰盒、制冰机和 PCR 仪等。

四、实验试剂

Roche GC-rich PCR 试剂盒、DNA 模板、引物、10 mmol/L dNTPs、冰和超纯水等。

五、实验流程

1. 于 0.2 ml PCR 管内加入 1 μl DNA 模板,再取 1.5 ml EP 管,置于冰上配制 PCR 底液,每个反应体系按表 2-6 中试剂量加入。

表 2-6　GC-rich PCR 反应体系

试剂	体积 /μl
5 × GC-rich PCR buffer	4.0
GC-rich resolution	8.0
正向引物（10 μmol/L）	1.0
反向引物（10 μmol/L）	1.0
10 mmol/L dNTPs	0.4
GC-rich enzyme	0.4
超纯水	5.2
总体积	20.0

2. 将配好的底液分别加入各已加模板的 PCR 管内混匀,然后将混合溶液立即置于 PCR 仪上,反应程序:95 ℃ 3 分钟,(95 ℃ 35 秒,55 ℃ 30 秒,72 ℃ 55 秒)× 55 个循环,72 ℃延伸 5 分钟,最后降至 4 ℃维持。

六、注意事项

1. 在整个实验过程中,DNA 需在无污染的环境中进行,操作过程中应戴好手套,使用灭菌 PCR 管和 Tip,避免试剂污染。
2. GC-rich 酶容易降解失活,所以配制底液时必须严格在冰上操作。

———————————— 参 考 文 献 ————————————

［1］GREEN M R, SAMBROOK J. Polymerase chain reaction (PCR) amplification of GC-rich templates. Cold Spring Harb Protoc, 2019,2019(2).
［2］FLORES-JUÁREZ C R, GONZÁLEZ-JASSO E, ANTARAMIAN A, et al. PCR amplification of GC-rich DNA regions using the nucleotide analog N⁴-methyl-2′-deoxycytidine 5′-triphosphate. Biotechniques, 2016,61(4):175-182.
［3］M.R. 格林, J. 萨姆布鲁克. 分子克隆实验指南. 贺福初, 译. 4 版. 北京:科学出版社, 2017.

（虢 毅　邓 昊　徐洪波）

第 5 节　逆转录 PCR

逆转录 PCR（reverse transcription PCR, RT-PCR）是将 RNA 逆转录（RT）和 cDNA 的聚合酶链反应（PCR）扩增相结合的技术。RT-PCR 技术灵敏而且用途广泛,可用于检测细胞中基因的表达水平,细胞中

RNA 病毒的含量和直接克隆特定基因 cDNA 序列等研究。本节主要介绍两步法 RT-PCR。

一、原理

从动物组织或细胞中提取总 RNA，或以转基因个体的总 RNA 或 mRNA 作为模板链，采用寡脱氧胸腺苷酸 [oligodeoxythymidylic acid, oligo(dT)] 或随机引物利用逆转录酶逆转录成 cDNA，随后以该扩增产物为模板用一条或多条基因特异性引物通过 DNA 聚合酶进行扩增反应。科研工作中，可以 RNA 为模板链进行 PCR 扩增，从而获得目的基因，也可以获得特异性的 cDNA 扩增的量来实现某个基因表达量的检测。

二、实验目的

掌握 RT-PCR 的实验原理和基本操作流程。

三、实验器材

各种规格移液器（0.5~10 μl、10~100 μl、100 μl~1 ml）、各种规格 Tip（10 μl、200 μl、1 ml）、0.2 ml 无核酸酶 PCR 管、1.5 ml 离心管（eppendorf 管，EP 管）、离心机、冰盒、制冰机、数显恒温水浴锅和普通 PCR 仪等。

四、实验试剂

Omega 公司 M-MLV 第一链 cDNA 合成试剂盒（M-MLV first strand cDNA Synthesis Kit, TQ2501）、RNA 模板、热稳定 DNA 聚合酶及配套扩增缓冲液和氯化镁、用于 cDNA 扩增的基因特异性引物（10 μmol/L）和 dNTPs 等。

五、实验流程

1. 准备 RNA 引物混合物（表 2-7），将各成分依次加入 0.2 ml 无核酸酶 PCR 管中，充分混匀。对于多个反应，也可以预先准备 RNA 引物混合物，以最大限度地减少试剂损失并准确的定量配制反应液。

表 2-7　RNA 引物混合物成分

RNA 引物混合物	体积 /μl
10 ng~2 μg 总 RNA	X
引物：基因特异性引物（GSPs, 10 μmol/L），或 oligo(dT)$_{15}$ primer（50 μmol/L），或 random 6 mers（50 μmol/L）	1
10 mmol/L dNTPs mix	1
无 RNase 水	定容至 18

2. 在水浴锅中 65~70 ℃孵育 5 分钟，然后在冰上放置至少 2 分钟。

3. 准备 cDNA 合成混合物，再依次加入各成分（表 2-8）。

表 2-8　cDNA 合成混合物成分

cDNA 合成混合物	体积 /μl
5× RT buffer	5
M-MLV reverse transcriptase（RNase H-，200 U/μl）	1
RNase inhibitor（40 U/μl）	1

4. 向 RNA 引物混合物中加入 7 μl cDNA 合成混合物,轻轻混合,并短暂离心。并根据不同引物设置不同反应孵育条件。不同引物孵育条件不同,oligo(dT)₁₅ 或基因特异性引物孵育条件为 42 ℃ 60 分钟;random 6 mers 引物孵育条件为 37 ℃ 60 分钟。

5. 85 ℃ 条件下终止反应 5 分钟,冰上静置 5 分钟。

6. 上述合成 cDNA 可以在 –20 ℃ 长期保存或使用基因特异性引物立即用于 PCR 扩增(可参考本书"基础 PCR"扩增步骤)。

六、注意事项

1. 实验过程中,由于 RNA 非常容易降解,必须严格在冰上操作。

2. 操作中均应戴好手套和口罩,使用灭菌无酶的 EP 管和 Tip,避免试剂污染。

3. 如果使用 PCR 仪进行逆转录反应,待程序结束降至 4 ℃ 后应立即取出 cDNA 置于 –20 ℃ 保存备用或立即用于后续基因特异性 PCR 扩增等。

参 考 文 献

[1] BACHMAN J. Reverse-transcription PCR (RT-PCR). Methods Enzymol, 2013,530:67-74.
[2] M.R. 格林, J. 萨姆布鲁克. 分子克隆实验指南. 贺福初, 译. 4 版. 北京:科学出版社, 2017.
[3] 药立波. 医学分子生物学实验技术. 3 版. 北京:人民卫生出版社, 2014.
[4] 申煌煊. 分子生物学实验方法与技巧. 广州:中山大学出版社, 2010.
[5] F.M. 奥斯伯, R. 布伦特, R.E. 金斯顿, 等. 精编分子生物学实验指南. 金由辛, 包慧中, 赵丽云, 等, 译. 5 版. 北京:科学出版社, 2008.

(邓　昊　杨志坚)

第 6 节　miRNA PCR 扩增

miRNA(microRNA)是一类长度为 20~23 个核苷酸的单链非编码小 RNA,它能通过与靶基因 mRNA 3′ 非翻译区(3′ UTR)互补配对,负性调控 mRNA 的翻译或直接降解 mRNA,是一类很重要的转录后调控因子。有多种 miRNA 的扩增检测方法,本节主要介绍 Poly(A) 加尾法。

一、原理

通过多腺苷酸聚合酶 [Poly(A) polymerase] 对 miRNA 3′ 端进行加 Poly(A) 处理,同时利用逆转录酶 RTase 及独特的 oligo(dT) 连接物对 poly(A) 化的 RNA 进行逆转录,然后用与 miRNA 序列相同的 DNA 单链作为上游引物,与连接物互补的序列作为下游引物,就可以对 miRNA 进行 PCR 扩增。原理如图 2-19 所示。

二、实验目的

掌握 miRNA 的 Poly(A) 加尾法定量 PCR 扩增的方法和操作流程。

三、实验器材

不同规格移液器(0.5~10 μl、10~100 μl、100 μl~1 ml)、各种规格 Tip(10 μl、200 μl、1 ml)、0.2 ml PCR 管、冰盒、制冰机和荧光定量 PCR 仪等。

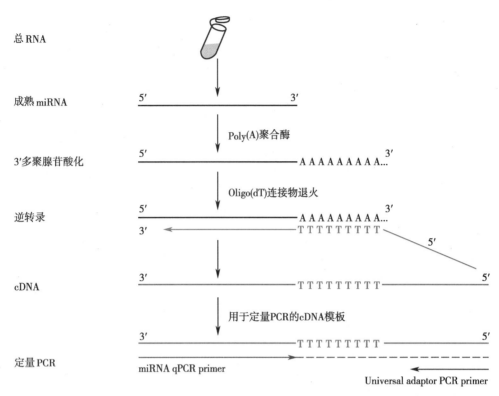

图 2-19　miRNA PCR 扩增原理

四、实验试剂

　　细胞总 RNA 模板、miRNA 引物、冰和美国 GeneCopoeia 公司微 RNA 定量反转录检测试剂盒（miRNA qRT-PCR Detection Kit）（表 2-9）等。

表 2-9　miRNA qRT-PCR Detection Kit 成分

试剂	作用
2.5 U/μl Poly(A) 聚合酶	在 miRNA 的 3′ 端添加多聚 A 尾巴
RTase mix	包含 M-MLV 逆转录酶和 RNase 抑制剂
5× PAP/RT buffer	包含 rATP、dNTP 和 oligo(dT) adaptor RT 引物
双蒸水（无 RNase/DNase）	DEPC 处理过的双蒸水（无 RNase 和 DNase）
2× All-in-One™ qPCR mix	含有优化浓度的热启动 DNA 聚合酶、缓冲液、dNTPs 和 SYBR green 等
50× ROX reference dye	用于需要 ROX 校准的定量 PCR 仪
50 μmol/L Universal adaptor PCR primer （T_m=64.5 ℃，GC%=50%）	通用下游连接物引物，用于匹配 miRNA 逆转录中的 adaptor RT 引物，与特异 miRNA 的 qPCR 检测上游引物配套使用

五、实验流程

1. miRNA 逆转录（第一链 cDNA 合成）

　　（1）在冰上融解模板 RNA，室温下融解 5× PAP/RT buffer 和双蒸水（无 RNase/DNase）。

　　（2）轻轻混匀 miRNA 逆转录试剂各组分。短暂离心，从离心管侧壁收集残余液体，然后置于冰上备用。

（3）准备 miRNA 的逆转录反应溶液。在冰上放置无 RNase 的 PCR 管,然后加入下列试剂（表 2-10）,至终体积 25 μl。

表 2-10　miRNA 的逆转录酶反应体系

试剂	体积 /μl
总 RNA*（或小分子 RNA）	2 μg†（100 ng）
2.5 U/μl Poly(A) 聚合酶	1
RTase mix	1
5× PAP/RT buffer	5
双蒸水（无 RNase/DNase）	定容至 25

* 总 RNA 中必须包含小分子 RNA。

† RNA 质量为推荐使用量,如果使用总 RNA,使用量为 1 ng~5 μg;如果使用纯化的小分子 RNA,使用量为 0.1 ng~1 μg。

（4）准备逆转录反应,轻轻充分混匀反应液。短暂离心后在 37 ℃孵育 1 小时,85 ℃孵育 5 分钟（终止逆转录反应）。在定量 PCR（qPCR）实验前逆转录反应产物应用双蒸水稀释 5~50 倍,20 μl 反应体系的 qPCR 建议使用 2 μl 稀释的 cDNA。稀释 cDNA 可于 –20 ℃保存数周。

2. miRNA qPCR 扩增

（1）将 2× All-in-One™ qPCR mix 解冻并混匀,短暂离心后放置于冰上。根据仪器是否需要校准选择是否使用 50× ROX reference dye。

（2）用双蒸水稀释 50 μmol/L Universal adaptor PCR primer 至 2 μmol/L。

（3）在冰上准备 qPCR 反应液（表 2-11）。

表 2-11　qPCR 反应体系

试剂	体积 /μl
2× All-in-One™ qPCR mix	10.0
miRNA qPCR primer（2 μmol/L）	2.0
Universal adaptor PCR primer（2 μmol/L）	2.0
第一链 cDNA（稀释 1∶5）	2.0
50× ROX reference dye（如果需要）	0.4
双蒸水（使用 ROX reference dye）	3.6
双蒸水（不使用 ROX reference dye）	4.0
总体系	20.0

（4）轻轻充分混匀 qPCR 反应液,短暂离心,按反应体系加至 PCR 反应管中,短暂离心,确保所有试剂都在管底。

（5）用标准的三步法进行定量 PCR 反应:预变性 95 ℃ 10 分钟,变性 95 ℃ 10 秒,退火（T_m–2）℃ 20 秒,延伸 72 ℃ 10 秒,变性、退火和延伸循环 40 次。

（6）定量 PCR 反应结束,获得扩增曲线和解链曲线,分析数据。

六、注意事项

1. 常以 *U6* 作为内参基因。

2. 检测血清和体液等样本中的 miRNA 时,可加入另一种 miRNA 标准品作为外参定量。

3. miRNA 序列普遍很短,序列之间存在高度同源性,在设计上游引物时需要严格考虑特异性问题,严格的引物设计、高质量的引物合成和优化的反应条件等决定引物扩增的特异性。

-------- 参 考 文 献 --------

［1］HUANG T, YANG J, LIU G, et al. Quantification of mature microRNAs using pincer probes and real-time PCR amplification. PLoS One, 2015,10(3):e0120160.

［2］M.R. 格林 , J. 萨姆布鲁克 . 分子克隆实验指南 . 贺福初 , 译 . 4 版 . 北京 : 科学出版社 , 2017.

［3］药立波 . 医学分子生物学实验技术 . 3 版 . 北京 : 人民卫生出版社 , 2014.

［4］申煌煊 . 分子生物学实验方法与技巧 . 广州 : 中山大学出版社 , 2010.

［5］F.M. 奥斯伯 , R. 布伦特 , R.E. 金斯顿 , 等 . 精编分子生物学实验指南 . 金由辛 , 包慧中 , 赵丽云 , 等 , 译 . 5 版 . 北京 : 科学出版社 , 2008.

（邓 昊 黄利华 徐洪波）

第 7 节 实时定量 PCR

实时定量 PCR(quantitative real-time PCR, qPCR),是指在 PCR 反应体系中加入荧光基团,利用荧光信号的累积实时监测整个 PCR 进程,最后通过数学原理对未知模板进行定量分析的方法。Coons 等在 1941 年首次采用荧光素进行标记而获得成功。实时定量 PCR 技术于 1996 年由美国 Applied Biosystems 公司推出,该技术实现了 PCR 从定性到定量的飞跃。与常规 PCR 相比,实时定量 PCR 具有特异性更强、可有效解决 PCR 污染问题和自动化程度高等特点,目前在不同研究领域都得到广泛应用。本节主要介绍化学法(SYBR green I 荧光染料)实时定量 PCR 技术。

一、原理

SYBR green I 是一种结合于 DNA 双链小沟中的荧光染料,它与双链结合后,其荧光大大增强,因此一个反应发出的全部荧光信号与出现的双链 DNA 量成正比。实时定量 PCR 技术就是利用荧光信号的变化实时检测 PCR 扩增反应中每一个循环扩增产物量的变化,再通过循环阈值(cycle threshold, Ct) 和标准曲线的关系对起始模板进行定量分析。

二、实验目的

掌握实时定量 PCR 技术的基本概念、工作原理及操作流程。掌握解链曲线分析方法。

三、实验器材

锡纸、1.5 ml EP 管、0.2 ml 8 联 PCR 管、冰盒、遮光袋、各种规格移液器(0.5~10 μl、10~100 μl、100 μl~1 ml)、各种规格 Tip(10 μl、200 μl、1 ml)和荧光定量 PCR 仪等。

四、实验试剂

Invitrogen 公司的即用型实时定量 PCR 试剂盒(Platinum® SYBR® Green qPCR SuperMix-UDG)、超纯水、冰、管家基因及目的基因引物(10 μmol/L)和模板等。

五、实验流程

1. 按试剂盒 Platinum® SYBR® Green qPCR SuperMix-UDG 15 μl 反应体系（表 2-12）进行 PCR。

表 2-12 实时定量 PCR 反应体系

试剂	体积 /μl
Platinum SYBR green qPCR SuperMix-UDG	7.5
正向引物（10 μmol/L）	0.3
反向引物（10 μmol/L）	0.3
模板	1.0
超纯水	5.9
总体系	15.0

2. PCR 程序：50 ℃持续 2 分钟（UDG 孵育），95 ℃持续 2 分钟，50 个循环：95 ℃ 20 秒，60 ℃ 60 秒。也可使用常规 PCR 程序。

3. 样品上机。

（1）打开 Eppendorf 荧光定量 PCR 仪（Mastercycler epgradient realplex²），避光放置样本，尽量使液体处于排管底部，无气泡，注意排管盖是否盖紧及是否平整，关闭仪器盖。如样本量大，可先进行步骤（2）、（3）和（4），即先进行编号设置再配制 PCR 体系，最后上机以减少样本等待时间。

（2）双击 Realplex 软件快捷图标，打开软件，软件界面主要包括"Assay Setup"和"Analysis"两个模块，"Assay Setup"中包括"Plate Layout""PCR Program"和"Monitoring"。如为初次使用，需先设置检测项目参数，并新建文件夹及模板文件。按下述步骤（4）设置完 PCR assay 各参数后将其保存为模板文件，操作如下："File"中选择"Save As"，在弹出的"Save Assay as"对话框中，点击左下方"New"，则"Folders"下自动出现"New Folder"文件夹，左键单击选择"New Folder"，再右键单击选择"Rename Folder"，在弹出"Rename Folder"对话框中重命名新建的文件夹，单击"OK"确定。在"Folders"下选择新建的目标文件夹，设置"Assay Name"后的分析名称，"Assay Type"选择"Template"，点击"OK"确定。

（3）可以通过选择目标文件夹中模板文件开始检测项目，具体操作如下："File"中选择"Open Assay"，在弹出"Assays"对话框的左侧选择目标文件夹，点击右侧框中已保存的"Status"为"Template"的模板文件，点击"OK"确定。其中"Template"为已设置好的 PCR Assay 模板文件。

（4）选择模板文件新建一个检测项目后，依据样本在 PCR 仪中的位置进行编号建立板布局，并编辑 PCR 程序各参数。建立板布局操作如下：点击"Mastercycler ep realplex"界面左上方"Assay Setup"子目录中"Plate Layout"，在右侧上方"Filter+Dyes"中设置滤光片和染料，如选择"Filter 520 nm"后的"SYBR"，右侧下方展示 PCR 板的 96 个位置，左键选中所有 Plate，点击右键，选择"Clear Plate"（清除模板编号），左键单击样本对应位置，单击右键选择样本属性如"Unknown"，弹出"New Unknown"对话框中输入"Name"和"Target Gene(s)："等参数，点击"OK"确定。再在"Plate Layout"右上方"Sample Vol."框中输入样本体积如"15"μl，"Probe"下拉框中选择合适探针如"SYBR Green"染料，"Background"下拉框中选择 PCR 管类型"Axgene-8"。编辑 PCR 程序参数操作如下：点击"Mastercycler ep realplex"界面左上方"Assay Setup"子目录中"PCR Program"，在右侧"PCR Program"界面中双击温度、时间和循环数即可编辑相关 PCR 程序参数，单击右键可选择"Insert Step"或"Delete Step"以增加或减少 PCR 步骤。

（5）确认板布局和 PCR 程序参数设置无误后，单击界面上方绿色开始键"▶"，软件自动弹出对话框"Save Assay as"，在"Folders"下选择目标文件夹，设置"Assay Name"，"Assay Type"选择"Assay"，点击"OK"确定。如需先创建模板文件则选择"Template",同步骤(2)。界面左下方显示"Cycler Status: Busy",PCR 开始运行后则显示"Cycler Status: Running"。

(6)PCR 运行结束后查看实验结果。待"Monitoring"界面显示剩余时间为"0",左下方显示"Cycler Status: Idle"时即为 PCR 运行结束。选择界面左上方"Analysis",右侧出现"Analysis"界面。可在"Type of Application"下拉框中选择"Quantification"或"Melting Curve"以查看实验数据。Quantification(定量曲线)表示随循环数变化的产量;Melting Curve(解链曲线)表明引物的特异性(类似电泳,出现单一峰为最佳)。

(7)输出实验数据可以在其他安装有 Realplex 软件的计算机上查看实验数据。PCR 结束后或打开所需实验数据后,单击"File"的"Export",在打开的"Export Assay to File"对话框中,选择导出文件保存的目标文件夹并输入文件名,文件保存类型为"Realplex-Exchange(*.asy)",单击"保存(S)"确定。

(8)在其他安装有 Realplex 软件的计算机上导入实验数据。打开 Realplex 软件,单击选择"File"的"Import",进一步导入待分析实验数据。

(9)输出数据及图。如实验目的是对比目的基因与管家基因的表达,则需要输出 Ct 值:点击左侧"Analysis",在下方"Mini Plate Layout"中左键选择所需样本,点击上方菜单栏"Edit"中"Copy Results...",在弹出"Copy Results"对话框中,"Export Results to"下拉框选择"Text"格式,"Include"中勾选"Selected Samples"表示包括选择的项目,在"Include Analysis Data"中勾选分析数据所需项目,如"Name"和"Ct SYBR"等,勾选"Include Analysis Parameters",点击"OK"确定,再在打开的新建 Excel 文件表格中右键选择粘贴数据。在打开的"Analysis"界面选择所需图,右键单击选择"Copy Chart To Clipboard",在目的文档中(如新建 Excel 或 Word 文件)右键选择粘贴图。

4. 统计学分析所需数据。在 Excel 文件表格中输入相关计算公式即可得出数值:$\Delta Ct=Ct$(目的基因)$-Ct$(管家基因),得出的数值即可进行统计学分析,如 t 检验或单因素方差分析。

六、注意事项

1. 实时定量 PCR 使用的是排管(如 8 联 PCR 管),先加模板,后加分装母液,母液为 PCR 反应体系其他试剂混合液,包括 SuperMix、引物和双蒸水。

2. SuperMix-UDG 应注意避光,可在装 SuperMix-UDG 的 PCR 管及配制母液的 1.5 ml EP 管外包上锡箔纸。

3. PCR 反应体系配制应在冰上进行,注意所有液体应在反应管底部,并避免气泡;保持排管盖及排管自身透明清洁和盖平整,避免影响荧光信号。

4. 使用 SYBR green I 染料进行实时定量 PCR 时,还需分析解链曲线以确保特异性扩增以及模板浓度在分析范围内。

──────── 参 考 文 献 ────────

[1] MATSUDA K. PCR-based detection methods for single-nucleotide polymorphism or mutation: real-time PCR and its substantial contribution toward technological refinement. Adv Clin Chem, 2017,80:45-72.
[2] 叶卫平. Origin 9.1 科技绘图及数据分析. 北京:机械工业出版社,2015.
[3] M.R. 格林,J. 萨姆布鲁克. 分子克隆实验指南. 贺福初,译. 4 版. 北京:科学出版社,2017.
[4] 药立波. 医学分子生物学实验技术. 3 版. 北京:人民卫生出版社,2014.
[5] 申煌煊. 分子生物学实验方法与技巧. 广州:中山大学出版社,2010.
[6] F.M. 奥斯伯,R. 布伦特,R.E. 金斯顿,等. 精编分子生物学实验指南. 金由辛,包慧中,赵丽云,等,译. 5 版. 北京:科学出版社,2008.

(邓 昊 徐洪波)

第8节 巢式PCR

巢式PCR（nested PCR）是一种特殊的聚合酶链反应，即使用两对PCR引物进行两次PCR扩增，第二次扩增产物才是目的基因片段。第一对PCR引物扩增片段和普通PCR相似，第二对引物称为巢式引物，结合在第一次PCR产物内部，使得第二次PCR扩增片段短于第一次扩增。巢式PCR的优点在于，如果第一次扩增产生了错误片段，则第二次PCR在错误片段上进行引物配对并扩增的概率极低。因此，提高了PCR扩增反应的特异性和灵敏度。

对于常规PCR难以扩增出的样品，可以尝试使用巢式PCR扩增。当模板DNA含量较低时，如果一次PCR难以得到满意的结果，这时采用巢式PCR的两次扩增有可能将目的片段扩增出来。巢式PCR在微生物学、生物信息学、生物医学和流行病学的调查等方面有着较为广泛的应用，也常用于临床检测，如病毒检测、测序分析和低表达基因检测等。本节主要介绍巢式PCR技术。

一、原理

（一）巢式PCR基本原理

巢式PCR是PCR的一种改良模式，它利用两套引物对进行两次PCR扩增。一般首先对靶DNA进行15~30个循环的第一次扩增，然后将第一次反应产物稀释100~1 000倍（或不稀释），取其中少量作为反应模板再进行15~30个循环的第二次扩增，第二次PCR引物结合在第一次PCR产物内部，这样只有初级PCR中特异的扩增片段才能被二次扩增引物扩增，第二次PCR扩增的产物即为目的产物（图2-20）。

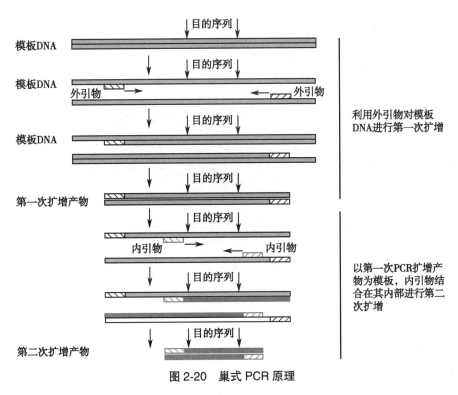

图2-20 巢式PCR原理

由于同时能够和两套引物都互补的靶序列很少,使用两套引物扩增提高了扩增特异性。如果第一次扩增产生出错误片段,那么巢式引物与错误片段配对扩增的概率极低。基于此,巢式 PCR 可增加有限量靶序列(如稀有 mRNA)的灵敏度,且提高了一些难扩增 PCR 的特异性。但是,它的缺点是进行二次 PCR 扩增可导致交叉污染的概率增大。

(二)巢式 PCR 特点

1. 突破单次扩增平台期效应的限制,使扩增倍数提高,从而极大提高了 PCR 的灵敏度,可用于极低丰度模板 PCR 扩增。

2. 与相同模板结合的两对独立引物,降低了非特异性反应级联放大的可能性,保证了反应的特异性。

3. 外侧引物扩增的产物作为内侧引物扩增的模板,第二次 PCR 反应能直接鉴定第一次 PCR 反应的正确性。

(三)常用巢式 PCR 技术

除了常规巢式 PCR 以外,还有以下多种变异型:

1. 半巢式 PCR(semi-nested PCR) 半巢式 PCR 的原理与巢式 PCR 原理相同,只是第二次 PCR 反应中使用的引物有一条是第一次反应采用的,这种利用三条引物进行两次 PCR 扩增的方法称为半巢式 PCR。一般在 3′ 末端或 5′ 末端无法设计出两条引物时可以使用半巢式 PCR。其特异性可能较常规巢式 PCR 稍差,但两者在灵敏度上相近。

2. 逆转录巢式 PCR(reverse transcription nested PCR) 逆转录巢式 PCR 是在逆转录 PCR 的基础上发展起来的,在逆转录获得 cDNA 的基础上,对目的基因进行巢式扩增。它用于检测某种 RNA 是否被表达或者用于比较其相对表达水平,但特异性更高,可靠性更强,可用于低拷贝的 RNA 扩增。

3. 单管巢式 PCR(one tube nested PCR) 在传统巢式 PCR 的基础上将两对 PCR 引物作特殊设计,巢式外侧引物通常为 25 bp,退火温度比较高(通常 68 ℃);巢式内侧引物通常为 17 bp,退火温度通常较低(约 46 ℃)。通过控制退火温度(通常 68 ℃)使外侧引物先行扩增,经过 20~30 个循环后结束第一次扩增,再降低退火温度(约 46 ℃)以第一次扩增产物为模板进行第二次扩增。两次扩增在同一管里进行,可减少交叉污染的可能性。

4. 共有序列巢式 PCR(consensus nested PCR) 又称共有引物巢式 PCR。根据同一种属内较为保守的序列设计简并引物,第一次 PCR 引物的简并碱基较多,第二次的较少,扩增长度为 200~300 bp。引物通常设计在能区分微生物的不同亚型的区域内。共有序列巢式 PCR 的引物设计尤为重要,在引物设计之前要明确可能相关的所有 DNA 序列,利用软件进行严格的序列比对分析,从中找出保守的序列。它们中可能存在一些核苷酸的多样性,所出现的所有核苷酸的多样性均要考虑,在多样性核苷酸位置设计简并碱基,由于简并碱基比较多,要摸索合适的退火温度。

二、实验目的

掌握巢式 PCR 的原理和操作流程,了解其概念以及在科学研究中的意义。

三、实验器材

各种规格移液器(0.5~10 μl、10~100 μl、100 μl~1 ml)、各种规格 Tip(10 μl、200 μl、1 ml)、0.2 ml PCR 管、1.5 ml EP 管和 PCR 仪等。

四、实验试剂

模板(gDNA 或 cDNA)、dNTPs 混合液(2.5 mmol/L)、四条特异引物(两条外引物和两条内引物,10 μmol/L)、*Taq* DNA 聚合酶、PCR 缓冲液和超纯水等。

五、实验流程

1. 配制 25 μl 反应体系。在 0.2 ml PCR 管中加入 gDNA 或 cDNA 模板 1 μl、PCR 缓冲液 2 μl、第 1 对特异引物（外引物）各 1 μl，dNTPs 混合液 0.4 μl 和 *Taq* DNA 聚合酶 0.32 μl，加超纯水至 25 μl。将加好液的 PCR 管置于 PCR 仪中。

2. 第一次 PCR 预变性为 94 ℃ 3 分钟，变性为 94 ℃ 30 秒，退火为 58 ℃ 30 秒，延伸为 72 ℃ 50 秒，变性、退火和延伸 25 个循环（退火温度和延伸时间根据具体反应序列具体设置），72 ℃ 5 分钟延伸，4 ℃ 保存。

3. 第二次 PCR 反应取第一次 PCR 产物 1 μl 作为模板，使用第 2 对特异引物（内引物），其余反应体系与第一次反应体系相同，加入 0.2 ml PCR 管中，在 PCR 仪上以同样条件扩增 30 个循环。

4. 反应结束后将第二次 PCR 产物进行聚丙烯酰胺凝胶电泳或琼脂糖凝胶电泳检测。

六、注意事项

1. 巢式 PCR 的注意事项包括常规 PCR 的注意事项。

2. 巢式 PCR 实验还需注意两轮扩增引物的比例，如果第一次引物过量，剩余引物在第二次 PCR 扩增时可引起非特异性条带的产生，所以第一次 PCR 扩增时尽量摸索引物最低加入量，同时适当增加循环次数，尽可能消耗体系中的残余引物。第二次 PCR 时增加内引物的用量。

3. 为提高特异性扩增效果，可以考虑将第一次 PCR 产物进行胶回收后进行第二次 PCR 扩增。也可直接稀释第一次 PCR 产物，作为模板进行第二次 PCR 扩增。

——————— 参 考 文 献 ———————

［1］WATERS D L E, SHAPTER F M. The polymerase chain reaction (PCR): general methods. Methods Mol Biol, 2014,1099:65-75.
［2］M.R. 格林, J. 萨姆布鲁克. 分子克隆实验指南. 贺福初, 译. 4 版. 北京: 科学出版社, 2017.
［3］程小华, 杨飞, 姜敏. 巢式 PCR 检测血清样品中 HCV RNA 的稳定性. 安徽医学, 2011,32(4):526-528.

（邓　昊　徐洪波）

第 9 节　降落 PCR

PCR 是分子生物学中的常用技术，可以帮助实验者迅速获得大量的特定 DNA 片段。成功的 PCR 需要同时具有良好的特异性和效率，高特异性能避免非目标 DNA 片段干扰实验结果，高效率是指通过更少试剂和时间消耗获得更多的目标 DNA 片段。一般来说，高特异性有助于减少 PCR 中酶和原料在非目标片段扩增上的消耗，进而提高目的片段的扩增效率。但是这两者均受退火温度影响，退火温度过高则 PCR 反应效率太低，退火温度过低则产物特异性不好。当 PCR 反应的本身特异性不强或者扩增效率不佳而又难以改善时，可能使得实验者难以选择同时兼具高特异性和高效率的退火温度。降落 PCR（touch down PCR）是一种综合了高退火温度、高特异性和低退火温度、高效率优点的 PCR 方法，可以解决这种由于特异性和效率之间的矛盾而难以找到合适退火温度的情况。本节以 Eppendorf Mastercycler nexus GSX1 PCR 仪为例介绍降落 PCR 实验的实施。

一、原理

PCR 中退火步骤的目的是随着温度降低使引物与模板 DNA 单链的互补序列进行配对结合,以进行后续的延长步骤。然而引物也会与一些不完全互补的序列进行结合,导致出现一些非目标 DNA 片段的扩增。在较高退火温度时,引物的完全互补结合要比不完全互补结合更容易发生。虽然高退火温度时总的结合效率不高,但是完全互补结合和不完全互补结合之间的差异比例更高,这样就可以通过先在高退火温度进行反应以增大目标 DNA 片段和非目标片段之间的倍数差异,使目标 DNA 片段得到更多富集。再在随后的反应中逐渐降低退火温度,以增加 PCR 反应的产量,提高总效率。此时虽然低退火温度使反应的特异性下降,但是由于目标 DNA 片段含量相对更多,能更好地与非特异性片段进行竞争,使最终产物也能保持较好的特异性。

降落 PCR 具体退火温度需根据不同 PCR 反应的实际情况进行调整,使用不同的 PCR 酶和缓冲液等试剂也可能影响退火温度的选择,故而建议在做降落 PCR 前,先进行预实验摸索相关实验条件。首先计算引物的 T_m 值,然后根据 T_m 值设置梯度退火温度,进行预实验,PCR 体系相同而退火温度不同的 PCR 反应,并通过凝胶电泳检测。根据预实验结果确定具有较高特异性的退火温度和高扩增效率的退火温度。退火温度可以设置为由高向低逐渐等差降低,也可以以每循环 0.5 ℃或 1 ℃的速度迅速降低至低退火温度,再在低退火温度完成剩余的循环数。

二、实验目的

掌握降落 PCR 原理和实验方法。

三、实验器材

冰盒、制冰机、PCR 仪、0.2 ml PCR 管、1.5 ml EP 管、各种规格移液器和 Tip 等。

四、实验试剂

超纯水、模板 DNA、特异引物(10 μmol/L)和 TsingKe 2 × T5 Super PCR Mix(Colony)试剂盒等。

试剂配制:

1. 将超纯水高温高压灭菌后分装在 1.5 ml EP 管中备用。

2. 根据目标 DNA 片段设计相应的引物(可参考本书"PCR 引物设计和特异性验证"内容),合成后使用超纯水配制成 10 μmol/L 溶液,4 ℃保存备用。

五、实验流程

1. 于冰上按照一定的反应体系将引物溶液、模板 DNA、TsingKe 2 × T5 Super PCR Mix 和超纯水配制成 PCR 反应溶液,如 TsingKe 2 × T5 Super PCR Mix 25 μl、正向引物 2 μl、反向引物 2 μl、模板 DNA 1 μl 和超纯水 20 μl 。

2. 将配制好的 PCR 反应溶液稍加离心后置于 PCR 仪中,盖好热盖。

3. 设置 PCR 反应基础程序,例如:98 ℃预变性 2 分钟;98 ℃变性 10 秒、65 ℃退火 10 秒和 72 ℃延伸 50 秒,进行 30 次循环;72 ℃延伸 2 分钟。将光标移动到退火温度处,点击"选项"。在如图 2-21 界面中将"温度 增 / 减"设置为"−0.5",然后点击"确认"。此时 PCR 程序设置为退火从 65 ℃开始,每循环降低 0.5 ℃,进行至第 30 个循环退火温度将降至 50.5 ℃。

PCR 仪设置完成后的反应程序界面如图 2-22 所示,退火温度上有"*"号标记表示有温度改变。

4. PCR 反应完成后,使用琼脂糖凝胶电泳检验 PCR 反应效果(可参考本书"琼脂糖凝胶电泳"和"琼脂糖凝胶中 DNA 染色检测"内容),或直接用于后续实验步骤。

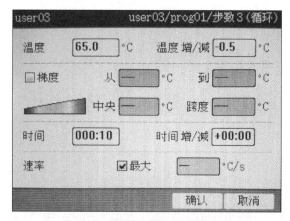

图 2-21 降落 PCR 程序设置界面

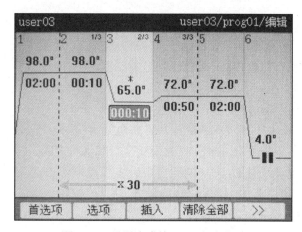

图 2-22 设置完成的 PCR 程序界面

六、注意事项

1. PCR 反应溶液配制应在没有 DNA 污染的环境中进行,应设置阴性对照以避免假阳性结果。

2. 若不进行预实验,可考虑直接使用以下降落 PCR 程序:从 T_m+10 ℃开始,每循环降低 1 ℃,经 15 个循环后退火温度降至 T_m-5 ℃,再以 T_m-5 ℃为退火温度进行 20 个循环。

== 参 考 文 献 ==

［1］GREEN M R, SAMBROOK J. Touchdown polymerase chain reaction (PCR). Cold Spring Harb Protoc, 2018,2018(5):350-353.

［2］ZHANG Q, WANG J, DENG F, et al. TqPCR: a touchdown qPCR assay with significantly improved detection sensitivity and amplification efficiency of SYBR green qPCR. PLoS One, 2015,10(7):e0132666.

［3］KORBIE D J, MATTICK J S. Touchdown PCR for increased specificity and sensitivity in PCR amplification. Nat Protoc, 2008,3(9):1452-1456.

［4］DON R H, COX P T, WAINWRIGHT B J, et al. 'Touchdown' PCR to circumvent spurious priming during gene amplification. Nucleic Acids Res, 1991,19(14):4008.

（邓 昊 范 宽）

第三章

核酸分离纯化和分析

第1节 琼脂糖凝胶电泳

琼脂糖凝胶电泳是分离、鉴定和纯化 DNA 片段的常用方法。该技术方法成熟,操作简便且快速。琼脂糖是由琼脂分离制备的链状多糖,结构单位是 D-半乳糖和 3,6-脱水-L-半乳糖。多条琼脂糖链以氢键及其他力的作用使其互相盘绕形成绳状琼脂糖束,构成大网孔型凝胶,其本身不带有电荷。在琼脂糖凝胶中加入适量荧光嵌入染料 EB 可进行显色。EB 含有一个可以嵌入 DNA 堆积碱基之间的三环平面基团,这种扁平分子可以嵌入核酸双链的配对碱基之间,在紫外线激发下,未与核酸结合的 EB 可被激发出橙红色荧光。在核酸分子中,EB 分子插入到两层碱基对之间,发出红色荧光。EB 与 DNA 和双股 RNA 结合时,荧光强度会增强 20 倍。电泳结束后将其直接置于紫外灯下检测即可确定 DNA 在凝胶中的位置,并且能检测到少至 1~10 ng 的 DNA 条带。目前琼脂糖凝胶已广泛应用于免疫复合物、核酸与核蛋白的分离、鉴定及纯化等实验中。

一、原理

电泳的原理是带电颗粒在电场作用下,向着与其相反的电极移动。DNA 分子是两性电解质,在高于其等电点的溶液(pH 8.0~8.3)中,碱基几乎不解离,磷酸基团全部解离,DNA 分子带负电荷,在电场中向正极移动。核酸分子在琼脂糖凝胶中泳动时,受电荷效应和分子筛效应影响,但主要为分子筛效应。线状双链 DNA 分子在一定浓度琼脂糖凝胶中的迁移速率与 DNA 分子量对数成反比,分子越大则所受阻力越大,也难于在凝胶孔隙中移动,因而迁移得越慢。当 DNA 分子处于不同构象时,它在电场中移动距离不仅和分子量有关,还和它本身构象有关。相同分子量的线状、开环和超螺旋质粒 DNA 在琼脂糖凝胶中移动的速度是不一样的,超螺旋 DNA 移动得最快,而开环状 DNA 移动最慢。在低电压时,线状 DNA 片段的迁移速率与所加电压成正比,但是随着电场强度的增加,不同分子量的 DNA 片段的迁移率将以不同的幅度增长,片段越大,因场强升高引起的迁移率升高幅度也越大。因此电压增加,琼脂糖凝胶的有效分离范围将缩小。电泳缓冲液的组成及其离子强度也影响 DNA 的电泳迁移率。在没有离子存在时(如误用蒸馏水配制凝胶),电导率最小,DNA 几乎不移动,在高离子强度的缓冲液中(如误加 10× 电泳缓冲液),则电导很高并明显产热,严重时会引起凝胶熔化或 DNA 变性。用电泳法测定 DNA 分子大小时,应尽量减少电荷效应,增加凝胶浓度可使分子的迁移率下降。适当降低电泳时的电压,也可使分子筛效应相对增强而提高分辨率。为了获得满意的 DNA 片段分离效果,每厘米凝胶长度所使用的电压一般不超过 5 V。

二、实验目的

掌握琼脂糖凝胶电泳的基本原理,了解琼脂糖凝胶的配制和 DNA 琼脂糖凝胶电泳的具体操作。

三、实验器材

各种规格移液器（0.5~10 μl、10~100 μl、100 μl~1 ml）、各种规格 Tip（10 μl、200 μl、1 ml）、离心管、三角烧瓶、烧杯、滴管、量筒、微波炉或水浴锅、制胶板、水平式电泳槽、稳压电泳仪、电子天平和凝胶成像分析系统等。

四、实验试剂

样品 DNA、DNA 标记、6× DNA 上样缓冲液、EB、0.5× TAE 缓冲液、超纯水和琼脂糖等。

10× TAE 缓冲液配制：

1. 称量 Tris 48.4 g 和 EDTA-Na$_2$·2H$_2$O 7.44 g 加入 1 L 烧杯中。
2. 向烧杯中加入约 800 ml 超纯水，充分搅拌溶解。
3. 加入 11.4 ml 的冰乙酸，充分搅拌混匀。
4. 用超纯水定容至 1 L 后，室温保存，待用。

五、实验流程

1. 选择合适的水平式电泳槽，调节电泳槽平面至水平，检查稳压电泳仪与正负极的线路。
2. 用胶带将制胶板两端封住，形成一个胶模；将胶模放在工作台的水平位置上。选择孔径大小适宜的梳齿，在距离胶模底板 1 mm 处放置梳齿。
3. 配制 1% 琼脂糖凝胶：准确称量 1 g 琼脂糖加入 100 ml 0.5× TAE 缓冲液中，轻轻摇晃混匀后，置于微波炉中加热煮沸。待溶液冷却至 60 ℃，加入 EB 5 μl 至终浓度为 0.5 μg/ml，充分混匀后，将温热的琼脂糖凝胶液缓缓倒入胶模中，注意不要使其产生气泡。
4. 待凝胶完全凝固后，小心移去梳齿和胶带。将凝胶放入电泳槽中。
5. 加入足量 0.5× TAE 缓冲液，浸没过凝胶 1~2 mm。
6. 依据待测样品和凝胶情况，记录样品次序与点样量，取 5 μl 待测 DNA 样品和 1 μl 6× DNA 上样缓冲液，混匀后小心加样。至少有一个样品孔加 6 μl DNA 标记作为参照。
7. 盖上电泳槽盖并通电，采用 1~5 V/cm 的电压。电泳时间根据实验具体要求而定，一般溴酚蓝电泳至胶的 1/2~2/3 处即可，电泳至所需时间，停止电泳。
8. 取出凝胶置于凝胶成像分析系统中观察片段大小，拍照记录。

六、注意事项

1. EB 是一种强诱变剂并有中度毒性，操作时必须戴手套和口罩，注意防止污染，在弃置前应先净化处理。
2. 配制琼脂糖凝胶液加热时间不可太长，以免液体蒸发而使凝胶浓度升高。
3. 凝胶倒入胶模中时，注意不要产生气泡。

------- 参 考 文 献 -------

[1] M.R. 格林，J. 萨姆布鲁克. 分子克隆实验指南. 贺福初，译. 4 版. 北京：科学出版社，2017.
[2] 药立波. 医学分子生物学实验技术. 3 版. 北京：人民卫生出版社，2014.
[3] 申煌煊. 分子生物学实验方法与技巧. 广州：中山大学出版社，2010.
[4] F.M. 奥斯伯，R. 布伦特，R.E. 金斯顿，等. 精编分子生物学实验指南. 金由辛，包慧中，赵丽云，等，译. 5 版. 北京：科学出版社，2008.

（邓 昊 杨志坚）

第2节　琼脂糖凝胶中 DNA 染色检测

琼脂糖凝胶电泳是一种采用琼脂糖凝胶作为电泳支持物,简单快速地分离和鉴定核酸特别是DNA 的方法。在电泳后对 DNA 进行染色检测是一个重要环节,直接关系到实验结果呈现与否。常用的 DNA 检测方法有荧光染色法、染料染色法、银染法和负染法等。四种染色法各有特色:①荧光染色法灵敏度接近银染法,但荧光染色会改变 DNA 的性质;②染料染色法操作简单但灵敏度不高;③银染法灵敏度高,但背景深,步骤烦琐且有一定毒性;④负染法虽可以改善以上的一些缺点,但负染后胶带与背景对比度较差,负染后条带透明,不易进行数据采集。如何克服以上这些缺陷,取长补短,达到最佳检测效果仍是研究者关注的课题。本节主要介绍染色法(以 EB 和 SYBR gold 染色法为例)检测琼脂糖凝胶中 DNA。

一、原理

(一)荧光染色法

荧光染色法是检测 DNA 的常用分析技术,常用的荧光染色法有溴化乙锭(EB)染色法、GoldView(GV)、SYBR green Ⅰ和Ⅱ染色法、SYBR gold 荧光染色法、Hoechst 33258、PicoGreen、YOYO、TOTO、生物素染色法和 DAPI 等。

1. EB 染色法是一种传统和常用的荧光染色法,具有条带边缘清晰、背景色低和灵敏度高等优点。EB 作为核酸染料的原理是这种扁平分子可嵌入核酸双链的配对碱基之间,发生染料与 DNA 结合并在紫外线激发下呈红色荧光。EB 结合双链 DNA 后激发的荧光强度比游离凝胶中的 EB 发出的荧光强度大 20~25 倍,且 EB 荧光强度与 DNA 含量成正比,据此可粗略估算 DNA 样品浓度。单链 DNA 和 RNA分子中常存在自身配对的双链区,也可以嵌入 EB 分子,但嵌入量少,因而荧光较低。常规使用的 EB 染液终浓度是 0.5 μg/ml,可检测低至 1~10 ng 的双链 DNA 条带,以及低至 0.1 μg 单链 DNA 和 RNA 分子。EB 染料是一种强致癌物,具有强诱变性,它可以插入核酸相邻碱基平面之间,引起基因突变。对人体和环境安全有潜在危害性,具有中等毒性,因此接触含 EB 的溶液必须戴手套,用后的 EB 染液必须先进行净化处理才能丢弃。琼脂糖凝胶中的核酸通过染色后,可在波长为 300 nm 的紫外灯下进行检测。

2. GV 也在琼脂糖凝胶电泳中广泛应用,染色效果和灵敏度与 EB 类似,但未被证实有致癌性。毒性较低,稳定性较好,价格相对便宜,是 EB 理想的替代品,4 ℃避光保存即可。它不仅能染 DNA,也可用于染 RNA,可以检测 10 ng 以上的核酸。经过 GV 染色,在紫外灯下双链 DNA 呈现绿色荧光,而单链 DNA 呈红色荧光。双链 DNA 与单链 DNA 能得到较好区分。但是,GV 对皮肤和眼睛会有一定的刺激,操作时应戴手套。加入 GV 染液的琼脂糖凝胶反复熔化和胶太厚(>0.5 cm)会影响 DNA 检测的灵敏度。GV 和 EB 染色一样,照相时应加用红色滤光片。

3. SYBR green Ⅰ是一种可激发荧光的非对称花青染料,荧光量子产率为 0.8,可结合双链 DNA,结合双链 DNA 后荧光信号可增强 800~1 000 倍。它的最大激发波长为 497 nm,在 488 nm 蓝色光照射激发后,在 522 nm(绿光)具有发射高峰。SYBR green Ⅰ与 DNA 双链结合亲和力很强,但与单链 DNA 和RNA 结合亲和力弱。300 nm 紫外灯下能检测琼脂糖凝胶中低至 60 pg 的双链 DNA 条带,而在 5% 聚丙烯酰胺凝胶中能检测 50 pmol 的寡核苷酸。该染料对凝胶中 DNA 迁移影响大,因此不宜将 SYBR green Ⅰ直接加到凝胶上样缓冲液中,而应对凝胶进行预染处理,从而达到最好效果。玻璃表面能强烈吸附 SYBR green Ⅰ染料,所以染色溶液应该在塑料容器中配制。SYBR 染料-DNA 复合物可在非极性溶液中解离,乙醇沉淀法可将染料从 DNA 中去除。SYBR green I染色法的灵敏度高于 EB,但危害性较低,逐渐成为一种 EB 的替代品,在 DNA 定量检测方面也得到广泛应用,但 SYBR green I对紫外线诱导的突变有强烈增强作用。采用 SYBR green I对琼脂糖凝胶上的双链 DNA 进行检测,在优化的体系条件(染料浓度、染色时间、染料与样品的比例等)下能获得最佳荧光强度,其灵敏度比 EB 高 6~8 倍。

4. SYBR green II主要用于电泳后 RNA 和单链 DNA 染色检测。该染料在结合 RNA 或单链 DNA 后发出非常亮的荧光,并在凝胶中显示低背景,常用于多聚甲醛 / 琼脂糖或聚丙烯酰胺凝胶中的 RNA 染色。

5. SYBR gold 是一种新型极敏感染料的商品名,其灵敏度比 EB 和 SYBR green I高。它可用于琼脂糖凝胶和聚丙烯酰胺凝胶中的核酸染色,也可用于含有变性剂如尿酸、乙二酸和甲醛等的凝胶染色。SYBR gold 染凝胶中 DNA 的灵敏度高于 SYBR green I的 10 倍,染乙醛酸化 RNA 的灵敏度高于 EB 的 25 倍。但 SYBR gold 因价格昂贵,且染色效果受较多外界因素如染料本身质量、DNA 浓度比例和染料-DNA 比例等影响,它并不是检测凝胶中 DNA 或 DNA 定量的常规选择染料。它对琼脂糖凝胶上 DNA 染色可通过三种不同检测方式进行,包括电泳前染色、电泳与染色同时进行和电泳后染色。但电泳前染色所得到的效果比其他两种方式要好。SYBR gold 与 DNA 结合的亲和力强,结合后能够极大增强荧光信号。SYBR gold-DNA 复合物产生光子的量比 EB-DNA 复合物要多得多,其激发的荧光信号强度大于 EB-DNA 复合物的 1 000 倍。用 SYBR gold 染色可以检测出琼脂糖凝胶中低于 20 pg 的双链 DNA(为 EB 染色最低检测量的 4%),低至 100 pg 的单链 DNA 或 300 pg 的 RNA 条带。SYBR gold 染料的最大激发波长为 495 nm,在 300 nm 有第二个激发峰,其发射荧光波长为 537 nm。它可以通过乙醇沉淀法从 DNA 中去除。

6. Hoechst 33258 是一类双苯并咪唑荧光染料,与 EB 不同的是,它是细胞渗透物,可穿过细胞膜,高特异性非插入地结合于 DNA 双链的小沟,主要用于双链 DNA 溶液的荧光检测和定量。它也能结合单链 DNA,但其与双链 DNA 结合产生的荧光强度比与单链 DNA 结合的荧光强度要强 3 倍。Hoechst 33258 优先结合 DNA 螺旋中的富含 A/T 区,随 A+T 碱基含量的增加,荧光强度以 10 的对数增长。与 DNA 结合后,它的最大激发波长为 365 nm,最大发射波长为 458 nm。Hoechst 33258 能非常强地区别双链 DNA 与 RNA 及单链 DNA,优于 EB。但 Hoechst 33258 荧光检测无法在极端 pH 环境下进行,并受清洁剂和盐的影响,因此检测通常在标准条件(0.2 mol/L 氯化钠,10 mmol/L EDTA,pH 7.4)下进行。由于 Hoechst 33258 与 DNA 的比例高时会发生荧光淬灭,参与反应的染料浓度应维持在较低水平(5×10^{-7}~2.5×10^{-6} mol/L)。

7. PicoGreen 是一种新型耐光性染料,最大激发在 480 nm 处,发射高峰在 520 nm 处,可特异结合双链 DNA。检测溶液中双链 DNA 时具有最高灵敏性和最大动力性范围,可检测 1~1 000 ng/ml 的 DNA 样品,广泛应用于多孔板 DNA 样品的自动化检测和定量分析。

（二）染料染色法

常用的 DNA 染料染色法染料主要有亚甲基蓝、亮甲酚蓝、乙基紫和尼罗蓝等,但这些染料染色法存在需要较长脱色时间(约 1 小时)和 / 或灵敏度低的缺点。优化的尼罗蓝染色法改进了染色顺序(先凝胶电泳,然后再染色),使灵敏度有很大的提高。虽然该法与 EB 染色法相比灵敏度仍较低,但因尼罗蓝的低毒性使其在常规实验中得到较好应用。

（三）银染法

银染法是灵敏度最高的一种 DNA 染色法,广泛应用于聚丙烯酰胺凝胶上 DNA 的检测,其基本原理是银离子与 DNA 分子上的磷酸基团结合,然后结合的银离子被还原为金属银,可使凝胶上 DNA 呈现深棕色甚至黑色。但将银染法用于琼脂糖凝胶上 DNA 检测,发现染色背景太深,较难观测到 DNA 条带。应用优化的条件,银染法检测真核生物 DNA 的灵敏度高达 2.5 ng,并且对 5~30 ng 的单链和双链 DNA 均具有很好的线性相关性。但银染法仍有一些缺点,如在水不纯净的条件下可能造成高的检测背景；费时费力、步骤烦琐和费用高；需使用有毒的甲醛。

（四）负染法

锌咪唑负染法灵敏度为 5~60 ng。该染色法的原理主要是锌离子与咪唑结合沉淀在胶面上，而在锌-DNA-咪唑区域不生成沉淀，因而染色后 DNA 条带区域是透明的。

二、实验目的

掌握琼脂糖凝胶中 DNA 检测的原理及方法。

三、实验器材

各种规格移液器（0.5~10 μl、10~100 μl、100 μl~1 ml）、各种规格 Tip（10 μl、200 μl、1 ml）、离心管、三角烧瓶、滴管、量筒、微波炉或水浴锅、制胶板、水平式电泳槽、稳压电泳仪、凝胶成像分析系统和电子天平等。

四、实验试剂

样品 DNA、DNA 标记、6× DNA 上样缓冲液、5× TBE 缓冲液、琼脂糖和核酸染料（EB 和 SYBR gold）等。

五、实验流程

1. 凝胶 EB 染色法　EB 存在一个可嵌入 DNA 堆积碱基之间的三环菲啶平面环基团，它与 DNA 结合无碱基序列特异性。高离子强度的饱和溶液中，大约每 2.5 个碱基可插入一个 EB 分子，EB 分子插入后，其平面基团与螺旋轴线垂直并通过范德瓦耳斯力与上下碱基相互作用。EB 的插入通常不会造成碱基对的构象及其在螺旋中的位置严重改变，只会使碱基对沿螺旋轴移位 3.4 Å，这种移位引起饱和 EB DNA 分子长度增加约 27%。平面基团与碱基紧密接近，这样与 DNA 结合的染料呈现荧光，且荧光强度比游离溶液中染料强。DNA 吸收光谱波长 254 nm 的紫外线并传递给 EB，而 EB 本身吸收波长 302 nm 和 366 nm 的光辐射。这两种情况下，被吸收的能量在可见光谱红橙区的 590 nm 处重新激发出来。由于 EB-DNA 复合物的荧光强度比未结合 DNA 的 EB 高 20~30 倍，那么凝胶中含 0.5 μg/ml 的游离 EB 时，可以检测出低至 10 ng 的 DNA 条带。EB 可以用来检测单链或双链核酸（RNA 或 DNA），但是其对单链核酸的亲和力较小，其荧光强度也相对较低。加入 EB，电泳过程中或在电泳结束后均能直接在紫外灯下检测 DNA 样本的存在，但线状 DNA 的电泳迁移率会降低约 15%。凝胶中不直接加 EB 时，DNA 条带更为清晰。因此，当需要准确确定 DNA 片段的大小（如 DNA 限制性内切酶酶切图谱分析），最好凝胶先在无 EB 条件下电泳，电泳结束后 EB 染色。染色时，将凝胶浸入含有 0.5 μg/ml EB 的电泳缓冲液中，室温下染色 30~45 分钟。染色结束后，一般不需要脱色。但检测 <10 ng DNA 片段时，通常将染色后的凝胶浸入水中或 1 mmol/L 硫酸镁中，室温脱色 20 分钟则更易检测到。

2. 凝胶 SYBR gold 染色法　SYBR gold 与 DNA 结合的亲和力高，结合后能极大增强荧光信号。DNA 片段经过凝胶电泳分离后，可用 SYBR gold 贮存液稀释 10 000 倍浸染凝胶。不能将 SYBR gold 加入熔化的凝胶中或电泳前加入凝胶，会导致凝胶中核酸电泳条带发生严重变形。波长 300 nm 的紫外照射 SYBR gold 染色凝胶，对 DNA 检测具有最高的灵敏度，可以加绿色或黄色的滤光片来照相。SYBR gold 对荧光高度敏感，可使成像的灵敏度提高 10~20 倍。其工作液（常为 1∶10 000 稀释的贮存液）应在当天用电泳缓冲液新鲜配制，室温保存。

3. 凝胶中 DNA 成像　可用入射或透射紫外光对 EB 染色凝胶成像。商品化的紫外灯通常主要发射 302 nm 的紫外光，在该波长紫外处理下，EB-DNA 复合物的荧光强度远大于波长 366 nm 光处理，而稍弱于波长 254 nm 光处理。在波长 302 nm 紫外处理下，DNA 产生缺口的情况要比在 254 nm 光处理少得多。凝胶成像分析系统可观察 EB 染色凝胶中的 DNA。完整的成像系统一般包括光源、固定焦距的数码相机和热能打印机。系统中的电荷耦合器件(charge coupled device,CCD)相机可以检测出痕量(0.01~0.50 ng)的 EB 染色 DNA。凝胶图也可以直接输出到计算机,直接保存。用 >2 500 m W/cm² 高效紫外光源,红色或橘红色滤光片和性能良好的镜头(*f*=135 mm),曝光数秒即可拍摄少至 10 ng DNA 的条带图片。延长曝光时间并且采用强紫外光源,可记录到仅 1 ng DNA 所激发的荧光。

六、EB 染色注意事项

1. EB 是强致癌物质,操作时需戴好手套,尽量避免台面污染等。

2. EB 常配制成 10 mg/ml 的贮存液,室温保存于棕色瓶或用铝箔包裹的瓶中,使用终浓度为 0.5 μg/ml。

3. 当需要准确明确 DNA 片段大小时,凝胶应先在无 EB 情况下电泳,电泳结束后再用 EB 染色。凝胶中 DNA 成像可以用入射或透射紫外光对 EB 染色的凝胶成像,图像可以直接输出到计算机观察。

4. EB 染色可检测单链或双链核酸。

5. EB 能抑制丙烯酰胺聚合,聚丙烯酰胺凝胶灌制时不能掺入 EB,如需要使用 EB 染色,应在电泳结束后再用含 EB 电泳缓冲液染色。

――――――――――――――― 参 考 文 献 ―――――――――――――――

[1] SCHNEEBERGER C, SPEISER P, KURY F, et al. Quantitative detection of reverse transcriptase-PCR products by means of a novel and sensitive DNA stain. PCR Methods Appl, 1995,4(4):234-238.
[2] DAXHELET G A, COENE M M, HOET P P, et al. Spectrofluorometry of dyes with DNAs of different base composition and conformation. Anal Biochem, 1989,179(2):401-403.
[3] M.R. 格林, J. 萨姆布鲁克. 分子克隆实验指南. 贺福初, 译. 4 版. 北京:科学出版社, 2017.
[4] 金磊. 核酸染色剂 SYBR-Gold 染色特性分析. 中国实验诊断学, 2015,19(2):194-198.
[5] 尤伟静, 陈茂, 马卫德, 等. 琼脂糖凝胶中 DNA 检测方法的研究进展. 中国医药生物技术, 2012,7(1):43-46.
[6] 刘阳, 杨淑霞, 李敏惠, 等. 三种染色方式下四种核酸染料的灵敏度比较. 成都医学院学报, 2008,3(1):20-23.

(虢 毅 邓 昊 徐洪波)

第 3 节 聚丙烯酰胺凝胶电泳及 DNA 检测

聚丙烯酰胺凝胶电泳(polyacrylamide gel electrophoresis,PAGE)是以聚丙烯酰胺凝胶为支持介质的一种常用电泳技术。1959 年,Raymonf 和 Weintraub 首先采用聚丙烯酰胺交联链网作为电泳支持介质。该技术被用于分子质量大小不同的双链 DNA 分离,以及大小和构象都不同的单链 DNA 分离。聚丙烯酰胺凝胶由单体丙烯酰胺和甲叉双丙烯酰胺聚合而成,聚合过程由自由基催化完成。常用催化聚合方法有化学聚合和光聚合。化学聚合是以过硫酸铵(ammonium persulphate,APS)为催化剂,以四甲基乙二胺(*N*,*N*,*N'*,*N'*-tetramethylethylenediamine,TEMED)为加速剂,TEMED 催化 APS 产生自由基,进而触发丙烯酰胺单体聚合,同时甲叉双丙烯酰胺与丙烯酰胺链间产生甲叉键交联,最终形成三维网状结构。溶液 pH 对聚合作用影响很大,过低的 pH 使催化反应减慢,过多的氧分子存在可使聚合作用很快停止。温度也会影响聚合,升高温度能加快聚合,降低温度能延迟聚合。光聚合是在核黄素(riboflavin)催化下的聚合,核黄素在光照下(可见光或紫外光)及微量氧存在时,发生分解,产生自由基使丙烯酰胺和甲叉双丙烯酰胺聚合成凝胶。不同光照强度和时间作用会导致光聚合的凝胶孔径大小不同,光聚合常用于制备浓缩胶,而分离胶的合成一般采用化学聚合。聚合后的聚丙烯酰胺凝胶形成网状结构,电泳时具有浓缩效应、电荷效应和分子筛效应,适用于不同相对分子质量物质的分离,且分离效果好。

聚丙烯酰胺凝胶电泳依据其有无浓缩效应,可分为连续系统和不连续系统。连续系统电泳体系中,凝胶浓度和缓冲液 pH 相同。带电颗粒在电场作用下,主要靠电荷和分子筛效应泳动。不连续系统中由于凝胶浓度、缓冲液离子成分、pH 和电位梯度的不连续性,带电颗粒在电场中泳动不仅存在电荷效应和分子筛效应,还具有浓缩效应,故分离条带清晰度和分辨率都高于连续系统。不连续体系通常由浓缩胶、分离胶和电极缓冲液组成。浓缩胶是过硫酸铵催化聚合的大孔胶,凝胶缓冲液为 pH 6.7 的 Tris-HCl 溶液。分离胶是过硫酸铵催化聚合而成的小孔胶,凝胶缓冲液为 pH 8.9 的 Tris-HCl 溶液。电极缓冲液为 pH 8.3 的 Tris-甘氨酸(Tris-Gly)缓冲液。

聚丙烯酰胺凝胶较琼脂糖凝胶的优点:①分辨率极高,将分子筛和电荷效应结合于同一方法中,达到更高的分辨率($10^{-9} \sim 10^{-12}$ mol/L),可区分长度仅相差 0.1% 的 DNA 分子。②载样量可远高于琼脂糖凝胶,高达 10 μg 的 DNA 可加样于聚丙烯酰胺凝胶的一个加样孔(1 cm × 1 mm)中,而不会明显影响分辨率。③聚丙烯酰胺凝胶中回收的 DNA 纯度较高,可用于要求较高的实验。④凝胶透明度好且便于照相。⑤机械强度好且有弹性,不易碎,便于操作和保存。⑥酸性或碱性缓冲液中均可电泳,而且可加入两性电解质进行等电点电泳。可用含电解质表面活性剂(如 SDS)或非电解质表面活性剂[如乙基苯基聚乙二醇(NP-40)和曲拉通 X-100(Triton X-100)等]的凝胶进行电泳,亦可组合两者进行双向电泳等,使用范围较广泛。⑦可依据分离需要,改变丙烯酰胺单体溶液浓度或增减甲叉双丙烯酰胺比例制备不同孔径大小的凝胶。本节主要介绍非变性聚丙烯酰胺凝胶电泳检测 DNA 方法。

一、原理

非变性聚丙烯酰胺凝胶(native-PAGE)中不含变性剂如 SDS,主要用于双链 DNA 片段的分离和纯化。双链 DNA 迁移率通常与其分子量大小的常用对数值成反比,但同时也受 DNA 双链碱基组成和序列结构的影响,两条分子量大小完全相同的 DNA 迁移率可相差 10%。

变性聚丙烯酰胺凝胶主要用于单链 DNA 片段的分离和纯化。这类凝胶配制时添加了尿素和/或甲酰胺(不常用)等抑制核酸碱基配对的试剂,变性的 DNA 在这类凝胶中迁移率几乎与其碱基组成和序列结构无关。

二、实验目的

掌握聚丙烯酰胺凝胶电泳的实验原理及操作流程。

三、实验器材

各种规格移液器(0.5~10 μl、10~100 μl、100 μl~1 ml)、各种规格 Tip(10 μl、200 μl、1 ml)、离心管、玻璃板、梳齿、边条、铁夹、染色盘、垂直式电泳槽、电泳仪、电子天平、磁力搅拌器和水平脱色摇床等。

四、实验试剂

丙烯酰胺、甲叉双丙烯酰胺、10 × TBE、DNA 标记、过硫酸铵(APS)、6 × DNA 上样缓冲液、蒸馏水、四甲基乙二胺(TEMED)、无水乙醇、冰乙酸、硝酸银、氢氧化钠、甲醛和植物油等。

试剂配制:

1. 30% 丙烯酰胺　14.5 g 丙烯酰胺 +0.5 g 甲叉双丙烯酰胺,加蒸馏水至 50 ml 完全溶解,避光保存。

2. 10 × TBE　108 g Tris+55 g 硼酸 +40 ml EDTA（0.5 mol/l pH 8.0），加蒸馏水至 1 000 ml 煮沸溶解。

3. 10% 过硫酸铵　1 g 过硫酸铵 +10 ml 蒸馏水，溶解后 4 ℃保存。保存时间为 1 周。

4. 1 × TBE　10 × TBE 100 ml，加蒸馏水至 1 000 ml。

5. 聚丙烯酰胺凝胶液　30% 丙烯酰胺 5 ml+10 × TBE 2.5 ml+10% APS 200 μl，加蒸馏水至 25 ml，现用现配。

6. 固定液　蒸馏水 450 ml+ 无水乙醇 50 ml+ 冰乙酸 2.5 ml。

7. 染色液　硝酸银 1 g+ 蒸馏水 500 ml。

8. 显色液　氢氧化钠 3.75 g+ 蒸馏水 500 ml+ 甲醛 2.5 ml，新鲜配制。

五、实验流程

1. 架板　先将两块洗干净的玻璃板擦上植物油（防止凝胶与玻璃板粘贴过紧，减少电泳后剥离凝胶时碎裂可能性），上好边条（间隔片），带凹口玻璃板和平板玻璃板两块吻合，两侧用铁夹夹紧，底部贴上透明胶带密封好（防止胶液渗漏）。

2. 灌底胶　取配好的聚丙烯酰胺凝胶液约 4 ml，加入 TEMED 10 μl，混匀后迅速注入两块玻璃板之间腔隙底部作为底胶，将玻璃板竖起来几分钟直至底胶凝固。

3. 灌制凝胶　将剩下的聚丙烯酰胺凝胶液约 21 ml 加入 TEMED 25 μl，混匀后迅速注入两块玻璃板腔隙中。灌胶过程中应注意避免气泡产生，必要时通过轻拍玻璃板排出气泡，注满后放平玻璃板并迅速将梳齿插入凝胶中，两侧用铁夹夹紧，放平胶板，梳齿处用重物压紧避免样品梳齿内出现残胶，注意勿使梳齿下残留气泡。等待丙烯酰胺在室温下聚合 30~60 分钟。

4. 去掉凝固好（聚合完全）的胶板两边的铁夹，缓慢平行拔除梳齿，注意不要让胶齿断裂，撕去胶板底部的透明胶，冲洗样品孔。带凹口的玻璃面朝里面向缓冲液槽，架入装好的垂直电泳槽并用铁夹夹紧，避免漏液。灌入 1 × TBE 电泳液，电泳液要高出内侧玻璃板凹面。

5. 取 5 μl 待测 DNA 样品和 1 μl 6 × DNA 上样缓冲液混匀，用 10 μl 移液器将混匀的样品逐个加入胶板内侧加样孔内，点样时应注意避免交叉污染，加样时间切勿太长，避免样品从加样孔中扩散。至少一个样品孔加入 DNA 标记。

6. 加完待测样品后连接好电泳仪电极，调好电压（一般 1~8 V/cm），开始电泳。

7. 电泳完毕（参照 DNA 标记中染料迁移至所需位置），切断电源，去掉两侧铁夹，弃去电泳缓冲液，取下玻璃板。将两块玻璃板慢慢分开，露出凝胶，在凝胶左侧切角做标记，记下左右顺序。

8. 将凝胶慢慢倒入配好的固定液内，于水平脱色摇床上摇 10 分钟。再将固定液回收，用蒸馏水将凝胶漂洗 2 遍。

9. 在盛有凝胶的染色盘中倒入配好的染色液，于水平脱色摇床上摇 10 分钟。再将染色液回收，用蒸馏水将凝胶漂洗 2 遍。

10. 在盛有凝胶的染色盘中倒入配好的显色液，置于水平脱色摇床上，观察凝胶颜色变化。待条带显现，即可弃去显色液终止显色，清洗凝胶后，观察并记录显色结果。

六、注意事项

1. 灌胶时不能有气泡，灌胶的时候要注意角度和速度。

2. 丙烯酰胺具有神经毒作用，操作时要注意个人防护，取用均需戴手套和口罩。

3. 甲醛是具有刺激性气味的液体，对人体有强烈的致癌和促癌作用，易挥发，操作尽量在通风橱内进行。

4. TEMED 加入胶液中后即开始凝固，动作要快。

5. 如果聚丙烯酰胺凝胶厚薄不均，会使得 DNA 带不在一条水平线上，通常是胶液下移导致，只需灌胶后调整好玻璃板和水平台即可。

6. 样品尽量不要加在边道,电泳过程中散热不均,边道条带容易变形。

7. 每孔的上样量不能过大,以免样品溢出,造成各泳道相互污染。

8. 加样时间切勿过长,避免样品从加样孔中扩散。

9. 电泳时电压不可太高,凝胶产热不均,造成 DNA 条带弯曲。

━━━━━━━━━━━━━ 参 考 文 献 ━━━━━━━━━━━━━

[1] M.R.格林,J.萨姆布鲁克.分子克隆实验指南.贺福初,译.4 版.北京:科学出版社,2017.
[2] 申煌煊.分子生物学实验方法与技巧.广州:中山大学出版社,2010.
[3] 吴建忠,王玉苹,许源媛,等.聚丙烯酰胺凝胶电泳操作注意事项研究.安徽农业科学,2014,42(33):11636-11637,11643.

（虢 毅 邓 昊 徐洪波）

第4节 核 酸 纯 化

核酸是遗传信息的携带者,是基因表达的物质基础。以核酸为载体的分子生物学技术是进行病原微生物检测、物种鉴定、物种起源鉴定、多样性评估、亲缘关系识别和系统进化分析等的常用研究手段之一。同时核酸也是基因工程中主要操作对象,各种分子生物学研究中一个重要环节就是进行核酸纯化。核酸纯化主要包括质粒 DNA 的小量提取、琼脂糖凝胶中目的 DNA 条带的回收、PCR 或酶切产物纯化和细胞或组织总 RNA 提取等,其中 PCR 产物和质粒等核酸纯化技术最常用。核酸纯化效率和目的产物纯度对后续的测序、酶切和载体构建等至关重要,建立一系列简便快速高效的纯化方法是成功开展后续实验的重要保障。

细胞内的核酸包括 DNA 与 RNA 两种分子。DNA 分子的存在形式有双链环状、单链环状、双链线状和单链线状。不同物种间 DNA 分子长度差异很大,相对而言,RNA 分子比 DNA 分子要小得多,RNA 的种类、大小和结构较 DNA 复杂,DNA 和 RNA 性质上差异决定两者的最适分离纯化条件不一样。本节主要介绍核酸分离和纯化的方法。

一、原理

核酸分离主要是指将核酸与生物大分子物质如蛋白质、多糖和脂肪等分开。核酸分离纯化的方法有多种,应依据生物材料的性质、起始量、待分离核酸的性质和用途等选择不同的方案。总体应遵循的原则:①保持核酸一级结构的完整性(遗传信息全部储存在一级结构中,核酸的一级结构还决定其高级结构的形式以及与其他生物大分子结合的形式),②尽可能避免其他分子污染,确保样品纯度。

(一)保持核酸一级结构的完整性

1. 减少物理因素对核酸的机械剪切力,避免强烈振荡和搅拌。细胞置于低渗液中,细胞裂解,以及反复冻融等产生的机械剪切力等都可明显破坏大分子量的线性 DNA,而对于分子量较小的环状质粒 DNA 和 RNA,损伤相对较小。高温加热也可破坏核酸分子中的化学键,因此核酸提取常在 0~4 ℃进行。

2. 减少化学因素引起的核酸降解,使 pH 维持在 4~10。

3. 抑制 DNase 或 RNase 活性。所用器械和一些试剂需高温灭菌,提取缓冲液中需加核酸酶抑制剂(DNA 酶抑制剂有金属离子螯合剂和阴离子型表面活性剂,如 SDS;RNA 酶抑制剂有皂土、二乙基焦碳酸盐、肝素、复合硅酸盐、核糖核酸酶阻抑蛋白和氧钒核糖核苷复合物等)。

4. 简化实验步骤,缩短操作时间。

(二)排除其他分子的污染

实验中不应使用对酶有抑制作用的有机溶剂或过高浓度的金属离子。使蛋白质、脂类和多糖分子的污染降至最低,无其他核酸分子的污染。

二、实验目的

掌握核酸分离和纯化的步骤和 DNA 片段回收的方法。

三、实验器材

各种规格移液器(0.5~10 µl、10~100 µl、100 µl~1 ml)、各种规格 Tip(10 µl、200 µl、1 ml)、离心管、三角烧瓶、滴管、量筒、微波炉或水浴锅、紫外透射仪、水平式电泳槽、稳压电泳仪、多功能成像仪、电子天平和离心机等。

四、实验试剂

蛋白酶 K、核酸酶抑制剂、样品 DNA、DNA 标记、6× DNA 上样缓冲液、EB、TAE 缓冲液、琼脂糖、苯酚、氯仿、异戊醇、无水乙醇和氯化钠等。

五、实验流程

(一)核酸分离和纯化

大多数核酸分离与纯化的方法一般都包括细胞裂解、酶处理、核酸与其他生物大分子物质分离和核酸纯化等主要步骤。每一步骤又可由多种不同的方法单独或联合实现。

1. 细胞裂解　核酸必须从细胞或其他生物物质中释放出来。细胞裂解可通过机械作用、化学作用和酶作用等方法实现。

(1)机械作用:包括低渗裂解、超声裂解、微波裂解、冻融裂解和颗粒破碎等物理裂解方法。这类方法采用机械力使细胞破碎,但机械力也可导致核酸链断裂,故不适合高分子量长链核酸分离。有报道表明超声裂解法提取的核酸片段长度 <500 bp 或 >20 kb,而颗粒破碎法提取的核酸一般 <10 kb。

(2)化学作用:在一定 pH 和变性条件下,细胞破裂,蛋白质变性沉淀,核酸释放到水相。上述变性条件可通过加热、加入表面活性剂[SDS、Triton X-100、吐温-20(Tween-20)、NP-40、十六烷基三甲基溴化铵(CTAB)、十二烷基肌氨酸钠和 Chelex-100 等]或强离子剂(异硫氰酸胍、盐酸胍和肌酸胍等)而得到,而一定 pH 环境则可加入强碱(氢氧化钠)或缓冲液(TE 和 STE 等)。这时表面活性剂或强离子剂可使细胞裂解、蛋白质和多糖沉淀,缓冲液中的一些金属离子螯合剂(EDTA 等)可螯合保持核酸酶活性所必需的金属离子 Mg^{2+} 和 Ca^{2+},从而抑制核酸酶活性,保护核酸不被降解。

(3)酶作用:主要通过加入溶菌酶或蛋白酶(蛋白酶 K、植物蛋白酶或链霉蛋白酶)使细胞破裂,核酸释放。蛋白酶还能降解与核酸结合的蛋白质,促使核酸分离。溶菌酶能催化细菌细胞壁上的蛋白多糖 N-乙酰葡糖胺和 N-乙酰胞壁酸残基间的 β-(1,4) 键水解。蛋白酶 K 能催化水解多种多肽,该酶在 65 ℃和存在 EDTA、尿素(1~4 mol/L),以及去污剂(0.5% SDS 或 1% Triton X-100)时仍保留活性,有利于提高大分子量核酸的提取效率。

核酸纯化中,机械作用、化学作用和酶作用经常联合使用。可根据细胞类型、待分离核酸类型和后续实验目的来选取一种或多种用于核酸分离和纯化的细胞裂解方法。

2. 酶处理　核酸提取过程中,可通过加入合适的酶使不需要的物质降解,以利于核酸的分离与纯化,如在裂解液中加蛋白酶(蛋白酶K或链霉蛋白酶)可降解蛋白质,灭活核酸酶(DNase和RNase)用于去除不需要的核酸。

3. 核酸的分离与纯化　核酸的高电荷磷酸骨架使其比蛋白质、多糖和脂肪等其他生物大分子物质更具亲水性。根据其理化性质差异,可选用选择性沉淀、层析和密度梯度离心等方法将核酸分离纯化。

(1)酚提取/沉淀法:核酸分离的一个经典方法是酚:氯仿抽提法。细胞裂解后可离心分离含核酸的水相。加入等体积的酚:氯仿:异戊醇(25:24:1体积)混合液,依据研究目的,两相经涡旋振荡混匀(适用于分离小分子量核酸)或简单颠倒混匀(适用于分离高分子量核酸)后离心分离。疏水性的蛋白质被分配至有机相,核酸则被留于上层水相。

酚是一种有机溶剂,可应用于核酸分离,但预先要用STE缓冲液饱和,其原因是未饱和的酚会吸收水相而带走一部分核酸。酚也易氧化发黄,而氧化的酚可引起核酸链中磷酸二酯键断裂或使核酸链交联,故在制备酚饱和液时要加入8-羟基喹啉,以防止酚氧化。氯仿可去除脂肪,使更多蛋白质变性,从而提高核酸提取效率。异戊醇则可减少操作过程中产生的气泡。某些有机溶剂可沉淀核酸盐,通过沉淀可以浓缩核酸,改变核酸溶解缓冲液种类和除去一些杂质分子。

常规方法是在酚和氯仿抽提后用乙醇沉淀,在含核酸的水相中加入pH 5.0~5.5,终浓度为0.3 mol/L的乙酸钠或乙酸钾后,钠离子会中和核酸磷酸骨架上的负电荷,在酸性环境中促进核酸的疏水复性。然后加入2~2.5倍体积的乙醇,经轻微混匀,可使核酸有效地沉淀。其他的一些有机溶剂(异丙醇和聚乙二醇等)和盐类(10.0 mol/L乙酸铵、8.0 mol/L氯化锂、氯化镁和低浓度氯化锌等)也用于核酸沉淀。不同的离子对某些酶有抑制作用,或影响核酸的沉淀和溶解,在实际工作中要根据后续实验进行选择。核酸沉淀可用70%乙醇漂洗以除去多余的盐分,再经离心收集,即可获得纯化的核酸。

(2)层析法:利用物质在静止相和移动相之间分配系数的差异,进行物质分离和纯化的技术称为层析。层析法包括吸附层析、亲和层析和离子交换层析等。因有商品化试剂盒供应,分离和纯化可同步进行,层析法已广泛应用于核酸纯化。

1)吸附层析:在一定的离子环境下,核酸可被选择性地吸附到硅土、硅胶或玻璃表面而与其他生物分子分离;另外一些选择性吸附方法也以经修饰或包被的磁珠作为固相载体,结合至固相载体的核酸可用低盐缓冲液或水洗脱,磁珠可通过磁场分离而无须离心。该法成本低、快速、简便,节省人力、易于实现自动化,且分离纯化的核酸质量好,产量高。玻璃粉或玻璃珠也是一种有效的核酸吸附剂,在高盐溶液中,核酸可吸附至玻璃基质上,高氯酸钠等可促进DNA与玻璃基质的结合。

2)亲和层析:利用待分离物质与它们的特异性配体间所具有的特异性亲和力来分离物质的一类层析方法。这类应用包括肽核酸(peptide nucleic acid)分离核酸,以三螺旋体DNA的方式进行质粒DNA的分离,裂褶菌多糖(schizophyllan,SPG)制备亲和层析柱分离纯化RNA,oligo(dT)-纤维素层析法从真核细胞总RNA中分离带poly(A)尾的mRNA。

3)离子交换层析:以具有离子交换性能的物质为固定相,其与流动相中的离子能进行可逆交换,从而能分离离子型化合物。采用离子交换层析纯化核酸是由于核酸是带有高负电荷的阴离子,在低离子强度缓冲液中,利用目的核酸与阴离子交换柱上功能基质间的静电反应,使带负电荷的核酸结合到带正电的基质上,杂质分子被洗脱。然后提高缓冲液的离子强度,使核酸从基质上洗脱下来,经异丙醇或乙醇沉淀即可获得纯化的核酸。该法适用于大规模核酸的纯化。

(3)电泳法:凝胶电泳操作简单,具有快速和灵敏等优点,已成为分离、鉴定和纯化核酸首选的标准方法。电泳法常用于核酸分离的凝胶电泳,主要有琼脂糖凝胶电泳和聚丙烯酰胺凝胶电泳。

(4)超速离心法:依据核酸分子物理特性如分子量和密度等的不同,使用密度梯度超速离心法对核酸进行分离纯化。该法适用于大量核酸样本制备,其中氯化铯-EB梯度平衡离心法被认为是纯化大量质粒 DNA 的首选方法。氯化铯是核酸密度梯度离心的标准介质,梯度液中的 EB 与核酸结合,离心后形成的核酸区带经紫外灯照射,产生荧光而被检出,可用移液器穿刺回收后,通过透析或乙醇沉淀除去氯化铯而获得纯化的核酸。而蔗糖密度梯度超速离心可用于分离不同大小的 DNA 片段。

（5）核酸的沉淀浓缩法：核酸与 Na^+、K^+ 和 Mg^{2+} 等形成的盐在多种有机溶剂中不溶解,但也不会被有机溶剂变性。

1）核酸的盐沉淀剂：乙酸钠最常用于核酸沉淀中,一般终浓度为 0.3 mol/L。乙酸钾作用与乙酸钠相似;氯化钠用于去除 SDS,终浓度为 0.2 mol/L;铵盐可抑制磷酸化等反应,乙酸铵可去除 dNTPs;高浓度氯化锂（0.8 mol/L）,可直接沉淀大分子量 RNA,抑制逆转录酶反应和翻译;氯化镁可提高浓度低于 0.1 μg/ml 或长度小于 100 bp 核酸样品的沉淀回收率。

2）核酸的有机沉淀剂：沉淀 DNA 的首选有机溶剂是乙醇,DNA 沉淀用 2 倍体积乙醇,RNA 沉淀用 2.5~3 倍体积乙醇;异丙醇沉淀核酸时需要的体积小且速度快,一般用 0.54~1 倍体积,但需 70% 乙醇漂洗沉淀数次;可用不同浓度的聚乙二醇（polyethylene glycol, PEG）选择沉淀不同分子量的 DNA 片段,使用浓度与 DNA 片段大小成反比,但需 70% 乙醇漂洗沉淀 2 次;精胺沉淀核酸时,它是先与 DNA 结合,使其结构凝缩而发生沉淀,使用时要求低盐或无盐,常需 70% 乙醇漂洗沉淀数次。

3）核酸沉淀的条件：DNA 沉淀时使用 0 ℃冰水浴 10~15 分钟;RNA 沉淀时采用等体积异丙醇 −20 ℃放置 30 分钟。RNA 浓度过低时,可置 −20 ℃沉淀过夜。但低温或过长时间沉淀容易造成盐与核酸共沉淀,影响核酸纯度。

4）其他核酸纯化法还有甲酰胺解聚法、玻棒缠绕法和加热煮沸法等。

（二）DNA 片段的回收

1. 回收原则是提高 DNA 片段的回收率,并去除回收 DNA 样品中的杂质。对回收样品应进行纯化,常用的纯化方法包括有机溶剂抽提法和柱层析法。柱层析法采用阴离子交换层析原理,利用带负电荷的 DNA 在低离子强度缓冲液中与阴离子交换树脂紧密结合的特性,洗去杂质,再通过高离子强度缓冲液洗脱 DNA。在有盐的情况下,有机溶剂抽提法和柱层析法获得的 DNA 需要进行乙醇沉淀,以 70% 乙醇除去有机分子和共沉淀的盐。

2. 从琼脂糖凝胶中回收 DNA 片段的方法主要包括低熔点琼脂糖凝胶挖块回收法、二乙基氨基乙基（diethyl aminoethyl, DEAE）纤维素膜插片电泳法、电泳洗脱法和冷冻挤压法等。

（1）低熔点琼脂糖凝胶挖块回收法：该法是从低熔点琼脂糖凝胶中切割分离出含待回收 DNA 片段的凝胶块,利用其纯度高、熔点低（65 ℃）和凝固温度低（30 ℃）的特点,在室温大于 30 ℃,琼脂糖仍为液态的情况下对 DNA 片段进行回收。它又分为有机溶剂提取法、玻璃珠（或玻璃粉）洗脱法和琼脂水解酶法等。有机溶剂提取法是以苯酚和氯仿抽提 DNA,能有效回收 0.5~5 kb 的 DNA 片段;玻璃珠（或玻璃粉）洗脱法回收率较有机试剂提取法略低,是将琼脂糖凝胶溶于高浓度的碘化钠溶液或高氯酸钠溶液中,然后加入玻璃珠（或玻璃粉）以结合 DNA,经分离洗涤后,在低盐缓冲液中将 DNA 洗脱下来;琼脂水解酶法对切下的含 DNA 的凝胶块进行消化,将琼脂糖水解为二糖,释放的 DNA 用苯酚抽提,乙醇沉淀回收。

（2）DEAE 纤维素膜插片电泳法：DEAE 纤维素是一种阴离子交换纤维素,可以结合带负电荷的 DNA 分子。将 DEAE 纤维素膜插到经琼脂糖凝胶电泳分离的核酸条带前,继续电泳直至所需回收的 DNA 片段转移到膜上。取出 DEAE 纤维素膜,低盐条件下洗去杂质,高盐条件下洗出 DNA 分子。该法可同时回收多个 DNA 片段,对 0.5~5 kb 的 DNA 片段回收率好,纯度高。当片段大于 5 kb 时,因结合力增大而回收率下降。而大于 10 kb 或为单链 DNA 时,其与膜的结合变得牢固,不能回收,因此该法不用于回收 >10 kb 的 DNA 片段和单链 DNA 片段。

（3）电泳洗脱法：该法先将目的 DNA 片段电泳出凝胶,使其进入一个小容积溶液中,再分离纯化出 DNA 片段。依据需要透析袋与否可分为透析袋电泳洗脱法和非透析袋电泳洗脱法。前者需要切下含目的 DNA 片段的凝胶条放入透析袋内进行电泳,使 DNA 迁移出凝胶条进入透析袋溶液中,再经抽提纯化回收目的 DNA。该法操作不适合回收多种不同大小的 DNA 片段,但可有效回收 0.2~50 kb 的 DNA,尤其适合 >5 kb 的 DNA。

3. 从聚丙烯酰胺凝胶中回收 DNA 片段:该法是先将含目的 DNA 条带的聚丙烯酰胺凝胶块切出置于 1.5 ml EP 管中,用 1 ml Tip 将其压碎,然后用洗脱缓冲液将其浸泡,并 37 ℃旋转过夜,使 DNA 洗脱出来。该法能较好回收 <1 kb 的单链或者双链 DNA,且纯度高,无酶抑制剂,是小片段 DNA 回收较好方法。如果将切下的聚丙烯酰胺凝胶块包埋于琼脂糖凝胶中,再行 DEAE 纤维素膜插片电泳或透析袋电泳洗脱,可以缩短双链 DNA 回收时间。

六、注意事项

1. 尽量简化操作步骤,缩短提取过程,以减少变性降解的机会。

2. 减少物理因素对核酸的降解,尽量保持最适温度 4 ℃。操作时动作需轻缓,搅拌时要温和,避免让 DNA 溶液通过狭窄的孔道,在提取缓冲液中加入蔗糖或山梨糖醇等增加溶液的渗透压。而对于分子量较小,结构又很紧密的 DNA,如小的细菌质粒超螺旋 DNA 等,机械剪切力的威胁较小,操作时可不必过于谨慎。

3. 减少化学因素对核酸的降解,使溶液保持 pH 4~10,避免酸碱对核酸的磷酸二酯键破坏。

4. 核酸酶直接破坏核酸一级结构,必须抑制其活性防止核酸的生物降解。DNA 酶作用时需要二价金属离子,如 Ca^{2+} 和 Mg^{2+} 等,而加入螯合剂 EDTA,基本上可以抑制 DNA 酶活力,去垢剂和某些 RNA 酶抑制剂对 DNA 酶也有一定抑制作用。RNA 酶具有高稳定性,抗酸抗碱,抗高温严寒,该酶作用时不用加二价金属离子,用螯合剂无法抑制其活力。RNA 酶广泛存在。外源性 RNA 酶可存在于制备过程中使用的玻璃和塑料制品、分离过程中使用的试剂和溶液,以及人本身特别是研究人员的手。内源性 RNA 酶来自组织本身,在某些组织如胰腺,或在其特定的生理状态(如快速发育期间)下含量很高,而且细胞一旦破碎后即释放出来,所以操作中应注意戴一次性手套和口罩,并且手套应注意及时更换。器皿试剂高压灭菌或用焦碳酸二乙酯(diethyl pyrocarbonate,DEPC)处理。DEPC 可与胺类迅速发生化学反应,因此含有 Tris 的试剂也不宜用。提取 RNA 时应尽早除去蛋白质(含 RNase),并加抑制剂。

常用的抑制 RNase 活性的方法有:

(1)核糖核酸酶阻抑蛋白(RNasin),是人胎盘中分离的一种蛋白,置于含 5 mmol/L 二硫苏糖醇(dithiothreitol,DDT)的 50% 甘油中,-20 ℃保存。不宜反复冻融,最大活性发挥要求存在巯基试剂。该蛋白在变性裂解哺乳动物细胞提取 RNA 的初始步骤不宜使用,而应在其后 RNA 纯化步骤中应用,由于苯酚抽提时能去除蛋白质抑制剂,故纯化过程中应补加。

(2)氧钒核糖核苷复合物,它可与多种 RNase 结合并几乎完全抑制 RNA 酶活性,但它也强烈抑制无细胞体系中 mRNA 的翻译,可用含 0.1% 羟基喹啉的苯酚抽提去除。

(3)硅藻土,使用缓冲液以 0.015%(W/V)的终浓度处理细胞,能吸附 RNA 酶。这样吸附 RNA 酶的硅藻土可在后续的 RNA 纯化中经离心去除。

(4)皂土,它是一种无机物,与酶结合时可使酶丧失活性。

(5)去垢剂,一般可分为阴离子型去垢剂、阳离子型去垢剂和非离子型去垢剂,还有一种特殊的双性离子去垢剂。其作用包括:①溶解膜与质膜;②使蛋白质变性与溶解;③抑制 RNase 和 DNase;④乳化剂,去垢效果与作用时间有关,一般用短时间高浓度处理。常用阴离子去垢剂包括 SDS、脱氧胆酸钠(sodium deoxycholate,DOC)、月桂酰肌氨酸、十二烷基硫酸锂(lithium dodecyl sulfate,LDS)、4-氨基水杨酸钠、萘-1,5-二磺酸钠和三异丙基萘磺酸钠。

(6)胍类,它是蛋白质的强变性剂,能迅速溶解蛋白,引起细胞结构破坏,核蛋白(ribonucleoprotein,

RNP）二级结构被破坏而从核酸上脱落下来,常用盐酸胍和硫氰酸胍。

（7）其他抑制 RNase 活性的试剂还有肝素、DEPC、RNA 酶作用底物和多胺等。

======= 参 考 文 献 =======

［1］CHEN X, YUAN L, XU H, et al. Novel *GLI3* mutations in Chinese patients with non-syndromic post-axial polydactyly. Curr Mol Med, 2019,19(3):228-235.

［2］XIAO H, YUAN L, XU H, et al. Novel and recurring disease-causing *NF1* variants in two Chinese families with neurofibromatosis type 1. J Mol Neurosci, 2018,65(4):557-563.

［3］张翠真,袁小龙,陈志和,等.基于磁珠的核酸的快速提取和纯化.生物学杂志,2019,36(4):97-101.

［4］M.R. 格林, J. 萨姆布鲁克.分子克隆实验指南.贺福初,译.4版.北京:科学出版社,2017.

［5］杜瑞晓,张璐璐,陈楠,等.一种简便有效的核酸纯化方法.北京农学院学报,2015,30(4):29-32.

［6］周君,陈正凯,徐剑,等.琼脂糖凝胶中 DNA 回收技术的探讨.常熟理工学院学报,2007,21(8):42-47.

［7］唐曙明,何林,周克元.核酸分离与纯化的原理及其方法学进展.国外医学(临床生物化学与检验学分册),2005,26(3):192-193.

（虢 毅　邓 昊　徐洪波）

第5节　单链构象多态性分析

单链构象多态性(single-strand conformation polymorphism, SSCP)分析是一种基于 DNA 构象差异来检测点突变的方法。在相同长度的单链 DNA 中,如果碱基序列不同,形成的构象也会不同,这样就形成了单链构象多态性。本节主要介绍 SSCP 分析 DNA 点突变技术。

一、原理

单链 DNA 片段呈复杂的空间折叠构象,这种立体结构主要是由其内部碱基配对等分子内相互作用力来维持的。当有一个碱基发生改变时,一般会影响其空间构象,使构象发生改变,空间构象有差异的单链 DNA 分子在聚丙烯酰胺凝胶中受排阻大小不同。因此,通过非变性聚丙烯酰胺凝胶电泳,可以非常灵敏地将构象上有差异的分子分离开,清楚地呈现在聚丙烯酰胺凝胶上,方便区分。

二、实验目的

掌握 SSCP 分析技术。

三、实验器材

各种规格移液器(0.5~10 μl、10~100 μl、100 μl~1 ml)、各种规格 Tip(10 μl、200 μl、1 ml)、PCR 仪、96 孔板、染色盘、垂直电泳槽、电泳仪、磁力搅拌器、电子天平、水平脱色摇床和 X 线胶片观察灯等。

四、实验试剂

10× TBE、1× TBE、溴酚蓝、二甲苯腈蓝 FF、去离子甲酰胺、丙烯酰胺、甲叉双丙烯酰胺、过硫酸铵(APS)、Tris、硼酸、EDTA-Na$_2$、甘油、TEMED、无水乙醇、蒸馏水、冰乙酸、甲醛、硝酸银、氢氧化钠和植物油等。

试剂配制：

1. 25% 聚丙烯酰胺母液　丙烯酰胺 12.25 g，甲叉双丙烯酰胺 0.25 g，加蒸馏水定容至 50 ml，溶解后，4 ℃保存。

2. 0.5 mol/L pH 8.0 EDTA-Na$_2$　EDTA-Na$_2$ 37.22 g，加蒸馏水定容至 200 ml，加热溶解后，加氢氧化钠调 pH 到 8.0，高温高压灭菌后使用，室温保存。

3. 10×TBE　Tris 108 g，硼酸 55 g，0.5 mol/L pH 8.0 EDTA-Na$_2$ 40 ml，加蒸馏水定容至 1 000 ml，加热溶解后，高温高压灭菌后使用，室温保存。

4. 10% 过硫酸铵（APS）　过硫酸铵 1 g，加蒸馏水定容至 10 ml，溶解后，4 ℃保存，保存时间为 1 周。

5. 胶液　25% 聚丙烯酰胺母液 32 ml，甘油 5 ml，10%APS 800 μl，10×TBE 10 ml，加蒸馏水至 100 ml，混匀后，4 ℃保存。

6. 2×DNA 上样缓冲液　溴酚蓝 0.008 g，二甲苯腈蓝 FF 0.008 g，去离子甲酰胺 10 ml，0.5 mol/L pH 8.0 EDTA-Na$_2$ 100 μl，溶解混匀后，4 ℃保存。

7. 固定液　蒸馏水 450 ml，无水乙醇 50 ml，冰乙酸 2.5 ml，室温保存，可重复使用。

8. 染色液　蒸馏水 500 ml，硝酸银 1 g，避光保存，可重复使用。

9. 显色液　蒸馏水 500 ml，氢氧化钠 3.75 g，甲醛 2.5 ml，室温保存，新鲜配制，使用一次。

五、实验流程

1. 清洗玻璃板　制备凝胶的玻璃板必须用泡沫海绵沾少许肥皂水或洗涤剂清洗，清洗后用自来水将洗涤剂冲洗干净，晾干备用。

2. 制备凝胶

（1）将平板玻璃和凹板玻璃平放于实验台上，分别均匀涂上少许植物油（便于凝胶与玻璃分离）。再将边条放置在平板玻璃两侧，将凹板玻璃放置在平板玻璃上，上下玻璃板对齐。

（2）用长尾夹将对齐的凹板和平板玻璃两端加紧，再用宽透明胶带密封底部。

（3）取配制好的聚丙烯酰胺胶液 5 ml，加入 40 μl 促凝剂 TEMED，混匀后缓慢向凝胶腔内注入，等待 10~20 分钟使胶完全凝固封住玻璃板底部。

（4）再取配制好的胶液 100 ml，加入 40 μl 促凝剂 TEMED，混匀后缓慢向凝胶腔内注入，注意不要产生气泡。注入高度距凹板下沿 2~3 mm 或与之平齐。

（5）向凝胶内插入相应的加样梳齿，梳齿端夹上长尾夹，用重物压上。平行放置 3~4 小时，待凝固。

3. 安装凝胶板

（1）将长尾夹和透明胶带去掉，小心拔出梳齿，冲洗加样孔。

（2）在垂直电泳槽下槽中加注 1×TBE 缓冲液，把制备好的凝胶胶板安装在垂直电泳槽上，凹形玻璃板朝向电泳槽。上槽中注入 1×TBE 缓冲液，液面高度要高过凹形玻璃板凹口底边 5~10 mm。

4. 加样

（1）取 96 孔板加入 10 μl 2×DNA 上样缓冲液和 10 μl 的待测样品混匀，再将 96 孔板封口。

（2）96 孔板放入 PCR 仪中 95 ℃变性 3 分钟，快速放置冰水混合物中 10 分钟。

（3）用移液器吸取一定量的样品溶液，加到凝胶样品孔内。动作要轻，不要破坏胶面，避免样品间相互污染。

5. 电泳　正确连接电泳槽的正负极，接通电泳仪，根据胶面大小和其他要求，选择好所需电压或电流进行电泳。

6. 银染法染色

（1）电泳完毕后，切断电源。取下凝胶板，打开凹形玻璃板取出凝胶。放入染色盘中加入 500 ml

固定液。将盘子放置于水平脱色摇床上固定 10 分钟。

（2）将固定液倒回存储瓶。在染色盘中用蒸馏水清洗两遍凝胶，加入 500 ml 染色液。再将染色盘放置于水平脱色摇床上染色 10 分钟。

（3）将染色液倒回存储瓶。在染色盘中用蒸馏水清洗两遍凝胶，加入 500 ml 显色液。再将染色盘放置于水平脱色摇床上，待凝胶上出现 DNA 条带后弃去显色液停止显色，清洗凝胶。

（4）放置在 X 线胶片观察灯上分析结果。

六、注意事项

1. 制备凝胶时涂抹植物油要均匀，涂抹到无油滴。灌胶时，注意胶中不要产生气泡。

2. 电泳时，要保持室温的稳定。

3. 配制显色液时先加蒸馏水，再依次加入氢氧化钠和甲醛，溶解充分并混合均匀。

4. 注意及时并如实做好实验记录。

———————————————————— 参 考 文 献 ————————————————————

[1] DUBEY P K, DUBEY S, MISHRA S K, et al. PCR-SSCP analysis of *MDGI* gene and its association with milk production traits in river buffalo (Bubalus bubalis). Res Vet Sci, 2017,115:307-309.

[2] GAO K, SONG Z, LIANG H, et al. Genetic analysis of the *ATP1B4* gene in Chinese Han patients with Parkinson's disease. Mol Biol Rep, 2014,41(4):2307-2311.

[3] KAKAVAS V K, PLAGERAS P, VLACHOS T A, et al. PCR-SSCP: a method for the molecular analysis of genetic diseases. Mol Biotechnol, 2008,38(2):155-163.

（虢 毅 邓 雄 徐洪波）

第四章

质粒载体克隆和转化

第1节 重组质粒构建

限制性内切酶和连接酶等工具酶的出现,极大地促进了分子生物学及基因工程等领域的发展。它们能将一个目的基因克隆连接至合适的表达载体中,使其能在相应的宿主中表达。理论上通过对表达载体及宿主进行选择几乎可以实现任意基因的克隆表达。限制性酶切、连接以及DNA纯化联合运用是构建重组质粒最常用且最重要的实验技术。本节主要介绍应用限制性内切酶和连接酶构建重组质粒的实验方法。

一、原理

限制性内切酶是生物体内的一类酶,它也是分子生物学实验操作中的一个基本工具。限制性内切酶是能通过特异性识别DNA特异序列并在识别位点或其周围切割双链DNA的一类酶。连接酶能催化两条双链DNA分子的互补黏性末端或平末端的5′磷酸基团与3′羟基形成磷酸二酯键,将两条双链DNA片段连接起来,实现DNA的体外重组。

二、实验目的

掌握DNA酶切和连接的基本原理和构建重组质粒的基本实验步骤。

三、实验器材

各种规格移液器(0.5~10 μl、10~100 μl、100 μl~1 ml)、各种规格 Tip(10 μl、200 μl、1 ml)、0.2 ml PCR 管、普通 PCR 仪、电热恒温水浴箱、微型离心机、冰盒、制冰机、电子天平和凝胶成像分析系统等。

四、实验试剂

限制性内切酶、T4 DNA 连接酶、质粒载体、目的基因片段和超纯水等。

五、实验流程

(一)限制性内切酶酶切

1. 配制酶切体系(表 2-13)用于酶切克隆目的片段及空白载体。

2. 克隆目的片段包括野生型或突变型片段,其中突变型片段一般由野生型通过定点设计含预定突变(单一突变、定点插入或缺失)的引物,经 PCR 扩增获得,突变引物由突变位点改变碱基或插入碱基加前后野生型序列的约 10 个碱基组成。对克隆目的片段及空白载体分别进行酶切,分别加入已经标记好的 0.2 ml PCR 管中。两管分别充分混匀后一般放入恒温水浴箱中 37 ℃酶切 1 小时或者参考说明书酶切 15 分钟 ~6 小时。酶切结束后取出冷却,再放入 PCR 仪 80 ℃变性 10 分钟使酶失活。

表 2-13　克隆目的片段和空白载体酶切体系成分表

试剂	克隆目的片段的酶切体系（剂量 / 体积）	空白载体酶切体系（剂量 / 体积）
DNA	1 μg	1 μg
10× 缓冲液	1 μl	1 μl
限制性内切酶 1	1 μl	1 μl
限制性内切酶 2	1 μl	1 μl
超纯水	X μl	X μl
总体积	10 μl	10 μl

3. 酶切产物用琼脂糖凝胶电泳分离,确定酶切成功,凝胶成像分析系统扫描记录实验结果。对已成功酶切的样品进行琼脂糖凝胶回收纯化。

（二）DNA 连接酶连接

1. 配制重组质粒的连接体系(表 2-14),根据加入载体 / 目的基因的摩尔质量比约 1∶2~5 换算出载体与目的基因应加入体积。

表 2-14　连接体系成分表

DNA 连接体系	体积 /μl
载体	X
目的基因片段	X
T4 DNA 连接酶	1
10× 缓冲液	1
超纯水	X
总体积	10

2. 冰上操作,按表 2-14 配方依次将各个组分加入 0.2 ml PCR 管中,充分混匀。置于 22 ℃环境下连接 30 分钟以上。

六、注意事项

1. 尽可能使用高质量的酶制剂。将酶拿出使用时应置于冰盒内,尽可能减少在外暴露时间,使用结束后迅速放回低温冰箱。

2. 底物 DNA 质量要好,纯度要高。

3. 实验中要注意操作,尽可能降低杂酶污染的可能,使用无酶耗材。

――――――――――――――― 参 考 文 献 ―――――――――――――――

[1] M.R. 格林 , J. 萨姆布鲁克 . 分子克隆实验指南 . 贺福初 , 译 . 4 版 . 北京 : 科学出版社 , 2017.
[2] 药立波 . 医学分子生物学实验技术 . 3 版 . 北京 : 人民卫生出版社 , 2014.
[3] 申煌煊 . 分子生物学实验方法与技巧 . 广州 : 中山大学出版社 , 2010.
[4] F.M. 奥斯伯 , R. 布伦特 , R.E. 金斯顿 , 等 . 精编分子生物学实验指南 . 金由辛 , 包慧中 , 赵丽云 , 等 , 译 . 5 版 . 北京 : 科学出版社 , 2008.

（邓 昊　杨志坚）

第2节　大肠埃希菌感受态细胞制备

大肠埃希菌感受态细胞（competent cells），是指大肠埃希菌生长过程中的某一阶段的培养物，只有这一生长阶段的大肠埃希菌才能成为转化的受体，能接受外源 DNA 而不将其降解。这时细胞表面正电荷增加，通透性增加，形成能接受外源 DNA 分子的受体位点。感受态形成后，细胞生理状态会发生改变，产生各种蛋白质和酶，负责供体 DNA 的加工和结合等。一般细菌中感受态细胞占极少数。而且，细菌的感受态是在短暂时间内发生的。为了把外源 DNA（重组质粒）引入大肠埃希菌，就必须先制备能吸收外源 DNA 分子的感受态细胞。本节主要介绍氯化钙法制备大肠埃希菌感受态细胞。

一、原理

目前，感受态细胞制备一般常用预冷的氯化钙处理细菌的方法制备，即用低渗氯化钙溶液在 0 ℃低温时处理处于对数期生长的细菌，此时细菌细胞膜的通透性会发生暂时性的改变，允许外源 DNA 分子进入的感受态细胞。制备出的感受态细胞暂时不用时，可加入总体积 15% 的无菌甘油于 –70 ℃保存，一般可保持活性半年，时间越长效果越差。

二、实验目的

掌握氯化钙法制备大肠埃希菌感受态细胞的原理和制备大肠埃希菌感受态实验操作步骤。

三、实验器材

各种规格移液器（0.5~10 μl、10~100 μl、100 μl~1 ml）、各种规格 Tip（10 μl、200 μl、1 ml）、离心管、核酸蛋白检测仪、恒温摇床、电热恒温培养箱、台式高速离心机、超净工作台、低温冰箱、恒温水浴锅和制冰机等。

四、实验试剂

LB 固体和液体培养基、50 mg/ml 氨苄西林储存液、含氨苄西林的 LB 固体培养基（将配好的 LB 固体培养基高压灭菌后冷却至 60 ℃左右，加入氨苄西林储存液，使其终浓度为 50 μg/ml，摇匀后铺板）、0.05 mol/L 氯化钙、含 15% 甘油的 0.05 mol/L 氯化钙和超纯水。

五、实验流程

（一）受体菌的培养

从 LB 平板上挑取新活化的大肠埃希菌 DH5α 单菌落，接种于 3~5 ml LB 液体培养基中，37 ℃下振荡培养 12 小时左右，直至细菌对数生长期。将该菌悬液以 1∶100~1∶50 的比例接种于 100 ml LB 液体培养基中，37 ℃振荡培养 2~3 小时至 $OD_{600}=0.5$ 左右。

（二）感受态细胞的制备

1. 将培养液转入 50 ml 离心管中，冰上放置 10 分钟，然后于 4 ℃下 3 000×g 离心 10 分钟。

2. 弃去上清，用预冷的 0.05 mol/L 的氯化钙 10 ml 轻轻悬浮细胞，冰上放置 15~30 分钟后，4 ℃下 3 000×g 离心 10 分钟。

3. 弃去上清，加入 4 ml 预冷含 15% 甘油的 0.05 mol/L 的氯化钙，轻轻悬浮细胞，冰上放置几分钟，即感受态细胞悬液。

4. 感受态细胞分装成 100 μl 的小份,贮存于 –70 ℃可保存半年。

六、注意事项

1. 细菌生长状态和密度 不要使用经过多次连续传代或储存于 4 ℃的培养菌,最好从 –70 ℃ 或 –20 ℃甘油保存的菌种中直接培养用于制备感受态细胞的菌液。细胞生长密度以刚进入对数生长 期时为好,可通过监测培养液的 OD_{600} 来控制。DH5α 菌株的 OD_{600} 为 0.5 时,细胞密度在 5×10^7 个 /ml 左右(不同的菌株情况有所不同)时比较合适。密度过高或不足均会影响转化效率。

2. 试剂的质量 所用的试剂,如氯化钙等均需是最高纯度的(优级纯试剂或分析纯试剂),并用超 纯水配制并灭菌,最好分装保存于干燥的冷暗处。

------------------------------- 参 考 文 献 -------------------------------

[1] M.R. 格林,J. 萨姆布鲁克 . 分子克隆实验指南 . 贺福初,译 . 4 版 . 北京:科学出版社,2017.
[2] 药立波 . 医学分子生物学实验技术 . 3 版 . 北京:人民卫生出版社,2014.
[3] 申煌煊 . 分子生物学实验方法与技巧 . 广州:中山大学出版社,2010.
[4] F.M. 奥斯伯,R. 布伦特,R.E. 金斯顿,等 . 精编分子生物学实验指南 . 金由辛,包慧中,赵丽云,等,译 . 5 版 . 北 京:科学出版社,2008.

(邬国军 邓 昊)

第 3 节 质粒转化大肠埃希菌及菌落 PCR 鉴定

转化(transformation)是将外源 DNA 分子引入受体细胞,使之获得新的遗传性状的一种手段,它是 微生物遗传、分子遗传和基因工程等研究领域的基本实验技术。本节主要介绍外源质粒 DNA 转化大 肠埃希菌和菌落 PCR 筛选鉴定转化体技术。

一、原理

氯化钙法是大肠埃希菌转化的常用方法之一。其原理是把细菌置于 0 ℃的氯化钙低渗溶液中, 细菌细胞会膨胀成球形。加入转化混合物,转化混合物中的 DNA 形成抗 DNase 的羟基-钙磷酸复合物 黏附于细菌细胞表面。经 42 ℃短时间热休克处理,促使细胞吸收 DNA 复合物,在丰富培养基上生长 45 分钟后,球状细胞复原并分裂增殖,质粒被转化到细菌中。重组子中基因得到表达,在选择性培养 基平板上,可筛选出所需的转化体。Ca^{2+} 处理的感受态细胞,其转化率一般能达到每微克质粒 DNA $(5\sim20) \times 10^6$ 个转化子,可以满足一般的基因克隆实验需要。为了筛选出转化后携带目的基因的细 菌,一般通过菌落 PCR 进行初步鉴定。

二、实验目的

掌握外源质粒 DNA 转入受体菌细胞技术和菌落 PCR 筛选转化体技术的基本概念、原理和基本操作。

三、实验器材

各种规格移液器(0.5~10 μl、10~100 μl、100 μl~1 ml)、各种规格 Tip(10 μl、200 μl、1 ml)、0.2 ml PCR

管、1.5 ml 离心管、冰盒、制冰机、超净工作台、电热恒温水浴锅、恒温摇床、生化培养箱和普通 PCR 仪等。

四、实验试剂

感受态细胞(大肠埃希菌 DH5α 菌株)、重组质粒(连接产物)、LB 液体培养基、含抗生素的 LB 平板培养基、TsingKe 2× T5 Super PCR Mix(Colony)试剂盒和超纯水等。

五、实验流程

(一)质粒转化

1. 从 –70 ℃取一管感受态细胞,在冰上融化(感受态细胞解冻一定要在冰上,解冻的感受态细胞颜色和未解冻的颜色很相似)。

2. 取适量质粒 DNA 或者连接反应液(2~5 μl)加到 50~100 μl 感受态细胞 DH5α(加入 DNA 的体积不能超过感受态细胞体积的 1/10),轻弹混匀后冰浴 30 分钟。

3. 将冰浴好的混合物(质粒和感受态细胞)放入 42 ℃水浴中,热休克 90 秒,再取出冰浴 2~3 分钟(此过程要保持静置,不能摇动 EP 管)。

4. 添加 600~800 μl 无抗性 LB 液体培养基(无菌操作台中操作),恒温摇床上 37 ℃ 200 r/min 摇 60 分钟。

5. 根据实验需要,吸取不同体积的复苏液均匀涂布到含相应抗生素的 SOB(Super Optimal Broth)培养基或 LB 平板培养基上,倒置于 37 ℃生化培养箱过夜培养,待长出针尖样克隆菌落则结束培养。

(二)筛选和鉴定重组质粒

1. 准备好实验所需 0.2 ml PCR 管,往 PCR 管中加入 10 μl 超纯水,每个管壁上编好相应菌落编号如 J1、J2、J3、J4、J5 和 J6 等。

2. 用 Tip 挑取大小适中、分布均匀的单个菌落加入已经准备好的 0.2 ml PCR 管中,在液体中来回吹打。准备好一批新的 0.2 ml PCR 管依次加入相应菌落 PCR 反应成分(表 2-15),管壁标记好对应菌落编号,充分混匀。

3. 将已经准备好的 PCR 管放入 PCR 仪中,设置好 PCR 条件(表 2-16)进行 PCR 扩增。

表 2-15 菌落 PCR 成分表

试剂	体积 /μl	终浓度 / 总量
2× T5 Super PCR Mix(Colony)	25	1×
正向引物(10 μmol/L)	2	0.4 μmol/L
反向引物(10 μmol/L)	2	0.4 μmol/L
模板 DNA(细菌溶液)	X	总量 <1 μg
超纯水	定容至 50	

表 2-16 菌落 PCR 扩增条件

步骤	温度 /℃	时间	循环数
预变性	98	2~3 min	1
变性	98	10 s	
退火	T_m+5	10 s	25~35
延伸	72	5~15 s/kb	
后延伸	72	2 min	1
保持	4~10	保持	

4. PCR 结束后获得的反应产物使用琼脂糖凝胶电泳检测,选择成功扩增的 PCR 产物进行测序验证。

5. 挑选 PCR 扩增检测出的菌落,可用于后续培养。

六、注意事项

1. 感受态细胞要保存在 −70 ℃,且保存时间不宜超过 6 个月,否则转化效率将降低。

2. 感受态细胞取出要在冰中融化,融化后立即加入预冷的质粒 DNA。

3. 把握好各操作步骤的时间,提前准备好相应的仪器和试剂,做到快而稳。

4. 实验过程操作轻柔,在无菌操作台中操作,避免污染。

5. 转化连接产物时需设置阴性对照。

-- 参 考 文 献 --

［1］M.R. 格林 , J. 萨姆布鲁克 . 分子克隆实验指南 . 贺福初 , 译 . 4 版 . 北京 : 科学出版社 , 2017.

［2］药立波 . 医学分子生物学实验技术 . 3 版 . 北京 : 人民卫生出版社 , 2014.

［3］申煌煊 . 分子生物学实验方法与技巧 . 广州 : 中山大学出版社 , 2010.

［4］F.M. 奥斯伯 , R. 布伦特 , R.E. 金斯顿 , 等 . 精编分子生物学实验指南 . 金由辛 , 包慧中 , 赵丽云 , 等 , 译 . 5 版 . 北京 : 科学出版社 , 2008.

（邓 昊　易银沙　杨志坚）

第五章

序 列 分 析

第1节 桑格-库森法测序

20世纪70年代英国科学家 Frederick Sanger 和 Alan R Coulson 建立了第一种直接测定 DNA 序列的方法——加减法。加法是将产物分成四份,每份反应体系加入 dATP、dGTP、dTTP 和 dCTP 中的一种 dNTP。在 DNA 聚合酶的外切酶活性作用下,相对应的 dNTP 的位置降解停止反应,这样所有的片段都是以所加的 dNTP 结尾,通过凝胶电泳推断出碱基序列。减法是将产物再分成四份,每份反应体系加入 dATP、dGTP、dTTP 和 dCTP 其中的三种 dNTPs。在聚合酶作用下,扩增片段可以合成下去。但在缺少 dNTP 的位置时,合成反应停止。可获得所缺少 dNTP 前一个位置为结尾的片段组,凝胶电泳推断出碱基序列。1977年又建立了更为简便精确的"双脱氧链终止法"测序技术,即桑格-库森法(Sanger-Coulson method)测序。可利用 DNA 聚合酶和双脱氧链终止来测定 DNA 核苷酸序列的方法。1987年,James M. Prober 等将琥珀荧光素分别与四种双脱氧核苷酸(ddNTP)终止物相连,使其产生四种不同的荧光。80年代中期利用激光聚焦荧光扫描检测装置等精密仪器和计算机技术,实现荧光自动测序技术,使 DNA 测序技术步入了自动化时代。90年代中期美国应用生物系统公司(Applied Biosystems Inc., ABI)利用集束化的毛细管电泳技术代替原有的电泳技术。通过电动注射的方式将样品和胶液自动注入毛细管中,在运行过程中无须人员参与,提高测序的效率,降低了错误率。ABI 测序仪开始广泛应用于基因组学研究。DNA 测序是一个基本工具,通过桑格-库森法测序,人类基因组计划完成了首个人类基因组图谱,Sanger 法测序是 DNA 测序技术的金标准。本节主要介绍桑格-库森法测序技术。

一、原理

在 DNA 聚合酶的作用下,根据碱基互补配对原则,延伸期间 dNTP 与 DNA 模板结合的引物 3′-羟基相结合产生 3′,5′-磷酸二酯键,同时会失去焦磷酸分子。新结合的 dNTP 又为下一步结合提供了 3′-羟基末端,与下一个 dNTP 连接会产生新的磷酸二酯键(图 2-23)。

双脱氧测序法在 DNA 聚合酶作用下以 2′,3′-双脱氧核苷酸(ddNTP)为底物,延伸期间结合到与 DNA 模板结合的引物或 DNA 3′端时,由于链上 3′-羟基的缺失,故核苷酸无法通过 5′-磷酸基团与之形成磷酸二酯键,导致 DNA 新链的延伸出现提前终止(图 2-24)。

在测序反应中加入 4 种 ddNTP,即可产生 4 种不同的反应。当按一定比例调整测序反应中 ddNTP 和 dNTP 含量,使部分引物延伸链分别终止于每个碱基在模板 DNA 上出现的位置。这种测序方式,每个延伸反应的产物是一系列长短不一的引物延伸链,它们都具有由复性引物所决定的固定的 5′端和终止于某一 ddNTP 的不定 3′端。

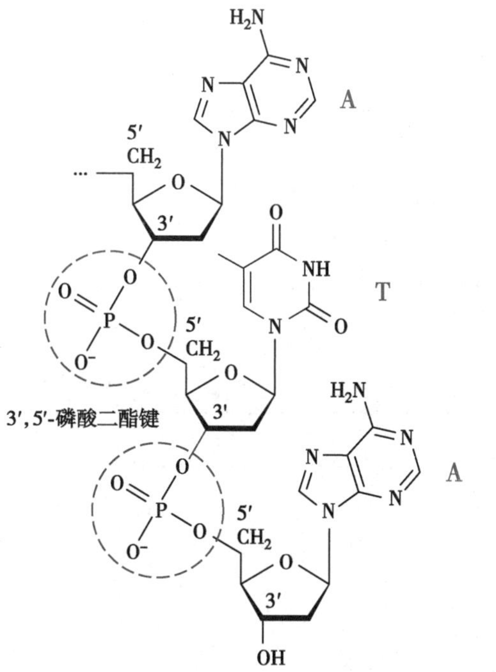

图 2-23 3′,5′-磷酸二酯键示意图

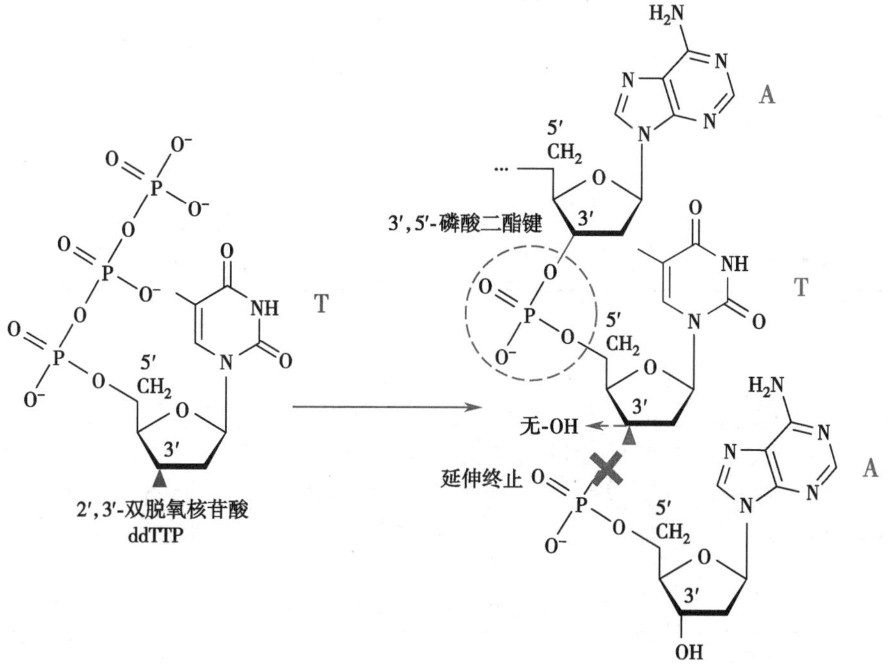

图 2-24 末端终止部位示意图

二、实验目的

掌握桑格-库森法测序技术的原理和操作步骤。

三、实验器材

各种规格移液器（0.5~10 μl、10~100 μl、100 μl ~1 ml）、各种规格 Tip（10 μl、200 μl、1 ml）、0.2 ml PCR 管、1.5 ml 离心管、PCR 仪、振荡器、电子天平、低速大容量离心机和 ABI 3500 型基因分析仪。

四、实验试剂

虾碱性磷酸酶（Shrimp Alkaline Phosphatase，SAP）、核酸外切酶Ⅰ（ExonucleaseⅠ，EXOⅠ）、EDTA-Na$_2$·2H$_2$O、氢氧化钠、NaAc·3H$_2$O、高纯去离子甲酰胺、冰乙酸、超纯水、无水乙醇、70% 乙醇和 Applied Biosystems BigDye® Terminator v3.1 循环测序试剂盒等。

试剂配制：

1. 0.5 mol/L EDTA（pH 8.0）试剂（表 2-17）。
2. 3 mol/L 乙酸钠（pH 5.2）试剂（表 2-18）。

表 2-17　0.5 mol/L EDTA（pH 8.0）配制方法

试剂	剂量和操作
EDTA-Na$_2$·2H$_2$O	37.22 g
超纯水	150 ml，加热至完全溶解
氢氧化钠	调整 pH 至 8.0
超纯水	定容至 200 ml

表 2-18　3 mol/L 乙酸钠（pH 5.2）配制方法

试剂	剂量和操作
NaAc·3H$_2$O	40.8 g
超纯水	40 ml，搅拌至完全溶解
冰乙酸	调整 pH 至 5.2
超纯水	定容至 100 ml

五、实验流程

1. 通过电泳选择浓度高且带型单一的 PCR 扩增产物，SAP 和 EXOⅠ试剂盒纯化 PCR 产物。在 96 孔板中按表 2-19 加入 PCR 产物纯化反应各组分，混合均匀，形成 10 μl 改良纯化反应体系（操作均需要在冰上进行）。然后在 PCR 仪中放入 96 孔板，纯化反应条件为：37 ℃ 120 分钟→80 ℃ 15 分钟→4 ℃保存备用。

表 2-19　PCR 产物纯化反应体系

试剂	体积 /μl
10×SAP 缓冲液	0.2
EXOⅠ（20 U/μl）	0.2
超纯水	0.3
SAP（SAP）	0.8
PCR 产物	8.5
总体积	10.0

2. 测序 PCR 扩增反应 使用 BigDye® Terminator v3.1 循环测序试剂盒进行 PCR 扩增反应。按引物：水 =1：8~10 的比例加入适量灭菌去离子水稀释测序引物（即 PCR 扩增用上游或下游引物）。逐一取纯化后 PCR 产物 2 μl，加至 96 孔板中，然后按表 2-20 所示，加入其他试剂，混合均匀，形成 10 μl 改良反应体系。将 96 孔板放置于 PCR 扩增仪中进行 PCR 扩增反应。PCR 反应步骤和条件为：96 ℃ 1 分钟→三步 PCR（96 ℃变性 30 秒→ 55 ℃退火 15 秒→ 60 ℃延伸 3 分钟）× 33 个循环→ 4 ℃条件下保存备用。PCR 产物测序反应体系如表 2-20 所示。

表 2-20 PCR 产物测序反应体系

试剂	体积 /μl
BigDye	0.50
引物（1 μmol/L）	1.00
BigDye 测序缓冲液（5 ×）	1.75
纯化的 PCR 产物（10 ng/μl）	2.00
超纯水	4.75
总体积	10.00

3. 测序 PCR 产物纯化（乙醇 /EDTA/ 乙酸钠法）

（1）将 1 μl 125 mmol/L EDTA 与 1 μl 3 mol/L 乙酸钠混合液加入 96 孔板中。

（2）再向 96 孔板每孔中加入无水乙醇 25 μl，用铝箔将 96 孔板密封，振荡 4 次使 96 孔板中溶液混合均匀，室温下放置 15 分钟。

（3）在离心机中放入 96 孔板，配平离心机，离心 30 分钟（2 800 × g），离心结束后，将 96 孔板立即倒置。再次离心至 185 × g 时停止离心，共计 1 分钟。

（4）离心结束后，向 96 孔板每孔中加入 70% 乙醇 35 μl，将 96 孔板置于低温离心机中，配平离心机，4 ℃离心 15 分钟（1 650 × g），离心结束后，将 96 孔板立即倒置。再次离心至 185 × g 时停止离心，共计 1 分钟。重复该步骤 1 次。

（5）然后将 96 孔板于室温条件下放置，待 70% 乙醇完全挥发后，向 96 孔板每孔中加入 10 μl 高纯去离子甲酰胺（highly deionized-formamide, Hi-Di™ formamide），使 gDNA 溶解；用铝箔密封 96 孔板后于 4 ℃保存备用。

（6）待 gDNA 完全溶解后，将 96 孔板放置于 96 ℃条件下变性 5 分钟，然后将 96 孔板立即置于冰中冷却 15 分钟，待样品完全冷却后，上机电泳。

4. 桑格 - 库森法测序和测序结果分析 运用 ABI 3500 型基因分析仪对纯化后测序 PCR 扩增产物进行测序分析，得到测序结果。运用 DNAStar 序列软件分析检测结果，将测序结果与候选基因标准参考序列比对，确定有无候选基因变异。

六、注意事项

1. 测序反应中只需加一个引物，为防止加样过程中试剂损耗，需超量配制体系。

2. PCR 产物测序反应体系总体积是 10 μl，防止 PCR 过程中试剂的蒸发，应使用密封性好的扩增管。

3. 测序 PCR 产物进行乙醇 /EDTA/ 乙酸钠法纯化的目的是去除测序体系中除目标单链核酸片段以外的杂质。

4. EDTA 是金属离子螯合剂，能与测序 PCR 反应中的离子相结合从而去除离子。在水中溶解性小，长期使用容易溢出，需常更换新的 EDTA 溶液。

5. 切勿中途强行停止基因分析仪，否则会导致严重机械故障，因此运行前一定要仔细检查确认耗材的用量是否满足当次运行的要求以及仪器运行状态。

───────────── 参 考 文 献 ─────────────

[1] FU Y, ZENG Y, CHEN T, et al. Characterization and clinical significance of natural variability in hepatitis B virus reverse transcriptase in treatment-naive Chinese patients by Sanger sequencing and next-generation sequencing. J Clin Microbiol, 2019,57(8):e00119-19.

[2] XIANG Q, YUAN L, CAO Y, et al. Identification of a heterozygous mutation in the *TGFBI* gene in a Hui-Chinese family with corneal dystrophy. J Ophthalmol, 2019,2019:2824179.

[3] XIAO H, YUAN L, XU H, et al. Novel and recurring disease-causing *NF1* variants in two Chinese families with neurofibromatosis type 1. J Mol Neurosci, 2018,65(4):557-563.

[4] PARK J, JANG W, CHAE H, et al. Comparison of targeted next-generation and Sanger sequencing for the *BRCA1* and *BRCA2* mutation screening. Ann Lab Med, 2016,36(2):197-201.

[5] YUAN L, DENG X, SONG Z, et al. Genetic analysis of the *RAB39B* gene in Chinese Han patients with Parkinson's disease. Neurobiol Aging, 2015,36(10):2907.e11-2907.e12.

[6] 周春燕, 冯作化. 医学分子生物学. 2 版. 北京：人民卫生出版社, 2014.

[7] 胡维新. 医学分子生物学. 北京：科学出版社, 2007.

（邓 雄　邓 昊）

第 2 节　TA 克隆法测序

　　TA 克隆又称为 T-载体克隆，是基因工程研究中基本的操作之一，是利用 *Taq* DNA 聚合酶特性将 PCR 产物高效克隆的方法。该实验可分为 9 个步骤：PCR、PCR 扩增产物检测、PCR 产物纯化、PCR 扩增产物与质粒载体连接、重组质粒的转化、重组质粒的筛选、菌落的再次培养、质粒 DNA 小量提取和桑格-库森法测序。

　　TA 法克隆 PCR 扩增片段时使用不同 DNA 聚合酶，会出现 2 种情况：①使用 *Taq* DNA 聚合酶，在 PCR 扩增循环结束后，延伸过程中，*Taq* DNA 聚合酶可以在扩增产物的 3′ 末端加上腺苷残基（A），这种 PCR 产物回收纯化后可以和 T 载体直接连接。②使用高保真的 DNA 聚合酶，其不能在扩增产物的 3′ 末端加上 A，得到的 DNA 序列为钝端，需要在回收纯化后进行加 A。通常是以 PCR 回收产物为模板，加上一定量的普通 *Taq* DNA 聚合酶和反应液，加入 dATP 后 PCR 延伸，使扩增产物的 3′ 末端加上 A，再用于 TA 克隆。本节主要介绍 TA 克隆法测序技术。

一、原理

　　TA 克隆法利用 *Taq* DNA 聚合酶固有的末端转移酶活性功能进行克隆。这种酶在双链扩增产物的 3′ 端各自动添加一个单一的突出腺苷残基（A）尾，在连接酶作用下，能与每个 3′ 末端突出含有胸苷残基（T）的 T 载体互补配对并连接，构建成环状质粒（图 2-25），进而通过转化细菌、质粒扩增和形成克隆进行筛选。TA 克隆法的优点是无须使用含限制酶序列的引物，无须把 PCR 产物做平端处理和加接头处理，可直接进行克隆。

二、实验目的

　　掌握 TA 克隆法测序技术的原理和操作步骤。

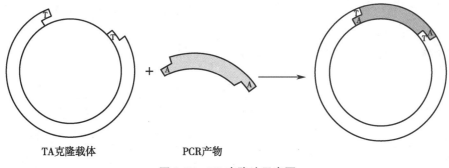

TA克隆载体　　　　　PCR产物

图 2-25　TA 克隆法示意图

三、实验器材

各种规格移液器（0.5~10 μl、10~100 μl、100 μl~1 ml）、各种规格 Tip（10 μl、200 μl、1 ml）、0.2 ml PCR 管、1.5 ml 离心管和 50 ml 离心管、超净工作台、低温冰箱、恒温水浴锅、恒温摇床、电热恒温培养箱、台式高速离心机、PCR 仪、制胶板、水平式电泳槽、电泳仪和电子天平等。

四、实验试剂

超纯水、模板 DNA、*Taq* DNA 聚合酶（5 U/μl）、配套 PCR 扩增缓冲液（10×）和氯化镁（25 mmol/L）、dNTPs 混合物（2 mmol/L，每个）、特异引物（10 μmol/L）、Omega 公司凝胶回收试剂盒（Gel Extraction Kit，D2500）、Omega 公司质粒小量提取试剂盒 II（Plasmid Mini Kit II，D6945）、TsingKe 2× T5 Super PCR Mix（Colony）试剂盒、pClone007 Versatile Simple Vector Kit 试剂盒、5α 化学感受态细胞（Chemically Competent Cell）试剂盒、LB 液体培养基、50 mg/ml 氨苄西林储存液、含氨苄西林的 LB 平板培养基、琼脂糖和 1× TAE 缓冲液等。

五、实验流程

1. 聚合酶链反应

（1）PCR 反应液的配制（表 2-21）。

配制反应液前，请充分混匀各试剂。冻结的试剂请完全解冻混匀后再使用。

表 2-21　PCR 反应液的配制

试剂	体积 /μl（总量）
10× *Taq* 缓冲液	5.00
氯化镁（25 mmol/L）	3.00
dNTPs（2 mmol/L，每个）	5.00
Taq DNA 聚合酶（5 U/μl）	0.25
正向引物（10 μmol/L）	2.00
反向引物（10 μmol/L）	2.00
模板 DNA	1.00（<1 μg）
超纯水	31.75
总体积	50.00

（2）将已加入配制好混合液的 PCR 管放入 PCR 扩增仪，设置 PCR 反应条件（表 2-22）。

2. PCR 扩增产物检测

琼脂糖凝胶制备和电泳，其中 2% 琼脂糖凝胶配方见表 2-23。

表 2-22　PCR 反应条件

步骤	温度 /℃	时间
预变性	95	3 min
25~35 个循环	95	30 s
	T_m-5	30 s
	72	1 min/kb
后延伸	72	5 min
保持	4	保持

表 2-23　2% 琼脂糖凝胶配方

试剂	剂量 / 体积
1 × TAE 缓冲液	50 ml
琼脂糖	1 g

微波炉高火 90 秒，透明即可。冷却至 60~70 ℃加 EB 溶液 5~10 μl，摇匀，倒入胶槽中，不要出现气泡。

待胶凝固后，取出凝胶放入电泳槽中。倒入 1 × TAE 缓冲液，漫过凝胶上端。恒压 100 V 电泳 20 分钟左右，凝胶成像分析系统观察片段大小，拍照记录。

3. PCR 扩增产物纯化

使用 Omega 公司 Gel Extraction Kit 试剂盒（D2500）进行 PCR 扩增产物回收纯化。实验前按说明书使用无水乙醇对 SPW wash buffer 进行稀释，稀释后室温保存。Binding buffer（XP2）为黄色时表示 pH≤7.5。凝胶中 PCR 扩增产物回收纯化步骤如下：

（1）当所需 DNA 片段完全分离时，转移凝胶至紫外灯下，尽可能快地把所需的 DNA 片段切下来。注意切胶时尽量把多余的凝胶切去，DNA 暴露在紫外灯下不能超过 30 秒。

（2）将带有目的片段的凝胶块转移至 1.5 ml 离心管（离心管已进行称重）中，称重得出凝胶块的重量，近似确定其体积。假设其密度为 1 g/ml（几乎所有 DNA 凝胶的密度都可以为 1 g/ml），于是凝胶块的体积便可通过如下方法得到：如凝胶薄片的重量为 0.2 g，则其体积为 0.2 ml。加入等体积的 Binding buffer（XP2），在 60 ℃水浴中温浴 7 分钟或至凝胶完全熔化，每 2~3 分钟振荡或涡旋混合物。需注意在凝胶完全熔化后，观察凝胶与 Binding buffer 混合物的 pH。如果其 pH 大于 8，DNA 纯化产物的产量将会大大减少。观察混合物的颜色，如果是橙色或红色，则要加入 5 μl 浓度为 5 mol/L，pH 为 5.2 的乙酸钠，以调低其 pH。经过这一调节，该混合物的颜色将恢复为正常的浅黄色。

（3）取一个 HiBind® DNA mini 结合柱装在一个 2 ml 收集管内。

（4）将步骤（2）获得的含 DNA 的溶液全部转移至 HiBind® DNA mini 结合柱中。室温下 10 000 × g 离心 1 分钟。弃去收集管中的滤液，将结合柱套回 2 ml 收集管内。如果待过滤液体的体积超过 700 μl，一次只能转移 700 μl 至 HiBind® DNA mini 结合柱中，余下的可继续重复上述步骤，直至所有溶液都经过 HiBind® DNA mini 结合柱。每一个 HiBind® DNA mini 结合柱都有一个极限为 25 μg DNA 的吸附能力。如果预期产量较大，则把样品分别加到合适数目的 HiBind® DNA mini 结合柱中。

（5）弃收集管中的滤液，将 HiBind® DNA mini 结合柱套回 2 ml 收集管内。转移 300 μl Binding buffer（XP2）至结合柱中。室温下，13 000×g 离心 1 分钟，弃滤液。

（6）将 HiBind® DNA mini 结合柱套回 2 ml 收集管内。转移 700 μl SPW wash buffer（已用无水乙醇稀释）至 HiBind® DNA mini 结合柱中。室温下 13 000×g 离心 1 分钟，弃滤液。

（7）重复步骤（6）。

（8）将 HiBind® DNA mini 结合柱套回 2 ml 收集管内。室温下 13 000×g 离心 2 分钟，以甩干 HiBind® DNA mini 结合柱基质残余的液体。

（9）将 HiBind® DNA mini 结合柱装在一个干净 1.5 ml 离心管上，加入 15~30 μl（具体体积取决于预期的终产物浓度）的 Elution buffer 或 TE 缓冲液到 HiBind® DNA mini 结合柱的基质上，室温放置 2 分钟，13 000×g 离心 1 分钟以洗脱 DNA。第一次洗脱可以洗出 70%~80% 的结合 DNA。如果再洗脱一次的话，可以把残余的 DNA 洗脱出来，但浓度就会降低。

4. PCR 扩增产物与质粒载体连接操作

使用 pClone007 Versatile Simple Vector Kit 试剂盒进行 PCR 扩增产物与质粒载体连接操作（表 2-24 和表 2-25）。

其中 PCR 产物片段用量如表 2-26 所示。

表 2-24　10 μl 连接反应体系

试剂	体积 /μl
5× pClone007 versatile simple vector mix	2
PCR 产物	X
超纯水	定容至 10

表 2-25　PCR 产物连接条件

步骤	温度 /℃	时间 /min
连接反应	22~30（室温）	1~5

表 2-26　PCR 产物片段用量

PCR 产物大小 /bp	用量 /ng
100~1 000	10~50
1 000~2 000	50~100
2 000~5 000	100~200

5. 重组质粒的转化

使用 5α 化学感受态细胞试剂盒进行快速转化。

（1）连接结束后吸取 10 μl 已经连接好的混合液，加入 100 μl 冰上融化的感受态细胞中，充分混匀，混匀时动作轻柔（连接后混合液体积不大于感受态细胞的十分之一）。

（2）冰上放置 5 分钟，取出放入 42 ℃水浴锅中 45 秒（热激），马上转入冰上 2 分钟（动作轻柔避免剧烈晃动）。

（3）加入无抗性 LB 液体培养基 500 μl，放入恒温摇床中，37 ℃下 220 r/min 摇 45 分钟 ~1 小时（根据实际情况适当延长时间）。

（4）吸取 60 μl 上述液体把培养基均匀涂抹在含氨苄西林的 LB 平板培养基上，在生化培养箱中

37 ℃过夜培养,待长出针尖样克隆菌落结束培养。

6. 重组质粒的筛选

（1）准备好实验所需 0.2 ml PCR 管,往管中加入 10 μl 双蒸水,每个管壁上编好相应菌落编号,如 J1、J2、J3、J4、J5 和 J6 等。

（2）用 Tip 挑取白色分布均匀的单个菌落,加入已经准备好的 0.2 ml PCR 管中,在液体中来回吹打。准备好一批新的 0.2 ml PCR 管,按表 2-27 依次加入相应组分,进行 PCR 扩增验证。管壁标记好对应菌落编号,充分混匀。

（3）将已经准备好的 PCR 管放入 PCR 仪中,扩增鉴定,按表 2-28 条件设置好 PCR 条件。

表 2-27　菌落 PCR 扩增体系

试剂	体积 /μl
2 × T5 Super PCR Mix（Colony）	25
正向引物（10 μmol/L）	2
反向引物（10 μmol/L）	2
模板 DNA（细菌溶液）	1
超纯水	定容至 50

表 2-28　菌落 PCR 扩增反应条件

步骤	温度 /℃	时间
预变性	98	2~3 min
30~35 个循环	98	10 s
	T_m+5	10 s
	72	5~15 s/kb
后延伸	72	2 min
保持	4~10	保持

（4）PCR 结束后,反应产物用 2% 琼脂糖凝胶电泳检测。

（5）挑选 PCR 扩增检测出菌落。

7. 菌落的再次培养

在无菌操作台上操作,使用前开启紫外灯照射 30 分钟。

（1）在 50 ml 离心管中加入 35 ml 高温高压灭菌 LB 液体培养基,加入 1/1 000 抗生素（不大于培养基千分之一）,加入 10 μl PCR 扩增出来的菌落悬液。

（2）恒温摇床上 37 ℃ 220 r/min 放置 16~24 小时,培育细菌。

（3）培育结束后吸取 900 μl 菌液加入 100 μl 甘油混匀,放入 –80 ℃冰箱保存。

8. 质粒 DNA 小量提取

使用 Omega 公司 Plasmid Mini Kit II 试剂盒（D6945）,进行质粒 DNA 小量提取实验。

（1）取出含菌液 50 ml 离心管,放入离心机中配平,3 000×g 离心 10 分钟,弃去大部分上清液。用移液器轻轻打散,转移沉淀至 1.5 ml 离心管中,10 000×g 离心 10 分钟,弃去上清液。

（2）室温下离心机中 5 000×g 离心 1 分钟收集细菌菌体,弃培养基。

（3）加入 500 μl Solution I/RNase A 混合液,涡旋振荡使细胞完全重悬（完全重悬对于获得良好提取结果至关重要）。

（4）将上清液转移到新的 1.5 ml 离心管中，加入 500 μl Solution Ⅱ，轻轻颠倒混匀数次（此操作避免剧烈混匀裂解液，否则可能会使染色体 DNA 断裂）。若有必要可静置 2~3 分钟，裂解反应不宜超过 5 分钟。

（5）加入 700 μl Solution Ⅲ，温和颠倒数次至形成白色絮状沉淀（在加入 Solution Ⅲ 后应立即将溶液彻底混匀，避免只有局部出现沉淀）。

（6）室温下离心机中 13 000×g 离心 10 分钟。

（7）将 HiBind® DNA mini 结合柱套入到 2 ml 收集管中。转移 700 μl 上清液至 HiBind® DNA mini 结合柱中，注意避免转移沉淀物，室温下 13 000×g 离心 1 分钟，弃滤液。

（8）将 HiBind® DNA mini 结合柱套回到 2 ml 收集管中，重复步骤（7），直至将所有上清液转移过柱。

（9）将 HiBind® DNA mini 结合柱套回到 2 ml 收集管中，加入 500 μl 已用异丙醇稀释的 HBC buffer，室温下 13 000×g 离心 1 分钟，弃滤液。

（10）将 HiBind® DNA mini 结合柱套回到 2 ml 收集管中，加入 700 μl DNA wash buffer（DNA wash buffer 在使用前必须按照说明书加入无水乙醇稀释）。室温下至离心机中 13 000×g 离心 1 分钟，弃滤液。

（11）重复步骤（10），再次加入 700 μl DNA wash buffer 洗涤。

（12）将 HiBind® DNA mini 结合柱套回到 2 ml 收集管中，13 000×g 离心 2 分钟以甩干结合柱基质。

（13）将 HiBind® DNA mini 结合柱套入到新的 1.5 ml 离心管中，加入 80~100 μl Elution buffer 到结合柱基质中，静置 2 分钟，至离心机中 13 000×g 离心 2 分钟，洗脱出构建好的质粒（HiBind® DNA mini 结合柱上洗脱质粒的效率取决于酸碱度）。如果使用超纯水洗脱，请确保 pH 约为 8.5。一次可洗脱大约 70% 的质粒，也可将残留的质粒进行二次洗脱，但会降低产物浓度。

9. 取洗脱的质粒进行桑格-库森法测序分析。

六、注意事项

1. 琼脂糖凝胶电泳分离 DNA 片段，任何类型或等级的琼脂糖都可以使用。我们强烈建议使用新鲜的 TAE 缓冲液作为电泳缓冲液。不要重复使用电泳缓冲液，否则会因其 pH 的升高而减少产量。新鲜的 TBE 缓冲液也可以用，但只能得到较低的产量。

2. 克隆连接反应结束后放在室温 2 小时之内转化即可，不能放在冰上或冰箱里，低温将影响转化效率。

3. 切胶回收纯化时，建议在波长 365 nm 紫外条件下切胶，切胶时间不宜超过 5 分钟。勿用短波 254 nm 紫外条件下切胶，易造成 DNA 不可修复的损伤。

4. 引物合成存在一定的碱基缺失，克隆也存在一定的突变概率，引物合成质量不好时，应重新设计引物。出现其他突变克隆时也应重新挑选菌液克隆。

------------------------------ 参 考 文 献 ------------------------------

［1］ZHOU M Y, GOMEZ-SANCHEZ C E. Universal TA cloning. Curr Issues Mol Biol, 2000,2(1):1-7.

［2］M.R. 格林, J. 萨姆布鲁克. 分子克隆实验指南. 贺福初, 译. 4 版. 北京: 科学出版社, 2017.

［3］胡维新. 医学分子生物学. 北京: 科学出版社, 2007.

（虢　毅　邓　昊　邓　雄）

第3节　Chromas 序列查阅

对于桑格-库森法测序等获得的 AB1 文件需要使用特定软件才能打开并查看峰图。Chromas 是一款简单实用的基因测序峰图查阅软件。通过该软件,用户可对基因数据的变化进行监控测量,采用峰图的转换模式对基因变化的点、线和区域进行直观的查阅分析,有效地检测基因数据的序列变化。Chromas 软件支持打开 ABI 或 AB1 格式的文件,可查阅序列和查看彩图,可快速完成基因测序峰图制作。本节主要介绍使用 Chromas 软件进行基因测序峰图查阅。

一、原理

Chromas 软件功能主要是查看基因测序峰图文件:可打开(Open)和保存(Save/Save As)ABI(.abi 和 .ab1)格式色谱图和施塔登色谱图(Staden chromatogram,SCF)文件;打印(Print)色谱图,包含缩放或适合一页的选项以及打印为文件;以纯文本或 FASTQ 格式导出(Export)序列;将序列以纯文本或 FASTQ 格式复制(Copy Sequence)到剪贴板,以粘贴到其他软件(如记事本和 Word 文档)中;对原始序列进行反转和补充(Reverse+Complement);查找(Find)指定序列(包括查找"N"和"Redundant")。该软件使用户能更便捷和高效地查阅和制作测序峰图。

二、实验目的

掌握使用 Chromas 软件查看序列的方法。

三、实验流程

1. 打开 Chromas 软件(Version 2.01)进入图 2-26 页面,点击左上角的菜单里的"File",再点击"Open..."选择所要打开的文件(图 2-27),出现峰形图。菜单上的左右滑动键可调整峰的宽度,左侧的上下滑动键可调整峰的高度(图 2-28)。

2. 正向引物测序可直接读图,如果是反向引物测序,则需点击左上角菜单中"Edit"中选择"Reverse+Complement"来给序列做反向互补,然后再看序列。

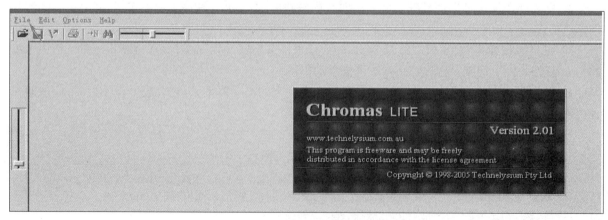

图 2-26　Chromas 软件初始打开界面

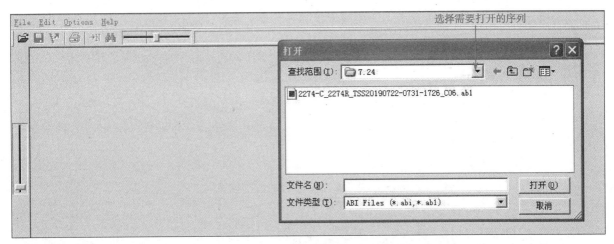

图 2-27 Chromas 查找打开文件界面

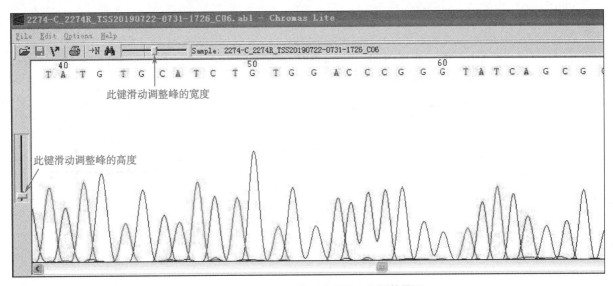

图 2-28 Chromas 序列峰图展示和调整界面

3. 可以选取菜单栏上的"Edit"中的"Copy Sequence"命令来复制整个序列,"Plain Text"可把序列复制为纯文本形式,"FASTA Format"可把序列复制为 FASTA 格式,然后把内容粘贴到文本编辑器(如记事本)中。

4. 还可选择"File"中的"Export..."或直接单击工具栏上的"Export"图标来导出文件,导出文件时可以选两种不同的格式:"Line"和"FASTA",分别导出为 SEQ 和 FA 文件,均可用"记事本"打开,分别为纯文本形式序列或 FASTA 格式序列。

5. 使用 Chromas 软件查阅测序峰图的常见情况:

(1)高背景和不识别:"N"表示无法判断的位点,可表示发生突变、杂合或其他情况,具体情况需要人工进行排查。可通过"Next"图标进行搜索,依次排查情况。对于高荧光背景可能影响峰图判断,要求模板 PCR 产物纯化后再上机检测。

(2)杂合突变:通常为套峰(一个位置有高度一致或有高低差别的两个峰),表示模板中同一位点包含两种碱基。如为突变型纯合子只能与参考序列比对后才能识别。

(3)移码突变:通常包括插入和缺失突变,不同于杂合突变的单个套峰(单核苷酸突变),峰图中出现大量连续套峰(具体与突变和参考序列有关)。需要对两组序列人工识别,与参考序列比对后查出具体突变位点和突变情况,或进行克隆后测序。

（4）机器误读：在序列起始部分由于染料干扰和迁移率等因素，可能出现较多的碱基误判情况，如峰图清晰，可人为进行校正修改。

四、注意事项

1. 测序结果前后不准确，进行序列评判分析时应注意识别或忽略。

2. 利用 "Print" 功能可导出峰图的 PDF 格式文件，可进一步结合 Adobe Photoshop 等软件绘制符合要求的测序峰图。

------------- 参 考 文 献 -------------

[1] CHEN X, DENG S, XU H, et al. Novel and recurring *NOTCH3* mutations in two Chinese patients with CADASIL. Neurodegener Dis, 2019,19(1):35-42.

[2] FU Y, ZENG Y, CHEN T, et al. Characterization and clinical significance of natural variability in hepatitis B virus reverse transcriptase in treatment-naive Chinese patients by Sanger sequencing and next-generation sequencing. J Clin Microbiol, 2019,57(8):e00119-19.

[3] HUANG X, GUO Y, XU H, et al. Identification of a novel variant in the *EVC* gene in a Chinese family with Ellis-van Creveld syndrome. Mol Genet Genomic Med, 2019,7(9):e885.

[4] PARK J, JANG W, CHAE H, et al. Comparison of targeted next-generation and Sanger sequencing for the *BRCA1* and *BRCA2* mutation screening. Ann Lab Med, 2016,36(2):197-201.

（虢 毅　邓 昊　徐洪波）

第六章

真核细胞中导入基因

第1节 磷酸钙法转染真核细胞

1973 年 Graham 等发现在磷酸钙的存在下通过病毒 DNA 转染哺乳动物,可以实现基因在细胞中瞬时表达。293 细胞如人胚胎肾 293(human embryonic kidney 293, HEK293)或 HEK293T 细胞,是最适合磷酸钙法转染的一种细胞,优化条件后转染效率可以高达 90% 以上,通常也易达到 40%~50% 左右的转染效率。常见的大多数细胞如人宫颈癌细胞(海拉细胞)和中国仓鼠卵巢细胞(Chinese hamster ovary cell, CHO 细胞)等也都适合磷酸钙法转染,但效率比 293 细胞略低。通常质量好且无污染的 pEGFP 质粒可以稳定转染 50% 以上细胞。磷酸钙共沉淀法转染成本低廉,对细胞无明显毒性,可稳定表达"外源"质粒基因,形成稳定表达细胞系。本节主要介绍磷酸钙法稳定转染真核细胞。

一、原理

转染指把外源的重组子,如质粒、重组病毒和 siRNA(small interfering RNA,干扰小 RNA)等转入真核细胞中并执行其生物学功能的过程。外源质粒很难自发地转入宿主细胞中,当核酸与磷酸钙共同形成沉淀时,转染效率能显著提高。细胞通过内吞作用,把细微的沉淀转入细胞内吞小体或溶酶体中。一些沉淀会从内吞小体或溶酶体中释放到细胞质,再移至细胞核。通常会有 50% 的细胞能瞬时表达转染的基因,但外源基因整合到细胞基因组中的效率会低几个数量级。最好的情况下,10^3 个细胞中会有 1 个稳定表达细胞。通过质粒自己携带的抗性(如 neo^+ 抗 G418),进行稳定细胞系筛选。研究基因过表达和沉默的效应时,基因过表达量和沉默效率需要严格控制,可以通过筛选多个稳定表达细胞株,确定一株表达量/干扰率合适的细胞进行后续的实验研究。

二、实验目的

掌握磷酸钙法转染真核细胞的基本原理和基本实验操作步骤。

三、实验器材

各种规格移液器(0.5~10 μl、10~100 μl、100 μl~1 ml)、各种规格 Tip(10 μl、200 μl、1 ml)、6 孔板、超净工作台、二氧化碳培养箱、涡旋振荡器、核酸蛋白检测仪、倒置显微镜和荧光显微镜等。

四、实验试剂

真核细胞、碧云天磷酸钙法细胞转染试剂盒(C0508)、TE 缓冲液、磷酸盐缓冲液(PBS)、遗传霉素(G418)、质粒 DNA 和细胞培养基等。

五、实验流程

（一）瞬时转染

1. 贴壁细胞

（1）将细胞培养于培养皿或培养板内,通常在铺板后 1~2 天内长到 70%~80% 汇合度为宜。后续操作均按 6 孔板内一个孔进行说明（如果是大小不相同的培养器皿,需自行换算）。

（2）在转染前 30~60 分钟,吸去细胞培养液,加入新鲜的不含抗生素的完全培养液 2 ml。转染时最好使用新鲜配制且 pH 经过精心调校的培养液。转染用的培养液可以在配制后分装冻存,使用时再解冻。

（3）取 2~6 μg 转染的质粒 DNA（质粒溶液总体积不宜超过 20 μl）,加入到 100 μl 氯化钙溶液中,混匀。

（4）把质粒 DNA-氯化钙溶液加入到 100 μl BBS 溶液中,混匀,室温孵育 10~20 分钟（此时不会产生可见的沉淀）。

（5）将质粒 DNA-氯化钙-BBS 混合物均匀滴加到整个 6 孔板内。在含 5% CO_2 的 37 ℃二氧化碳培养箱内培养。

（6）依据实验要求和磷酸钙对于不同细胞的毒性不同,在 4~16 小时后轻轻晃动培养板数次以充分悬浮一些磷酸钙沉淀。吸去含磷酸钙沉淀的培养液,加入 2 ml 新鲜的完全培养液,继续培养。

（7）通常在转染约 24 小时后就可以检测到转染基因的表达。

2. 悬浮细胞

（1）离心收集悬浮细胞,用 PBS 洗涤一次。

（2）每 10^6 个细胞的沉淀,用 100 μl 质粒 DNA-氯化钙-BBS 混合物重新悬浮,室温放置 20 分钟。

（3）在一个 6 孔板孔内加入 2 ml 完全培养液,然后加入来自上一步的细胞-质粒 DNA-氯化钙-BBS 混合物,混匀。

（4）在含 5% CO_2 的 37 ℃二氧化碳培养箱内培养。

（5）依据实验要求和磷酸钙对于不同细胞的毒性不同,在 4~16 小时后离心收集细胞,用 PBS 洗一次,然后用 2 ml 完全培养液重新悬浮细胞,继续培养。

（6）通常在转染约 24 小时后就可以检测到转染基因的表达。

（二）G418 稳定细胞系筛选流程

1. 选择带有 neo+ 抗性载体,比如 pEGFP 系列。

2. 氯化钙法 / 脂质体法 / 电穿孔法等转染。

3. 检测转染效率和细胞存活状况（达到 10% 以上）。如果有荧光标记蛋白,可通过融合荧光标记蛋白或者 1 : 10 共转染荧光标记蛋白来确定转染效率。

4. 24 小时后,细胞传代,35 mm 小皿内种植约 5×10^5 个转染阳性细胞。

5. 24 小时后,先使用 200 μg/ml 的 G418 进行筛选,根据细胞具体生长情况再决定下一步筛选。也可以进行 200 μg/ml 及 400 μg/ml 两组同时进行筛选,稳定培育约 1 周后观察细胞生存状态,如果未见明显细胞死亡,浓度增加到 800 μg/ml 约 1 周后观察细胞生存状态,如果未见明显细胞死亡,维持浓度 800 μg/ml,持续用药。

6. 持续加 G418,约一周换一次培养液,大约三周后出现大规模死亡,之后约 3 天换一次液。

7. 大约第 5 周,出现部分阳性的"克隆岛"。

8. 此时可直接荧光显微镜下使用 200 μl Tip 进行克隆挑取并转移至新的 35 mm 小皿,对细胞进行稀释,在 96 孔板内转移单个细胞,直到培养出单克隆细胞。

9. 大量培养后,即可用于蛋白质印迹法或免疫沉淀法检测各扩增克隆的蛋白表达量或 RNA 干扰效率。

六、注意事项

1. 转染时,应将质粒 DNA-氯化钙溶液加入到 BBS 溶液中,不要将 BBS 溶液加入到质粒 DNA-氯化钙溶液中。

2. 高纯度的质粒是获得高转染效率的必要条件,A_{260}/A_{280} 大于 1.8,电泳检测 90% 以上质粒为超螺旋。

3. 在用磷酸钙法转染细胞时应使用浓度不高于 5% CO_2,CO_2 的最佳浓度为 3% 左右。

4. BBS 溶液的 pH 直接关系到转染效率,尽量避免把 BBS 溶液长时间暴露在空气中,以免被空气中的 CO_2 酸化。

5. 转染时由于质粒和细胞不同,最佳的质粒用量需自行摸索。

6. 操作过程中应注意防护,请穿实验服并戴一次性手套操作。

──────── 参 考 文 献 ────────

［1］MI X G, SONG Z B, SUN L G, et al. Cardamonin inhibited cell viability and tumorigenesis partially through blockade of testes-specific protease 50-mediated nuclear factor-kappaB signaling pathway activation. Int J Biochem Cell Biol, 2016,73:63-71.

［2］PENG T, PAN Y, GAO X, et al. Reduced abundance of the CYP6CY3-targeting let-7 and miR-100 miRNAs accounts for host adaptation of *Myzus persicae nicotianae*. Insect Biochem Mol Biol, 2016,75:89-97.

［3］QIN H S, YU P P, SUN Y, et al. Paclitaxel inhibits selenoprotein S expression and attenuates endoplasmic reticulum stress. Mol Med Rep, 2016,13(6):5118-5124.

［4］CHENG Y, ZHOU M, WANG Y. Arctigenin antagonizes mineralocorticoid receptor to inhibit the transcription of Na/K-ATPase. J Recept Signal Transduct Res, 2015,36(2):181-188.

［5］MENG S F, MAO W P, WANG F, et al. The relationship between Cd-induced autophagy and lysosomal activation in WRL-68 cells. J Appl Toxicol, 2015,35(11):1398-1405.

［6］M.R. 格林, J. 萨姆布鲁克. 分子克隆实验指南. 贺福初, 译. 4 版. 北京: 科学出版社, 2017.

（邓　昊　易银沙　杨志坚）

第 2 节　聚乙烯亚胺协助转染

聚乙烯亚胺(polyethyleneimine, PEI)是一种阳离子聚合物,能用于基因转染。PEI 具有适用宿主范围广,操作简便,对细胞毒性小,转染效率高等特点。PEI 是一种具有较高阳离子电荷密度的有机大分子,每相隔二个碳原子,即第三个原子是质子化的氨基氮原子,使得聚合物网络在任何 pH 下都能充当有效的"质子海绵"(proton sponge)体。这种聚阳离子能协助将各种报告基因转入各种细胞,其效果优于脂质聚酰胺,经进一步的改性后,其转染性能优于树枝状聚合物。本节主要介绍 PEI 协助转染真核细胞。

一、原理

PEI 是目前科学研究中使用较为广泛的聚阳离子基因载体,它是一种具有较高阳离子电荷密度潜能的有机大分子。PEI-DNA 复合物是指 PEI 与 DNA 结合后生成带正电的颗粒物质,该复合物能保护DNA 不受酶解,并能有效地运载 DNA 到达靶细胞。PEI-DNA 复合物通过静电作用与细胞表面蛋白多糖等（阴离子）结合，吸附到细胞表面通过细胞内吞作用被动进入细胞内。PEI-DNA 复合物进入核内后，DNA 与复合物分离脱落（在核膜外或核膜内），释放目的 DNA 进行转录，翻译靶蛋白。

二、实验目的

掌握阳离子聚合物 PEI 转染的基本概念、原理和基本实验步骤。

三、实验器材

各种规格移液器（0.5~10 μl、10~100 μl、100 μl~1 ml）、各种规格 Tip（10 μl、200 μl、1 ml）、1.5 ml EP 管、培养皿、0.22 μm 过滤器、超净工作台、倒置显微镜、荧光显微镜和二氧化碳培养箱等。

四、实验试剂

真核细胞、阳离子聚合物 PEI、超纯水、质粒 DNA、培养基和 PBS 等。

Polysciences 公司 PEI（23966-2）储液（1 μg/μl）配制：

1. 将无内毒素的超纯水 900 ml 加热（60~80 ℃），溶解 1 g PEI，冷却至室温。

2. 调整 pH 至 6.9~7.1，定容至 1 L，用 0.22 μm 过滤器过滤消毒，分装后储存在 –20 ℃。工作液可保存在 4 ℃，避免反复冻融。

五、实验流程

（一）普通转染

1. 接种细胞　转染前一天，用胰蛋白酶消化细胞并计数。调整细胞浓度，将细胞种植入细胞培养皿中，每个孔置入的细胞量应能使转染时细胞汇合度达到 70%~80%。

不同规格器皿接种密度如下：

6 孔板：0.5×10^6 个细胞；

10 cm 培养皿：4.0×10^6 个细胞；

15 cm 培养皿：9.0×10^6 个细胞。

转染前将所有试剂置于室温复温处理。

2. 准备 DNA-PEI 复合物　取无菌 1.5 ml EP 管 2 个，分别标记为质粒 DNA 和 PEI。两个 EP 管中先分别加入适量无血清培养基，然后质粒 DNA（μg）和 PEI（1 μg/μl）按 1∶3 的比例分别加入已标记的对应 EP 管中，充分混匀静置 5 分钟。最后吸取 PEI 液加入已稀释的质粒 DNA 管中充分混匀，静置 20 分钟。

6 孔板：200 μl 培养基 +3 μg DNA，+9 μl PEI（1 μg/μl）；

10 cm 培养皿：1 ml 培养基 +7~8 μg DNA，+ 21 μl PEI（1 μg/μl）；

15 cm 培养皿：2 ml 培养基 +11~12 μg DNA，+ 33 μl PEI（1 μg/μl）。

3. 转染细胞　直接向细胞中加入 DNA-PEI 复合物并轻轻混匀培养瓶 / 培养皿。在无血清条件下转染时，去除细胞生长培养基，替换成无血清培养基。也可以用含血清培养基，根据实际情况不同细胞需区别对待。转染 6 小时后，更换原培养液，加入含 10% 血清的培养基。

4. 收获转染细胞　转染 24~72 小时后荧光显微镜下观察转染效果，收获转染细胞 / 或病毒上清。

（二）共转染

PEI 加入量为质粒 A+ 质粒 B 的 3 倍，操作方法同（一）普通转染。

（三）慢病毒包装转染

1. 病毒包膜（pMD2G）　慢病毒包装体（psPAX2）：重组质粒 DNA 的稀释比例分别为 2∶4∶1。PEI 加入量为三者的 3 倍。

2. 细胞铺板　转染前一天将 HEK293T 细胞接种于 10 cm 培养皿中培养,调整细胞密度,使转染时细胞汇合度达到 80% 左右。

3. 准备 DNA-PEI 复合物　取无菌 1.5 ml EP 管 2 个,分别标记为 PEI 和慢病毒质粒 DNA。两个 EP 管中先分别加入 1 ml 培养基,然后向标记为 PEI 的 EP 管中加入 21 μl PEI 溶液(1 μg/μl),标记为慢病毒质粒 DNA 的 EP 管中加入 7 μg 质粒[病毒包膜:慢病毒包装体:重组慢病毒载体(pCDH-目的基因)比例分别为 2∶4∶1],充分吹打混匀,室温静置 5 分钟。最后将两管混合,轻轻吹打充分混匀,室温静置 20 分钟。

4. 转染细胞　直接向细胞中加入静置后的 DNA-PEI 复合物并轻轻前后左右晃动培养皿。转染 6 小时后,弃去原培养液用 PBS 漂洗两次,加入含血清培养基继续培养。

5. 慢病毒获取　取转染 48~96 小时后的细胞置于荧光显微镜观察转染效果,收取细胞培养上清,用 0.22 μm 过滤器过滤,所得溶液即为慢病毒溶液。用此溶液可以做后续细胞感染研究,也可进一步纯化后使用。

6. 将适量的慢病毒溶液加入培养的细胞中,感染细胞。

六、注意事项

1. 对于某些类型的细胞如 HEK293、HEK293T、NIH/3T3 和 COS 细胞,在转染前两天铺板可显著提高转入基因的表达水平。如果选择转染前两天铺板,可适当降低铺板密度,以确保转染时细胞的汇合度仍为 70%~80%。

2. 对于接触抑制敏感的细胞,可适当降低铺板密度。

3. 即使在有蛋白(如 10% 血清培养基)存在的情况下,质粒 DNA-PEI 复合物仍能转染细胞,但是质粒 DNA-PEI 复合物必须在无蛋白存在的条件下形成(使用无血清培养基稀释 DNA)。

4. PEI 转染中 DNA 浓度和 PEI 用量受细胞类型和其他实验条件影响,具体使用量宜根据实际情况进行优化。

──────────────── 参 考 文 献 ────────────────

[1] MI X G, SONG Z B, SUN L G, et al. Cardamonin inhibited cell viability and tumorigenesis partially through blockade of testes-specific protease 50-mediated nuclear factor-kappaB signaling pathway activation. Int J Biochem Cell Biol, 2016,73:63-71.

[2] PENG T, PAN Y, GAO X, et al. Reduced abundance of the CYP6CY3-targeting let-7 and miR-100 miRNAs accounts for host adaptation of Myzus persicae nicotianae. Insect Biochem Mol Biol, 2016,75:89-97.

[3] M.R. 格林 , J. 萨姆布鲁克 . 分子克隆实验指南 . 贺福初 , 译 . 4 版 . 北京 : 科学出版社 , 2017.

[4] 药立波 . 医学分子生物学实验技术 . 3 版 . 北京 : 人民卫生出版社 , 2014.

[5] 申煌煊 . 分子生物学实验方法与技巧 . 广州 : 中山大学出版社 , 2010.

[6] F.M. 奥斯伯 , R. 布伦特 , R.E. 金斯顿 , 等 . 精编分子生物学实验指南 . 金由辛 , 包慧中 , 赵丽云 , 等 , 译 . 5 版 . 北京 : 科学出版社 , 2008.

（邓 昊　杨志坚）

第七章

蛋白质提取和定量

第1节 细胞蛋白质提取

蛋白质是生理功能的执行者,是生命现象的直接体现者,对蛋白质结构和功能的研究是阐明生命在生理或病理条件下变化机制最直接和最有效的方法。了解蛋白质本身的存在形式和活动规律,如翻译后修饰、蛋白质间相互作用以及蛋白质构象等诸多问题,仍依赖于对蛋白质本身的直接研究。蛋白质具有可变性和多样性等诸多特殊性质,导致蛋白质研究技术远比核酸研究技术要复杂和困难,但正是这些特性参与和影响着整个生命过程。近年来随着蛋白质组学的兴起,高效准确获取实验所需要的蛋白质技术更显重要。本节以放射免疫沉淀法裂解液裂解细胞提取蛋白质为例作一介绍。

一、原理

放射免疫沉淀法(radioimmunoprecipitation assay, RIPA)裂解液可从动物组织和动物细胞中抽取可溶性蛋白质。主要是利用表面活性剂来裂解细胞膜,利用去污剂破坏脂质双分子层。其主要目的是破裂细胞结构获取水溶解蛋白质,通过变性使蛋白质稳定下来,同时抑制蛋白酶活性。

二、实验目的

掌握细胞蛋白质提取的概念、原理和基本实验步骤。

三、实验器材

各种规格移液器(0.5~10 µl、10~100 µl、100 µl~1 ml)、各种规格 Tip(10 µl、200 µl、1 ml)、超净工作台、倒置显微镜、荧光显微镜、二氧化碳培养箱、低温高速离心机、制冰机、冰盒、涡旋振荡器、玻璃匀浆器和数显恒温水浴锅等。

四、实验试剂

Solarbio 公司普通型 RIPA 裂解液(R0020)、核蛋白提取试剂盒(R0050)、PBS、苯甲基磺酰氟(phenylmethylsulfonyl fluoride, PMSF)、二硫苏糖醇(dithiothreitol, DTT)和细胞等。

五、实验流程

(一)细胞总蛋白提取

1. 裂解蛋白的所有步骤均需在冰上或 4 ℃进行。根据用量取适量的 RIPA 裂解液加入 PMSF,每 1 ml RIPA 中加入 10 µl PMSF(100 mmol/L),使 PMSF 的最终浓度为 1 mmol/L,混匀备用,PMSF 需现用现加。如发现 RIPA 有沉淀,则应室温放置半小时或常温水浴使沉淀溶解。

2. 样品前处理

(1)对于贴壁细胞:去除培养液,用 PBS、0.9% 氯化钠溶液或无血清培养液漂洗一遍。一般 6 孔板每孔细胞量加入 150~250 μl RIPA 裂解液裂解细胞。用移液器吹打数下,使裂解液和细胞充分接触。

(2)对于悬浮细胞:先从培养器皿中离心收集细胞,一般 6 孔板每孔细胞量加入 150~250 μl RIPA 裂解液裂解细胞,用手指轻弹使悬浮细胞充分裂解。充分裂解后应没有明显的细胞沉淀。如果细胞量较多,需分装成(5~10)×10^5 个细胞 / 管,然后再裂解。

(3)对于组织样品:将组织剪成细小碎片,每 20 mg 组织加入 150~250 μl RIPA 裂解液,用玻璃匀浆器匀浆,直至充分裂解。如裂解不充分可适当添加更多裂解液。如需高浓度蛋白样品,则可适当减少裂解液用量。

3. 4 ℃下 10 000~14 000×g 离心 3~5 分钟,将上清转移到新的离心管中。

4. 上清样品即为细胞可溶性总蛋白,可进行后续的蛋白浓度测定、蛋白质印迹法和免疫沉淀法等操作。

(二)胞浆蛋白和核蛋白提取

1. 裂解蛋白的所有步骤都需在冰上或 4 ℃进行。使用的核蛋白提取试剂盒包含浆蛋白抽提试剂、核蛋白抽提试剂和 PMSF(100 mmol/L)。

2. 对于体外培养细胞,根据用量取适当的浆蛋白抽提试剂和核蛋白抽提试剂加入 PMSF,使 PMSF 终浓度为 1 mmol/L,PMSF 需现用现加。若目标蛋白含有丰富的半胱氨酸,可以在两种蛋白抽提液中加入 DTT 至终浓度 0.5 mmol/L。对于贴壁细胞,需先去除培养液,用 PBS 洗一遍,用细胞刮刀收集细胞,加入适量 PBS,或用 EDTA 消化后加入适量培养液,吹打细胞(最好不用胰蛋白酶消化,以免胰蛋白酶消化目的蛋白)。500×g 离心 2~3 分钟收集细胞,吸尽上清留下沉淀备用。对于悬浮细胞,500×g 离心 2~3 分钟收集细胞,去除培养液,用 PBS 洗一遍,再次离心收集细胞,吸尽上清留下沉淀备用。

3. 每 20 μl 细胞沉淀加入 200 μl 浆蛋白抽提试剂(2×10^6 个细胞沉淀的体积约 20 μl 或 40 mg)。对于组织样品,将组织称重后,尽可能切成细小的碎片,按 50 mg 组织加入 200~500 μl PBS,用匀浆器冰上匀浆制成细胞悬液,500×g 离心 2~3 分钟收集细胞,吸尽上清,收集沉淀。加入 200 μl 浆蛋白抽提试剂。

4. 用移液器吹打或高速涡旋 15 秒(可适当延长),必须使细胞沉淀完全分散形成单细胞悬液。细胞沉淀分散不完全会导致蛋白产量降低。

5. 冰浴 10 分钟。

6. 最高转速剧烈涡旋 10 秒,4 ℃下 12 000~16 000×g 离心 10 分钟。

7. 上清液即为抽提得到的胞浆蛋白,立即吸取上清至预冷的样品管中。如蛋白浓度较低,可根据需要进行相应浓缩。

8. 沉淀即为细胞核,尽可能完全吸尽残余的上清(避免细胞浆蛋白的污染),加入 50~100 μl 核蛋白抽提试剂。

9. 用移液器吹打或高速涡旋 15 秒(可适当延长)至沉淀完全分散,冰浴 10 分钟。

10. 最高转速剧烈涡旋 10 秒,4 ℃下 12 000~16 000×g 离心 10 分钟。

11. 立即吸取上清至预冷的样品管中,此即为抽提得到的细胞核蛋白。可进行后续实验或 –80 ℃冻存。

六、注意事项

1. 使用该试剂盒其裂解液可以裂解细胞核,释放出核蛋白的同时,也会将基因组一并释放出来,造成细胞裂解液黏稠。此时可以直接加入蛋白上样缓冲液煮沸再离心,离心后溶液直接上样电泳。若想测定浓度,可加入少量 SDS(1%),煮沸后离心测浓度。

2. 该蛋白提取试剂所提取的蛋白由于含有去污剂,不适合使用考马斯亮蓝法蛋白浓度测定试剂盒。如果需检测蛋白浓度请选择二喹啉甲酸法或者福林酚法检测蛋白浓度。

3. 该试剂盒适用新鲜组织蛋白提取,对冻存组织抽提效果较差。

4. 如果需要检测和基因组结合特别紧密的蛋白,则可以通过超声处理打碎打散黏稠状物,随后离心取上清用于后续实验。

---------------- 参 考 文 献 ----------------

［1］ WUSIMAN A, XU S, NI H, et al. Immunomodulatory effects of Alhagi honey polysaccharides encapsulated into PLGA nanoparticles. Carbohydr Polym, 2019,211:217-226.

［2］ SONG Y, MA A, NING J, et al. Loading icariin on titanium surfaces by phase-transited lysozyme priming and layer-by-layer self-assembly of hyaluronic acid/chitosan to improve surface osteogenesis ability. Int J Nanomedicine, 2018,13:6751-6767.

［3］ GE Q L, LIU S H, AI Z H, et al. RelB/NF-κB links cell cycle transition and apoptosis to endometrioid adenocarcinoma tumorigenesis. Cell Death Dis, 2016,7(10):e2402.

［4］ GONG W, GUO M, HAN Z, et al. Mesenchymal stem cells stimulate intestinal stem cells to repair radiation-induced intestinal injury. Cell Death Dis, 2016,7(9):e2387.

［5］ HE M, GUO S, LI Z. In situ characterizing membrane lipid phenotype of breast cancer cells using mass spectrometry profiling. Sci Rep, 2015,5:11298.

（邓　昊　杨志坚）

第 2 节　蛋白质定量

蛋白质定量是生物学实验不可缺少的重要部分,是蛋白质结构和功能研究的重要基础工具。蛋白质定量的目的是确定待测样品中总蛋白质或某一蛋白质的含量。根据实验目的不同,蛋白质定量可分为全蛋白质的总定量法和特定蛋白质的特定定量法。蛋白质定量能验证细胞裂解是否成功,对细胞裂解液进行蛋白质定量能检测蛋白质的产量。此外,蛋白质定量能对多个实验样品进行平行实验比较或标准化保存。常见的蛋白质定量分析方法有紫外分光光度检测法、二喹啉甲酸法和福林酚法等,不同定量方法各有不同的优缺点。本节以二喹啉甲酸法为例介绍蛋白质定量。

一、原理

二喹啉甲酸(bicinchoninic acid, BCA)法是近来广为应用的蛋白质定量方法之一。BCA 法的测定原理是蛋白质将铜离子还原成亚铜离子,后者在碱性溶液中与 BCA 结合生成稳定的紫红色化合物,该复合物在 562 nm 处有很强吸收峰且与蛋白质浓度呈正相关,据此可测定蛋白质浓度。BCA 法具有灵敏度高和操作简单的特点,形成的紫红色化合物稳定性强且受干扰物质影响小。

二、实验目的

掌握蛋白质定量基本概念和原理,掌握 BCA 法进行蛋白质定量的操作流程。

三、实验器材

各种规格移液器(0.5~10 μl、10~100 μl 、100 μl~1 ml),各种规格 Tip(10 μl、200 μl、1 ml),96 孔板、多功能酶标仪、制冰机和离心机等。

四、实验试剂

碧云天 BCA 蛋白浓度测定试剂盒(P0012S)、PBS 和细胞等。

五、实验流程

(一) 准备蛋白标准品

1. 从试剂盒中拿出蛋白质标准配制液,用移液器吸 1.2 ml 加入到一管蛋白标准品 [30 mg 牛血清白蛋白(BSA)] 中,充分溶解后用配制液稀释配制成 25 mg/ml 的蛋白质标准液。配制后可立即使用,也可置于 –20 ℃长期保存。

2. 用移液器吸取适量 25 mg/ml 蛋白质标准液,稀释至终浓度 0.5 mg/ml。可吸取 20 μl 的 25 mg/ml 蛋白质标准液,加入 980 μl 稀释液即可配制成 0.5 mg/ml 蛋白质标准液(蛋白质样品与标准品用同一种溶液溶解稀释)。标准品可以用 0.9% 氯化钠溶液或 PBS 稀释。稀释后的 0.5 mg/ml 蛋白质标准液置于 –20 ℃可以长期保存。

(二) 配制 BCA 工作液

根据样品数量,按 50 体积 BCA 试剂 A 加 1 体积 BCA 试剂 B(50∶1)配制适量 BCA 工作液,充分混匀。例如 5 ml BCA 试剂 A 加 100 μl BCA 试剂 B,混匀,配制成 5.1 ml BCA 工作液(注意:BCA 工作液保质期较短,室温 24 小时内稳定)。

(三) 检测蛋白质浓度

1. 标准品浓度(表 2-29),取 0、1、2、4、8、12、16、20 μl 蛋白质标准液加到 96 孔板的标准品孔中,加标准品稀释液补足到 20 μl,标准品浓度分别为 0、0.025、0.05、0.1、0.2、0.3、0.4、0.5 mg/ml。

表 2-29　蛋白质标准品浓度说明表

孔号	0	1	2	3	4	5	6	7
蛋白质标准液 /μl	0	1	2	4	8	12	16	20
标准品浓度 /(mg·ml⁻¹)	0	0.025	0.05	0.1	0.2	0.3	0.4	0.5

2. 加适当体积样品到 96 孔板的样品孔中。如果样品不足 20 μl,加标准品稀释液补足到 20 μl(请注意记录样品体积)。

3. 各孔加入 200 μl BCA 工作液, 37 ℃放置 20~30 分钟。

4. 用多功能酶标仪测定 562 nm 处吸光度。

5. 根据标准曲线和使用样品体积计算出样品的蛋白质浓度。

六、注意事项

1. 实验操作者应戴好口罩和手套,做好个人安全防护。

2. 多功能酶标仪应提前开机预热。

3. 上样应尽可能保证体积准确。

------------------------------------ 参 考 文 献 ------------------------------------

［1］LIU C, CHEN Z, LI W, et al. Vitamin D enhances alveolar development in antenatal lipopolysaccharide-treated rats through the suppression of interferon-γ production. Front Immunol, 2018,8:1923.

［2］DONG W, LV H, GUO K, et al. Classical Swine fever virus infection and its NS4A protein expression induce IL-8 production through MAVS signaling pathway in swine umbilical vein endothelial cells. Front Microbiol, 2018,8:2687.

［3］WU R C, WANG Z, LIU M J, et al. Beta2-integrins mediate a novel form of chemoresistance in cycloheximide-induced U937 apoptosis. Cell Mol Life Sci, 2004,61(16):2071-2082.

（邓 昊　杨志坚）

第 3 节　C12 多肿瘤标志物联合检测

C12 多肿瘤标志物联合检测（简称 C12），是早期肿瘤筛查的先进技术之一，它可对 12 种肿瘤标志物进行联合检测，可对 10 种常见恶性肿瘤（原发性肝癌、肺癌、前列腺癌、胰腺癌、胃癌、食管癌、卵巢癌、子宫内膜癌、结直肠癌和乳腺癌）进行初筛和检测。多肿瘤标志物定量检测试剂盒（蛋白芯片-化学发光法）能检测血清样本中的 12 种肿瘤标志物，包括甲胎蛋白（alpha fetoprotein，AFP）、癌胚抗原（carcinoembryonic antigen，CEA）、糖类抗原 242（carbohydrate antigen 242，CA242）、糖类抗原 125（CA125）、糖类抗原 15-3（CA15-3）、糖类抗原 19-9（CA19-9）、生长激素（growth hormone，GH）、人绒毛膜促性腺激素 β 亚基（human chorionic gonadotropin β-subunit，β-HCG）、前列腺特异性抗原（prostate specific antigen，PSA）和游离前列腺特异性抗原（free prostate specific antigen，free-PSA）、神经元特异性烯醇化酶（neuron-specific enolase，NSE）和铁蛋白（ferritin）。该类指标适用于对恶性肿瘤患者进行动态监测以辅助判断疾病进程和治疗效果。本节主要介绍使用蛋白芯片-化学发光法检测 C12 多肿瘤标志物。

一、原理

多肿瘤标志物定量检测试剂盒（蛋白芯片-化学发光法）基于蛋白芯片技术和化学发光酶联免疫方法检测血清中的多肿瘤标志物。将 AFP、CEA、CA242、CA125、CA15-3、CA19-9、GH、β-HCG、PSA、free-PSA、NSE 和 ferritin 12 种肿瘤标志物的单克隆抗体固定在膜上制备成蛋白芯片。此蛋白芯片用来捕捉被测样本中的上述各种肿瘤标志物抗原，并利用各肿瘤标志物的酶标记抗体来测定样本中各肿瘤标志物的浓度。

二、实验目的

掌握 C12 多肿瘤标志物联合检测基本概念和原理，掌握多肿瘤标志物定量检测试剂盒（蛋白芯片-化学发光法）实验操作步骤。

三、实验器材

各种规格移液器（0.5~10 μl、10~100 μl、100 μl~1 ml）、各种规格 Tip（10 μl、200 μl、1 ml）、冰箱、恒温摇床和 HD-2001A 生物芯片阅读仪等。

四、实验试剂

多肿瘤标志物定量检测试剂盒和待测血清等。

五、实验流程

（一）检测准备工作

1. 从冰箱内取出多肿瘤标志物定量检测试剂盒,平衡至室温（15~30 ℃）。

2. 将校准品（含各指标抗原）4 用 240 µl 复溶剂复溶。

3. 将校准品 0 用 600 µl 复溶剂复溶。

4. 吸取 120 µl 复溶后的校准品 4,加 120 µl 复溶后的校准品 0 稀释,得到校准品 3。

5. 吸取 120 µl 校准品 3,加 120 µl 复溶后的校准品 0 稀释,得到校准品 2。

6. 吸取 120 µl 校准品 2,加 120 µl 复溶后的校准品 0 稀释,得到校准品 1。

7. 将定量质控品（含各指标抗原）用 120 µl 复溶剂复溶。

8. 浓缩洗涤液（含吐温-20 的 Tris-HCl）用超纯水稀释 15 倍,温育至 25 ℃左右。

9. 调试恒温摇床,确认可以正常运行。

（二）检测过程

1. 加样 将待测样本、校准品复溶液和质控品复溶液各吸取 100 µl,加入不同的芯片反应孔。

2. 温育,振荡 温育振荡（37 ℃,250 r/min）30 分钟,然后弃去芯片表面的液体。

3. 洗涤 将芯片放入洗盒中加入洗涤液,37 ℃ 250 r/min 温育振荡 8 分钟,弃去洗涤液,共洗涤 4 次。

4. 加反应液 每个芯片表面各加入 100 µl 反应液（含各指标的酶标二抗）。

5. 温育,振荡 同步骤 2。

6. 洗涤 用洗涤液冲洗一次,剥离蛋白芯片集成块的上部,将下部放入洗盒中,后同步骤 3。

7. 检测 将洗涤后的蛋白芯片集成块拍干,在每个芯片的膜表面加入 20 µl 已混合 15 分钟的检测液 A（过氧化物稳定剂和过氧化氢混合物）和检测液 B（鲁米诺和增强子混合物）混合液,静置 1.5 分钟。

8. 分析结果 将蛋白芯片集成块放入生物芯片阅读仪,软件自动读取图像（时间 60 秒）,做校准曲线,分析各被测样本的测试结果并打印数据报表。

六、注意事项

1. 被测样本应为静脉采血（不加抗凝剂）后自然析出的血清,体积不小于 100 µl。冻存的样本应在融化后立即检测,不宜反复冻融。

2. 校准品已经过乙肝表面抗原（hepatitis B surface antigen,HBsAg）、梅毒抗体、丙肝病毒（hepatitis C virus,HCV）抗体和人类免疫缺陷病毒（human immunodeficiency virus 1+2,HIV1+2）抗体检测,且均为阴性。校准品复溶后应在 2 小时内使用完毕。

3. 不同批号的试剂盒所含组分不可混用。

4. 该试剂盒为一次性使用产品,不可重复使用,只能用于血清样本的测定。

5. 应注意包装外表面注明的失效日期,请勿在失效日期后使用。

6. 本系统适用于手术、放疗和化疗前的肿瘤患者。用于术后和放疗及化疗后的患者时应慎重。其他方法测定的结果与本系统测定结果不具有直接可比性。

7. 该检测结果仅供临床参考,不适合作为治疗或其他临床管理的唯一依据。

————————————————— 参 考 文 献 —————————————————

［1］SUN Z, FU X, ZHANG L, et al. A protein chip system for parallel analysis of multi-tumor markers and its application in cancer detection. Anticancer Res, 2004,24(2C):1159-1165.

［2］PARKIN D M, BRAY F I, DEVESA S S. Cancer burden in the year 2000. The global picture. Eur J Cancer, 2001,37(Suppl 8):S4-S66.

［3］杨雪琴,陈创,候晋轩,等.多肿瘤标志物 C12 检测系统在胃癌诊断中的价值分析.中国肿瘤临床,2008,35(4):184-188.

［4］孙秀娣,牧人,周有尚,等.中国胃癌死亡率 20 年变化情况分析及其发展趋势预测.中华肿瘤杂志,2004,26(1):4-9.

（邓 昊 向 晖）

第八章

蛋白质相关分析

第 1 节 蛋白质印迹法

蛋白质印迹法（Western blot, WB）又称免疫印迹法（immunoblotting），是一种综合性的免疫学检测技术。1979 年瑞士弗雷德里希·米歇尔生物研究所（Friedrich Miescher Institute）的 Harry Towbin 提出蛋白质印迹法。1981 年尼尔·伯奈特（Neal Burnette）在所著的《分析生物化学》（*Analytical Biochemistry*）中首次称之为 "Western blot"。蛋白质印迹法具有高特异性、高灵敏度和周期相对短等优点，广泛应用于免疫遗传学、分子生物学和生物化学中，是科学研究中常用的一种简单却非常高效的蛋白质检测实验方法。

一、原理

蛋白质印迹法是利用 SDS 聚丙烯酰胺凝胶电泳（SDS-polyacrylamide gel electrophoresis, SDS-PAGE）将生物样品中的蛋白质分子按分子量的大小不同，通过电泳将其在凝胶上分离开，然后用电转移的方法将蛋白转移到固相膜上，以固相膜上的蛋白质作为抗原，与对应的抗体起免疫反应，再与酶标记的第二抗体起反应，经过底物显色或荧光成像等方法以检测电泳分离的特异性目的基因表达的蛋白质。该技术广泛应用于蛋白水平的表达研究、抗体活性检测和疾病早期诊断等诸多方面，蛋白质印迹法实验流程见图 2-29。

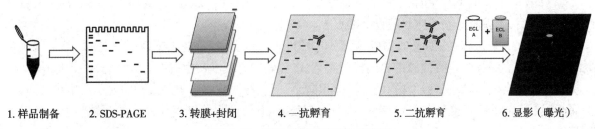

1. 样品制备　　2. SDS-PAGE　　3. 转膜+封闭　　4. 一抗孵育　　5. 二抗孵育　　6. 显影（曝光）

图 2-29　蛋白质印迹法实验流程图

二、实验目的

掌握蛋白质印迹法的概念、原理和基本实验操作步骤。

三、实验器材

多功能成像仪、多功能酶标仪（或核酸蛋白检测仪）、冰箱、制胶器、电泳槽、电泳仪、电泳玻璃板、梳齿、转膜槽、转膜仪、聚偏二氟乙烯（PVDF）膜、海绵垫、转膜夹、转膜滤纸、冰袋、水平脱色摇床和高速冷冻离心机等。

四、实验试剂

分离胶、浓缩胶、APS、TEMED、5 × 上样缓冲液、电泳缓冲液、转膜缓冲液、10 × 丽春红染液、封闭液、含吐温-20 的磷酸盐缓冲液（PBST）、PBS、含吐温-20 的 Tris-HCl 缓冲盐溶液（TBST）、无水乙醇、洗脱抗体缓冲液、抗体（一抗和二抗）和化学发光试剂盒等。

五、实验流程

（一）SDS-PAGE 胶配制及电泳

1. 清洗玻璃板　一只手抓紧玻璃板边缘，另一手用海绵块蘸取洗洁精液轻轻擦洗玻璃板。两面都擦洗过后用自来水冲洗干净，再用蒸馏水浸泡漂洗干净后晾干。

2. 灌胶与上样　玻璃板对齐后放入制胶夹中卡紧，然后垂直卡在制胶架上准备灌胶（操作时要使两玻璃板对齐，以免漏胶）。

3. 配制好 10% 分离胶，加入 TEMED 后立即摇匀即可灌胶。灌胶时，可用 1 ml 移液器吸取，沿玻璃推出，1.5 mm 厚的玻璃板灌胶约 7 ml 左右。注意为上层的浓缩胶留足够空间。然后胶上加 1 ml 无水乙醇，液封后的胶凝固得更平（灌胶时开始可快一些，胶面快到所需高度时要放慢速度）。操作时胶液一定要沿玻璃板壁流下，这样胶中才不会有气泡。加无水乙醇液封时要很慢，否则胶会被冲变形。不同分子量的蛋白质需选择不同浓度的凝胶（表 2-30）。

表 2-30　蛋白质电泳凝胶浓度选择表

蛋白质分子量 /kDa	凝胶浓度 /%
4~40	20.0
12~45	15.0
10~70	12.5
15~100	10.0
25~200	8.0

4. 一般室温下半小时左右，当液面和胶之间有一条折射线时说明胶已凝固了。再等约 3 分钟使胶充分凝固后，倒去胶上层液体并用吸水纸吸干。

5. 配制好 5% 浓缩胶，加入 TEMED 后立即摇匀，即可灌胶。将剩余空间灌满浓缩胶，然后将梳齿插入浓缩胶中。灌胶时也要使胶沿玻璃板壁流下，以免胶中有气泡产生，插梳齿时要使梳齿保持水平。胶凝固时体积会收缩减小，使加样孔的上样体积减小，所以在浓缩胶凝固的过程中要用湿纸巾覆盖，包上保鲜膜（特别适用于凝胶过夜保存）。待到浓缩胶凝固后，两手分别捏住梳齿的两端竖直向上轻轻将其拔出。

6. 用水冲洗一下浓缩胶玻璃板边缘后，将其放入电泳槽中（小玻璃板面向内，大玻璃板面向外。若只跑一块胶，电泳槽另一边要垫一块塑料板按板上方向说明放置）。

7. 测定完蛋白质样品浓度后，根据实验目的计算蛋白上样体积即为上样量。吸取适量上样样品加至 0.2 ml 离心管中，加入 5 × SDS 上样缓冲液使其终浓度为 1 ×（上样总体积一般不超过 30 μl），上样前要将样品置于 98 ℃ 5~10 分钟使蛋白变性。

8. 加适量的电泳液（电泳液要漫过内侧的小玻璃板）后开始准备上样，用移液器贴壁吸取样品，吸样品时不要吸进气泡。移液器头插至加样孔中缓慢加入样品（加样太快可使样品冲出加样孔，若有气泡也可能使样品溢出）。

9. 电压一般为 100 V（8 V/cm，分离胶可提高至 15 V/cm），恒压电泳，电泳时长根据实际情况一般为 1.5~2.5 小时。电泳至溴酚蓝刚跑进溶液（分离胶底部）即可终止电泳，进行转膜。

（二）转膜

1. 转膜时需准备转膜用的夹子一对，海绵垫两张，7.0 cm × 9.0 cm 专用转膜滤纸 2 张和大小约为 5.0 cm × 8.3 cm 的 PVDF 膜 1 张。因为手上的蛋白质可能会造成污染，准备滤纸和 PVDF 膜时一定要戴手套。将切好的 PVDF 膜置于甲醇溶液中浸泡 15 秒后，迅速转移到转膜液中浸泡，PVDF 膜即可使用。一般需要转膜前提前一小时用转膜液浸泡转膜需要的海绵垫和滤纸。

2. 将玻璃板撬开才可剥胶，撬的时候动作要轻，避免玻璃板裂开。除去小玻璃板后，将浓缩胶轻轻切去（浓缩胶影响操作）。操作时尽可能保持凝胶的湿润，避免分离胶破裂。小心剥下分离胶覆盖于滤纸上，使其与滤纸对齐，轻轻用玻璃棒去除气泡。将 PVDF 膜盖于胶上，盖满整个胶（PVDF 膜盖下后不可再移动），并除去气泡。

3. 转膜放置的顺序依次为黑色夹子（负极）→一张海绵垫→一张转膜滤纸→电泳后的凝胶→ PVDF 膜→一张转膜滤纸→一张海绵垫→白色夹子（正极）。用玻璃棒轻轻来回压几遍以去除里面的气泡（一手去除气泡，另一手要压住垫子使其不能随便移动）。整个操作在转移液中进行，要不断地去除气泡。膜两边的滤纸不能相互接触，接触后会发生短路（转移液含甲醇，操作时要戴手套，实验操作尽可能在空气流通较好的环境进行）。夹好转膜夹。

4. 将固定好胶的夹子放入转膜槽中，一定要注意正负极标识，一般为夹子黑面对槽的黑面，夹子的白面对槽的红面。电转膜时会产热，在槽的一边放一块冰袋来降温（或将转膜槽置于冰水混合物中）。根据目标蛋白大小等具体情况决定转膜时间长短，设置好转膜参数，一般用 300 mA 恒流转膜 1.5~2.5 小时。

（三）封闭

转膜结束后关闭转膜仪，迅速取下已经转膜成功的 PVDF 膜，置于 TBST 溶液中适当浸泡，漂洗一次。用 TBST 配制 5% 脱脂奶粉，根据具体实验情况进行封闭，一般封闭时间为室温 1 小时。此过程中尽可能保持 PVDF 膜处于湿润状态（PVDF 膜不慎干燥，显影时可能会出现高背景等）。转膜过程中转膜仪产生大量热量，会造成 PVDF 膜从夹子中取下时温度较高易干燥。

（四）免疫反应

1. 封闭结束后，将 PVDF 膜用 TBST 溶液浸泡漂洗 3 次，每次 5 分钟。以去除封闭时残余的脱脂奶粉。

2. 根据抗体试剂说明书，将一抗用 TBST 稀释至适当浓度。将 PVDF 膜放置于抗体孵育盒中，加入一抗稀释液，一抗稀释液没过膜即可。4 ℃摇床孵育过夜。第二天室温孵育 30 分钟后，将膜夹出置于洗膜盒中，加入适量 TBST 室温下水平脱色摇床上漂洗三次，每次 10 分钟。

3. 根据试剂说明书，将二抗用 TBST 稀释至适当浓度，将膜放置于抗体孵育盒中，加入二抗稀释液，二抗稀释液没过膜即可。室温下孵育 1~2 小时后，将膜夹出置于洗膜盒中，加入适量 TBST 室温下水平脱色摇床上漂洗三次，每次 10 分钟。

（五）显影（曝光）

按试剂说明书配制好化学发光工作液，将工作液均匀覆盖膜后将膜置于多功能成像仪中拍照并保存图像。

六、注意事项

（一）如何避免蛋白被降解

部分组织和细胞内经常含有蛋白酶，在提取蛋白过程中，蛋白酶可能消化目的蛋白，可尝试从以下几个方面着手来避免蛋白被降解：

1. 提取蛋白质时,避开蛋白酶的最适温度。通常哺乳动物组织或细胞蛋白样品制备都在低温下完成,所有试剂都需预冷,以降低蛋白酶活性,防止蛋白降解。尤其是消化系统相关的组织样品应尽量取新鲜的组织制备,制备方法选用液氮研磨的方法,将样品降解可能性降到最低。

2. 斑马鱼等冷血动物在低温提取其细胞内蛋白时,细胞内蛋白酶活性比较高,蛋白质容易被降解,然而在高温下(50~60 ℃),其蛋白酶活性低,蛋白质降解少。

3. 加快提取速度。对于组织来说,取样顺序为最先取消化系统相关的组织(如胃、大小肠、肝脏和胰腺等)和富含巨噬细胞的组织(如肺),然后取生殖系统相关的组织(如卵巢、子宫和睾丸等),最后取心、脾、肾和脑等器官组织。取下的组织冻存在液氮或 –80 ℃冰箱里。少数细胞系,如 RAW 264.7 和 U-937 等,也含较多蛋白酶,在提取时也需要快速提取,在不影响提取效果的前提下,可考虑用高浓度 SDS 等强烈的裂解液以缩短裂解时间。

（二）如何避免杂质干扰

如表 2-31 所示,在蛋白提取中经常会混入一些杂质,后期影响电泳分离效果。

表 2-31　蛋白提取常见杂质处理

杂质类型	处理方法	说明
外来蛋白	处理工具需洁净	不建议使用蛋白酶消化
核酸	超声波	用超声波打断成小片段而与蛋白质分开
脂类	低温放置,吸取漂浮在液面上的油脂	吸取法达不到去除要求时,可采用二氧化硅吸附
盐离子	浓度不宜过高,各样品之间离子浓度应一致	浓度过高会导致条带成"笑脸"状,泳道间离子浓度不均会导致相同分子量蛋白质条带高低不一

（三）转膜方式

1. 湿转效果比较稳定,除特定胶需使用半干转以外,建议使用湿转法转移蛋白质,尤其是大分子量蛋白质。对于大分子量蛋白质(>150 kDa)转膜,建议采用湿转法转移过夜(一般采用恒压法:20 V 过夜)。对于小分子量蛋白质(<10 kDa)一般使用三层胶,使用 Tris-三(羟甲基)甲基甘氨酸(Tris-Tricine)电泳液系统恒流 120 mA, 120 分钟,而后选择 immobilon-PSQ 膜并使用半干转移法。三层胶分别为浓缩胶、夹层胶和分离胶,其中夹层胶的作用是阻挡一些大分子量的蛋白质,从而使小分子量的蛋白质或者肽段能够在分离胶内得到更好的呈现。

2. 为检测转膜是否成功,可用丽春红染色。染色方法为将膜放入 TBST 洗一次,再置于丽春红染色工作液中,在室温下振荡染色 5 分钟直至出现清晰条带,再用大量的水洗膜直至水变清、背景无色且蛋白条带清晰。

（四）膜的封闭

转移成功后的膜上有很多非特异性蛋白结合位点,为防止这些位点与抗体结合引起非特异的染色和背景,一般用惰性蛋白质或非离子去垢剂封闭膜上的未结合位点,以减少抗体的非特异性结合。封闭剂应该封闭所有未结合位点,而不替换膜上的靶蛋白且不结合靶蛋白的表位,也不与抗体或检测试剂有交叉反应。最常见的封闭剂是 BSA、脱脂奶粉、酪蛋白、明胶和吐温-20,其中非离子型去垢剂吐温-20 在乳化蛋白质时,不破坏蛋白质的结构,可减少对蛋白质之间原有相互作用的破坏。缓冲溶液可选择 TBST 或者 PBST。

（五）曝光结果失败的原因分析（表 2-32）

表 2-32　常见曝光结果失败的原因分析

结果	可能原因及解析
无条带或背景很弱	需排除转膜中出现的问题,可用丽春红染膜确定转膜效率
	样本中无靶蛋白或靶蛋白含量过低
	一抗和二抗不匹配,选择合适的一抗和二抗
	抗体活性失效
	显色系统中含辣根过氧化物酶抑制剂,所用溶液和容器中含有叠氮化钠
	显影液或定影液配制错误或放置时间太长
	解决:使用灵敏度高的 PBST（或 PBS）+5% BSA 作为封闭稀释液
高背景	封闭不充分或封闭试剂不合适
	二抗非特异性结合
	洗涤不充分
	抗体浓度过高或者二抗孵育时间过长
	干膜或者过度曝光
	试剂污染
	底物过于灵敏
	在实验操作中,膜被污染
	解决:换用灵敏度稍低的 TBST（或 TBS）+5% 脱脂奶粉作为封闭稀释液
非特异性条带	一抗/二抗浓度过高
	一抗与其他蛋白质交叉反应
	抗体浓度过高或孵育时间过长
	解决:换用灵敏度稍低的 TBST（或 TBS）+5% 脱脂奶粉作为封闭稀释液
条带分子量不对	翻译后修饰,如糖基化、磷酸化和前体蛋白剪切等
	蛋白质本身性质,主要包括蛋白质本身的电荷影响、转录异构体的存在、同源或异源聚合体和复合体四个方面
	实验体系的影响,如分子量标记的影响,电泳的影响等
带型异常	条带呈现"笑脸"状:凝胶不均匀冷却,中间冷却不好
	条带拖尾:样品溶解不好
	纵向条纹:样品中含有不溶性颗粒
	条带偏斜:电极不平衡或者加样位置偏斜
	条带两边扩散:样品中盐离子浓度过高
	暗片白条带:一抗或二抗加入过多,应适当稀释抗体浓度

───────────── ● 参 考 文 献 ● ─────────────

［1］HIRANO S. Western blot analysis. Methods Mol Biol, 2012,926:87-97.

［2］M.R. 格林, J. 萨姆布鲁克. 分子克隆实验指南. 贺福初, 译. 4 版. 北京:科学出版社,2017.

［3］药立波.医学分子生物学实验技术.3版.北京：人民卫生出版社,2014.
［4］申煌煊.分子生物学实验方法与技巧.广州：中山大学出版社,2010.
［5］F.M.奥斯伯,R.布伦特,R.E.金斯顿,等.精编分子生物学实验指南.金由辛,包慧中,赵丽云,等,译.5版.北京：科学出版社,2008.

（邓　昊　杨志坚）

第2节　蛋白质印迹法常用试剂配制

蛋白质印迹法是分子生物学、生物化学和免疫遗传学中常用的一种实验方法。蛋白质印迹法实验操作时,所需试剂种类繁多,实验周期长。为了更好地开展实验,实验前我们应提前配制好各种实验所需试剂,依据不同实验类型选择不同实验试剂。本节主要介绍蛋白质印迹法常用试剂配制和选择要点。

一、常用试剂配方

1. 30%聚丙烯酰胺溶液（丙烯酰胺/甲叉双丙烯酰胺,Acr/Bic,表2-33）。

表2-33　30%聚丙烯酰胺溶液成分表

试剂	剂量/体积
丙烯酰胺	29 g
甲叉双丙烯酰胺	1 g
超纯水	定容至100 ml

称取丙烯酰胺29 g,加超纯水（约80 ml）,搅拌,待丙烯酰胺溶解后,加甲叉双丙烯酰胺1 g,溶解后定容至100 ml,转移至100 ml玻璃瓶中,4 ℃避光保存。

2. 1.5 mol/L Tris-HCl溶液（pH 8.8,表2-34）。

表2-34　1.5 mol/L Tris-HCl溶液（pH 8.8）成分表

试剂	剂量/体积
Tris（分子量121.14）	45.43 g
超纯水	定容至250 ml

溶解后,用浓盐酸调pH至8.8,最后用超纯水定容至250 ml,高温高压灭菌后室温保存。

3. 1.0 mol/L Tris-HCl溶液（pH 6.8,表2-35）。

表2-35　1.0 mol/L Tris-HCl溶液（pH 6.8）成分表

试剂	剂量/体积
Tris（分子量121.14）	30.29 g
超纯水	定容至250 ml

溶解后,用浓盐酸调 pH 至 6.8,最后用超纯水定容至 250 ml,高温高压灭菌后室温保存。

4. 1.0 mol/L Tris-HCl 溶液(pH 7.5,表 2-36)。

表 2-36　1.0 mol/L Tris-HCl 溶液(pH 7.5)成分表

试剂	剂量 / 体积
Tris(分子量 121.14)	30.29 g
超纯水	定容至 250 ml

溶解后,用浓盐酸调 pH 至 7.5,最后用超纯水定容至 250 ml,高温高压灭菌后室温保存。

5. 10% SDS(表 2-37)。

表 2-37　10% SDS 成分表

试剂	剂量 / 体积
SDS	10 g
超纯水	定容至 100 ml

50 ℃水浴下溶解,室温保存。如在长期保存中出现沉淀,水浴溶化后,仍可使用。

6. 10% 过硫酸铵(表 2-38)。

表 2-38　10% 过硫酸铵成分表

试剂	剂量 / 体积
过硫酸铵	0.1 g
超纯水	定容至 1.0 ml

溶解后,4 ℃保存,保存时间为 1 周。

7. TBS 缓冲液(10 mmol/L Tris-HCl pH 7.5, 150 mmol/L 氯化钠,表 2-39)。

表 2-39　TBS 缓冲液成分表

试剂	剂量 / 体积
1 mol/L Tris-HCl(pH 7.5)	10 ml
氯化钠	8.8 g
超纯水	定容至 1 000 ml

混匀后即可使用,最好现用现配。

8. TBST 缓冲液(含 0.05% 吐温-20 的 TBS 缓冲液,表 2-40)。

表 2-40　TBST 缓冲液成分表

试剂	剂量 / 体积
吐温-20	0.5 ml
TBS	定容至 1 000 ml

混匀后即可使用,最好现用现配。

9. 封闭液(含 5% 脱脂奶粉的 TBST 缓冲液,表 2-41)。

表 2-41 封闭液成分表

试剂	剂量 / 体积
脱脂奶粉	5 g
TBST	定容至 100 ml

溶解后 4 ℃保存。使用时,恢复室温,用量以盖过膜面即可,一次性使用,现用现配。

10. 电泳缓冲液(25 mmol/L Tris,0.25 mol/L 甘氨酸,0.1% SDS,表 2-42)。

表 2-42 电泳缓冲液成分表

试剂	剂量 / 体积
Tris(分子量 121.14)	3.03 g
甘氨酸(分子量 75.07)	18.8 g
SDS	1.0 g
超纯水	定容至 1 000 ml

11. 转膜缓冲液(25 mmol/L Tris,0.2 mol/L 甘氨酸,20% 甲醇,表 2-43)。

表 2-43 转膜缓冲液成分表

试剂	剂量 / 体积
Tris(分子量 121.14)	3.03 g
甘氨酸(分子量 75.07)	14.4 g
20% 甲醇	200 ml
超纯水	定容至 1 000 ml

溶解后室温保存,此溶液可重复使用 3~5 次。

12. 10× 丽春红染液(表 2-44)。

表 2-44 10× 丽春红染液成分表

试剂	剂量 / 体积
丽春红	2 g
三氯乙酸	30 g
磺基水杨酸	30 g
超纯水	定容至 100 ml

使用时将其稀释 10 倍。

二、常用试剂选择要点

(一)蛋白裂解液的选择

一般蛋白裂解液包含以下几个组分:

1. 缓冲系统　通常采用近似生理 pH 的缓冲体系来制作裂解液,pH 过高或过低都可能导致蛋白质变性析出或水解。Tris-HCl 缓冲液不易与其他离子形成不溶物,且与整个电泳系统兼容性好,因此成为裂解的首选缓冲液。而高浓度钾离子可与 SDS 形成沉淀,所以制备蛋白样品的体系中尽量避免使用含钾离子溶液。

2. 盐离子　一般以 150 mmol/L 氯化钠溶液作为裂解液。当提取胞浆蛋白等易溶组分时,能借助低盐而实现低渗,从而使细胞胀破造成质膜分离,此种情况下一般使用终浓度 ≤ 50 mmol/L 氯化钠溶液。当盐离子浓度过高时,部分蛋白质可能会因盐析而出现沉淀,另外过高离子浓度会导致泳道内局部电流过大,从而电泳出"笑脸"状条带。即使有少数蛋白质可能需要高盐提取,或借助盐析除去干扰蛋白,最终氯化钠浓度一般也应 ≤ 500 mmol/L。

3. 离液剂　离液剂是可以弱化蛋白质疏水性的试剂。常用的离液剂有两类,一类是以尿素或硫脲为代表,另一类是各种表面活性剂(俗称去垢剂)。尿素和硫脲性质类似,它们对蛋白质的助溶可能是通过与蛋白质之间形成大量氢键实现的。蛋白质提取时常用 6~8 mol/L 尿素和 2 mol/L 硫脲助溶,这种组合普遍应用于蛋白电泳样本制备。表面活性剂是一大类性质相似的分子(表 2-45),它们通常都含有一个亲水性的头部和一个疏水性的尾部,可以通过疏水性尾部与蛋白质疏水部分结合,而亲水性的头部暴露给液体环境,从而实现助溶作用。

表 2-45　表面活性剂细分表

类别		举例
非离子型表面活性剂		Triton X-100、吐温-20、NP-40 和正辛基葡萄糖苷(C8APG)等
离子型表面活性剂	阴离子表面活性剂	SDS、脱氧胆酸钠(DOC)和十二烷基肌氨酸钠等
	阳离子表面活性剂	绝大多数是含氮有机化合物,少数是含磷或含硫有机化合物,主要是季铵化合物,如苯扎溴铵
	两性离子表面活性剂	3-[3-(胆酰胺丙基)二甲氨基]丙磺酸内盐(CHAPS)和 3-[(3-胆胺丙基)二甲基氨基]-2-羟基-1-丙磺酸内盐(CHAPSO)等

4. 蛋白酶抑制剂　组织或细胞内通常含有大量的蛋白酶,在提取过程中这些蛋白酶被释放出来,有可能消化目的蛋白。因此需要应用蛋白酶抑制剂抑制这些蛋白酶的活性,防止目的蛋白的降解。常见蛋白酶抑制剂见表 2-46。

表 2-46　蛋白酶抑制剂类型表

类别	功能	试剂	说明
金属离子螯合剂	许多蛋白酶需要二价金属离子才具有活性,因此可使用金属离子螯合剂螯合金属离子来抑制蛋白酶活性	乙二胺四乙酸二钠(EDTA-Na₂)、乙二醇二乙醚二胺四乙酸二钠(EGTA-Na₂)等	
磷酸酶抑制剂	避免磷酸化蛋白发生去磷酸化	原钒酸钠、焦磷酸钠、β-甘油磷酸钠和氟化钠等	原矾酸钠需要经过激活才能有效发挥抑制作用(调 pH 至 10 左右,然后加热至无色,冷却后再调 pH 至 10,如此反复至 pH 稳定在 10)
丝氨酸蛋白白酶和巯基蛋白酶抑制剂	进入丝氨酸蛋白酶催化中心,并与催化中心的丝氨酸反应,将丝氨酸的羟基取代,生成苯甲酰磺酰丝氨酸	PMSF	PMSF 有剧毒,在水溶液中不稳定,所以 PMSF 都是在有机试剂如异丙醇和 DMSO 中溶解的。需要注意的是,在这些介质中溶解后并不需要低温保存,这些环境中 PMSF 在室温就是稳定的

5. 还原剂　多种蛋白质在天然条件下存在二硫键,会形成多个分子的聚合体,少数蛋白质在制样过程中也可自发形成二硫键,在裂解液中引入还原剂可以有效还原二硫键,使得蛋白质以单体形式存在。蛋白样品制备中常用的还原剂有二硫苏糖醇(DTT)和β-巯基乙醇(β-mercaptoethanol,β-ME),效果较好。但DTT溶液不稳定,一般需要现配现用。β-ME容易挥发,使用时应做好防护。

（二）电泳体系的选择

常规的 Tris-SDS-PAGE 电泳体系只能分辨大分子蛋白,对于相对分子量小的蛋白,尤其是 10 kDa 以下的蛋白分辨率比较低,而 Tricine-SDS-PAGE 电泳体系(表 2-47)可以较好地分离 30 kDa 以下的蛋白质。检测小分子量蛋白(分子量 <20 kDa)时一般使用 Tricine-SDS-PAGE 体系,其他可采用 Tris-Gly 体系。Tricine-SDS-PAGE 体系中 Tricine-SDS-PAGE 胶配制一般购买商品化试剂配制。如 Solarbio 公司 Tris-Tricine-SDS-PAGE 凝胶制备试剂盒(P1320),具体操作参照商家产品说明书。Tris-Gly 体系中 SDS-PAGE 的凝胶由 5% 浓缩胶和 10% 分离胶组成(表 2-48 和表 2-49),电泳时用 Tris-Gly 体系电泳液(表 2-50)。

表 2-47　Tricine-SDS-PAGE 电泳液成分表

试剂	剂量 / 体积
Tris	12.1 g(0.1 mol/L)
Tricine	17.9 g(0.1 mol/L)
SDS	1.0 g(0.003 5 mol/L)
超纯水	定容至 1 000 ml

表 2-48　Tris-Gly 体系 5% 浓缩胶成分表(3 ml)

试剂	体积
超纯水	2.1 ml
30% Acr/Bic	0.5 ml
1 mol/L Tris-HCl(pH 6.8)	0.38 ml
10% SDS	30 μl
10% APS	30 μl
TEMED	3 μl

加入 TEMED 后,丙烯酰胺会开始快速聚合,应立即混匀并开始灌胶。

表 2-49　Tris-Gly 体系 10% 分离胶成分表(8 ml)

试剂	体积
超纯水	3.20 ml
30% Acr/Bic	2.64 ml
1.5 mol/L Tris-HCl(pH 8.8)	2.00 ml
10% SDS	80.00 μl
10% APS	80.00 μl
TEMED	5.00 μl

加入 TEMED 后,丙烯酰胺会开始快速聚合,应立即混匀并开始灌胶。

表 2-50 Tris-Gly 体系电泳液成分表

试剂	剂量 / 体积
Tris	3.03 g(0.025 mol/L)
Glycine	18.80 g(0.25 mol/L)
SDS	1.00 g(0.003 5 mol/L)
超纯水	定容至 1 000 ml

（三）蛋白标记的选择

选择合适的标记用于确定电泳中蛋白的大小和示踪。目前存在大量商品化常见蛋白标记,如图 2-30。

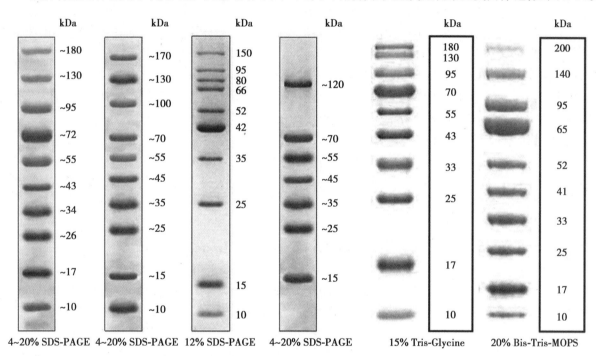

图 2-30 不同商品化常见蛋白标记图(引自各试剂公司)

（四）阳性对照的选择

选择明确表达目的蛋白的组织或细胞,用于检验一抗的正确性和有效性。

（五）内参对照的选择

1. WB 实验用于比较不同条件下或不同组织中,目的蛋白表达量的相对量。WB 前提条件是等量的总蛋白上样,才有比较的基础。当表达量不高时,上样量的差别就很可能影响结果。所以严谨的 WB 实验设计中要求有良好的参照体系,对实验结果分析至关重要。

2. 内参即内部参照(internal control),对于哺乳动物细胞表达来说一般是指由管家基因编码表达的蛋白质(house-keeping proteins)。它们在各组织和细胞中表达相对恒定,在检测蛋白的表达水平变化时常用它们作参照物。在 WB 实验中,除了需要进行蛋白抽提、蛋白定量、等量蛋白上样电泳、转膜、靶蛋白抗体孵育和显色等步骤外,还需要进行内参的检测,以校正蛋白质定量以及上样过程中存在的实验误差,保证实验结果的准确性。

3. 内参抗体种类很多,其中包含全细胞蛋白或胞浆蛋白内参、膜蛋白内参和核蛋白内参等,比如 β-肌动蛋白(β-actin)、β-微管蛋白(β-tubulin)、磷酸甘油醛脱氢酶(glyceraldehyde-3-phosphate

dehydrogenase,GAPDH）和核纤层蛋白 B（lamin B）等。选择内参抗体应遵循的原则：

（1）首先考虑实验样本来源于何物种。哺乳动物的组织或者细胞样本,通常选择 β-actin、β-tubulin、GAPDH、lamin B 和组蛋白 H$_3$（histone H$_3$）等。其他稀少物种来源,可以参照文献指导或是选择高度保守管家基因表达的蛋白质相应的抗体作为内参。

（2）选择内参时,应该考虑目的蛋白分子量的大小。通常应保证目的蛋白与内参蛋白分子量相差 5 kDa 左右为宜。比如目的蛋白分子量为 45 kDa,则不适宜选择分子量接近的 β-actin 作内参,可考虑选择 GAPDH 或者 β-tubulin 作内参。

（3）考虑目的蛋白表达部位。GAPDH、β-actin 或 β-tubulin 作内参可用于常规蛋白质检测。如果需要检测亚细胞器蛋白时,应选择对应亚细胞器蛋白内参,更能显现内部参照的准确性。比如常用的核蛋白内参有 lamin A、lamin B、TATA 结合蛋白（TBP）、YY1 和 histone H$_3$。而对于膜蛋白检测,常用的内参为钠钾 ATP 酶蛋白 α1（ATP1A1）。对于线粒体蛋白的检测,常用电压依赖性阴离子通道蛋白 1（VDAC1）和细胞色素 C 氧化酶Ⅳ（COX Ⅳ）作为内参。

4. 以上原则仅用于通常情况,内参的选择还应考虑实际实验环境状况,比如某些细胞或组织由于缺氧和糖尿病等因素会导致 GAPDH 的表达量增高,此种状况下 GAPDH 不适合做内参。在涉及细胞增殖相关实验中,c-Jun 由于自身表达变化也不适合做内参。在凋亡实验中,TBP 和 lamin 等不适合作为核蛋白内参。因此,在设计实验方案时,应考虑各种因素的影响并查询相关文献,如果在实验过程中内参表达出现异常情况,应及时分析原因并调整内参选择。

（六）抗体的选择和验证

目前大多数抗体公司抗体总数是靶抗原数量的数倍甚至数十倍。对于某一特定的靶抗原,存在不止一种商业化抗体,质量也不尽相同,因此抗体选择对实验十分重要。为了快速地选择合适抗体,选购抗体时通常需注意以下几点：

1. 样品的种属　系统发育树中亲缘关系较近种属之间同一蛋白质往往具有很多同源氨基酸序列,抗体也往往可以和多个物种的同源靶蛋白反应,选择抗体时可以首先考虑已验证过样品物种的抗体。

2. 抗体宿主的种属　在配合使用标记二抗和未标记一抗检测样品时,一定要十分注意一抗的宿主种属。通常产生一抗的宿主应尽可能和样品的宿主种类不同,以避免配套的二抗与样品中内源的免疫球蛋白发生潜在的交叉反应。例如,当检测样品是鼠源蛋白时,推荐使用兔源的一抗,对应的二抗就应选择抗兔 IgG 标记的二抗。有时对不含有内源性免疫球蛋白样品的检测,如 WB 的细胞裂解液样品,一抗宿主选择可以不那么严格。而含有血清成分的细胞培养上清或含有组织液成分的组织裂解液,一抗需依上述原则选择。此外,对于间接免疫荧光双染实验,要求两种非标记一抗来源于不同物种的动物,而每一种二抗则特异性识别其中一种一抗。

3. 抗体的标记　抗体的标记一般有酶标和荧光标记两种。辣根过氧化物酶（horseradish peroxidase,HRP）的酶标抗体在结合底物后可形成有色沉淀或发出荧光,用于蛋白质印迹法、免疫沉淀法和免疫组化等实验。免疫荧光实验原理是荧光标记的抗体与抗原特异性结合后,借助于荧光显微镜观察会呈现明亮的特异荧光。

4. 抗体的应用　抗体常用来检测和分离蛋白,在各种免疫学实验如酶联免疫吸附测定、免疫荧光、免疫组织化学和 WB 等中发挥重要作用,其中针对融合蛋白抗原的抗体比针对多肽抗原的抗体应用范围更为广泛。

5. 抗体的浓度和效价　抗体浓度和效价是两个最重要指标。抗体浓度是指一定体积溶液中免疫球蛋白的含量,不能准确反映有效抗体的含量。而抗体效价代表了参与抗原-抗体反应体系中抗体的使用量,能够更好地反映抗体亲和力强弱。

6. 抗体的保存和分装

（1）一般情况下,蛋白质以较高浓度保存不易发生降解或失活,因此一些抗体公司会在产品中加入牛血清白蛋白等蛋白质稳定剂,提高蛋白质浓度来保存抗体。但是,蛋白质稳定剂的加入可能会限制抗体的应用(稳定剂会与抗体一起竞争结合标记物),例如需要进行抗体的准确定量或标记等。

(2)由于有些实验会受到蛋白质稳定剂的影响和干扰,选择抗体时需注意其中是否含有蛋白质稳定剂,同时避免分装抗体产品,分装会发生蒸发、冷凝稀释和管壁吸附等,对抗体浓度和效价造成一定影响,分装体积越小,损失量越大。反复冻融易导致抗体变性,降低抗体和抗原结合能力,影响实验结果。为了避免抗体反复冻融,抗体中添加终浓度 50%(体积百分比)甘油,可以有效避免抗体在 –20 ℃冰箱中发生冻结。

(3)为了防止微生物对抗体的污染,抗体溶液中会加入终浓度 0.02%(质量百分比)的叠氮化钠。通常叠氮化钠不会影响免疫学实验结果,但在特殊情况下,如用于体内实验或活细胞时,需要去除抗体中的叠氮化钠,去除方法有透析法和超滤法。

(七)蛋白转膜——膜的选择

1. 蛋白质印迹法中常用的固相材料有聚偏二氟乙烯(polyvinylidene fluoride, PVDF)膜、硝酸纤维素滤膜(nitrocellulose filter membrane, NC)、尼龙膜和 DDT 等。由于蛋白质与 PVDF 膜以疏水力结合,从而将亲水部位暴露到液相,使抗体更容易与之结合,推荐使用 PVDF 膜。

2. 针对不同分子量的蛋白质,PVDF 膜有两种规格:0.45 μm 的 immobilon-P 适合检测分子量 ≥20 kDa 的蛋白质,0.22 μm 的 immobilon-PSQ 适合检测分子量 <20 kDa 的蛋白质。0.22 μm 的膜可以有效防止蛋白质在转移过程中直接穿透膜。PVDF 膜在使用前需要在甲醇中浸泡 15 秒后再转入转膜液中。

(八)显色方法的选择

显色方法主要有四种:放射自显影、酶促底物 DAB(3,3′-diaminobenzidine,二氨基联苯胺)显色法、增强化学发光法(enhanced chemiluminescence, ECL)和荧光二抗显影法。目前最常用的方法主要是后三种显影方法。

1. 酶促底物 DAB 显色法 DAB 是 HRP 的常用底物。在 HRP 催化下,DAB 可与过氧化氢反应产生棕色沉淀,该棕色沉淀不溶于水和乙醇,因此在 DAB 显色后,还可以使用溶于乙醇的染料进行后续染色。HRP 催化 DAB 在目的蛋白位置形成深褐色不溶性产物,灵敏度较弱,且成像性较差,不适合数据展示的需求。同时 DAB 有致癌性,使用时要格外注意。

2. 增强化学发光法 ECL 显色原理是在 ECL 底物中,含有过氧化氢和鲁米诺(及其衍生物),在 HRP 的作用下发出荧光。ECL 与 HRP 作用显色,稳定性好,灵敏度高,成像性好,适合重复标记和永久保存,是目前最常用的显影方法。

3. 荧光二抗显影法 传统显色法和化学发光法的局限性是只能定性和半定量检测一个蛋白,荧光 WB 不仅能实现蛋白定性和定量,兼容多色荧光抗体,同时完成两个或者更多蛋白的检测。只要有合适的荧光标记抗体就可以实现荧光 WB,甚至多色荧光 WB 检测。

(九)封闭剂的选择

1. 脱脂奶粉是最常用的封闭剂,通常使用 TBST 配制 5% 脱脂奶粉。但是,脱脂奶粉含有糖蛋白和生物素,不能与生物素化的抗体一起使用,此时可选择使用 BSA。

2. 分析磷酸化蛋白需使用 BSA。封闭与稀释抗体不建议使用脱脂奶粉,因为奶粉中的磷酸酶与膜上磷酸化蛋白接触可使之去磷酸化,脱脂奶粉同时也不适用于碱性磷酸酶(alkaline phosphatase, AP)检测系统。

3. 如果使用 HRP 检测系统,封闭液及后续步骤不应加叠氮化钠,叠氮化钠对 HRP 有抑制作用。

4. 如果二抗抗体是碱性磷酸酶标记的检测系统,可使用酪蛋白封闭,同时需选择 TBS 缓冲溶液,不可使用 PBS 缓冲溶液,PBS 缓冲溶液干扰碱性磷酸酶。一般使用 TBST(或 TBS)+5% BSA 作为封闭液以及抗体稀释液。

-------------------------------●　参 考 文 献　●-------------------------------

［1］HIRANO S. Western blot analysis. Methods Mol Biol, 2012,926:87-97.

［2］M.R. 格林，J. 萨姆布鲁克 . 分子克隆实验指南 . 贺福初，译 . 4 版 . 北京：科学出版社，2017.

［3］药立波 . 医学分子生物学实验技术 . 3 版 . 北京：人民卫生出版社，2014.

［4］申煌煊 . 分子生物学实验方法与技巧 . 广州：中山大学出版社，2010.

［5］F.M. 奥斯伯，R. 布伦特，R.E. 金斯顿，等 . 精编分子生物学实验指南 . 金由辛，包慧中，赵丽云，等，译 . 5 版 . 北京：科学出版社，2008.

（邓　昊　杨志坚）

第 3 节　免疫沉淀法和免疫共沉淀法

免疫沉淀法（immunoprecipitation, IP）是目前常见的用于研究蛋白质之间相互作用的生物技术方法之一，已被广泛用于抗原检测和纯化。IP 将需要研究的蛋白质视为抗原，利用抗原抗体特异性结合的特点，用已知抗体分析需要研究的蛋白质。这项技术可用于从上千种不同蛋白质样品中分离浓缩特定蛋白质。类型有免疫沉淀法、免疫共沉淀法（co-immunoprecipitation, co-IP）、染色质免疫沉淀法（chromatin immunoprecipitation, ChIP）和 RNA 免疫沉淀法（RNA immunoprecipitation, RIP）等。

免疫共沉淀法是免疫沉淀法的延伸，主要用于蛋白质-蛋白质相互作用检测，是基于免疫沉淀反应捕获和纯化靶蛋白，如果样品溶液中存在与靶蛋白相互作用的目的蛋白，也会一同被捕获和纯化得到。简而言之，免疫沉淀法与免疫共沉淀法的主要步骤基本相同，它们的区别在于免疫沉淀法是用靶蛋白抗体特异性结合靶蛋白，免疫共沉淀法是通过靶蛋白抗体特异性结合靶蛋白并沉淀与靶蛋白相互作用的目的蛋白。本节主要介绍免疫共沉淀法。

一、原理

免疫沉淀法是利用抗原抗体特异性反应纯化富集目的蛋白的一种方法。基于抗体对抗原（靶蛋白）的特异性结合，通过偶联在琼脂糖上的亲和蛋白（如蛋白 A 琼脂糖珠）对抗原-抗体复合物进行亲和吸附，形成三联体，经洗涤去除未结合的杂蛋白，然后通过煮沸或酸性洗脱的方式使抗体和抗原一起脱落下来，得到的抗原抗体混合物经 WB 检测，最终依据显影后的结果确定是否存在目的条带，来判断目的抗原是否被该抗体成功捕获沉淀。免疫共沉淀法基于抗原抗体之间的特异性结合，可用于测定蛋白质相互作用，在保持蛋白质相互作用的条件下收获并裂解细胞，是一种确定两种蛋白质在完整细胞内生理性相互作用的有效方法。

二、实验目的

掌握免疫沉淀法与免疫共沉淀法基本概念、原理和基本操作流程。

三、实验器材

各种规格移液器（0.5~10 μl、10~100 μl、100 μl~1 ml）、各种规格 Tip（10 μl、200 μl、1 ml）、离心管、1.5 ml EP 管、细胞刮、培养板、核酸蛋白检测仪、水浴锅、涡旋振荡器、离心机和摇床等。

四、实验试剂

细胞、RIPA 裂解液、5× 蛋白上样缓冲液、抗体、PBS 和蛋白 A/G 琼脂糖珠等。

五、实验流程

（一）制备细胞裂解液

1. 实验所需试剂实验前预冷，离心机提前开启预冷。

2. 收集细胞，从培养箱中取出细胞，用细胞刮收集细胞于离心管中，4 ℃ 500×g 离心 5 分钟后弃上清。预冷 1× PBS 漂洗细胞 1~2 次，4 ℃ 500×g 离心 5 分钟并弃上清。

3. 加入 RIPA 裂解液裂解，用移液器 Tip 充分吹散细胞，冰浴 30 分钟。每隔 10 分钟涡旋振荡 10 秒。

4. 4 ℃ 10 000×g 离心 20 分钟，吸取蛋白裂解液上清，测定蛋白浓度。按 1~4 mg 总蛋白每管分装于新的 1.5 ml EP 管中。

（二）免疫共沉淀法制样

1. 根据实验需要，取蛋白裂解液若干管，每管补加 RIPA 裂解液至 1 ml。

2. 每 1 ml 总蛋白裂解液加入 20 μl 蛋白 A/G 琼脂糖珠，4 ℃ 旋转孵育 1 小时，以去除总蛋白裂解液中可和琼脂糖珠非特异性结合的蛋白，降低背景。

3. 4 ℃ 1 000×g 离心 5 分钟，将上清转移到一个新的离心管中，并做好标记。余约 100 μl 裂解液和蛋白 A/G 琼脂糖珠，用于 Input 总蛋白 WB 检测（阳性对照）。

4. 向含上清的离心管中加入 1 μg 靶蛋白抗体（根据抗体浓度计算好应加入抗体的体积），4 ℃ 旋转孵育过夜。

5. 加入 30 μl 蛋白 A/G 琼脂糖珠来捕捉抗原抗体复合物，4 ℃ 旋转孵育抗原抗体混合物 1 小时。

6. 1 000×g 离心 5 分钟，收集琼脂糖珠-抗原抗体复合物，弃去上清。加入 800 μl 预冷的 RIPA 裂解液进行漂洗，漂洗 5 遍，也可以使用 PBS 进行漂洗。每次漂洗后离心弃去上清。

7. 加入 10 μl 5× 蛋白上样缓冲液吹打混匀，使琼脂糖珠-抗原抗体复合物重悬。缓冲液的加入量依据实验目的需要来定。

8. 将上样样品放入 98 ℃ 水浴锅中变性 5 分钟，以游离抗原（含靶蛋白和可能与之结合的目的蛋白）、抗体和琼脂糖珠。实验样品也可以放入冰箱 –20 ℃ 暂时冷冻保存，当需要进行检测实验时从冰箱取出，电泳前应再次煮 5 分钟变性。

9. 变性后的样品可以直接用于 WB 等检测。通过靶蛋白抗体检测靶蛋白，通过目的蛋白抗体检测目的蛋白，样品中靶蛋白和目的蛋白的存在明确靶蛋白和目的蛋白之间相互作用。

六、注意事项

1. 细胞裂解通常需要采用温和的裂解条件，多采用 NP-40 或 Triton X-100 等非离子变性剂，这样不会破坏细胞内存在的蛋白质与蛋白质之间相互作用。

2. 每种细胞的裂解条件是不一样的，需要通过预实验进行条件摸索。

3. 通常细胞裂解液中需要加各种商品化的酶抑制剂。

4. 尽量使用验证过的抗体，也可以将多种抗体联合使用。

5. 实验时需要设置 IgG 抗体作为实验组的阴性对照，其中 IgG 抗体应选择同种属的无关 IgG 抗体。

――――――――――――――――――――― 参 考 文 献 ―――――――――――――――――――――

［1］BONIFACINO J S, GERSHLICK D C, DELL'ANGELICA E C. Immunoprecipitation. Curr Protoc Cell Biol, 2016,71.

［2］M.R. 格林，J. 萨姆布鲁克 . 分子克隆实验指南 . 贺福初，译 . 4 版 . 北京：科学出版社，2017.

［3］药立波.医学分子生物学实验技术.3版.北京:人民卫生出版社,2014.

［4］申煌煊.分子生物学实验方法与技巧.广州:中山大学出版社,2010.

［5］F.M.奥斯伯,R.布伦特,R.E.金斯顿,等.精编分子生物学实验指南.金由辛,包慧中,赵丽云,等,译.5版.北京:科学出版社,2008.

（邓 昊　杨志坚）

第4节　免疫荧光技术

免疫荧光技术(immunofluorescence technique)是以免疫学、生物化学和显微镜技术为基础建立起来的一项技术。1941 年 Coons 等首次采用荧光素标记抗体,这种以荧光物质标记抗体而进行抗原定位的技术又称为荧光抗体技术(fluorescent antibody technique)。免疫荧光技术具有特异性强、敏感度高、定位准确和速度快等优点,广泛应用于动物组织和细胞内抗原鉴定等功能研究。本节主要介绍细胞免疫荧光技术。

一、原理

免疫荧光染色主要原理是利用抗原抗体之间的特异性结合来显示目的蛋白,主要包括直接法和间接法。直接法是蛋白和标记荧光素的一抗结合,而间接法是蛋白和一抗结合,然后再与带有荧光基团的二抗反应进行识别。抗原抗体反应结束后直接置于荧光显微镜下即可观察到相应荧光信号,反映抗原定位情况等。

二、实验目的

掌握免疫荧光基本概念、原理和基本操作步骤。

三、实验器材

各种规格移液器(0.5~10 µl、10~100 µl、100 µl~1 ml)、各种规格 Tip(10 µl、200 µl、1 ml)、12 孔板或 6 孔板、玻片、湿盒、荧光显微镜和共聚焦显微镜等。

四、实验试剂

细胞、抗体、PBS、PBST、4′,6-二脒基-2-苯基吲哚(DAPI)、山羊血清、封片液、4% 多聚甲醛、0.5% Triton X-100 和 DMEM(Dulbecco's modified eagle medium)细胞培养基等。

五、实验流程

（一）细胞免疫荧光常规操作步骤

第一天:

1. 在装有 DMEM 培养基的培养板中将已爬好细胞的玻片用 PBS 浸泡漂洗 3 次,每次 3 分钟。

2. 用 4% 多聚甲醛固定爬片 15 分钟,PBS 浸洗爬片 3 次,每次 3 分钟。

3. PBS 配制 0.5% Triton X-100,室温通透爬片 20 分钟(如为检测在细胞膜上表达的抗原则省略此步骤)。

4. PBS 浸洗爬片 3 次,每次 3 分钟。吸水纸吸干 PBS,在爬片上滴加正常山羊血清,室温封闭 30 分钟。

5. 吸水纸吸掉封闭液,不需要漂洗,每张爬片滴加适量稀释好的一抗放入湿盒,4 ℃孵育过夜。

第二天:

1. PBST 浸泡漂洗爬片 3 次,每次 3 分钟。吸水纸吸干爬片上多余液体,滴加稀释好的荧光二抗,放入湿盒中 20~37 ℃孵育 1 小时。从加荧光二抗起,后面所有操作步骤都应尽量在暗处进行。

2. PBST 浸泡漂洗爬片 3 次,每次 3 分钟。复染核采用滴加 DAPI 避光孵育 5 分钟的方法,对标本进行染核。PBST 浸泡漂洗爬片 4 次,每次 5 分钟,洗去多余的 DAPI。用吸水纸吸干爬片上的液体,用含抗荧光淬灭剂的封片液封片,然后在荧光显微镜或共聚焦显微镜下观察并采集图像。

（二）带自发荧光细胞的快速共聚焦成像处理步骤

1. 取出转染荧光报告基因质粒 48 小时后的细胞专用共聚焦皿,将共聚焦皿用 PBS 浸泡漂洗 3 次,每次 3 分钟,动作轻柔避免细胞脱落。

2. 用 4% 多聚甲醛固定 10 分钟,PBS 浸泡漂洗 3 次,每次 3 分钟。

3. 复染核采用滴加 DAPI 避光孵育 5 分钟的方法染核,PBS 浸洗去除多余的 DAPI。

4. 置于共聚焦显微镜下观察并采集图像。

免疫荧光实验操作步骤较烦琐,可能出现诸多问题(表 2-51),得到的实验结果往往不尽满意,解析免疫荧光实验常见问题有助于改善实验结果。

表 2-51 免疫荧光常见问题解析表

结果	原因	解决办法
染色浅	封闭时间不当	常温下封闭时间应保持 1 小时左右,或者 4 ℃过夜
	抗体浓度过低,孵育时间较短	提高抗体浓度,孵育时间不可少于 1 小时
	抗体孵育温度不当	25~30 ℃孵育时间 1~2 小时,如需过夜孵育应置于 4 ℃冰箱内
	操作过程中缓冲液残留较多,间接稀释了抗体浓度	每步用于冲洗的缓冲液尽量沥干
染色深	滤光片选择不合适	更换滤光片
	封闭时间不当	封闭时间应保持常温 1 小时左右,或者 4 ℃过夜,可适当提高封闭液浓度
	抗体浓度过高或者孵育时间过长	降低抗体浓度,抗体孵育时间室温 1~2 小时或 4 ℃过夜
	洗涤不充分	增加缓冲液洗涤次数和时间
染色定位不对	组织细胞中无抗原	设立阳性对照,以验证实验结果或更换其他组织细胞检测
	固定方法不当	固定剂大体可分为交联固定剂和可溶性溶剂固定剂,尝试更换不同类型的固定剂处理抗原样品

六、注意事项

1. 实验操作时,动作要轻柔。拿取爬片时,防止将爬片夹碎,影响实验进程。

2. 接种细胞过程中,要注意将细胞轻柔混匀,"8" 字或 "十" 字形摇晃,防止细胞局部生长过密。

3. 稀释、加荧光二抗和之后的洗涤步骤均应注意避光。

4. 爬片进行免疫荧光之后,需尽快拍照,以防免疫荧光淬灭。或者置于暗盒内,暂时保存于 4 ℃冰箱,尽快拍照。

5. 进行荧光显微镜拍照时,需依据荧光抗体选择合适的激发光源。

━━━━━━━━━━ 参 考 文 献 ━━━━━━━━━━

[1] 刘斌.细胞培养.3版.西安:世界图书出版公司,2018.
[2] M.R.格林,J.萨姆布鲁克.分子克隆实验指南.贺福初,译.4版.北京:科学出版社,2017.
[3] 丁明孝,苏都莫日根,王喜忠,等.细胞生物学实验指南.2版.北京:高等教育出版社,2013.
[4] J.S.博尼费斯农,M.达索,J.B.哈特佛德,等.精编细胞生物学实验指南.章静波,方谨,王海杰,等,译.北京:科学出版社,2007.
[5] D.L.斯佩克特,R.D.戈德曼,L.A.莱因万德.细胞实验指南.黄培堂,译.北京:科学出版社,2001.

（邓 昊 杨志坚）

第5节 酶联免疫吸附测定

酶联免疫吸附测定（enzyme linked immunosorbent assay, ELISA）是目前应用最广泛的免疫学检测技术。瑞典学者 Engvall 和 Perlmann 以及荷兰学者 Van Weemen 和 Schuurs 于 1971 年均报道了将免疫技术发展为检测体液中微量物质的固相免疫测定方法。ELISA 目前已成为分析化学领域中的常见技术方法之一,是在免疫酶技术（immunoenzymatic techniques）的基础上发展起来的一种新型的免疫测定技术。本节主要介绍双抗体夹心法和间接法 ELISA。

一、原理

酶联免疫吸附测定是利用抗原-抗体反应的高特异性和酶催化作用的高效性,将两者整合,通过酶作用于底物后的显色反应判定结果。一般通过用酶标仪测定吸光度（OD 值）来反映抗原或抗体含量,灵敏度可达纳克每毫升（ng/ml）水平甚至皮克每毫升（pg/ml）水平。由于酶的催化效率很高,间接地放大了免疫反应的结果,使测定方法具有很高的敏感度。目前常用的 ELISA 方法有直接法、间接法、双抗体夹心法和竞争法 ELISA。其中直接法和竞争法应用较少,应用较多的主要是用于检测抗原的双抗体夹心法 ELISA 和用于检测抗体的间接法 ELISA。

二、实验目的

掌握 ELISA 的基本概念、原理和实验操作步骤。

三、实验器材

各种规格移液器（0.5~10 µl、10~100 µl、100 µl~1 ml）、各种规格 Tip（10 µl、200 µl、1 ml）、离心管、96 孔板、吸水毛巾或滤纸、烧杯、量筒、酶标仪（可读取 450 nm 和 630 nm 双波长）和洗板机等。

四、实验试剂

ELISA 试剂盒、待测样品和超纯水等。

五、实验流程

（一）双抗体夹心法 ELISA（测定抗原）

双抗体夹心法是检测大分子抗原常用的方法之一。首先将特异性抗体（捕获抗体）包被于固相载体上,经洗涤后加入含有抗原的待测样品。如果待测样品中含有相应抗原,抗原与包被于固相载体上的特异性抗体结合,经保温孵育洗涤后,再通过分别加入特异性检测抗体和酶标记抗体(二抗),分别经孵育洗涤后,加底物显色进行测定。底物降解的量反映待测样品抗原的量。

实验开始前,请将各种试剂平衡至室温(试剂不能直接在 37 ℃ 融化)。试剂或样品稀释时,应确保混匀,同时尽量避免起泡。

1. 包被抗体,根据实验需要用碳酸盐缓冲液(carbonate buffer solution,CBS)或者磷酸盐缓冲液(phosphate buffered saline,PBS)将包被抗体稀释到实验需要的浓度,100 μl/孔包被,37 ℃ 2 小时或者4 ℃过夜。

2. PBST(PBS+0.05% 吐温-20)洗板,弃孔内液体,甩干,洗板 3 次,每次浸泡 1~2 分钟,300 μl/孔,甩干(也可以轻拍将孔内液体拍干)。

3. 封闭,含 1% BSA 或者 5% 脱脂牛奶的 PBST(PBS+0.05% 吐温-20)作封闭液,300 μl/孔,37 ℃孵育 2 小时。

4. PBST 洗板,同步骤 2。

5. 加样,分别设调零孔、标准孔和待测样品孔。调零孔加样品稀释液 100 μl,余孔分别加标准品或待测样品 100 μl(注意不要有气泡,加样时将样品加入酶标板孔底部,尽量不触及孔壁,一块酶标板尽量控制在 10 分钟内完成上样)。酶标板加盖或者覆膜,37 ℃反应 60 分钟。为保证实验结果有效性,每次实验请使用新的标准品溶液。

6. 洗板,弃孔内液体,甩干,PBST(PBS+0.05% 吐温-20)洗板 4 次,每次浸泡 1~2 分钟,300 μl/孔,甩干(也可以轻拍将孔内液体拍干)。

7. 加检测抗体,根据实验需要,将检测抗体用 PBST 稀释到一定的浓度,100 μl/孔,37 ℃下 1 小时。

8. PBST 洗板,同步骤 6。

9. 加二抗(酶标记抗体),根据实验需要,将二抗用 PBST 稀释到一定的浓度,100 μl/孔,37 ℃下 1 小时。

10. PBST 洗板,同步骤 6。

11. 每孔加 3, 3′, 5, 5′-四甲基联苯胺(3, 3′, 5, 5′-tetramethylbenzidine,TMB)显色液 100 μl,室温避光孵育显色 15~20 分钟,若颜色偏淡,可放在 37 ℃显色,一般不超过 30 分钟。每孔加终止液 100 μl,此时蓝色变为黄色。

12. 加入终止液后立即使用酶标仪检测,以 630 nm 为校正波长,用酶标仪在 450 nm 波长依序测量各孔的吸光度(OD 值)。

13. 结果判定:

(1)每个标准品和待测样本的 OD 值需减去调零孔的 OD 值,如设置复孔,则应取其平均值。

(2)以标准品的浓度为横坐标,OD 值为纵坐标,使用专业制作曲线软件如 Origin 和 ELISACalc 等进行四参数拟合。根据样品的 OD 值结合标准曲线推算出相应的浓度,再乘以稀释倍数即为待测样品抗原的浓度。

(二)间接法 ELISA(测定抗体)

间接法 ELISA 是检测抗体常用的方法之一。其原理为利用酶标记二抗来检测与固相抗原结合的受检抗体,故称为间接法。首先将抗原包被于固相载体上,这些包被的抗原必须是可溶性的,或者至少是极微小的颗粒。经洗涤,加入含有待测抗体的样本,再经孵育洗涤后,加入酶标记抗抗体(对人的标本来说即加酶标记抗人球蛋白 IgG 或 IgM),再经孵育洗涤后,加底物显色。底物降解的量,即反映待测抗体的量。

1. 包被抗原,用碳酸盐缓冲液将抗原浓度稀释到 0.2~20 μg/ml,100 μl/孔包被,37 ℃孵育 2 小时或者 4 ℃过夜。

2. PBST 洗板,弃孔内液体,甩干。洗板 3 次,每次浸泡 1~2 分钟,300 μl/孔,甩干(也可轻拍将孔内液体拍干）。

3. 封闭，含 1% BSA 或者 5% 脱脂牛奶的 PBST 作封闭液，300 μl/ 孔，37 ℃孵育 2 小时。

4. PBST 洗板，同步骤 2。

5. 加待测抗体样本（一抗），PBST 做稀释液，将抗体梯度稀释。如 1∶500、1∶5 000 和 1∶50 000，100 μl/ 孔，37 ℃孵育 1 小时。

6. PBST 洗板，同步骤 2。

7. 加二抗（酶标记抗抗体），PBST 做稀释液。根据具体实验条件稀释二抗，100 μl/ 孔，37 ℃ 1 小时。

8. PBST 洗板，同步骤 2。

9. 每孔加 TMB 显色液 100 μl，室温避光孵育显色 15~20 分钟，若颜色偏淡，可放在 37 ℃显色，一般不超过 30 分钟。

10. 每孔加终止液 100 μl，此时蓝色变为黄色。

11. 用酶标仪在 450 nm 波长依序测量各孔的吸光度（OD 值），加终止液后应立即进行检测。

12. 结果判定。

ELISA 实验操作步骤较烦琐，容易出现诸多问题（表 2-52），得到的实验结果往往不尽满意，解析 ELISA 常见问题有助于改善实验结果。

表 2-52　ELISA 常见问题解析表

问题	可能原因	解决办法
阴性对照出现阳性结果	试剂或者耗材污染	更换试剂，尽可能使用一次性耗材
	洗板不充分	更换更强的洗涤液，增加洗板次数，延长洗板时间
	如在双抗体夹心法中出现，有可能是包被抗体与二抗间有交叉反应	更换包被抗体或二抗
整板出现高背景	使用了过量抗体	减少抗体使用量
	二抗产生了非特异性吸附	减少二抗使用量，缩短二抗反应时间
	显色液不新鲜	使用现配的显色液
	显色反应时间过长	控制显色反应时间，及时终止反应
	试剂或耗材污染	更换试剂，尽可能使用一次性耗材
	反应温度过高导致的非特异性吸附	严格控制反应在最适温度下进行
	封闭条件不佳导致的非特异性吸附	更换封闭能力更强的封闭液，延长封闭时间
反应信号偏低	包被条件问题	提高包板浓度，延长包板时间
	抗原抗体反应不充分	延长反应时间，确保反应在最适温度下进行
	显色液成分不恰当	增加显色底物量
	二抗结合不够	提高二抗浓度，延长反应时间，更换质量更好的二抗
梯度稀释时产生跳孔现象	酶标板叠放时导致传热不均匀，各孔温度有差异	避免酶标板叠放在一起
	移液器加样时未能保持连续性	定期校准移液器，确保移液器正确使用
	反应溶液蒸发较多	酶标板加盖或用密封条密封
	洗板不均匀	确保洗板机正常工作
	酶标板底背部有水珠或杂物	测定前洁净酶标板底背部

六、注意事项

1. ELISA 测定的基本条件是可溶性抗原或抗体吸附于固相载体上而成为不溶形式。许多物质可作为固相载体,如纤维素、琼脂糖珠、聚丙烯和聚苯乙烯等。但在 ELISA 中最常用的是聚苯乙烯或聚氯乙烯微量反应板及塑料管。

2. 所用的包被抗原必须是可溶性的,要求是优质稳定的制剂,纯度和免疫原性要高。如果抗原中含有杂质,会竞争固相载体上的有限位置,降低敏感性和特异性。同时,制备包被抗原不应破坏其免疫学活性。

3. 分离血清时,血液要求放置于室温中凝固收缩,不宜置于冰箱(4 ℃)中凝固,否则会造成大部分 IgM 和少量 IgG 丧失活性。

4. 为使特异性结合的抗体量尽可能多,包被微量反应板凹孔的抗原应稍过量。

5. 孵育或洗涤过程中,已吸附的抗原可能有部分会从固相载体上被洗涤下来,从而使加入待测血清中特异性抗体以外的蛋白质很可能会吸附到原来包被抗原凹孔的空白处,增加本底颜色,产生假阳性反应。

参 考 文 献

[1] LIN A V. Indirect ELISA. Methods Mol Biol, 2015,1318:51-59.
[2] LIN A V. Direct ELISA. Methods Mol Biol, 2015,1318:61-67.
[3] M.R.格林, J.萨姆布鲁克.分子克隆实验指南.贺福初, 译.4 版.北京:科学出版社,2017.
[4] 药立波.医学分子生物学实验技术.3 版.北京:人民卫生出版社,2014.
[5] 申煌煊.分子生物学实验方法与技巧.广州:中山大学出版社,2010.
[6] F.M.奥斯伯, R.布伦特, R.E.金斯顿, 等.精编分子生物学实验指南.金由辛, 包慧中, 赵丽云, 等, 译.5 版.北京:科学出版社,2008.

（邓 昊　杨志坚）

第九章

DNA-蛋白质相互作用

第 1 节　电泳迁移率变动分析

电泳迁移率变动分析（electrophoretic mobility shift assay，EMSA），是一种研究 DNA 结合蛋白和其相关的 DNA 结合序列相互作用的技术，既可用于 DNA 定性分析，也可用于 DNA 定量分析。这一技术最初用于研究 DNA 结合蛋白，目前还可用于研究 RNA 结合蛋白和特定 RNA 序列的相互作用。本节主要介绍 EMSA 技术。

一、原理

EMSA 是将纯化的蛋白质和细胞粗提液与 ^{32}P 同位素标记的 DNA 或 RNA 探针一同保温，在非变性的聚丙烯酰胺凝胶电泳上，分离复合物和游离的探针。DNA-复合物或 RNA-复合物比非结合的探针移动得慢。同位素标记的探针根据研究的结合蛋白的不同，可以是双链或单链。当检测转录调控因子一类的 DNA 结合蛋白，可用纯化蛋白、部分纯化蛋白或核细胞抽提液。在检测 RNA 结合蛋白时，依据目的 RNA 结合蛋白的位置，可用纯化或部分纯化蛋白，也可用核或胞质细胞抽提液。竞争实验中使用含蛋白结合序列的DNA、RNA 片段或寡核苷酸片段（特异），和其他非相关的片段（非特异），来确定 DNA 或 RNA 结合蛋白的特异性。在竞争的特异和非特异片段的存在下，依据复合物的特点和强度来确定是否存在特异结合。

二、实验目的

掌握 EMSA 的基本概念、原理和实验步骤。

三、实验器材

各种规格移液器（0.5~10 μl、10~100 μl、100 μl~1 ml）、各种规格 Tip（10 μl、200 μl、1 ml）、0.2 ml PCR 管、50 ml 离心管、制胶器、显影仪、PCR 仪、水浴锅、离心机、电泳仪和垂直式电泳槽等。

四、实验试剂

碧云天公司 EMSA/Gel-shift 试剂盒（GS002）、DNA 样品、[γ-^{32}P]-ATP、乙酸铵、无水乙醇、TBE 缓冲液、超纯水、丙烯酰胺、甲叉双丙烯酰胺、甘油、过硫酸铵、TEMED 和溴酚蓝等。

五、实验流程

（一）标记探针

1. 准备管壁已经标记好的 EP 管，首先按照表 2-53 依次加入各种试剂，加入同位素后涡旋混匀，再加入 T4 多核苷酸激酶，充分吹打混匀。

表 2-53　探针标记反应体系成分表

探针标记反应体系	体积 /μl
待标记探针（1.75 pmol/μl）	2
T4 多核苷酸激酶缓冲液（10×）	1
无核酸酶水	5
[γ-^{32}P]-ATP（10mCi/ml 时为 3 000 Ci/mmol）	1
T4 多核苷酸激酶（5~10 U/μl）	1
总体积	10

2. 将 EP 管放入水浴锅或 PCR 仪，37 ℃反应 10 分钟。

3. 反应结束后向 EP 管中加入 1 μl 探针标记终止液，充分混匀，终止探针标记反应。

4. 再往 EP 管中加入 89 μl TE，充分混匀。可以取少量探针用于检测标记效率（通常标记效率在 30% 以上，也可不测定探针标记效率）。

5. 标记好的探针现用现配，最长使用时间不宜超过 3 天。标记好的探针可以保存在 –20 ℃。

6. 必要时可对探针进行纯化。

（二）配制 EMSA 胶

1. 准备好制胶的模具，可以使用常规灌制蛋白电泳胶的模具，或其他适当的模具。最好选择可以灌制较薄胶的模具，以便于干胶等后续操作。为得到更好的结果，可以选择可灌制较大 EMSA 胶的模具。

2. 配制 20 ml 4% 聚丙烯酰胺凝胶（表 2-54）。

表 2-54　4% 聚丙烯酰胺凝胶成分配方

聚丙烯酰胺凝胶成分	体积
TBE 缓冲液（10×）	1.0 ml
超纯水	16.2 ml
39∶1 丙烯酰胺 / 甲叉双丙烯酰胺（40%，质量体积比）	2.0 ml
80% 甘油	625.0 μl
10% APS	150.0 μl
TEMED	25.0 μl

3. 依次加入配制聚丙烯酰胺凝胶各试剂成分，加入 TEMED 前先混匀，加入 TEMED 后立即再次混匀，并马上加入到制胶的模具中。尽可能避免产生气泡，并加上梳齿。

（三）EMSA 结合反应

1. 配制 EMSA 不同样品反应体系。

（1）1 号上样体系为阴性对照反应（表 2-55），目的是确认加入的标记探针能正常工作。

（2）2 号上样体系为常规反应（表 2-56），目的是确认含有激活目的转录因子的核蛋白和标记探针的体系能正常工作。

（3）3 号上样体系为探针冷竞争反应（表 2-57），目的是确认含有激活的目的转录因子的核蛋白、标记探针和冷竞争未标记探针（为标记探针 100 倍量）的体系能正常工作。

表 2-55　EMSA 样品阴性对照反应体系

EMSA 样品阴性对照反应体系成分	体积 /μl
无核酸酶水	7
EMSA/Gel-shift 结合缓冲液（5×）	2
细胞核蛋白或纯化转录因子	0
标记探针	1
总体积	10

表 2-56　EMSA 样品反应体系

EMSA 样品反应体系成分	体积 /μl
无核酸酶水	5
EMSA/Gel-shift 结合缓冲液（5×）	2
细胞核蛋白或纯化转录因子	2
标记探针	1
总体积	10

表 2-57　EMSA 探针冷竞争反应体系

EMSA 探针冷竞争反应体系成分	体积 /μl
无核酸酶水	4
EMSA/Gel-shift 结合缓冲液（5×）	2
细胞核蛋白或纯化转录因子	2
未标记探针	1
标记探针	1
总体积	10

（4）4 号上样体系为突变探针的冷竞争反应（表 2-58），目的是确认含有激活的目的转录因子的核蛋白、标记探针和未标记突变探针（为标记探针 100 倍量）的体系能正常工作。

表 2-58　EMSA 突变探针的冷竞争反应体系

EMSA 突变探针冷竞争反应体系成分	体积 /μl
无核酸酶水	4
EMSA/Gel-shift 结合缓冲液（5×）	2
细胞核蛋白或纯化转录因子	2
未标记突变探针	1
标记探针	1
总体积	10

（5）5号上样体系为super-shift反应（表2-59），目的是检测样品是否含有目的转录因子。

表2-59　EMSA super-shift反应体系

EMSA super-shift 反应体系成分	体积/μl
无核酸酶水	4
EMSA/Gel-shift 结合缓冲液（5×）	2
细胞核蛋白或纯化转录因子	2
目的蛋白特异抗体	1
标记探针	1
总体积	10

2. 按照上述顺序各反应体系中依次加入各种试剂,在加入标记探针前先混匀其他成分,室温（20~25 ℃）放置10分钟,消除可能发生的探针和蛋白非特异性结合,或者让未标记的探针优先反应。然后加入标记探针,轻轻吹打混匀,室温（20~25 ℃）放置20分钟。

3. 加入1 μl EMSA/Gel-shift上样缓冲液（无色,10×）,混匀后立即上样（有时溴酚蓝会影响蛋白和DNA结合,建议尽量使用无色EMSA/Gel-shift上样缓冲液。如因使用无色上样缓冲液上样困难,可在无色上样缓冲液里面添加极少量蓝色的上样缓冲液,至能观察到蓝色即可）。

（四）电泳分析

1. 用0.5×TBE缓冲液作为电泳液,按照10 V/cm预电泳10分钟。预电泳时如有多余上样孔,可加入少量稀释的1×EMSA上样缓冲液（蓝色）,以观察电压是否正常进行。

2. 把混合上样缓冲液的样品加入到上样孔内。在多余的某上样孔内加入10 μl稀释的1×EMSA/Gel-shift上样缓冲液（蓝色）,用于观察电泳进行情况。

3. 按照10 V/cm电泳,确保胶的温度不超过30 ℃。如果温度升高,需要适当降低电压。当EMSA/Gel-shift上样缓冲液中蓝色染料溴酚蓝电泳至距胶下缘1/4处时,停止电泳。

4. 剪一片大小和EMSA胶大小相近或略大的比较厚实的滤纸。小心取下夹有EMSA胶的胶板,用吸水纸大致擦干胶板边缘的电泳液。小心打开两块胶板中的上面一块,把滤纸从EMSA胶的一侧逐渐覆盖住整个EMSA胶,轻轻把滤纸和胶压紧。滤纸被胶微微浸湿后（大约不足1分钟）,轻轻揭起滤纸,EMSA胶会与滤纸一起被揭起来。滤纸侧向下,放平,在EMSA胶的上面覆盖一层保鲜膜,确保保鲜膜和胶之间没有气泡。

5. 在干胶仪器上干燥EMSA胶,然后用X线片压片检测（图2-31）,或用其他适当成像仪器设备检测。

图2-31中1号为阴性对照反应（标记探针）,2号为常规反应（细胞核蛋白或纯化转录因子+标记探针）,3号为探针冷竞争反应（细胞核蛋白或纯化转录因子+标记探针+标记探针100倍量的未标记探针）,4号为突变探针的冷竞争反应（细胞核蛋白或纯化转录录因子+标记探针+标记探针100倍量的未标记突变探针）,5号为super-shift反应（细胞核蛋白或纯化转录因子+标记探针+目的蛋白特异抗体）。

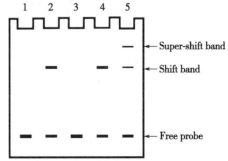

图2-31　典型EMSA/Gel-shift示意图

六、注意事项

1. EMSA实验对探针序列设计有一定要求,设计好探针,实验就成功了一半。

2. 尽可能使用刻度精准的移液器,确保实验中各个步骤上样精准。

3. 本实验涉及同位素操作,请严格按照同位素相关管理条例进行操作。操作者应注意个人防护,穿实验服并戴一次性手套等。

————————————————— 参 考 文 献 —————————————————

[1] LIU D, MIAO H, ZHAO Y, et al. NF-κB potentiates tumor growth by suppressing a novel target LPTS. Cell Commun Signal, 2017,15(1):39.

[2] WU R S, HONG J J, Wu J F, et al. OVOL2 antagonizes TGF-β signaling to regulate epithelial to mesenchymal transition during mammary tumor metastasis. Oncotarget, 2017,8(24):39401-39416.

[3] HU Y F, LI Y P, ZHANG J, et al. Binding of ABI4 to a CACCG motif mediates the ABA-induced expression of the *ZmSSI* gene in maize (Zea mays L.) endosperm. J Exp Bot, 2012,63(16):5979-5989.

（邓　昊　杨志坚）

第 2 节　染色质免疫沉淀法

染色质免疫沉淀法（chromatin immunoprecipitation assay, ChIP）是目前研究体内 DNA 与蛋白质相互作用的主要技术方法之一。一般认为真核生物的基因组 DNA 以染色质的形式存在,如需阐明真核生物基因的表达机制,研究蛋白质与 DNA 在染色质环境下的相互作用是重要途径之一。目前 ChIP 技术主要应用于药物开发、有丝分裂研究、组蛋白修饰酶的抗体作为"生物标记"、转录调控分析和 DNA 损失与凋亡分析等方面。本节主要介绍染色质免疫沉淀法。

一、原理

染色质免疫沉淀法的基本原理是在活细胞状态下固定蛋白质-DNA 复合物,并将其随机切断为一定长度范围内的染色质小片段,然后通过免疫学方法沉淀此复合体,特异性富集与目的蛋白结合的 DNA 片段,通过对目的片段的纯化和检测,从而获取蛋白质与 DNA 相互作用的信息。

二、实验目的

掌握染色质免疫沉淀法的基本概念、原理和操作流程。

三、实验器材

各种规格移液器（0.5~10 μl、10~100 μl、100 μl~1 ml）、各种规格 Tip（10 μl、200 μl、1 ml）、0.2 ml PCR 管、2 ml 离心管、PCR 仪、超声样品处理仪、离心机、水浴锅、冰盒和制冰机等。

四、实验试剂

碧云天公司 ChIP 实验试剂盒（P2078）、细胞、一抗、蛋白酶 K、苯酚、氯仿、乙醇、PMSF、PBS、甲醛和甘氨酸等。

五、实验流程

（一）样品超声处理条件的优化

1. 实验前准备预冷 PBS 和 100 mmol/L PMSF。将 SDS lysis buffer 适当温浴,使其中的 SDS 充分溶

解,并混匀。

2. 用 10 cm 细胞培养皿培养细胞,加 10 ml 细胞培养液。估计目的蛋白和基因组 DNA 结合的主要时间点,在这个时间点直接把细胞从培养箱中取出,向细胞培养液中加入适量甲醛,使其最终浓度为 1%,轻轻混匀。随即 37 ℃孵育 10 分钟,以交联目的蛋白和相应的基因组 DNA。请注意尽量使用高质量的并处于有效使用期限内的甲醛。

3. 固定结束后,向培养液中加入 1.1 ml Glycine solution(10×),轻轻混匀,室温静置 5 分钟。用预冷的 PBS 稀释 100 mmol/L PMSF 至 1 mmol/L,即配制成预冷的含 1 mmol/L PMSF 的 PBS。注意 PMSF 水性溶液一定要新鲜配制,其在水相中的半衰期约为 30 分钟。

4. 静置结束后,将有细胞样品的培养皿置于冰浴上,吸尽含甲醛和甘氨酸的培养液,尽量没有液体残留。注意此步在冰上操作。

5. 向培养皿中加入 5~10 ml 预冷的含 1 mmol/L PMSF 的 PBS,洗涤细胞,吸尽液体,尽量没有液体残留,此步骤重复三次。

6. 漂洗结束后加入 1 ml 预冷的含 1 mmol/L PMSF 的 PBS,用细胞刮刮下细胞,收集细胞至离心管中。用移液器吹打细胞团,尽量使细胞单个重悬下来。吸取 1 μl 细胞悬液稀释后进行细胞计数,根据计数所得换算出 10^6 个细胞需要多少体积细胞悬液,每 10^6 个细胞分装一管。

7. 对分装好的细胞进行离心,4 ℃下 800~1 000×g 离心 1~2 分钟,以充分沉淀细胞(如果发现沉淀不充分,可以适当延长离心时间)。吸尽上清,尽量减少液体残留。

8. 配制适量含有 1 mmol/L PMSF 的 SDS lysis buffer。每管细胞沉淀用 0.2 ml 含有 1 mmol/L PMSF 的 SDS lysis buffer 重悬,充分吹打混匀。吹打结束后置于冰浴上孵育 10 分钟,以充分裂解细胞。

9. 超声处理以剪切基因组 DNA,使 DNA 大部分断裂成 200~1 000 bp 大小,如果能把大部分控制在 400~800 bp 则更佳。超声过程中请一定注意要保持样品处于冰浴中,并且处于较低温度。超声剪切希望达到的效果是在后续去交联后可以用常规琼脂糖凝胶电泳及染色检测 DNA 存在情况。超声处理的条件通常可以设置为每次 10 秒,共处理 3~4 次,超声样品处理仪功率为 50 W 时设置为最大功率的 30%,采用 2 mm 超声头(不同超声仪设置不一样,摸索超声条件时,可以先固定其他条件,再确定每次超声不会导致明显发热的时间,然后摸索确定超声次数,直至摸索出可以使大部分基因组 DNA 断裂成 200~1 000 bp 大小的合适超声次数)。每次的超声体积和细胞用量宜固定,否则就不能使用一个相对比较固定的超声条件用于后续实验。

10. 超声处理结束后向样品管中加入 8 μl 5 mol/L 氯化钠,吹打混匀。65 ℃孵育 4 小时,以解除蛋白质和基因组 DNA 之间的交联(解交联)。

11. 解交联结束后,加入等体积的 Tris 平衡苯酚,涡旋剧烈混匀,4 ℃ 12 000×g 左右离心 5 分钟。吸取上清转移至另一离心管中。

12. 加入等体积氯仿,涡旋剧烈混匀,4 ℃ 12 000×g 左右离心 5 分钟。吸取上清转移至另一离心管中。

13. 取少量通过酚氯仿抽提后的液体(5~10 μl),进行琼脂糖凝胶电泳,电泳结束后将琼脂糖凝胶放入凝胶成像分析系统中观察,如果检测到的片段大小位于 200~1 000 bp,说明超声处理成功。记录超声条件,进行后续操作。

(二)染色质免疫沉淀法操作步骤

1. 在对样品超声处理条件进行优化后,对于待检测样品按照"(一)样品超声处理条件的优化"中步骤 1~8 进行操作,并参考步骤 9 进行超声处理。

2. 将经过超声处理的样品转入离心机中 4 ℃ 12 000~14 000×g 离心 5 分钟。取上清(约 0.2 ml)至新的 2 ml 离心管中,置于冰上静置。

3. 配制适量含 1 mmol/L PMSF 的 ChIP dilution buffer。加入 1.8 ml 含有 1 mmol/L PMSF 的 ChIP

dilution buffer 以稀释经过超声处理的样品,使最终体积为 2 ml。

4. 吸取出 20 µl 样品作为 Input 用于后续检测。其余近 2 ml 样品加入 70 µl Protein A+G Agarose/Salmon sperm DNA(其中约 35 µl 为沉淀,35 µl 为液体),4 ℃缓慢旋转混匀 30 分钟,以减少 Protein A+G Agarose/Salmon sperm DNA 和目的蛋白或目的 DNA 序列的非特异性结合。

5. 旋转结束后,转入离心机中 4 ℃ 1 000×g 离心 1 分钟左右,转移上清至一个新的 2 ml 离心管中。

6. 加入适量一抗(用量可以参考抗体说明书)。如果抗体说明书未给出用于 ChIP 的稀释比例,可以参考普通的免疫沉淀法的稀释比例。通常一抗用量为 0.5~1 µg。4 ℃缓慢旋转混匀过夜。可以不加抗体作为阴性对照,或用无关抗体作为阴性对照,同时可以用没有细胞样品的溶液作为空白对照。

7. 旋转结束后,加入 60 µl Protein A+G Agarose/Salmon sperm DNA(其中约 30 µl 为沉淀,30 µl 为液体),4 ℃缓慢旋转混匀 60 分钟,以沉淀一抗识别的蛋白或相应的复合物。

8. 旋转结束后,将样品转入离心机中 4 ℃ 1 000×g 离心 1 分钟左右。尽可能小心地吸去上清液,切勿触及沉淀。随后依次用如下溶液对沉淀进行洗涤,每次洗涤液用量为 1 ml,每次置于 4 ℃环境中缓慢旋转洗涤 3~5 分钟,将样品转入离心机中 4 ℃ 1 000×g 离心 1 分钟左右。尽可能小心吸去上清液,切勿触及沉淀。

(1)Low salt immune complex wash buffer 洗涤一次。

(2)High salt immune complex wash buffer 洗涤一次。

(3)LiCl immune complex wash buffer 洗涤一次。

(4)TE buffer 洗涤两次。

说明:完成上述所有洗涤步骤后所获得的沉淀即可用于 PCR 扩增目的基因序列或用 DNA 印迹法(Southern blot)检测目的基因序列,或者用于蛋白质印迹法(Western blot)检测等。

(三)PCR 扩增目的基因序列(ChIP 产物用于检测目的基因序列)

1. 新鲜配制适量洗脱缓冲液(1% SDS,0.1 mol/L 碳酸氢钠)。

2. 完成步骤(二)中 8 后,即完成所有洗涤步骤后,加入 250 µl 洗脱缓冲液。涡旋混匀,室温旋转洗脱 3~5 分钟。

3. 洗脱结束后,将样品放入离心机中 1 000×g 离心 1 分钟左右,将上清转移到一新的离心管中。沉淀中再加入 250 µl 洗脱缓冲液。涡旋混匀,室温旋转洗脱 3~5 分钟。

4. 洗脱结束后,将样品放入离心机中 1 000×g 离心 1 分钟左右,小心吸取上清。与上一步骤,即步骤 3 中获得的上清合并。共计约 500 µl 上清。

5. 在 500 µl 上清中加入 20 µl 5mol/L 氯化钠,混匀。65 ℃孵育 4 小时,以解除蛋白质和基因组 DNA 之间的交联(解交联)。对于在步骤(二)的 4 中获得的作为 Input 的 20 µl 样品,加入 1 µl 5 mol/L 氯化钠,充分混匀,65 ℃孵育 4 小时,同样用于解除蛋白质和基因组 DNA 之间的交联(解交联)。注意:此步骤完成后可以继续进行后续步骤,也可以先 -20 ℃冻存,第二天继续后续步骤(此时的样品已可用于 PCR,可尝试使用 1 µl、2 µl、5 µl 或 10 µl 样品作为模板用于 PCR 扩增检测目的基因,此时 PCR 扩增效果与被沉淀下来的 DNA 量,以及整个 PCR 扩增体系是否容易扩增目的基因有关。如果发现 PCR 扩增效果欠佳,可以考虑通过后续的纯化步骤,纯化并浓缩样品,然后再进行 PCR 检测。通常情况下,推荐通过后续纯化步骤后再进行 PCR 检测,而 Input 通常不必进行后续纯化步骤)。

6. 解交联结束后向 520 µl 样品中加入 10 µl 0.5 mol/L EDTA、20 µl 1 mol/L Tris(pH 6.5)和 1 µl 20 mg/ml 蛋白酶 K。充分混匀后 45 ℃孵育 60 分钟。

7. 加入等体积 Tris 平衡苯酚,涡旋剧烈混匀,随后将样品转入离心机中 4 ℃ 12 000×g 离心 5 分钟。吸取上清至另一离心管中。

8. 加入等体积氯仿,涡旋剧烈混匀,随后将样品转入离心机中 4 ℃ 12 000×g 离心 5 分钟。吸取上清至另一离心管中。

9. 加入 20 μg 糖原或酵母 tRNA,加入 1/10 体积的 3 mol/L 乙酸钠(pH 5.2),再加入 2.5 倍体积无水乙醇。混匀后 –70 ℃ 沉淀不少于 1 小时,或 –20 ℃ 沉淀 8 小时以上。

10. 沉淀结束后,随后将样品转入离心机中 4 ℃ 12 000~14 000×g 离心 10 分钟,小心吸去大部分上清,切勿触及沉淀。

11. 离心结束后,向离心管中加入约 1 ml 70% 乙醇洗涤沉淀。将样品转入离心机中 4 ℃ 12 000~14 000×g 离心 10 分钟,小心吸去大部分上清,切勿触及沉淀。

12. 将含有剩余少许液体的样品管,转入离心机中 4 ℃ 12 000~14 000×g 离心 1 分钟,小心吸去残留液体。

13. 用少量 TE 缓冲液或超纯水溶解 DNA 沉淀,用于目的基因的 PCR 检测。PCR 引物最好能设计 2 组,可以用 Input 作为模板预先摸索 PCR 条件,并选择一组效果较好的引物用于最终的 PCR 检测。当 PCR 条带过弱时,可以考虑巢式 PCR 进行两轮扩增。步骤 7~12 也可使用 DNA 纯化试剂盒纯化 DNA。

(四)蛋白质印迹法检测 ChIP 产物

1. 当 ChIP 产物需用于蛋白质印迹法检测时,接步骤(二)中 8,完成所有洗涤步骤后,加入 25 μl SDS-PAGE 蛋白上样缓冲液(1×)。沸水浴煮沸 10 分钟,使蛋白变性。

2. 蛋白变性结束后,吸取 10~20 μl 用于蛋白质印迹法检测。

六、注意事项

1. 应严格参照说明书进行操作,请勿冷冻保存 Protein A+G Agarose/Salmon sperm DNA。一抗需要使用能用于 ChIP 的抗体。

2. 为了实验严谨可靠,需采用对照。合理的对照和高度特异性的抗体同样重要。在实验操作步骤中添加阴性和阳性对照抗体可确保实验正常进行且结果可靠。

3. 确保样品质量可靠,即使是最好的抗体也无法结合沉淀不存在的东西。

4. 超声处理可能将染色质暴露于容易导致蛋白质变性的恶劣条件中(比如高热和去污剂),这些条件可能破坏抗体抗原表位和基因组 DNA。

5. 超声处理条件稳定性较差,染色质处理不足与处理过度可能仅有数秒差异。使用该方法较难以生成均一大小的染色质片段样品。

6. 选择非高度特异的靶标抗体可能会出现不可预见的结合并增加背景信号,从而增加检测低丰度或低稳定性相互作用样品的难度。

7. 操作要规范,注意个人防护,如使用甲醛等时应在通风橱中操作。

参 考 文 献

[1] PANG J, CUI J, XI C, et al. Inhibition of poly (ADP-ribose) polymerase increased lipid accumulation through SREBP1 modulation. Cell Physiol Biochem, 2018,49(2):645-652.

[2] ZHANG Z, LI J, TANG Z, et al. Gnp4/LAX2, a RAWUL protein, interferes with the OsIAA3-OsARF25 interaction to regulate grain length via the auxin signaling pathway in rice. J Exp Bot, 2018,69(20):4723-4737.

[3] ZHENG L, XU M, XU J, et al. ELF3 promotes epithelial-mesenchymal transition by protecting ZEB1 from miR-141-3p-mediated silencing in hepatocellular carcinoma. Cell Death Dis, 2018,9(3):387.

(邓 昊 杨志坚)

第3节　双荧光素酶报告基因实验

双荧光素酶（dual-luciferase）报告基因表达的转录调控常被用于研究培养细胞的生物学特性。由于哺乳动物细胞中不含内源性荧光素酶，荧光素酶基因是理想的报告基因。一旦荧光素酶基因转录完成，就会立即翻译生成功能性的荧光素酶。在分析DNA-蛋白质相互作用方面，双荧光素酶报告基因实验可检测转录因子与目的基因启动子区DNA相互作用。某些转录因子仅与靶启动子中特异序列结合，两者结合后可调控基因表达。本节主要介绍双荧光素酶（萤火虫荧光素酶和海肾荧光素酶）报告基因检测技术。

一、原理

双荧光素酶报告基因检测系统中含有在同一细胞中同时表达的两种荧光素酶。荧光素酶在生成氧化荧光素过程中，通过介导电子转移将化学能转化为光能而发光。两个报告基因在宿主细胞内均无内源活性，可在单个样品中连续测量。在测量过程中，首先加入荧光素酶检测试剂Ⅱ（luciferase assay reagent Ⅱ，LAR Ⅱ）产生萤火虫荧光信号，信号持续至少1分钟，先测量萤火虫荧光素酶报告基因，用于测试实验条件下基因表达情况；定量萤火虫荧光强度后，再在同一样品中加入Stop & Glo试剂，将上述反应淬灭；并同时启动海肾荧光素酶反应，进行第二次测量。报告基因实验通常受到各种实验条件的影响，共转染的"对照"报告基因作为内对照，为实验提供一基准线，使实验报告基因检测均一化。实验报告基因经过内参照的处理可以减少细胞活性和转染效率对实验的影响，这样双荧光素酶报告基因系统减少了外部干扰，使得实验数据更可信。实验中报告基因和对照基因生成的酶没有种源同源性，萤火虫荧光素酶和海肾荧光素酶对应不同的反应底物，反应中避免了交叉干扰，可实现同一样品的两步检测，得到两个检测结果。

二、实验目的

掌握双荧光素酶报告基因检测技术的原理，了解双荧光素酶报告基因检测系统在分子生物学研究中的应用及意义。

三、实验器材

各种规格移液器（0.5~10 μl、10~100 μl、100 μl~1 ml）、各种规格Tip（10 μl、200 μl、1 ml）、1.5 ml EP管、细胞培养板、生化培养箱、制冰机、涡旋振荡器、超净工作台和单管发光检测仪等。

四、实验试剂

Promega公司Dual-Luciferase®双荧光素酶报告基因检测试剂盒（E1910）、质粒DNA、细胞培养液、血清、5×被动裂解缓冲液（passive lysis buffer，PLB）、PBS、超纯水、脂质体和细胞等。

试剂配制：

对于冷冻保存的试剂均应在室温下水浴融化，使用前应混合均匀。

1. 1×PLB　将储存在 -20 ℃ 的 5×PLB 取出解冻，吸取1倍体积的 5×PLB 加到4倍体积的超纯水中，混合均匀，储存在4 ℃储存时间不超过一个月。建议新鲜配制。

2. 荧光素酶检测试剂Ⅱ（LAR Ⅱ）　将冻干 luciferase assay substrate 加入 luciferase assay buffer Ⅱ

中重悬,–20 ℃可保存1月,–70 ℃可保存1年。反复冻融影响实验检测效果,建议小份分装。

3. Stop & Glo 试剂　Stop & Glo substrate 试剂盒为50×,用 Stop & Glo buffer 稀释成1×,涡旋振荡10秒,配制成 Stop & Glo 试剂(如加200 µl 50× Stop & Glo substrate 至10 ml Stop & Glo buffer 即可获得1× Stop & Glo 试剂),–20 ℃保存15天。建议新鲜配制。

五、实验流程

1. 接种细胞到24孔板中,待细胞密度长至80%左右时开始转染,将报告基因质粒(含荧光素酶报告基因及插入的靶启动子片段)和转录因子表达质粒共转染细胞。

2. 细胞继续培养24小时后,吸去培养液,PBS 洗一次,放置于冰上。

3. 每孔细胞加入100 µl 1× PLB,反复冻融3次裂解(–80 ℃结冻,37 ℃培养箱解冻。也可保存在 –80 ℃)。

4. 室温轻缓晃动培养板15分钟后再用移液器反复吸打,将细胞裂解后,将液体转移至1.5 ml EP 管中。

5. 4 ℃ 最大速度(≥13 000×g)离心1分钟,有少量沉淀,转移细胞裂解上清液至新1.5 ml EP 管中。

6. 准备 LAR Ⅱ 和 Stop & Glo 试剂恢复至室温。

7. 每个检测管中加入100 µl LAR Ⅱ,每个样品一管。

8. 设定单管检测仪先执行一个2秒测试前延迟程序,设置每个报道基因读数测定时间为10秒。

9. 在含100 µl LAR Ⅱ检测管中加20 µl 细胞裂解上清液,移液器吹打2~3次混匀(不要涡旋混匀),在发光仪上检测,记读数1(为萤火虫荧光素酶活性)。

10. 管中再加入100 µl Stop & Glo 试剂,短暂涡旋混匀,立即置于发光仪上检测,记读数2(为海肾荧光素酶活性)。

11. 数据分析:计算读数1/读数2的值。

六、注意事项

1. 通常采用海肾荧光素酶作为对照的报告基因,且表达不宜过高。

2. 需要通过预实验确定载体比例,载体比例以萤火虫荧光素酶检测值稍大于海肾荧光素酶为佳。

3. 同一荧光素酶载体在不同细胞中表达效果差异很大,常见表达较高的细胞有293细胞和海拉细胞。

4. 检测值反映样品中荧光素酶活性。如检测值过低,需要增加转染量,调整细胞状态,更换转染试剂或更换细胞系等。如检测值过高,需要减少载体转染量。

5. 应对转染载体 DNA 量和共转染报告基因载体比例进行优化,以抑制启动子间的交互作用。

6. PLB 经设计能发挥最佳效果,激发最少的海肾荧光素酶底物自发光,而其他类型裂解液不能用于制备双荧光素酶报告基因检测系统的细胞裂解物,因其能导致较 PLB 高的背景发光或被动裂解不充分。

7. 加入 Stop & Glo 试剂后可同时淬灭萤火虫荧光素酶活力,并激活海肾荧光素酶发光,需立即置于发光仪上在几秒钟内完成检测(使用手动操作应在30秒内完成两个荧光素酶报告基因检测)。

8. 严格按照说明书储存试剂,防止试剂失效。检测时应注意速度,防止荧光淬灭。

———————————————————— 参考文献 ————————————————————

[1]令狐熙涛,黄帅,罗永祥,等. *COL4A3* 基因 3′UTR 双荧光素酶报告基因载体构建及其与 miR-299 靶向关系验证. 中华显微外科杂志,2019,42(3):258-263.

［2］武晶晶,孔令慧,贾茹. 小鼠 $Na^+-K^+-2Cl^-$ 共转运蛋白基因启动子克隆及 20-HETE 对其转录活性的影响. 中国医科大学学报,2019,48(1):29-33.

［3］朱亚杰,邱萌,周继陶,等. 胃癌中 P53 蛋白转录调控活性的分析及其临床意义. 中华医学遗传学杂志,2010,27(1):60-65.

［4］李勇,李敏,王喜,等. 人参茎叶皂甙增强糖皮质激素受体转录激活效应的实验研究. 中国中西医结合杂志,2004,24(8):710-713.

（邓 昊　杨志坚　郭成贤）

第十章

细菌接种、培养和鉴定

第1节　手卫生（七步洗手法）

保持良好的实验室卫生环境，是科研实验成功实施以及确保实验室工作人员自身安全的前提条件。洗手操作是科学研究过程中一种简单易行的卫生习惯。实验人员在处理清洁或无菌物品前、无菌技术操作前后、处理污染物品后、脱下手套后和离开实验室前都应该洗手。良好的个人卫生习惯不仅可以降低实验操作间（如细胞培养室）被污染的风险，还可以保障接触或可能接触血液、体液或其他污染物的实验人员的人身安全。本节主要介绍七步洗手法。

应规范性的使用流动水和洗手液（或肥皂）清洗双手，去除手部皮肤污垢及部分微生物。实验室中应使用专用洗手池、非手触式水龙头、洗手液和一次性擦手纸。

一、洗手方法

（一）洗手前准备

1. 进入实验室前应摘除首饰，剪短指甲，以免刺破手套。
2. 洗手池应准备洗手液和一次性擦手纸。
3. 用流动水冲洗双手。
4. 用手背按压洗手液出液阀，双手均匀涂抹洗手液。

（二）七步洗手法

七字口诀："内""外""夹""弓""大""立""腕"，详细步骤如下（图 2-32）。

1. 第一步：洗手掌（"内"）。

掌心相对，手指并拢，相互揉搓。

2. 第二步：洗手背和背侧指缝（"外"）。

手心对手背，沿指缝相互揉搓，双手交换进行。

3. 第三步：洗掌侧指缝（"夹"）。

掌心相对，双手交叉沿指缝相互揉搓。

4. 第四步：洗指背（"弓"）。

弯曲各手指关节，半握拳把指背放在另一手掌心旋转揉搓，双手交换进行。

5. 第五步：洗拇指（"大"）。

一手握住另一手大拇指旋转搓揉，双手交换进行。

6. 第六步：洗指尖（"立"）。

弯曲各手指关节，把指尖合拢在另一手掌心旋转搓揉，双手交换进行。

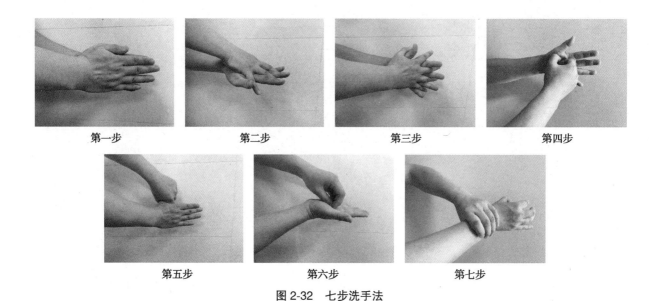

|第一步|第二步|第三步|第四步|

|第五步|第六步|第七步|

图 2-32　七步洗手法

7. 第七步：洗手腕（"腕"）。

一手握住另一手腕旋转揉搓，双手交换进行。

（三）冲洗和干燥

用流动水将双手冲洗干净，并用一次性擦手纸擦干双手。

二、注意事项

1. 每个步骤认真揉搓不少于 15 秒，清洗双手所有皮肤，包括指背、指尖和指缝。

2. 七个步骤不分先后顺序。

3. 手部不佩戴戒指和手表等。

4. 如水龙头为拧式开关，应避免手部被水龙头再污染。

------------------------------ 参 考 文 献 ------------------------------

［1］中华人民共和国国家卫生健康委员会. 医务人员手卫生规范：WS/T 313—2019. (2019-11-26)[2020-06-01]. http://www.nhc.gov.cn/wjw/s9496/202002/dbd143c44abd4de8b59a235feef7d75e.shtml.

［2］国家卫生健康委疾控局宣传司，中国疾病预防控制中心. 预防新型冠状病毒感染的肺炎七步洗手法. 中国热带医学，2020,20(3):295.

［3］GOLDBERG J L. Guideline implementation: hand hygiene. AORN J, 2017,105(2):203-212.

（杨艳　孙艳）

第 2 节　细菌培养基制备

大多数细菌可以在人工无生命培养基中生长繁殖。为了对细菌进行研究，经常需将细菌接种人工培养，所以细菌培养是一种用人工方法使细菌生长繁殖的技术，培养出来的细菌用于研究、鉴定和应用。本节以 LB 琼脂及 LB 液体培养基为例介绍细菌培养基的制备。

一、原理

培养基（culture medium）是根据微生物生长繁殖所需要的一定比例的营养物质（碳源和氮源等）、氢离子浓度（pH）以及渗透压等条件，用人工方法制成的无菌营养基质。主要用于微生物分离培养、生化鉴定和保存菌种等。

按物理性状不同，培养基可分为固体、半固体和液体培养基；按性质和用途不同可细分为基础培养基、营养培养基、鉴别培养基、选择培养基和特殊培养基。根据物理性状和用途等不同常将培养基分装于试管或平皿等容器中。

细菌培养基制备的一般程序是：调配成分、溶解、校正 pH、过滤、分装、灭菌、质量检验和保存。配制培养基时可以按照培养基配方调配各种基本成分，也可购买半成品的商品培养基干粉制剂直接配制。

二、实验目的

掌握 LB 培养基制备的一般程序。

三、实验器材

各种规格移液器（0.5~10 μl、10~100 μl、100 μl~1 ml）、各种规格 Tip（10 μl、200 μl、1 ml）、1.5 ml EP 管、称量纸、药匙、精密 pH 试纸、三角烧瓶、量筒、吸管、硅胶塞、玻璃搅拌棒、无菌平皿、电子天平、高压蒸汽灭菌器和微波炉等。

四、实验试剂

琼脂粉、胰蛋白胨、酵母提取物、超纯水、氯化钠和 1 mol/L 氢氧化钠等。

五、实验流程

1. **称量**　分别称取胰蛋白胨（10 g/L）、酵母提取物（5 g/L）和氯化钠（10 g/L），置于烧杯中。
2. **溶化**　加入所需水量 2/3 的超纯水于烧杯中，用玻璃棒搅拌，使药品全部溶化。
3. **调 pH**　用 1 mol/L 氢氧化钠调 pH 至 7.2。
4. **定容**　将溶液倒入量筒中，加水至所需体积。
5. 分装、加塞和包扎。
6. 如需配制 LB 琼脂培养基，则加入琼脂（20 g/L），加热熔化后，加超纯水补足体积。
7. 高压蒸汽灭菌 20 分钟。
8. 如配制 LB 琼脂培养基，则等温度降至 50 ℃左右时，在超净工作台内将其倒至无菌平皿内，凝固后即可。

六、注意事项

1. 要防止加热熔化时培养基粘瓶底烧结，可先在三角烧瓶底部加入部分量好的超纯水，再加入称量好的固体成分，最后将量筒内剩余的超纯水全部倒入三角烧瓶。

2. 在按照配方自行配制培养基时，若培养基中有染料、胆盐和指示剂等成分，应在校正 pH 之后加入。

3. 制备培养基最好用玻璃器皿（烧瓶或烧杯）。

4. 倾注平板时，需在超净工作台内进行，并一定要无菌操作。

5. 倾注平板时，灭菌后的培养基要冷至 50 ℃左右再倾注平板。若温度过高，平板会出现很多冷凝水；若温度过低，则培养基在未倾注前就会出现凝块，倒入凝固后培养基表面会凹凸不平。

6. 如配制的是含有抗生素的 LB 琼脂平板或 LB 液体培养基,则在高压蒸汽灭菌后温度冷至 50 ℃ 左右时加入相应抗生素至所需浓度,再分装保存或倾注平板。

7. 亦可直接购买半成品 LB 肉汤及 LB 琼脂干粉,按需称量所需培养基干粉质量,加水溶解,高压蒸汽灭菌后分装保存或倾注平板。

─────── 参 考 文 献 ───────

[1] BHATTACHARJEE K, JOSHI S R. A selective medium for recovery and enumeration of endolithic bacteria. J Microbiol Methods, 2016,129:44-54.
[2] 龙子江,王艳. 基础医学实验技术教程. 合肥:中国科学技术大学出版社,2017.
[3] 魏于全. 医学实验技术原理与选择. 2 版. 北京:人民卫生出版社,2014.
[4] 李凡,徐志凯. 医学微生物学. 8 版. 北京:人民卫生出版社,2013.

（邬国军）

第 3 节　细菌冻存和复苏

微生物是重要的生物资源。保存微生物的目的,不仅是使微生物菌株保持着原有的生命力、优良生产性能和形态特征,更是使其遗传性状从分离时或从实验开始就一直保持不变,使后人能更好地应用先进技术开发和运用微生物,为人类造福。

微生物的保存方法很多,根据不同的微生物菌种株或不同的实验要求,可选用不同的保存方法。对于细菌、放线菌、霉菌和酵母菌等微生物,可采用斜面保存法、矿物油保存法(液体石蜡保存法)、载体保存法、冷冻干燥保存法、悬液保存法、寄主保存法和液氮保存法等。本节主要介绍细菌冻存和复苏的方法。

一、原理

其主要原理是利用低温来降低微生物活性,达到保存的目的。保存微生物时常加入甘油是为了避免水结冰产生冰晶损伤微生物细胞。另外甘油还有隔绝空气、平衡湿度、调节渗透压以及在冷冻过程中起冷冻保护剂的作用。

二、实验目的

掌握细菌冻存和复苏的方法。

三、实验器材

吸管、75% 乙醇棉球、1 ml Tip、100 μl~1 ml 移液器、酒精灯、超净工作台、培养箱和恒温摇床等。

四、实验试剂

LB 液体培养基或 LB 琼脂平板和无菌甘油等。

五、实验流程

（一）冻存

1. 将活化 2 代后的菌液接种于 5 ml LB 液体培养基中,于 37 ℃ 150 r/min 过夜培养。

2. 将培养好的细菌移入预先准备好的超净工作台内。

3. 取 800 μl 菌液放入 1.5 ml 离心管中,加入无菌甘油至终浓度为 20%~30%,混匀后,拧紧管盖,–80 ℃超低温冰箱冻存。每个菌种至少冻存 3 管。

（二）复苏

1. 将吸管和培养基等置于超净工作台内,开启紫外灯照射 30 分钟。

2. 从 –80 ℃超低温冰箱中取出菌种冻存管,室温下放置使其自然解冻。

3. 将解冻后菌种管移入工作台。

4. 用 75% 乙醇棉球擦拭菌种冻存管外壁,稍干。

5. 点燃酒精灯,在火焰旁打开菌种冻存管盖,用一支无菌吸管吸取解冻的菌悬液,接种至 10 ml LB 液体培养基中。也可用接种环取菌悬液划线接种于 LB 琼脂平板培养基上。

6. 将上述接种后的培养基在规定温度下培养。

7. 仔细观察培养物:如呈典型菌落即可作为日常工作中使用的菌种,注明菌名、编号、代次和接种日期后,置 2~8 ℃冰箱内保存;如发现菌落形状不典型,可进行平板分离单菌落。

六、注意事项

1. 已解冻的冻存管不可再冻存。

2. 用过的吸管和菌种管投入消毒液内浸泡,接种环应在火焰上灼烧灭菌。

3. 所有操作必须在超净工作台内酒精灯火焰旁进行。

─────────────────── 参 考 文 献 ───────────────────

［1］ BHATTACHARJEE K, JOSHI S R. A selective medium for recovery and enumeration of endolithic bacteria. J Microbiol Methods, 2016,129:44-54.
［2］ 李凡,徐志凯. 医学微生物学. 8 版. 北京:人民卫生出版社,2013.
［3］ 马琼山,文兰,陈利玉,等. 人巨细胞病毒 UL123 基因外显子 2,3 诱饵质粒的构建与鉴定. 中国医师杂志,2006,8(10):1310-1312.

（邬国军）

第 4 节　细菌接种技术

不同的细菌具有不同的生物学特性,利用每种培养基成分不同研究它们的生物学特性,鉴别细菌的种类,有助于细菌感染性疾病的诊断,或进行其他实验。科研工作中经常要将冻存的细菌复苏供研究使用,都需要使用到细菌的接种技术。而液体培养基接种常用于细菌单克隆的扩大培养。本节以细菌平板划线分离和液体培养基接种法为例介绍细菌接种技术。

一、原理

平板划线分离法是指把混杂在一起的微生物或同一微生物群体中的不同细胞用接种环在固体培养基表面通过由点到线的划线稀释而得到较多独立分布的单个细胞,经培养后生长繁殖成单菌落,通常把这种单菌落当作待分离微生物的纯种。但需要注意的是有时这种单菌落并非都由单个细胞繁殖而来的,故必须反复分离多次才可得到纯种菌落。液体培养基接种则直接在平板上挑细菌单克隆或于菌液中取少许细菌再接种于液体培养基作扩大培养以获得细菌的纯培养。

二、实验目的

掌握平板划线分离技术及液体培养基接种技术。

三、实验器材

各种规格移液器(0.5~10 μl、10~100 μl、100 μl~1 ml)、各种规格 Tip(10 μl、200 μl、1 ml)、1.5 ml EP 管、接种环、酒精灯、超净工作台和生化培养箱等。

四、实验试剂

菌液、LB 琼脂平板和 LB 液体培养基等。

五、实验流程

(一)平板划线接种法

1. 在平板底面上用记号笔作好标记,如菌种名和接种日期等。

2. 轻轻摇动混合菌液使其混匀。

3. 右手拿接种环,灼烧灭菌,冷却后,以右手中指及无名指夹住菌液管管塞并拔开,管口过酒精灯火焰后用接种环取菌液少许,管口过酒精灯火焰后塞上管塞,将菌液放回原处。

4. 左手斜持(45°)LB 琼脂平板,略开盖,平板在酒精灯火焰左前上方约 5~6 cm 距离。右手持取标本的接种环,在琼脂平板表面一侧边缘,作原划线。

5. 接种环再一次灼烧灭菌,冷却后自原划线末端蘸取少许菌液,使接种环与平板表面成 30°~40°,运用腕力将接种环在平板上来回作连续划线。也可用分区划线法,即从原划线末端蘸取标本后只划平板的 1/5~1/4,划毕,烧灼灭菌接种环,冷却后在平皿的另一区同样划线,共计 4~5 次。接种环灼烧灭菌后方可放回。

6. 平板置于适宜温度的培养箱培养,一定时间后观察结果。

(二)液体培养基接种法

1. 于液体培养管管壁做标记,内容包括菌种名和接种日期等。

2. 左手握待接种的菌液,右手持接种环并以中指和无名指夹住管塞,在火焰旁拔开,并将管口通过酒精灯火焰外焰。

3. 将灼烧灭菌并冷却的接种环插入菌液中,取菌液少许,将管口过酒精灯火焰外焰后塞上管塞并放回原处。

4. 左手持待接种的液体培养基,右手持已取菌接种环并以中指和无名指夹住管塞,在火焰旁拔开,并将管口通过酒精灯火焰外焰后立即将已取菌的接种环移入待接种管,在接近培养基液面的管壁上轻轻研磨,然后将试管稍倾斜,并蘸取少许培养液调和,使细菌混合于 LB 液体培养基中。

5. 管口通过火焰外焰,塞上棉塞。接种环须灼烧灭菌后方可放回。

6. 置适宜温度的培养箱培养,一定时间后观察结果。

六、注意事项

1. 作平板划线接种时,要求划线密集而不重叠,且不应划破琼脂表面。

2. 操作过程要注意全程无菌操作,避免空气中细菌污染等。

3. 作分区划线时后一区最初几条划线应与前一区尾部划线交叉,但各区之间划线的尾部不能有交叉。

━━━━━━━━━━━━━━━━━━━━━━ 参 考 文 献 ━━━━━━━━━━━━━━━━━━━━━━

［1］BHATTACHARJEE K, JOSHI S R. A selective medium for recovery and enumeration of endolithic bacteria. J Microbiol Methods, 2016,129:44-54.

［2］龙子江,王艳.基础医学实验技术教程.合肥:中国科学技术大学出版社,2017.

［3］黄辰,臧伟进,杜克莘.医学实验研究概论.西安:西安交通大学出版社,2014.

［4］李凡,徐志凯.医学微生物学.8 版.北京:人民卫生出版社,2013.

（邬国军）

第 5 节　细菌涂片制作

细菌为半透明个体,不染色情况下虽可以看见,但不能辨别其形态和结构,为了能在显微镜下看清细菌的形态特点,需要对细菌进行染色。要对细菌进行染色,则首先必须对细菌进行涂片。本节主要介绍细菌涂片的制作方法。

一、原理

利用物理涂布的方法,将细菌菌液涂布在载玻片表面,使细菌在玻片表面呈单层排布。

二、实验目的

掌握细菌涂片的制作方法。

三、实验器材

酒精灯、接种环、载玻片和电吹风机等。

四、实验试剂

菌液和 0.9% 氯化钠溶液等。

五、实验流程

1. 玻片去油　在载玻片中心用记号笔划一个直径约为 1.5 cm 的圆圈,然后将此面连续通过酒精灯外焰三次以达到去除表面油脂的目的。

2. 涂片　将载玻片翻转,用去油面进行细菌涂布。接种环灼烧灭菌,冷却后取 2~3 环 0.9% 氯化钠溶液置载玻片上。接种环再一次灼烧灭菌,冷却后挑取 1/8~1/4 个菌落,置于载玻片上的 0.9% 氯化钠溶液中,并用接种环碾磨均匀。接种环灭菌后放回。

3. 干燥　将载玻片上菌液用电吹风机慢慢吹干(或置于实验台上自然风干,也可以将载玻片涂菌面朝上,将载玻片置于酒精灯外焰至少 15 cm 以外区域慢慢烘干)。

4. 固定　将载玻片涂菌面朝上,以背面连续通过酒精灯外焰三次对细菌涂片进行固定。此步的目的有三个:①杀死载玻片上的细菌;②利用酒精灯高温外焰使菌体表面蛋白质变性,使细菌较紧密地黏附在载玻片上;③利用高温使细菌细胞壁部分破损,利于染色。

六、注意事项

1. 所用细菌应处于对数生长期。

2. 细菌涂片不宜过厚,否则不方便对细菌形态及排列特点进行观察。

3. 固定温度不宜过高,以玻片反面触及手背部皮肤热而不烫为宜,否则细菌形态将发生改变。但也不能过低,以免达不到固定的目的。

4. 固定温度不能杀死涂片中的全部细菌,故处理致病性的微生物时要特别注意生物安全,宜在生物安全柜内操作。

------- 参 考 文 献 -------

[1] 胡晓梅,饶贤才.医学微生物学实验指南.北京:科学出版社,2017.
[2] 徐志凯.医学微生物学实验指导.北京:人民卫生出版社,2016.
[3] 黄辰,臧伟进,杜克莘.医学实验研究概论.西安:西安交通大学出版社,2014.
[4] 李凡,徐志凯.医学微生物学.8版.北京:人民卫生出版社,2013.

(邬国军)

第6节　细菌革兰氏染色

革兰氏染色为 1884 年由丹麦病理学家 Christain Gram 创建,是细菌学中重要的鉴别染色法之一。经此法染色后,可将细菌分为两大类,即革兰氏阳性(G⁺)菌和革兰氏阴性(G⁻)菌,不仅可对细菌形态及部分特殊结构进行观察和鉴定,也为后续研究提供了十分有价值的信息。本节主要介绍细菌革兰氏染色。

一、原理

G⁺ 菌细胞壁厚,肽聚糖网状分子形成一种三维立体结构的透性屏障,当乙醇脱色时,肽聚糖脱水而孔障缩小,故保留结晶紫-碘复合物在细菌细胞内,故呈现紫色。而 G⁻ 菌肽聚糖层薄,为交联松散的二维结构,乙醇脱色不能使其结构收缩,而且其脂质含量高,乙醇将脂质溶解,造成缝隙加大,结晶紫-碘复合物溶出细胞,复红染液复染后呈红色。

二、实验目的

掌握细菌革兰氏染色的原理及其操作步骤。

三、实验器材

光学显微镜和已制作并固定好的细菌涂片等。

四、实验试剂

革兰氏染色液:含结晶紫染液、卢戈碘液、95% 乙醇和复红染色液等四种试剂和 0.9% 氯化钠溶液(置于洗瓶中)等。

五、实验流程

1. 在已制作并固定好的细菌涂片上,滴加结晶紫染液 1~2 滴,染色 1 分钟后倾斜载玻片,用洗瓶轻轻淋洗,再将玻片上积水甩干。

2. 加卢戈碘液 1~2 滴,染色 1 分钟后淋洗,甩干。

3. 加 95% 乙醇 2~3 滴,将涂片轻轻晃动,使其脱色,通常需 60 秒左右,淋洗,甩干。

4. 加复红染色液 1~2 滴复染 1 分钟,淋洗,干燥即可。

5. 将染色好的细菌涂片置于显微镜油镜下观察,注意观察细菌形态、染色性及排列特点等。

六、注意事项

1. 用于染色的菌液必须是处于对数生长期的细菌。

2. 标本涂片不能太厚。

3. 碘液变透明,则不能再使用。

4. 淋洗时动作要轻柔,沿载玻片对角线方向用洗瓶淋洗,以免冲掉菌体。

------------------------------ 参 考 文 献 ------------------------------

[1] 胡晓梅 , 饶贤才 . 医学微生物学实验指南 . 北京 : 科学出版社 , 2017.
[2] 龙子江 , 王艳 . 基础医学实验技术教程 . 合肥 : 中国科学技术大学出版社 , 2017.
[3] 徐志凯 . 医学微生物学实验指导 . 北京 : 人民卫生出版社 , 2016.
[4] 黄辰 , 臧伟进 , 杜克莘 . 医学实验研究概论 . 西安 : 西安交通大学出版社 , 2014.
[5] 魏于全 . 医学实验技术原理与选择 . 2 版 . 北京 : 人民卫生出版社 , 2014.
[6] 李凡 , 徐志凯 . 医学微生物学 . 8 版 . 北京 : 人民卫生出版社 , 2013.

（邬国军）

第十一章

细 胞 培 养

第1节 细胞冻存与复苏

随着细胞培养技术日益成熟,细胞株的冷冻保存和解冻复苏这一基础技术越来越得到重视。低温保存是活体组织细胞保存最常用的技术方法,一般认为细胞冷冻储存在 –70 ℃冰箱中可以保存达一年。细胞储存在液氮中(–196 ℃),理论上能长时间储存。很多情况下研究者需要将细胞冷冻起来长期保存。而复苏是使冷冻的细胞苏醒起来,恢复细胞活力。细胞冻存和复苏原则是慢冻快融,最大限度地保存细胞活力。本节主要介绍动物细胞冻存与复苏。

一、原理

将细胞低温冻存在液氮中,保存时间可长达一年甚至几年,解冻时大多数细胞仍能生长繁殖。实际操作中,通常细胞冻存一年后应复苏培养后再冻存。为了尽可能减少细胞内水凝结成冰晶使细胞发生机械损伤,冻存细胞时应加入保护剂。加入保护剂后,可使冰点降低,在缓慢冻结的情况下,细胞内的水分在冻结前渗出到细胞外,这样能有效避免冰晶的损伤。目前常用的冷冻保护剂有甘油和二甲基亚砜(DMSO)等。保护剂具有分子量小、溶解度大和容易穿透细胞等特点,并且对细胞低毒,使用浓度为 10%~20% 甘油和 5%~15%(一般为 10%)DMSO。另外,冻存液中还要加入适量血清或培养液,以提供细胞生存的营养物质、渗透压和 pH 等。细胞冻存原则是匀速降温,缓慢冻存。细胞冻存的关键是减少细胞内冰晶的形成。细胞复苏指融化冻存的细胞,重新培养。细胞复苏与冻存相反,采用快速融化手段。这样可以保证细胞外冰晶在很短时间内融化,避免由于缓慢融化使水分渗入细胞内形成胞内再结晶对细胞造成损害。

二、实验目的

掌握动物细胞冻存与复苏的基本概念、原理和基本实验操作。

三、实验器材

计数板、冻存管、程序降温冻存盒、15 ml 离心管、50 ml 离心管、培养皿、巴氏吸管、酒精灯、培养瓶、废液缸、离心机、恒温水浴箱、冰箱(4 ℃、–20 ℃和 –80 ℃)、液氮罐、超净工作台、二氧化碳培养箱和倒置显微镜等。

四、实验试剂

胎牛血清(fetal bovine serum, FBS)、培养液、PBS、75% 酒精、0.25% 胰蛋白酶和 DMSO 等。

五、实验流程

（一）细胞冻存

1. 细胞冻存液一般在实验前配制好,配法为 1 ml DMSO 加 9 ml FBS,混匀后放入 2~8 ℃冰箱预冷。

2. 含 10% 血清培养液配制:取 5 ml FBS,加入 45 ml 培养液,混匀待用。

3. 细胞悬液制备,选取对数生长期细胞,当细胞汇合度达到 80%~90% 时可冻存。收集细胞 24 小时前换液一次。

4. 弃掉原培养液,用 4 ml PBS 清洗细胞 2 次,加入 1 ml 0.25% 胰蛋白酶,放入二氧化碳培养箱中 3~5 分钟,不同细胞消化时间不同,用含 10% 血清培养液终止消化。悬浮细胞无须消化。

5. 收集细胞,将细胞悬液移入离心管中,200×g 离心 5 分钟,弃去上清,留细胞沉淀。

6. 向细胞沉淀离心管中加入适量预冷好的冻存液,轻轻吹打使细胞重新悬浮并混匀,计数,每管细胞最终密度为（5~10）× 10^6/ml。

7. 用吸管吸取细胞悬液 1.5 ml,分装到冻存管中,尽可能加入冻存管底部,避免液体残留管口。

8. 旋紧密封好冻存管,用记号笔标记好细胞名称和冻存时间等。

9. 将标记好的细胞放入冻存专用的程序降温冻存盒中,或先放入冻存盒再放入小型泡沫盒,放入 –80 ℃冰箱过夜。第二天转入液氮中保存,完成冷冻和保存。

（二）细胞复苏

1. 用大镊子从液氮中取出需要复苏的冻存细胞,迅速转入 37 ℃恒温水浴箱。在水浴箱内将冻存细胞边摇晃边解冻。

2. 超净工作台中,用 75% 酒精消毒瓶盖后开启,吸出细胞悬液,轻轻迅速转入加有 10 倍以上体积含 10% 血清培养液的 15 ml 离心管中,充分混匀。

3. 混匀后将细胞悬液放入低速离心机中 200×g 离心 5 分钟,弃去上清,留细胞沉淀,重复一次。加 5 ml 培养液吹打混匀接种于培养瓶中。

4. 培养瓶上标记好细胞名称和换液时间等,将细胞放入二氧化碳培养箱中培养过夜。次日观察细胞生长情况,决定是否需要进行更换培养液或者重新复苏操作。根据细胞生长情况及时传代培养。细胞复苏时可将细胞做 10~20 倍稀释,接种细胞密度以 5×10^5 个 /ml 为宜。

六、注意事项

1. 使用无菌的冻存管、离心管和培养瓶等。

2. 冻存液一定要预冷,以免 DMSO 与血清混合时产生大量热量而损伤细胞。

3. 细胞液在放入冻存管后应及时放入 –80 ℃冰箱,如实验还未完成,可暂时放入 4 ℃冰箱保存 30 分钟。

4. 由于手的温度相对于刚从 –196 ℃液氮中拿出的冻存细胞温度高很多,复苏时应避免用手直接接触刚从液氮中拿出的冻存管,防止冻存管因为外界温度骤升,受热不均发生爆炸。可以用镊子夹住冻存管。并佩戴好防护眼镜和手套。

5. 取出细胞冻存管后应快速置于恒温水浴箱中,最好在 1 分钟内完成。为避免冻存管进水引起污染,外面可套一个薄膜手套。最好使用水浴摇床,让其受热均匀。

------------------------------- 参 考 文 献 -------------------------------

［1］刘斌 . 细胞培养 . 3 版 . 西安:世界图书出版公司,2018.

［2］丁明孝,苏都莫日根,王喜忠,等 . 细胞生物学实验指南 . 2 版 . 北京:高等教育出版社,2013.

[3] J.S.博尼费斯农,M.达索,J.B.哈特佛德,等.精编细胞生物学实验指南.章静波,译.北京:科学出版社,2007.

（间宏伟 邓 昊 向 红）

第 2 节 原代细胞培养

原代细胞培养也称初代细胞培养,是从供体取得组织细胞后,在体外进行的首次培养。原代细胞培养是建立各种细胞系的第一步,是从事组织细胞培养的工作人员应熟悉掌握的最基本的实验技术。原代培养的细胞具有很多独特的特点,首先组织和细胞刚刚离体,生物学特性未发生很大变化,仍具有二倍体遗传特性,最接近和最能反映体内生长特性,较适合开展药物测试和细胞分化等实验研究。原代细胞培养方法很多,最常用的是消化法,其次是组织块法。本节以消化法为例作一介绍。

一、原理

原代细胞培养是将需要进行原代培养的组织细胞从动物机体上取出,经各种酶(如胰蛋白酶)、螯合剂(常用 EDTA)或机械方法处理,分散成单细胞,放置于适合的培养基中培养,使细胞得以生存、生长和繁殖。消化法是将妨碍细胞生长的细胞间质,包括基质和纤维等去除,使细胞分散形成悬液,易于从外界吸收养分和排出代谢产物,能很快获得大量活细胞,细胞也可能在短时间内生长成片。本方法适用于培养大量组织细胞,产量高。但步骤较烦琐,易污染,一些消化酶价格较贵,实验成本高。

二、实验目的

通过本实验学习原代细胞培养的基本概念和原理,了解原代细胞培养中常用的技术方法——消化法。

三、实验器材

培养瓶、吸管、胶帽、移液器、小烧杯、手术器械、培养皿、纱布、二氧化碳培养箱和水浴箱等。

四、实验试剂

动物组织、Hank's 培养基、FBS、胰蛋白酶、75% 酒精和碘酒等。

五、实验流程

1. 合适组织的获取 以胎鼠原代肝细胞培养为例,将孕鼠或新生小鼠颈椎脱臼处死,置于 75% 酒精泡 2~3 秒(时间不能过长、以免酒精从口和肛门浸入体内)再用碘酒消毒腹部,将胎鼠带入超净工作台内解剖取出肝脏,置于平皿中。

2. 加入适量消化液 在消化过程中,需随时吸取少量消化液在镜下观察,如发现组织已分散成细胞团或单个细胞,需立即终止消化。用孔径 200 目的筛网过滤消化液,滤掉组织块。大组织块可加新的消化液后继续消化。

3. 已过滤的消化液 800~1 000 r/min 低速离心 5 分钟后,去除上清,加含血清培养液,轻轻吹打形成细胞悬液。如果用胶原酶或 EDTA 消化液等,尚需用 Hank's 液或培养液漂洗 1~2 次后再加培养液。细胞计数后,接种至培养瓶中,置二氧化碳培养箱中培养。二氧化碳培养箱具体操作如下:

（1）打开二氧化碳培养箱箱门和箱内玻璃门,在培养箱底部加入适量超纯水,关好箱门。

（2）打开二氧化碳培养箱总电源开关,培养箱进入自检状态,观察显示面板,自检结束后确保培养箱设置温度为 37 ℃,CO_2 浓度为 5%。设置好参数后,二氧化碳培养箱需静置 24 小时,待各条件稳定后再校准一次,校准成功后,观察约 2 小时就能正常使用了。如为初次使用,应在细胞培养操作前完成。

（3）确认培养箱状态良好和参数设置无误后,打开二氧化碳培养箱箱门将有待培养细胞的培养瓶放入培养箱内培养。

六、注意事项

1. 在原代细胞培养的 1~2 天内要特别注意观察是否有细菌或霉菌的污染,一旦发现,要及时清除,以防给培养箱内的其他细胞带来污染。

2. 自取材开始,严格操作,保持所有组织细胞处于无菌条件。细胞计数可吸取少量培养液后再进入洁净环境中进行。

3. 在超净工作台中,组织细胞和培养液等不能暴露过久,以免组织细胞脱水,培养液蒸发。

4. 在超净工作台外操作的步骤,各器皿需用盖子或橡皮塞,以防止细菌落入。

5. 操作前要洗手,进入超净工作台后手套要用 75% 酒精或 0.2% 新洁尔灭擦试。试剂等瓶口也应用 75% 酒精擦试。

------------------------------ 参 考 文 献 ------------------------------

［1］刘斌. 细胞培养. 3 版. 西安:世界图书出版公司, 2018.
［2］丁明孝,苏都莫日根,王喜忠,等. 细胞生物学实验指南. 2 版. 北京:高等教育出版社, 2013.
［3］J.S. 博尼费斯农, M. 达索, J.B. 哈特佛德,等. 精编细胞生物学实验指南. 章静波,译. 北京:科学出版社, 2007.

（闫宏伟 邓 昊 杨志坚）

第 3 节 脐带血内皮克隆形成细胞培养

在目前医学基础和临床研究中,脐带血内皮克隆形成细胞(umbilical cord blood endothelial colony-forming cell, UCB-ECFC)因其具有自我更新、高度增殖和血管生成能力被广泛应用于与血管相关疾病的发病机理等研究。UCB-ECFC 是有效的细胞实验载体,可用来移植治疗相关疾病,以及再生医学和母胎医学领域研究。本节主要介绍 UCB-ECFC 的培养。

一、原理

UCB-ECFC 由抗凝脐带血单核细胞经特殊培养获得,采用密度梯度离心法分离单核细胞并进行贴壁培养,在细胞克隆形成但未融合成片时,进行单克隆的挑取再培养,最后对所得细胞进行表型和功能鉴定。所获细胞通常贴壁生长,增殖能力强,形态单一,呈鹅卵石样,连续传代数次,未见细胞性状改变。UCB-ECFC 具有较高增殖能力,具有内皮细胞特异性的表面抗原表达,可摄取低密度脂蛋白并结合荆豆凝集素。

二、实验目的

掌握 UCB-ECFC 培养的实验原理和具体实验步骤。

三、实验器材

各种规格移液器（0.5~10 μl、10~100 μl、100 μl~1 ml）、各种规格 Tip（10 μl、200 μl、1 ml）、1.5 ml EP 管、10 ml 玻璃离心管、50 ml 锥底离心管、毛细吸管、6 孔板、镊子、超净工作台、荧光倒置显微镜、二氧化碳培养箱和低速离心机等。

四、实验试剂

人脐带血、肝素钠、PBS、人纤维连接蛋白、淋巴细胞分离液、内皮细胞培养液（endothelial cell growth medium-2，EGM-2）和 Turk 细胞染色剂等。

五、实验流程

1. 吸取 10 ml 人脐带血放入 50 ml 锥底离心管中，再加 30 ml 1× PBS，轻轻混合。

2. 另取两个 50 ml 锥形管，加入 10 ml 淋巴细胞分离液，在 10 ml 淋巴细胞分离液之上缓缓加入 20 ml 脐带血 PBS 混合液。

3. 盖上离心管盖，拧紧盖子，把锥形管放入离心机中离心，室温 1 500 r/min 离心 30 分钟。

4. 离心后吸去上清液，用移液器将中间白色细胞层移入新的 50 ml 锥形管内。

5. 每管加入 45 ml PBS 至刻度处，盖上离心管盖，拧紧盖子，轻轻混匀。离心，1 200 r/min 离心 10 分钟。

6. 吸去上清液，盖上离心管盖，拧紧盖子，拍打离心管壁使细胞沉淀松散。

7. 加入 10 ml EGM-2 培养液，吹打混匀细胞沉淀。

8. 吸取 50 μl 细胞悬液，加 PBS 按 1∶50 稀释，吸取适量细胞稀释液与 Turk 细胞染色剂按 1∶1 充分混匀，最终稀释倍数为 1∶100。

9. 细胞计数，计算每毫升细胞数和细胞总数。

10. 室温离心细胞悬液，1 200 r/min 离心 5 分钟。

11. 离心后，吸去上清液，用 EGM-2 混悬细胞，每个 6 孔板铺适量细胞。

12. 第二天，缓慢吸去上清液，用 1 ml EGM-2 冲洗每个 6 孔板，再加入 2 ml EGM-2。放入 37 ℃，5% CO_2，湿润培养箱培养。

13. 第三天（24 小时后），再次换液 2 ml。以后每隔一天换液一次。

14. UCB-ECFC 克隆应在第 4 天到第 10 天出现，呈现为鹅卵石状细胞。7~14 天后可用克隆环分离单个克隆，或将细胞移入 T25 或 T75 细胞培养瓶中传代。

六、注意事项

1. 整个操作在细胞房超净工作台中进行。

2. 实验前先取两个 6 孔板，每孔加入 1.5 ml 纤维连接蛋白，置 37 ℃ 2 小时。

3. 取血时尽量保持无菌状态。先将 2 ml 肝素钠吸入 60 ml 针筒，抽入 60 ml 脐带血，轻轻摇动与肝素钠混匀。

─────────────── 参 考 文 献 ───────────────

［1］贾静，余俊，王少帅，等. 人脐带血中内皮克隆形成细胞的分离和培养. 现代生物医学进展，2018,18(10):1812-1815.
［2］刘斌. 细胞培养. 3 版. 西安：世界图书出版公司，2018.

［3］丁明孝，苏都莫日根，王喜忠，等．细胞生物学实验指南．2版．北京：高等教育出版社，2013.
［4］J.S.博尼费斯农，M.达索，J.B.哈特佛德，等．精编细胞生物学实验指南．章静波，译．北京：科学出版社，2007.

（杨志坚　邓昊）

第4节　细胞传代

细胞传代是指细胞培养一段时间后，由于细胞游出数量增加和细胞增殖，细胞在培养容器中相互汇合，培养液营养成分耗尽，这时需要进行分瓶培养，否则会因生存空间不足、密度过大和营养障碍等影响细胞生长。传代是指细胞由原培养瓶内分离稀释后传到新培养瓶的过程。进行一次分离再培养称之为传一代。不同细胞根据其细胞生长特点不同，细胞传代方法不同，可分为悬浮生长细胞传代、直接传代和贴壁生长细胞传代。悬浮细胞可以采用离心沉淀后吸去上清，沉淀细胞中加入适当新鲜培养液混匀后转入新培养器皿中培养。悬浮细胞沉淀在瓶壁时，将上清培养液部分去除后，再吹打形成细胞悬液后加入新鲜培养液。贴壁生长的细胞一般采用酶消化法传代。部分贴壁生长但贴附不牢固的细胞也可直接吹打传代。本节主要介绍贴壁细胞酶消化法传代。

一、原理

细胞传代实验通常需要使用胰蛋白酶，胰蛋白酶是广泛应用的细胞消化分离试剂。胰蛋白酶的消化效果主要与pH、温度、胰蛋白酶浓度和贴壁细胞的贴壁紧密程度有关。一般使用浓度0.25%、pH 8.0的胰蛋白酶溶液进行消化，温度以37 ℃为宜，消化时间依据具体细胞状态而定。Ca^{2+}、Mg^{2+}和血清均对胰蛋白酶活性有抑制作用，消化结束后我们一般直接加入含血清培养基终止消化。

采用胰蛋白酶和EDTA联合消化方法可以提高消化效果，EDTA作用较胰蛋白酶缓和，适用于消化分离传代细胞。EDTA能从细胞生存环境中吸取Ca^{2+}和Mg^{2+}，这些离子是维持细胞完整结构的重要成分。EDTA单独使用不能使细胞完全分散，常与胰蛋白酶按不同比例混合使用。由于EDTA不能被血清等灭活，因而使用EDTA消化后必须采用洗涤和离心方法将其去除，否则EDTA在培养液中会改变Ca^{2+}浓度，妨碍细胞贴壁和生长。

二、实验目的

掌握细胞传代实验的基本原理和操作步骤。

三、实验器材

吸管、镊子、离心管、培养瓶、水浴箱、超净工作台、倒置显微镜和二氧化碳培养箱等。

四、实验试剂

细胞、0.25%胰蛋白酶或其他消化液、培养液、FBS、75%酒精和PBS等。

五、实验流程

1. 实验前预热培养基，用75%酒精擦拭实验中可能接触到的区域，实验所需用具放入超净工作台内，打开紫外线灯照射30分钟以上。

2. 从细胞培养箱中取出需要进行传代操作的细胞，以贴壁细胞为例。吸除或倒掉瓶内原培养液，加入适量 PBS,PBS 完全覆盖细胞即可。轻轻晃动数次,吸除或倒掉瓶内 PBS,重复三次。

3. 向瓶内加入适量胰蛋白酶或者其他消化液轻轻摇动培养瓶,使消化液覆盖所有细胞表面,然后吸掉或倒掉大部分消化液,仅留少许消化液能覆盖细胞即可。

4. 将加有消化液的细胞培养瓶放入 37 ℃培养箱中,一般消化 2~5 分钟即可。把培养瓶放置在倒置显微镜下进行观察,发现细胞胞质回缩和细胞间隙增大后,立即终止消化。

5. 如仅用胰蛋白酶可直接加含 FBS 的培养液,终止消化。如加有 EDTA 联合消化液,需加适量 PBS,轻轻转动细胞培养瓶把残留 EDTA 消化液稀释弃去,然后再加含 FBS 培养液。这个操作过程要十分小心,如果细胞已经脱壁则消化液不能倒掉,以免细胞丢失,需要吸取含脱落细胞的消化液,加入适量 PBS 或含 FBS 培养液,通过离心漂洗去除 EDTA 后,进行下一步操作。

6. 吸取瓶内培养液,反复吹打瓶壁细胞,吹打过程要按一定顺序进行,从培养瓶底部一边开始到另一边结束,以确保所有底部细胞都被吹打到。吹打时动作要轻柔不要用力过猛,同时尽可能不要出现泡沫,避免损伤细胞。

7. 准备好新培养瓶加入适量培养液,按合适比例吸取细胞悬液加入新培养瓶中,放入二氧化碳培养箱中进行再培养。

8. 过夜培养后根据细胞生长实际情况进行下一步实验操作。

六、注意事项

1. 超净工作台面消毒时切勿将培养细胞、培养液和血清照射紫外线。消毒时超净工作台台面上用品不要过多或重叠放置,否则会遮挡紫外线降低消毒效果。移液器、废液缸和试管架等实验器材用 75% 酒精擦洗后置于超净工作台内,紫外线照射消毒。

2. 胰蛋白酶消化时间长短是实验成败的关键,宁可短消化,不能过度消化,否则细胞将出现不可逆转的损伤。

3. 消化时将细胞放在倒置显微镜下观察,当细胞质回缩,细胞间间隙加大时一般认为消化适宜。

4. 吹打细胞时用力不要过猛,尽量不要出现气泡,以免损伤细胞。

5. 操作过程严格保持无菌。

参 考 文 献

［1］刘斌.细胞培养.3 版.西安:世界图书出版公司,2018.
［2］魏于全.医学实验技术原理与选择.2 版.北京:人民卫生出版社,2014.
［3］丁明孝,苏都莫日根,王喜忠,等.细胞生物学实验指南.2 版.北京:高等教育出版社,2013.
［4］J.S.博尼费斯农,M.达索,J.B.哈特佛德,等.精编细胞生物学实验指南.章静波,译.北京:科学出版社,2007.

（邓 昊 闫宏伟 杨志坚）

第 5 节 悬浮细胞培养

悬浮样生长的细胞类型较多,如白血病细胞、骨髓细胞和胸腹水中含有的癌细胞等,其中以悬浮状生长的淋巴样细胞最为常见。淋巴细胞是淋巴系统的主要执行者,几乎参与全部免疫功能,淋巴细胞是体积最小的白细胞,由淋巴器官产生。淋巴细胞主要存在于淋巴管循环的淋巴液中,是发挥机体免疫应答功能的重要细胞成分,是对抗外界感染和监视体内变异细胞的一线"士兵"。此外,各型淋巴细胞白血病也与淋巴细胞不同病变关系密切。所以淋巴样细胞的体外培养,对研究各种与淋巴样细胞密切相关的疾病有重要意义。本节以淋巴样细胞为例介绍悬浮细胞传代培养。

一、原理

悬浮生长细胞传代一般只需简单稀释并按一定比例分瓶培养即可。若需完全更换培养液,则需首先低速离心沉淀细胞,吸去上清,然后加入新的培养液重悬细胞沉淀,再进行分瓶培养即可。淋巴样细胞常用含 10%~15% FBS 的 RPMI-1640 培养液进行培养,各种细胞系最佳接种密度和平台期细胞密度不尽相同。当培养一种新的细胞系时按 1∶2 和 1∶4 的比例进行细胞传代为最佳原则,在 3~4 天时间内通过进行细胞计数得到每毫升细胞数。一般情况下细胞在传代后 24~36 小时细胞数会翻倍增长。如果传代细胞密度太低,细胞在达到对数增长前会有较长滞留期,甚至会出现细胞死亡等情况。不同细胞株需达到细胞适应培养条件后再决定细胞株的最佳接种密度。每毫升细胞接种数量约 $(5{\sim}80)\times10^4$,依据细胞株不同选择不同的最佳接种密度。当培养液 pH 下降、颜色呈现黄色时,表明细胞培养液中营养耗尽或者已达到最大密度,需进行换液或传代培养。

二、实验目的

掌握悬浮细胞培养的基本概念和原理,了解以淋巴样细胞为代表的悬浮细胞培养基本操作。

三、实验器材

巴氏吸管、细胞培养瓶、细胞计数板、超净工作台、低速离心机、倒置显微镜和二氧化碳培养箱等。

四、实验试剂

淋巴样细胞、台盼蓝、RPMI-1640 培养液、FBS 和 PBS 等。

五、实验流程

1. 从二氧化碳培养箱中取出需要进行传代的淋巴样细胞,观察培养液颜色是否发生改变,将细胞培养瓶置于倒置显微镜下观察,大致了解细胞密度和生长状态。
2. 用吸管上下轻轻吹打细胞培养液,将细胞团吹散。
3. 轻轻来回转动细胞瓶使细胞处于悬浮状态,勿让细胞沉积在瓶底。
4. 取 1 ml 细胞悬液加入适量台盼蓝,通过台盼蓝排斥实验进行细胞活力检测和细胞计数。
5. 加入 PBS 稀释细胞,使其终浓度约为每毫升 $(2{\sim}4)\times10^5$ 个活细胞。
6. 吸取约 1.5 ml 稀释好的细胞悬液转入新的培养瓶中,加入适量含 15% FBS 的 RPMI-1640 培养液,放入二氧化碳培养箱中培养过夜。

六、注意事项

1. 实验前清洁实验中可能接触到的区域,确保实验操作在无菌环境中进行。
2. 吹打细胞时不要用力过猛,尽量不要出现气泡,以免损伤细胞。
3. 细胞计数时上样量尽可能准确。
4. 实验操作者应戴好口罩、帽子和手套,做好个人防护工作。

------ 参 考 文 献 ------

[1] 刘斌.细胞培养.3 版.西安:世界图书出版公司,2018.
[2] 丁明孝,苏都莫日根,王喜忠,等.细胞生物学实验指南.2 版.北京:高等教育出版社,2013.

[3] J.S.博尼费斯农，M.达索，J.B.哈特佛德，等.精编细胞生物学实验指南.章静波，译.北京:科学出版社,2007.
[4] D.L.斯佩克特，R.D.戈德曼，L.A.莱因万德.细胞实验指南.黄培堂，译.北京:科学出版社,2001.

（邓　昊　杨志坚）

第6节　海拉细胞培养

海拉细胞株是一种多角形贴壁生长的癌细胞,由人乳头瘤病毒18(human papillomavirus 18, HPV18)感染正常子宫颈细胞转化而成。通常认为海拉细胞株具有可连续传代、不易衰老、能无限分裂、增殖迅速和感染性极强等特性。海拉细胞广泛应用于肿瘤研究和生物制药等领域,常被用作癌症细胞模型来研究细胞信号传导等。本节以消化法为例介绍海拉细胞传代培养。

一、原理

海拉细胞一般使用含适量双抗和FBS的DMEM培养基进行培养,生长环境为37 ℃、含5% CO_2的湿润无菌环境。细胞培养一段时间后,细胞在培养瓶中快速生长,当细胞生长至汇合度达到80%~90%时,培养液中营养成分耗尽,发生细胞接触抑制,此时细胞生长停滞。为使细胞能继续生长,同时将细胞数量扩大,需要通过消化法进行传代培养。

二、实验目的

了解海拉细胞的培养方法和原理,熟悉海拉细胞培养的基本技术。

三、实验器材

10 ml离心管、各种规格移液器(0.5~10 μl、10~100 μl、100 μl~1 ml)、各种规格Tip(10 μl、200 μl、1 ml)、6孔板、吸管、镊子、水浴箱、超净工作台、倒置显微镜、二氧化碳培养箱和低速离心机等。

四、实验试剂

海拉细胞、FBS、胰蛋白酶、PBS和DMEM培养基等。

五、实验流程

1. 实验前预热培养基,用75%酒精擦拭实验中可能接触到的区域,实验所需用具放入超净工作台内,打开紫外线灯照射30分钟以上。

2. 从二氧化碳培养箱中拿出需要消化传代的海拉细胞,尽可能用吸管吸去原有培养基,加入适量PBS,PBS完全覆盖细胞即可。轻轻摇动后将PBS吸弃,重复此步骤3次。

3. 加入适量胰蛋白酶,加入的量以覆盖整个细胞培养面为宜,放入二氧化碳培养箱中放置2~5分钟后,显微镜下观察细胞消化情况,当大多数细胞变圆提示已消化好。

4. 加入新配制含10%FBS的DMEM培养基,终止消化。反复轻轻吹打培养皿壁,制备细胞悬液。吹打的部位需按顺序进行,按从上至下和从左至右的顺序进行吹打,保证各个部位的培养细胞均被吹打到。当所有细胞均从培养板底部脱落下来,且成片的细胞已经分散成小的细胞团或单细胞时,可停止吹打。

5. 吸取适量含 10%FBS 的 DMEM 培养基加入新的培养皿中,吸取适量细胞悬液加入该新培养皿中,调整细胞培养密度至($1~10$) $\times 10^5$ 个 /ml,放入二氧化碳培养箱中过夜培养。

6. 待培养基颜色发生改变后(约 2 天后),视细胞生长情况决定下一步操作。

六、注意事项

1. 在超净工作台面消毒时切勿将培养细胞、培养基和血清照射紫外线,消毒时工作台面上用品不要过多或重叠放置,否则会遮挡射线降低消毒效果。移液器、废液缸和试管架等实验器材用 75% 酒精擦洗后置于工作台内,紫外线照射消毒。

2. 胰蛋白酶消化时间长短是实验成败的关键,宁可短时间消化,不能过度消化,否则细胞将出现不可逆转的损伤。

3. 消化时将细胞放在倒置显微镜下观察,当细胞质回缩,细胞间间隙加大时一般认为消化适宜。

4. 吹打细胞时用力不要过猛,尽量不要出现气泡,以免损伤细胞。

5. 操作过程严格保持无菌。

------------------------------ 参 考 文 献 ------------------------------

[1] 刘斌 . 细胞培养 . 3 版 . 西安 : 世界图书出版公司 , 2018.

[2] 迈克尔 · C. 杰拉尔德 , 格洛丽亚 · E. 杰拉尔德 . 生物学之书 . 傅临春 , 译 . 重庆 : 重庆大学出版社 , 2016.

[3] 丁明孝 , 苏都莫日根 , 王喜忠 , 等 . 细胞生物学实验指南 . 2 版 . 北京 : 高等教育出版社 , 2013.

[4] J.S. 博尼费斯农 , M. 达索 , J.B. 哈特佛德 , 等 . 精编细胞生物学实验指南 . 章静波 , 译 . 北京 : 科学出版社 , 2007.

（熊　炜　易银沙　杨志坚）

第 7 节　细胞培养中微生物污染控制

　　细胞培养中的污染不仅仅指微生物污染,还包括所有细胞体外培养环境中对细胞生存有害的因素和造成细胞不纯的异物,包括生物和化学物质,如非同种细胞污染和化学污染。一般常见微生物污染如真菌、细菌、病毒和支原体等,微生物污染和非同种细胞污染又称生物污染。化学污染则包括影响细胞生存和非细胞所需的化学成分等。其中以微生物污染最多见,本节以支原体污染为例介绍细胞培养中微生物污染的控制。

　　支原体污染在细胞培养中有一定隐蔽性,经常出现细胞被污染而操作者并未察觉。支原体污染细胞后,培养液常常不发生混浊,多数情况下细胞病理变化轻微,细微变化也可通过传代和换液得到缓解,因此常常被忽视。只有个别严重者会导致细胞增殖缓慢,甚至细胞从培养器皿上脱落。

一、原理

　　支原体的污染是一个常见而棘手的问题,一般情况下支原体附着于细胞的表面,它们能产生丰富的腺苷酸环化酶,能将无毒的 6-甲基嘌呤脱氧核苷转变为对哺乳动物细胞具有毒性的物质。支原体是一种大小介于细菌和病毒之间(最小直径 0.2 μm)、并独立生活的微生物。支原体无细胞壁,形态呈高度多形性,可为圆形、丝状或梨形。支原体形态多变,在光镜下不易看清内部结构,电镜下观察支原体膜为三层结构。多数支原体在偏碱条件下生存(pH 7.6~8.0),对酸耐受性差,对热比较敏感,对一般抗生素不敏感。精氨酸支原体能快速消耗精氨酸,导致细胞变形死亡。支原体能影响细胞 DNA 合成,引起一系列严重后果,如改变细胞染色体核型、增加染色体畸变和抑制植物血凝素促淋巴细胞转化等。近几年随着实验设备的改善和检测技术方法的改进,支原体污染得到了一定控制。

二、实验目的

掌握细胞培养中细胞污染的基本概念和支原体污染检测步骤及解决方案。

三、实验器材

各规格移液器(0.5~10 μl、10~100 μl、100 μl~1 ml)、各种规格 Tip(10 μl、200 μl、1 ml)、超净工作台、相差显微镜、倒置显微镜、荧光显微镜和二氧化碳培养箱等。

四、实验试剂

微生物检测试剂盒、Hoechst 33258(非嵌入性荧光染料)、细胞、培养液和 PBS 等。

五、实验流程

(一) 相差显微镜检测

1. 直接观察法 将细胞接种于事先放置于培养皿内的盖玻片上,24 小时后取出,用相差显微镜油镜观察。支原体呈暗色微小颗粒位于细胞表面和细胞之间,有类似布朗运动的现象(但要注意支原体与细胞破碎后溢出的细胞内容物如线粒体等类似,观察时应加以区分)。

2. 低渗溶胀处理——地衣红染色观察法

(1)取材:从培养瓶中收集培养液,先吸取培养液 1 ml, 500~800 r/min 离心 5 分钟后,弃上清,留 0.2 ml 于离心管中备用。

(2)加入适量新鲜配制的 0.5% 枸橼酸溶液到离心管中,重悬静置 10 分钟作低渗溶胀处理。

(3)固定:加入适量新配制的卡诺氏固定液固定两次,每次 5 分钟。离心弃上清留沉淀物 0.2 ml,涂片 2~3 张。

(4)染色:将玻片用 2% 乙酸地衣红染 5 分钟,支原体和细胞被染成紫红色(如果染色过深可用 75% 酒精脱色或者减少染色时长)。

(5)封片:把玻片在无水乙醇中浸泡 3 次,每次 1 分钟。封入树胶中,显微镜下观察支原体呈暗紫色小体,附着于细胞外或散在于细胞之间。

(二) 荧光染色法

荧光染料 Hoechst 33258 能与 DNA 特异性结合,可使支原体内含有的 DNA 着色。染色后用荧光显微镜观察。

1. 首先将细胞接种盖玻片上,在细胞未长满前取出玻片。

2. PBS 快速漂洗三次,乙酸甲醇固定液固定 10 分钟(乙酸甲醇固定液按 1∶3 配制,现用现配)。

3. PBS 快速漂洗三次,置于用 PBS 配制浓度为 50 pg/ml 的 Hoechst 33258 中,染色 10 分钟。染色结束后用蒸馏水漂洗 1~2 分钟,向细胞面滴加 PBS 数滴,然后置荧光显微镜下观察。镜下支原体为散在于细胞周围或附于细胞膜表面的亮绿色小点。

六、注意事项

微生物污染可通过多种途径发生,一般常见的如空气、器材、操作、血清和细胞自身携带等。为有效降低污染,需要从以下多方面去解决。

1. 空气 空气是微生物传播的最主要途径。细胞培养操作必须在超净工作台内操作,同时超净工作台使用前严格消毒处理。细胞培养操作时尽可能减少空气流动。为尽可能地净化培养细胞接触到的空气,细胞培养操作场地也应与外界严格隔离,培养设施不能放置在通风场所,一般培养室环境中每立方米含菌数不应超过 1~5 个。

2. 器材 实验中用到的各种培养器皿及器械必须彻底清洗消毒,避免有害物质残留、污染,影响细胞生长,尽可能使用商品化经无菌处理的培养用液。由于二氧化碳培养箱设置条件特别适合微生物繁殖,而且是开放式培养,所以二氧化碳培养箱必须不定期消毒,防止形成污染。

3. 操作 细胞培养必须严格按照规范的操作流程执行,树立无菌观念,动作要准确快速。

4. 血清 血清生产需要相对无菌设备,购买的血清应经过支原体和病毒污染的检测,尽可能使用知名品牌厂商血清。

5. 细胞自身携带等 尽可能购买和使用权威机构提供的细胞株。

———————————— 参 考 文 献 ————————————

［1］刘斌.细胞培养.3 版.西安:世界图书出版公司,2018.

［2］丁明孝,苏都莫日根,王喜忠,等.细胞生物学实验指南.2 版.北京:高等教育出版社,2013.

［3］J.S.博尼费斯农,M.达索,J.B.哈特佛德,等.精编细胞生物学实验指南.章静波,译.北京:科学出版社,2007.

［4］D.L.斯佩克特,R.D.戈德曼,L.A.莱因万德.细胞实验指南.黄培堂,译.北京:科学出版社,2001.

（邓 昊 闫宏伟 杨志坚）

第十二章

细胞活力检测

第1节 噻唑蓝比色实验

噻唑蓝（MTT）全称为 3-(4,5-dimethylthiazol-2-yl)-2,5-diphenyl-2H-tetrazolium bromide,汉语化学名为 3-(4,5- 二甲基-2-噻唑基)-2,5-二苯基-2H-四氮唑溴化物,是一种黄色的染料。MTT 比色实验是一种检测细胞存活和生长的方法,具有灵敏度高和经济等优点。该方法已广泛应用于一些生物活性因子的活性检测、大规模的抗肿瘤药物筛选、细胞毒性实验和肿瘤放射敏感性测定等方面。本节主要介绍 MTT 比色实验分析细胞活力的方法。

一、原理

活细胞线粒体中的琥珀酸脱氢酶能使外源性 MTT 还原为不溶于水的蓝紫色结晶甲瓒(formazan)并沉积在细胞中,而死细胞不具有此功能。DMSO 能溶解细胞中的甲瓒,用酶标仪在 490 nm 波长处测定其吸光度,可间接反映活细胞数量。在一定细胞数范围内,MTT 结晶形成的量与活细胞数成正比。细胞增殖越多越快,则吸光度越高;细胞毒性越大,则吸光度越低。

二、实验目的

掌握 MTT 比色实验的基本概念、原理和基本实验操作流程。

三、实验器材

各种规格移液器(0.5~10 μl、10~100 μl、100 μl~1 ml)、各种规格 Tip (10 μl、200 μl、1 ml)、1.5 ml EP 管、96 孔板、吸管、0.22 μm 滤器、细胞计数板、酶标仪、二氧化碳培养箱、倒置显微镜和振荡仪等。

四、实验试剂

Solarbio 公司 MTT 细胞增殖及细胞毒性检测试剂盒(M1020-500)、FBS、培养液、PBS、0.25% 胰蛋白酶、DMSO 和细胞等。

五、实验流程

1. 接种细胞 将实验用细胞用 PBS 清洗两次后,用 0.25% 胰蛋白酶消化细胞,用含 10%FBS 的培养液配成单细胞悬液,96 孔板每孔接种(1~10) × 10^3 个细胞,每孔加入约 200 μl 培养基。根据具体实验内容设置调零孔、对照孔和样品检测孔,每组至少 3~6 个孔。

2. 培养细胞 接种好细胞放入二氧化碳培养箱中,一般培养条件,培养 3~5 天(可根据实验目的和要求决定培养时间)。

3. 呈色 细胞培养 3~5 天后,每孔加配制好的 MTT 溶液 20 μl 继续孵育 4 小时(MTT 最好现用现配,通常此法使用的 MTT 浓度为 5 mg/ml,即称取 MTT 0.5 g,溶于 100 ml 的 PBS 或无酚红的培养基中,用 0.22 μm 滤器过滤除去溶液中的细菌,放 4 ℃ 避光保存即可),终止培养。小心吸弃孔内培养上清液,对于悬浮细胞需要离心后再吸弃孔内培养上清液。每孔 150 μl DMSO,振荡 10 分钟,使结晶物充分溶解。

4. 检测 酶标仪上选择 490 nm 波长检测吸光度。酶标仪上根据对应待检测 96 孔板设置调零孔、对照孔和样品检测孔,标识各个孔的参数。运行程序,记录结果,以时间为横坐标,吸光度值为纵坐标绘制细胞生长曲线。

六、注意事项

1. 使用 96 孔板进行检测,如果细胞培养时间较长,要注意溶液蒸发的问题。由于 96 孔板周围一圈最容易蒸发,可以采取弃用周围一圈的办法,改加 PBS、水或培养液。也可将 96 孔板置于靠近培养箱内水源的地方,以缓解蒸发。

2. MTT 溶液为黄色,需避光保存,长时间光照会导致失效。当颜色变为灰绿色时,请勿使用。如使用甲瓒溶解液,甲瓒溶解液冻结或产生沉淀时可以 37 ℃ 水浴促进溶解,并且必须在全部溶解并混匀后使用。

3. 注意个人防护,穿实验服并戴一次性手套操作。

参考文献

[1] LIU N, ZHANG Y, SU H, et al. Effects of cholecalciferol cholesterol emulsion on renal fibrosis and aquaporin 2 and 4 in mice with unilateral ureteral obstruction. Biomed Pharmacother, 2018,102:633-638.
[2] WU D M, WANG S, WEN X, et al. LncRNA SNHG15 acts as a ceRNA to regulate YAP1-Hippo signaling pathway by sponging miR-200a-3p in papillary thyroid carcinoma. Cell Death Dis, 2018,9(10):947.
[3] SHEN S, WENG R, LI L, et al. Metabolomic analysis of mouse embryonic fibroblast cells in response to autophagy induced by acute starvation. Sci Rep, 2016,6:34075.
[4] 刘斌. 细胞培养. 3 版. 西安:世界图书出版公司, 2018.
[5] J.S. 博尼费斯农, M. 达索, J.B. 哈特佛德, 等. 精编细胞生物学实验指南. 章静波, 译. 北京:科学出版社, 2007.

(邓昊 向红)

第 2 节 流式细胞术

流式细胞术(flow cytometry, FCM)是一种基于激光且广泛使用的细胞定量分析技术,利用流式细胞仪可对悬浮细胞或离子等进行理化特性和生物学特性分析。FCM 具有速度快、精度高和准确性好等优点,广泛用于鉴定和分析细胞表面和细胞内分子的表达,确定异质细胞群中的不同细胞类型,评估分离亚群的纯度,分析细胞大小和容积等。流式细胞术还可同时分析单个细胞的多个参数,可开展细胞凋亡检测实验和细胞周期检测实验等。本节以细胞凋亡和细胞周期检测为例介绍流式细胞术。

一、原理

流式细胞术是通过对液流中排成单列的细胞或其他生物微粒如微球、细菌和小型模式生物等,逐个进行快速定量分析和分选的技术。其原理是通过快速测定库尔特电阻、荧光、光散射和光吸收来定量检测细胞体积、细胞 DNA 含量、蛋白质含量、酶活性、细胞膜受体和表面抗原等众多重要参数。依据参数将不同性质的细胞分开，以获得可供生物学和医学研究用的纯细胞群体。

二、实验目的

掌握流式细胞术的基本概念和原理，了解利用流式细胞术进行细胞凋亡检测实验和细胞周期检测实验的基本实验操作步骤。

三、实验器材

流式细胞仪、制冰机、离心机、水浴箱、100 目筛网过滤器、各规格移液器（0.5~10 μl、10~100 μl、100 μl~1 ml）、各种规格 Tip（10 μl、200 μl、1 ml）和 1.5 ml EP 管等。

四、实验试剂

碧云天公司细胞凋亡与坏死检测试剂盒（C1056）、细胞、胰蛋白酶、乙醇、RNase A 和 PBS 等。

五、实验流程

（一）细胞凋亡 Hoechst 33342/PI 荧光双染实验

当细胞发生凋亡时，染色质会固缩。Hoechst 33342 可以穿透细胞膜，染色后凋亡细胞荧光会比正常细胞明显增强。碘化丙啶（propidium iodide，PI）不能穿透细胞膜，对于具有完整细胞膜的正常细胞或早期凋亡细胞不能染色；而对于坏死细胞，其细胞膜的完整性丧失，PI 可以染色坏死细胞。

实验步骤：

1. 收集转染 48 小时后的细胞，用胰蛋白酶适当消化。为了能获取单个细胞，可以适当延长消化时间。

2. 每个样品收集约（1~10）× 10^5 细胞于 1.5 ml 离心管内，1 000 r/min 离心 5 分钟弃上清。加入 1 ml PBS 重悬细胞，尽可能吹散细胞，100 目筛网过滤。离心收集细胞沉淀，用 0.8~1 ml 细胞染色缓冲液重悬。

3. 加入 5 μl Hoechst 33342 染色液，加入 5 μl PI 染色液。颠倒混匀，冰浴或 4 ℃孵育 20~30 分钟。

4. 上机检测，用流式细胞仪选择合适波长检测 Hoechst 33342 蓝色荧光和 PI 红色荧光，检测最好在加入染色液后 1 小时内完成，检测时间过长可能会增加坏死细胞的检出率。

5. 结果分析呈现 4 个象限。在双变量流式细胞仪的散点图上：左下象限显示活细胞，为 Hoechst 33342 弱蓝色 +PI 弱红色荧光；右上象限是非活细胞，即晚期凋亡 / 坏死细胞，为 Hoechst 33342 强蓝色 +PI 强红色荧光；而右下象限为早期凋亡细胞，显现 Hoechst 33342 强蓝色 +PI 弱红色荧光。

（二）细胞周期 PI 检测法

PI 法是经典的细胞周期检测方法。PI 为插入性核酸荧光染料，能选择性嵌入核酸 DNA 和 RNA 碱基之间与之结合，其结合量与 DNA 含量成正比例关系。用流式细胞仪进行分析，就可以得到细胞周期各个阶段的 DNA 分布状态，从而计算出各个期的细胞百分含量。PI 染色后，假设 G0/G1 期细胞的荧光强度为 1，那么含有双份基因组 DNA 的 G2/M 期细胞的荧光强度的理论值为 2，正在进行 DNA 复制的 S 期细胞的荧光强度为 1~2 之间。

实验步骤：

1. 收集转染 48 小时后的细胞，用胰蛋白酶适当消化。为了能获取单个细胞，可以适当延长消化时间。

2. 每个样品收集约（1~10）× 10^5 细胞于 1.5 ml 离心管内，1 000 r/min 离心 5 分钟弃上清。加入

1 ml PBS 重悬细胞,尽可能吹散细胞,100 目筛网过滤。离心收集细胞沉淀。

3. 向细胞沉淀中加入预冷的用 PBS 配制的 70% 乙醇 1 ml,轻轻吹打混匀重悬细胞,放入冰箱 –20 ℃固定过夜。

4. 将固定好的细胞,1 000 r/min 离心 5 分钟弃去上清,收集细胞沉淀加入 1 ml PBS 洗涤细胞,混匀重悬。再一次 1 000 r/min 离心 5 分钟,弃去上清收集细胞沉淀,向细胞沉淀中加入 0.5 ml PBS 重悬细胞。

5. 加入 5µl 浓度为 10 mg/ml 的 RNase A(去离子水配制),37 ℃水浴 40 分钟,去除 RNA。

6. 加入 PI 染色液(PBS 配制,终浓度为 50 µg/ml),避光染色 20 分钟。

7. 流式细胞仪上机检测。选择合适波长检测 PI 红色荧光。

8. 结果分析,细胞增殖指数(proliferation index,PI),细胞增殖指数越大,细胞增殖活跃。其中 PI=(S+G2/M)/(G0/G1+S+G2/M)× 100%。

六、注意事项

1. 流式细胞术分析时需要单个细胞悬液,因此在操作过程中应充分混悬细胞。整个操作过程动作要尽量轻柔,切勿用力吹打细胞,尽量在 4 ℃下操作。

2. 反应完毕后要尽快检测。细胞凋亡是一个动态的过程,反应 1 小时后荧光强度开始衰变。

3. 固定过程中不直接加 70% 乙醇。直接加入乙醇会导致细胞团聚,很难重悬成单细胞。

4. 荧光试剂需要 4 ℃避光保存。

------------------------------------ 参 考 文 献 ------------------------------------

[1] HE W, HUANG L, LI M, et al. MiR-148b, MiR-152/ALCAM axis regulates the proliferation and invasion of pituitary adenomas cells. Cell Physiol Biochem, 2017,44(2):792-803.

[2] ZHANG H Y, YANG W, ZHENG F S, et al. Long non-coding RNA SNHG1 regulates zinc finger E-box binding homeobox 1 expression by interacting with TAp63 and promotes cell metastasis and invasion in lung squamous cell carcinoma. Biomed Pharmacother, 2017,90:650-658.

[3] LIU W, WANG B, WANG T, et al. Ursodeoxycholic acid attenuates acute aortic dissection formation in angiotensin Ⅱ -infused apolipoprotein E-deficient mice associated with reduced ROS and increased Nrf2 levels. Cell Physiol Biochem, 2016,38(4):1391-1405.

[4] 赵鲁杭,徐立红.分子医学实验技术.杭州:浙江大学出版社,2014.

[5] J.S. 博尼费斯农,M. 达索,J.B. 哈特佛德,等.精编细胞生物学实验指南.章静波,译.北京:科学出版社,2007.

(邓　昊　杨志坚)

第 3 节　细胞划痕实验

细胞划痕(wound healing)实验是一种操作较简单且经济实惠的研究细胞迁移 / 肿瘤侵袭的体外实验方法。该方法能在一定程度上模拟体内细胞迁移的过程,适合研究细胞与胞外基质(extracellular matrix,ECM)、细胞与细胞之间相互作用引起的细胞迁移,还能通过活细胞成像记录分析细胞间的相互作用。本节以细胞划痕实验为例介绍细胞迁移研究方法。

一、原理

细胞划痕实验模拟愈合过程中体内细胞的迁移过程,当细胞长到融合成单层状态时,在融合的单层细胞上人为制造一个空白区域,称为"划痕",划痕边缘的细胞会逐渐进入空白区域使"划痕"愈合。人为制造划痕后,通过记录细胞迁移过程中不同时间点图像,比较各个时间点图像以评估细胞迁移速率。

二、实验目的

掌握细胞划痕实验的基本概念、原理和基本实验操作步骤。

三、实验器材

6孔板、直尺、移液器、Tip、倒置显微镜和二氧化碳培养箱等。

四、实验试剂

细胞样品、含10%血清的培养基、无血清培养基和PBS等。

五、实验流程

1. 培养板接种细胞之前先用标记笔在6孔板背面画横线标记(方便拍照时定位同一个视野)。

2. 接种适量对数生长期细胞于6孔板中,其数量以培养过夜后铺满板底为宜,一般加2 ml/孔细胞悬液(用培养基调整浓度为2.5×10^5个/ml)。

3. 第二天取出细胞,确认细胞密度。用移液器Tip垂直于孔板制造细胞划痕,尽量使各个划痕宽度一致(该方法的最大缺陷是需要手动制造划痕,难以保证划痕宽度的一致性,影响了实验结果的稳定性)。

4. 吸去细胞培养基,用PBS冲洗孔板三次,洗去划痕产生的细胞碎片。

5. 加入无血清培养基,置于倒置显微镜下拍照记录,该时间点即为0小时。

6. 将培养板放入二氧化碳培养箱培养,于12小时和24小时分别取出观察拍照。

7. 根据收集图片数据分析实验结果,对缩窄距离进行分析。

六、注意事项

1. 划痕法测量适用的细胞种类较少,一般只适用于上皮细胞和纤维样细胞等贴壁细胞。

2. 虽然使用无血清培养基可以减少外界因素对细胞本身增殖的影响,但是由于细胞内信号传送系统整体性的下调,细胞迁移速度也会下降很多。

━━━━━━━━━━ 参 考 文 献 ━━━━━━━━━━

[1] 刘斌.细胞培养.3版.西安:世界图书出版公司,2018.
[2] 丁明孝,苏都莫日根,王喜忠,等.细胞生物学实验指南.2版.北京:高等教育出版社,2013.
[3] J.S.博尼费斯农,M.达索,J.B.哈特佛德,等.精编细胞生物学实验指南.章静波,译.北京:科学出版社,2007.

(杨志坚　熊炜　邓昊)

第4节　细胞迁移和侵袭实验(Transwell法)

细胞迁移和侵袭是一个复杂且连续的过程,利用Transwell小室检测法可以模拟细胞在体内的迁移和侵袭。该实验简便易行,是目前检测细胞迁移和侵袭能力的主要方法之一。Transwell小室的原型为 Boyden 小室,由 Boyden 发明,最初应用于白细胞趋化分析研究。细胞在培养皿中的培养空间被 Transwell 小室底部的聚碳酸酯膜分隔,小室内外的培养成分可相互渗透,相互作用,应用不同孔径和不同处理的聚碳酸酯膜可进行细胞共培养、趋化、迁移和侵袭等研究。

人工基膜(matrigel)基质胶是从富含细胞外基质(extracellular matrix, ECM)蛋白的 Engelbreth-Holm-Swarm(EHS)小鼠肿瘤中提取出的基底膜基质,其成分有层粘连蛋白、Ⅳ型胶原、巢蛋白、硫酸肝素糖蛋白、生长因子和基质金属蛋白酶等。在室温条件下,matrigel 基质胶聚合成具有生物学活性的三维基质,能模拟体内细胞基底膜的组成、物理特性、结构和功能,可用于体外细胞的培养,以及对细胞形态、功能、迁移、侵袭和基因表达等进行研究。本节主要介绍 Transwell 法检测细胞迁移和侵袭。

一、原理

细胞迁移实验(cell migration assay):在细胞生物学实验中,迁移是指发生在二维层面上的,细胞在基质如基膜、胞外基质纤维或塑料板上的定向运动。细胞迁移实验利用 Transwell 小室内的聚碳酸酯膜将低营养和高营养的细胞培养液分为上下两室,由于细胞(特别是肿瘤细胞)对下室高营养培养液的趋化性及滤膜的通透性,细胞开始做穿膜运动。迁移能力高的细胞能较快地穿过小室膜,计数进入下室的细胞量即可反映细胞的迁移能力。

细胞侵袭实验(cell invasion assay):侵袭是指细胞穿透组织屏障,突破基底膜,侵入到淋巴管或血管的过程。Matrigel 基质胶是一种细胞外基质,主要成分为Ⅳ型胶原和层粘连蛋白,还包括巢蛋白、硫酸肝素糖蛋白、生长因子和基质金属蛋白酶等。Matrigel 基质胶均匀铺满 Transwell 小室底部的聚碳酸酯膜后,可形成与体内基底膜颇为相似的膜结构,肿瘤细胞种于 Transwell 小室的上室,同时在下室加入 FBS 或某些趋化因子,肿瘤细胞在趋化剂的作用下做穿膜运动,上室内的细胞想要转移到下室,必须分泌水解酶消化 matrigel 基质胶,这模拟了肿瘤细胞在体内溶解细胞外基质穿过基底膜的过程,最后根据穿过滤膜的细胞数量即可检测出肿瘤细胞的侵袭能力。

二、实验目的

掌握细胞迁移和侵袭实验的基本原理和操作技术。

三、实验器材

各种规格移液器(0.5~10 μl、10~100 μl、100 μl~1 ml)、各种规格 Tip(10 μl、200 μl、1 ml)、1.5 ml EP 管、Transwell 迁移实验专用 24 孔细胞培养板、棉签、小镊子、棉棒、载玻片、盖玻片、显微镜、二氧化碳培养箱和超净工作台等。

四、实验试剂

BD 公司 matrigel 基质胶、FBS、BSA、培养基、PBS、无钙 PBS、胰蛋白酶、4% 多聚甲醛固定液或 10% 甲醇固定液、0.1% 结晶紫染液和细胞等。

五、实验流程

(一)细胞迁移实验

1. 为了去除血清对实验结果的影响,需提前 12~24 小时给细胞换无血清培养液饥饿处理细胞。
2. Transwell 小室使用前需要在 24 孔板中用 PBS 浸泡约 1 小时进行基底膜水化。
3. 消化细胞制备细胞悬液,取出实验用细胞弃去原有培养基,用 PBS 漂洗 1~2 遍,加入适当消化液适当消化,终止消化后离心弃去培养液,用含 BSA 的无血清培养基重悬。调整细胞密度至 5×10^5 个 /ml。

4. 接种细胞,吸取细胞悬液 100µl 加入 Transwell 小室。24 孔板下室一般加入 600 µl 含 20% FBS 的培养基(下层培养液和小室间常会有气泡产生,一旦产生气泡,下层培养液的趋化作用就减弱甚至消失,因此种板时特别留心,一旦出现气泡,需提起小室去除气泡,再将小室放进培养板)。

5. 依据不同细胞迁移和侵袭能力常规培养 12~48 小时(24 小时为常选时间点,除了考虑细胞迁移和侵袭力外,处理因素对细胞数目的影响也不可忽视)。

6. 取出 Transwell 小室,弃去孔中培养液,用无钙 PBS 洗 2 遍,10% 甲醇固定 30 分钟,将小室适当风干。0.1% 结晶紫染色 20 分钟,用棉签轻轻擦掉上层未迁移细胞,用 PBS 洗 3 遍。40× 显微镜下随机取中间和四周 5 个视野观察细胞,计数,求平均值,重复 3 次。

7. 结果统计采用直接计数法进行"贴壁"细胞计数。所谓"贴壁"是指细胞穿过膜后,可以附着在膜的下室侧而不会掉到下室里面去,通过给细胞染色,镜下计数细胞。

(二)细胞侵袭实验

1. Matrigel 基质胶在 4 ℃过夜融化。

2. 用 4 ℃预冷的无血清培养基稀释 Matrigel 基质胶至终浓度 1 mg/ml,冰上操作。

3. 在 Transwell 小室底部中央垂直加入 100 µl 稀释后的 Matrigel 基质胶,37 ℃温育 4~5 小时(成膜)。

4. 后续步骤同"(一)细胞迁移实验"步骤 1~7。

六、注意事项

1. Matrigel 基质胶从 –20 ℃转移至 4 ℃时待其自然融化,根据使用量做小量分装,避免反复冻融。

2. Matrigel 基质胶在操作过程中,较高温度的环境会使之提前凝聚,导致胶面不平整,细胞聚集成团。因此,包被 Matrigel 基质胶时,与其接触的所有耗材如培养基、移液器 Tip 和 Transwell 小室需预冷,且在冰上无菌操作。

3. 确保胶完全覆盖孔底,不要有气泡。

4. 根据待测细胞的迁移能力大小调整细胞数和迁移时间。常规 24 孔 Transwell 小室接种细胞数约为(2~5)× 10^4/孔,迁移时间 12~36 小时。

5. 接种细胞过程中,细胞悬液应匀速轻轻滴加至孔中央,"十"字晃动,保证小室内细胞铺均匀。

6. 固定染色擦洗时动作小心,避免擦去膜底面的细胞。一定要充分擦净膜表面上未迁移的细胞,以免影响读数。膜周边细胞可用细牙签或小镊子缠上湿棉花擦洗,但要小心避免将膜戳破。

7. 操作时应避免混淆实验组和对照组。

8. 充分晾干,避免残留水分导致镜下聚焦不一致。

──────── 参 考 文 献 ────────

[1] LIN C W, LI X R, ZHANG Y, et al. TAp63 suppress metastasis via miR-133b in colon cancer cells. Br J Cancer, 2014,110(9):2310-2320.

[2] MARSHALL J. Transwell® invasion assays. Methods Mol Biol, 2011,769:97-110.

[3] CHEN H C. Boyden chamber assay. Methods Mol Biol, 2005,294:15-22.

[4] 刘斌. 细胞培养. 3 版. 西安:世界图书出版公司,2018.

[5] 唐秋琳,毕锋. Transwell 法检测细胞侵袭迁移能力实验中的影响因素. 实验科学与技术,2018,16(4):18-21.

[6] 郝臻凤,刘静,张瑜,等. 紫草素对宫颈癌 Hela 细胞增殖、侵袭和迁移的影响. 中国实验方剂学杂志,2015,21(6):91-94.

[7] 丁明孝,苏都莫日根,王喜忠,等. 细胞生物学实验指南. 2 版. 北京:高等教育出版社,2013.

[8] J.S. 博尼费斯农,M. 达索,J.B. 哈特佛德,等. 精编细胞生物学实验指南. 章静波,译. 北京:科学出版社,2007.

(邓昊　熊炜　李欢)

第5节 细胞黏附实验

细胞黏附（cell adhesion）指由于细胞间或细胞与细胞外基质之间直接接触而产生的所有类型的细胞通讯，是生物进化过程中的关键因素。它是在细胞识别的基础上，同种类别的细胞汇集形成细胞团或组织的过程。特定细胞黏附是细胞调节、胚胎形成、组织形态发生、组织生理学和再生的基础。三十多年前，第一个细胞黏附分子的发现使得人们初步认识细胞黏附的分子基础。黏附分子按其结构可分为四个不同的家族：整合素家族（integrin family）、选择素家族（selectin family）、钙黏蛋白家族（cadherin family）和免疫球蛋白超家族（immunoglobulin superfamily）。整合素是一种异质二聚体，常与细胞膜成分结合，主要介导细胞与细胞外基质黏附。选择素家族包括P-选择素、E-选择素和L-选择素，是参与白细胞与内皮细胞之间的黏附的主要分子。钙黏蛋白是一种Ca^{2+}依赖的细胞黏着糖蛋白，与成体组织器官形成及胚胎发育等过程有关。免疫球蛋白超家族成员包含免疫球蛋白样结构域，在细胞黏着中发挥着关键作用。

细胞黏附实验是研究细胞黏附特性、细胞功能和炎症机制的有力工具，最早通过显微镜计数的方法进行评估，这种可以直接测量细胞间相互作用的方法，为细胞黏附和黏附分子的扩展研究提供了实验基础。细胞黏附的量化可以确定细胞黏附于靶标的能力，筛选新的黏附分子，探索黏附分子结构和功能的关系，检测化合物的黏附能力等。过去几十年中，已经建立了多种用于检测细胞与细胞或细胞与基质的分析方法，目前主要的方法有：细胞计数法、细胞内酶释放法、蛋白染料染色法、荧光素标记法和同位素标记法等。细胞黏附能力实验方法的建立，有助于探究黏附机制，发现黏附分子，以及研究细胞因子对细胞间黏附作用的影响。本节以MTT比色法计数细胞为例介绍细胞黏附实验。

一、原理

将细胞种植于Matrigel基质胶包被的培养板中，培养一段时间后去除未黏附细胞，通过MTT比色法检测黏附细胞量即可得出细胞黏附率。

二、实验目的

掌握细胞黏附实验基本原理和操作。

三、实验器材

各种规格移液器（0.5~10 μl、10~100 μl、100 μl~1 ml）、各种规格Tip（10 μl、200 μl、1 ml）、96孔板、EP管、超净工作台、二氧化碳培养箱和酶标仪等。

四、实验试剂

BD公司Matrigel基质胶、MTT、胰蛋白酶、PBS、FBS、无血清培养基、DMSO和细胞等。

五、实验流程

1. 用预冷的无血清培养基将Matrigel基质胶配制成10 μg/ml的人工基底膜胶液，混匀后置于冰上备用。

2. 96孔板中每孔铺稀释过的Matrigel基质胶50 μl，超净工作台中风干过夜。

3. 将适量无血清培养基或 PBS 加入 96 孔板中,室温放置 60 分钟,洗去多余的胶,备用。

4. 待测细胞(包括实验组和对照组)处理好后,0.25% 胰蛋白酶消化细胞,用含 10% FBS 的培养基调整细胞悬液浓度,以 5×10^4 个 / 孔接种 96 孔板,每孔体积为 100 μl,同时设不加细胞只加培养液的空白对照孔。每组细胞设置 5 个重复孔,边缘孔用无菌 PBS 填充。

5. 将细胞放入 37 ℃、5% CO_2 的二氧化碳培养箱内培养 30~60 分钟(可根据细胞状态和实验需求适当调整培养时间)。

6. 取出细胞培养板,吸弃培养基,PBS 轻柔漂洗 3 遍,每孔加入 100 μl 新鲜培养基。

7. 96 孔板中每孔加入 10 μl MTT 溶液(5 mg/ml),37 ℃ 孵育 4 小时。

8. 小心吸弃孔内培养上清液,每孔加 150 μl DMSO,摇床振荡 15 分钟,使结晶物充分溶解。

9. 测定样品孔 OD 值。选择 490 nm 波长,用酶标仪测定各孔吸光值,记录结果。取各重复孔 OD 值的平均数。

10. 计算细胞黏附率。

细胞黏附率 =[(实验组细胞 OD− 空白 OD)/(对照组细胞 OD− 空白 OD)]×100%

六、注意事项

1. MTT 溶液用 PBS 现用现配,0.22 μm 滤器过滤后 4 ℃ 避光保存,两周内有效,或配制成 5 mg/ml 溶液 –20 ℃ 长期保存。避免反复冻融,最好小剂量分装,用避光袋或铝箔纸包住 EP 管避光以免分解。

2. 稀释基质胶时需在冰上操作,一旦解冻,需立即用预冷过的 EP 管分装,–20 ℃ 保存,避免反复冻融。

3. 接种细胞过程中,应匀速轻柔滴加至孔中,进行 "十" 字晃动,保证细胞铺均匀。

━━━━━━━━━━━━━━━━━━━━━━━ 参 考 文 献 ━━━━━━━━━━━━━━━━━━━━━━━

[1] HUMPHRIES M J. Cell adhesion assays. Methods Mol Biol, 2009,522:203-210.

[2] MENDIS D, GINON I, LOUIS H, et al. Cell biotinylation provides a sensitive and effective detection technique for cellular adhesion assays: comparison with existing methods. J Immunol Methods, 2001,253(1-2):57-68.

[3] LÖSTER K, HORSTKORTE R. Enzymatic quantification of cell-matrix and cell-cell adhesion. Micron, 2000,31(1):41-53.

[4] 张庆殷,侯桂华. 细胞黏附性测定的实验方法研究进展. 国外医学(临床生物化学与检验学分册),1996,17(1):17-20.

(邓 昊 熊 炜 李 欢)

第十三章

组织病理技术

第1节　组织取材和固定

探究疾病的原因常需要了解疾病的病理改变,有时需要借助各种显微镜观察超过肉眼分辨能力的细微结构。随着现代医学对人体内生物分子功能的认识不断提高,医学实验中也越来越需要对一些生物分子进行定位分析。这都依赖于通过获得相应组织,制成可供显微镜观察的组织切片。这些医学实验主要涉及取材、固定、脱水、包埋、切片、染色和封片等步骤,相应的技术被称为组织技术或病理技术。其中取材是对组织标本进行选择和分离;固定是使组织尽可能保持原有的形态结构,以方便后续处理和保存。这两个步骤是组织病理检测的基础,取材和固定的质量很大程度上决定了实验数据的准确性,特别需要认真对待。本节以小鼠肾组织为例介绍病理标本的取材与固定。

一、原理

取材是指从人体或者实验动物标本中,根据实验目的选取适当部位,分离一定大小和数量的组织块。所取组织应包含所有重要结构和层次。取材后应尽快进行固定,避免组织自溶破坏其形态结构。固定的目的在于使生物大分子变性和凝固,避免细胞自溶和组织腐败,同时尽量保持组织原有的细微结构,避免可溶性物质流失。为实现上述目的,所用固定液就需要具有以下特性:①使蛋白水解酶快速失效的能力,以避免细胞溶酶体破裂释放出的酶对组织进行破坏;②抑制细菌繁殖的能力,避免细菌在组织中定植导致组织结构的破坏和污染;③从分子水平上改变组织,增强其强度和硬度,有助于保持组织的形态。固定液主要分为交联剂和凝结剂。最常用的交联固定剂是甲醛和戊二醛溶液。甲醛具有较强的穿透和固定能力,且能较好地改变组织机械强度,多用作免疫组化实验的固定剂。其机制主要是通过在蛋白质间形成亚甲基桥,导致蛋白质分子之间互相连接,而使蛋白质变性并保留在原来的位置。最先参与反应的是赖氨酸和胱氨酸等活跃的氨基酸,随后谷氨酰胺等其他氨基酸的参与将进一步加强蛋白质之间的交联。戊二醛穿透能力较差,但能更好地保存组织的细微结构,戊二醛-锇酸固定法常用于电镜标本的固定。乙醇和甲醇是常用的凝结固定剂,它们的分子结构与水比较相似,可以竞争性取代组织中的水分子,导致蛋白质凝结。乙醇和甲醇对组织的固定和渗透作用较弱,但对抗原性的保存能力较好。甲醇对膜表面和细胞骨架蛋白的固定效果更好,而且能同时完成固定和打孔,故常用于膜表面和细胞骨架蛋白的免疫荧光染色。实验中需要根据具体需求选择不同的固定液,效果不理想时需根据实验目的和结果调整固定液的类型和浓度。

二、实验目的

掌握对小鼠肾组织进行取材和固定的方法。

三、实验器材

1.5 ml EP 管或其他合适容积的塑料容器、手术刀、手术剪、镊子、各种规格移液器（0.5~10 μl、10~100 μl、100 μl~1 ml）、各种规格 Tip（10 μl、200 μl、1 ml）和 –20 ℃冰箱等。

四、实验试剂

PBS 溶液、2.5% 戊二醛固定液、1% 锇酸固定液、甲醇和 4% 多聚甲醛等。

其中 4% 多聚甲醛溶液配制具体方法参考本书"4% 多聚甲醛配制方法"部分。

五、实验流程

（一）小鼠组织取材

1. 将实验小鼠置于操作台上，观察小鼠的发育、营养状况、被毛、皮肤和黏膜是否正常，称量体重，在实验记录本上做好记录。

2. 对小鼠进行腹腔注射戊巴比妥钠安乐死，具体可参照本书"小鼠安乐死法"部分。

3. 将处死后的小鼠以仰卧姿势固定在操作台上，在耻骨联合上方剪开腹部皮肤和肌肉，再向上沿正中线剪开至剑突，观察腹部脏器情况，做好记录。

4. 在小鼠背侧中部两侧寻找双侧肾脏，观察肾脏大小、形态和色泽。在肾门处剪断肾血管，分离肾周脂肪和结缔组织，取出肾脏。

5. 根据后续固定液和实验需求不同，将所取肾脏标本切成不同大小（如：经甲醛固定用于免疫组化的标本一般厚度 2~3 mm，经戊二醛固定用于透射电镜观察的标本一般宽度和厚度在 1 mm 左右）。尽量沿肾长轴向肾门切开，在同一标本中保留皮质、髓质和肾盂等不同层次。注意剔除凝血块等杂质，必要时可使用 PBS 溶液清洗标本。

6. 取材完成后将所取标本装入合适大小容器中。小鼠尸体依规定进行无害化处理。

（二）多聚甲醛浸没固定

1. 直接将标本放入 10 倍以上标本体积的多聚甲醛溶液中。具体浓度和固定时间需要根据标本大小和类型进行调整。常用浓度和固定时间为 4% 多聚甲醛溶液浸泡 18~24 小时。

2. 固定结束后使用 PBS 溶液漂洗 3 次，随后进行后续步骤。

（三）戊二醛-锇酸固定

1. 将标本放入 10 倍以上标本体积的 2.5% 戊二醛固定液中固定 2 小时，根据标本类型和大小可能需要适当延长固定时间。

2. 使用 PBS 溶液漂洗 3 次，每次 10~15 分钟。

3. 将标本放入 1% 锇酸固定液固定 1~2 小时。

4. 使用 PBS 溶液漂洗 3 次后，每次 10~15 分钟，然后进行后续处理步骤。

（四）甲醇固定

1. 取材前将甲醇放在 –20 ℃冰箱中预冷备用。

2. 将标本放入 10 倍以上标本体积的预冷甲醇中，在 –20 ℃中固定 10 分钟，根据标本大小和类型可适当延长固定时间。

3. 使用 PBS 溶液漂洗 3 次，随后进行后续处理步骤。

六、注意事项

1. 取材要尽快完成，越快进行固定，对组织的保存效果越好。若部分组织分离难度较大，所需时间较长，可在冰上进行操作，减缓组织破坏。

2. 取材中应选用较锋利的手术刀片,尽量一刀切开。避免使用剪刀剪或使用镊子挤压,减少组织变形。

3. 多聚甲醛浸泡时间超过 24 小时可能过度破坏标本抗原性,影响后续抗体孵育效果,应注意及时取出清洗。

------- 参 考 文 献 -------

[1] YAMANUSHI T T, BOYETT M R, YAMAMOTO Y, et al. Comparison of formaldehyde and methanol fixatives used in the detection of ion channel proteins in isolated rat ventricular myocytes by immunofluorescence labelling and confocal microscopy. Folia Morphol (Warsz), 2015,74(2):258-261.

[2] HOWAT W J, WILSON B A. Tissue fixation and the effect of molecular fixatives on downstream staining procedures. Methods, 2014,70(1):12-19.

[3] TANAKA K A K , SUZUKI K G N , SHIRAI Y M, et al. Membrane molecules mobile even after chemical fixation. Nat Methods, 2010,7(11):865-866.

[4] FOX C H, JOHNSON F B, WHITING J, et al. Formaldehyde fixation. J Histochem Cytochem, 1985,33(8):845-853.

（邓 昊 范 宽）

第 2 节 组织病理制片

经固定后的组织标本能长时间保持原有的微观形态,但仍不能直接在显微镜下观察。需要使用切片机进一步处理为薄片,以使光线或者电子束能穿透标本,才能在显微镜下观察组织的显微或超微结构。切片前还需根据切片方法和标本类型进行脱水、透明和包埋等处理。在生物医学实验中,常用石蜡切片和冰冻切片两种方式来获取用于光学显微镜观察的组织切片。本节介绍石蜡切片和冰冻切片的病理制片方法。

一、原理

石蜡切片是最常用的病理制片方法。使用石蜡浸润和包裹组织,可以支撑组织以达到一定的硬度和韧度,使其可以被切片机切成理想的薄片。但石蜡与水不相容,组织中的水分将影响石蜡包埋,故需先使用乙醇等脱水剂将水分置换出来。随后再使用二甲苯等透明剂替代乙醇,以使石蜡能更好地浸入组织。石蜡切片可以较好地保持组织细胞的形态结构,其标本可以在常温下持久保存。但是,石蜡切片耗时较长,且会影响组织中生物分子的抗原性,特别是对脂质和酶活性破坏较大。冰冻切片是另一种较为常用的病理制片方法,其远较石蜡切片快速简便,并能较好的保存抗原性、脂质和酶活性。冰冻切片通过低温来提高组织硬度以取得较好的切片效果,但在冰冻过程中组织中水分容易形成冰晶,破坏组织细胞形态,影响观察。在冰冻切片前进行适当的脱水,减少组织中水分,并进行速冻,可以有效减少冰晶的形成。随后使用最佳切削温度复合物（optimal cutting temperature compound, OCT）进行包埋,以更好地支撑组织,保持切片的完整性和连续性。但是,冰冻切片不宜长期保存,且不能处理过大的标本。

二、实验目的

掌握对已完成固定的组织标本进行石蜡切片和冰冻切片制片操作。

三、实验器材

各种规格移液器（0.5~10 μl、10~100 μl、100 μl~1 ml）、各种规格 Tip（10 μl、200 μl、1 ml）、切片刀、毛笔、载玻片、标本缸、浸蜡用金属缸、恒温箱、包埋模具、切片机、摊片机和冰冻切片机等。

四、实验试剂

无水乙醇、超纯水、二甲苯、石蜡、蔗糖和 OCT 包埋液等。

试剂配制：

1. 使用无水乙醇和超纯水按比例配制 50%、70%、80% 和 95% 乙醇溶液。

2. 称量适量蔗糖溶于超纯水中配成 10%、20% 和 30% 蔗糖溶液。

五、实验流程

（一）石蜡切片

1. 脱水　将完成固定并经 PBS 漂洗过的组织标本按以下顺序和时间置于不同浓度乙醇溶液中：50% 乙醇 10 分钟；70% 乙醇 10 分钟；80% 乙醇 10 分钟；95% 乙醇 10 分钟；无水乙醇（Ⅰ）10 分钟；无水乙醇（Ⅱ）10 分钟；无水乙醇（Ⅲ）10 分钟。

2. 透明　组织标本按以下顺序和时间置于不同浓度的乙醇-二甲苯溶液中，以使二甲苯置换出乙醇：2∶1 乙醇/二甲苯 10~15 分钟；1∶1 乙醇/二甲苯 10~15 分钟；1∶2 乙醇/二甲苯 10~15 分钟；100% 二甲苯（Ⅰ）10~15 分钟；100% 二甲苯（Ⅱ）10~15 分钟；100% 二甲苯（Ⅲ）10~15 分钟。

3. 浸蜡　将脱水和透明后的组织标本按以下顺序和时间在 54~58 ℃恒温箱中进行浸蜡：2∶1 二甲苯/石蜡 30 分钟；1∶1 二甲苯/石蜡 30 分钟；1∶2 二甲苯/石蜡 30 分钟；100% 石蜡（Ⅰ）30 分钟；100% 石蜡（Ⅱ）30 分钟。

4. 包埋　将浸蜡后的组织标本按照需要的方向放置在新鲜的液体石蜡中，待其冷却变硬，制成蜡块。将蜡块修整成合适形状大小。

5. 切片　将切片刀和组织蜡块分别固定在切片机上。先进行粗削，直至组织切全后改为细削，削至切面光滑发亮。使用毛笔清理刀片、蜡块和刀架后，调整合适的切片厚度，继续使用切片机进行切片。将切好的蜡片用毛笔放入摊片机的水槽中。

6. 摊片和烤片　使用载玻片将蜡片取出，注意让蜡片完全摊开在载玻片上，避免皱褶。将载玻片放入 56 ℃恒温箱中烘干 2 小时。

（二）冰冻切片

1. 脱水　将固定并漂洗后的组织依次放入以下溶液中脱水：10% 蔗糖溶液中至组织沉底；20% 蔗糖溶液中至组织沉底；30% 蔗糖溶液中至组织沉底。

2. 速冻　将脱水后的组织放入液氮中速冻，至液氮不再沸腾。随后置于冰冻切片机中或放在 -80 ℃冰箱中保存。

3. 包埋　开启冰冻切片机，待其降至合适温度。将少许 OCT 包埋液加在组织盘上，在其冰冻固化之前将组织嵌入其中，然后再在组织周围继续加入包埋液，将其完全覆盖。注意避免出现气泡，如有气泡可用针头或吸头吸出。继续冰冻，待包埋液完全固化。

4. 切片　将标本和切片刀固定在冰冻切片机上。以粗削和细削的方式将标本切削至合适位置。使用毛笔清扫刀片和组织标本，将切片厚度调整至所需厚度。小心切下所需切片。

5. 用毛笔将合适的切片平整地吸附到载玻片上。

六、注意事项

1. 各步骤中组织标本需置于 10 倍以上标本体积的溶液中。脱水剂和透明剂需定期更换。根据标本的大小和类型，需适当调整脱水、透明和浸蜡各步骤中溶液浓度和时间以取得更好的效果。

2. 石蜡温度不能超过 60 ℃，超过 60 ℃将使石蜡降解而变硬变脆。

3. 石蜡切片和冰冻切片中均可通过改变已包埋标本温度来改变其硬度，以获得合适的切片。

———————————————————— 参 考 文 献 ————————————————————

［1］SCHMITT V H, SCHMITT C, HOLLEMANN D, et al. Tissue expansion of lung bronchi due to tissue processing for histology-A comparative analysis of paraffin versus frozen sections in a pig model. Pathol Res Pract, 2019,215(7):152396.

［2］LIU S, WANG R, ZHANG Y, et al. Precise diagnosis of intraoperative frozen section is an effective method to guide resection strategy for peripheral small-sized lung adenocarcinoma, J Clin Oncol, 2016,34(4):307-313.

［3］CANENE-ADAMS K. Preparation of formalin-fixed paraffin-embedded tissue for immunohistochemistry. Methods Enzymol, 2013,533:225-233.

［4］GAL A A, CAGLE P T. The 100-year anniversary of the description of the frozen section procedure. JAMA, 2005,294(24):3135-3137.

（邓 昊　范 宽）

第 3 节　组织切片苏木精-伊红染色和 Masson 三色染色

　　组织标本经固定和切片后,虽在光学显微镜下能观察其内在微观结构,但如进行直接观察,组织各层次结构之间界限并不明显,细胞内细微结构也难以分辨。由于组织和细胞内不同结构之间的理化性质不同,其与不同特性染料的结合能力也存在差异,故可以利用这一特性,将不同结构染成不同颜色,在光学显微镜下使它们区分开来。苏木精-伊红(hematoxylin-eosin, HE)染色是最常用的病理染色方法,价廉而且可以快速和便捷地显示细胞内结构。苏木精-伊红染色最早于 1876 年被提出,经过一个多世纪的历史检验,逐渐成为组织病理学检查的标准染色法。Masson 三色染色是另一种常用的病理染色方法,由 Pierre Masson 医生发明,用于区分胶原纤维、肌纤维和红细胞。该染色法常用于观察肌肉和心脏病变,以及肝肾纤维化病变。本节主要介绍组织石蜡切片的苏木精-伊红染色和 Masson 三色染色。

一、原理

　　苏木精是一种带正电荷的碱性染料,而伊红是一种带负电荷的酸性染料。细胞中的嗜碱性成分易与苏木精结合被染成蓝色,而嗜酸性成分则会与伊红结合被染成红色。例如 DNA 带负电荷,为酸性,使得细胞核呈嗜碱性,在苏木精-伊红染色中被染成蓝色;细胞质中的蛋白质则易于与伊红结合,使细胞质表现为嗜酸性,被染成红色。Masson 三色染色是在苏木精染色基础上再使用两种不同分子大小的酸性染料进行染色。由于红细胞、肌纤维和胶原纤维的渗透性不同,低渗透性的红细胞和肌纤维易被小分子染料染色,而高渗透性的胶原纤维则易被大分子染料染色,使得红细胞和肌纤维能与胶原纤维区分开来。此外,石蜡切片在染色前需先进行脱蜡和水化,该步骤与制片中浸蜡和透明步骤相反,即使用二甲苯、乙醇和水逐步替代切片中的石蜡,以促进水溶性染料着色。

二、实验目的

　　掌握对组织病理石蜡切片进行苏木精-伊红染色和 Masson 三色染色的方法。

三、实验器材

　　各种规格移液器(0.5~10 μl、10~100 μl、100 μl~1 ml)、各种规格 Tip(10 μl、200 μl、1 ml)、试剂瓶、磁力搅拌器、标本缸、染色架和通风橱等。

四、实验试剂

苏木精染色液、伊红染色液、无水乙醇、超纯水、二甲苯、1% 盐酸乙醇溶液、丽春红、酸性品红、苯胺蓝、冰乙酸、磷钼酸、PBS 和 PBST 溶液（配制方法参考本书"免疫组织化学技术"部分）等。

试剂配制：

1. 使用无水乙醇和超纯水按比例配制 75%、80%、85% 和 95% 乙醇溶液。

2. 使用冰乙酸和超纯水配制 1% 乙酸溶液。

3. 配制丽春红酸性品红染色液（表 2-60）。

表 2-60　丽春红酸性品红染色液配制方法

试剂	剂量 / 体积
丽春红	3.5 g
酸性品红	1.5 g
超纯水	定容至 495 ml
冰乙酸	5 ml

搅拌至完全溶解，充分混匀。

4. 配制酸性苯胺蓝染色液（表 2-61）。

表 2-61　酸性苯胺蓝染色液配制方法

试剂	剂量 / 体积
苯胺蓝	10 g
超纯水	定容至 495 ml
冰乙酸	5 ml

搅拌至完全溶解，充分混匀。

5. 使用磷钼酸和超纯水配制 1% 磷钼酸水溶液。

五、实验流程

（一）脱蜡和水化

1. 脱蜡　将经烤片后的石蜡切片依次放入以下溶液中，以使二甲苯和乙醇替代切片中的石蜡：二甲苯（Ⅰ）10 分钟；二甲苯（Ⅱ）10 分钟；将切片拿出稍晾干；无水乙醇（Ⅰ）5 分钟；无水乙醇（Ⅱ）5 分钟。注意烤片后需尽快将切片放入二甲苯中，使切片保持一定的温度，方便二甲苯溶解石蜡。

2. 水化　将切片按以下顺序和时间进行浸没，以将乙醇置换为水：95% 乙醇 5 分钟；85% 乙醇 5 分钟；75% 乙醇 5 分钟；PBS 溶液（Ⅰ）5 分钟；PBS 溶液（Ⅱ）5 分钟；PBS 溶液（Ⅲ）5 分钟。

（二）苏木精-伊红染色

1. 将切片放入 PBST 溶液中浸洗 30 秒。

2. 将切片放入苏木精染色液中染色 15 分钟，随后流水冲洗 2 分钟以洗去多余的苏木精。注意勿直接对着组织冲洗，避免掉片。

3. 将切片放入 1% 盐酸乙醇中分化 2 秒左右，迅速取出，流水冲洗 15 分钟使苏木精颜色返蓝。

4. 在伊红染色液中染色 10 分钟，随后放入 80% 乙醇溶液中进行分化，具体时间需根据染色深浅进行调整。

5. 将切片在超纯水漂洗 1~2 秒后依次放入以下溶液中脱水：85% 乙醇 5 分钟；95% 乙醇 5 分钟；无水乙醇（Ⅰ）5 分钟；无水乙醇（Ⅱ）5 分钟。

（三）Masson 三色染色

1. 将切片放入苏木精染色液中浸没 15 分钟，随后流水冲洗 2 分钟以洗去多余的苏木精。

2. 使用 1% 盐酸乙醇分化 2 秒左右，迅速取出，流水冲洗 15 分钟使苏木精颜色返蓝。

3. 超纯水洗 3 次，每次 10 秒。

4. 将切片放入丽春红酸性品红液中染色 2~3 分钟，随后再次使用超纯水洗 3 次，每次 10 秒。

5. 放入 1% 磷钼酸水溶液中分化 3 分钟，注意在镜下观察分化程度，至胶原纤维呈淡红色，而肌纤维呈红色即可停止分化。

6. 直接将切片放入酸性苯胺蓝液染色 1 分钟。随后使用 1% 乙酸处理 1 分钟。

7. 将切片烤干。

六、注意事项

1. 脱蜡、水化和脱水步骤中试剂需定期更换，避免影响染色效果。

2. 可根据染色深浅调整各染色液的染色和分化时间，以取得更好的染色效果。

───────── 参 考 文 献 ─────────

［1］KIERNAN J A. Does progressive nuclear staining with hemalum (alum hematoxylin) involve DNA, and what is the nature of the dye-chromatin complex? Biotech Histochem, 2018,93(2):133-148.

［2］CHAN J K C. The wonderful colors of the hematoxylin-eosin stain in diagnostic surgical pathology. Int J Surg Pathol, 2014,22(1):12-32.

［3］OUYANG J, GUZMAN M, DESOTO-LAPAIX F, et al. Utility of desmin and a Masson's trichrome method to detect early acute myocardial infarction in autopsy tissues. Int J Clin Exp Pathol, 2009,3(1):98-105.

［4］ROSAI J. Why microscopy will remain a cornerstone of surgical pathology. Lab Invest, 2007,87(5):403-408.

（邓　昊　周　军　范　宽）

第 4 节　病理切片封片

封片是病理制片的最后一步，通过将染色后的病理切片封闭固定在载玻片、盖玻片和封片剂之间，以避免病理切片与空气或其他介质接触，防止其损坏、污染、氧化和褪色，同时方便保存和光镜观察。封片剂通常位于载玻片和盖玻片之间，标本嵌入在当中。封片剂需要具有对组织标本进行物理和化学保护的能力，同时又不干扰对组织标本的观察。实验中根据标本、染色方法和保存需求的差异，需要选择不同的封片剂。本节主要介绍病理切片封片中几种常用封片剂的配制和使用方法。

一、原理

合适的封片剂需要具有以下特性：①透明无色，不影响观察结果；②折光率与玻璃和固定后的组织标本（约 1.5）相近，以减少光线折射对切片观察的影响；③配制完成后成分稳定，利于保存；④对组织标本没有不良影响；⑤能保护组织切片不受物理和化学损坏（如氧化和 pH 改变）；⑥不导致染色褪色，最好能保持染色的稳定性；⑦能与脱水剂和透明剂互溶；⑧不从盖玻片边缘退缩；⑨能完全渗透和填充切片的缝隙;⑩耐污染,特别是能抑制微生物生长。封片剂根据成分不同分为脂性和水性介质两种,根据封固方法不同又可分为具有封固能力的封片剂和保持液态的封片剂。具有封固能力的封片剂溶解在溶剂中,封片后可以通过溶剂挥发而固化在载玻片和盖玻片之间,使两者紧密地粘在一起,方便长期保存。封片后仍保持液态的封片剂能更好地保存部分组织和染色剂成分,特别是有助于免疫荧光染色切片的保存,但需要在盖玻片周围另外进行封固,以使盖玻片和载玻片粘在一起,并将切片和封片剂与外界隔离开。

加拿大树胶是一种产于北美的天然树胶,其折光率非常接近于玻璃和固定后的组织标本。以加拿大树胶配制成的中性树胶封片剂是常用的脂性封片剂。甘油是一种传统的水性封片剂,能较好地保护组织切片。针对不同的标本,通过将不同比例的甘油和水混合既可以调整得到合适的折射率,也能有效地避免组织脱水收缩。在甘油中加入明胶还可配制成具有黏结性的甘油明胶封片剂。聚乙烯吡咯烷酮(polyvinylpyrrolidone, PVP)是一种人工合成的聚合物,具有良好的生物相容性和生理惰性,可以溶于水中配制成封片剂。该封片剂简便易用,封固能力强,不易产生气泡,是目前常规染色中较为常用的封片剂。此外,在封片剂中加入苯酚或者百里酚等防腐剂能防止微生物生长以延长保存时间,而加入抗淬灭剂能有效延长免疫荧光染色切片的保存时间。

二、实验目的

掌握对染色后的组织切片进行封片保存的方法。

三、实验器材

各种规格移液器(0.5~10 μl、10~100 μl、100 μl~1 ml)、各种规格 Tip(10 μl、200 μl、1 ml)、试剂瓶、标本缸、载玻片、盖玻片、镊子、磁力搅拌器、电子天平、显微镜和通风橱等。

四、实验试剂

0.1 mol/L PBS 溶液(pH 7.4)、没食子酸正丙酯、超纯水、明胶粉末、甘油、苯酚、PVP、中性树胶封片剂、二甲苯和无色指甲油等。

试剂配制:

1. 配制抗淬灭甘油水溶液封片剂(表 2-62)。

表 2-62 抗淬灭甘油水溶液封片剂配制方法

试剂	剂量 / 体积
0.1 mol/L PBS 溶液(pH 7.4)	10 ml
没食子酸正丙酯	500 mg
甘油	90 ml

搅拌至完全溶解,充分混匀,−20 ℃密封避光保存。

2. 配制甘油明胶封片剂(表 2-63)。

表 2-63 甘油明胶封片剂配制方法

试剂	剂量 / 体积
明胶粉末	10.00 g
超纯水	60.00 ml
苯酚	0.25 g
甘油	70.00 ml

40~45 ℃加热搅拌至完全溶解,充分混匀,4 ℃密封保存。

3. 配制 PVP 封片剂（表 2-64）。

表 2-64　PVP 封片剂配制方法

试剂	剂量 / 体积
PVP（分子量 10 000）	25.00 g
0.1 mol/L PBS 溶液（pH 7.4）	25.00 ml
甘油	1.00 ml
苯酚	0.05 g

加热搅拌至完全溶解,充分混匀。

五、实验流程

1. 使用脂性封片剂进行封片需先进行脱水,具体方法参考本书"组织切片苏木精-伊红染色和 Masson 三色染色"部分。

2. 透明　将组织切片先后放入两缸不同的二甲苯中浸没各 5 分钟。

3. 选择合适大小的盖玻片,注意盖玻片是否清洁,必要时清洗后晾干备用。

4. 将 1~2 滴封片剂滴加在切片上,具体用量需根据需要调整,注意避免气泡,如有过多的封片剂注意擦去。

5. 使用镊子呈 45° 夹持盖玻片,将其底部接触载玻片上的封片液滴。慢慢盖上盖玻片,使封片剂在载玻片和盖玻片间慢慢扩散,注意避免气泡。待封片剂完全覆盖切片后松开盖玻片。

6. 若使用中性树胶或者 PVP 封片剂进行封片,在室温下晾干即可。若使用甘油明胶或甘油水溶液封片,需擦干多余封片剂后使用无色指甲油或者中性树胶在盖玻片周围进行封固,完全封闭切片和封片剂。

7. 将封片完成的切片置于显微镜下观察。抗淬灭封片剂封片的切片需于 –20 ℃下避光保存。甘油明胶封片剂封片的切片需 4 ℃保存。中性树胶和 PVP 封片剂封片的切片可于室温下保存。

六、注意事项

1. 配制好的甘油明胶封片剂在使用前需加热至 40~45 ℃以使其完全熔化。

2. 可在 PVP 封片剂中加入抗淬灭剂以起到抗淬灭的效果,若加入抗淬灭剂需注意避光冷藏保存。

3. 苯酚具有毒性和刺激性,相关操作须在通风橱中进行。

------------------------------- 参 考 文 献 -------------------------------

［1］RAVIKUMAR S, SUREKHA R, THAVARAJAH R. Mounting media: an overview. J Dr NTR Univ Health Sci, 2014,3(Suppl 1): 1-8.

［2］BATTAGLIA M, POZZI D, GRIMALDI S, et al. Hoechst 33258 staining for detecting mycoplasma contamination in cell cultures: a method for reducing fluorescence photobleaching. Biotech Histochem, 1994,69(3):152-156.

［3］LONGIN A, SOUCHIER C, FFRENCH M, et al. Comparison of anti-fading agents used in fluorescence microscopy: image analysis and laser confocal microscopy study. J Histochem Cytochem, 1993,41(12):1833-1840.

［4］PLATT J L, MICHAEL A F. Retardation of fading and enhancement of intensity of immunofluorescence by p-phenylenediamine. J Histochem Cytochem, 1983,31(6):840-842.

（邓　昊　范　宽）

第5节　免疫组织化学技术

免疫组织化学（immunohistochemistry, IHC）是指用带有可见标记的特异性抗体在组织细胞原位通过抗原抗体反应和组织化学的呈色反应，对相应抗原进行定性、定位和定量测定的一项技术。免疫组织化学将免疫反应的特异性和组织化学的可见性巧妙地结合起来，借助显微镜的显像和放大作用，在细胞和亚细胞水平检测各种抗原物质（如蛋白质、多肽、酶、激素、病原体和受体等）。免疫组织化学基本方法按标记物性质可分为免疫酶、免疫荧光和免疫金等。随着科学技术的不断发展，免疫组织化学技术已经广泛应用于生命科学和医学各个领域的研究和诊断中。本节以抗生物素蛋白-生物素-过氧化物酶复合物技术（avidin-biotin-peroxidase complex technique, ABC technique）为例介绍免疫组织化学光学显微镜技术。

一、原理

免疫组织化学技术主要利用抗原抗体之间的高度特异性结合来显示细胞或组织中的特定抗原物质。组织切片或细胞标本中的抗原首先与一抗特异性结合，然后再利用一抗与带有某种标记物（如辣根过氧化物酶或荧光素）的二抗进行结合反应，随后通过显色反应或荧光激发来显示标记物，最后在显微镜下观察组织内或细胞内的抗原抗体结合产物，从而能够在组织或细胞中确定抗原的分布和含量。抗生物素蛋白-生物素-过氧化物酶复合物技术中一抗未标记，二抗用生物素标记，抗生物素蛋白与生物素标记的辣根过氧化物酶（horseradish peroxidase, HRP）以一定比例混合制成 ABC 复合物，使抗生物素蛋白表面至少有 1 个生物素结合位点保持游离，形成带 HRP 的抗原-抗体复合物，再用 DAB 等显色剂显色（HRP 催化 DAB 在目的蛋白/抗原位置形成褐色不溶性产物），光学显微镜下呈现组织内或细胞内发生的抗原-抗体反应产物，确定蛋白质的原位分布和含量。该法依赖于抗生物素蛋白和生物素，因两者高度亲和，在实际应用中，阳性信号可高度放大，使免疫组织化学技术的灵敏度更高。

二、实验目的

掌握免疫组织化学技术的基本原理和抗生物素蛋白-生物素-过氧化物酶复合物技术的基本实验操作步骤。

三、实验器材

烧杯、染缸、湿盒、纯木浆卫生纸、组织镊、免疫组化笔、计时器、烤箱、高压锅、振荡器、光学显微镜、冰箱和通风橱等。

四、实验试剂

二甲苯、无水乙醇、3% 过氧化氢溶液、氯化钠、柠檬酸、柠檬酸钠（saline sodium citrate, SSC）、$NaH_2PO_4 \cdot 2H_2O$、$Na_2HPO_4 \cdot 12H_2O$、超纯水、10% 山羊血清、Triton X-100、Elite ABC 试剂盒、DAB 试剂盒、苏木精染色液、浓盐酸、75% 乙醇和中性树胶等。

试剂配制：

1. 0.2 mol/L 磷酸缓冲液（PB, pH 7.4）配制方法如表 2-65 所示。

表 2-65　0.2 mol/L PB（pH 7.4）配制方法

试剂	剂量
NaH$_2$PO$_4$·2H$_2$O	5.93 g
Na$_2$HPO$_4$·12H$_2$O	58.02 g
超纯水	定容至 1 000.00 ml

用氢氧化钠和 HCl 调节 pH 至 7.4。

2. 0.01 mol/L PBS 溶液（pH 7.4）配制方法如表 2-66 所示。

表 2-66　0.01 mol/L PBS 溶液配制方法

试剂	剂量
氯化钠	9.0 g
0.2 mol/L PB	50.0 ml
双蒸水	定容至 1 000.0 ml

3. PBST 溶液配制方法如表 2-67 所示。

表 2-67　PBST 溶液配制方法

试剂	剂量
Triton X-100	300 μl
PBS	100 ml

4. 1% 盐酸乙醇分化液配制方法如表 2-68 所示。

表 2-68　1% 盐酸乙醇分化液配制方法

试剂	剂量
浓盐酸	1 ml
75% 乙醇	99 ml

5. 0.1 mol/L 柠檬酸配制方法如表 2-69 所示。

表 2-69　0.1 mol/L 柠檬酸配制方法

试剂	剂量
柠檬酸	21.01 g
超纯水	定容至 1 000.00 ml

6. 0.1 mol/L 柠檬酸钠配制方法如表 2-70 所示。

表 2-70　0.1 mol/L 柠檬酸钠配制方法

试剂	剂量
柠檬酸钠	29.41 g
超纯水	定容至 1 000.00 ml

7. 0.01 mol/L 柠檬酸-柠檬酸钠缓冲液（pH 6.0）配制方法如表 2-71 所示。

表 2-71　0.01 mol/L 柠檬酸-柠檬酸钠缓冲液（pH 6.0）

试剂	剂量
柠檬酸	3.8 ml
柠檬酸钠	16.2 ml
超纯水	定容至 200.0 ml

五、实验流程

1. 脱蜡和水化

（1）将切片放入烤箱中，37 ℃过夜。

（2）二甲苯缸中浸泡 10 分钟，再将切片放入新的二甲苯缸中浸泡 10 分钟。

（3）100% 乙醇缸中浸泡 10 分钟，再将切片放入新的 100% 乙醇缸中浸泡 10 分钟。

（4）95% 乙醇缸中浸泡 5 分钟。

（5）85% 乙醇缸中浸泡 5 分钟。

（6）75% 乙醇缸中浸泡 5 分钟。

（7）切片水洗。烧杯中加超纯水，切片放入烧杯冲洗，倒掉后再加超纯水，再放入切片冲洗，倒掉。再加超纯水清洗（去除乙醇）。

2. 抗原修复和孵育抗体

（1）0.01 mol/L 柠檬酸-柠檬酸钠缓冲溶液加入高压锅中，在电磁炉上加热到溶液沸腾。然后把切片放入高压锅中，溶液要覆盖切片。加热，阀门上汽并响后计时 3 分钟。关闭电磁炉，室温自然冷却（未冷却前，切片不可以拿出溶液）。或 95 ℃水浴 20 分钟。

（2）烧杯中装 PBS 溶液，将切片放入清洗，清洗 3 次，每次 5 分钟。

（3）用烧杯装 3% 过氧化氢溶液，把组织切片放入，孵育 15 分钟（灭活内源性过氧化物酶）。

（4）烧杯中装 PBS 溶液，将切片放入清洗，清洗 3 次，每次 5 分钟。

（5）把切片放入孵化盒中，轻轻甩干切片上的 PBS 溶液。用免疫组化笔画圈将组织圈住，圈应大于组织。在切片干前（防止切片干燥）滴入 10% 山羊血清封闭 1~2 小时。

（6）轻轻弃去山羊血清，加入一抗，4 ℃过夜。

（7）把孵化盒从冰箱拿出，恢复室温。

（8）烧杯中加入 PBST 溶液，把切片放入清洗，清洗 3 次，每次 5 分钟。

（9）把切片甩干，加入生物素标记二抗，孵育 1~2 小时。

（10）烧杯中加入 PBST 溶液，把切片放入清洗，清洗 3 次，每次 5 分钟。

（11）在切片上滴入配制好的 Elite ABC，孵育 40 分钟至 1 小时。

（12）烧杯中加入 PBST 溶液，把切片放入清洗，清洗 3 次，每次 5 分钟。

3. 显色

（1）把切片放在显微镜下，加入 DAB 显色（观察显色变化，控制好显色时间）。待组织出现棕黄色，放入超纯水中终止显色。

（2）将切片放入装有苏木精染色液的染缸中，染色 2 分钟。

（3）苏木精染色液染色后马上放入装有水的烧杯中清洗，倒掉。马上用流水缓慢冲洗 2 次，应避免将组织冲掉。

（4）将切片放入盐酸乙醇中分化 1 秒，分化两次。马上放入装有水的烧杯中清洗，倒掉水。流水再冲洗 2 次。

（5）显微镜下观察组织中细胞核染色情况（可重复苏木精染色和盐酸乙醇分化直至细胞核颜色为蓝色）。

4. 封片

（1）将切片放入 75% 乙醇缸中浸泡 3 分钟。

（2）将切片放入 85% 乙醇缸中浸泡 3 分钟。

（3）将切片放入 100% 乙醇缸中浸泡 3 分钟。

（4）将切片放置室温或烤箱中使乙醇挥发干净。

（5）将切片先后放入两个不同的二甲苯缸中浸没各 5 分钟，取出后擦干背面无组织面的二甲苯，加中性树胶（封裱剂），盖上盖玻片，避免产生气泡。

5. 显微镜下观察结果。

六、注意事项

1. 苏木精复染时间需要摸索，尤其阳性染色在细胞核上。

2. DAB 显色时间需要达到最优化，镜下观察达到阳性染色明显但背景不太深时最适宜。

3. 抗体孵育时间和抗体浓度需要摸索，尤其一抗孵育最好在 4 ℃过夜。

4. 切片脱蜡和水化要充分。

5. 加反应液时要充分覆盖组织。

6. 每次加液前需甩干洗涤液，但又要防止组织切片干燥。

7. 用免疫组化笔画圈时尽量画大一点，否则墨水排斥液体，引起组织周边干燥。

8. 免疫组化实验常见问题和解决方法（表 2-72）。

表 2-72 免疫组化实验常见问题和解决方法

常见问题	可能原因和解决方法
切片着色不均匀	脱蜡不充分。可 57 ℃烤 20 分钟，立即放入新鲜的二甲苯中浸泡
	水化不全。应经常配制新鲜的梯度乙醇
	抗体未混匀。应用移液器充分混匀一抗、二抗等试剂
	抗体孵育时，切片倾斜放置。应在抗体孵育时平放切片
	抗体孵育后 PBST 冲洗不充分。应用 PBST 充分冲洗
	制片厚薄不均匀等问题，也可能是染片盒不平，切片倾斜。应使切片平放
切片染色后背景太深，不易区分特异性与非特异性着色	抗体孵育时间过长，抗体浓度高易增加背景着色。可以通过缩短一抗 / 二抗孵育时间和稀释抗体来控制
	一抗使用多克隆抗体易出现非特异性着色。建议使用单克隆抗体
	内源性过氧化物酶和生物素在肝脏和肾脏等组织含量很高。需要通过延长灭活时间和增加灭活剂浓度来降低背景染色
	非特异性组分与抗体结合。需要通过延长二抗来源的动物免疫血清封闭时间和适当增加浓度来加强封闭效果
	PBST 冲洗不充分，残留抗体结果增强着色。适当增加 PBST 冲洗时间
	DAB 显色时间过长或浓度过高。适当减少 DAB 显色时间，建立 DAB 浓度梯度，选择最佳浓度
	标本染色过程中出现干片，易增强非特异性着色。实验过程中应保持切片的湿度

━━━━━━━━━━━━━━ **参 考 文 献** ━━━━━━━━━━━━━━

［1］龙子江，王艳.基础医学实验技术教程.合肥：中国科学技术大学出版社，2017.
［2］黄辰，臧伟进，杜克莘.医学实验研究概论.西安：西安交通大学出版社，2014.
［3］柳忠辉，吴雄文.医学免疫学实验技术.2版.北京：人民卫生出版社，2014.
［4］邬于川，王光西.医学基础实验教程.病原生物学与免疫学实验分册.2版.北京：人民卫生出版社，2013.

（邓昊　周军　邓雄）

第6节　荧光原位杂交

荧光原位杂交（fluorescence in situ hybridization，FISH）是原位杂交技术大家族中的一员，是20世纪80年代末在放射性原位杂交技术基础上发展起来的一种非放射性分子生物学和细胞遗传学结合的新技术，是以荧光标记取代同位素标记而形成的一种新的原位杂交方法。本节主要介绍荧光标记探针的原位杂交实验。

一、原理

荧光原位杂交的基本原理为当被检测的染色体或DNA纤维切片上的靶DNA与所用的核酸探针是同源互补的，二者可经变性、退火和复性，形成靶DNA与核酸探针的杂交体。用报告分子标记核酸探针的某一种核苷酸后，便可利用该报告分子与荧光素标记的特异抗生物素蛋白之间的免疫化学反应，经荧光检测体系在显微镜下对待测DNA进行定性、定量或相对定位分析。荧光原位杂交具有检测时间短、灵敏度高和无污染等优点，在研究基因定性、定量、整合和表达等方面具有优势，目前已广泛应用于遗传病的诊断、病毒感染分析、产前诊断、肿瘤遗传学和基因组研究等众多领域，在临床检验、教学和科研等方面发挥着重要作用。

二、实验目的

掌握荧光原位杂交的原理及方法。

三、实验器材

切片、染色缸、耐高温酸碱染色架、免洗盖玻片、免疫组化笔、湿盒、滤纸、纯木浆卫生纸、量筒、计时器、组织摊烤片机、4 ℃冰箱、荧光显微镜、杂交仪、电子天平和通风橱等。

四、实验试剂

荧光标记探针、DAPI染色液、二甲苯、无水乙醇、95% 乙醇、85% 乙醇、80% 乙醇、75% 乙醇、超纯水、浓盐酸、浓氢氧化钠、氯化钾、氯化钠、$Na_2HPO_4 \cdot 12H_2O$、KH_2PO_4、30% 过氧化氢、0.1% Triton X-100-PBS、PBST、二水合柠檬酸三钠 / 柠檬酸钠、3% 过氧化氢、蛋白酶K储备液和荧光封片剂等。

试剂配制：

1. 配制PBS缓冲液（pH 7.4，10×），配制方法如表2-73所示。

2. 配制1% 盐酸乙醇分化液，配制方法如表2-74所示。

表 2-73　PBS 缓冲液配制方法

试剂	剂量 / 体积
氯化钾	2.0 g
氯化钠	80.0 g
$Na_2HPO_4 \cdot 12H_2O$	35.8 g
KH_2PO_4	2.7 g
超纯水	800.0 ml,搅拌直至完全溶解
浓盐酸 / 浓氢氧化钠	调整 pH 至 7.4
超纯水	定容至 1 000.0 ml

表 2-74　1% 盐酸乙醇分化液配制方法

试剂	体积 /ml
浓盐酸	1
75% 乙醇	99,完全混匀

3. 配制 3% 过氧化氢,配制方法如表 2-75 所示。

表 2-75　3% 过氧化氢配制方法

试剂	体积 /ml
超纯水	270
30% 过氧化氢	30,完全混匀

4. 配制 20× 柠檬酸钠（SSC）,配制方法如表 2-76 所示。

表 2-76　20× 柠檬酸钠配制方法

试剂	剂量 / 体积
氯化钠	175.3 g
二水合柠檬酸三钠 / 柠檬酸钠	88.2 g
超纯水	900.0 ml,搅拌直至完全溶解
浓盐酸 / 浓氢氧化钠	调整 pH 至 7.0
超纯水	定容至 1 000.0 ml

五、实验流程

1. 实验准备阶段　在通风橱内按顺序将二甲苯（Ⅰ）、二甲苯（Ⅱ）、无水乙醇（Ⅰ）、无水乙醇（Ⅱ）、95% 乙醇、85% 乙醇和 75% 乙醇摆成一排,并将苏木精染色液、1% 盐酸乙醇分化液、0.1% Triton X-100-PBS 缓冲液和 3% 过氧化氢集中摆放于一处,便于后续实验操作。

2. 脱蜡

（1）实验前检查各染缸内的染料及试剂,保证各染缸液面能没过切片上的组织。开启通风橱内的风机开关。

（2）将切片从切片盒中小心拿出,切片正面朝上放入温度已达到 65 ℃ 的烤片机里,烤片 2 小时。如果组织切片在切片时已经进行过如上烤片过程,则只需再烤片 10 分钟左右至石蜡完全溶解。

（3）烤片完成后将石蜡切片迅速从烤片机拿出,并依次插入染色架里的卡槽中。

（4）在二甲苯（Ⅰ）和二甲苯（Ⅱ）中分别各自脱蜡 10 分钟。此步主要是进一步脱蜡,使组织中的石蜡完全溶于二甲苯中。

（5）将切片从二甲苯染色缸中拿出,稍晾干后,轻轻放入无水乙醇（Ⅰ）中浸泡 5 分钟。二甲苯跟乙醇互溶,洗去二甲苯。

（6）在无水乙醇（Ⅱ）中再次浸泡 5 分钟。进一步洗去二甲苯,确保二甲苯清洗干净。

3. 水化　在 95% 乙醇、85% 乙醇和 75% 乙醇中分别各水化 5 分钟。再在 PBS 缓冲液中浸洗 3 次,每次 5 分钟。最后在 PBST 缓冲液中浸洗 30 秒。这一步的目的是使组织细胞充水,恢复脱水前状态。

4. 蛋白酶 K 消化

（1）临用前配制蛋白酶 K 溶液:蛋白酶 K 储备液（10 mg/ml）,小量分装 –20 ℃ 保存。将储备液稀释成 100 μg/ml。每张切片用蛋白酶 K 20~30 μl、37 ℃ 消化 10~15 分钟。消化过程中加硅化盖玻片,并置于湿盒中。

（2）蛋白酶 K 消化后,去除盖玻片。

（3）在 PBS 缓冲液中浸洗 2 次,每次 10 分钟。

5. 脱水　在 85% 乙醇、95% 乙醇和无水乙醇中分别各脱水 5 分钟,再在空气中干燥。

6. 杂交　每张切片加入预杂交液 20 μl,42 ℃ 中放置 30 分钟。每张切片加入 10~20 μl 探针,加盖玻片,用橡胶泥封闭。之后放入杂交仪中。杂交仪程序设定为:95 ℃ 10 分钟,37 ℃ 过夜。如果是合成探针,则需要进行预实验,明确探针的浓度。

7. 洗脱　揭去盖玻片,在 2× 柠檬酸钠溶液中浸洗 2 次,每次各 5 分钟。再在 0.1× 柠檬酸钠溶液中浸洗 1 次 10 分钟。目的是洗掉未杂交的探针。

8. DAPI 复染　滴加 1 : 10 000 稀释过的 DAPI 染色液避光孵育 2 分钟后,再使用 PBS 缓冲液浸洗 3 次,每次各 1 分钟。

9. 封片　在切片的中央滴加适量荧光封片剂,盖上盖玻片。

10. 结果分析　在荧光显微镜下观察结果,并拍照保存。

六、注意事项

1. 从烤片机里拿出来到放入装有二甲苯的染色缸的过程中要迅速,因为在一定温度下脱蜡,石蜡更容易被二甲苯溶解。

2. 消化对组织原位杂交是至关重要的。过度消化会导致切片消失殆尽,消化不足则敏感性不够,因此应针对不同组织尝试不同的消化条件。

3. 在滴加适量荧光封片剂并盖上盖玻片后,需确保封片后无气泡产生,并且封片剂不宜过多。

参 考 文 献

［1］GU J, SMITH J L, DOWLING P K. Fluorescence in situ hybridization probe validation for clinical use. Methods Mol Biol, 2017,1541:101-118.

［2］BAYANI J, SQUIRE J A. Fluorescence in situ hybridization (FISH). Curr Protoc Cell Biol, 2004,Chapter 22:Unit 22.4.

［3］LEVSKY J M, SINGER R H. Fluorescence in situ hybridization: past, present and future. J Cell Sci, 2003,116(Pt 14):2833-2838.

[4] GOZZETTI A, LE BEAU M M. Fluorescence in situ hybridization: uses and limitations. Semin Hematol, 2000,37(4): 320-333.

（邓　昊　吴　珊）

第 7 节　原位杂交（地高辛法）

原位杂交（in situ hybridization, ISH）是指以特定标记且序列已知的核酸为探针,与细胞或组织切片中的核酸杂交,从而达到对特定核酸序列进行精确定量、定位目的的过程。近年来,应用非同位素标记的原位杂交已大大缩短了显影时间并提高了组织分辨率,其中地高辛标记的原位杂交是最广泛使用的非同位素检测方法。本节以地高辛标记的原位杂交为例介绍非同位素标记的原位杂交。

一、原理

原位杂交技术的基本原理是利用核酸分子单链之间有互补的碱基序列,将有放射性或非放射性的外源核酸（即探针）,与组织、细胞或染色体上的待测 DNA 或 RNA 互补配对,结合成专一的核酸杂交分子,经一定的检测手段将待测核酸在组织、细胞或染色体上的位置显示出来。在原位杂交实验的过程中,为显示特定的核酸序列必须具备 3 个重要条件:组织、细胞或染色体的固定,具有能与特定片段互补的核苷酸序列（即探针）和有与探针结合的标记物。地高辛为一种常见的非同位素标记物。

二、实验目的

掌握原位杂交（地高辛法）的原理及方法。

三、实验器材

切片、染色缸、耐高温酸碱染色架、硅化盖玻片、免疫组化笔、湿盒、滤纸、量筒、计时器、烤片机、光学显微镜、杂交仪、电子天平和通风橱等。

四、实验试剂

原位杂交探针、苏木精染色液、二甲苯、无水乙醇、95% 乙醇、85% 乙醇、80% 乙醇、75% 乙醇、超纯水、氯化钾、氯化钠、$Na_2HPO_4 \cdot 12H_2O$、KH_2PO_4、浓盐酸、浓氢氧化钠、二水合柠檬酸三钠 / 柠檬酸钠、0.1% Triton X-100-PBS、PBST、30% 过氧化氢、蛋白酶 K 储备液、1% 封闭液、抗地高辛抗体（Biotin-mouse anti-digoxin）、HRP 标记的链霉亲和素、DAB 显色液和中性树胶等。

试剂配制:

1. 配制 PBS 缓冲液（pH 7.4, 10 ×）,配制方法如表 2-77 所示。

2. 配制 1% 盐酸乙醇分化液（表 2-78）。

表 2-77 PBS 缓冲液配制方法

试剂	剂量 / 体积
氯化钾	2.0 g
氯化钠	80.0 g
$Na_2HPO_4 \cdot 12H_2O$	35.8 g
KH_2PO_4	2.7 g
超纯水	800.0 ml,搅拌至完全溶解
浓盐酸 / 浓氢氧化钠	调整 pH 至 7.4
超纯水	定容至 1 000.0 ml

表 2-78 1% 盐酸乙醇分化液配制方法

试剂	体积 /ml
浓盐酸	1
75% 乙醇	99,完全混匀

3. 配制 3% 过氧化氢（表 2-79）。

表 2-79 3% 过氧化氢配制方法

试剂	体积 /ml
超纯水	270
30% 过氧化氢	30,完全混匀

4. 配制 20× 柠檬酸钠（表 2-80）。

表 2-80 20× 柠檬酸钠配制方法

试剂	剂量 / 体积
氯化钠	175.3 g
二水合柠檬酸三钠 / 柠檬酸钠	88.2 g
超纯水	900.0 ml,搅拌至完全溶解
浓盐酸 / 浓氢氧化钠	调整 pH 至 7.0
超纯水	定容至 1 000.0 ml

五、实验流程

1. 实验准备阶段 在通风橱内按顺序将二甲苯（Ⅰ）、二甲苯（Ⅱ）、无水乙醇（Ⅰ）、无水乙醇（Ⅱ）、95% 乙醇、85% 乙醇和 75% 乙醇摆成一排,再按顺序将 85% 乙醇、95% 乙醇、无水乙醇（Ⅰ）、无水乙醇（Ⅱ）、二甲苯（Ⅰ）和二甲苯（Ⅱ）摆成一排,并将苏木精染色液、1% 盐酸乙醇分化液、0.1% Triton X-100-PBS 缓冲液和 3% 过氧化氢集中摆放于一处,便于接下来的实验操作。

2. 脱蜡

（1）实验前检查各染缸内的染料及试剂,保证各染缸液面能没过切片上的组织。开启通风橱内的风机开关。

（2）将切片从切片盒中小心拿出,切片正面朝上放入温度已达到 65 ℃的烤片机里,烤片 2 小时。如果组织切片在切片时已经进行过如上烤片过程,则只需再烤片 10 分钟左右至石蜡完全溶解。

（3）烤片完成后将石蜡切片迅速从烤片机拿出,并依次插入染色架的卡槽中。

（4）在二甲苯（Ⅰ）和二甲苯（Ⅱ）中分别各自脱蜡 10 分钟。此步主要是进一步脱蜡,使组织中的石蜡完全溶于二甲苯中。

（5）将切片从二甲苯染色缸中拿出,稍晾干后,轻轻放入无水乙醇（Ⅰ）中浸泡 5 分钟。二甲苯跟乙醇互溶,洗去二甲苯。

（6）在无水乙醇（Ⅱ）中再次浸泡 5 分钟。进一步洗去二甲苯,确保二甲苯清洗干净。

3. 水化 在 95% 乙醇、85% 乙醇和 75% 乙醇中分别各水化 5 分钟。再在 PBS 缓冲液中浸洗 3 次,每次 5 分钟。最后在 PBST 缓冲液中浸洗 30 秒。这一步的目的是使组织细胞充水,恢复脱水前状态。

4. 蛋白酶 K 消化

（1）临用前配制蛋白酶 K 溶液:蛋白酶 K 储备液（10 mg/ml）,小量分装 –20 ℃保存。将储备液稀释成 100 μg/ml。每张切片用蛋白酶 K 20~30 μl、37 ℃消化 10~15 分钟。消化过程中加硅化盖玻片,并置于湿盒中。

（2）蛋白酶 K 消化后,去除盖玻片。

（3）在 PBS 缓冲液中浸洗 2 次,每次 10 分钟。

5. 脱水 在 85% 乙醇、95% 乙醇、无水乙醇（Ⅰ）和无水乙醇（Ⅱ）中分别各脱水 5 分钟。再在空气中干燥。

6. 杂交 每张切片加入预杂交液 20 μl,42 ℃中放置 30 分钟。每张切片加入 10~20 μl 探针,加盖玻片,用橡胶泥封闭。之后放入杂交仪中。杂交仪程序设定为:95 ℃ 10 分钟,37 ℃过夜。如果是合成探针,则需要进行预实验,明确探针的浓度。

7. 洗涤未杂交探针 揭去盖玻片,在 2× 柠檬酸钠溶液中浸洗 2 次,每次各 5 分钟。再在 0.1× 柠檬酸钠溶液中浸洗 1 次 10 分钟。

8. 封闭 每张切片上加 20~40 μl 的 1% 封闭液,在室温条件下反应 15 分钟。

9. 加抗地高辛抗体

（1）用封闭液以 1∶1 000 的比例稀释抗地高辛抗体。在每张切片上加 20~50 μl 稀释试剂,在湿盒中室温反应 2 小时。

（2）使用 PBS 缓冲液浸洗 3 次,每次 10 分钟。

（3）加入 HRP 标记的链霉亲和素,在室温条件下反应 60 分钟。

（4）使用 PBS 缓冲液浸洗 3 次,每次 10 分钟。

10. DAB 显色 每个样本滴加 50 μl DAB 显色液,在室温条件下显色 1~15 分钟。使用超纯水终止显色。

11. 复染 使用苏木精染色 15 分钟。该步骤的目的是使细胞核染色,因此染色时间一定要足够,不能少于 15 分钟。染色后流水冲洗 2 分钟,洗去多余的苏木精。冲洗的过程中不能对着组织冲洗,以免把组织冲掉片。

12. 分化返蓝 使用 1% 盐酸乙醇分化液分化 2 秒。然后使用流水冲洗切片 15 分钟。流水冲洗切片的目的是返蓝,经盐酸乙醇分化液分化后,苏木精颜色会变为红色,流水冲洗可以使之重新恢复蓝色。

13. 脱水　先使用超纯水过洗 1~2 秒。再在 85% 乙醇、95% 乙醇、无水乙醇（Ⅰ）和无水乙醇（Ⅱ）中按顺序依次脱水,各脱水 5 分钟。该步骤的目的是使组织细胞脱水,便于以后保存与观察结果。

14. 透明　在二甲苯（Ⅰ）中透明 5 分钟,再在二甲苯（Ⅱ）中再次透明 5 分钟。经过二甲苯透明后,便于组织细胞在显微镜下观察。

15. 封片　在石蜡切片的中央滴加适量中性树胶,盖上盖玻片封固。在通风橱内室温晾干。

16. 在显微镜下观察结果　正常情况下,阳性片的细胞核呈棕黑色,无背景色。

六、注意事项

1. 将切片从烤片机中拿出放入装有二甲苯的染色缸要迅速,因为在一定温度下脱蜡,石蜡更容易被二甲苯溶解。

2. 消化对组织原位杂交是至关重要的。过度消化会导致切片消失殆尽,消化不足则敏感性不够,因此应针对不同组织尝试不同的消化条件。

3. 配制的 DAB 显色液颜色应该是明亮略带微黄色,颜色过深的显色液则不合格,不能使用。显色时颜色控制需要多次实验来摸索经验,一般原则是阴性片未出现背景色,而实验片已有较好的染色。超纯水终止染色并冲去染色液的过程中,由于染色液有毒,注意做好防护措施。

4. 在分化返蓝的步骤中,分化一定要迅速,否则容易导致出现分化过度的结果。

5. 在滴加适量中性树胶封片后需确保无气泡产生,且树胶不宜过多。

------- 参 考 文 献 -------

[1] KANG I, SEO H W, PARK C, et al. Digoxigenin-labeled in situ hybridization for the detection of Streptococcus suis DNA in polyserositis and a comparison with biotinylated in situ hybridization. J Vet Med Sci, 2014,76(1):109-112.

[2] RYBAK-WOLF A, SOLANA J. Whole-mount in situ hybridization using DIG-labeled probes in planarian. Methods Mol Biol, 2014,1211:41-51.

[3] THISSE B, THISSE C. In situ hybridization on whole-mount zebrafish embryos and young larvae. Methods Mol Biol, 2014,1211:53-67.

[4] LEE D, XIONG S, XIONG W C. General introduction to in situ hybridization protocol using nonradioactively labeled probes to detect mRNAs on tissue sections. Methods Mol Biol, 2013,1018:165-174.

（邓　昊　吴　珊）

第 8 节　4% 多聚甲醛配制方法

固定是病理实验中的重要步骤。甲醛（formaldehyde）是免疫组织化学和免疫细胞化学研究中最常用的固定剂,其有着百年以上的广泛应用历史。以往对标本进行固定大多使用 10% 福尔马林（formalin,甲醛的水溶液）,常用的福尔马林含有 10% 甲醇和约 37% 甲醛。但目前实验室中一般使用多聚甲醛（paraformaldehyde, PFA）固体来配制 4% 多聚甲醛固定剂。多聚甲醛溶于水时会解聚为甲醛单体和乙二醇,同样能发挥组织和细胞固定作用。本节主要介绍4%多聚甲醛配制方法。

一、原理

甲醛较容易使生物大分子,主要是蛋白质的氨基基团之间发生交联反应,将生物大分子连接在一起而使其保留在原位。该固定剂穿透性较好,同时能较好保存组织的形态和细微结构,适于组织标本和爬片的较长期保存,也非常适合组织和细胞的光镜免疫化学研究。

二、实验目的

掌握用于组织和细胞样本固定的4%多聚甲醛溶液配制方法。

三、实验器材

0.22 μm滤器、玻璃容器、100 μl~1 ml移液器、1 ml Tip、护目镜、pH计、温度计、玻璃棒、量筒、磁力加热搅拌器、电子天平、通风橱和高压蒸汽灭菌锅等。

四、实验试剂

超纯水、浓盐酸、1 mol/L氢氧化钠、多聚甲醛粉末(PFA)和10×PBS溶液等。

五、实验流程

1. 使用量筒量取100 ml 10×PBS溶液,加入超纯水700 ml,使用高压蒸汽灭菌锅进行灭菌。

2. 使用电子天平称取40 g PFA粉末溶于上述PBS溶液中。PFA溶解速度极慢,可分别或同时使用以下两种方法使PFA加速溶解:

(1)在通风橱中使用磁力加热搅拌器加热到60~65 ℃并搅拌。

(2)使用移液器逐滴加入1 mol/L氢氧化钠并搅拌,至溶液完全澄清。

3. 冷却后通过滴加浓盐酸将pH调到7.4。

4. 使用滤器过滤后加超纯水定容至1 L,置于4 ℃保存。

六、注意事项

1. PFA溶液及其挥发出的甲醛气体均具有较强的毒性,对黏膜及皮肤有刺激作用。配制时应在通风条件下操作,并避免接触皮肤及呼吸道吸入(戴口罩、护目镜及手套)。

2. 配制时可以直接使用1×PBS进行溶解和定容,一般也不影响实验效果。

3. 配制好的PFA溶液中甲醛会逐渐重新聚合,导致固定效果下降,因此应使用前新鲜配制,避免长期保存。

4. PFA固定液浓度越高固定效果越强,但穿透能力越差,对标本抗原性的破坏也越强,可根据实验需要选择不同浓度的PFA溶液进行固定。

———————— 参 考 文 献 ————————

[1] HOWAT W J, WILSON B A. Tissue fixation and the effect of molecular fixatives on downstream staining procedures. Methods, 2014,70(1):12-19.

[2] THAVARAJAH R, MUDIMBAIMANNAR V K, ELIZABETH J, et al. Chemical and physical basics of routine formaldehyde fixation. J Oral Maxillofac Pathol, 2012,16(3):400-405.

[3] FOX C H, JOHNSON F B, WHITING J, et al. Formaldehyde fixation. J Histochem Cytochem, 1985,33(8):845-853.

[4] LE BOTLAN D J, MECHIN B G, MARTIN G J. Proton and carbon-13 nuclear magnetic resonance spectrometry of formaldehyde in water. Anal Chem, 1983,55(3):587-591.

（范 宽 邓 昊）

第十四章

常用动物实验技术

第 1 节 常用实验动物抓取和固定

实验动物的正确抓取和固定,能使动物在实验进行中保持安静情绪,有效防止动物的应激反应,体位相对固定,充分暴露实验操作部位,确保给药、采血和手术等实验顺利开展,不影响实验动物的观察指标。同时还能防止动物抓伤和咬伤实验人员,保障动物的健康,避免动物伤亡。抓取和固定动物的实验方法是实验人员的一项基本操作,要依据动物类型和实验内容来进行。本节主要介绍几种常见实验动物的抓取和固定方法。

一、常见实验动物的抓取和固定方法

1. 小鼠的抓取固定 常采用单手固定法,该法可较好地控制抓持的松紧度,使小鼠保持合适和舒适的体位。

(1)用右手抓住小鼠尾部并提起,放在桌面或鼠笼盖上。

(2)稍用力向后拉鼠尾,当小鼠向前欲挣脱时,用左手拇指和示指捏住小鼠双耳和头颈部皮肤。

(3)然后将鼠体置于左手心中,抓住颈背部皮肤翻转将其固定,即可进行实验操作。

(4)在进行小鼠尾静脉注射或尾静脉取血时,还需应用器具固定法,即用特制小鼠尾静脉注射装置,将小鼠头朝内,使其尾部露在外面,用器具使小鼠身体固定。

2. 大鼠的抓取固定

(1)大鼠性情较凶,大鼠的抓取固定应该做到抓大鼠前一定要戴帆布手套,防止大鼠咬伤实验人员,还可以避免污染。在抓取大鼠前先用戴手套的左手,抚摸大鼠的颈部,使大鼠对实验者的恐惧感消失。

(2)用右手将鼠尾部抓住并提起,放在桌面或鼠笼盖上,稍用力向后拉鼠尾。

(3)当大鼠向前欲挣脱时,左手张开虎口,迅速用拇指和示指将鼠头部固定,其余三指及掌心握住大鼠身体中段,并将其保持仰卧位,即可进行实验操作。

(4)也可直接用示指和中指迅速将鼠头部固定,其余三指及掌心顺势握住大鼠身体中段。

(5)在进行大鼠尾静脉注射或尾静脉取血时可通过固定器来进行实验。用特制大鼠尾静脉注射装置,将大鼠头朝内,尾部露在外面,使其固定住。该方法与小鼠器具固定法相同。

3. 家兔的抓取固定

(1)家兔性情温顺,但脚爪锐利。捉拿时右手抓住颈背部皮肤,轻轻提起将其拉至笼门口,左手托着其臀部,将兔从笼内拿到实验台上。

(2)将家兔夹于肘间,使兔头朝后,左手固定臀部。

(3)如需要进行兔耳静脉取血,可采取盒式固定或台式固定。

4. 犬的抓取固定

（1）为防止犬咬伤实验人员，在犬的抓取过程中，一般先将其嘴绑住。

（2）绑嘴时，实验人员从犬侧面接近并抚摸颈部皮毛，然后快速用粗棉布带绑住嘴巴（对性情凶猛的犬，应先用长柄捕犬夹夹住其颈部，将其按倒在地，再绑其嘴巴）。

（3）实验人员弯下膝盖，一只胳膊绕着犬的胸部，另一只胳膊绕着犬后肢大腿，两只胳膊一起将犬抱起。

（4）将犬放在固定台上，使其头伸出活动夹板外，放下活动夹板，使犬的颈部舒适地夹在夹板间，将夹板固定好。用棉带吊起犬的下腹部。固定在固定台的横梁上，可以开展各种相关实验。

二、注意事项

1. 小鼠固定时不可以抓住小鼠颈部皮肤，容易造成小鼠窒息。

2. 大鼠固定时用拇指和示指直接把大鼠的尾巴提起，不要让大鼠悬空过久，以避免大鼠应激反应而伤害实验人员。尽快让大鼠前爪搭在鼠笼上。大鼠较易咬住实验人员的指尖，戴上宽大的尤其是手指部分较长的手套，能够使大鼠咬到的是手套前端空余部分，从而躲避伤害。实验结束后实验人员应戴手套抚摸大鼠的颈部，消除大鼠在实验过程中产生的恐慌感，确保下一次顺利抓取大鼠。

3. 家兔抓取和固定时切忌强行抓兔的耳朵、腰部或四肢。需在家兔处于笼内安静时才进行抓取、固定和实验。

4. 对待动物应有爱心，不应粗暴对待动物。

5. 动物实验时，应适当限制参与人数，以防止惊吓动物，影响实验结果。应严格遵守动物实验伦理和保障实验动物福利等。

--------- 参 考 文 献 ---------

［1］龙子江，王艳. 基础医学实验技术教程. 合肥：中国科学技术大学出版社，2017.
［2］秦川. 医学实验动物学. 2版. 北京：人民卫生出版社，2015.
［3］蒲发晓，王梦婷. 动物实验中大鼠抓取方法的探讨. 医学信息（中旬刊），2011,24(3):1223.
［4］陈主初，吴端生. 实验动物学. 长沙：湖南科学技术出版社，2001.

（袁腊梅 邓 雄）

第 2 节 常用实验动物性别鉴定

某些特定实验如毒理学研究中动物性别不同对实验结果有影响，则需要根据实验要求选择动物性别。实验动物常选用哺乳类动物，哺乳类动物主要是通过肛门与生殖器间的距离来区分动物性别，两者间距离较远的为雄性，两者间距离较近的为雌性。本节主要介绍几种常见实验动物性别鉴定的方法。

1. 小鼠和大鼠的性别辨认 离乳仔鼠雄性生殖器突起较大，生殖器距肛门较远且两者之间长毛。雌性生殖器距肛门较近且两者之间无毛。另外成年鼠雄性阴囊明显，雌性乳头明显而易于区分。

2. 家兔的性别辨认 哺乳期仔兔，雄性尿道开口部与肛门之间的距离较远，是雌性的 1.5~2 倍，雌性较近。雄性尿道开口圆形，略小于肛门；雌性尿道开口扁形，大小与肛门一样。幼兔的性别鉴定主要以尿道开口部与肛门之间的距离及尿道开口部的形状来判别。雄雌性还可以通过阴囊来判别,如果阴囊明显则可以以此来区分雌雄,如果阴囊不明显则需翻开生殖孔,如果有圆柱体突起则为雄性,没有则为雌性。

3. 犬的性别辨认　犬的性别是根据生殖器与肛门的距离来判断。距离远者为雄性,距离近者为雌性。另外成年公犬睾丸在阴囊中,悬于会阴部下方。成年母犬尿道开口在肛门下方。

─────── **参 考 文 献** ───────

［1］龙子江,王艳.基础医学实验技术教程.合肥:中国科学技术大学出版社,2017.
［2］秦川.医学实验动物学.2版.北京:人民卫生出版社,2015.
［3］陈主初,吴端生.实验动物学.长沙:湖南科学技术出版社,2001.

（袁腊梅　邓　雄）

第3节　常用实验动物标记方法

动物实验需作适当的分组,实验动物标记方法就是要将动物做好标记使其易于识别。标记的方法很多,良好的标记方法应满足标号清晰、耐久、简便和适用的要求。常用的标记法有涂色法、耳标法和剪趾法等。本节主要介绍三种常用实验动物标记方法。

1. 涂色法　在动物实验标记中最常使用,通常使用3%~5%黄色苦味酸,2%咖啡色硝酸银和0.5%红色中性品红等染色剂,在动物的特定部位涂上斑点,以示不同编号。

2. 耳标法　在动物的耳边缘剪出不同的口进行标号的方法。

3. 剪趾法　通过剪去小型动物的趾进行标号的方法。

一、常用实验动物标记方法

（一）涂色法

用棉签或毛笔蘸取染色剂在动物的特定部位涂上斑点,以示不同编号(图2-33)。染色法编号的原则是,俯卧位,"先左后右,先上后下"。标记在左前肢为1号,左侧腰部为2号,左后肢为3号,头枕部为4号,腰背部为5号,尾部为6号,右前肢为7号,右侧腰部为8号,右后肢为9号,按顺序依次分为9个编号。若动物标号超过10,可用两种颜色的染色剂,一种颜色代表个位数,另一种代表十位数。

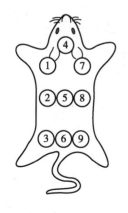 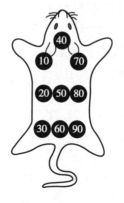 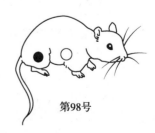

第98号

图2-33　涂色法标记示意图

（二）耳标法

用耳号钳在耳上打洞或者用剪刀在耳边缘剪缺口，俯卧位，右耳为个位数，左耳为十位数。各部位所表示的号码如图 2-34 所示。

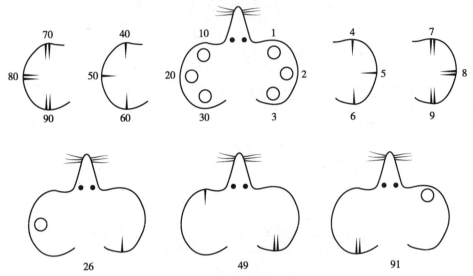

图 2-34　耳标法标记示意图

（三）剪趾法

抓住小鼠固定于左手，腹面向上，用剪趾法编号，可以编 1~99 个号码（图 2-35）。小鼠呈仰卧位，两前肢八个趾从右前肢到左前肢分别代表 20、30、40、50、60、70、80 和 90；两后肢十个脚趾从右后肢到左后肢依次代表 1~10；将前后肢剪掉的脚趾编号相加即为小鼠相应编号。21 号应同时剪掉小鼠右前肢的外侧第一个和右后肢外侧第一个脚趾。配合耳朵打洞依次标记 100 及以上的编号，左耳表示百位，右耳表示千位，具体标记如图 2-35。该法可用于各种毛色的小鼠，避免黑色小鼠用涂色法标记无法辨别。

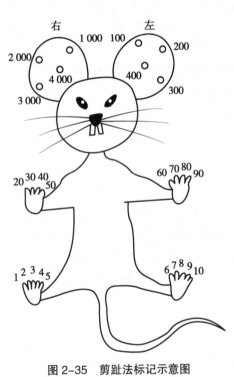

图 2-35　剪趾法标记示意图

二、注意事项

1. 涂色法适合实验周期短的实验动物标记，时间过长动物标记染色剂容易掉色。涂色法对哺乳期动物也不适合，染料容易被舔掉。

2. 耳标法适合实验周期长的实验动物标记。鼠耳朵很薄，折叠起来很易剪，几乎没什么出血，对其损伤很小。标记清楚，保存时间长。应注意孔口愈合情况。

======== 参 考 文 献 ========

［1］龙子江，王艳. 基础医学实验技术教程. 合肥：中国科学技术大学出版社，2017.
［2］秦川. 医学实验动物学. 2 版. 北京：人民卫生出版社，2015.
［3］陈主初，吴端生. 实验动物学. 长沙：湖南科学技术出版社，2001.

（袁腊梅　邓　雄）

第4节 小鼠饲养和繁殖

实验动物（laboratory animal）是指经人工饲养和繁育,对其携带的微生物及寄生虫进行控制,遗传背景明确或来源清楚,应用于教学、科学研究、生产、检定以及其他科学实验的动物。现代医学研究越来越依赖于对实验动物的应用,而要解决人类医学问题就需要选择与人相似而又方便获取和饲养的实验动物。小鼠是与人类种属较为相近的哺乳动物,且繁殖周期较短、饲养成本较低,很早就被作为实验动物进行遗传来源、微生物和寄生虫的标准化处理和规范。经过超过一个世纪的标准化,小鼠越来越成为一种成熟的实验动物,并成为实验中最为常用的脊椎动物。进行小鼠动物实验需要熟悉小鼠饲养和繁殖的基本方法。本节主要介绍小鼠饲养和繁殖的方法,以及有关的注意事项。

一、原理

小鼠饲养和繁殖需要掌握其生活习性和生长规律。实验小鼠衍生自啮齿目小鼠,是小家鼠种属下的东欧家鼠和西欧家鼠亚种。它们是体型最小的哺乳动物之一,性情温和,生长快,成熟早,繁殖力强,全年发情,故饲养成本低并能快速繁殖。另一方面,小鼠胆小怕惊,对外界环境变化敏感,对饥渴、温度改变和疾病抵抗力较差,需细心照料。同时,小鼠门齿生长较快,需提供坚硬物品啃咬;喜欢黑暗环境,习惯于夜间活动,需要注意日夜周期规律性。小鼠出生时约 1.5 g,第 2~4 日背部逐渐变黑,第 4~6 日双耳张开竖立,第 7~8 日长出下门齿,四肢发育并开始爬行,第 9~10 日被毛逐渐长齐,开始有听力,第 12~14 日小鼠睁眼,长出上门齿,开始进食饮水,约 3 周龄可以断奶。雄鼠 45~60 日龄性成熟,70~80 日龄体成熟;雌鼠 35~50 日龄性成熟,65~75 日龄体成熟。成年雄鼠约 20~30 g;成年雌鼠约 18~35 g。小鼠正常体温为 36.5~38.0 ℃,心跳 310~840 次/min,呼吸平均 80~230 次/min;每天需进食 1.2~1.8 g/10 g 体重,每天需饮水约 1.5 ml/10 g 体重。成年雌鼠全年发情,每胎产仔数为 8~15 只,一年可产仔 6~10 胎,有产后发情的特点,妊娠期为 19~21 天。小鼠寿命在 1~3 年之间。小鼠饲养和繁殖中需注意遵循其生活习性和生长规律。

二、实验目的

掌握小鼠饲养和繁殖的基本方法。

三、实验器材

小鼠饲养笼、笼盖、饮水瓶、记录卡、耳号钳和小剪刀等。

四、实验试剂

实验小鼠全价颗粒饲料、超纯水和垫料等。

五、实验流程

（一）小鼠的饲养

1. 根据我国实验动物质量标准,实验小鼠的饲养必须在屏障环境和隔离环境中进行,具体又分为清洁级、无特定病原体级、悉生和无菌小鼠。

2. 饲养环境应有良好的密闭性。温度保持在 20~26 ℃,一日最大温差小于 4 ℃。相对湿度

40%~70%。空气清洁度达到 7 级以上。噪音小于 60 dB。每日光照 10~12 小时。

3. 目前多采用无毒塑料笼盒和不锈钢笼盖作为笼具,可防止小鼠咬破逃逸,同时方便移动和清洁消毒。单个鼠笼面积不应低于 0.042 m²,高度不低于 0.13 m。垫料选择无毒、无味、无粉尘、不可食用且吸湿能力强的材料,且应便于小鼠做窝。常用的垫料有阔叶林刨花或锯末、玉米芯和纸质颗粒垫料。垫料使用前需经消毒灭菌处理,每周至少更换两次。更换垫料时应同时更换和清洗笼具。

4. 小鼠应喂食全价营养的颗粒饲料,且应含有一定比例的粗纤维以方便小鼠磨牙,可根据小鼠种类和实验需要使用不同营养成分的饲料。需持续为小鼠提供足量新鲜干燥的饲料,每周至少固定两次添加饲料,并根据情况随时添加。

5. 小鼠饮水须经高温高压灭菌,每周换水 2 次以上并保证饮水不间断供应。因小鼠饮水时食物颗粒和唾液可能倒流入水瓶内,故换水时也应更换饮水瓶和吸水管并清洗、消毒。

6. 小鼠尸体应装入专用尸体袋中,存放至尸体冷藏柜内,进行集中无害化处理。

（二）小鼠的繁殖

1. 小鼠的繁殖应根据实验需要有计划地进行。将按照配种方案确定的雄性和雌性种鼠置于繁殖笼中进行合笼。雄鼠和雌鼠可按照 1∶2 或者 1∶1 比例合笼。合笼方法有长期合笼法和间断合笼法两种。

2. 长期合笼法,即将雄雌鼠长期置于繁殖笼中。此法管理上较为简便,且可以利用雌鼠产后 12~24 小时发情的特点快速繁殖,但对雌鼠负担较大。产后妊娠的妊娠期可能比一般妊娠期长,最长达 31~35 天。

3. 间断合笼法,即雄雌鼠只共同放置一天。雌鼠每 3~5 天会有一个发情期,可根据其阴道口表现判断,此时晚上与雄鼠合笼,隔日放至另一笼中单独饲养、分娩和哺乳。该法仔鼠发育较好。

4. 小鼠出生后 3~4 周应及时分笼,将雄雌鼠分开,避免计划外的交配。60~90 日龄为合适的配种时间,繁殖旺盛期可维持约 6 个月。雌鼠一般在产仔 6 胎后产仔数量逐渐下降。

（三）小鼠的管理

1. 小鼠的饲养和繁殖必须做好记录,方便进行实验安排,同时及时发现问题迅速调整以保证种群的数量稳定。记录主要包括个体记录和繁殖记录两方面。

2. 个体记录可依出生日期顺序排列,主要包括小鼠个体的编号、品系、笼号、出生日期、代数、胎次、父号和母号等。

3. 繁殖记录是对合笼繁殖情况的记录,包括品系、雄雌鼠编号、世代数、合笼日期、出生日期、产仔数、雄雌仔数、断奶日期和分笼日期等。

4. 小鼠常用的编号方法有①涂色标记法:使用化学药品在皮肤上染色标记;该法无伤害,但容易褪色,适合短期实验。②耳标法:使用耳号钳在小鼠双耳不同位置打孔标记或耳边缘剪缺口,但操作难度较大。③剪趾标记法:剪去新生仔鼠四肢不同脚趾进行标记;该法对小鼠伤害较大,但编号持久且方便基因鉴定。具体可参考"常用实验动物标记方法"部分。

六、注意事项

1. 对于负责哺乳、交配和繁育的雌鼠,尤其是长期合笼连续繁殖的雌鼠可饲喂少量葵花子等提高营养。

2. 繁殖中应注意及时更换无法生育（合笼 60 天未生育）、过于凶悍的小鼠以及不称职的母鼠,提高繁殖效率。雌鼠分娩后第一天应尽量避免打扰。

------------------------------ 参 考 文 献 ------------------------------

[1] DAHLBORN K, BUGNON P, NEVALAINEN T, et al. Report of the Federation of European Laboratory Animal Science

Associations Working Group on animal identification. Lab Anim, 2013,47(1):2-11.

［2］中华人民共和国国家质量监督检验检疫总局，中国国家标准化管理委员会.实验动物 环境及设施：GB 14925—2010. (2010-12-23)[2011-10-01]. http://openstd.samr.gov.cn/bzgk/gb/newGbInfo?hcno=FFD2AB490BC807AF6EA0FCBB775325C6.

［3］中华人民共和国国家质量监督检验检疫总局，中国国家标准化管理委员会.实验动物 配合饲料营养成分：GB 14924.3—2010. (2010-12-23)[2011-10-01]. http://openstd.samr.gov.cn/bzgk/gb/newGbInfo?hcno=363B5F29F70E5D2E0646B424C736632E.

［4］徐国景，唐利军，易工城，等.实验动物管理与实用技术手册.武汉：湖北科学技术出版社，2008.

（袁腊梅 范宽）

第5节 鼠尾基因组DNA快速提取

近年来,基因工程小鼠在生物医学研究中使用范围越来越广。无论是进行基因工程小鼠品系的保种繁育,还是在医学动物实验中使用基因工程小鼠作为实验对象,均需要提取小鼠基因组DNA进行PCR扩增等鉴定小鼠基因型。使用既往传统的蛋白酶K消化和苯酚-氯仿提取小鼠基因组DNA方法过于费时费力。而使用商业化的动物基因组DNA抽提试剂盒能节省的时间有限,且大大增加实验经济成本。基于基因工程小鼠PCR扩增鉴定中对DNA提取时间和成本控制要求较高,而对样本纯度和保存期限要求较低的特点,实验中往往使用一种较为简单和便宜的热氢氧化钠-Tris碱提取法(hot sodium hydroxide and tris, HotSHOT)。这种鼠尾基因组DNA快速提取方法能快速且价廉地获得满足PCR扩增鉴定需求的小鼠基因组DNA样本。本节以HotSHOT法为例介绍鼠尾基因组DNA的快速提取。

一、原理

PCR扩增仅需要微量模板即可进行,故只要破坏少数组织释放出微量小鼠基因组DNA即可作为PCR鉴定的样本。氢氧化钠具有一定的裂解组织细胞的能力,加热可以加强其对组织的裂解效果,同时在这种碱性环境下DNA一级结构可以保持稳定性。但是,裂解组织细胞的同时也会释放出多种可以引起DNA降解的酶,因此裂解液中需要添加抑制DNA酶活性的成分。乙二胺四乙酸(ethylenediaminetetraacetic acid, EDTA)可以通过螯合 Ca^{2+} 和 Mg^{2+} 等核酸酶发挥作用所必需的二价离子,进而抑制DNA酶的活性。故可将氢氧化钠、EDTA和鼠尾共同加热,随后使用Tris-HCl缓冲液进行中和,就可以快速得到含有部分小鼠基因组DNA的样本溶液。虽然样本中DNA含量和纯度较低,但足以用于PCR扩增鉴定。

二、实验目的

掌握用于提取PCR扩增鉴定的小鼠基因组DNA样本的方法。

三、实验器材

1.5 ml EP管、100 μl~1 ml移液器、1 ml Tip、玻璃试剂瓶、涡旋振荡器、台式高速离心机、干式恒温仪、pH计和电子天平等。

四、实验试剂

超纯水、氢氧化钠固体、Tris碱粉末、浓盐酸和 EDTA-Na_2 · $2H_2O$ ($C_{10}H_{14}N_2Na_2O_8$ · $2H_2O$)粉末等。

试剂配制：

1. 10 mmol/L EDTA-Na$_2$ 溶液　使用电子天平称取 EDTA-Na$_2$·2H$_2$O 粉末 0.205 g 溶于 50 ml 超纯水,摇匀溶解后 4 ℃保存。

2. 0.5 mol/L 氢氧化钠　在 10 ml 超纯水中加入 0.2 g 氢氧化钠固体,摇匀溶解后 4 ℃保存。

3. 碱裂解液　在 40 ml 超纯水中加入 2.5 ml 0.5 mol/L 氢氧化钠和 1 ml 10 mmol/L EDTA-Na$_2$ 溶液,随后再加超纯水定容至 50 ml,摇匀后 4 ℃保存。配制完成的碱裂解液 pH 为 12~13,一般无须调整。

4. 中和液　使用电子天平称取 0.242 g Tris 碱粉末溶于 40 ml 超纯水中,使用浓盐酸调整 pH 至 5.0,随后继续加入超纯水定容至 50 ml,4 ℃保存。

五、实验流程

1. 小鼠 DNA 快速提取可以使用编号过程中剪取的新生小鼠脚趾和耳朵组织,也可另外剪取 2 mm 鼠尾或 25 mg 其他小鼠组织,置于 1.5 ml EP 管中,可适当剪碎。

2. 在该 EP 管中加入 75 μl 碱裂解液,将 EP 管放入干式恒温仪或者水浴锅中,在 95 ℃下加热 10 分钟至 1 小时。

3. 将 EP 管冷却至 4 ℃后加入 75 μl 中和液,适当摇匀或振荡。

4. 取 1~5 μl 所得样本溶液作为 PCR 扩增反应模板。未溶解的组织不会干扰 PCR 反应,若未溶解的组织较多,可适当离心后取上清作为 PCR 扩增反应模板。

六、注意事项

1. 配制碱裂解液中使用的氢氧化钠和 EDTA 量极少,为避免称量过程中出现过度误差,需先配制成相应高浓度溶液。

2. 配制氢氧化钠溶液时需将氢氧化钠固体放入超纯水中,而不是将超纯水倒入装有氢氧化钠固体的容器,因为氢氧化钠固体溶解是一个放热反应,容易引起沸腾。

3. 由于碱裂解液的裂解能力较弱,不宜加入过多小鼠组织。如果加入较多小鼠组织应相应增加碱裂解液和中和液的使用量,否则可能导致提取失败。

4. 该快速提取方法获得的 DNA 样品质量较差,一般只用于提取后数天内 PCR 扩增鉴定,不宜用于其他用途。若确需保存,可存于 −20 ℃冰箱内,数月后仍可作为 PCR 扩增反应模板使用,但可能导致 PCR 检测失败率升高。

-------------------------------- 参 考 文 献 --------------------------------

［1］YALÇINKAYA B, YUMBUL E, MOZIOĞLU E, et al. Comparison of DNA extraction methods for meat analysis. Food Chem, 2017,221:1253-1257.

［2］VINGATARAMIN L, FROST E H. A single protocol for extraction of gDNA from bacteria and yeast. Biotechniques, 2015,58(3):120-125.

［3］TRUETT G E, HEEGER P, MYNATT R L, et al. Preparation of PCR-quality mouse genomic DNA with hot sodium hydroxide and tris (HotSHOT). Biotechniques, 2000,29(1):52,54.

［4］RUDBECK L, DISSING J. Rapid, simple alkaline extraction of human genomic DNA from whole blood, buccal epithelial cells, semen and forensic stains for PCR. Biotechniques, 1998,25(4):588-590,592.

（邓　昊　邓　晟　范　宽）

第 6 节　试剂盒提取动物组织基因组 DNA

DNA 提取是分子生物学研究中最常用和最基本的技术,高品质 DNA 样品也一直是分子生物学实验成功的重要保障。近年来二代测序等技术快速发展,医学研究中越来越需要高质量基因组 DNA 来保证数据的完整性和可靠性。提高基因组 DNA 样本的质量就需要尽量获得更多完整的基因组 DNA,提高提取 DNA 片段的长度,减少蛋白质、RNA、多糖和酚等可能干扰后续实验的物质含量。由于各种医学研究和生物检测对 DNA 提取的需求量极大,市场上出现了众多动物基因组 DNA 提取试剂盒。这些试剂盒的原理各有不同,但是经过多年来技术积累和发展,基本均能高效、高质地完成基因组 DNA 提取,满足后续各种实验需求,且能从病理标本、粪便、动物加工产品乃至土壤等多种不同类型标本中获得高质量的 DNA 样品。使用 DNA 提取试剂盒可以大大减少实验准备和摸索过程的时间消耗,提高实验的成功率。本节以应用较为广泛的 QIAGEN 公司 DNeasy 血液和组织 DNA 提取试剂盒提取小鼠组织基因组 DNA 为例,介绍使用试剂盒提取动物基因组 DNA 的实验方法。

一、原理

从动物组织中提取 DNA 主要有裂解消化和分离纯化两个步骤。裂解消化步骤有盐酸胍法、十六烷基三甲基溴化铵法、超声波法、碱裂解法和酶法等。其中盐酸胍是一种蛋白变性剂,通过对蛋白的强烈变性作用,既可以裂解细胞和破坏细胞结构,也能够破坏组蛋白结构,促进 DNA 释放,同时灭活 DNA 酶,保持 DNA 的完整性。蛋白酶 K 是一种丝氨酸蛋白,具有高效、高适应性的特点,可以有效酶解与 DNA 结合的组蛋白,释放 DNA。分离纯化步骤主要有苯酚-氯仿法、乙醇沉淀法、异丙醇沉淀法、梯度离心法、DNA 吸附柱法和磁珠法等。DNA 吸附柱由一种特殊的硅基质滤膜构成,这种滤膜可以在低 pH 和高盐环境下高效的选择性吸附 DNA 片段,而蛋白质、RNA 和盐等其他杂质不会被吸附,而且通过离心过滤方法可以提高实验效率,降低操作要求。随后通过一系列的漂洗步骤,进一步洗脱杂质,最后再用高 pH 和低盐的溶液就能将高纯度的 DNA 从吸附柱上洗脱下来。QIAGEN 公司 DNeasy 血液和组织 DNA 提取试剂盒结合了以上 DNA 提取方法来获得高质量的 DNA 样本,适合同时处理大量样本。单个样本裂解后可以在 20 分钟内完成 DNA 的提取工作。

二、实验目的

掌握应用试剂盒从动物组织中提取高纯度 DNA 样本的方法。

三、实验器材

各种规格移液器(0.5~10 μl、10~100 μl、100 μl~1 ml)、各种规格 Tip(10 μl、200 μl、1 ml)、1.5 ml EP 管、分光光度计、涡旋振荡器、台式高速离心机、干式恒温仪和量筒等。

四、实验试剂

QIAGEN DNeasy 血液和组织 DNA 提取试剂盒(货号 69504,包含吸附柱、收集管、ATL 缓冲液、AL 缓冲液、AW1 缓冲液、AW2 缓冲液、AE 缓冲液和蛋白酶 K 溶液)和无水乙醇等。

试剂准备:

1. 向 AW1 和 AW2 缓冲液中加入相应体积(在瓶身上有标注)的无水乙醇,适当摇匀,随后在瓶盖上做好标记。

2. 观察 ATL 和 AL 缓冲液中是否存在沉淀,若有沉淀形成,可加热至 56 ℃,直至沉淀完全溶解。

五、实验流程

1. 取约 25 mg 小鼠组织(脾脏则小于 10 mg),适当剪碎后置于 EP 管中,使用过多组织反而会降低最终提取到的 DNA 总量。吸取 180 μl ATL 缓冲液加入 EP 管中。

2. 将 20 μl 蛋白酶 K 加入 EP 管中,使用涡旋振荡器充分混合后再于 56 ℃下进行消化,直到组织完全溶解。消化过程中可进行数次涡旋混匀以加速消化过程。若需进一步降低 RNA 污染,可在消化后加入 RNA 酶,涡旋混匀后室温放置 2 分钟以降解组织中的 RNA。

3. 消化完全后涡旋 15 秒,添加 200 μl AL 缓冲液至 EP 管中,涡旋充分混合。随后加入 200 μl 无水乙醇,再次涡旋充分混合。

4. 将 DNA 吸附柱放入收集管中,将上述步骤获得的溶液加入吸附柱中。离心 1 分钟,转速需大于 8 000 r/min。弃去滤液,留下收集管。

5. 将 DNA 吸附柱放入新的收集管中,加入 500 μl AW1 缓冲液,离心 1 分钟,转速大于 8 000 r/min。弃去滤液,留下收集管。

6. 将 DNA 吸附柱放入新的收集管中,加入 500 μl AW2 缓冲液,14 000 r/min 离心 3 分钟以使吸附柱充分干燥,弃去滤液,留下收集管。小心取出 DNA 吸附柱,避免与滤液再次接触。

7. 将 DNA 吸附柱放入一个新的 EP 管中。吸取 100~200 μl AE 缓冲液,小心地直接滴加在吸附膜上(避免加在柱壁上),以洗脱吸附柱上的 DNA。室温放置 1 分钟后离心 1 分钟,转速大于 8 000 r/min,所得滤液即为提取获得的 DNA。为提高 DNA 产出,可重复本步骤,但第二次洗脱获得的 DNA 浓度较低。

8. 使用分光光度计检测所提取 DNA 浓度和纯度,A_{260}/A_{280} 比值应在 1.7~1.9 之间。

六、注意事项

1. 动物组织应尽量新鲜取材,若不能马上提取的,需放在 –20 ℃或者 –80 ℃下保存,避免反复冻融导致 DNA 片段变小。蛋白酶 K 消化后的组织可以在缓冲液中室温保存达 6 个月。

2. 蛋白酶 K 一般在 –20 ℃下保存,但该试剂盒中蛋白酶 K 溶解液较为特殊,建议在 2~8 ℃下进行保存。其他试剂和吸附柱在室温下保存。

3. 该吸附柱主要吸附 0.1~30 kb 大小的 DNA 片段,最长可吸附 50 kb 长度 DNA 片段,故可获得较长片段长度的基因组 DNA,但不能提取小于 100 bp 的短片段 DNA。

-------------------------------- 参 考 文 献 --------------------------------

[1] JANECKA A, ADAMCZYK A, GASIŃSKA A. Comparison of eight commercially available kits for DNA extraction from formalin-fixed paraffin-embedded tissues. Anal Biochem, 2015,476:8-10.

[2] KIM Y, HAN M S, KIM J, et al. Evaluation of three automated nucleic acid extraction systems for identification of respiratory viruses in clinical specimens by multiplex real-time PCR. Biomed Res Int, 2014,2014:430650.

[3] Ó CUÍV P, AGUIRRE DE CÁRCER D, JONES M, et al. The effects from DNA extraction methods on the evaluation of microbial diversity associated with human colonic tissue. Microb Ecol, 2011,61(2):353-362.

[4] MAILAND C, WASSER S K. Isolation of DNA from small amounts of elephant ivory. Nat Protoc, 2007,2(9):2228-2232.

(邓　昊　范　宽)

第 7 节　基因工程小鼠基因型鉴定

医学生物研究已经进入分子时代,众多基于基因和蛋白功能的假说需要通过基因编辑技术在细胞和动物模型中进行进一步探索和验证。相比其他模型,基因工程动物模型更适合对特定基因的功能进行研究。近年来随着基因编辑成本的不断下降,基因工程小鼠的应用越来越广泛。目前医学实验中使用的基因工程小鼠多从研究所或公司购得,无须自己制备。但在购得的基因工程小鼠 F1 代后仍需进行基因型鉴定确认基因型,且在后续繁殖和实验中还需反复进行基因型鉴定。本节主要介绍基因工程小鼠基因型鉴定的常用策略和方法。

一、原理

基因工程小鼠的基因型鉴定通常在 PCR 扩增后使用琼脂糖凝胶电泳、聚丙烯酰胺凝胶电泳、限制性酶切或者桑格-库森法测序等方法进行鉴定。根据不同的基因修饰方式,在确保准确的基础上尽量选择廉价而简便的鉴定方法。以上技术的基本原理已在相关章节介绍,在此不再赘述。

二、实验目的

掌握对基因工程小鼠进行基因型鉴定的策略和方法。

三、实验器材

参考本书"鼠尾基因组 DNA 快速提取""试剂盒提取动物组织基因组 DNA""基础 PCR""琼脂糖凝胶电泳""聚丙烯酰胺凝胶电泳及 DNA 检测""重组质粒构建"和"桑格-库森法测序"部分内容。

四、实验试剂

参考本书相关章节内容。

五、实验流程

（一）基因工程小鼠 DNA 提取

参考本书"鼠尾基因组 DNA 快速提取"或"试剂盒提取动物组织基因组 DNA"部分内容。

（二）基因敲除小鼠鉴定

1. 基因敲除小鼠基因型鉴定可将 PCR 引物设计在敲除片段两端。野生型小鼠可扩增出基因敲除片段,故较基因敲除小鼠的 PCR 扩增片段长。根据敲除片段长度不同可使用多种方法区分扩增片段长度差异:敲除片段 ≥20 bp 可通过琼脂糖凝胶电泳鉴定;5 bp< 敲除片段 <20 bp 可使用聚丙烯酰胺凝胶电泳鉴定;敲除片段 <5 bp 也可使用高浓度聚丙烯酰胺凝胶电泳鉴定,但最好结合限制性酶切或桑格-库森法测序等方法进行鉴定以确保结果准确。

2. 部分基因敲除小鼠敲除片段过长,可能因超出 PCR 酶扩增能力而不能扩增出野生型片段。此时需使用三引物 PCR 法,即在敲除片段中再设计第二条反向引物,使用三条引物进行 PCR 后进行电泳鉴定。即使扩增野生型小鼠基因的第一条反向引物目标片段长度超出了 PCR 酶扩增能力,也能扩增出第二条反向引物的扩增条带 2。杂合子小鼠扩增产物将同时出现条带 1 和条带 2,纯合子小鼠不能扩增出第二条反向引物的扩增条带 2 而仅扩增出条带 1（图 2-36）。

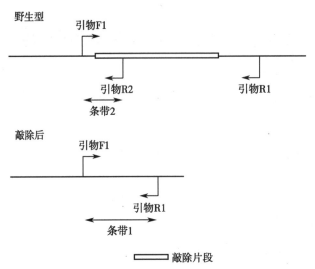

图 2-36 基因敲除小鼠三引物法 PCR 鉴定

（三）条件性基因敲除小鼠鉴定

1. 分别通过基因编辑得到在目标敲除片段两端分别有一个 loxp 位点的 flox 小鼠,以及组织或细胞特异性表达 Cre 重组酶的 Cre 工具小鼠。将 flox 小鼠与 Cre 工具小鼠进行杂交;Cre 重组酶可以介导两个 loxp 位点间片段缺失以得到在特定组织或细胞中敲除目标片段的基因工程小鼠。由于 Cre 工具小鼠一般有成熟的鉴定方法,在此仅介绍 flox 小鼠的基因型鉴定方法。

2. 条件性基因敲除实验的顺利完成需要 flox 小鼠目标片段和目标片段两端的 loxp 位点全部准确无误地插入到正确的位置。因此 flox 小鼠 F1 代鉴定需要使用桑格-库森法测序验证整个序列(包括敲除序列、两端 loxp 位点、两侧同源臂和部分同源臂外侧序列,图 2-37)。可根据桑格-库森法测序长度设计多对引物以 PCR 扩增整个片段,将 PCR 产物测序结果与参考序列比对确保序列正确。

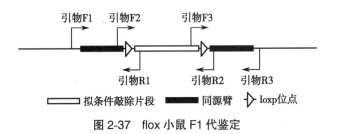

图 2-37 flox 小鼠 F1 代鉴定

3. F1 代小鼠经鉴定准确无误后,其后代理论上只需在其中一个 loxp 位点两侧设计一对引物进行 PCR,随后使用琼脂糖凝胶电泳检测扩增片段是否在原基因组序列基础上增加了一个 loxp 位点序列的长度即可(图 2-38)。根据实验需要,也可使用 F1 代小鼠鉴定方法进行鉴定以确保准确无误。

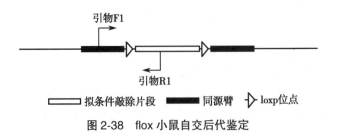

图 2-38 flox 小鼠自交后代鉴定

（四）转基因小鼠鉴定

1. 转基因小鼠 F1 代鉴定与条件性基因敲除小鼠 F1 代鉴定相同,需要确保整个插入片段序列准确且插入到正确的位置。故亦需要设计引物对整个插入片段、两侧同源臂和部分同源臂外侧序列进行 PCR 扩增和桑格-库森法测序鉴定。

2. 经鉴定验证后的转基因小鼠 F1 代自交后代鉴定方法与基因敲除小鼠类似。在插入片段两侧设计一对 PCR 引物,根据扩增片段长度进行鉴定。插入片段过长时可使用三引物 PCR 法鉴定。

（五）点突变小鼠鉴定

点突变小鼠无法通过电泳区分 PCR 片段大小的方法进行鉴定。若点突变引起酶切位点改变可使用限制性酶切法进行鉴定,否则只能使用 PCR 扩增结合桑格-库森法测序进行鉴定。

六、注意事项

将过长目标片段分成多个 PCR 扩增后进行桑格-库森法测序时,需注意前后 PCR 扩增目标片段间最好重叠 100 bp 以确保测序完整和结果准确。

---------------------------------- 参 考 文 献 ----------------------------------

［1］ZHU X, XU Y, YU S, et al. An efficient genotyping method for genome-modified animals and human cells generated with CRISPR/Cas9 system. Sci Rep, 2014,4:6420.

［2］PINKERT C A. Transgenic animal technology: alternatives in genotyping and phenotyping. Comp Med, 2003,53(2):126-139.

［3］TRUETT G E, HEEGER P, MYNATT R L, et al. Preparation of PCR-quality mouse genomic DNA with hot sodium hydroxide and tris (HotSHOT). Biotechniques, 2000,29(1):52,54.

［4］MANTAMADIOTIS T, TARAVIRAS S, TRONCHE F, et al. PCR-based strategy for genotyping mice and ES cells harboring loxP sites. Biotechniques, 1998,25(6):968-970,972.

（邓 昊 袁腊梅 范 宽）

第8节 大、小鼠眼眶后静脉丛采血

医学实验研究中,经常需要采集实验动物的血液进行常规生化分析,故研究人员必须掌握正确的血液采集技术。根据实验目的、所需血量和动物种类选择合适的采血方法。本节主要介绍大鼠和小鼠实验中常用的眼眶后静脉丛采血方法。

一、原理

大鼠和小鼠眼眶后静脉丛采血法采血量中等,可用于短期内多次重复采血,可避免动物死亡。

二、实验目的

熟练掌握大鼠和小鼠眼眶后静脉丛采血方法。

三、实验器材

毛细玻璃采血管、EP 管和干棉球等。

四、实验流程

1. 用乙醚等将大鼠或小鼠浅麻醉,用左手拇指和示指抓住两耳间皮肤将鼠固定,并压迫鼠的颈部两侧,阻碍静脉回流,使眼眶后静脉丛充血,眼球充分外突。

2. 右手持毛细玻璃采血管,使采血管与鼠面部呈 45°,将其尖端插入内眼角与眼球之间,轻轻向眼底方向刺入,刺入深度大鼠约 4~5 mm,小鼠约 2~3 mm。当感到有阻力时即停止刺入,旋转采血管以切开静脉丛,血液即流入采血管中,收集到 EP 管中。

3. 采血结束后,拔出采血管,放松左手,出血即停止,也可用干棉球按压止血。本法在短期内可重复采血。大鼠一次可采血 0.5~1.0 ml,小鼠一次可采血 0.2~0.3 ml。

五、注意事项

1. 大鼠和小鼠眼眶后静脉丛采血方法会对动物造成一定程度的机械性损伤和心理上的影响,为了尽量减少这些不良影响,必须熟练掌握采血方法。

2. 用左手拇指和示指握住鼠的颈部时要防止动物窒息。

3. 不能长时间对一只动物进行采血,可能会导致动物的死亡。

4. 如果操作熟练,左右眼可以交替使用,反复采血,静脉血可以用于做定时定量检测,3~7 天采血部位大致可以修复,同侧重新采血,最好间隔 2 周的时间。

────────── 参 考 文 献 ──────────

[1] 李静. 实验大鼠常规采血法及改进研究进展. 当代畜牧, 2017,(30):48-50.
[2] 龙子江, 王艳. 基础医学实验技术教程. 合肥:中国科学技术大学出版社, 2017.
[3] 秦川. 医学实验动物学. 2 版. 北京:人民卫生出版社, 2015.
[4] 陈主初, 吴端生. 实验动物学. 长沙:湖南科学技术出版社, 2001.
[5] 孙敬方. 动物实验方法学. 北京:人民卫生出版社, 2001.

（邓　昊　丁志刚　邓　雄）

第 9 节　家兔心脏采血

实验研究中,经常需要采集实验动物的血液进行常规检查或生化分析,故研究人员必须掌握正确的血液采集技术。根据实验目的、所需血量和动物种类选择合适的采血方法。本节主要介绍家兔实验中常用的心脏采血方法。

一、原理

小鼠等小动物因心脏搏动快,心腔小,位置相对较难确定,较少采用心脏采血。家兔心脏有四个腔,位于第 2~4 肋间,搏动相对较慢,心区面积较大,进针准确性较高,因此家兔心脏采血较为常用。其操作较为简单,无须开胸,采血量充足(中等到大量),可重复进行;能保证在家兔存活和不开胸前提下,采集足够血量,满足大量实验需要。

二、实验目的

熟练掌握家兔心脏采血方法。

三、实验器材

剪刀、棉签、20 ml 或 30 ml 注射器和采血管等。

四、实验流程

1. 将家兔麻醉后仰卧固定,身体保持自然状态,剪除心脏部位被毛,消毒皮肤。

2. 用左手示指在左心区触摸心搏最明显部位,一般在第 3~4 肋间,胸骨左缘 3 cm 处垂直刺入,当感到有落空感时,持针手可感觉到兔心脏有节律的跳动。可见血液随心搏的力量自然进入注射器,如果感觉到已刺入心脏但还抽不到血,可以前后进退调节针头的位置或退出后再次穿刺采血。

3. 采血完毕,缓慢抽针,压迫止血。此法一次抽血可达 20~25 ml。

五、注意事项

1. 动作宜迅速,以缩短在心脏内的留针时间和防止血液凝固。

2. 如针头已进入心脏但抽不出血时,可将针头稍微后退一点。

3. 在胸腔内针头不应左右摆动,以防止刺伤家兔的心脏和肺。

4. 若针头刺入心室,由于心搏力量血液会自动进入针管,抽起来很容易。

-------- 参 考 文 献 --------

[1] 雍康,杨庆稳,母治平,等.家兔一种简单采血方法介绍.黑龙江畜牧兽医,2016,(16):130.
[2] 秦川.医学实验动物学.2版.北京:人民卫生出版社,2015.
[3] 李晓晶,刘瑾.实验动物采血方式优缺点比较.辽宁中医药大学学报,2009,11(11):217-218.

（邓　昊　丁志刚　邓　雄）

第10节　大、小鼠灌胃方法

现代医学实验中,动物实验已成为医学实验研究的重要组成部分。根据实验要求、实验动物的种类和药物剂量的不同,需对实验动物实施不同的给药方案。目前实验动物的给药途径和方法主要有经口给药、腹腔注射和静脉注射等。灌胃法属于经口给药,其原理是通过器械将药物灌注到动物胃内,达到给药的目的。本节主要介绍大鼠和小鼠灌胃方法。

一、原理

灌胃法是经口给药的一种重要方法,能准确掌握给药量。其操作要点包括:①动物要做好固定;②头部和颈部保持平展,使口腔和食管呈一条直线;③灌胃针或灌胃管沿口角进入后再顺食管方向插入胃内;④当进针不顺时不可强制插入。

二、实验目的

熟练掌握大鼠和小鼠灌胃方法。

三、实验器材

大鼠/小鼠灌胃针或灌胃管、5 ml注射器和帆布手套等。

四、实验流程

1. 左手固定大鼠或小鼠,腹部朝上,压迫鼠的头部,使口腔和食管呈一条直线。

2. 右手持灌胃器(安好灌胃针并已吸好药物),将灌胃针从鼠的嘴角轻轻插入口腔。

3. 轻轻转动针头刺激鼠的吞咽动作。将灌胃针沿上腭壁轻轻插入食管,可感觉到阻力减小。同时,观察动物反应,若中途动物挣扎剧烈,表明灌胃针很可能进入气管,则需立即退出灌胃针。待动物安静后重新插入灌胃针,否则强行灌药若使药物误入气管会导致动物立即死亡。

4. 当灌胃针前端达到膈肌水平,如遇阻力应立即退出灌胃针或灌胃管重新插入,动物安静呼吸无异常,即可慢慢推灌药液,如推灌通畅,说明已进入胃内。为保证药物全部进入胃内(给药剂量准确),可在药物推完后再灌注少量清水使药物全部进入胃内。

五、注意事项

1. 灌胃法要求剂量准确。经常强制性操作和定时给药会对动物造成一定程度的机械性损伤和心理上的影响,为了尽量减少这些不良影响,必须熟练掌握灌胃技术,且尽可能操作轻柔,防止损伤食管。

2. 灌胃前需用灌胃针或灌胃管大致测量一下从口腔至胃内的位置(最后一根肋骨)的长度,根据此距离估计灌胃针(或灌胃管)插入的深度。大鼠灌胃针头长6~8 cm,直径1.2 mm,成年大鼠插入的深度为5 cm。小鼠灌胃针头长4~5 cm,直径1 mm,成年小鼠插入的深度为3 cm。

3. 常用灌胃量:大鼠1~4 ml,小鼠0.2~1 ml。

4. 大鼠性情凶猛,可能对操作者伤害性大,捉拿和固定大鼠时需戴帆布手套,做好防护。

———————————————————— 参 考 文 献 ————————————————————

[1] 戴支凯.大鼠及小鼠灌胃给药操作方法探讨.现代医药卫生,2015,31(11):1738-1740.
[2] 魏玉.几种实验动物灌胃给药方法简介.上海实验动物科学,2003,23(3):180.
[3] 陈主初,吴端生.实验动物学.长沙:湖南科学技术出版社,2001.
[4] 施新猷.现代医学实验动物学.北京:人民军医出版社,2000.

(邓 昊 邓 雄)

第11节 大鼠皮下注射

动物实验中,常需将药物等物质注入动物体内,来评估药物对机体功能、代谢及形态的影响。一般而言,皮下注射的作用较持久,主要原因是药液注射到皮下组织内,通过毛细血管和淋巴系统吸收,再进入血液循环系统,吸收较缓慢且效率均匀。无组织刺激性和易溶解的药物常使用皮下注射方法。本节主要介绍大鼠皮下注射给药方法。

一、原理

大鼠皮下注射较为简单,一般选择皮肤较薄,皮下脂肪较少的部位,如颈背部、腹侧、后肢或股内侧等。

二、实验目的

熟练掌握大鼠皮下注射给药方法。

三、实验器材

5.0 ml 注射器和防护手套等。

四、实验流程

1. 左手戴防护手套用示指和拇指抓取大鼠肩膀,将大鼠按在粗面铁/铜丝网上或笼盖上。
2. 示指和拇指轻轻捏起颈背部或后肢外侧松弛的皮肤,将注射针头刺入注射部位皮下。
3. 若针头容易摆动提示针头进入皮下,推送药液,缓慢拔出针头,稍微用手指压住针刺部位片刻,防止推送药物外渗。
4. 将针撤回,把大鼠放回笼子。

五、注意事项

1. 最常用的注射位点是在大鼠肩部,注射到颈部松弛的皮肤下。其他有松弛褶皱的皮肤位点也可以注射。当需要反复注射时,可以改变注射位点以减少局部皮肤反应。
2. 每只动物注射给药时,都要更换新针头。准备与体温相近的注射液可以降低动物的不适感。
3. 和其他给药方法一样,如果需要反复注射药物,可以选择使用类似微型注射泵的替代品。
4. 大鼠皮下注射一次给药能耐受的最大剂量为 5 ml。
5. 注射到皮下结缔组织时,应避免伤及手指。

------ 参 考 文 献 ------

[1] 秦川.医学实验动物学.2版.北京:人民卫生出版社,2015.
[2] 位曼,刘杰涛,魏展.家兔常用给药方法与操作.农村养殖技术,2013,(6):63-65.
[3] 李洪军.兽医临床常用的几种注射法.养殖技术顾问,2011,(10):144.
[4] 陈主初,吴端生.实验动物学.长沙:湖南科学技术出版社,2001.

（邓 昊 邓 雄 邓 晟）

第12节 大、小鼠腹腔注射

动物实验中,常需将药物等注入动物体内,来评估药物对机体功能、代谢及形态的影响。腹腔注射的作用速度快,主要原因是腹膜面积大,内有大量密布的血管和淋巴管,当药液注射到腹腔内,吸收面积大,直接进入血液和淋巴循环系统,吸收效率高。每小时可吸收液体量占动物体重3%~8%。本节主要介绍大鼠和小鼠腹腔注射给药方法。

一、原理

腹腔注射是大、小鼠常用的给药途径,如戊巴比妥钠麻醉,其操作相对简单,但因不易判断,容易出现操作不当,造成注射失败。其操作应注意将药液注射到准确部位,以及避免刺破内脏等。

二、实验目的

熟练掌握大鼠和小鼠腹腔注射给药方法。

三、实验器材

1.0 ml 注射器、5.0 ml 注射器和医用棉球等。

四、实验流程

1. 大鼠和小鼠腹腔注射方法相同,左手固定动物头部放低,尾部提高,腹部朝上。

2. 腹部用酒精棉球擦拭消毒处理。

3. 腹腔注射进针时需注意角度,以免伤及内脏。右手持注射器选择在腹部偏左或偏右 0.5 cm 的位置入针,从下腹部朝头部方向平行刺入皮肤下,使针头与皮肤呈 45° 刺入腹腔,进针时开始有明显的阻力,因为皮肤和腹肌有韧性。然后阻力感消失,证明针头已刺入腹腔内。进针 3~5 cm。

4. 回抽注射器,无回血或尿液等可以缓慢推进药物。

5. 推送药物完毕后,左手轻轻将针头旋转一定角度,缓慢拔出针头,防止药液外漏。

五、注意事项

1. 大鼠的一次注射量为 1~2 ml/100 g 体重,腹腔注射一次给药耐受的最大剂量为 2 ml。小鼠的一次注射量为 0.1~0.2 ml/10 g 体重,小鼠腹腔注射一次给药耐受的最大剂量为 1 ml。

2. 腹腔注射时,小鼠头部一侧为低位,尾部提高,使其内脏前移,避免伤及内脏。

3. 实验人员应避免不正确操作:为防针头刺入内脏,在针头刚插入皮肤时就向上挑起。针头刚插入皮肤时可能尚未刺破腹腔壁,此时注射会将药液注射在皮下。

------- 参 考 文 献 --------

[1] 秦川. 医学实验动物学. 2版. 北京:人民卫生出版社,2015.
[2] 李洪军. 兽医临床常用的几种注射法. 养殖技术顾问,2011,(10):144.
[3] 俞玉忠,穆斌. 浅谈小鼠腹腔注射的方法与技巧. 中国实用医药,2011,6(22):249.
[4] 陈主初,吴端生. 实验动物学. 长沙:湖南科学技术出版社,2001.

（邓 昊 邓 雄）

第 13 节 小鼠尾静脉注射

小鼠是现代生物医学研究中最常见的实验动物之一,常用于各种急、慢性的药理、毒理和肿瘤实验等。小鼠的给药方式主要有灌胃给药、腹腔注射、皮下注射和尾静脉注射等。这几种给药方式中小鼠尾静脉给药难度相对较大。由于小鼠尾静脉较细,穿刺难度增加,会造成其注射成功率较低。小鼠尾静脉注射是一项很重要的给药方式。熟练正确的实验操作技术是高效完成小鼠尾静脉注射的关键。本节主要介绍小鼠尾静脉注射给药方法。

一、原理

小鼠尾部中央有一条软骨,上方和左右两侧共三条静脉,下方有一条动脉。因两侧尾静脉比较容易固定,小鼠尾静脉注射一般选用两侧的静脉。

二、实验目的

熟练掌握小鼠尾静脉注射方法。

三、实验器材

1.0 ml 注射器、医用棉球和特制小鼠尾静脉注射装置等。

四、实验流程

1. 将实验小鼠用特制小鼠尾静脉注射装置固定住,小鼠头朝内,尾部露在外面。

2. 用酒精棉球擦拭尾巴或者用热水或热毛巾焐热尾巴,使尾部静脉扩张,表皮角质软化。

3. 可将小鼠尾部向左或向右转 90°,使一侧尾静脉朝上,以左手拇指和中指持住鼠尾末端,示指从下面托住鼠尾,右手持 1.0 ml 注射器先从尾端后三分之一处的较粗静脉进针。

4. 进针头时稍稍上挑入针,针头可沿血管进入,肉眼可观察到针头进入。针头沿血管中推进,可明显感觉推针很顺畅,没有阻力。如果针头不在血管中推进,则推注药液有阻力。

5. 注射结束后,使用医用棉球止血即可。

五、注意事项

1. 使用注射器进行小鼠尾端小静脉注射时,进针时注意不要手抖,小鼠血管壁非常薄,注射针头易滑出血管。

2. 给小鼠推药过程中,要缓慢推进,若是进针成功,推药将顺畅且没有阻力。如果针头没有进入血管而到组织中,注射的阻力非常大,注射局部隆起和发白,必须及时把针头拔出,重新操作。

3. 可以通过进针后有无回血来判断注射器是否在静脉血管中。

4. 注射时一般选择用 4 号或者 4.5 号针头。新手可采用 3 号(0.33 mm)针头(容易进针),经验丰富者建议采用 4.5 号(0.45 mm)针头(张力好)。

5. 新手很难判断进针在小鼠尾部皮下还是静脉内,因此建议新手先用带颜色无害试剂练手。

6. 针头可以扎入深处,防止小鼠意外摆动扎破静脉进入皮下。如需反复注射,尽可能从尾末端开始,再移动向尾根部注射。

7. 小鼠的一次注射量为每 10 g 体重 0.1~0.2 ml。小鼠尾静脉注射一次给药能耐受的最大剂量为0.8 ml。

───────────────── 参 考 文 献 ─────────────────

[1]刘月白,李昌平 . 小鼠尾静脉注射新方法 . 现代医学 , 2018,46(3):294-297.
[2]高建东,史丽强 . 小鼠尾静脉注射技巧 . 中国比较医学杂志 , 2018,28(1):112.
[3]秦川 . 医学实验动物学 . 2 版 . 北京 : 人民卫生出版社 , 2015.
[4]陈育尧,黄雪玲 . 小鼠尾静脉注射法 . 毒理学杂志 , 2008,22(4):311-312.

（邓 昊　邓 雄　邓 晟）

第14节　家兔灌胃方法

现代医学实验中,动物实验已成为医学实验研究的重要组成部分。根据实验要求、实验动物的种类和药物剂量的不同,需对实验动物实施不同的给药方案。目前实验动物的给药途径和方法主要有经口给药、腹腔注射和静脉注射等。灌胃法属于经口给药,其原理是通过器械将药物灌注到动物胃内,达到给药的目的。本节主要介绍家兔灌胃方法。

一、原理

口服给药是一种临床上较为简便、廉价和无损伤的给药方法。动物实验中为了研究口服给药的药动学和药效学或方便进行长期频繁给药,常会使用经口给药的方式。然而因动物不能配合进行定量给药,往往只能采取经口插管灌胃给药以准确掌握给药量和保证实验的严谨性。

二、实验目的

熟练掌握家兔灌胃方法。

三、实验器材

50 ml 注射器、兔灌胃管和开口器等。

四、实验流程

1. 本实验需两人完成,助手先将家兔固定在实验台上。实验人员将拇指和示指用力压迫其口角部使口张开,将开口器置于家兔的上下颌之间,固定于舌之上。

2. 然后右手将灌胃管从开口器的小孔插入兔口中,再沿咽喉顺食管方向送入胃内,插入动作要轻,速度要慢。边插边密切关注动物的反应,家兔能自动吞咽说明插入部位正确,如家兔剧烈挣扎提示插入部位偏移,需立即拔出灌胃管,重新插入。

3. 将灌胃管的外端放入盛水盆中,如没有气泡逸出,则说明灌胃管插入家兔胃中,插好后用注射器连接灌胃管体外一端,将药液缓慢推入。

4. 再注入 5 ml 0.9% 氯化钠溶液冲洗残留在灌胃管内药液,缓慢拔出胃管,再取下开口器。

五、注意事项

1. 家兔灌胃法会对家兔造成一定程度的机械性损伤和心理上的影响,为了尽量减少这些不良影响,必须熟练掌握灌胃技术。

2. 灌胃前需用灌胃管大致测量一下从口腔至胃内的位置(最后一根肋骨)的长度,根据此距离估计灌胃管插入的深度。成年兔插入的深度一般约为 15 cm。

3. 实验操作前将灌胃管在水或 0.9% 氯化钠溶液中泡一下,使其容易插入而避免损伤食管。

4. 常用灌胃量为 80~150 ml。家兔灌胃给药一次给药能耐受的最大剂量为 200 ml。

参　考　文　献

[1] 秦川. 医学实验动物学.2 版. 北京:人民卫生出版社,2015.

［2］魏玉.几种实验动物灌胃给药方法简介.上海实验动物科学,2003,23(3):180.
［3］施新猷.现代医学实验动物学.北京:人民军医出版社,2000.

（邓昊 邓雄 胡玉）

第15节 家兔肌内注射

动物实验中,常需将药物等物质注入动物体内,来评估药物对机体功能、代谢及形态的影响。肌肉组织内有丰富的血管,吸收能力比皮下组织强,神经末梢较皮下组织少,疼痛感较皮下轻。肌内注射常用于给动物注射不溶于水而混悬于油或其他溶剂中的药物,注射抗生素类药物大多数采用肌内注射方法。相比皮下注射和腹腔注射,肌内注射使用较少。本节主要介绍家兔肌内注射给药方法。

一、原理

肌内注射一般在肌肉较为发达的部位进行,主要用于替代静脉注射向体内输送某些因刺激静脉等原因不适宜进行静脉注射的药物。其能输送较皮下注射更多的药物剂量,同时又能避免经口给药导致的消化破坏。肌内注射的主要注意事项在于避免损伤重要的神经和血管。家兔肌内注射一般选择臀部肌肉。

二、实验目的

熟练掌握家兔肌内注射给药方法。

三、实验器材

5.0 ml注射器和医用棉球等。

四、实验流程

1. 将家兔夹于肘间,使兔头朝后。
2. 左手固定臀部,用酒精棉球消毒后,右手持注射器与肌肉呈60°刺入。
3. 回抽注射器,若有回血,移动针头改变方向重刺。若无回血,即可将药注入。注射后用手轻捏局部,以促进药物吸收。

五、注意事项

1. 肌内注射时不能用力过猛,易损毁针头,使药物注射液渗出。
2. 通常肌内注射从注射到吸收时间很短。
3. 家兔肌内注射最佳的注射部位在大腿外侧肌肉,此处肌肉发达,无大血管经过,同时应避开坐骨神经的位置。
4. 肌内注射由于药物刺激,家兔可能感到疼痛,会挣扎不止,需固定牢固,保证注射的顺利进行,避免对家兔和操作人员的伤害。
5. 家兔肌内注射一次给药能耐受的最大剂量为2 ml。

参 考 文 献

［1］秦川.医学实验动物学.2版.北京：人民卫生出版社,2015.
［2］位曼,刘杰涛,魏展.家兔常用给药方法与操作.农村养殖技术,2013,(6):63-65.
［3］金毅,王平,王晓炜,等.对肌肉刺激性试验在病理学方面的探讨.今日药学,2012,22(5):270-271.
［4］陈主初,吴端生.实验动物学.长沙：湖南科学技术出版社,2001.

（邓　雄　邓　昊）

第16节　家兔静脉注射

　　动物实验中,常需将药物等物质注入动物体内,来评估药物对机体功能、代谢及形态的影响。药物通过静脉注入血管内,随血液循环系统分布全身,起效迅速,药物作用时间短,刺激性强不适合在皮下或肌内注射的药物可选择静脉注射。本节主要介绍家兔静脉注射给药方法。

一、原理

　　静脉注射是将药物送入体内最为快速直接的方法。由于家兔耳部血管分布清晰易于注射,该方法在家兔动物实验中更为常见,尤其适于麻醉和处死等操作中。家兔耳缘静脉分布在其耳部内外两侧耳缘,尤其是外侧耳缘静脉相较内侧耳缘静脉分布更浅且易于固定,因此更常选用。注射剂量不应超过动物体重的1%,应注意避免血肿和感染。

二、实验目的

　　熟练掌握家兔静脉注射给药方法。

三、实验器材

　　5.0 ml 注射器和医用棉球等。

四、实验流程

　　1. 注射前,先将家兔装入固定匣中固定。也可以两人进行家兔静脉注射,其中一名实验员把家兔固定在实验台上,另一人进行注射实验。

　　2. 注射时先选定耳缘静脉（外侧耳缘静脉）,拔除局部的被毛,用酒精棉球涂擦或轻弹刺激兔耳局部,使局部血管扩张,静脉血充盈。

　　3. 首次注射应尽量选择耳缘静脉远端,注射时用左手示指和中指夹住其耳根部,拇指和无名指持住耳尖部,拉直兔耳。

　　4. 针头刺入血管与血管保持平行,注射器回抽有回血而推注无阻力,说明针头在血管内。注射完毕用棉球按住注射局部,拔出针头,用手压住棉球数分钟止血。

五、注意事项

　　1. 注射药物的温度应该控制在35~38 ℃,药液温度过低或过高会引起静脉痉挛,导致家兔挣扎,最终影响实验进行。

2. 用酒精棉球涂擦或轻弹刺激兔耳局部,使局部血管扩张,静脉血充盈,便于实验的进行。

3. 注射药物的浓度不宜太高,家兔静脉注射一次给药能耐受的最大剂量为 10 ml。

4. 注射药液中不能含有气泡,否则会导致家兔空气栓塞引起死亡。

5. 注射时如果发现局部皮下隆起或是注射有阻力,提示针头没有在血管内。需拔出针头重新进针。

6. 家兔静脉注射时需从耳静脉远端开始注射,若进针失败,可向近端前移继续进针。

-------- 参 考 文 献 --------

［1］秦川 . 医学实验动物学 . 2 版 . 北京 : 人民卫生出版社 , 2015.
［2］位曼 , 刘杰涛 , 魏展 . 家兔常用给药方法与操作 . 农村养殖技术 , 2013,(6):63-65.
［3］李洪军 . 兽医临床常用的几种注射法 . 养殖技术顾问 , 2011,(10):144.
［4］陈主初 , 吴端生 . 实验动物学 . 长沙 : 湖南科学技术出版社 , 2001.

（邓昊　邓晟　邓雄）

第17节　小鼠心脏灌流固定

标本固定需要快速、均匀地将组织标本保持在原本形态,以避免组织自溶或者形态改变。本书已经介绍过多聚甲醛浸没固定组织标本的方法。但一方面,在实验动物死亡后尚未完成固定的实验过程中,组织也会出现部分缺氧反应,影响到实验结果。另一方面,由于固定液的渗透能力有限,固定较大标本时固定液并不能迅速、均匀地到达所有区域。灌流固定是另一种固定实验动物标本时常用的方法,在实验动物死亡的同时完成固定,也能避免固定液渗透深度不足的问题。本节以小鼠心脏灌流固定为例介绍灌流固定的实验方法。

一、原理

动物本身就存在着血管网络,使血液能携带氧气和营养物质迅速到达全身组织器官。将固定液以与生理情况类似的速度灌注入动脉,就能有效地利用这一天然管道将固定液迅速输送至实验动物全身或者目标器官。而固定液在挤出血液的同时完成固定,避免了组织出现过长时间的缺氧反应。同时,固定液将动物原本的血液挤出器官,也能有效地减少血液成分对后续实验分析的影响。

二、实验目的

掌握对小鼠进行心脏灌流固定的方法。

三、实验器材

手术剪、手术刀、止血钳、镊子、试剂瓶、针头、导管、注射器、冰盒、制冰机和过滤器等。

四、实验试剂

PBS、4% 多聚甲醛、戊巴比妥钠和超纯水等。

试剂配制:

1. 配制 4% 多聚甲醛,具体方法参考本书 "4% 多聚甲醛配制方法" 部分。

2. 将准备进行灌流的 PBS 和多聚甲醛通过过滤器进行过滤。

五、实验流程

1. 使用 PBS 冲洗针头和导管,将空气排出。将准备进行灌流的 PBS 和多聚甲醛置于冰盒中预冷备用。

2. 使用戊巴比妥钠将小鼠麻醉,待小鼠没有反应后将其腹部向上固定于操作台上。

3. 使用手术刀于腹中部划开小鼠腹部皮肤,沿腹中线向上剪开腹部皮肤、肌肉和腹膜至剑突,暴露出肝脏。

4. 用剪刀刺穿膈胸膜,随后以 V 字型剪开两侧肋骨,使用止血钳夹住剑突翻起胸前壁,尽可能暴露心脏。注意剪刀钝面向下,避免伤及胸腔内组织器官。

5. 用镊子固定心脏,由心尖稍左侧入针,穿过左心室插入升主动脉(约 5 mm),注意避免刺穿心脏或主动脉。用止血钳夹住心尖和针头固定,避免滑出。

6. 由针头缓慢推入 PBS,注意观察右心耳,待右心耳充盈后用剪刀剪开右心耳。

7. 继续以较快速度推入 PBS,观察流出的血液和肝脏颜色,待血液完全流出且肝脏完全变白后停止推入 PBS(4~5 分钟)。

8. 换用 4% 多聚甲醛缓慢推入约 20 分钟,注意观察小鼠是否出现尾巴翘起和四肢变硬的现象。

9. 灌流固定完成后根据实验需要取出所需组织器官,依据实验要求取材,放入 10 倍以上体积的 4% 多聚甲醛中浸没 18~24 小时,使用 PBS 漂洗后进行后续步骤。

10. 实验结束后注意收拾和清洗实验器械,依规处理动物尸体。

六、注意事项

1. 一旦小鼠的胸腔被破坏,其呼吸能力就会受到严重影响,导致不可逆的缺氧和高碳酸血症,故开胸后需迅速进行后续的灌流操作。

2. 根据实验需要,可更换不同浓度和类型的固定液。

3. 若小鼠口鼻流出液体,代表针头进入左心房,稍退针头,调整针头位置。

———————————— 参 考 文 献 ————————————

[1] DE GUZMAN A E, WONG M D, GLEAVE J A, et al. Variations in post-perfusion immersion fixation and storage alter MRI measurements of mouse brain morphometry. Neuroimage, 2016,142:687-695.

[2] GAGE G J, KIPKE D R, SHAIN W. Whole animal perfusion fixation for rodents. J Vis Exp, 2012,(65):3564.

[3] JEON A H, SCHMITT-ULMS G. Time-controlled transcardiac perfusion crosslinking for in vivo interactome studies. Methods Mol Biol, 2012,803:231-246.

[4] TAO-CHENG J H, GALLANT P E, BRIGHTMAN M W, et al. Structural changes at synapses after delayed perfusion fixation in different regions of the mouse brain. J Comp Neurol, 2007,501(5):731-740.

(袁腊梅　范　宽)

第18节　小鼠安乐死法

随着现代实验动物学的发展,实验动物的使用量越来越大,而动物伦理学也越来越成为动物实验中的重要考量因素。尊重实验动物福利是实验开展和论文发表时伦理审查的关键内容。然而在动物实验终止、实验动物生病受伤陷于痛苦或者不适合再继续饲养繁殖等情况下,也不得不选择处死实验动物。如何在处死实验动物时尽可能地减少其痛苦是实验设计中的一项重要内容。安乐死(euthanasia)是指安详无痛苦地死亡。在动物实验中,安乐死是在不影响动物实验结果的情况下,以人道的方式,使实验动物在遭受最低程度的疼痛和恐惧、最短的时间内失去知觉和痛苦的条件下死亡。小鼠是最常使用的实验动物,本节以小鼠安乐死法为例介绍动物安乐死的具体方法。

一、原理

实验动物处死的方法很多,采用的安乐死方法必须符合以下标准:①可使实验动物无痛苦、恐惧、焦虑和不安地失去知觉;②可缩短动物从失去知觉到死亡的时间;③安乐死药物及方法经过验证,科学可靠;④不影响实验人员情绪、健康和安全;⑤动物死亡过程不可逆;⑥适合该种类、年龄与健康状况的动物;⑦符合实验需要;⑧所用设备和药剂方便易得且费用较低;⑨不污染环境。根据中国实验动物学会的标准,实验小鼠安乐死推荐使用静脉注射巴比妥类药物、腹腔注射巴比妥类药物、二氧化碳吸入、麻醉后放血、麻醉后注射氯化钾、麻醉后断颈和麻醉后颈椎脱臼等方法。实验中常用的方法为腹腔注射巴比妥类药物、二氧化碳吸入和颈椎脱臼三种。巴比妥类药物可以通过增强 γ-氨基丁酸的神经抑制作用,过量可以引起呼吸抑制,导致死亡。小鼠吸入过量二氧化碳可以快速达到镇痛、麻醉和致死的效果,且可同时处死多只小鼠。断颈或脱臼也是使小鼠迅速死亡的有效手段,直接断颈或脱臼仍可能使相当比例的小鼠承受一定时间的痛苦,故建议麻醉后再行断颈或脱臼处理。

二、实验目的

掌握使用安乐死方法处死小鼠的操作。

三、实验器材

电子天平、玻璃试剂瓶、1 ml 注射器、小鼠饲养笼、安乐死箱、压缩二氧化碳气体钢瓶、气体流量控制器和手术剪等。

四、实验试剂

注射用戊巴比妥钠、0.9% 氯化钠和压缩二氧化碳气体等。

1% 戊巴比妥钠:称取 0.5 g 戊巴比妥钠固体至试剂瓶中,随后加入 40 ml 0.9% 氯化钠,必要时可适当加热促进溶解,待完全溶解后继续加 0.9% 氯化钠定容至 50 ml,配制成 1% 戊巴比妥钠。

五、实验流程

(一)腹腔注射戊巴比妥钠安乐死法

1. 根据待处死小鼠体重,按照 0.015 ml/g 吸取相应体积 1% 戊巴比妥钠至注射器中备用。

2. 右手提起小鼠尾巴,将其放在鼠笼盖或其他粗糙表面上。轻轻向后拉小鼠尾巴,待其前肢抓住粗糙面不动时,用左手拇指和示指抓住小鼠双耳及颈后部皮肤,随后使用无名指、小指和掌心夹住小鼠背部皮肤和尾巴。

3. 将小鼠提起翻转,腹部向上置于左手手心中。头低脚高,使腹部脏器移向胸部,避免刺伤腹部脏器。

4. 右手持注射器,由下腹部左侧或者右侧刺入,避免伤及膀胱。刺入时针头朝头部方向,到达皮下后向前推进 2~3 mm,随后以 45° 刺入腹腔。阻力感消失后,回抽若无回血或尿液,则可将注射器内药物全部推入。注射完成后,缓缓拔出针头。

5. 将注射后的小鼠单独置于一透明笼具内,观察其是否存在自主呼吸,其自主呼吸停止 3 分钟后可判定为死亡。

6. 将小鼠尸体以不透明专门塑料袋包装,放至专门冷冻柜后进行无害化处理。

（二）二氧化碳安乐死法

1. 使用有通气孔、有盖、干净、透明和可密闭的箱子作为安乐死箱。安乐死箱需放置在通风环境下。

2. 根据笼盒大小将适当数量小鼠放入笼盒内,避免过度拥挤,使小鼠能保持正常姿势。

3. 以每分钟 10%~30% 箱子体积的速度通入二氧化碳,同时注意观察小鼠活动。待小鼠全部停止自主呼吸 3 分钟后,确定小鼠死亡,停止通气。

4. 将小鼠尸体以专门塑料袋包装,放至专门冷冻柜中,随后进行无害化处理。

5. 注意清理安乐死箱,保持其清洁和干燥。

（三）断颈和颈椎脱臼安乐死法

1. 按上述腹腔注射戊巴比妥钠方法对小鼠进行麻醉,将注射剂量调整为 0.004 ml/g。

2. 断颈法　将小鼠放置在平台上,使用锋利的手术剪迅速剪断小鼠颈部。

3. 颈椎脱臼法　将小鼠放置于平台上,用左手拇指、示指压住待处死小鼠头颈部。右手抓住尾巴,迅速用力向后拉扯,使颈椎脱离头颅。

4. 将小鼠尸体包装后按法规要求进行无害化处理。

六、注意事项

1. 腹腔注射巴比妥类药物不用于 6 日龄以下新生小鼠的处死。6 日龄以下新生小鼠一般使用断颈法处死,可直接断颈或置于冰水混合物中低温麻醉后断颈处死。

2. 由于新生小鼠对二氧化碳耐受力较强,故一般不使用二氧化碳安乐死法处死 14 日龄以下小鼠。若使用,需延长通气时间并配合断颈。不能同时将不同物种放入安乐死箱,也不能在箱中同时放置活着的和已死亡的动物。

──────── 参 考 文 献 ────────

［1］MUÑOZ-MEDIAVILLA C, CÁMARA J A, SALAZAR S, et al. Evaluation of the foetal time to death in mice after application of direct and indirect euthanasia methods. Lab Anim, 2016,50(2):100-107.

［2］VALENTIM A M, GUEDES S R, PEREIRA A M, et al. Euthanasia using gaseous agents in laboratory rodents. Lab Anim, 2016,50(4):241-253.

［3］LEARY S, UNDERWOOD W, ANTHONY R, et al. AVMA Guidelines for the euthanasia of animals: 2020 Edition. [2020-10-01]. https://www.avma.org/sites/default/files/2020-01/2020-Euthanasia-Final-1-17-20.pdf.

［4］中国实验动物学会 . 实验动物　安乐死指南 : T/CALAS 31—2017. [2018-01-01]. http://www.lascn.net/uploadfiles/zlbz/2019/3/201903141552235162.pdf.

［5］龙子江 , 王艳 . 基础医学实验技术教程 . 合肥 : 中国科学技术大学出版社 , 2017.

（邓 昊　郑 文　范 宽）

第三篇

实验仪器使用篇

第一章
消毒和灭菌技术仪器

第 1 节　独立通气笼盒系统

独立通气笼盒（individually ventilated cage，IVC）是一种微环境屏障笼具，它是一种密闭独立的，能进行高频率（20~60 次 /h）换气，将废气集中排放出去，保证洁净气流流通，并可在超净工作台或生物安全柜内操作和饲养无特定病原体（specific pathogen free，SPF）实验动物的实验笼盒设备。IVC 系统简化了屏障系统的操作流程，将人与动物生存环境分开，让动物在万级以上的净化笼盒内保持洁净，减少了微生物，而实验动物的饲养人员和动物实验人员免除了高度洁净的必要。IVC 系统主要由控制主机、笼架、笼盒和通风系统组成。本节以苏州市冯氏实验动物设备公司 IVC-Ⅱ型独立通气笼盒（图 3-1）为例作一介绍。

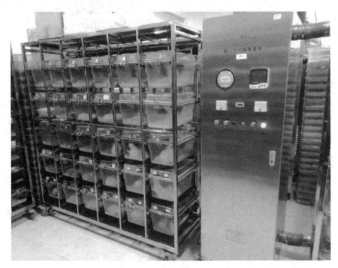

图 3-1　冯氏实验动物设备公司独立通气笼盒（IVC-Ⅱ型）

利用隔离器的密闭净化通气技术，把每个饲养单位缩小成单独笼盒。用通风管连接成一个组合件，使单元与单元之间完全隔离，最大程度地避免了饲养中交叉污染。空气经过多级过滤之后，通过送风管道分别送入各单独饲养笼盒，使饲养环境保持一定压力和洁净度，可避免环境污染动物或动物污染环境。IVC 相关实验操作均需要在超净工作台或生物安全柜中进行，达到微环境净化和无菌操作目的。

一、实验器材

苏州市冯氏实验动物设备公司独立通气笼盒（IVC-Ⅱ型）和超净工作台。

二、操作方法

1. 将 IVC 笼盒放入笼架,连接好通风管。

2. IVC 初次使用时,打开控制主机电源。调节送风系统和气压差,使数字气压差表示数在 20~50 Pa。配合实验室的空调将笼盒内温度控制在 20~25 ℃,相对湿度控制在 40%~70%。

3. 超净工作台使用前 30 分钟用消毒液进行超净工作台操作面消毒处理,同时放入灭菌使用物品。打开超净工作台电源,打开紫外灯照射。

4. 观察各笼盒内的动物生长情况,记录温度、相对湿度和笼盒内外气压差等参数。

5. 关闭紫外灯,启动超净工作台风机,打开工作照明灯。

6. 工作人员洗净双手,穿上工作服,戴上洁净口罩、帽子和医用乳胶手套。

7. 用手轻轻抬起 IVC 笼盒外端,将笼架搁挡向外移出笼盒。并用不锈钢推车将其移至超净工作台旁边。

8. 将戴手套的双手浸入消毒液中消毒,用消毒液浸泡的毛巾擦拭 IVC 笼盒外表。

9. 打开 IVC 笼盒与笼盖之间的紧固扣,取下笼盖,侧放在一边。

10. 根据实验需要进行饲料添加、加水和换盒等操作。

11. 在超净工作台中完成操作后,盖好笼盖,扣回紧固扣,打开超净工作台面板,取出笼盒,放入 IVC 笼架上。

12. IVC 操作使用结束后,清理打扫超净工作台,用消毒液依次擦拭超净工作台、IVC 架和不锈钢推车。使用消毒液拖地。

三、注意事项

1. 意外停电时,需立即把笼盒上的生命窗打开。

2. 恢复供电时,应重新关上生命窗,观察 IVC 系统是否正常运行和动物的生活状态。

3. 当 IVC 笼盒内换气频率较高时,及时去除了笼盒内废气并带走了多余水分,笼盒更换时间可根据实际情况延长到 2~3 周一次。

---------------------------- 参 考 文 献 ----------------------------

[1] BALL B L, DONOVAN K M, CLEGG S, et al. Evaluation of extended sanitation interval for cage top components in individually ventilated mouse cages. J Am Assoc Lab Anim Sci, 2018,57(2):138-142.

[2] LOGGE W, KINGHAM J, KARL T. Do individually ventilated cage systems generate a problem for genetic mouse model research? Genes Brain Behav, 2014,13(7):713-720.

[3] 秦川. 医学实验动物学. 2 版. 北京:人民卫生出版社,2015.

（邓　昊　胡　玉　邓　雄）

第 2 节　高压蒸汽灭菌器

高压蒸汽灭菌器是常用于耐高温和耐潮湿物品灭菌的设备。其采用特定工艺将灭菌器室内冷空气排出,以饱和湿热蒸汽为灭菌因子,在高温、高压和高湿的环境下,根据一定压力和时间的组合作用,

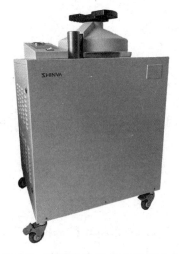

图 3-2 新华牌 LMQ.C-80E 型立式
灭菌器

实现对可被水蒸气穿透的物品的灭菌。高压蒸汽灭菌器装有排气阀和安全阀,以调节灭菌器内蒸汽压力;有温度计及压力真空表,以指示灭菌器内部的温度和压力;灭菌器内装有带孔的金属消毒提篮,用于放置待灭菌物品。本节以新华牌 LMQ.C-80E 型立式灭菌器(图 3-2)为例作一介绍。

高压蒸汽灭菌器是利用压力饱和蒸汽对物品(医疗器械、敷料、玻璃器皿和溶液培养基等)进行迅速而可靠的消毒灭菌设备。高压蒸汽灭菌器(立式灭菌器)的默认工艺参数均是在该程序所描述的负载情况下,以特定抗力下的嗜热脂肪芽孢杆菌或同等性能的微生物(具体请参见 GB 18281.1—2015 医疗保健产品灭菌等相关国家标准)作为可灭菌的微生物代表进行测定,可杀灭细菌芽孢。灭菌器内蒸汽压力与其温度的关系如表 3-1 所示。

表 3-1 不同蒸汽压力所能达到的温度

| 蒸汽压力 | | | 温度 /℃ |
lb/in^2	kg/cm^2	kPa	
5.00	0.35	33.78	108.80
8.00	0.57	54.04	113.00
10.00	0.70	67.55	115.60
15.00	1.00	101.33	121.30
20.00	1.46	135.10	126.20
25.00	1.77	168.88	130.40
30.00	2.10	202.66	134.60

一、实验器材

待灭菌的物品和高压蒸汽灭菌器(立式灭菌器)。

二、操作方法

1. 灭菌设备运行前

(1)进行安全检查,检查压力真空表是否位于“0”位置(1 个标准大气压下),并检查设备门密封胶圈是否平整、是否完好无损伤,胶圈表面有无明显附着物等。

(2)检查设备水箱水位是否处于高低水位之间,保证一个程序循环用水量。当设备存储水箱水位过高可能会导致程序结束后水箱里的水溢出,如果水位过低,会导致程序运行过程中因注水时间过长而报警。

(3)打开设备电源检查电源指示灯或显示屏是否可点亮。显示屏按键操作或旋钮是否灵活。

2. 灭菌设备操作步骤

(1)整理待灭菌物品,内置化学指示卡,外贴化学指示胶带,将待灭菌物品放入消毒提篮内,物品与物品之间留有空隙,物品的高度不得高于提篮。

(2)放入灭菌物品后,按照灭菌设备“手轮”标识方向手动关门。

（3）打开灭菌设备电源,将船型开关由"OFF"拨至"ON",并确认灭菌时间和灭菌温度是否正确（在显示屏上可以看到设定的灭菌程序:灭菌时间"00:30 min",灭菌温度"121.0 ℃"）,确认无误后再按下确定键（OK）启动灭菌程序。

（4）灭菌程序开始运行,流程曲线指示灯点亮,"准备"灯亮。

（5）灭菌程序开始自动运行中,流程曲线指示灯会依次经过:加热（将加热到"121.0 ℃"）、灭菌（灭菌时间"00:30 min",压力真空表指针升到最高压力"0.125 MPa"）、冷却（灭菌设备内会慢慢降低温度,压力真空表指针会降至"0 MPa"的位置）和结束（温度降到"80.0 ℃",将有蜂鸣器鸣叫的提示声音,并会显示"End",代表程序运行结束）。

（6）灭菌程序运行结束后,关闭灭菌设备电源前,需再次检查确认压力真空表指针降到无压力（0 MPa）后才能打开灭菌设备密封门。

（7）关闭灭菌设备电源（将船型开关由"ON"拨至"OFF"）,然后打开灭菌设备密封门,待物品稍微冷却后取出灭菌物品。

（8）做好灭菌效果的检测,记录存档,便于追踪调查。

（9）灭菌物品从灭菌器中取出后,置于专用烘箱烘干,防止二次污染。

3. 灭菌设备运行完毕后

灭菌器内外应保持清洁,用带有中性清洁剂和水的软纱布,擦净门胶圈和室内污物。

三、注意事项

1. 用于耐高温和耐高湿的医疗器械和物品的灭菌,严禁用于油脂类和密闭液体的灭菌。

2. 请勿密封灭菌物品的容器,请使用具有通气性的塞子或充分放松盖子,防止容器爆裂。

3. 待灭菌的物品放置不宜过多,避免影响灭菌效果。

4. 关闭灭菌器密封门前检查密封圈有无异物,如有请及时清除。

5. 手轮必须转到顶部方可进行开门操作,避免门胶圈与主体边沿摩擦发生偏离,影响密封效果。

6. 灭菌设备运行期间,禁止强行打开设备门,禁止向水箱中注水。

7. 仪器运行中如有异常（异味或冒烟等）发生,请立即切断电源。

8. 打开灭菌器密封门前,确认压力真空表指针降到无压力（0 MPa）后才能打开密封门。

9. 打开灭菌器密封门时,会有高温热气从灭菌器腔内喷出,请等待水蒸气全部排出后再完全打开门,同时,请勿将身体靠近开门位置。

10. 已灭菌的物品不得与未灭菌物品混放。

11. 合格的灭菌物品,应注明灭菌日期和合格标志。

12. 设备应有经过专业培训的专人负责和操作,由专业维修人员进行每月定期检查和维护保养,及时发现和排除故障,并做好相应记录。

─────────── 参 考 文 献 ───────────

［1］SASAKI J, IMAZATO S. Autoclave sterilization of dental handpieces: a literature review. J Prosthodont Res, 2020,64(3):239-242.

［2］陈志新, 崔金剑 . 高压蒸汽灭菌器预防性维修的必要性分析 . 中国医疗器械信息, 2019,25(16):166-167.

［3］周平, 韩晶波, 樊春玲, 等 . 使用高压蒸汽灭菌器的注意事项及安全管理 . 全科护理, 2009,7(4):341.

（邬国军　邓昊）

第3节 脉动真空灭菌器

脉动真空灭菌器主要用于物品和器具等蒸汽灭菌,是采用多次真空和多次充入蒸汽交替作用的灭菌器。具有灭菌彻底、工作效率高、节省能源、对物品的损坏程度轻和对操作室内温度影响小等优点。该仪器广泛应用于生物工程、医疗卫生、实验动物和制药行业等相关领域对生物制品、器皿、无菌衣、医疗器械、医用敷料和医药废料等物品的灭菌处理。脉动真空灭菌器主要由灭菌器主体、密封门、消毒车、搬运车、管路系统和控制系统等部分组成。本节以新华医疗 BIST-A-H1200-B 型脉动真空灭菌器(图 3-3)为例作一介绍。

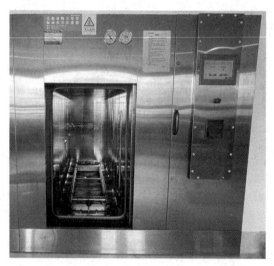

图 3-3 新华医疗 BIST-A-H1200-B 型脉动真空灭菌器

脉动真空灭菌器以饱和水蒸气作为灭菌介质,采用机械强制脉动真空的空气排除方式,经过多次抽真空和多次注入水蒸气交替作用,使灭菌室真空度达到一定标准后,再充入饱和水蒸气,达到设定的压力和温度,并保持一段时间,从而实现对待灭菌物品有效灭菌的目的。然后将灭菌内室抽至真空负压,通过灭菌器夹套高温烘烤,保证灭菌后物品干燥洁净。

一、实验器材

新华医疗 BIST-A-H1200-B 型脉动真空灭菌器。

二、操作方法

1. 首先将蒸汽管道内的冷凝水排放干净,然后打开灭菌器连接的蒸汽源和水源开关,检查其压力是否达到 0.3~0.5 MPa,水压力是否达到 0.15~0.30 MPa 的规定值。

2. 开启空气压缩机电源,待压力达到规定值后,打开压缩空气阀门。开启设备动力电源和控制电源,将灭菌器电源打开,对设备进行预热,为程序运行做好准备。

3. 在 BD 测试纸上注明操作员姓名和日期等,放入灭菌器内运行布维-狄克试验(Bowie-Dick test,BD)程序。BD 试验合格后,才能进行脉动真空灭菌。

4. 整理待灭菌物品,合理摆放,内置化学指示卡,外贴化学指示胶带。

5. 检查密封圈、前封板和门板有无杂物和损坏,用干净的棉布进行擦洗。

6. 打开密封门,将消毒物品(车)推入灭菌室内,灭菌物品之间应留有空隙,四周不要贴于器壁和门。

7. 关闭密封门,根据被灭菌物品选择灭菌程序,检查灭菌参数是否正确,启动运行程序。灭菌过程中,操作人员不得远离设备,应密切观察设备的运行状况,如有异常,及时处理,防止意外事故发生。

8. 灭菌结束后,待室内压力回零后,打开密封门取出灭菌物品。从灭菌器中取出物品后,应仔细清点和放置,防止二次污染。

9. 关闭电源开关,切断设备控制电源、动力电源和空气压缩机电源。关闭蒸气源、供水阀门和压缩空气阀门。

10. 依据管理制度在灭菌记录本上填写消毒员姓名、日期、监测设备有无渗漏和设备是否正常等内容。

三、注意事项

1. 每日工作完毕,灭菌器内外及其操作间应保持清洁,应将灭菌室污物清洗干净。疏水阀每三个月清理一次,进气与进水管路上的过滤器每半年清理一次,以防杂质堵塞。

2. 每天要在灭菌前做一次 BD 试验,观察结果合格后方可使用。

3. 灭菌进行中需要经常观察设备各指示器显示情况。

4. 待灭菌物打包应合格,不宜过大、过重和过紧。待灭菌物摆放不宜过满、过挤。已灭菌的物品不得与未灭菌物品混放。

5. 合格的灭菌物品,应注明灭菌日期和粘贴合格标志。

6. 仪器应由取得《中华人民共和国特种设备作业人员证》的专业人员操作,并由专业人员进行日常检修和维护工作。

参 考 文 献

[1] 赵心彤. 脉动真空灭菌器的工作原理及故障维修. 医疗装备, 2018,31(7):142-144.
[2] 何均明. 脉动真空蒸汽灭菌器灭菌效果的影响因素. 医疗装备, 2015,28(17):34-35.
[3] 焦进保, 王秀容. 脉动真空灭菌器的工作流程与维护. 医疗装备, 2015,28(15):58-59.

(邓 昊　邓 雄　田 韵)

第 4 节　细菌过滤器

科研实验中经常需要灭菌,常见的灭菌方法有很多,如干热灭菌法、高压蒸汽灭菌法、紫外线法、巴氏消毒法和薄膜过滤法等,一般情况下根据实际需要选择不同方法达到灭菌的目的。但是有些不耐热特殊物质,如血液、腹水和某些药物等,不能采用常规的高温高压法和干热灭菌法等进行杀菌,则可以考虑滤过除菌法。滤过除菌法所用滤器可分为赛氏(Seitz)细菌滤器、贝克菲(Berkefeld)细菌滤器、玻璃细菌滤器和薄膜细菌滤器等,前三种为可重复利用的细菌过滤器,薄膜细菌滤器为一次性细菌过滤器,不可重复使用。本节以 Millipore 一次性针头式过滤器(Millex-GP 0.22 μm 孔径,图 3-4)为例作一介绍。

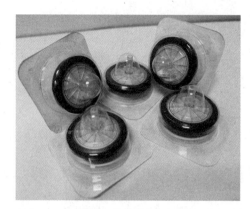

图 3-4　Millipore 一次性针头式过滤器（Millex-GP 0.22 μm 孔径）

过滤除菌法是利用惯性撞击截留作用、拦截截留作用和布朗扩散截留作用等物理阻留的方法将液体或空气中的细菌除去，以达到无菌目的。所有的细菌过滤器都具有微小孔径，常见薄膜细菌过滤器的规格有 0.22 μm 孔径和 0.45 μm 孔径等规格。

一、实验器材

Millipore 一次性针头式过滤器（Millex-GP 0.22 μm 孔径）、50 ml 注射器和 200 ml 试剂瓶。

二、操作方法

1. 将待过滤培养基、Millipore 一次性针头式过滤器（Millex-GP 0.22 μm 孔径）、50 ml 注射器和 200 ml 试剂瓶等放入超净工作台内，开启紫外线灯，照射 30 分钟。

2. 打开超净工作台玻璃门并打开风机，运行 5~10 分钟使其自净。

3. 打开 200 ml 试剂瓶瓶塞，瓶口及瓶塞过酒精灯外焰后置于超净工作台内。

4. 无菌操作打开一次性针头式过滤器包装，用已灭菌镊子夹住滤器，将其置于 200 ml 试剂瓶瓶口上。

5. 使用 50 ml 注射器抽取 50 ml 待过滤培养基，除去注射器针头后，将注射器乳头插入针头式过滤器接口上。

6. 轻推注射器活塞柄，使待过滤培养基通过针头滤器，并收集在试剂瓶中。

7. 待过滤培养基全部过滤完毕，以无菌操作塞上瓶塞。

三、注意事项

1. 整个操作过程中，操作人员的手绝不能接触过滤器的任何部分。

2. 不要使用针头式过滤器直接过滤血清，应将血清按比例加入培养基后再过滤培养基。

3. 使用完的针头式过滤器应高压蒸汽灭菌后才能丢弃。

4. 整个实验过程均应在无菌条件下操作，使用无菌注射器和试剂瓶。

======== 参 考 文 献 ========

［1］LANAN M C, POS RODRIGUES P A, AGELLON A, et al. A bacterial filter protects and structures the gut microbiome of an insect. ISME J, 2016,10(8):1866-1876.

［2］牛静崧，刘子健，张颜颜. 食品中的细菌分类及灭菌方法. 食品安全导刊，2019,(Z2):29.

［3］郑会，谭芳. 滤菌器在羊水细胞培养中的应用评价. 中国优生与遗传杂志，2013,21(6):70-71.

（邬国军）

第二章

离心分离技术仪器

第1节　小型高速低温离心机

　　离心机是利用离心力分离液相中非均一物质或颗粒的设备,不同离心机其结构、性能和用途等差别较大。高速低温离心机广泛用于分子生物学和细胞学等领域,可满足各种研究实验应用需求。以 Eppendorf 高速低温离心机(5424R 型)为例,配备 24×1.5/2.0 ml 高速气密性转子,可离心 1.5 ml 和 2.0 ml 离心管,最高转速可以达到 15 000 r/min(21 130×g)。高速低温离心机使用先进的制冷技术,从室温降至 4 ℃只需要 8 分钟。该技术可确保温度高度稳定,最大程度保护好离心样本。本节以 Eppendorf 5424R 型小型高速低温离心机(图 3-5)为例作一介绍。

　　离心原理是利用离心机转子高速旋转产生的强大的离心力,加快液体中颗粒的沉降速度,把样品中不同沉降系数和浮力密度的物质分离开的仪器。

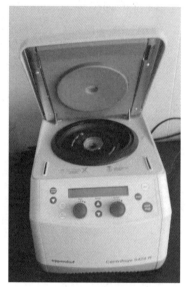

图 3-5　Eppendorf 5424R 型小型高速低温离心机

一、实验器材

德国 Eppendorf 5424R 型小型高速低温离心机。

二、操作方法

1. 使用前检查转子安装是否正确,固定转子的锁紧螺杆是否锁紧。

2. 插上电源,打开离心机开关。

3. 按"open"键打开离心机外盖,将装有待离心样品的离心管放入离心机中,对称位置放上平衡管配平。拧上内盖,再将离心机外盖轻轻关上(可自动吸上关闭)。

4. 设置离心参数:使用旋钮或箭头设定时间和转速。旋转"time"下旋钮可设置离心时间,旋转"speed"下旋钮调节转速或最大相对离心力,用"temp"下方的上下箭头调节离心时的温度。

5. 参数设置确定无误后,按"start/stop"键开始离心。

6. 仅需瞬间离心的样本可以按"short"键执行,在整个瞬间离心过程中必须持续按住"short"键。松开"short"键即停止离心。

7. 待机器运转停止后(如需提前终止离心,可以按"start/stop"键),按"open"键,离心机外盖即可打开。

8. 取出离心管(离心时如果溢出,请在离心结束后将离心机内部清洗干净;如有水蒸气生成应擦拭干净)。待离心机腔内温度与室温平衡后关上机盖,关闭离心机开关,断开电源。

三、注意事项

1. 离心机应放置在平整坚固的台面或地面上。

2. 切勿离心腐蚀性样品。

3. 样品离心时,应使用型号相同、所装液量相等的离心管作为配平管,必须配平后才能离心。离心前须拧紧离心机内盖。

4. 离心管大小不合适应更换,切勿强行塞入离心。

5. 每次启动离心机开始离心前,应检查固定转子的螺杆是否锁紧。

----------------------------- 参 考 文 献 -----------------------------

[1] DOHAN EHRENFEST D M, PINTO N R, PEREDA A, et al. The impact of the centrifuge characteristics and centrifugation protocols on the cells, growth factors, and fibrin architecture of a leukocyte-and platelet-rich fibrin (L-PRF) clot and membrane. Platelets, 2018,29(2):171-184.

[2] SÖDERSTRÖM A C, NYBO M, NIELSEN C, et al. The effect of centrifugation speed and time on pre-analytical platelet activation. Clin Chem Lab Med, 2016,54(12):1913-1920.

[3] 黄靖娴. 超速离心机技术原理与操作维护注意事项. 科技创新与应用, 2018,(36):130-132.

[4] 赵鲁杭, 徐立红. 分子医学实验技术. 杭州: 浙江大学出版社, 2014.

[5] 谷绍娟. 肝豆状核变性遗传和致病机制研究. [2020-03-10]. https://kreader.cnki.net/Kreader/CatalogViewPage.aspx?dbCode=cdmd&filename=1013358581.nh&tablename=CDFD1214&compose=&first=1&uid=.

（邓 昊 邓 雄）

第 2 节 中型冷冻高速离心机

离心机是利用离心力分离液体与固体颗粒、液体与液体的混合物中各组分的机器。冷冻型高速台式离心机将高速落地离心机的驱动系统应用于了台式机上。驱动系统可实现极快地加减速,从而提高样品处理效率,并提高离心机的使用寿命。冷冻型高速台式离心机可使用不同的定角转头、微量角转头、水平转头及微孔板转头。以 Thermo Scientific Sorvall Biofuge Stratos 型冷冻高速离心机为例,最高转速可以达到 23 300 r/min（50 377 × g）,可配备 4 × 180 ml 水平转头、8 × 50 ml 锥形管、24 × 5/7 ml 采血管和 24 × 1.5/2 ml EP 管微量转头等,可离心各种通用的离心管。本节以 Thermo Scientific Sorvall Biofuge Stratos 型冷冻高速离心机（图 3-6）为例作一介绍。

离心原理是利用离心机转子高速旋转产生的强大的离心力,加快液体中颗粒的沉降速度,把样品中不同沉降系数和浮力密度的物质分离开。

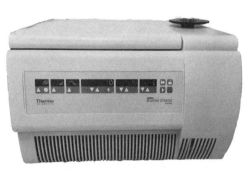

图 3-6 Thermo Scientific Sorvall Biofuge Stratos 型冷冻高速离心机

一、实验器材

Thermo Scientific Sorvall Biofuge Stratos 型冷冻高速离心机。

二、操作方法

1. 使用前检查转子安装是否正确,转子是否与离心管匹配,固定转子的锁紧螺杆是否锁紧。

2. 插上电源,打开离心机开关。

3. 将装有待离心样品的离心管或与平衡管在天平上配平(两边重量差控制在 1 g 内),配平后放入离心机中,关上离心机盖。

4. 设置离心参数:用"rpm""xg"下方的箭头调节转速或最大相对离心力,时钟下方的箭头设置离心时间,温度计下方的箭头设置离心时的温度,同样可设置转子号和加减速挡的参数。

5. 参数设置确定无误后,按开始键离心。

6. 待机器完全停止转动后,按开门键,门盖即可打开。

7. 取出离心管,用柔软干净的布擦干转头和离心机腔内壁(离心时如果溢出液体,请在离心结束后将离心机内部清洗干净)。待离心机腔内温度与室温平衡后关上门盖,关闭离心机开关,断开电源。

三、注意事项

1. 离心机应置于水平坚固的地板或台面上,使机器保持水平位置,避免离心时造成机器振动。外接电源电压要匹配,并有良好的接地线。

2. 离心机套管应与离心管大小匹配。

3. 离心前各离心管应预先平衡;冷冻离心开始前需要一定预冷时间,即先使离心机在所需温度下 2 000 r/min 离心 3~5 分钟。

4. 切勿在阳光直射的环境下使用仪器。对离心机进行检查时,除仅拿出的物品是转子外,切勿开机,否则可能损坏机器。

5. 仪器使用完毕后应按要求登记使用状态。定期对仪器各项性能进行检修。

――――――――――――――――――― 参 考 文 献 ―――――――――――――――――――

［1］DOHAN EHRENFEST D M, PINTO N R, PEREDA A, et al. The impact of the centrifuge characteristics and centrifugation protocols on the cells, growth factors, and fibrin architecture of a leukocyte-and platelet-rich fibrin (L-PRF) clot and membrane. Platelets, 2018,29(2):171-184.

［2］SÖDERSTRÖM A C, NYBO M, NIELSEN C, et al. The effect of centrifugation speed and time on pre-analytical platelet activation. Clin Chem Lab Med, 2016,54(12):1913-1920.

［3］黄靖娴. 超速离心机技术原理与操作维护注意事项. 科技创新与应用, 2018,(36):130-132.

［4］谷绍娟. 肝豆状核变性遗传和致病机制研究. [2020-03-10]. https://kreader.cnki.net/Kreader/CatalogViewPage.aspx?dbCode=cdmd&filename=1013358581.nh&tablename=CDFD1214&compose=&first=1&uid=.

［5］梁卉. LINGO 基因家族与原发性震颤的相关性研究. [2020-03-10]. https://kreader.cnki.net/Kreader/CatalogViewPage.aspx?dbCode=cdmd&filename=1014147495.nh&tablename=CMFD201401&compose=&first=1&uid=.

［6］申煌煊. 分子生物学实验方法与技巧. 广州:中山大学出版社, 2010.

（邓昊　邓雄）

第 3 节　多管架自动平衡离心机

多管架自动平衡离心机广泛用于分子生物学和细胞生物学等领域。以湘仪多管架自动平衡离心机(TD5A-WS 型)为例,可配备 4×2×50 ml 和 4×8×15 ml 水平转子体和管架,可离心 50 ml 和 15 ml 离心管,最高转速可以达到 5 000 r/min(4 390×g)。多管架自动平衡离心机采用电子门锁、微机控制、触摸面板和数字显示等技术,操作时更加简便快速和安全。本节以湘仪 TD5A-WS 型多管架自动平衡离心机(图 3-7)为例作一介绍。

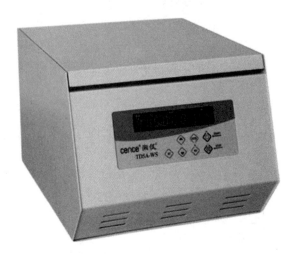

图 3-7 湘仪 TD5A-WS 型多管架自动平衡离心机

离心原理是利用离心机转子高速旋转产生的强大离心力,加快液体中颗粒的沉降速度,把样品中不同沉降系数和浮力密度的物质分离开。

一、实验器材

湘仪 TD5A-WS 型多管架自动平衡离心机。

二、操作方法

1. 连接电源,打开仪器电源开关。

2. 将装有待离心样品的离心管放入离心机内,在相对的位置放上同型号和等重量的平衡管(注意一定要用天平配平)。

3. 盖上离心机盖(关闭离心机门时要听见"咔"的一声,才能确定离心机盖已关闭好)。

4. 设置离心机参数:用"SET"键将光标移至"SPEED"图标下方,用上下箭头可调节转速,按"ENTER"键确定,移至"TIME"下方设置离心时间,按"ENTER"键确定。

5. 参数设置确定无误后,按"START"键开始离心。

6. 离心机达到设定转速后,使用者方可离开。离心过程中需观察仪器运转是否正常。

7. 离心结束后,"SPEED"下方屏幕的数值为"0"后,方可按"STOP"键开盖,取出离心好的离心管和平衡管。

8. 关上门盖,关闭开关,断开电源。

三、注意事项

1. 离心管破裂或有分离液滴入转子中时,必须及时清理,必要时用清水洗净,认真擦干,特别是孔底部位。

2. 使用前应检查转子有无腐蚀斑点,细小裂纹。

3. 定期清理离心机内侧,擦拭干净内部。驱动轴应涂少许黄油、凡士林和润滑油等润滑剂,防止驱动轴生锈,影响离心效率,还便于水平转子体的取出更换。

4. 定期更换离心管架。

-- 参 考 文 献 --

［1］ DOHAN EHRENFEST D M, PINTO N R, PEREDA A, et al. The impact of the centrifuge characteristics and centrifugation protocols on the cells, growth factors, and fibrin architecture of a leukocyte-and platelet-rich fibrin (L-PRF) clot and membrane. Platelets, 2018,29(2):171-184.

［2］ SÖDERSTRÖM A C, NYBO M, NIELSEN C, et al. The effect of centrifugation speed and time on pre-analytical platelet activation. Clin Chem Lab Med, 2016,54(12):1913-1920.

［3］ 梁卉. *LINGO* 基因家族与原发性震颤的相关性研究. [2020-03-10]. https://kreader.cnki.net/Kreader/CatalogViewPage.aspx?dbCode=cdmd&filename=1014147495.nh&tablename=CMFD201401&compose=&first=1&uid=.

［4］ 李双民, 杨明. B600 型低速自动平衡离心机常见故障分析. 医疗装备, 2011,24(10):70.

（邓 昊　邓 雄）

第三章

定量技术仪器

第1节 电子分析天平

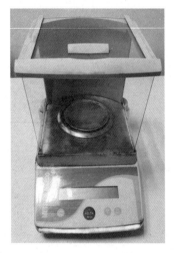

图3-8 METTLEB TOLEDO PL403型
电子分析天平

电子分析天平用电磁力平衡来称量物体重量。电子分析天平具有高精度和环境适应性强等特点,同时拥有校准、计数和多种单位转换等功能。电子天平一般采用应变式传感器、电容式传感器或电磁平衡式传感器,广泛用于科研、医疗、冶金、农业以及特殊行业等领域。本节以 METTLEB TOLEDO PL403型电子分析天平(图3-8)为例作一介绍。

电子天平将称盘与通电线圈相连接,置于磁场中。当被称物置于称盘后,因重力向下,线圈上就会产生一个电磁力,与重力大小相等、方向相反。这时传感器输出电信号,经整流放大,改变线圈上的电流,直至线圈回位,其电流强度与被称物体的重力成正比。而这个重力是物质的质量所产生的,由此产生的电信号通过模拟系统后,将被称物品的质量显示出来。电子分析天平属于高精密度的测量仪器,其正确操作直接影响实验结果的准确性。

一、实验器材

METTLEB TOLEDO PL403型电子分析天平。

二、操作方法

1. 安装和调节水平,将电子天平放置在操作位置,在天平后部调节水平旋钮,使天平水准仪中的水平泡恰好位于校准点的中央位置。

2. 接通电源,按电源开关键,预热30分钟。

3. 校准天平,准备好所需校准砝码。从称盘上取走加载物,长按"Cal"键直至显示屏上出现"CAL"后松开,所需的校准砝码值在显示屏上闪烁。轻轻将校准砝码放至称盘中心,关上玻璃门,天平自动进行校准。当"0.00 g"闪烁时,取出校准砝码,显示屏短时间出现"CAL done",随后又出现"0.00 g",天平校准完毕。

4. 样品直接称量 按"→O/T←"键清零,样品放在称盘上,显示值即为物品的质量。待数字稳定后读取称量结果。

5. 去皮后称量 将空容器放在天平称盘上,显示其重量值,单击"→O/T←"键去皮,显示值恢复到"0.000 g",向空容器中加待称量样品,即可称量和显示净重值。

6. 取出样品,切勿将样品散落在天平内。

7. 恢复零点平衡,按住电源开关键,关闭电源,盖好防尘罩。

8. 根据管理制度和要求如实填写仪器设备运行记录。

三、注意事项

1. 在使用前一定确保调整水准仪气泡至校准点中间位置。

2. 称量易挥发和具有腐蚀性的物品时,应盛放在密闭的容器中,以免腐蚀和损坏电子天平。

3. 经常对电子天平进行自校或定期外校,保证其处于最佳状态。

4. 将电子天平置于稳定的工作台上,避免振动、气流及阳光照射等。

5. 电子天平应按说明书的要求进行预热。

------- **参 考 文 献** -------

［1］ANDERSEN J E T. Understanding uncertainty to weighing by electronic-analytical balances. J AOAC Int, 2018,101(6):1977-1984.

［2］CLARK J W. An electronic analytical balance. Rev Sci Instrum, 1947,18(12):915-918.

［3］沈熠. 梅特勒—托利多电子分析天平的正确称量方法及注意事项. 环境研究与监测, 2015,28(4):31-32.

［4］谷绍娟. 肝豆状核变性遗传和致病机制研究. [2020-03-10]. https://kreader.cnki.net/Kreader/CatalogViewPage.aspx?dbC ode=cdmd&filename=1013358581.nh&tablename=CDFD1214&compose=&first=1&uid=.

（虢 毅 邓 雄）

第2节 紫外透射仪

紫外透射仪可用于核酸(DNA/RNA)凝胶电泳的结果观察和切割胶条带操作等。广泛用于分子生物学等领域。本节以上海精科 WFH-201BJ 型紫外可见透射反射仪(图 3-9)为例作一介绍。

紫外光照射在不同的有机物或无机物上时,被照射物质能呈现出不同的荧光现象,通常因物质不同而呈现的荧光色泽也不同。而且对同一物质,它产生的荧光强度也与被照射物质浓度成正比。通过对物质进行紫外光谱照射,就可实现定性和半定量分析。如荧光染料 EB 可以嵌入核酸双链配对的碱基之间,在紫外线激发作用下,未与核酸结合的 EB 可被激发出橙红色荧光。在与 DNA 或双链 RNA 结合时,EB 分子插入到两层碱基对之间,发出红色荧光,荧光强度会增强 20 倍,使得核酸电泳后紫外光照射的胶上可以辨识核酸的相对位置。

一、实验器材

上海精科 WFH-201BJ 型紫外可见透射反射仪。

二、操作方法

1. 打开仪器盖子。

2. 将电泳胶放在玻璃台面上(可用塑料膜垫在电泳胶下面)。

3. 盖好盖子,接通电源,按下波长按钮,可进行观察或切胶。

4. 观察或切胶操作完成后关掉电源,取走电泳胶,擦洗玻璃台面。

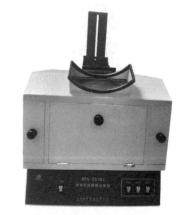

图 3-9 上海精科 WFH-201BJ 型
紫外可见透射反射仪

5. 清理桌面和仪器外表。

三、注意事项

1. 开启紫外灯前应注意确认盖子已盖好,避免紫外线直接照射,造成损伤。
2. 紫外滤色玻璃上切勿压放重物或与金属物体摩擦,以免造成紫外滤色玻璃损坏。
3. 每次使用完毕,须用干净软布轻轻将紫外滤色玻璃擦净,并保持干燥清洁。

———————————— 参 考 文 献 ————————————

［1］DESHMUKH R, BHAND S, ROY U. A novel method for rapid and sensitive detection of viable Escherichia coli cells using UV-induced PMA-coupled quantitative PCR. Braz J Microbiol, 2020,51(2):773-778.
［2］潘凌子,伦永志. 粪便标本小肠结肠炎耶尔森菌筛检方法的比较. 中国微生态学杂志, 2018,30(3):340-343.
［3］李世龙,邵国喜,刘钦毅,等. 壳聚糖纳米粒子基因载体的制备与相关研究. 中国实验诊断学, 2013,17(3):433-436.
［4］陈碧艳,覃茜,李金花. 改良外周血 DNA 提取方法的效果分析. 广西医学, 2011,33(10):1364-1366.
［5］陈亮. 紫外透射仪的原理及设计研究. [2020-03-10]. https://kreader.cnki.net/Kreader/CatalogViewPage.aspx?dbCode=cdmd&filename=2004108829.nh&tablename=CMFD9904&compose=&first=1&uid=.

（虢 毅 邓 雄）

第3节 分光光度计

分光光度计又称光谱仪,是将复杂成分的光分解为光谱线的科学仪器。测量范围通常包括波长范围为 380~780 nm 的可见光区和波长范围为 200~380 nm 的紫外光区。不同光源具有特有的发射光谱,因此可采用不同的发光体作为仪器的光源。钨灯光源所发出的 380~780 nm 波长的光谱光通过三棱镜

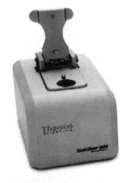

折射后,可得到由红、橙、黄、绿、蓝、靛和紫组成的连续色谱;该色谱可作为可见光分光光度计的光源。超微量分光光度计已成为现代分子生物实验室常规仪器,常用于核酸和蛋白定量,具有操作简单、快速、所需样品量极少和免清洗等优点。本节以 Thermo Scientific NanoDrop 2000 型超微量分光光度计(图 3-10)为例作一介绍。

分光光度计采用一个可以产生多个波长的光源,通过系列分光装置,从而产生特定波长的光源。根据物质吸收光谱的原理,利用物质吸收光能的特性进行定性和定量分析。光线透过测试样品后,部分光线被吸收,计算样品的吸光值,从而转化成样品的浓度。样品的吸光值与其浓度成正比。

图 3-10 Thermo Scientific NanoDrop 2000 型超微量分光光度计

一、实验器材

Thermo Scientific NanoDrop 2000 型超微量分光光度计。

二、操作方法

1. 连接电源,开启超微量分光光度计开关,再开启电脑,等待电脑与超微量分光光度计正常连接。点击操作软件,进入检测界面。选择检测方法,如核酸定量检测(Nucleic Acid)。

2. 在界面左边 "SAMPLE ID" 中输入一个检测名称（不输时仪器自动分配），在样品类型 "TYPE" 中选择所检测样品的类型。

3. 先把基座的上下探头用超纯水清洗 3~4 遍（仪器使用间隔一段时间或每次开始新的检测时需要清洗，若连续检测只需在第一次检测前清洗）。加 2 μl 缓冲液，放下样品臂，点击电脑界面右上角的图标 "BLANK"。用擦镜纸或无尘纸擦去缓冲液，重新加 2 μl 缓冲液，放下样品臂，在电脑界面上点击图标 "MEASURE" 检测缓冲液浓度。选择数据保存路径后出现检测结果，接近 "0" 即可开始进行样品检测，否则重新清洗探头。

4. 加入 2 μl 待测样品，放下样品臂，在电脑软件界面点击图标 "MEASURE"，显示检测结果。

5. 用擦镜纸或无尘纸擦去检测完样品，加 2 μl 新的待测样品，放下样品臂，在电脑界面上点击图标 "MEASURE"，显示检测结果。

6. 所有样品检测结束后，点击软件界面左下角的图标 "REPORTS"，选择需要输出的数据，点击界面左上角的图标 "EXPORT" 即可输出数据。

三、注意事项

1. 检测完成后应将样品臂放下。第一次检测前和最后一次使用仪器后都应用超纯水清洗上下基座 2~3 次。

2. 加液时要将样品加在探头检测孔的上方，要盖过检测孔。

3. 测量前将样品混匀（可采用振荡器或用手指弹动管底）。每次检测的样品都必须是新加的，虽然核酸检测可用 1 μl 的量，但为了降低挥发或蒸发的影响建议加大样品量至 2 μl。

4. Tip 应插入液面下吸取样品，避免吸入气泡。Tip 贴着下光纤表面吹出样品，避免吹出气泡到样品中。

5. 每次测量完毕后，用超纯水清洁上下光纤表面，这样可以更好地保证下一次测量的准确性（主要针对超高浓度样品，一般样品无此要求）。

6. 加样后尽快测量，以防蒸发浓缩和灰尘落入。已加样品不能多次检测，如需重测，需重新滴加同一样品。

7. 清洁上下光纤表面可用移液器加 2~2.5 μl 水在下光纤表面，放下上臂，使下光纤表面的水滴碰到上光纤表面，然后将上下表面的水都用吸水纸擦去即可。清除样品时，同样要将上下表面都擦去。

8. 仪器应注意防尘，远离磁场，用防尘罩将仪器罩住。

9. 仪器避免阳光直射，避免强风吹拂，以避免检测过程中样品蒸发。

10. 仪器不用时，将样品臂放下，防止灰尘等。

----------------- 参 考 文 献 -----------------

［1］WANG Y, YANG L, WANG Y, et al. Target-controlled in situ formation of G-quadruplex DNAzyme for a sensitive visual assay of telomerase activity. Analyst, 2019,144(20):5959-5964.

［2］STEPHENSON D. A portable diode array spectrophotometer. Appl Spectrosc, 2016,70(5):874-878.

［3］SCHMIDT W. A mini-rapid-scan-spectrophotometer. J Biochem Biophys Methods, 2004,58(2):125-137.

［4］赵鲁杭，徐立红. 分子医学实验技术. 杭州：浙江大学出版社，2014.

［5］雷婧. 抽动秽语综合征候选基因区域 15q13-q22.3 的遗传学研究. [2020-03-10]. https://kreader.cnki.net/Kreader/CatalogViewPage.aspx?dbCode=cdmd&filename=1012477016.nh&tablename=CMFD201301&compose=&first=1&uid=.

（虢 毅　邓 雄）

第4节　核酸蛋白检测仪

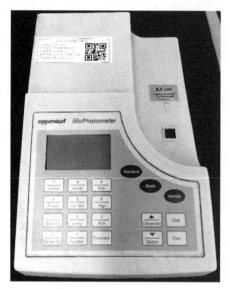

图 3-11　Eppendorf BioPhotometer 型
核酸蛋白检测仪

核酸蛋白检测仪又称紫外检测仪,是液相色谱中具有紫外吸收物质的一种紫外检测装置,可直接读出光吸收度值。通过对不同波长检测分析能记录各个峰面积,计算组分含量,可对蛋白、核酸和多肽等生物大分子物质进行检测。广泛应用于生物化学、分子生物学和基因工程等有关科研领域。以 Eppendorf BioPhotometer 型核酸蛋白检测仪(图 3-11)为例作一介绍。

所有紫外吸收检测器工作原理都是基于光的吸收定律——朗伯-比尔定律(Lambert-Beer law)。当一束平行单色光垂直照射到样品溶液时,一定浓度范围内溶液的吸光度与溶液的浓度及光程(溶液厚度)成正比关系。光源经 220 nm、254 nm、280 nm 和 340 nm 等干涉滤光片提供单色光作为检测核酸、蛋白、酶和多肽的光源。

一、实验器材

Eppendorf BioPhotometer 型核酸蛋白检测仪。

二、操作方法

1. 连接电源,开启仪器背面的电源开关即可开始测定,无须预热。
2. 选择待测定核酸类型:dsDNA、ssDNA、RNA 和 Oligo(寡核苷酸)。
3. 加 98 μl 超纯水到干净比色杯中,插入样品孔。
4. 按 "BLANK" 键定零。
5. 按 "DILUTION" 键设定稀释度:2+98(样品 + 稀释液)。
6. 取出比色杯,加 2 μl 样品,混合均匀。
7. 按 "SAMPLE" 键,读数为样品浓度值,A_{260}/A_{280} 值为纯度(核酸 / 蛋白质)。
8. 测量完毕后关机。

三、注意事项

1. 为了尽量减少颗粒对测试结果的影响,要求核酸吸光值至少大于 0.1 A,吸光值最好在 0.1~1.5 A。在此范围内颗粒的干扰相对较小,结果稳定。样品的浓度不能过低或者过高,如浓度过高可适当稀释后再检测。

2. 混合要充分,否则吸光值太低,甚至出现负值。

3. 混合液中不能有气泡,空白液无悬浮物,否则读数漂移较大。

4. 每台仪器与比色杯应配对使用,必须使用相同的比色杯测试空白液和样品,否则测定浓度结果差异太大。

5. 每次更换样品要润洗比色杯,测试菌液的比色杯需专用。

6. 换算系数和样品浓度单位选择要一致。

7. 比色杯中液体的体积必须达到比色杯要求的最小体积（50 μl）。

――――――――――――――――― 参 考 文 献 ―――――――――――――――――

［1］FEI X, YU Y, DI Y, et al. A rapid and non-invasive fluorescence method for quantifying coenzyme Q10 in blood and urine in clinical analysis. J Clin Lab Anal, 2020,34(4):e23130.

［2］KHAN S, NEWPORT D, LE CALVÉ S. Gas detection using portable deep-UV absorption spectrophotometry: a review. Sensors (Basel), 2019,19(23):5210.

［3］胡星星，邱泊宁，迟航，等 . MERS-CoV S1 蛋白的表达及鉴定 . 中国病原生物学杂志，2018,13(4):336-340.

［4］赵鲁杭，徐立红 . 分子医学实验技术 . 杭州：浙江大学出版社，2014.

［5］谷绍娟 . 肝豆状核变性遗传和致病机制研究 . [2020-03-10]. https://kreader.cnki.net/Kreader/CatalogViewPage.aspx?dbCode=cdmd&filename=1013358581.nh&tablename=CDFD1214&compose=&first=1&uid=.

［6］严家来，钱晖，朱伟，等 . 肿瘤干细胞标志物 CD133 检测在胃癌诊断中的意义 . 临床检验杂志，2011,29(2):112-114.

（虢 毅 邓 雄）

第 5 节 EnVision 多功能酶标仪

多功能酶标仪指拥有多种检测模式的单体台式酶标仪。酶标仪按照功能的不同可以分为光吸收酶标仪、荧光酶标仪、化学发光酶标仪和多功能酶标仪。多功能酶标仪是具有以上两种或三种酶标仪检测功能集合的仪器，通常情况下可同时进行光吸收、荧光和化学发光的检测。该仪器适用于核酸蛋白定量检测、代谢相关研究和细胞相关研究等领域。该仪器广泛用于医院、防疫站和生物制药等部门。本节以 PerkinElmer EnVision 型多功能酶标仪（图 3-12）为例作一介绍。

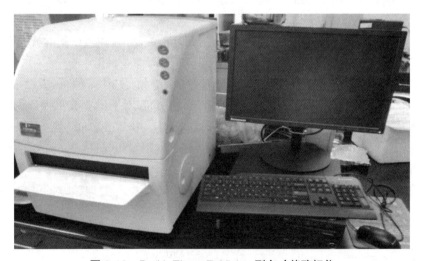

图 3-12 PerkinElmer EnVision 型多功能酶标仪

多功能酶标仪本质是一台升级版的光电比色计或分光光度计，其基本工作原理和主要结构与光电比色计类似。光源灯发出的光线经过滤光片或单色器后，成为一束单色光束。该单色光束经过微孔板中的待测标本，被标本吸收掉一部分后，到达光电检测器。光电检测器将投射到其上面的光信号强弱转变成电信号大小。电信号经前置放大、对数放大和模数转换等模拟信号处理后，输入微处理器进行数据运算和处理，最后将检测结果在显示器上呈现。

一、实验器材

PerkinElmer EnVision 型多功能酶标仪。

二、操作方法

1. 确保插座电源处于通电状态下。先打开不间断电源（UPS），再打开 EnVison 型多功能酶标仪（开关机键位于左后侧），最后打开电脑主机和显示器。

2. 桌面双击"EnVision Manager"软件图标打开软件，自动进行仪器初始化、操作软件与仪器连接并自检。EnVision 软件显示状态栏"Idle"状态时表明仪器自检结束，处于可用状态。

3. 设置一个自己的文件夹。点击"Protocols"图标展开，先点击"User protocols"图标下任意文件夹如"User 1"，选中后右键单击选择"New Group"图标。弹出小窗口，将文件夹命名（应简洁明了以便将来查找），命名后点击"OK"图标。

4. 在文件夹下设置一个新的运行程序。选中上述文件夹右键单击选择"New Protocol"图标。在弹出的小窗口中将新程序命名（命名应简洁明了，方便将来查找）。命名后点击"OK"图标。

5. 出现程序设置窗口，点击"Measurement"图标，点击"Measurement"窗口"Label（valid labels marked with *）"下方右侧下拉三角，选择一个将要进行的测定，如第一个光吸收"*ABS-Absorbance @ 405"。此步骤相当于从操作源中选择一个测定模板，选择之后可进一步修改吸收波长等参数。点击"Measurement"窗口右侧红色图标，进入界面，此时所有参数为灰色无法修改，点击上方"Duplicate"图标复制整个页面参数后即可修改。

6. 对于光栅与滤光片均配置的 EnVision 多功能酶标仪，可以点击勾选"Monochromator"后侧的"Use excitation monochromator"后，在下方"Wavelength"文本框内输入所需波长；或者点击"Excitation filter"右侧下拉箭头选定对应滤光片波长。波长设定完成之后点击窗口上左侧"Back"返回。

7. 点击窗口上左侧"Protocol-General settings"，右侧窗口显示相关参数，可对程序名字（Name）、微孔板格式（Plate type，如96 General）和读取微孔板内样品模式（Measurement mode，如"By rows, bi-directional"为横向回字型读取）等进行设置。

8. 点击"Wells selection-Group 1"，进入检测微孔板设置页面，右侧默认所有样品孔均选中，并进行整板读取（终点法检测，直接出原始读数）。

9. 如想在读数前利用软件统计功能进行简单计算，则必须先在检测微孔板设置页面指定样品对应类型，如空白（blank）、样品（unknown）和标准（standard）等，用于设立标准曲线并测定未知样品浓度。右侧可设置重复（replicates）和编码（next index）等。点击"Clear all"图标，清空所有检测孔设置，在对应的检测微孔板位置点击下拉三角图标，可选择相应选项"STD-Standard""BL-Blank""CTL-Control"或"S-PL Sample"等。

10. 点击左侧"Calculations"图标，点击窗口上方计算公式"fx"图标后方倒三角，选定拟合方式如"31 Curve fitting（standards on each plate）"。

11. 出现"Curve fitting（standards on each plate）"窗口，在"STD""Concentration"表格下设置标准品的浓度梯度，在"Concentration unit"后设置样品的浓度单位（如 mmol/L）。

如无须使用软件自带统计软件，则可略过上述步骤 9~11。

12. 将检测微孔板放在全自动载板架上，点击酶标仪上"LOAD"按钮，检测微孔板进入 EnVison 多功能酶标仪中。

13. 点击"Run"图标，开始检测。待检测结束后，点击之前设置新程序文件名，主页面显示光密度值。如需使用软件统计功能分析时，点击"Calculations"下方"Curve fitting（standards on each plate）"图标，主页面显示通过软件统计功能计算出的指定未知检测样品的浓度和曲线图。

14. 点击"LOAD"按钮,将检测微孔板从 EnVison 多功能酶标仪中退出,再次点击"LOAD"按钮把全自动载板架送回仪器中。

15. 先关闭运行软件,再关闭电脑和显示器,最后关闭 EnVison 多功能酶标仪和不间断电源。

三、注意事项

1. 避免阳光直射。可将仪器放在实验室阴面一侧。如放阳面,可安装遮挡窗帘。

2. 仪器后上方勿放置固体药品或液体溶液,以免不慎打翻后颗粒或液体进入仪器内部。

3. 避免振动,勿将仪器与大型离心机放置于同一桌面。

4. 保证空间,仪器周围要预留足够空间用于放置微孔板等。

5. 仪器长久不用,应覆盖防尘罩,并切断电源。应定期开机虚拟运行程序,使仪器处于良好工作状态。

-------------------------------- 参 考 文 献 --------------------------------

［1］KEDAR P, DESAI A, WARANG P, et al. A microplate reader-based method to quantify NADH-cytochrome b5 reductase activity for diagnosis of recessive congenital methaemoglobinemia. Hematology, 2017,22(4):252-257.

［2］HENNESSY R C, STOUGAARD P, OLSSON S. A microplate reader-based system for visualizing transcriptional activity during in vivo microbial interactions in space and time. Sci Rep, 2017,7(1):281.

［3］LEQUIN R M. Enzyme immunoassay (EIA)/enzyme-linked immunosorbent assay (ELISA). Clin Chem, 2005,51(12):2415-2418.

［4］孙亮,李萌,于传飞,等.均相时间分辨荧光法测定抗 PD-1/PD-L1 单抗药物活性.药物分析杂志,2019,39(1):45-50.

［5］蒋湘云,张黎明,夏登云,等.18ku 转位蛋白选择性配体 YL-IPA08 对皮质酮诱导 BV-2 细胞凋亡的保护作用.中国药理学与毒理学杂志,2017,31(1):43-50.

［6］谷绍娟.肝豆状核变性遗传和致病机制研究.[2020-03-10]. https://kreader.cnki.net/Kreader/CatalogViewPage.aspx?dbCode=cdmd&filename=1013358581.nh&tablename=CDFD1214&compose=&first=1&uid=.

（虢　毅　邓　雄）

第 6 节　流式细胞仪

　　流式细胞仪是一种对液流中排成单列的细胞逐个进行自动快速分析和分选的仪器。该仪器主要由液流系统、光学系统、电子系统和细胞分选系统构成。流式细胞仪的特点是通过快速测定库尔特电阻、荧光、光散射和光吸收来定量测定细胞 DNA 含量、细胞体积、蛋白质含量、酶活性、细胞膜受体和表面抗原等重要参数。根据这些参数将不同性质的细胞分开,以获得供生物学和医学研究用的纯细胞群体。该仪器广泛应用于细胞生物学和免疫学等领域的研究,也在肿瘤学和血液学等学科的临床检测和临床研究中发挥着重要的作用。本节以 BD FACSVerse 型流式细胞仪（图 3-13）为例作一介绍。

　　将待测细胞荧光染色后制成细胞悬液进入充满鞘液的流动室中。鞘液包裹着细胞被限制在液流的轴线上,细胞呈单行排列通过一个非常小的喷嘴,形成细胞液柱,依次通过流动室检测区域。以激光作为激发光源,垂直照射在检测区域的细胞流上。被荧光染色的细胞在激光照射下,产生散射光和激发荧光,同时被光电二极管和光电倍增管接收。小角度光的前向散射（forward scatter, FSC）信号与细胞体积的大小有关,侧向 90° 方向的光侧向散射（side scatter, SSC）信号与细胞内颗粒度有关,激发荧光信号可用来分析荧光染色后被测细胞的内部颗粒信息。这些光信号转化成电信号,经放大后的电信号传送到计算机,经模数转换器传输到微机处理器编成数据文件,保存在计算机上。细胞的分选是由

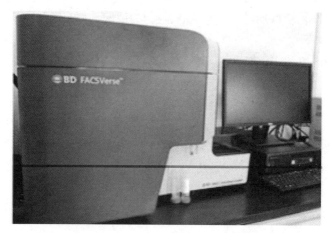

图 3-13　BD FACSVerse 型流式细胞仪

喷嘴射出的液柱在电信号作用下发生振动,形成带电荷的液滴。在计算机控制下,带电荷液滴在高压电场的作用下偏转,落入不同的收集容器中,从而实现细胞的分离。

一、实验器材

BD FACSVerse 型流式细胞仪。

二、操作方法

1. 启动开机程序

(1)开机前检查鞘液桶中是否需要添加鞘液,清空废液桶中废液。

(2)按下流式细胞仪上"Power"电源键,启动仪器。正常启动后,电源键为绿色。开机 20 分钟后,激光器预热完成,可进行样本采集。

(3)打开电脑。双击"BD FACSuite"图标,登录"BD FACSuite"软件。当工作界面左下角图标"Connected"符号显示绿色状态,确认软件与流式细胞仪连接成功。当工作界面右下角图标"Fluidics"符号显示绿色状态,确认液流系统已就绪。

2. 数据获取

(1)创建一个新的实验。在导航栏中点击"Experiments"图标,进入"Manage Experiments"界面,点击"New"图标,创建一个新的实验。

(2)右上角点击"File"图标,点击"Rename"选项。重命名实验,在"Experiment Name"后对话框中填写实验名称。以 2 色刺激实验为例,重命名为"2-color Stimulation_<姓名缩写>"。点击"OK"图标。

(3)在"Data Sources"界面,点击"Tube_001"图标,进入"Tube Properties"属性对话框,在"Tube Setting"图标后的对话框中,选择"Lyse Wash"条件。如果需要更改其他条件,点击"Select"图标选择。

(4)点击"Parameter"图标进入"Parameter"界面选择本次实验所需的参数,将不会用到的通道选中后,点击"Remove"图标删除。

(5)点击"Reagents"图标,在"Reagents"界面选择每个通道对应的抗体名字。

(6)点击"Acquisition"图标进入"Acquisition"窗口,设置一个新的停止条件。在"Max Time"图标处选择"Infinite",即最大收集时间。在"Create Gate Criteria"的"Gate"下拉菜单中选择"All Events",在"Events"图标后输入细胞收集数目"10 000"。再点击"Add Criteria"图标,选择"All Events 10 000",点击"Apply Rule",即选择收集 10 000 个细胞。点击关闭试管属性"Tube Properties"对话框。

(7)点击"Worksheet_001"图标界面,每个新建的实验会包含一张默认的 FSC/SSC 散点图。点击工作表工具栏"Worksheet Toolbar"中创建点图按钮,创建第二张散点图。右键点击横坐标,修改横坐标参数(如 CD3FITC 和 CD8APC-H7)。

(8)重复上述步骤,根据实验需要创建另外的散点图。

(9)将阴性对照样本管上样到手动上样支架上,当管子正确上样时,绿色 LED 灯熄灭。在"Data Sources"界面,确认运行指针设置在"Tube_001"。点击"Data Sources"界面的"Preview"图标,流式细胞仪开始上样,数据会显示在散点图上。点击"FSC/SSC"散点图左下角的"PMTV"图标,激活"PMTV"调节滑块。拖动滑块调节电压使细胞群体处于合适位置。再点击"PMTV"图标,可隐藏调节滑块。

(10)在"Worksheet"工具栏中点击多边形门图标,在 FSC/SSC 散点图上围绕细胞群体点击拖动,创建一个多边形门,双击完成圈门。

(11)调节所有荧光通道的电压,使其他散点图上的细胞群体均处于合适位置。点击"Data Sources"界面的"Stop"键,停止上样。

(12)从手动上样支架上移除阴性对照样本管。当上样针缓冲结束后,上样本管,点击"Data Sources"界面的"Next",新生成一个"Tube_001"图标。右击"Tube_001"图标,弹出对话框,选择"Renaming"选项。进入"Tube Porperties-Tube_001"对话框,在"Tube Name"后对话框中输入样本管的名称,确定后点击关闭对话框。

(13)点击"Preview"图标。确认所有细胞群体处于合适的位置,细胞群体处于线性范围之内。如果有需要,调节"PMTV"使群体位置合适,点击"Acquire"图标,开始收集细胞。在"Acquisition Status"界面监控收集情况,当满足停止条件后,点击"Stop"图标停止收集。试管标记会变为黑色,以示数据已经被记录。上样结束后,从手动上样支架上移除样本管。留置一管超纯水于手动上样支架上。

3. 保存原始数据和 PDF 图片

(1)原始数据保存:选定需要保存样本管的名称,点击右上角"File"图标,再点击"Export"图标选择"FCS Files"。弹出保存途径对话框,选定保存位置点击"OK"图标。

(2)PDF 图片保存:选定需要保存样本管的名称,点击右上角"File"图标,再点击"Export To PDF"。弹出保存途径对话框,选定保存位置和输入 PDF 图片名称,点击"OK"图标。

4. 启动关机程序

(1)主菜单栏"Cytometer"中点击选择"Daily Clean"选项,打开"Daily Clean"对话框。

(2)放置一个含 2 ml 0.5%~1% 次氯酸钠的流式管于手动上样支架上,点击"Continue"图标,对流式细胞仪进行清洁。完成后,对话框会关闭。根据提示,更换一个含 3 ml 超纯水的管子。

(3)主菜单栏"Cytometer"中点击选择"Shutdown"选项,关机对话框打开。

(4)待软件关闭后,关闭电脑。按下流式细胞仪上电源键,关闭仪器。最后关闭不间断电源。按管理制度记录仪器使用时间和运行情况。

(5)关机后检查鞘液桶中是否需要添加鞘液,清空废液桶中废液。

三、注意事项

1. 在开机前或者关机后,添加鞘液和清空废液。不要在仪器运行过程中进行操作。

2. 任何情况,请先点击"Preview",预览样本情况,观察获得数据图形正常后,点击"Acquire"开始正式收集细胞和数据。

3. 开始当天第一个实验前,请先上样含 3 ml 超纯水的空白管进行高速采样 5 分钟。

4. 每天使用 0.5%~1% 次氯酸钠和超纯水清洗上样针。每月使用 0.5%~1% 次氯酸钠清洗仪器鞘液通路。每 3 个月更换一次鞘液过滤器,以及鞘液桶内的管路过滤器。

5. 仪器运行环境温度应保持在 15~25 ℃之间,以确保激光头正常工作。

———————————————— 参 考 文 献 ————————————————

［1］ LIU H, XIANG H, ZHAO S, et al. Vildagliptin improves high glucose-induced endothelial mitochondrial dysfunction via inhibiting mitochondrial fission. J Cell Mol Med, 2019,23(2):798-810.

［2］ MCKINNON K M. Flow cytometry: an overview. Curr Protoc Immunol, 2018,120:5.1.1-5.1.11.

［3］ VELDHOEN M. Guidelines for the use of flow cytometry. Immun Inflamm Dis, 2017,5(4):384-385.

［4］ GIVAN A L. Flow cytometry: an introduction. Methods Mol Biol, 2011,699:1-29.

［5］ 楚冬海, 张振秋. PI3K/Akt 信号通路在瓜蒌皮保护心肌细胞缺氧 / 复氧损伤中的作用. 中华中医药学刊, 2020,38(4):220-225.

［6］ 刘运杰, 霍娇, 岳茜岚, 等. 基于流式细胞术的大鼠外周血网织红细胞微核试验方法的建立. 现代预防医学, 2019,46(2):322-326,352.

（邓 昊　虢 毅　邓 雄）

第 7 节　LC-10A 高效液相色谱仪

高效液相色谱仪是在液相色谱和气相色谱技术的基础上发展起来的一种高效、快速分离分析仪器。该仪器利用高压输液泵将流动相输入高效色谱柱,使其在柱内快速流动,并在柱末端附加检测器检测分离情况。高效液相色谱仪可以对混合物进行分离,测定混合物的各组分,并对混合物中的各组分进行定量和定性分析。高效液相色谱系统主要由储液器、输液泵、进样器、色谱柱、检测器、数据记录和处理装置等组成。广泛应用于生物化学、食品分析、医药研究、环境分析和无机分析等领域。本节以岛津 LC-10A 高效液相色谱仪(图 3-14)为例作一介绍。

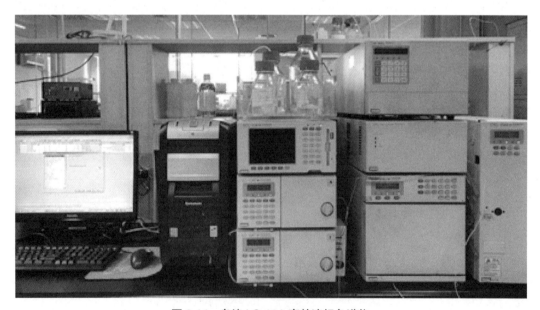

图 3-14　岛津 LC-10A 高效液相色谱仪

含检测样品的溶液经进样器进入流动相,输液泵将流动相输入系统,载入色谱柱内。样品溶液中各组分在两相中具有不同分配系数,在两相中做相对运动时,经过反复多次吸附和解吸的分配过程,各组分在移动速度上产生较大差别,因而被分离成单个组分依次从柱内流出。通过检测器时,样品浓度也被转换成电信号传送到记录仪,浓度数据以图谱形式表现,根据图谱峰面积可计算物质的浓度。高效液相色谱对样品有较广适用性,通常不受分析对象挥发性和热稳定性的限制。

一、实验器材

岛津 LC-10A 高效液相色谱仪,包括 SCL-10Avp 控制器、LC-10Avp 输液泵、SPD-M10Avp 检测器、SIL-10ADvp 自动进样器、CTO-10Svp 柱温箱和 CLASS-VP 分析软件等。

二、操作方法

1. 开机运行

(1)接通电源,打开高效液相色谱仪各模块电源。待仪器各模块自检完成后,打开计算机主机和显示器。

(2)桌面双击"CLASS-VP"图标开启运行软件,进入运行程序选择页面。点击选择"Instrument 1"运行程序图标,进入工作站页面,连接仪器正常,显示"Ready"。

2. 创建实验方法

(1)点击对话框中"File"图标展开,点击选择"Method"图标,再点击"New"图标,新建方法文件出现在 Method 对话框中,即可进行方法设置。

(2)点击"泵"的图标进入泵的设置页面。点击"Flow"右侧对话框设置泵的流速,点击"B.Conc"右侧对话框,填写 B 泵的占比(一般设定 B 泵为有机相)。点击"Max"右侧对话框图标,填写最大柱压值;点击"Min"右侧对话框图标,填写最小柱压值。

(3)点击"色谱柱"图标,进入柱温箱设置页面。点击"Oven"右侧对话框,填写柱温箱温度。点击"T.MAX"右侧对话框,填写柱温箱最大温度。点击"Apply"图标,应用设置方法。

(4)点击"PDA 紫外检测器"图标,进入检测器设置页面。点击"General"图标,进入常规使用设置页面。点击"Start"图标右侧对话框,填写紫外检测器开始检测波长。点击"End"图标右侧对话框,填写紫外检测器结束检测波长。点击"Wave Step"图标右侧对话框,选择"1 nm"。点击"Lamp"图标右侧对话框,选择氘灯"D2"。点击"Run Time"图标右侧对话框,填写运行时间。点击"Acquisition Time"图标右侧对话框,填写信号采集时间。在"Sampling"图标右侧对话框,选择"Period"并填写阶段采集时间。点击"Ratio",进行检测波长设置。点击"Apply"图标,应用设置方法。

(5)点击对话框中"File"图标展开,点击选择"Method"图标,再点击"Save As"图标,进入另存为页面,选择保存位置,在"文件名"右侧图标对话框中填写实验方法名称,点击"Save"图标,保存创建实验方法。

3. 样品分析

(1)将溶剂瓶 A 滤头取出,置入配好的水相溶剂中。将溶剂瓶 B 滤头取出,置入配好的有机相溶剂中。将溶剂瓶 C 滤头取出,置入配好的洗针溶剂中。拧开泵上的排气阀,按"Purge"键,排液 3 分钟,再按"Purge"键停止排液,拧紧仪器上排气阀。更换本次实验需要的色谱柱。

(2)点击"Method"右侧文件夹图标,选择需要新建实验方法,点击"打开"确定。点击"Download"图标,下载实验方法,待下载完成点击"OK"确定。点击"Instrument On"运行方法,使仪器各模块运行系统达到平衡。

(3)点击"Sequence"图标右侧文件夹,选择"Edit",进入样品序列编辑页面。点击"Vial"图标下方对话框,填写进样瓶编号。点击"Volume"图标下方对话框,填写进样体积。点击"Method"图标下方对话框,选择运行方法。点击"Filename"图标下方对话框,填写样品名称,点击"Save Sequence"保存序列。

(4)将处理样本放入进样器中(与进样瓶编号相对应)。点击"Sequence Run"图标,选中需要进样序列,点击"Start"开始进样。

（5）如为单针进样,点击"Single Run"图标,在"Method"项选择样品分析方法。点击"Data"图标右侧对话框,填写路径及文件名。点击"Vail"图标右侧对话框,填写进样瓶号。点击"Injection"图标右侧对话框,填写进样体积。然后点击"Start"进样分析。

4. 查看检测结果

（1）桌面双击"CLASS-VP"图标开启运行软件,进入运行程序选择页面。选择点击"Offline Processing"离线分析图标,进入离线分析页面。点击选择"Instrument 1"图标,点击"Ok"图标确认。

（2）点击对话框中"File"图标展开,点击选择"Data"图标,再点击"Open"图标选择图谱文件,打开图谱。点击对话框中"Turn Integration Off"删除非目标峰的时间段的积分,点击选择"Insert Into Integration Even",点击"Analyze Now"分析。点击对话框中"Edit The Peak And Group Tables"图标,进入峰值编辑和分组表页面。点击"Name"图标下方对话框,填写定义峰的名字。点击"Weighting"图标下方对话框,选择定义权重。点击"Level"图标下方对话框,填写标准曲线各浓度水平的浓度。点击"Save"图标,保存方法文件。

（3）点击对话框中"File"图标展开,点击选择"Sequence"图标,再点击"Open"图标选择打开序列。选择标准曲线第一个点的"Run Type"右边的箭头,进入运行类型页面。在"Clear All Calibration"和"Begin Calibration"左侧对话框中勾选。选择标准曲线最后一个点的"Run Type"右边的箭头,进入运行类型页面,在"End Calibration"左侧对话框中勾选。点击"Method"选择保存好的积分方法,然后点击对话框中"Process A Sequence"运行序列,得到标准曲线计算结果,点击保存方法。

（4）选择序列的第一个样品的"Run Type"右边的箭头,进入运行类型页面,在"Begin Summary"左侧对话框中勾选。选择序列的最后一个样品的"Run Type"右边的箭头,进入运行类型页面,在"End Summary"左侧对话框中勾选。中间所有的样品均选择"Summary Run"。然后点击"Process A Sequence"运行序列,得出所有样本的计算结果。

5. 样品检测完毕后关机

（1）点击"Lamp"图标右侧对话框,选择"Off"。点击"Download",关闭检测器。

（2）若水相为盐溶液,将流动相中水相更换为超纯水,按"Purge"键,排液 3 分钟,再按"Purge"键停止排液。然后点击对话框中"Instrument On"运行方法,冲柱 30 分钟,点击对话框中"Instrument Off"停止运行。然后调整方法"B.Conc"为 100% 有机相,点击对话框中"Instrument On",冲柱30 分钟。

（3）点击对话框中"Instrument Off"图标,关闭"CLASS-VP"软件,关闭电脑,关闭各模块电源。

三、注意事项

1. 若无样品进样分析,腐蚀性溶剂或缓冲盐溶液在色谱泵系统内存放不可过夜,在使用腐蚀性溶剂或缓冲盐溶液后必须及时冲洗管路及色谱柱,一般情况下可先用 5% 甲醇溶液冲洗后,再用 100% 甲醇冲洗。

2. 如果仪器较长时间未使用时,仪器流路系统内的溶剂必须更换为甲醇。

3. 凡有接头螺帽处均以拧至不漏液为度,不宜过分拧紧,以免损坏接合处的密封。

4. 长时间不使用仪器,应该将柱子取下并用堵头封好保存。注意不能用超纯水保存柱子,而应该用有机相（如甲醇等）。

5. 气泡会致使压力不稳,重现性差。在使用过程中要尽量避免产生气泡,所用流动相需经超声脱气处理。

6. 高效液相色谱仪为贵重仪器,操作技术要求高。需经常进行维护,并由专人管理使用,实验室操作人员需经培训合格后才能进行实验操作。

─────────── 参 考 文 献 ───────────

[1] CORBIER M, SCHRAG D, RAIMONDI S. Ion exchange-high-performance liquid chromatography (IEX-HPLC). Methods Mol Biol, 2014,1131:501-506.

[2] SCHRAG D, CORBIER M, RAIMONDI S. Size exclusion-high-performance liquid chromatography (SEC-HPLC). Methods Mol Biol, 2014,1131:507-512.

[3] 彭健,刘鑫,王荣兵,等. 5-氟尿嘧啶磁性纳米脂质体在大鼠肝癌模型体内的靶向分布. 中国现代医学杂志, 2007,17(24):2952-2956.

[4] 张欣耘,李建华,杨永健. 高效液相色谱法测定尼尔雌醇含量方法的建立. 药物分析杂志, 2001,21(2):105-107.

（邓 晟 谭鸿毅 邓 雄）

第 8 节 API 4000 液质联用仪

液质联用仪是采用液相色谱与质谱联用技术,将液相色谱作为分离系统与质谱作为检测系统结合起来的一种分析仪器。液质联用实现了色谱仪和质谱仪优势的互补,将色谱仪对复杂样品的高分离能力,与质谱仪的高选择性、高灵敏度和能提供相对分子质量与结构信息的优点结合起来。液质联用仪可以对复杂混合物更准确地定量和定性分析,而且简化了样品的前期处理过程,使样品分析更加简便。该仪器离子源分为电喷雾电离源(electrospray ionization,ESI)和大气压力化学电离源(atmospheric pressure chemical ionization,APCI)。目前比较常用的质谱仪器有四极杆质谱仪、四极杆离子阱质谱仪、飞行时间质谱仪和离子回旋共振质谱仪等,广泛地应用于药物分析、食品分析和环境分析等领域。液质联用仪主要由高效液相色谱仪、接口离子源、质量分析器、真空系统和计算机数据处理系统组成。本节以 AB Sciex API 4000 型液质联用仪(图 3-15)为例作一介绍。

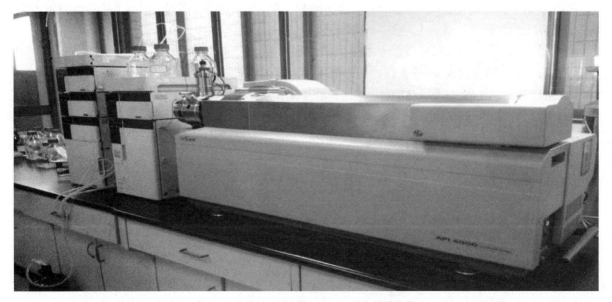

图 3-15 AB Sciex API 4000 型液质联用仪

液相色谱系统进行样品进样,色谱柱分离。从色谱仪流出的各分离组分依次通过接口进入质谱仪的离子源分析器,混合样品分子在高真空条件下被离子化。电离后的分子因为接受过多能量,进一步碎裂成较小质量的多种碎片离子和中性粒子,它们在加速电场作用下获取具有相同能量的平均动能而进入质量分析器。质量分析器将同时进入的不同质量离子,按离子质荷比依次进入离子检测器,采集放大离子信号,经计算机处理,绘制成质谱图,根据质谱图上各物质色谱峰的面积可计算物质浓度。

一、实验器材

AB Sciex API 4000 型液质联用仪。

二、操作方法

1. 开机步骤

（1）质谱开机:检查氮气发生器运转是否正常,在氮气充足的前提下打开机械泵上电源开关。机械泵持续工作至少 30 分钟。打开 API 4000 左下角电源开关,听到一声溶剂阀切换的声音时,前级泵启动,仪器开始自检。等待大约 2 分钟,听到第二声溶剂阀切换的声音（表明质谱自检完成）后,表示仪器自检完成。

（2）液相色谱开机:打开液相色谱各模块电源开关,等待液相色谱自检。自检完成,指示灯为黄绿色。

（3）打开电脑,双击"Analyst Software"图标开启运行软件,进入运行软件 Analyst 主页面。

2. 调谐

（1）用手动进样针取 AB 质谱专用 ESI 源调谐液（正离子调谐液 POS PPG 2×10^{-6} mol/L 或负离子 NEG PPG 3×10^{-4} mol/L）约 300 μl,设置蠕动泵流速为 0.7 μl/min,按"Run"键运行。

（2）点击"Hardware Configuration"图标,进入"Hardware Configuration Editor"页面。选择"MS",点击"Activate Profile"连接质谱。

（3）选择"Tune"模式,在"Project"中选择"INSTALL",点击左边"Instrument Optimization",选择"Adjust",点击"Next"。选择"Approved",点击"Next"。选择"PPG",点击"GO",仪器进行自动调谐,调谐成功后,保存调谐文件。

（4）若自动调谐通不过时,可尝试重新自动调谐一次。若仍然调谐失败,需要上报检测室负责人,联系工程师上门维修。

（5）手动调谐进行验证,打开方法文件"Q1POS PPG.dam",点击"Start",查看 906.6 的响应值是否大于 2.0×10^{7}。若响应值偏低,则可将检测器电压值上调 100 V。

3. 新建项目　打开 Analyst 主页面,在任务栏中点击"Tools"图标展开,选择点击"Project"图标展开,再选择点击"Create Project"图标,进入新建的文件夹页面。点击"Project name"图标下方对话框,填写项目名称。点击"Project folders"图标下方对话框,全选项目文件夹。点击"Add All"图标,点击"Ok"图标确定。

4. 离子扫描

（1）实验前准备两管 50% 甲醇,取一管 50% 甲醇先冲洗两次手动进样针,再取对照品溶液（1 μg/ml）大约 300 μl 样品至手动进样针,设置进样流速为 0.7 μl/min。

（2）点击左侧对话框中"Hardware Configuration"图标,进入"Hardware Configuration Editor"页面。选择"MS",点击右侧"Activate Profile"图标,连接质谱。

（3）点击左侧对话框中"Manual Tuning"图标,进入扫离子界面。点击"Temperature（TEM）"图标右侧对话框,选择温度（一般 500 ℃）。

（4）母离子扫描：点击"SCAN type"图标右侧对话框，选择 Q1（母离子）。点击"Polarity"图标右侧对话框，选择正负离子（"Positive"正离子，"Negative"负离子）。点击勾选"Center/Width"图标前空格。点击"Center（Da）"图标下方对话框，填写母离子分子量。点击"Width（Da）"图标下方对话框，填写左右扫描范围。点击"Time"图标下方对话框，填写"1 min"。设置完成后点击"Start"图标，观察母离子峰，记录母离子 *m/z*。

（5）子离子扫描：点击"SCAN type"图标右侧对话框，选择"Product Ion（MS2）"（子离子）。点击"Product Of"图标右侧对话框，输入母离子 *m/z*。取消选择"Center/Width"。点击"Start（Da）"和"Stop（Da）"图标下方对话框，填写子离子峰值范围（注：Start、Stop 包括母离子和子离子峰值范围）。点击"Time"图标下方对话框，填写"1 min"。设置完成后点击"Start"开始扫描。点击左侧"Compound"进入参数设置页面。点击"Declustering Potential（DP）"图标右侧对话框，调节电压；点击"Collision Energy（CE）"图标右侧对话框，调节碰撞能量，使母离子和子离子峰值为最优（一般子离子是母离子峰值三分之一为最佳）。

（6）确认离子对信息：点击"MCA"图标右侧对话框，选择叠加。点击"Cycle"图标右侧对话框，填写循环数（一般设置为 10 个循环）。待设置完成后点击"Acquire"，填写图谱保存文件名及路径，点击"Start"开始，运行结束后记录母离子和子离子的 *m/z*。

（7）优化 Declustering Potential（DP）：点击在"SCAN type"图标右侧对话框，选择"MRM"多重反应监测。点击"Q1Mass"图标下方对话框，输入母离子 *m/z*。点击"Q3Mass"图标下方对话框，输入子离子 *m/z*。点击"Time"图标右侧对话框，输入"100 ms"。点击"Edit Ramp"图标，进入"Ramp Parameter Settings"页面。点击"Parameter"图标右侧对话框，选择"Declustering Potential"。输入扫描范围"0~200 volts"。点击"Ok"开始扫描，响应最高处为最优 DP 值。

（8）优化 Collision Energy（CE）：将优化好的电压值输入"Declustering Potential（DP）"图标右侧对话框中。点击"Edit Ramp"图标，进入"Ramp Parameter Settings"页面。点击"Parameter"图标右侧对话框，选择"Collision Energy"，输入扫描范围"0~130 volts"，点击"Ok"开始扫描，响应最高处为最优 CE 值。

5. 方法设置

（1）质谱方法设置：点击左侧对话框中"Build Acquisition Method"图标，进入"Acquisition Method"页面。再点击"Mass Spec"图标，进入质谱方法设置页面。点击"Q1Mass"图标下方对话框，输入母离子峰值。点击"Q3Mass"图标下方对话框，输入子离子峰值。点击"Time"图标下方对话框，输入运行时间。右击对话框，选择添加"Declustering Potential（DP）"和"Collision Energy（CE）"。点击"Declustering Potential（DP）"和"Collision Energy（CE）"图标下方对话框，分别输入优化电压值和优化碰撞能量值。点击"Edit Parameters"图标，进入温度设置页面。点击"Temperature（TEM）"图标右侧对话框，输入相应温度（500 ℃），点击"On"图标确认。点击"Duration"图标右侧对话框，输入运行时间。

（2）液相色谱方法设置：在打开的"Acquisition Method"页面，点击"Shimadzu LC System"图标，进入液相色谱方法设置页面。点击"Pumps"图标进入设置程序页面。点击"Pumping Mode"图标右侧对话框，选择"Binary Flow"。点击"Total Flow"图标右侧对话框，输入流速。点击"Pump B Conc."图标右侧对话框，输入有机相比例。点击"Maximum"图标右侧对话框，输入柱压上限为"20 MPa"。点击"Time Program"图标进入计时设置程序页面。点击"Time"图标右侧对话框，设置运行时间（与质谱方法设置时间一致）。点击"Module"图标右侧对话框，选择"Controller"（用于等度、梯度 Pumps）。点击"Event"图标右侧对话框，选择"Stop"（适用于等度、梯度 Pump B conc.）。点击"Injection"图标右侧对话框，输入进样体积。

（3）待质谱方法和液相色谱方法设置完成后，点击左上角"File"图标展开，选择点击"Save As"，输入方法名称，保存方法。

6. 样品分析

（1）点击左侧对话框中"Hardware Configuration"图标，进入"Hardware Configuration Editor"页面。选择"LC-MS"，点击右侧"Activate Profile"图标，连接液相色谱及质谱。

（2）点击"Equilibrate"，选择进样分析方法，输入平衡时间，点击"Ok"平衡仪器。仪器平衡好后，屏幕右下角液相状态及质谱状态显示绿色。

（3）编辑运行序列：在 Analyst 主页面对话框中，选择对应文件。点击左侧对话框中"Build Acquisition Batch"图标，进入编辑序列页面。点击"Set"图标左侧对话框，输入当前日期。点击"Method Editor"图标，选择进样方法。点击"Add Samples"，进入添加样本页面。点击"Number"右侧对话框，输入样品数。其他设置内容删除。点击"Ok"确认。点击"Sample Name"图标下方对话框，输入样品名称。点击"Rack Code"图标，选择"1.5 ml Cool"。点击"Vial Position"图标下方对话框，输入进样瓶号。

（4）待编辑运行序列设置完成后，点击左上角"File"图标展开，选择点击"Save As"图标，输入序列名称，保存序列。在编辑序列页面，点击"Submit"图标提交序列。

（5）点击左侧"View Queue"图标，进入"Queue Manager"页面，点击"Start Run"开始进样检测。

7. 查看测定结果

（1）新建定量方法：点击左侧对话框中"Multi Quant2.0.2"图标，进入"Multi Quant"页面。点击选择"Neither"图标，再点击"Ok"确认。点击"Creates a new Results Table"图标，选择检测完成的序列文件，点击箭头加入到"Selected"，点击"Next"进入下一步。点击"Create New Method（MQ4）"，点击"New"图标，输入定量方法名称。点击"Save"，然后点击"Next"，选择标准曲线样品中的一个图谱文件。点击"Next"，定义内标及分析物，点击"Next"。分别设定内标及分析物的积分参数，点击"Finish"，完成定量方法的建立。

（2）在"Multi Quant"页面点击"Creates a New Results Table"，选择要定量分析的序列，点击箭头加入到"Selected"，点击"Next"进入下一步。点击"Choose Existing Method"图标展开，选择定量方法再点击"Open"图标，选择定量方法。点击"Open"，再点击"Finish"图标，进入分析检测结果页面。在"Sample Type"图标下方相对应的样品编号对话框中，右击选择样品类型，如"Standard""Blank"和"Quality Control"等选项，然后分别输入标准曲线和质控浓度值，软件自动计算出样品分析结果。

8. 关机步骤

（1）点击 Analyst 分析软件"Standby"，让仪器处于待机状态。

（2）关掉质谱电源。关掉液相色谱各部件的电源。

（3）等待大约 30 分钟，涡轮泵转速完全降下来后，关掉真空泵电源。

（4）关闭"Analyst Software"软件，关闭计算机主机和显示器，关闭氮气发生器。

三、注意事项

1. 操作人员需认真阅读本仪器使用说明书，经考核合格，方可上机操作。

2. 在断电情况下，应使质谱进入待机状态，关掉液相色谱部分，UPS 正常情况下可供电 2 小时，若 2 小时内不能恢复供电，按关机程序关闭质谱仪。待恢复供电后，再按开机程序打开质谱仪。

3. 仪器在待机和开机状态下，应保证足够的气源供应。应定期维护氮气发生器。

4. 质谱室环境温度应控制在 20~24 ℃，室温过高会导致质谱仪热保护关机。

--------------------- 参考文献 ---------------------

［1］KALU APPULAGE D, WANG E H, FIGARD B J, et al. An integrated multipath liquid chromatography-mass spectrometry system for the simultaneous preparation, separation, and detection of proteins and small molecules. J Sep Sci, 2018,41(13):2702-2709.

［2］KEEVIL B G. LC-MS/MS analysis of steroids in the clinical laboratory. Clin Biochem, 2016,49(13-14):989-997.

［3］ZHANG Y V, WEI B, ZHU Y, et al. Liquid chromatography-tandem mass spectrometry: an emerging technology in the toxicology laboratory. Clin Lab Med, 2016,36(4):635-661.

［4］王学虎, 袁敏, 张前上, 等. 液质联用仪自动筛选常见安眠镇静药的应用研究. 中国法医学杂志, 2010,25(6):420-422,429.

［5］华潞, 田蕾, 黄一玲, 等. 连续口服盐酸噻氯匹定片在健康人体的药代动力学. 中国临床药理学杂志, 2007,23(4):264-267.

（邓　晟　谭鸿毅　邓　雄）

第四章

电泳技术仪器

第1节 电 泳 仪

电泳是指带电粒子在电场中的运动,不同物质因其所带电荷和分子量的不同,在电场中运动速度不同,据此可用于不同物质的定性或定量分析、混合物组分分析或各组分提取制备等。电泳相关设备由主要设备(分离系统)和辅助设备(检测系统)构成,其中主要设备是指电泳仪和电泳槽。电泳仪是建立电泳电场的装置,它通常为稳定的直流电源,驱动带电粒子迁移。电泳仪能稳定地控制电泳过程中所需电压、电流或功率,是分子生物学研究不可缺少的重要设备,是可用于分离蛋白质和核酸等生物大分子物质的常压电泳。本节以君意 JY600C 型电泳仪(图 3-16)为例作一介绍。

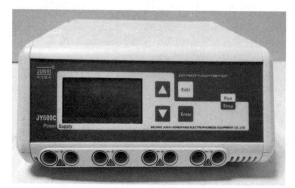

图 3-16　君意 JY600C 型电泳仪

一、实验器材

君意 JY600C 型电泳仪。

二、操作方法

1. 将电泳槽中加入电泳液和凝胶板,用移液器将待检测样品按次序加入各凝胶样品孔中。
2. 连接电源,打开电泳仪开关。
3. 按颜色接好电泳仪与电泳槽的连接导线,注意正负极。
4. 按 "Enter" 键选择电压、电流和时间,通过按 "▲" 或 "▼" 键调节数值(电泳过程中当到达设置时间后,电泳并不停止,只是鸣响提醒)。
5. 按 "Run/Stop" 键开始电泳,观察电泳情况。
6. 电泳完毕后,按 "Run/Stop" 键停止电泳,关机。

三、注意事项

1. 电泳仪通电进入工作状态后,禁止人体接触电极、电泳物及其他可能带电部分,也不能到电泳槽内取放东西,如有需要应先断电暂停电泳,以免触电。
2. 仪器必须有良好接地端,以防止漏电。仪器通电后,不要临时增加或拔出输出导线插头,以防止短路现象发生。尽管仪器内部附设有保险丝,但短路现象仍有可能导致仪器损坏。

———————————————————————— 参 考 文 献 ————————————————————————

［1］DONDELINGER R M. Electrophoresis. Biomed Instrum Technol, 2010,44(5):397-399.

［2］BOCEK P. Electrophoresis: past, present and future. Electrophoresis, 2009,30(Suppl 1):S1.

［3］赵鲁杭, 徐立红. 分子医学实验技术. 杭州：浙江大学出版社, 2014.

［4］谷绍娟. 肝豆状核变性遗传和致病机制研究. [2020-03-10]. https://kreader.cnki.net/Kreader/CatalogViewPage.aspx?dbC
ode=cdmd&filename=1013358581.nh&tablename=CDFD1214&compose=&first=1&uid=.

［5］胡汉宁, 陈薇, 杨桂, 等. 载脂蛋白 E 基因多态性与血脂水平及高脂血症的相关性. 中国组织工程研究与临床康
复, 2007,11(8):1453-1456.

（虢 毅 邓 雄）

第 2 节 电 泳 槽

电泳相关设备由主要设备（分离系统）和辅助设备（检测系统）构成,其中主要设备是指电泳仪和电泳槽。电泳槽是样品分离的场所,是电泳的一个主要部件。槽内装有电极、缓冲液槽和电泳介质支架等。电泳槽的种类很多,如单垂直电泳槽、双垂直电泳槽、琼脂糖水平式电泳槽、DNA 序列分析电泳槽和转移电泳槽等。本节以君意 JY-SCZ6 型电泳槽（图 3-17）为例作一介绍。

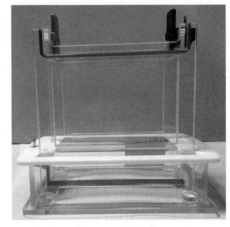

图 3-17　君意 JY-SCZ6 型电泳槽

一、实验器材

君意 JY-SCZ6 型电泳槽。

二、操作方法

1. 将凝胶所用的玻璃板清洗干净,清洗后放置在玻璃支架上,晾干后待用。

2. 把凝胶用的玻璃板密封,灌入所需要的胶液,插入相应的加样梳,待凝固。

3. 拆下加样梳和密封胶条,将做好的凝胶板安装到电泳槽上,用夹子夹紧防止渗漏。

4. 在上下电泳槽中注入电泳缓冲液,在凝胶样品孔中加入待检测样品。

5. 正确连接电泳槽的正负极,接通电泳仪,根据胶面的大小和其他要求,选择所需的电压或电流进行电泳。

三、注意事项

1. 实验前请撕下凝胶玻璃板上密封胶条,胶条未撕下时因为电泳样品无法通过电泳电场,可导致电泳仪输出空载运行。

2. 实验操作时应戴橡胶手套或塑料手套,实验后要洗手。

3. 避免碰触电泳槽中铂金丝,改变铂金丝的位置会影响电泳的均一性,严重影响电泳效果。

-------------------------------- 参 考 文 献 --------------------------------

［1］DONDELINGER R M. Electrophoresis. Biomed Instrum Technol, 2010,44(5):397-399.

［2］BOCEK P. Electrophoresis: past, present and future. Electrophoresis, 2009,30(Suppl 1):S1.

［3］高凯 . *ATP1B4* 和 *FBXO42* 基因与中国汉族帕金森病的相关性研究 . [2020-03-10]. https://kreader.cnki.net/Kreader/CatalogViewPage.aspx?dbCode=cdmd&filename=1014406511.nh&tablename=CMFD201501&compose=&first=1&uid=.

［4］谷绍娟 . 肝豆状核变性遗传和致病机制研究 . [2020-03-10]. https://kreader.cnki.net/Kreader/CatalogViewPage.aspx?dbCode=cdmd&filename=1013358581.nh&tablename=CDFD1214&compose=&first=1&uid=.

（虢 毅 邓 雄）

第五章

成像技术仪器

第1节　蔡司 LSM800 共聚焦显微镜

共聚焦显微术（confocal microscopy）是一种利用逐点照明和空间针孔调制来去除样品非焦点平面散射光的光学成像手段，相比传统成像方法可以提高光学分辨率和视觉对比度。该仪器广泛用于形态学、分子生物学、神经科学、药理学和遗传学等领域。蔡司共聚焦显微镜是一款灵活性强的高效型激光共聚焦显微镜，高灵敏度 GaAsP 探测器和快速线性扫描技术使图像质量达到一个非常高的水平。根据研究内容的不同，该仪器可以用来观察几十微米或甚至几纳米大小的结构。本节以蔡司 LSM800 型共聚焦显微镜（图 3-18）为例作一介绍。

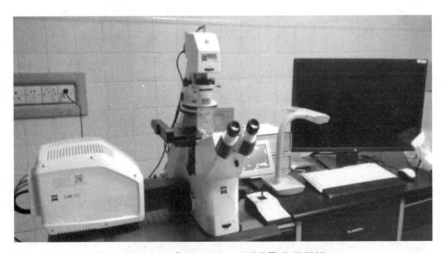

图 3-18　蔡司 LSM800 型共聚焦显微镜

共聚焦显微镜的原理是采用点光源照射样本，在焦平面上形成一个轮廓分明的小光点，该点被照射后发出的荧光被物镜收集，并沿原照射光路回送到双色镜构成的分光器。分光器将荧光直接送到探测器。光源和探测器前方都各有一个针孔，分别称照明针孔和发射针孔。照明针孔与发射针孔相对于物镜焦平面是共轭的，焦平面上的点同时聚焦于照明针孔和发射针孔，焦平面以外的点被挡在探测针孔之外不能成像，这样得到的共聚焦图像是标本的光学切面，避免了非焦平面上杂散光线的干扰。以点光源逐点扫描样品，探测针孔后的光电倍增管也逐点获得对应光的共聚焦图像，转为数字信号传输至计算机。最终在屏幕上聚合成清晰的整个焦平面共聚焦图像。

一、实验器材

蔡司 LSM800 型共聚焦显微镜。

二、操作方法

1. 系统的开启和关闭（开关间隔至少 2 小时），确定开关机顺序

（1）打开稳压电源，确定稳压电源显示 220 V。

（2）打开与稳压电源相连接的插座。

（3）打开"System"（激光），如需使用活细胞工作站时开启"Components"。

（4）将 Laser Module（"LM"）钥匙方向由"0"转向"1"，指示灯灭后才能开启拍照软件。

（5）打开电动显微镜电源"Power Supply 232"和电动载物台电源"SMC 2009"。

（6）打开金属卤化物荧光灯 X-Cite（切勿反复开关，每次打开和关闭之间的间隔至少 30 分钟）。

（7）打开电脑主机和显示器，启动 ZEN 软件，选择"ZEN system"。

（8）关机顺序与之相反，每个步骤之间要稍有间隔时间。

2. 获取多通道二维图像

（1）在"Locate"界面下选择通道快捷键（如 BF 和 DAPI 等荧光通道），显微镜下找到需要拍摄的样品区域，将待拍摄区域放在视野中央（注意放入样品时不要卡太紧）。

（2）显微镜右侧显示屏上点击"Miscroscope"图标，选择物镜倍数，先将物镜调至最接近样本位置，然后调好焦距。

（3）进入"Acquisition"页面，点击"Smart Setup"图标，选择染料名称和拍摄方式后（常选择"Best Signal"方式，特点是拍摄速度最慢，基本避免了发射荧光的串色，对于固定样本推荐使用该方式；"Fastest"方式拍摄速度最快，但有串色现象；"Smartest"方式结合前两者优势，减少串色同时拍摄速度较快，但光路中的硬件设置不能改变，对于变化快的样本可选择后两者），点击右下角"OK"图标。

（4）在"Acquisition Mode"图标下设置捕获模式参数。在"Scan Area"图标下选择扫描区域或点击图像窗口下的"Crop"图标选择扫描区域。点击"Scan Speed"图标设置扫描速度参数（常用参数 7），扫描速度越慢，信噪比越好，但光漂白越多。点击"Averaging"图标设置扫描平均参数（常用参数 2），增加"Averaging"数值可以减少噪音，但会增加扫描时间。点击"Direction"图标设置扫描方向参数，双向扫描可以减少扫描时间。点击"Frame Size"图标设置扫描框架参数，通常选择"512 px×512 px"或"1 024 px×1 024 px"，图像越大，扫描时间越长。

（5）点击"Live"图标，在预览情况下进行参数修改。在"Channels"图标下设置每个通道的参数，多通道时调好一个通道焦距，每个通道单独设置。点击"Track"图标选择相应的通道。点击选择"Laser"图标设置激光强度。点击选择"Pinhole"图标设置针孔大小，"Pinhole"一般设置为"1 AU"，增大 Pinhole 可以提高图像亮度，但会增加非焦面信息，减少 Pinhole 可以增加景深，但是会减少图像亮度。点击"Master Gain"和"Digital Gain"图标增加图像亮度，但是也会提高背景噪音。选择"Range Indicator"图标，可以显示出曝光程度。设置原则为保证图像不要过曝，尽量减少背景噪音，调整至样品至恰现微红（背景稍蓝，即将出现红色过曝光点）。

（6）选择需要成像的通道，选择一个通道点击"Track1"图标，选择多个通道点击"Track1""Track2"和"Track3"等。单击"Snap"图标，开始拍摄获得一张多通道图像。

（7）点击"File"图标，再点击"Save"图标将图片保存到目标文件夹中。点击"Export"图标，进入下一页面。点击"File Type"图标选择输出文件格式。点击"Individual Channels Image"图标前"√"（输出单通道荧光拍摄图片），再点击"Export to"图标选择保存文件位置。点击"Apply"图标即可完成保存。

3. 获取多通道三维图像

（1）镜下调好焦距后卡紧样品，通道的调整与获取多通道二维图像方法相同。

（2）在"Acquisition"图标下，选择"Z-Stack"图标进行多通道荧光 Z-Stack 层扫。在"Z-Stack"图

标下选择"All Tracks per Slice"模式,进行每层多荧光扫描。

（3）点击"Live"图标,在预览情况下进行参数修改。在右侧"Z-Stack"图标下,选择"Set First"和"Set Last"图标后面的参数,调节焦距、选择层扫图像的上下范围。点击"Optimal"图标设置步进间隔,让间距在最适合范围。点击"Start Experiment"图标开始实验。

（4）点击"File"图标,再点击"Save"图标将图片保存到目标文件夹中。点击"Export"图标,进入下一页面。点击"File type"图标选择输出文件格式。点击"Individual Channels Image"图标前的"√"（输出单通道荧光拍摄图片）,再点击"Export to"图标选择保存文件位置。点击"Apply"图标即可完成保存。

4. 时间序列拍摄

（1）镜下调好焦距后卡紧样品,通道的调整与获取多通道二维图像方法相同。

（2）在"Acquisition"图标下,选择"Time Series"图标进行时间序列拍摄。在"Time Series"对话框中,选择"Duration"和"Interval"图标设置后面的时间序列拍摄参数。"Duration"表示循环数,"Interval"表示两次循环开始时间的间隔,因此 Interval 包含了上一个循环的拍摄时间。点击"Start Experiment"图标开始实验。

（3）点击"File"图标,再点击"Save"图标将图片保存到目标文件夹中。点击"Export"图标,进入下一页面。点击"File type"图标选择输出文件格式。点击"Individual Channels Image"图标的前"√"（输出单通道荧光拍摄图片）,再点击"Export to"图标选择保存文件位置。点击"Apply"图标即可完成保存。

5. 拼图拍摄

（1）镜下调好焦距后卡紧样品,通道的调整与获取多通道二维图像相同。

（2）在"Acquisition"图标下,选择"Tiles"图标进行拼图拍摄（"Tiles"方法代表以当前视野为中心进行拼图拍摄）。在"Tiles"对话框中选择"Tiles"方法（"X"和"Y"分别代表水平和垂直方向拼图范围）。然后点击"+",将要拼图的范围添加到拼图区域中。点击"Start Experiment"图标开始拼图。

（3）或者在"Acquisition"图标下,选择"Tiles"图标进行拼图拍摄（"Tiles"方法代表以当前视野为中心进行拼图拍摄）。在对话框"Tiles"图标下选择"Stake"方法,能够通过定义拼图边缘自动计算拼图大小,完成拼图。"Stake"状态下通过移动载物台至想要拼接的样品边缘,单击"+",添加边缘范围。所有边缘定义后,点击"Done"图标,软件自动定义拼图范围。点击"Start Experiment"图标开始拼图。

（4）点击"File"图标,再点击"Save"图标将图片保存到目标文件夹中。点击"Export"图标,进入下一页面。点击"File Type"图标选择输出文件格式。点击"Individual Channels Image"图标前"√"（输出单通道荧光拍摄图片）,再点击"Export to"图标选择保存文件位置。点击"Apply"图标即可完成保存。

三、注意事项

1. 严格按照使用规程操作,不得任意改变操作程序,共聚焦显微镜中的激光发射管使用寿命有限且价格昂贵。在操作使用过程中严格遵守开关的启动顺序以做到最大程度保护好激光管。

2. 注意不要暴露在中等功率和高功率的激光辐射中,特别要注意不得注视激光束,甚至不要直接观看激光照射下的样品。

3. 不得在共聚焦显微镜附近储存或使用易燃易爆物的固体、液体或气体。易引燃的材料如布或纸张不得放入光路中。

4. 开机或改变激光功率后,约需 20 分钟激光光源才能够达到稳定,并符合使用要求。

5. 扫描后的图像储存在计算机内,可做进一步处理。由于计算机的硬盘有限,应及时储存到用户光盘等存储设备上,但要警惕病毒攻击激光共聚焦显微系统。使用前要严格把关,检查光盘是否携带病毒。

6. 激光共聚焦显微镜要有专门的实验室安放,室内安装空调和除湿机,保持相对稳定的温度和湿度,避免阳光直射。天气过冷或过热时,打开空调调节室温。天气潮湿时,打开除湿机,调节室内湿度。

-------------------------------- 参 考 文 献 --------------------------------

［1］LIU H, XIANG H, ZHAO S, et al. Vildagliptin improves high glucose-induced endothelial mitochondrial dysfunction via inhibiting mitochondrial fission. J Cell Mol Med, 2019,23(2):798-810.

［2］XIAO H, GUO Y, YI J, et al. Identification of a novel keratin 9 missense mutation in a Chinese family with epidermolytic palmoplantar keratoderma. Cell Physiol Biochem, 2018,46(5):1919-1929.

［3］NWANESHIUDU A, KUSCHAL C, SAKAMOTO F H, et al. Introduction to confocal microscopy. J Invest Dermatol, 2012,132(12):e3.

［4］李茂中,庞立丽,王宏,等.人气管上皮细胞的原代分离及气液界面培养.中国生物制品学杂志,2016,29(1):65-69.

［5］肖昀,张运海,王真,等.入射激光对激光扫描共聚焦显微镜分辨率的影响.光学精密工程,2014,22(1):31-38.

（邓 昊 邓 雄）

第 2 节 荧光显微镜

荧光显微镜是一种常用的光学显微镜,是以紫外线为光源,照射被检测物体,使其激发出荧光,然后在荧光显微镜下观察检测物体的形状、结构和所在位置等。荧光显微镜常用于研究细胞内物质的吸收、运输和化学物质的分布和定位等,广泛应用于生物学、细胞学、肿瘤学、遗传学和免疫学等领域。荧光显微镜由光源、滤光系统、反光镜、聚光镜、物镜、目镜和落射光装置等主要部件组成。本节以 Olympus IX71 型荧光拍照系统(图 3-19)为例作一介绍。

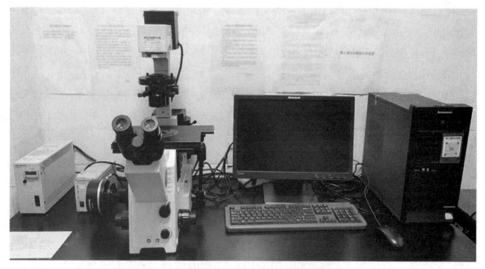

图 3-19 Olympus IX71 型荧光拍照系统

荧光显微镜采用一个高发光效率的光源,发射很强的紫外光和蓝紫光,足以激发各类荧光物质。经过滤色系统发出一定波长的光作为激发光。标本内的荧光物质吸收激发的光能后,物质中的一些电子由低能状态转变为高能状态,再回到低能状态时释放出光。由于荧光物质不同,其可发射出各种不同颜色的荧光,再通过显微镜的物镜和目镜放大后进行观察。

一、实验器材

Olympus IX71 型荧光拍照系统。

二、操作方法

1. 打开电源装置开关。将显微镜右边的白光电源开关开启，再打开显微镜前方电源，同时开启电脑。

2. 开启汞灯光源控制器的电源开关，"｜"为打开，"○"为关闭（只有荧光观察或荧光拍照时才需开启汞灯），此时电源指示灯亮。汞灯打开后30分钟才能关闭，关闭汞灯后，至少间隔40分钟才能启动。每次持续拍照时间为2~3小时。

3. 转动视野转换器到眼睛标识位置，将观察样本置于载物台上。将聚光镜转盘转到"BF"位置。

4. 转动物镜盘选择所需放大倍数的物镜，先粗调到最高位，然后再慢慢反方向调，大致看到样本后调节细调到图像清晰，镜下选取视野。

5. 荧光观察时，根据实验需要转动荧光滤色块转盘，选择与荧光染料匹配的激发块转入光路。拨动"SHUTTER"手柄，从"○"到"●"开启荧光光闸。观察荧光样本。3号通道为蓝色荧光，4号为绿色荧光，5号为红色荧光。

6. 点击电脑屏幕上"Cellsens Standard"软件，进入拍摄主页面。转动视野转换器到对侧相机位置，点击右上角"实时观察"图标，可将显微镜上实时图像转化到电脑屏幕上（转动粗细调节使视野图像清晰）。

7. 手动选择软件上不同倍数图标，点击"拍照"。先选择"图像"下的"印入信息"，点击"是"，然后右击"保存"图标，保存图片到相应文件夹中，选择图片类型为".tif"。图片应保存于自己创建文件夹中，并及时拷贝数据。

8. 荧光图片拍摄完毕后，以同样的方式保存图片到相应的文件夹下。

9. 关机时，先关拍照软件，再关闭电脑主机。最后将显微镜主机前面的电源关闭。汞灯如只使用了10分钟则要等到打开30分钟后才能关闭。

10. 清理仪器和台面，登记仪器使用状态。

三、注意事项

1. 严格按照荧光显微镜出厂说明书要求进行操作，不要随意改变程序。

2. 应在暗室中进行观察。进入暗室后，接上电源，开启超高压汞灯5~15分钟，待光源发出强光稳定后，眼睛完全适应暗室，再开始观察标本。

3. 检查时间每次以1~2小时为宜，超过90分钟，超高压汞灯发光强度逐渐下降，荧光减弱。标本受紫外线照射3~5分钟后，荧光也明显减弱。一般使用荧光显微镜持续时间不得超过2~3小时。

4. 荧光显微镜光源寿命有限，标本应集中检查，以节省时间，保护光源。新换汞灯灯泡应从开始就记录使用时间。汞灯熄灭后欲再用时，须待汞灯灯泡充分冷却后才能开启，一天中应避免数次开启光源。

5. 标本染色后立即观察，因时间长了荧光会逐渐减弱。若将标本放在聚乙烯塑料袋中4℃保存，可延缓荧光减弱时间。长时间的激发光照射标本，会发生荧光衰减和消失现象，故应尽可能缩短照射时间，暂时不观察时可用挡光板遮盖激发光。

6. 荧光显微镜需保持相对稳定的温度和湿度，天气过冷或过热时，打开空调调节室温。天气潮湿时，需打开除湿机，调节室内湿度。

---- 参 考 文 献 -----

［1］CHEN W, XIANG H, CHEN R, et al. S1PR2 antagonist ameliorate high glucose-induced fission and dysfunction of mitochondria in HRGECs via regulating ROCK1. BMC Nephrol, 2019,20(1):135.

［2］LIU H, XIANG H, ZHAO S, et al. Vildagliptin improves high glucose-induced endothelial mitochondrial dysfunction via inhibiting mitochondrial fission. J Cell Mol Med, 2019,23(2):798-810.

［3］SANDERSON M J, SMITH I, PARKER I, et al. Fluorescence microscopy. Cold Spring Harb Protoc, 2014,2014(10):pdb. top071795.

［4］谷绍娟 . 肝豆状核变性遗传和致病机制研究 . [2020-03-10]. https://kreader.cnki.net/Kreader/CatalogViewPage.aspx?dbC ode=cdmd&filename=1013358581.nh&tablename=CDFD1214&compose=&first=1&uid=.

（邓　昊　邓　雄　易银沙）

第 3 节　凝胶成像分析系统

凝胶成像分析系统适用于 DNA 或 RNA 凝胶电泳结束后对凝胶谱带的观察、拍摄和分析等。凝胶成像分析系统借助于高分辨率电荷耦合器件（charge coupled device，CCD）和变焦镜头，可获得肉眼难以识别的微弱电泳谱带，还可以采用滤光镜组有效过滤干扰背景，快速简捷地对电泳结果进行拍摄、分析、保存和编辑等操作。该仪器广泛应用于生物分子量计算、密度定量和 PCR 定量等生物工程研究。本节以君意 JY04S-3E 型凝胶成像分析系统（图 3-20）为例作一介绍。

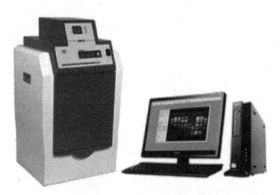

图 3-20　君意 JY04S-3E 型凝胶成像分析系统

凝胶成像分析系统是一个集观察、拍摄和分析于一体的凝胶分析系统，主要由镜头、暗箱、透照仪和软件等组成。凝胶成像分析系统采用 CCD 成像技术进行成像，在暗箱中的透照仪光源照射下，通过调节光圈、焦距、对比度和明亮度等使凝胶样品条带清晰，图像大小适当。获得清晰的图像后即可拍摄下来，并将摄取的图像直接输入计算机系统，通过专业的软件进行图像查看、处理和分析。

一、实验器材

君意 JY04S-3E 型凝胶成像分析系统。

二、操作方法

1. 启动凝胶成像分析系统，打开连接电脑，点击 "Gel-Pro Analyzer" 图标启动图像捕捉软件。

2. 打开暗箱门,放入待测凝胶,根据待测样品不同选择紫外通道或者白光通道。紫外通道适用于 EB 和 SYBR green 等染色的 DNA 样品。白光通道转换板适用于考马斯亮蓝染色的蛋白样品。

3. 点击软件左上角"图像采集"图标,打开采集图像界面,进行实时预览。

4. 通过调节机器上"Iris/Focus"按钮,将图像调到最佳状态,设定相应曝光参数,点击"图像采集"图标即可将图像拍摄下来。

5. 在"File"菜单下点击"Save"图标选项,将拍摄图片保存到相应文件夹中。

6. 紫外灯为损耗品,为了延长仪器使用寿命,使用完后应立即关闭仪器,并取走样品。

7. 及时拷贝文件,关闭电脑。

三、注意事项

1. 注意开机顺序,需先打开凝胶成像分析系统,再打开电脑进入软件。

2. 紫外凝胶照相过程中需防止 EB 污染仪器,凝胶成像分析系统的门不能与污染的手套接触,进行软件操作时同样不能与污染的手套接触。

3. 在使用紫外光源照相的过程中,不可以打开凝胶成像分析系统暗箱门。

4. 照相后将凝胶取出,并用较软的纸将台面擦拭干净。

参 考 文 献

[1] FAN K, HU P, SONG C, et al. Novel compound heterozygous *PRKN* variants in a Han-Chinese family with early-onset Parkinson's disease. Parkinsons Dis, 2019,2019:9024894.

[2] SCOTT T M, DACE G L, ALTSCHULER M. Low-cost agarose gel documentation system. Biotechniques, 1996,21(1):68-70,72.

[3] 李永伟, 许晓娜, 王志盛, 等. 郑州市耐碳青霉烯类肺炎克雷伯菌耐药趋势分析. 中华医院感染学杂志, 2018,28(21):3207-3210,3214.

[4] 高凯. *ATP1B4* 和 *FBXO42* 基因与中国汉族帕金森病的相关性研究. [2020-03-10]. https://kreader.cnki.net/Kreader/CatalogViewPage.aspx?dbCode=cdmd&filename=1014406511.nh&tablename=CMFD201501&compose=&first=1&uid=.

（邓昊 邓雄）

第 4 节 Odyssey 双色红外激光成像系统

Odyssey 双色红外激光成像系统利用红外染料技术,采用两个单独通道的红外激光进行检测。红外激光器产生两种波长（680 nm 和 780 nm）的激光,激发红外荧光染料分别产生 720 nm 和 820 nm 的发射光。再由两个高灵敏度雪崩式光电二极管检测器同时检测荧光信号。Odyssey 双色红外激光成像系统可以进行蛋白质组学研究中的蛋白质印迹法（Western blot）分析、双向电泳和蛋白芯片等,也可对核酸与蛋白的相互作用等进行检测。该仪器广泛用于信号转导、激酶研究、转录调控和凋亡以及药物筛选等领域。本节以 LI-COR Odyssey CLX 型双色红外激光成像系统（图 3-21）为例作一介绍。

一般荧光染料的激发和检测波长位于可见光谱区,不能有效地用于检测膜上的蛋白质。在此波长范围内,高分子化学物质（膜和微孔板等）会发出荧光,易形成高背景荧光干扰。在红外波长区这些化学分子物质几乎不发出任何荧光信号,成功地避开了膜和微孔板等耗材的高背景荧光干扰,提高了检测的信噪比和相对灵敏度。因此,红外波长检测具有低背景的优点。使用红外荧光染料标记的二抗,二抗孵育完成后可直接扫描成像。该仪器可用于检测膜上和微孔板上的蛋白或核酸,并对其进行精确的定量分析。

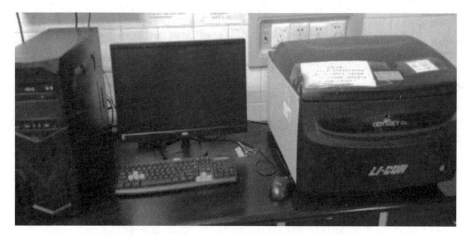

图 3-21　LI-COR Odyssey CLX 型双色红外激光成像系统

一、实验器材

LI-COR Odyssey CLX 型双色红外激光成像系统。

二、操作方法

1. 在面板上打开仪器电源开关,再开启电脑。用软布或无尘纸蘸超纯水将扫描平面的玻璃擦拭干净。

2. 将需要扫描的胶或膜正面朝下放置在扫描面板上,避免产生气泡(注意不要有太多的水)。记下坐标,扣上舱盖。

3. 点击"Image Studio"软件图标,打开 Image Studio 软件。新建一个工作区域,点击"Create New"图标,进入新的页面,在"Name"和"Path"填写相关信息。点击"Save"图标,点击"OK"图标。

4. 选择工作区域,点击"Add Existing"图标,选择新建文件夹名称,点击"OK"图标。

5. 进入 Image Studio 软件主页面,点击"Acquire"图标。若仪器连接正常,图标"Status"这一栏显示为"Ready",进行运行参数设置。

(1)在"Setup"栏中进行参数设置。从第二个按钮下拉菜单选择"No Analysis"(若选择"Analysis",则图像采集后软件会自动定义泳道和条带)。

(2)在"Channels"栏中进行参数设置。点击工具栏中的"Auto"图标,仪器将根据图像信号情况自动控制扫描强度,会有更宽的动态范围(如未点击工具栏中的"Auto"图标,则需要手动调整扫描强度)。

(3)在"Scan Controls"栏中进行扫描参数设置。如 Western blot 膜成像设置为 169 μm,Medium,0.0 mm。

(4)在"Scan Area"栏中,选择"Draw New"图标,在扫描网格中画出膜面积大小的矩形框。

6. 运行参数设置完毕后,点击"Start"图标开始扫描,如果需要终止,点击"stop/cancel"图标,结束或取消扫描。

7. 图像扫描结束后,点击"Image"图标,进入"Image"界面。在"Display"图像显示选项中,点击"Choose"图标选择要调整的通道"800/700 nm"。在主页面中选择一张效果最好的图像。对选中的图像进行信号或背景调节,点击图像下方"Brighter"图标逐渐增强,点击"Dimmer"图标逐渐减弱,调整结束时点击"Done"图标完成调整。

8. 点击屏幕右上方"LUTs",查看每个通道图像的像素强度直方图。通过拖动曲线对图像进行调整。

9. 调整好的图像显示在屏幕上,图像的数据显示在下方"Images Table"中。点击"Images Table"

图标,输入新名称。

10. 导出采集好的图片。点击软件左上角的 IS 图标,下拉菜单里面 "Export" 图标选择 "Copy To" 图标,再点击 "Backup Folder" 或者 "Zip File" 图标,选择要保存的路径,点击 "Save" 图标进行保存。关闭 "Image Studio" 软件。

11. 将胶或膜从扫描面板上取出,用软布或无尘纸蘸超纯水将扫描平面的玻璃擦拭干净。

12. 若无他人继续实验时则关机。首先关闭双色红外激光成像仪主机,然后关闭电脑主机和显示器,最后关闭不间断电源。

三、注意事项

1. 操作环境的温度应保持在 15~25 ℃之间,以确保激光头的正常工作。

2. 使用双色红外激光成像仪时,要用塑料镊子夹 PVDF 膜,金属镊子容易刮坏成像面板玻璃。

3. 双色红外激光成像仪扫描开始时,请不要打开成像面板玻璃的上舱盖。

4. 双色红外激光成像仪开机后,有 5 分钟左右的初始化时间,此时请不要进行其他操作。

5. 使用后务必将成像面板的液体用滤纸擦拭干净,不要用纱布(会磨坏玻璃)或卫生纸(会残留细屑)。

------ 参 考 文 献 ------

[1] LIU H, XIANG H, ZHAO S, et al. Vildagliptin improves high glucose-induced endothelial mitochondrial dysfunction via inhibiting mitochondrial fission. J Cell Mol Med, 2019,23(2):798-810.

[2] HAASE C, LETHAUS B, KNÜCHEL-CLARKE R, et al. Development of a rapid analysis method for bone resection margins for oral squamous cell carcinoma by immunoblotting. Head Neck Pathol, 2018,12(2):210-220.

[3] BOMMAREDDY A, CRISAMORE K, FILLMAN S, et al. Survivin down-regulation by α-santalol is not mediated through PI3K-AKT pathway in human breast cancer cells. Anticancer Res, 2015,35(10):5353-5357.

[4] 王姝,王瑞,蒋雅楠,等. 阿托伐他汀通过调节钠-钙交换体改善心力衰竭大鼠心脏功能. 中国病理生理杂志, 2016,32(10):1900-1904.

[5] 陈勇,左静,刘颖,等. miRNA-200c 逆转胃癌 SGC7901/DDP 细胞对顺铂的耐药性及其相关机制. 肿瘤, 2010,30(8):646-650.

（邓昊　邓雄）

第 5 节　耶拿 UVP ChemStudio PLUS 多功能成像仪

耶拿 UVP ChemStudio PLUS 为计算机控制的多功能成像仪,适用于化学发光成像、RGB 多色荧光成像和荧光染料成像(如 EB、SYBR green 和 SYBR red 等染料,可以满足不同荧光染色的核酸胶和蛋白胶成像)、考马斯亮蓝和银染等染色的蛋白胶成像,以及色度分析、克隆/斑点计数、微孔板定量、放射自显影胶片成像和动植物活体成像等。独特的 Elite 全光谱光源提供高强度的全光谱光源,用于从紫外到红外的全光谱荧光成像。双色近红外激光模块可用于高灵敏度双色 Western blot 成像。可对电泳凝胶和 Western blot 膜进行拍照,并对获得的照片进行条带分析,以获得条带位置和亮度等信息,并通过软件自动计算出样品的分子量、数量和迁移率等信息。具备操作简易的图像采集功能,人性化的图像处理和强大的图像分析功能。本节以耶拿 UVP ChemStudio PLUS 多功能成像仪(图 3-22)为例作一介绍。

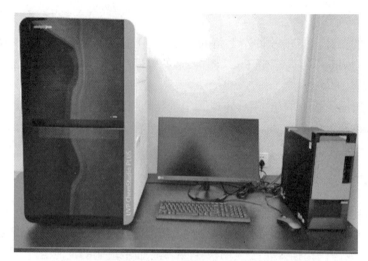

图 3-22　耶拿 UVP ChemStudio PLUS 多功能成像仪

多功能成像系统包括成像系统和分析图像的软件系统。耶拿 UVP ChemStudio PLUS 多功能成像仪通过配置全光谱高能氙灯光源提供从紫外、可见荧光 RGB 到近红外的全光谱激发光,采用超大 CCD 感光芯片和高光通透性定焦镜头对样品所发射的光通过相应波长滤光片进行捕获,使其拥有优异的感光性能,可保证微弱化学发光信号采集、高低丰度蛋白检测和实验准确性,获得高度清晰图像。可用于荧光成像、比色成像、化学发光成像和近红外成像等。再通过软件控制进行焦距、光圈、滤光片和放大缩小等功能调节使图像清晰和大小适当。调节获得清晰的图像后即可拍摄下来,并将图像直接输入计算机系统,并利用配备软件的强大图像功能进行图像处理和分析。

一、实验器材

耶拿 UVP ChemStudio PLUS 多功能成像仪。

二、操作方法

1. 开启连接仪器的电脑,然后再打开多功能成像仪器后面的电源开关。打开成像仪主机电源,化学发光成像建议提前 15 分钟打开电源开关,以保证 CCD 冷却至工作状态。

2. 双击桌面上 VisionWorks 软件图标,打开软件主界面。观察软件右下角相机图标显示可用(Ready)字样,表示仪器制冷结束,可以拍照。

3. 拍摄考马斯亮蓝染色蛋白凝胶请点击图标 "Protein Gel Electrophoresis"。

（1）拍照之前先将白光转换板放在紫外透照台上,再将胶放在白光转换板上。进入 "Protein Gel Electrophoresis" 界面后,右侧为拍照模板。点击运行程序图标 "Coomassie blue",在软件中拍摄出相应的蛋白电泳凝胶图片。可分析蛋白电泳凝胶图片结果。

（2）保存图片之前先点击左下方图标 "Flatten",生成新的图片。然后点击左上角的图标 "Save As...",保存图片至相应的文件夹中。

4. 拍摄核酸凝胶成像请选择点击图标 "DNA Gel Electrophoresis"。

（1）拍照之前将样品直接放在紫外透照台上。进入 "DNA Gel Electrophoresis" 界面,右侧为拍照模板。点击运行程序图标 "DNA Gel（Auto）" 或 "DNA Gel（Manual）",在软件中拍摄出相应的核酸胶成像图片。可分析核酸胶成像结果。

（2）保存图片之前先点击左下方图标 "Flatten",生成新的图片。然后点击左上角的图标 "Save As...",保存图片至相应的文件夹中。

5. 拍摄 Western blot 胶图请选择点击图标 "Chemiluminescent Blot"。

（1）进入"Chemiluminescent Blot"界面，右侧为拍照模板，主要有"WB（Manual）"和"WB（Stacks）"模式。

（2）Manual 模式：手动调节曝光时间，最后形成一张图片；点击图标"WB（Manual）"进行 Manual 模式程序设定。首先选择编辑按钮 ▨（Edit），然后点击图标"Exposure Time"，在右侧对话框设定曝光时间，点击左上角图标"Save"，保存设定好 Manual 模式程序。然后点击图标"WB（Manual）"名称前的运行键，即可运行该程序。结果为设置曝光时间条件下拍摄出的一张 Western blot 胶图。

（3）Stacks 模式：连续拍照叠加模式，可以设置拍照数量和每张图片的拍照时间（每张拍照时间一致，比如每张 5 秒，连续拍 3 张，结果为第一张第 5 秒拍摄，第二张第 10 秒拍摄，第三张第 15 秒拍摄），点击图标"WB（Stacks）"进行 Stacks 模式程序设定。首先选择编辑按钮 ▨（Edit），然后分别点击图标"Stacks Images"和图标"Exposure Time"，在右侧对话框设置拍照张数和曝光时间，点击左上角图标"Save"，保存设定好 Stacks 模式程序。然后点击图标"WB（Stacks）"前的运行键，即可运行该程序。这样可以获得依据设置曝光时间拍摄出的多张 Western blot 胶图。

（4）拍摄 Marker：可以直接运行图标"Marker"前的运行键单独拍摄白光标志物（Marker）照片。

6. 拍摄图片处理和保存

（1）单张图片提取：如果采用 Stacks 模式拍照，生成多张图片，直接点击图标"Save As"则多张图片保存成一个文件夹，且只能使用软件打开。如果需要提取其中一张图片：点击图标"Flatten"，选中要提取的图片，点击图标"Extract"，所选图片会被提取出来，且生成一张新的图片，然后点击图标"Save As"保存图片。

（2）图片调整：凝胶图结果拍摄完毕后，点击右上角图标"Image"，可对图片的灰阶比调整、伪彩颜色选择、图片编辑、图片信号调整和图片信息查询。调节图片的灰阶比：点击图标"Hist"，选择适合的信号强度位置来调整灰阶范围等参数。调节图片的伪彩：点击图标"PColor"，选择适合的颜色。图片编辑：点击图标"Edit"，选择"Rotate"和"Remove Noise"等进行图片编辑。调节图片信号：点击图标"Adjust"，选择适合的亮度（Brightness）和对比度（Contrast）等参数。查看拍摄图片相关信息：点击图标"Info"，内有拍摄图片的像素、位深度、历史记录和拍照参数等信息。通过调节得到最佳图片。选择右上角图标"Annotation"可对拍摄图片进行注释说明和测量等。

（3）图片处理确认：图像导出前进行图像调节确认，点击左下角图标"Flatten"，重新生成一张图片。

（4）图片保存：保存前确认是否已经按"图片处理确认"的操作对图片进行处理确认。点击图标"Save As"，选择要保存的格式，TIFF、JPG 或 PNG（其中 TIFF 是图片未做修改，PNG 是无损压缩，而 JPG 是有损压缩）。

（5）图片合并：标志物与化学发光结果叠加。点击右上角图标"Mix"，进行结果叠加。进入化学发光结果叠加页面，再点击图标"Compose"。在打开页面选择标志物图片，正下方点击图标"OK"。再选择反转后的 Western blot 图片，正下方点击图标"OK"。上下拖动调整叠加比例，调整好叠加比例后，点击图标"Compose"完成叠加。

7. Western blot 图片光密度值分析　点击软件右侧隐藏键，依次选择"Analysis"中的"Area Density"，在"Add Regions..."和"Add Background..."中进行条带框选和背景框选等。选择矩形框图标，直接用鼠标拖拽框选目的条带，在框好的条带上点击鼠标右键确认框的区域，或点击"Keep"确定，出现数字，为该条带序号。用鼠标左键点住上述框拖拽到第二个条带上，重复以上步骤，选择多条目的条带，点击图标"OK"完成条带选择。点击"Analysis"中"Import & Export Regions"可导入或导出框选区域。点击"Intensity Curve..."图标，确认信息来源，如照片原始信号为黑底白带，"Curve Type"选择"White Band Intensity Curve"。点击"Done"。然后点击图标"Report"查看结果。

8. 查看定量光密度值结果　结果窗口会自动弹出，选择右上角"Export"，单击"Export to Excel"

可将结果导出到 Excel 表格，自动呈现于页面，Excel 表格中是每个序号相对于条带的光密度值结果，"Total Density"是扣除背景以后的结果，此结果可进行表达量分析。

9. 拍摄完毕后，关闭运行软件，关闭主机和镜头电源。做好仪器清洁。

三、注意事项

1. 做化学发光实验拍照时，必须将 CCD 预冷 15 分钟以上才能得到更好的效果。

2. 化学发光成像，请将膜放在化学发光专用托盘上，尽量不要直接放置在紫外透照台上，以免对紫外透照台造成损伤。

3. 成像系统如果超过两个小时不用，建议将其关闭。严禁将 CCD 长时间开启，如过夜。长时间开启 CCD 会导致 CCD 被烧坏。

4. 使用紫外台进行成像时，严禁在紫外台上放置凝胶时在凝胶周围倒过多的水或缓冲液，以避免液体漏到紫外台下面的电路板或者机器内部，损坏机器。

5. 拍照结束取出凝胶后，紫外透射台用清水润湿并用拧干的纱布等轻轻擦干净，待自然干燥后复位。

6. 严禁用粗硬的物品擦拭紫外台面，以防止划伤紫外台面。

7. 使用该机器进行切胶操作时，必须使用紫外挡板保护自己。

8. 切胶时用力要轻，以免划伤紫外台面，宜在紫外透射台面上放置垫板或者铺一层保鲜膜后再放置凝胶，以防止切胶刀划伤紫外台面。

9. 如果滤光片需要清洁，应用清水冲洗后，再用滤纸吸干，或者用擦镜纸擦净。

━━━━━━━━━━━━━━━━━━━━━ **参 考 文 献** ━━━━━━━━━━━━━━━━━━━━━

［1］邓祖跃，杨何，刘璐，等．两种微创 Beagle 犬心肌梗死模型的比较．中国比较医学杂志，2016,26(6):48-52,60.

［2］李红，郑芬萍，阮昱，等．吡格列酮对糖尿病大鼠肾皮质 TGF-$\beta 1$ 基因表达的抑制作用．中华内分泌代谢杂志，2003,19(3):238-239.

（邓　昊　邓　雄）

第六章

分子细胞生物学相关技术仪器

第1节 普通 PCR 仪

PCR 扩增仪又称为 PCR 基因扩增仪,是一种利用 PCR 技术对特定 DNA 片段扩增的设备。通常把一次 PCR 扩增只能运行一个退火温度条件的 PCR 仪叫作普通 PCR 仪。普通 PCR 仪广泛应用于生物学实验室和医学领域中感染性疾病诊断、遗传性疾病诊断、恶性肿瘤诊断和移植配型等。PCR 扩增仪通常由热盖部件、热循环部件、传动部件、控制部件和电源部件等部分组成。本节以 Applied Biosystems 9700 型 PCR 扩增仪(图 3-23)为例作一介绍。

聚合酶链反应(PCR)是一种在体外模拟体内 DNA 复制的过程,主要以扩增的 DNA 分子为模板,在一定的高温条件下,目的双链 DNA 变性解链,成为单链 DNA。随后两个寡核苷酸引物在适当温度下,分别在扩增 DNA 片段的两侧与模板 DNA 链互补结合。在 DNA 聚合酶和合适温度下,按照半保留复制机制沿着模板链延伸直至完成新的 DNA 合成。不断重复这个过程,可使目的 DNA 片段得到扩增。PCR 反应包括三个基本步骤,即变性、退火和延伸。PCR 扩增仪是一台精密的温度控制仪,能精确控制在 PCR 反应中变性、退火和延伸三种温度。

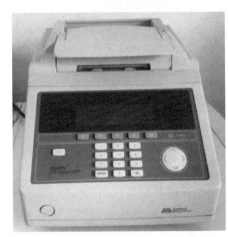

图 3-23 Applied Biosystems 9700 型 PCR 扩增仪

一、实验器材

Applied Biosystems 9700 型 PCR 扩增仪。

二、操作方法

1. 按下 PCR 扩增仪左前方电源开关按钮。打开仪器电源几秒后,仪器显示主菜单界面。

2. 将 PCR 扩增仪样品基座盖打开,把含待扩增样本的 0.2 ml PCR 管放入 PCR 扩增仪样品基座中,盖上样品基座盖。

3. 新增用户名。用来保存自己设置 PCR 扩增条件的文件。

(1)在主菜单上按"F5"(User)键,进入下个页面。再按"F2"(New)键,进入新建用户名页面。

(2)使用导航键和 Enter 键从页面右上角的字符中选择字符,组成用户名。

(3)输入完成后按"F1"(Accept)键完成用户名的建立工作。

4. 设置 PCR 扩增条件。在主菜单页面,按"F2"(Create)键,进入下一个设置页面。

(1)页面显示默认的方法,"1 HLd"图标下方是预热温度,"94.0 ℃/5.00 min"。"3 Tmp 25 Cycles"

图标下方指三个步骤温度组成的循环,分别是变性温度 "94 ℃ /30 s",退火温度 "50 ℃ /30 s",延伸温度 "72 ℃ /30 s",循环数为 25 个。"2 Holds" 图标下方是两个保温温度,分别为 "72 ℃ /7 min" 和 4 ℃ 一直保温。

（2）根据实验需要,对所显示的参数进行修改,建立新的实验方法。修改各部分温度种类、温度、保存时间和循环数时,通过导航键上、下、左和右键将光标移动至需要修改的图标位置,用数字键输入相应数字。温度种类输入 "0" 表示取消该部分,循环数输入范围在 2~99 次之间,温度输入范围在 4~99.9 ℃ 之间,时间输入范围在 00:00~98:59 分钟之间。

（3）增加一个保温或循环,则通过导航键将光标移至插入保温或循环阶段的右边温度或时间参数处。按 "F4"（More）键,进入下个页面,选择 "F4"（Insert）键增加保温或循环,然后按 "F1"（Hold）或 "F2"（Cycle）键插入保温或循环。

（4）删除一个保温或循环,通过导航键将光标移至右边插入保温或循环阶段的温度或时间参数处。按 "F4"（More）键,进入下个页面,选择 "F3"（Delete）键即删除选中部分。

5. 保存设置好 PCR 扩增条件,则在 PCR 扩增条件设置好后,按 "F2"（Store）键,进入下个页面。按 "F2"（User）键,通过导航键选择把设置好的程序存在用户名内。按 "F1"（Accept）键,进入下个页面。再按 "F3"（Method）键,为新程序命名。用数字键输入新程序名字,按 "F1"（Accept）键,保存设置好的 PCR 扩增条件。

6. 在主菜单,按 "F1"（Run）键,进入运行功能子菜单。用导航键移动光标选取运行的文件。可按 "F2"（View）键查看所选文件参数。

7. 如果参数正确,按 "F1"（Start）键,进入输入样品体积的设置页面,用数字键输入扩增体系相应的体积数字。再按 "F1"（Start）键,开始运行该设置程序。

8. 待 PCR 扩增结束后,按两次 "STOP" 键,再按两次 "F5"（Exit）键,仪器显示主菜单界面。将扩增样本从 PCR 扩增仪取出,显示屏右上角示仪器温度升至 25 ℃ 稳定后,按下 PCR 扩增仪左前方电源开关按钮,关闭 PCR 扩增仪。

三、注意事项

1. PCR 扩增仪可在 5~40 ℃ 环境下使用,最适环境温度为 15~30 ℃,严禁在低于 5 ℃ 的环境下开机。环境湿度范围为 20%~80%。

2. PCR 扩增仪不要经常拆卸样品基座,以免不正确的操作损坏样品基座。

3. PCR 扩增仪左侧、右侧及后侧三面必须离开墙壁 10~15 cm,避免其他物品堵住仪器这三个方向的散热孔。

4. PCR 扩增仪的电源必须电压稳定,范围在（220±10）V,而且接地良好。ABI 9700 型 PCR 扩增仪电源插头必须使用带地线的三线插头,电压波动和接地不良都会影响 PCR 扩增效果。

5. PCR 扩增仪在使用一定时期后,样品孔的实际温度可能与仪器显示温度不一致,需定期对 PCR 仪进行检修和维护,并请技术支持人员校对仪器各项性能。

────────────── 参 考 文 献 ──────────────

［1］DANDELOT E, GOURDON G. The flash-small-pool PCR: how to transform blotting and numerous hybridization steps into a simple denatured PCR. Biotechniques, 2018,64(6):262-265.

［2］YUAN L, DENG X, SONG Z, et al. Genetic analysis of the *RAB39B* gene in Chinese Han patients with Parkinson's disease. Neurobiol Aging, 2015,36(10):2907.e11-2907.e12.

［3］WATERS D L E, SHAPTER F M. The polymerase chain reaction (PCR): general methods. Methods Mol Biol, 2014,1099:65-75.

［4］谷绍娟. 肝豆状核变性遗传和致病机制研究. [2020-03-10]. https://kreader.cnki.net/Kreader/CatalogViewPage.aspx?dbCode=cdmd&filename=1013358581.nh&tablename=CDFD1214&compose=&first=1&uid=.

（虢　毅　邓　雄）

第 2 节　梯度 PCR 仪

梯度 PCR 仪是由普通 PCR 仪衍生出的带梯度 PCR 功能的基因扩增仪。梯度 PCR 仪是指在一次性 PCR 扩增中,可以设置多个不同退火温度的 PCR 仪。PCR 扩增不同 DNA 片段其最适合的退火温度不同,梯度 PCR 仪通过设置一系列梯度退火温度进行扩增,从而通过一次性 PCR 扩增就可以筛选出表达量高的最适合退火温度,进行有效扩增。梯度 PCR 仪还可以用于研究未知 DNA 扩增的最佳退火温度,可减少实验时间、提高实验效率,节约实验成本。同时,该仪器在不设置梯度的情况也可当作普通 PCR 仪使用。梯度 PCR 仪广泛应用于科研和教学机构。本节以 Applied Biosystems Veriti 96 well 型梯度 PCR 仪(图 3-24)为例作一介绍。

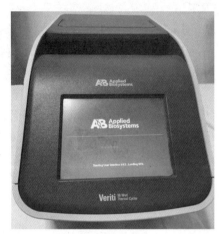

图 3-24　Applied Biosystems Veriti 96 well 型梯度 PCR 仪

DNA 的半保留复制是生物进化和传代的重要途径。双链 DNA 在多种酶的作用下可以变性解旋成单链,在 DNA 聚合酶的参与下,根据碱基互补配对原则复制成同样的两份。DNA 在高温时也可以发生变性解链,当温度降低后又可以复性成为双链。因此,通过温度变化控制 DNA 的变性和复性,加入模板 DNA、特异性引物、DNA 聚合酶、dNTPs 和镁离子等就可以完成特定基因的体外复制。

一、实验器材

Applied Biosystems Veriti 96 well 型梯度 PCR 仪。

二、操作方法

1. 打开 PCR 仪热盖,放入含待扩增样品的 0.2 ml PCR 管,盖好热盖。

2. 打开 PCR 仪电源,仪器程序开始初始化,需等待几分钟。初始化完成后,显示主菜单。

3. 点击 "Browse/New Methods",进入 PCR 程序列表。

4. 可以直接选择一个已有 PCR 程序,点击 "Start Run" 运行。如要新建一个 PCR 程序,点击 "New",出现 PCR 程序。

5. 添加一个程序　点击上方的 "Stage" 位置,该位置变红;再点击 "Add",软件将加入一个新的程序。

6. 删除一个程序　点击上方的 "Stage" 位置,该位置变红;再点击 "Delete",软件将删除一个程序。

7. 修改循环数、温度和时间　分别点击循环次数、温度和时间位置,下方出现数字键。依次点击数字键修改设置,点击 "Done" 确定。

8. 增加一个步骤　点击 "Step" 位置,该位置变红,再点击 "Add",软件将加入一个新的步骤。

9. 删除一个步骤　点击 "Step" 位置,再点击 "Delete",软件将该步骤删除。

10. 建立梯度模式　点击选择需要建立梯度模式的步骤,再点击 "Option" 键,出现选项点击 "VeriFlex step",出现梯度创建窗口:可输入 6 个梯度温度,温度下方的 "1-2" 对应的第 1 排和第 2 排加热孔,全部输好后,点击 "Done" 确定(注意:相邻的两个梯度温度之差最大不能超过 5 ℃!)。

11. 建立渐变模式 ①点击选择一个步骤,再点击"Option"键,出现相应选项;②点击"Auto Delta",出现渐变模式创建窗口。点击"Starting Cycle",输入起始循环数;点击"Delta Temperature",输入温度变化值;点击"Delta Time",输入时间变化值。渐变模式适用于降落 PCR(touch down PCR),可以提高 PCR 反应的特异性。例如:输入起始循环数为"2",退火温度变化值为"+0.5 ℃",时间变化值为"+5 s",则表示从第 2 个循环开始,每循环一次退火升温 0.5 ℃,时间增加 5 秒。

12. 增加暂停步骤 点击选择一个步骤,再点击"Option"键,点击"Pause"。输入暂停的起始位置,暂停间隔和暂停时间,点击"Done"确定。编辑 PCR 程序完成后,点击"Save"保存。点击"Run Method",输入 PCR 程序名称;选择保存 PCR 程序的文件夹(如果要保存在 USB 文件夹中,需要先插 U 盘)。再输入反应体积和热盖温度(这两项在运行程序时可以修改)。点击"Save&Exit"确定。

13. 回到 PCR 程序列表界面,选择新建的 PCR 程序。

14. 点击"Start Run",出现运行参数设置窗口。输入反应体积和热盖温度,点击"Start Run Now"开始运行 PCR 程序。

15. 仪器运行选择的 PCR 程序,显示运行监视窗口。

16. 暂停运行 点击"Pause Run",仪器暂停,出现暂停选项栏"Remaining Time"显示暂停剩余时间,"Elapse Time"显示已暂停时间。如果需要修改暂停时间,输入时间值,点击"Done"确定;点击"Resume Run",则结束暂停,继续运行 PCR 程序。

17. 终止运行 点击"Stop"可以终止整个 PCR 程序。

18. 反应报告 PCR 程序结束后,仪器会自动生成反应报告,显示当次反应的各项指数。该报告可以保存和打印。

19. PCR 程序运行结束后,打开热盖,取出样品,关闭仪器电源。开盖放置,等待热盖和加热模块正常降温后关好热盖。

三、注意事项

1. 注意本机的使用环境条件和电源。不宜在潮湿和暴晒环境中使用,远离水源、明火和腐蚀性物质。工作室温 15~25 ℃,保证仪器通风散热。电源电压不能波动太大,以免损坏机内器件。

2. 开关热盖动作要轻,以防损坏盖锁。

3. 严禁工作时打开热盖。

4. 定期用中性肥皂水清洗样品槽,严禁使用强酸、强碱和有机溶剂擦洗。

5. 定期对 PCR 仪进行检修和维护,校对各孔温度等。

参 考 文 献

---

[1] DANDELOT E, GOURDON G. The flash-small-pool PCR: how to transform blotting and numerous hybridization steps into a simple denatured PCR. Biotechniques, 2018,64(6):262-265.

[2] WHITE J, HUGHES-STAMM S, GANGITANO D. Development and validation of a rapid PCR method for the PowerPlex® 16 HS system for forensic DNA identification. Int J Legal Med, 2015,129(4):715-723.

[3] WATERS D L E, SHAPTER F M. The polymerase chain reaction (PCR): general methods. Methods Mol Biol, 2014,1099:65-75.

[4] 林涛,曹慧玲,李前辉,等.化脓性链球菌毒力基因检测及模式分类分析.临床检验杂志,2018,36(10):760-762.

(虢 毅 邓 雄)

第3节 荧光定量PCR仪

荧光定量PCR是在普通PCR基础上发展起来的一种常用核酸定量技术。该技术将荧光能量传递技术应用于常规PCR仪中。荧光定量PCR仪通过荧光染料或荧光标记的特异性探针,对PCR产物进行标记跟踪,实时监控PCR反应过程,结合相应的软件可以对产物进行定量检测分析。该仪器由荧光定量系统和计算机组成,广泛应用于临床疾病诊断、动物疾病检测和食品安全等领域。本节以Roche LightCycler 480 II 型荧光定量PCR仪(图3-25)为例作一介绍。

荧光定量PCR分为染料法和探针法。染料法是在PCR扩增时,可以使用荧光染料SYBR,SYBR可以结合到双链DNA上面,通过荧光强弱来判断SYBR结合DNA的情况。当体系中模板被扩增时,SYBR可以有效结合到新合成的双链上面,随着PCR的进行,结合的SYBR染料越来越多,被仪器检测到的荧光信号越来越强,从而达到定量的目的。探针法是在PCR扩增时加入一对引物的同时加入一个特异性的荧光探针,该探针为一寡核苷酸,两端分别标记一个报告荧光基团和一个淬灭荧光基团。探针完整时,报告基团发射的荧光信号被淬灭基团吸收。PCR开始时,探针结合在DNA任意一条单链上,PCR扩增时,Taq DNA聚合酶的5′→3′外切酶活性将探针酶切降解,使报告荧光基团和淬灭荧光基团分离,从而荧光监测系统可接收到荧光信号,即每扩增一条DNA链,就有一个荧光分子形成,实现了荧光信号的累积与PCR产物形成完全同步。

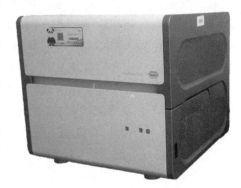

图3-25 Roche LightCycler 480 II 型荧光定量PCR仪

一、实验器材

Roche LightCycler 480 II 型荧光定量PCR仪。

二、操作方法

1. 打开不间断电源后,先开启PCR仪主机电源,再开启电脑电源。点击"LC480"软件图标登入。

2. 配制好PCR反应板,封好膜,确认膜密封良好。按仪器正面最右侧的按钮,弹出样本支架,放上PCR板,再按一次按钮,样本支架进入仪器。

3. 创建新模板运行实验。

(1)点击右侧"New Experiment from Template"图标,进入新的页面。

(2)选择相应的模板(如染料法,选用SYBR Green I 96-II),然后在下方点击"√"键。进入PCR循环设置页面,修改必要的参数。

(3)在图标"Programs"下,填写"Cycles"和"Analysis Mode"内容。"Analysis Mode"选择相应程序的分析模式,选择"None"为无分析,选择"Quantification"表示进行定量分析,选择"Melting Curves"为解链曲线分析。

(4)在图标"Temperature Targets"下,填写"Target""Acquisition Mode"和"Hold"内容。"Acquisition Mode"选择相应温度确定是否进行荧光收集,"None"为无须荧光收集,定量分析模式下可选择

"Single" 为每个循环进行荧光收集（如染料法通常在延伸步骤收集荧光），解链曲线分析模式下可选择 "Continuous" 进行连续荧光收集。编辑程序结束后，点击页面左下角 "Apply Template" 图标选择 "Save As Template" 选项，保存编辑程序到 "Templates" 文件下 "Run Templates" 中，命名该实验程序，然后再点击 "√" 键，完成编辑程序的保存。

（5）使用保存的编辑程序。点击右侧 "New Experiment" 图标，在新的页面中，点击页面左下角 "Apply Template"。点击打开 "Templates" 文件，再点击打开 "Run Templates" 文件，选择命名好的编辑实验程序，双击即可使用该程序。

（6）点击右下角 "Start Run"，开始运行 PCR 扩增实验。

4. 编辑样本信息，点击页面左侧第三个 "Sample Editor" 图标进入样本编辑界面（样本信息的编辑可以在实验运行中或是实验结束后进行）。

（1）相对定量实验的样本编辑。在 "Step 1: Select Workflow" 图标下选 "Rel Quant"，"Select Filter Combinations" 图标下默认勾选 "465-510"，在 "Step 2: Select Samples" 下方样品孔板图形上选择具体孔位。在 "Step 3: Edit Rel Quant Properties" 下的 "Sample Name" 图标后输入具体样本名称，在 "Sample Type" 图标下方选择相应的样本类型（如 "Unkown"）。然后在 "Gene target" 下方的 "Target name" 后输入基因名称，并在下方选择 "Target"（目的基因）或 "Reference"（内参基因）。选中孔位点击页面右下角 "Make Replicates" 后，可设置复孔。编辑所有样本名称和类型后，选中所有样本点击 "Auto Replicate" 图标，软件将自动识别复孔关系。

（2）绝对定量实验的样本编辑。在 "Step 1: Select Workflow" 图标下选 "Abs Quant"，"Select Filter Combinations" 图标下默认勾选 "465-510"，在 "Abs Quant" 图标下可进行 "Units" 设置，在 "Step 2: Select Samples" 下方样品孔板图形上选择具体孔位，在 "Step 3: Edit Abs Quant Properties" 下的 "Sample Name" 图标后输入具体样本名称，在 "Sample Type" 图标下方选择相应的样本类型（如选 "Standard" 为标准品，还需在 "Concentration" 后输入相应的标准品浓度）。选中孔位点击页面右下角 "Make Replicates" 设置复孔。编辑所有样本后，选中样本点击 "Auto Replicate" 图标，软件将自动识别复孔关系。

5. 待实验运行完后，点击页面左侧第六个 "Sum." 图标，进入新的页面。可浏览实验概况，如实验开始、终止时间、反应时间和编辑的反应程序等信息。点击页面左侧第 1 个 "Experiment" 图标，进入新的页面，点击中间 "Data" 图标显示实验结果数据。

6. 样品编辑和实验结束后可进行数据分析。点击页面左侧第四个 "Analysis" 图标，进入数据分析界面。

（1）相对定量分析：在 "Create New Analysis" 框内点击选中 "Advanced Relative Quantification" 模式进行相对定量分析，弹窗内右下角点击 "√" 确认。进入 "Results" 结果分析页面后，点击 "Calculate" 图标查看分析结果。目的基因表达的具体数值和下方的柱状图可鼠标右键 "Export Table" 导出。如果需要查看原始扩增曲线，点击 "Target Name" 图标进入页面，双击基因条目，进行查看。

（2）绝对定量分析：在 "Create New Analysis" 框内点击选中 "Abs Quant/2nd Derivative Max" 模式进行绝对定量分析，弹窗内右下角点击 "√" 确认。进入 "Results" 结果分析页面后，点击 "Calculate" 图标查看分析结果。如需要导出 Cp 值和浓度等结果，鼠标右键 "Export Table" 图标即可。导出数据可用 Excel 软件打开并进行进一步数据处理分析。

7. 数据分析完成后，点击页面右侧第四个保存图标进行结果保存。点击页面右侧第五个导出图标（Export）则将实验文件导出至数据库外部。

8. 按仪器正面最右侧的按钮，弹出样本支架，取出 PCR 板，再按一次按钮，样本支架进入仪器。

9. 先关闭运行软件和电脑电源，再关闭荧光定量 PCR 仪主机电源，最后关闭不间断电源。

三、注意事项

1. 操作者应该戴一次性乳胶手套并经常更换,在试剂准备室和样本处理室应该配备负压式生物安全柜,以防止对环境或对样品的污染。

2. 实验中有毒、有害或有污染的样本及试剂应该严格按照生物安全相关规定操作和处理。

3. 荧光探针应该避光保存,加入反应液后应尽快上机,以防探针淬灭。

4. 在进行 RNA 相关操作时,必须使用无 RNase 的实验器具及耗材,并加样后立即上机操作,以防 RNA 降解。

5. 所有试剂在开启之前都要瞬时离心,试剂配制完成后要瞬时离心以去除气泡。

6. 荧光定量 PCR 仪放置环境温度在 15~32 ℃,并保持仪器周围空气自由流通,应确保其周围没有书本、纸张和其他物品妨碍空气流通。

------- 参 考 文 献 -------

[1] KOTOWSKI M J, BOGACZ A, BARTKOWIAK-WIECZOREK J, et al. Effect of multidrug-resistant 1 (*MDR1*) and *CYP3A4*1B* polymorphisms on cyclosporine-based immunosuppressive therapy in renal transplant patients. Ann Transplan, 2019,24:108-114.

[2] BADELL E, GUILLOT S, TULLIEZ M, et al. Improved quadruplex real-time PCR assay for the diagnosis of diphtheria. J Med Microbiol, 2019,68(10):1455-1465.

[3] DANDELOT E, GOURDON G. The flash-small-pool PCR: how to transform blotting and numerous hybridization steps into a simple denatured PCR. Biotechniques, 2018,64(6):262-265.

[4] WATERS D L E, SHAPTER F M. The polymerase chain reaction (PCR): general methods. Methods Mol Biol, 2014,1099:65-75.

[5] 艾文娜, 吴润, 刁小龙. *PRNP* 基因 SYBR Green I 双标准曲线法荧光定量 PCR 检测方法的建立及初步应用. 中国兽医科学, 2013,43(12):1240-1245.

[6] 谷绍娟. 肝豆状核变性遗传和致病机制研究. [2020-03-10]. https://kreader.cnki.net/Kreader/CatalogViewPage.aspx?dbCode=cdmd&filename=1013358581.nh&tablename=CDFD1214&compose=&first=1&uid=.

（虢 毅　邓 雄）

第 4 节　Applied Biosystems 3500 基因测序仪

Applied Biosystems 3500(ABI 3500)基因测序仪属于第一个具有独特特征和身份识别应用工作流程的基因分析仪。该系列测序仪具有更高通量、改进的热力控制、降低信号变异而一致性更高、射频识别(radio frequency identification, RFID)技术追踪耗材使用情况、预置人类身份识别(human identification, HID)工作流程简化流程、数据质量实时评估和固态激光等特点。整合的产品包括测序仪、Applied Biosystems® 公司试剂、耗材、软件和对应的强大的技术支持,以提供整合式的 HID 系统解决方案,大大提高了仪器的易用性和应用效率。本节以 Applied Biosystems 3500 基因测序仪(图 3-26)为例作一介绍。

Applied Biosystems 3500 基因测序仪采用毛细管电泳技术取代传统的聚丙烯酰胺平板电泳,应用 Applied Biosystems 公司专利的四色荧光染料标记的 ddNTPs(标记终止物法),因此通过单引物 PCR 测序反应,生成的 PCR 产物则是相差 1 个碱基的 3′ 末端为 4 种不同荧光染料标记碱基的单链 DNA 混合物,使得四种荧光染料的测序 PCR 产物可在一根毛细管内电泳,从而避免了泳道间迁移率差异的影响,大大提高了测序的精确度。

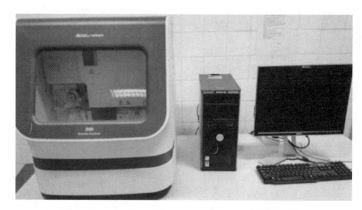

图 3-26 Applied Biosystems 3500 基因测序仪

一、实验器材

Applied Biosystems 3500 基因测序仪。

二、操作方法

1. 打开电脑,按 CTRL+ALT+DELETE 键,点击用户名"Administrator"进入页面,输入密码"Administrator"进入(注意勿关掉"Administrator 3500Daemon")。

2. 打开测序仪,等待绿灯常亮(注意黄灯闪烁表明正在连接电脑,绿灯常亮则表示处于已连接上且待机状态,绿灯闪烁表示仪器在运行中)。

3. 待屏幕右下角"Server Monitor"程序完全启动后,打开"ABI 3500"软件。

4. 进入主界面观察显示窗口,了解 POP7 胶、缓冲液和毛细管的基本情况。

5. 点击"CREATE NEW PLATE"新建样品板。

6. 在"Create New Plate"中分别填写或选择相关详情:"Name""Number of Wells""Plate Type""Capillary Length"和"Polymer"。

7. 点击"Assign Plate Contents"进入新窗口。

8. 双击空白格,填写相应样品数据(如基因名称、引物名称和模板名称)。

9. 在"Assign Plate Contents"中进入"Assays"框,点击"Add From Library"选择相应实验方法(常规选项),"File Name Conventions"和"Results Groups"都选择"3500"。

10. 在测序仪上按下"TRAY",等待绿灯常亮后,把测序仪门打开将样本放入 A 板或 B 板中。再把仪器门关上,观察仪器透明玻璃管中是否有气泡。

11. 点击"Link Plate for Run"。

12. 进入新窗口。

13. 将上样板放好,选择 A 板或 B 板,点击"Link Plate",在"Recent Plates"下拉框选择相应的表;点击"Start Run"来开启自主分析。

14. 分析器在检查仪器中试剂的同时会显示进程信号。

15. 监控跑胶,通过"Injection Details"中的状况信号来监控跑胶(监控跑胶界面)。在窗口下方选择"EPT"了解电泳参数(如电压、电流和加热炉温度等)。运行监测中注意"Pause""Resume""Abort"和"Terminate"键的使用。Pause:当前正在进行的电泳完成后,暂停电泳;Resume:暂停电泳后,继续开始电泳;Abort:停止当前的电泳;Terminate:终止仪器运行,只有电泳暂停(Pause)时,"Terminate"键才被激活。

16. 在"3500 Series Data Collection Software"中通过"View Sequencing Results"界面来查看测序结果,并选择相应标签。

17. 在电脑的测序数据存储位置(如 D:\DATA)拷贝出测序数据。

18. 先关闭"ABI 3500"软件,再关闭测序仪,最后关闭电脑。

三、注意事项

1. 信号值太高　PCR 产物样品浓度过高,应稀释样本浓度。

2. 无信号值　提示测序反应失败。可能是毛细管堵塞,需重新灌胶;毛细管阵列弯曲或破裂损坏,应更换毛细管阵列。

3. 低信号值　甲酰胺降解,需更换 Hi-Di 甲酰胺;PCR 产物样本量不足,增加 DNA 样本量;样本中盐浓度过高,采用超纯水对样本进行稀释或采用去盐的纯化柱继续纯化样本;测序样本未充分混匀,需用移液器充分混匀;PCR 产物样品浓度过低,则重新扩增 DNA 或检查模板 DNA 质量;自动进样器超出校准范围,更换自动进样器。

------------------------- 参 考 文 献 -------------------------

［1］XIANG Q, YUAN L, CAO Y, et al. Identification of a heterozygous mutation in the *TGFBI* gene in a Hui-Chinese family with corneal dystrophy. J Ophthalmol, 2019,2019:2824179.

［2］XIAO H, DENG S, DENG X, et al. Mutation analysis of the *ATP7B* gene in seven Chinese families with Wilson's disease. Digestion, 2019,99(4):319-326.

［3］XIAO H, YUAN L, XU H, et al. Novel and recurring disease-causing *NF1* variants in two Chinese families with neurofibromatosis type 1. J Mol Neurosci, 2018,65(4):557-563.

［4］YUAN L, DENG X, SONG Z, et al. Genetic analysis of the *RAB39B* gene in Chinese Han patients with Parkinson's disease. Neurobiol Aging, 2015,36(10):2907.e11-2907.e12.

［5］高凯. *ATP1B4* 和 *FBXO42* 基因与中国汉族帕金森病的相关性研究. [2020-03-10]. https://kreader.cnki.net/Kreader/CatalogViewPage.aspx?dbCode=cdmd&filename=1014406511.nh&tablename=CMFD201501&compose=&first=1&uid=.

（邓　昊　邓　雄）

第 5 节　超净工作台

超净工作台,又称净化工作台,适用于分子生物实验和生物制药等科研实验领域对局部工作区域洁净度的需求。超净工作台一般是通过风机将空气吸入预过滤器,再由静压箱进入高效过滤器过滤,将过滤后的洁净空气以垂直或水平气流的形式送出,使操作区域达到百级洁净度,确保科研实验环境洁净度的要求。本节以苏净安泰 SW-CJ-1FD 型超净工作台(图 3-27)为例作一介绍。

超净工作台原理是在特定的空间内,空气经预过滤器初滤,由小型风机压入静压箱,再经空气高效过滤器二级过滤,使从空气高效过滤器出风面吹出的洁净气流具有均匀的断面风速,可替代工作区原有的空气,将尘埃颗粒和生物颗粒带走,以形成高度洁净的无菌的局部工作环境。

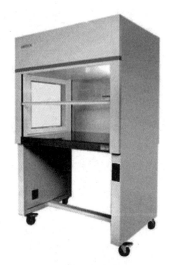

图 3-27　苏净安泰 SW-CJ-1FD 型超净工作台

一、实验器材

苏净安泰 SW-CJ-1FD 型超净工作台。

二、操作方法

1. 先接通电源。

2. 打开总开关,启动通风装置。

3. 打开超净工作台照明开关。

4. 用 75% 酒精擦拭台面,消毒。

5. 关闭超净工作台照明灯和室内灯,打开紫外灯照射 30 分钟。

6. 关闭紫外灯,打开超净工作台照明灯进行操作。

7. 开始实验操作。

8. 使用完毕,清理干净台面,再次用 75% 酒精擦拭台面。

9. 关闭总开关及电源。

三、注意事项

1. 实验操作前一定要确认紫外灯已经关闭。

2. 台面在紫外灯照射时不可放太多的物品,以免影响消毒效果,操作中始终保持通风状态。

------ 参 考 文 献 ------

［1］XIANG Q, YUAN L, CAO Y, et al. Identification of a heterozygous mutation in the *TGFBI* gene in a Hui-Chinese family with corneal dystrophy. J Ophthalmol, 2019,2019:2824179.

［2］XIAO H, YUAN L, XU H, et al. Novel and recurring disease-causing *NF1* variants in two Chinese families with neurofibromatosis type 1. J Mol Neurosci, 2018,65(4):557-563.

［3］高凯 . *ATP1B4* 和 *FBXO42* 基因与中国汉族帕金森病的相关性研究 . [2020-03-10]. https://kreader.cnki.net/Kreader/CatalogViewPage.aspx?dbCode=cdmd&filename=1014406511.nh&tablename=CMFD201501&compose=&first=1&uid=.

［4］虢毅 . 一个多发性内分泌腺瘤 2A 型家系和中国汉族人群慢性阻塞性肺疾病的遗传研究 . [2020-03-12]. https://kreader.cnki.net/Kreader/CatalogViewPage.aspx?dbCode=cdmd&filename=1013358229.nh&tablename=CDFD1214&compose=&first=1&uid=.

（虢 毅 邓 雄）

第 6 节 生物安全柜

生物安全柜(biological safety cabinet, BSC)是能防止实验操作过程中某些含有危险性或未知性生物微粒发生气溶胶散逸的箱型空气净化负压安全设备。BSC 广泛用于微生物学、生物医学、基因工程和生物制药等领域的科研、教学、临床检验以及生产中,是实验室生物安全一级防护屏障中最基本的安全防护设备。本节以海尔生物安全柜 HR60-ⅡA2 型(图 3-28)为例作一介绍。

生物安全柜的工作原理主要是将柜内空气向外抽吸,使柜内恒定负压状态,工作人员的防护依赖净化的垂直气流。外界空气通过高效空气过滤器过滤后输入安全柜内,以避免污染处理的样品。同时,柜内的空气也通过高效空气过滤器过滤后再排入大气中,以保护环境。

一、实验器材

海尔生物安全柜 HR60-ⅡA2 型。

二、操作方法

1. 接通电源。

2. 穿好洁净的实验工作服,清洁双手,戴好手套。

3. 打开玻璃门,用 75% 酒精全面擦拭安全柜内的工作台面。

4. 实验操作前把实验所要用到的物品(允许用紫外线照射的物品)全部放入柜内,但注意不要过于拥挤和避免叠放。

5. 关闭玻璃门,开启紫外灯照射 30 分钟。

6. 关闭紫外灯,开启照明灯,打开玻璃门至安全高度,运行 5~10 分钟以自净。

7. 开始实验操作。

8. 操作完毕,关闭玻璃门。开启紫外灯照射 30 分钟后,取出柜内物品,用 75% 酒精擦拭柜内工作台面。

9. 关闭玻璃门,关闭电源。

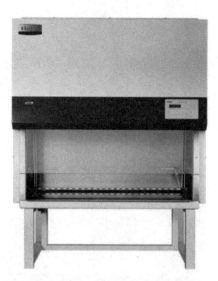

图 3-28　海尔 HR60-ⅡA2 型生物安全柜

三、注意事项

1. 依据防护程度不同,根据生物安全柜选用原则选用生物安全柜级别。

2. 生物安全柜使用遵循两大基本原则,缓慢移动原则和避免振动原则。缓慢移动原则是为了避免影响正常的风路状态,柜内操作时手应该尽量平缓移动。避免振动原则,即柜内尽量避免振动仪器(例如离心机和涡旋振荡器等)的使用。

3. 生物安全柜内不放与本次实验无关的物品。严格执行生物安全柜的操作规程,柜内物品摆放应做到清洁区、半污染区与污染区基本分开,操作过程中需确保物品取用方便,且三区之间无交叉。物品应尽量靠后放置,但不得挡住气道口,以免干扰气流正常流动。

4. 操作时应按照从清洁区到污染区进行,以避免交叉污染。为防可能溅出的液滴,可在台面上铺一张用消毒剂浸泡过的毛巾或纱布,但不能覆盖安全柜格栅。

5. 柜内操作期间,严禁使用酒精灯等明火,以避免产生的热量干扰柜内气流稳定。而且明火可能损坏高效空气过滤器。

6. 工作时尽量减少背后人员走动以及快速开关房门,以防止安全柜内气流不稳定。

7. 在实验操作时,不可打开玻璃视窗,应确保操作者脸部在工作窗口之上。在柜内操作时动作应轻缓,防止影响柜内气流。

8. 安全柜应定期进行清洁消毒、检测和维护,以保证其洁净和正常工作。

9. 柜内使用的物品应在消毒后再取出,以防止将病原微生物带出而污染环境。

───────────── 参 考 文 献 ─────────────

［1］XIAO H, GUO Y, YI J, et al. Identification of a novel keratin 9 missense mutation in a Chinese family with epidermolytic palmoplantar keratoderma. Cell Physiol Biochem, 2018,46(5):1919-1929.

［2］左琴华, 薛巍. 细胞培养实验平台的管理经验探索. 实验技术与管理, 2020,37(2):233-236,263.

［3］谷绍娟. 肝豆状核变性遗传和致病机制研究. [2020-03-10]. https://kreader.cnki.net/Kreader/CatalogViewPage.aspx?dbCode=cdmd&filename=1013358581.nh&tablename=CDFD1214&compose=&first=1&uid=.

［4］刁奇志, 董林玲, 王婷玲, 等. 二级生物安全实验室建设及生物安全管理. 中华医院感染学杂志, 2012,22(19):4305-4307.

［5］戴小清, 蔡吟花. 生物安全柜生物安全使用调查. 现代预防医学, 2010,37(10):1893-1894.

（邬国军）

第 7 节　分子杂交炉

分子杂交炉是提供核酸分子杂交的仪器设备。核酸分子杂交是具有互补碱基序列的核酸分子,可以通过碱基对之间形成氢键等,形成稳定的双链区,是分子生物学领域中最常见的基本技术方法之一。

本节以 UVP HB-1000 型分子杂交炉(图 3-29)为例作一介绍。

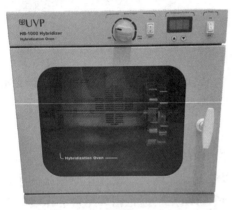

核酸分子杂交技术的基本原理是在进行 DNA 或 RNA 分子杂交前,先将 DNA 或 RNA 分子从细胞中提取出来,再通过加热或提高 pH 的方法,将双链分子分离成为单链,这个过程称为变性。将两种 DNA 单链或 RNA 单链放在一起杂交,其中一种单链事先用同位素或生物素等进行标记。如果两种 DNA 分子之间存在互补的部分,就能形成双链区。杂交的双方是待测的核酸序列和标记有同位素或生物素的探针,由于同位素或生物素等被检出的灵敏度高,通过检测同位素或生物素等能够确定核酸分子的存在。杂交后形成的异质双链分子称为杂交分子或杂交双链。

图 3-29　UVP HB-1000 型分子杂交炉

一、实验器材

UVP HB-1000 型分子杂交炉。

二、操作方法

1. 插上电源插座(电源应良好接地),打开电源开关,显示屏亮,此时显示屏所显示的是杂交炉内的实际温度。

2. 设置温度按一下"▲"或"▼"键,显示屏将由亮到暗开始闪烁,此时显示的是上次设置的温度。如需修改温度,则通过"▲"或"▼"键来进行上调或下调。停按 5 秒后,数字停止闪烁,并开始显示炉内温度(仪器第一次使用前需要至少 24 小时来稳定加热器)。

3. 需要校准显示温度与实际温度是否一致。将一支标准温度计置于样品附近,稳定 1 小时后,比较温度计和杂交炉显示屏上温度的数值是否一致。如需校准,则同时按住"▲"和"▼"键直到显示屏上数字中前后 2 个小数点开始闪烁,然后用"▲"或"▼"键来改变数值,使其与温度计的参考数值一致。再次稳定加热器。

4. 旋转变速控制器设置杂交转速。旋转变速控制器可调节转速在 0~15 r/min 之间。"MAX RPM"端表示转速 15 r/min,"MIN"端表示转速 0 r/min。

5. 将标本放入杂交管内,注意配平,开启变速控制开关。

6. 使用结束后,关闭变速控制器开关,分别取出标本,然后关闭杂交炉门,关闭电源开关,拔掉插头。

三、注意事项

1. 杂交管在装入反应液前一定要清洗干净,装入反应液及反应膜后一定要拧紧瓶盖,以免漏液。

2. 在进行同位素标记的杂交实验时,必须检查杂交管的密封情况,以免造成污染。

3. 由于分子杂交仪设计结构紧凑,密封性要求高,所以在仪器运行中如果出现故障需要检修,应切断电源由专业技术人员进行操作。

------------------------------- 参 考 文 献 -------------------------------

[1] KHODAKOV D, WANG C, ZHANG D Y. Diagnostics based on nucleic acid sequence variant profiling: PCR, hybridization, and NGS approaches. Adv Drug Deliv Rev, 2016,105(Pt A):3-19.

[2] 高凯 . *ATP1B4* 和 *FBXO42* 基因与中国汉族帕金森病的相关性研究 . [2020-03-10]. https://kreader.cnki.net/Kreader/CatalogViewPage.aspx?dbCode=cdmd&filename=1014406511.nh&tablename=CMFD201501&compose=&first=1&uid=.

[3] 宋志强 , 郝飞 , 杨希川 , 等 . 毛乳头细胞凝集性生长差异表达基因的筛选及分析 . 中华皮肤科杂志 , 2003,36(9):513-515.

（虢 毅　邓 昊　邓 雄）

第 8 节　生化培养箱

生化培养箱是具有制冷和加热双向精确调控温度的仪器,广泛应用于生物、遗传工程、医学和卫生防疫等行业。该仪器主要用于微生物培育等恒温实验。生化培养箱控制器电路由温度传感器、电压比较器和控制执行电路组成。本节以泰斯特SPX-150BⅢ型生化培养箱（图 3-30）为例作一介绍。

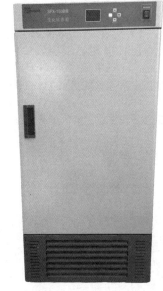

生化培养箱主要由制热、制冷、加湿、反馈系统和控制系统等部分组成。主要采用热电阻丝和压缩机调节温度的升降,实现温度可控,同时利用加湿器调节湿度,实现湿度可控。

一、实验器材

泰斯特 SPX-150BⅢ型生化培养箱。

二、操作方法

1. 插上电源插座,打开电源开关,显示屏亮,此时显示屏所显示的是培养箱室内的实际温度及其工作时间。

图 3-30　泰斯特 SPX-150BⅢ型生化培养箱

2. 时间设定　时间设定包括“分钟”与“小时”的设定。点击“设定”设置键,当“分钟”数码显示位的右下角小数点亮起,即进入“分钟”的设置状态,点击“▲”或“▼”键来确认培养箱本次工作的“分钟”时间（最长为 59 分钟）;点击“设定”键,当“小时”数码显示位的右下角小数点亮时,即进入“小时”的设置状态,点击“▲”或“▼”键来确认培养箱本次工作的“小时”时间（最长为 99 小时）。

3. 温度设定　点击“设定”键,当温度显示最后一位数码显示位右下角的小数点亮时,即进入温度的设置状态,点击“▲”或“▼”键来确认培养箱本次设定温度（设定温度范围为 5~50 ℃）。当上述时间设定和温度设定步骤完成时,点击“设定”键以确认培养箱本次工作时间及培养箱内的工作温度。

4. 如需查看培养箱本次所设的工作时间及温度,点击“设定”键,显示面板即显示所设定的时间及温度,再点击“设定”键,培养箱的显示值恢复至原来的工作状态。

5. 打开培养箱门,将所需培养的物品放入培养箱,关好门后开始培养。

6. 如培养箱内需要照明时,点击照明开关即可。如箱内不需照明时,应将面板上的照明开关置于"关"的位置,以免影响上层温度。

7. 培养结束后,取出物品。

8. 关好培养箱门,关闭仪器,切断电源。

三、注意事项

1. 仪器应放在坚固平稳的平面上,并使其保持水平状态。

2. 温度设置确认之后,不能随意频繁地更改设定温度,以免压缩机启动频繁,造成压缩机出现过载现象,影响压缩机的使用寿命。

3. 培养箱在正常运行时,箱内载物摆放不能影响空气流通,以保证箱内空气流通、温度均匀,保持送风口和进风口通畅。

4. 不要在阳光直射或高温潮湿的地方使用培养箱,使用环境温度要保持 10~30 ℃。

5. 培养箱应远离电磁干扰源,并应将培养箱的接地线有效接地。

6. 严禁将含有易挥发性化学溶剂、爆炸性气体和可燃性气体置于培养箱内,培养箱附近不可使用可燃性喷雾剂,以免电火花引燃。

------------------------------ 参 考 文 献 ------------------------------

［1］XIANG Q, YUAN L, CAO Y, et al. Identification of a heterozygous mutation in the *TGFBI* gene in a Hui-Chinese family with corneal dystrophy. J Ophthalmol, 2019,2019:2824179.

［2］XIAO H, GUO Y, YI J, et al. Identification of a novel keratin 9 missense mutation in a Chinese family with epidermolytic palmoplantar keratoderma. Cell Physiol Biochem, 2018,46(5):1919-1929.

［3］谷绍娟. 肝豆状核变性遗传和致病机制研究. [2020-03-10]. https://kreader.cnki.net/Kreader/CatalogViewPage.aspx?dbCode=cdmd&filename=1013358581.nh&tablename=CDFD1214&compose=&first=1&uid=.

［4］邓法文. 泌尿系感染病原菌分布及耐药性调查分析. 中华医院感染学杂志, 2012,22(17):3890-3892.

（虢 毅　邓 雄）

第 9 节　数显恒温水浴锅

水浴锅是实验室常用的恒温设备,水浴锅的液体介质是水,采用传热介质进行加热的方法。水浴锅是通过介质水的温度来加热物品,具有传热缓和及作用均匀的特点。主要用于恒温加热和其他温度实验,是化验室和分析室等必备工具。恒温水浴锅由加热器、水槽、带孔的铝制搁板和温度控制系统组成。本节以天瑞 HH-2 型数显恒温水浴锅(图 3-31)为例作一介绍。

恒温水浴锅通过传感器将水槽内水的温度转换为电阻值,经过集成放大器的比较和放大后,输出控制信号,有效地控制电加热管的平均加热功率,使水槽内的水保持恒温。在被加热的物体需要受热均匀,温度不超过 100 ℃时,可以用水浴加热。

一、实验器材

天瑞 HH-2 型数显恒温水浴锅。

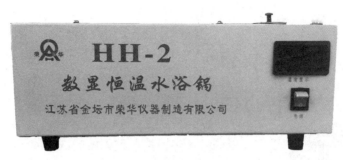

图 3-31　天瑞 HH-2 型数显恒温水浴锅

二、操作方法

1. 水浴锅应加水至水槽内合适位置。先确定水浴锅中是否有水,如水少或无水则加入蒸馏水至超过加热板上部至少 5 cm。

2. 连接电源,打开电源开关,按"SET"键设置温度,显示屏上数值开始闪烁,按上下箭头键调至目标温度。再按一下"SET"键,数值停止闪烁,温度设置成功。

3. 水浴锅开始加热,当温度达到设定值后便可使用。必要时可用已校准好的温度计测量后再用。

4. 设定温度不能超过 100 ℃,当温度设定过高而水蒸发比较快时,应注意查看水位和及时加水,以免烧坏加热管。

5. 水浴锅使用完毕后,关闭电源开关,断开电源。

三、注意事项

1. 未加水之前切勿打开电源开关,以防烧毁仪器。勿将仪器放于阳光直射或炉子处。

2. 水浴锅使用一段时间后,需及时更换污水,重新加入蒸馏水;长时间不使用时应排干水,彻底洗净并擦干水浴锅内部。定期清洗,定期检测水浴锅是否运行正常以及温度是否准确。

3. 注水时不可将水放得太满,以免水沸腾时流入隔层和控制箱内,避免损坏仪器。

4. 数显恒温水浴锅的控温系统是经过精心调校达到的,设有专用设备,不可随意调动仪器内元件,否则影响精度。

─────────── 参 考 文 献 ───────────

[1] XIANG Q, YUAN L, CAO Y, et al. Identification of a heterozygous mutation in the *TGFBI* gene in a Hui-Chinese family with corneal dystrophy. J Ophthalmol, 2019,2019:2824179.

[2] XIAO H, YUAN L, XU H, et al. Novel and recurring disease-causing *NF1* variants in two Chinese families with neurofibromatosis type 1. J Mol Neurosci, 2018,65(4):557-563.

[3] 左琴华, 薛巍. 细胞培养实验平台的管理经验探索. 实验技术与管理, 2020,37(2):233-236,263.

[4] 谷绍娟. 肝豆状核变性遗传和致病机制研究. [2020-03-10]. https://kreader.cnki.net/Kreader/CatalogViewPage.aspx?dbCode=cdmd&filename=1013358581.nh&tablename=CDFD1214&compose=&first=1&uid=.

[5] 虢毅. 一个多发性内分泌腺瘤 2A 型家系和中国汉族人群慢性阻塞性肺疾病的遗传研究. [2020-03-12]. https://kreader.cnki.net/Kreader/CatalogViewPage.aspx?dbCode=cdmd&filename=1013358229.nh&tablename=CDFD1214&compose=&first=1&uid=.

（虢　毅　邓　雄）

第 10 节　磁力搅拌器

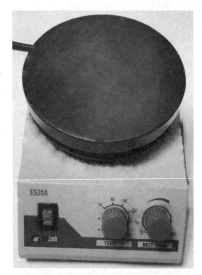

图 3-32　Tech 磁力搅拌器（ES20A 型）

磁力搅拌器是用于混合液体的实验仪器，主要用于搅拌或同时加热搅拌低粘稠度的液体或固液混合物。本节以 Tech ES20A 型磁力搅拌器（图 3-32）为例作一介绍。

磁力搅拌器原理是利用磁场的同性相斥、异性相吸的原理，利用磁场推动放置于容器中带磁性的搅拌子而进行圆周运转，从而达到搅拌混匀液体和溶解固体的目的。配合加热温度控制系统，可以根据实验具体要求加热并控制样本温度，维持实验条件所需的温度，保证液体混合达到实验需求。

一、实验器材

Tech 磁力搅拌器（ES20A 型）。

二、操作方法

1. 将洁净磁力搅拌子放入含待溶解固体的混合液的烧杯中，把烧杯放在磁力搅拌器加热板上。

2. 打开电源，调节加热速度，开启搅拌。

3. 搅拌时，须慢慢调节调速钮，调节过快会使搅拌子脱离磁钢磁力，不停跳动。如出现搅拌子跳动，应迅速将旋钮旋至停位，待搅拌子静止后，缓缓升速搅拌，逐级稳定升速。

4. 加热搅拌时，不宜迅速升温，以免容器破裂。应充分利用恒温装置，逐步分级升温。

5. 待固体溶解和液体混匀后，关闭电源开关。取出磁力搅拌子，用蒸馏水清洗待用。

三、注意事项

1. 搅拌时发现搅拌子跳动或不搅拌时，请切断电源检查烧杯底部是否平稳，位置是否正确。

2. 加热时间一般不宜过长，间歇使用可延长寿命，不搅拌时不加热。

3. 磁力搅拌器低速运转可连续工作 8 小时，高速运转可连续工作 4 小时，工作时应防止搅拌子剧烈振动。

4. 仪器应保持清洁干燥，严防溶液流入仪器内，以免损坏机器，不工作时应切断电源。

───────────── 参 考 文 献 ─────────────

［1］XIAO H, YUAN L, XU H, et al. Novel and recurring disease-causing *NF1* variants in two Chinese families with neurofibromatosis type 1. J Mol Neurosci, 2018,65(4):557-563.

［2］高凯 . *ATP1B4* 和 *FBXO42* 基因与中国汉族帕金森病的相关性研究 . [2020-03-10]. https://kreader.cnki.net/Kreader/CatalogViewPage.aspx?dbCode=cdmd&filename=1014406511.nh&tablename=CMFD201501&compose=&first=1&uid=.

［3］梁卉 . *LINGO* 基因家族与原发性震颤的相关性研究 . [2020-03-10]. https://kreader.cnki.net/Kreader/CatalogViewPage.aspx?dbCode=cdmd&filename=1014147495.nh&tablename=CMFD201401&compose=&first=1&uid=.

［4］周军，朱晒红，黄东，等 . 医学形态学实验技术平台的构建、管理与运行 . 实验室研究与探索，2011,30(8):201-

202,209.

[5] 王琳，丁秀云，刘谟焓，等．肿瘤坏死因子 α 对心肌细胞线粒体和膜电位、胞内钙离子浓度的影响．中国临床康复，2005,9(42):28-30,201.

（虢　毅　邓　雄）

第 11 节　快速混匀器

快速混匀器又称旋涡混合器或旋涡振荡器，主要依赖于盛放液体容器与旋盘的平稳接触，使容器内的溶液以旋涡形式快速充分混匀，是实验室各试剂和溶液等进行振荡和混匀处理的必备仪器。该仪器广泛应用于生物化学、基因工程和医学等科学实验。本节以其林贝尔 VORTEX-BE1 型快速混匀器（图 3-33）为例作一介绍。

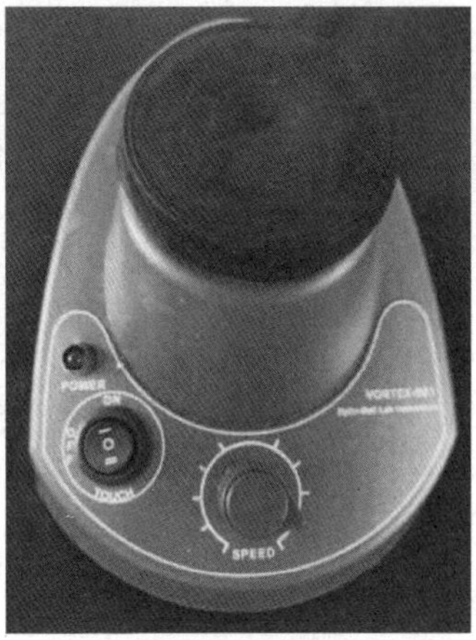

快速混匀器是利用偏心旋转使离心管等容器中的液体产生涡流，从而达到使溶液充分搅拌混匀的目的。使用该仪器混合液体不需要电动搅拌和磁力搅拌，所以混合液不易受外界污染和磁场影响，混匀速度快，混合均匀且彻底，效果好。一般有接触模式和连续模式两种模式可供选择，其中接触模式适合短时混合样品。

图 3-33　其林贝尔 VORTEX-BE1 型快速混匀器

一、实验器材

其林贝尔 VORTEX-BE1 型快速混匀器。

二、操作方法

1. 快速混匀器应放在较平滑的桌面或玻璃台面上。轻轻按下快速混匀器，使仪器底部的橡胶脚与台面相吸。

2. 接通电源，"POWER" 指示灯亮。将开关按键置于 "ON" 处选择连续模式，旋动右侧 "SPEED" 按钮调节振动速度，混匀器开始工作。连续模式时，盛放溶液的容器底部与旋转盘接触，容器内的溶液开始混匀，不接触时混匀器继续工作，常用于长时间的旋涡混匀。

3. 将开关按键置于 "TOUCH" 处选择接触模式，调节右侧 "SPEED" 按钮可调节振动速度。接触模式时，盛放溶液的容器底部与旋转盘接触，容器内的溶液开始混匀，不接触时混匀器停止工作，常用于短时间旋涡混匀。

4. 混匀完毕后，将开关按键至于 "OFF" 处，并切断电源。

5. 清洁旋转盘橡胶垫，不允许旋转盘残留水滴、溶液和污物。

三、注意事项

1. 容器中待混匀的溶液体积，一般不应超过容器容积的 1/3。

2. 仪器应保持清洁，如有污染，要擦拭干净。应避免溶液进入快速混匀器内，以免损坏仪器。

3. 仪器应放置于通风、清洁、干燥处。

-------- 参 考 文 献 --------

［1］XIANG Q, YUAN L, CAO Y, et al. Identification of a heterozygous mutation in the *TGFBI* gene in a Hui-Chinese family with corneal dystrophy. J Ophthalmol, 2019,2019:2824179.

［2］XIAO H, YUAN L, XU H, et al. Novel and recurring disease-causing *NF1* variants in two Chinese families with neurofibromatosis type 1. J Mol Neurosci, 2018,65(4):557-563.

［3］高凯. *ATP1B4* 和 *FBXO42* 基因与中国汉族帕金森病的相关性研究. [2020-03-10]. https://kreader.cnki.net/Kreader/CatalogViewPage.aspx?dbCode=cdmd&filename=1014406511.nh&tablename=CMFD201501&compose=&first=1&uid=.

［4］朱慧, 耿婷, 张丽, 等. 荆芥内酯平衡溶解度和油水分配系数的测定. 中国中药杂志, 2010,35(23):3144-3146.

（虢 毅 邓 雄）

第 12 节 水平脱色摇床

脱色摇床广泛应用于电泳凝胶的固定、染色和显影,以及抗原抗体反应、分子杂交和细胞培养等。一般样品需要在溶液中振荡摇晃的实验均可选用脱色摇床,该仪器是医学实验中必不可少的仪器之一。本节以其林贝尔 TS-1 型水平脱色摇床(图 3-34)为例作一介绍。

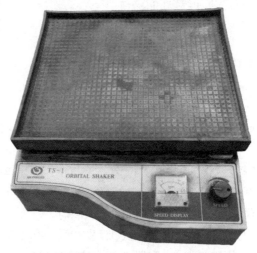

图 3-34 其林贝尔 TS-1 型水平脱色摇床

水平脱色摇床采用永磁直流电机作为动力,通过先进的电子调速电路,能够保持较为平稳的水平运动速度。机体运转平稳,载物平台能有效防止溢液对仪器的腐蚀,易清洗。同时该仪器具有界面直观、使用寿命长、维护简单和操作方便的优点。

一、实验器材

其林贝尔 TS-1 型水平脱色摇床。

二、操作方法

1. 脱色摇床放置在处于位置水平且平稳的实验台上。

2. 连接电源,打开电源开关。

3. 旋转速度按钮,调节好摇床的速度。

4. 把实验物(如染色盘等)平稳的放置在脱色摇床上。

5. 实验结束后,关闭电源开关,断开电源。注意保持仪器台面干燥和清洁。

三、注意事项

1. 脱色摇床应该放置在通风、干燥和无腐蚀性的地方。

2. 脱色摇床的工作台上不能放置重物。

3. 实验溶液溢出时应该立即擦干和适当清洗,保持仪器干燥和洁净。不工作时应切断仪器电源。

------- 参 考 文 献 -------

［1］XIANG Q, YUAN L, CAO Y, et al. Identification of a heterozygous mutation in the *TGFBI* gene in a Hui-Chinese family with corneal dystrophy. J Ophthalmol, 2019,2019:2824179.

［2］XIAO H, YUAN L, XU H, et al. Novel and recurring disease-causing *NF1* variants in two Chinese families with neurofibromatosis type 1. J Mol Neurosci, 2018,65(4):557-563.

［3］刘睿颖,张思远,任彬,等. 从 SCAP/SREBP-1c 通路探究味连及雅连对 2 型糖尿病大鼠的降脂作用. 中国中药杂志,2018,43(10):2129-2133.

［4］高凯. *ATP1B4* 和 *FBXO42* 基因与中国汉族帕金森病的相关性研究. [2020-03-10]. https://kreader.cnki.net/Kreader/CatalogViewPage.aspx?dbCode=cdmd&filename=1014406511.nh&tablename=CMFD201501&compose=&first=1&uid=.

［5］谷绍娟. 肝豆状核变性遗传和致病机制研究. [2020-03-10]. https://kreader.cnki.net/Kreader/CatalogViewPage.aspx?dbCode=cdmd&filename=1013358581.nh&tablename=CDFD1214&compose=&first=1&uid=.

（虢 毅　邓 雄）

第七章

组织病理技术仪器

第1节 石蜡包埋机

石蜡包埋机又称生物组织包埋机,是对经脱水浸蜡后的人体或动植物标本进行组织蜡块包埋,以供切片后作组织学诊断或研究的设备。石蜡包埋机主要用于组织切片的前期处理,在医学院校、医院病理科、医学科研机构、动植物科研单位和食品检测部门等得到广泛应用。石蜡包埋机主要由包埋台、冷冻台和保存台三部分构成。本节以 Leica EG1150 型石蜡包埋机(图 3-35)为例作一介绍。

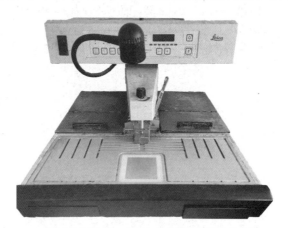

图 3-35 Leica EG1150 型石蜡包埋机

由于生物样品各种组织成分不同和性质各异,如组织样本软硬程度、疏松致密程度和面积大小等都不相同,很难在自然状态下将各种组织切成十几微米甚至几微米的薄片。包埋就是将某些特殊的支持物质浸入到组织块内部,利用支持物质的物理特性,如由液态转变成固态,使整个组织具有均匀一致的固态结构和足够的硬度,有利于进一步使用切片机制取符合要求的极薄的切片。石蜡包埋机是将生物组织块置于融化的石蜡中,利用石蜡进行固定,有利于后续通过切片机将组织切成薄片,以供研究使用。

一、实验器材

Leica EG1150 型石蜡包埋机及冷台。

二、操作方法

1. 开启包埋机电源。按"On/Off"键,待显示屏灯光常亮,石蜡包埋机进入工作状态。
2. 设置各蜡缸及台面温度,等待蜡箱中石蜡完全融化。

3. 取出预热好的石蜡包埋框,让蜡箱中的融化的石蜡流入包埋框内。用镊子将组织样品浸泡于石蜡中,调整好组织位置后,盖好石蜡包埋框盖(实验操作需在包埋框内,且在石蜡未凝固前完成)。

4. 包埋前开启冷台电源,加满融蜡到包埋框的上边缘。把包有组织块的包埋框放置于冷冻台上,待石蜡完全凝固。

5. 在包埋框上做好样品标记,完成包埋过程。

6. 样品石蜡包埋结束后,关闭冷台和包埋机电源,清理仪器和台面。

三、注意事项

1. 为防止刮伤仪器表面,在任何情况下均不得使用带有锋利边缘的金属工具。

2. 工作台面的清洁,常用适合去除石蜡的实验室清洁产品(例如 Paraguard 或二甲苯替代品)。

3. 每次清洁仪器之前,要注意关闭仪器,并拔下电源插头。清洁期间,不得使任何液体渗入仪器内部。

4. 避免有机溶剂长时间接触仪器表面。切勿在喷漆表面使用二甲苯或丙酮。

-------- 参 考 文 献 --------

[1] XIAO H, DENG S, DENG X, et al. Mutation analysis of the *ATP7B* gene in seven Chinese families with Wilson's disease. Digestion, 2019,99(4):319-326.

[2] Chen Q, Yuan L, Deng X, et al. A missense variant p.Ala117Ser in the transthyretin gene of a Han Chinese family with familial amyloid polyneuropathy. Mol Neurobiol, 2018,55(6):4911-4917.

[3] XIAO H, YUAN L, XU H, et al. Novel and recurring disease-causing *NF1* variants in two Chinese families with neurofibromatosis type 1. J Mol Neurosci, 2018,65(4):557-563.

[4] 陈巍, 时凯旋, 刘晓莉. 运动干预通过纹状体 MSNs 结构可塑性改善 PD 模型大鼠行为功能. 中国运动医学杂志, 2015,34(3):228-234.

[5] 虢毅. 一个多发性内分泌腺瘤 2A 型家系和中国汉族人群慢性阻塞性肺疾病的遗传研究. [2020-03-12]. https://kreader.cnki.net/Kreader/CatalogViewPage.aspx?dbCode=cdmd&filename=1013358229.nh&tablename=CDFD1214&compose=&first=1&uid=.

(邓昊　周军　邓雄)

第 2 节　石蜡切片机

石蜡切片机是一种能将石蜡包埋组织块制作成薄片,从而有利于清晰地观察组织结构和细胞形态,以及观察和判断细胞组织的形态变化的一种仪器。该仪器广泛地用于组织学、病理学和法医学等学科领域。按结构,石蜡切片机可分为 5 类:摇动式切片机、轮转式切片机、滑动式切片机、推动式切片机和冰冻切片机,其中轮转式切片机最为常用。本节以 Leica RM2235 型石蜡切片机(图 3-36)为例作一介绍。

切片机是一种通过利用切片机锋利的切面,将被切材料按照一定比例或者宽度切成均匀薄片的设备。待切材料通过坚硬的石蜡或其他物质支持,每切一次借助切片厚度器自动向前推进所需距离,切片厚度器的梯度通常设为 1 μm。利用切片机可以将石蜡包埋组织制作成供显微镜观察的石蜡切片。石蜡切片技术是最基本的切片技术,冰冻切片技术和超薄切片技术等都是在石蜡切片技术基础上发展而来的。

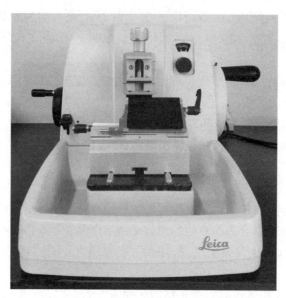

图 3-36 Leica RM2235 型石蜡切片机

一、实验器材

Leica RM2235 型石蜡切片机。

二、操作方法

1. 开始切片前,摊片机中加入 2/3 体积的蒸馏水。然后开启切片机和摊片机。设置摊片机温度(调节温度至 40~42 ℃),待温度稳定。

2. 将预先修整好的石蜡包埋组织块装在标本夹上,使蜡块上下两边平行。

3. 转动左侧粗修轮,将标本快速退后。从侧面将切片刀插入刀架,向后上方扳动加紧杆,夹紧切片刀,调节切削角度。

4. 转动左侧粗修轮,将基体上的刀架尽可能靠近标本。

5. 调整标本的表面位置,使其与刀刃尽可能平行。

6. 开启"Lock"按钮,松开手轮。在切片时,顺时针匀速转动手轮。转动手轮,切除非目的组织进行修片。当刀片切除达到目的组织时,停止修片。

7. 根据实验需要,使用调节旋钮设置切片厚度,一般设置为 5~7 μm。

8. 顺时针匀速转动手轮,切片。

9. 用镊子将切好的组织片放入摊片机展平,贴于载玻片上。

10. 切片结束后,关闭"Lock"按钮,锁定手轮。

11. 用护刀罩遮盖住刀刃。从标本夹上取下标本,可更换新的样品。

12. 所有样品切片结束后,关闭"Lock"按钮,锁定手轮。将切片刀从刀架上取出,清洁后放入刀盒中。再将标本从标本夹上取下保存。

13. 关闭摊片机和切片机电源。

14. 清理干净摊片机和切片机上所有废片和废弃物,清洁仪器,盖上切片机防护罩,填写实验记录和仪器使用记录。

三、注意事项

1. 确保切片刀锋利,否则切片时会自行卷起,导致不能顺利将切片切成连续的条带状。

2. 切片刀如有缺口存在,切片会断裂、破碎和不完整。

3. 切片机各个零件和螺丝应旋紧,否则产生振动可导致切片厚薄不均。

4. 摇动切片机手轮时要用力均匀。

------------------- 参 考 文 献 -------------------

［1］XIAO H, DENG S, DENG X, et al. Mutation analysis of the *ATP7B* gene in seven Chinese families with Wilson's disease. Digestion, 2019,99(4):319-326.

［2］CHEN Q, YUAN L, DENG X, et al. A missense variant p.Ala117Ser in the transthyretin gene of a Han Chinese family with familial amyloid polyneuropathy. Mol Neurobiol, 2018,55(6):4911-4917.

［3］XIAO H, YUAN L, XU H, et al. Novel and recurring disease-causing *NF1* variants in two Chinese families with neurofibromatosis type 1. J Mol Neurosci, 2018,65(4):557-563.

［4］陈巍,时凯旋,刘晓莉. 运动干预通过纹状体 MSNs 结构可塑性改善 PD 模型大鼠行为功能. 中国运动医学杂志, 2015,34(3):228-234.

［5］虢毅. 一个多发性内分泌腺瘤 2A 型家系和中国汉族人群慢性阻塞性肺疾病的遗传研究. [2020-03-12]. https://kreader. cnki.net/Kreader/CatalogViewPage.aspx?dbCode=cdmd&filename=1013358229.nh&tablename=CDFD1214&compose=&first= 1&uid=.

（邓 昊　邓 雄）

第 3 节　冰冻切片机

冰冻切片机是病理科常用医疗设备,可用于临床手术中新鲜组织的快速病理诊断。特别是在手术进行中取出的病变组织,要求病理医师在很短时间对病变性质、肿瘤有无转移和切除残端有无病变等作出正确诊断,为临床医师手术治疗方式选择提供可靠的依据。冰冻切片机主要由切片机和冷箱体组成,具有快速双重制冷、自动除霜和自动消毒等功能。本节以 Leica CM1950 型冰冻切片机（图 3-37）为例作一介绍。

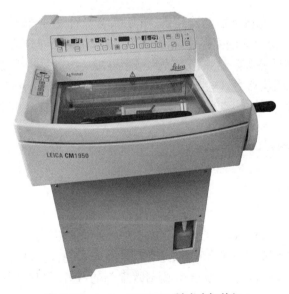

图 3-37　Leica CM1950 型冰冻切片机

利用物理降温的方法将新鲜组织标本冷冻，使其产生一定的硬度而进行切片。冷冻切片与石蜡切片相比，标本不需要作脱水处理，因此切片速度快而简便。冷冻切片法是能为手术术中提供快速病理诊断的一种方法。

一、实验器材

Leica CM1950 型冰冻切片机。

二、操作方法

1. 开启仪器主机右侧的电源开关。第一次开始时利用基准时间设置键，设置基准时间（一般为北京时间）。

2. 温度显示窗口显示设置温度。用箱体温度设置按钮"+"或"–"，调节切片机温度。设置停止5秒后显示实际温度。样品头温度设置时，同时按"+"和锁形键，开始设置样品头温度。再按"+"或"–"键，调节温度高低。同时按"–"和锁形键，结束设置样品头温度。若样品头温度设为最低温度（–50 ℃），可按样品头最低温度设置键。

3. 利用切片机的厚度调节键调节切片厚度，同时调整切片角度，安装切片刀（如果有刀口部分磨损，左右移动刀架来使用不同刀口，切勿移动刀片）。

4. 将样品放在样品托上，利用 OCT 包埋剂固定，放到冷台上冷冻，在即将完全冷透前用热交换装置压平。

5. 将压平后的样品放到样品头上，按快进键将样品移至刀口。调整标本的表面位置，使其与刀刃尽可能平行。

6. 按下"TRIM SECT"键，在 SECT 显示状态下，按"+"或"–"键，调节好切片厚度（设置厚度数字会显示在显示器上），单位为 μm。

7. 开锁松开手轮，顺时针匀速转动手轮，开始修片。修好后放下防卷板，匀速转动手轮，切片。需要调节防卷板的上下位置，使切出的样品平整地进入防卷板与刀片的狭缝。

8. 切片完成后，锁定手轮。切好的切片，可直接贴片，或者放入 PBS 试剂中用漂片法对切片进行染色或免疫组化。

9. 按除霜时间设置键，设置除霜时间。设置除霜时，时间显示屏显示除霜时间，5 秒后则显示基准时间。

10. 箱体需手动除霜时，先按下手动除霜键，听见蜂鸣音后，再按箱体温度设置键，则箱体手动除霜。按此顺序再按一次可关闭手动除霜。样品头需手动除霜时，同样先按手动除霜键，听见蜂鸣音后，再按样品头温度设置键，则样品头手动除霜。按此顺序再按一次可关闭手动除霜。

11. 待除霜结束后，关闭仪器主机电源开关（在主机右侧），打开滑动窗口使冷冻箱干燥。

12. 将切片刀从刀架上取出，清洁后放入刀盒中，以备下次使用。再将标本从标本夹上取下保存。

13. 用刷子清理干净切片机上所有废料，清空切片废料盘，清洁仪器。填写实验记录和仪器使用记录。

三、注意事项

1. 开机后速冻台温度非常低，请小心操作，勿徒手接触，以防冻伤。

2. 固定样品时应将样品置于包埋盒底部，避免切片时先要进行长时间的修片而磨损切片刀。

3. 使用刷子扫除多余组织碎片时，请不要刷刀片顶部的刀刃，同时由下到上顺着刀面轻刷。

4. 切片完毕后务必将刀片护刀架放好，将手轮锁死在 12 点位置。

────────────── 参 考 文 献 ──────────────

[1] KAWASAKI T, SHIN M, KIMURA Y, et al. Topographic anatomy of the subthalamic nucleus localized by high-resolution human brain atlas superimposing digital images of cross-sectioned surfaces and histological images of microscopic sections from frozen cadaveric brains. J Clin Neurosci, 2018,53:193-202.

[2] 方杰,罗爱华,潘翠环,等. 丰富环境对颅脑外伤大鼠学习记忆及海马神经元凋亡的影响. 中国康复医学杂志, 2015,30(2):117-121.

[3] 徐军,王国恩,章时杰,等. 1,3,7,9-四甲基尿酸激活 SirT3/AMPK/ACC 信号通路减少高脂饮食小鼠肝脏脂肪化. 中国药理学通报,2014,30(6):791-795.

[4] 虢毅. 一个多发性内分泌腺瘤 2A 型家系和中国汉族人群慢性阻塞性肺疾病的遗传研究. [2020-03-12]. https://kreader. cnki.net/Kreader/CatalogViewPage.aspx?dbCode=cdmd&filename=1013358229.nh&tablename=CDFD1214&compose=&first= 1&uid=.

（邓　昊　邓　雄）

第四篇

数据分析与论文写作篇

第一章

统 计 分 析

第 1 节 样本检验功效分析

Power and Sample Size Program 是一个交互式程序,用于执行样本检验功效和样本量大小的计算。它可以用于二分法、连续法或生存反应法的研究。该软件具有体积小、易操作和开放性下载等优点。该程序可以根据所需的检验功效检测特定假设所需的样本量,或根据给定样本量检测检验功效。Power and Sample Size Program 程序还可生成图表来分析样本检验功效、样本量大小和可检测的备择假设之间的关系。图 4-1 为 Power and Sample Size Program 下载页面(https://biostat.app.vumc.org/wiki/Main/PowerSampleSize)。本节主要介绍应用 Power and Sample Size Program 进行样本检验功效分析。

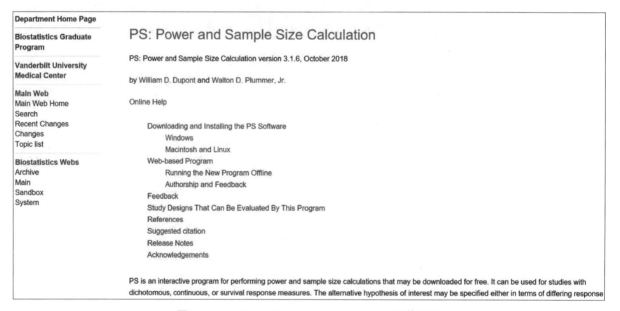

图 4-1 Power and Sample Size Program 下载页面

一、原理

Power and Sample Size Program 软件用于执行样本检验功效和样本量大小的计算。该软件具有体积小、易操作、原理解释清晰和开放性下载等优点。

样本量(sample size):为了保证研究结论的可靠性,确定实验研究或调查研究所需要的最低观察对象的数量。样本量过小可造成研究结论不可靠;样本量过多则研究实施难度大且易造成人财物的不必要浪费。

检验功效(power of test):也叫把握度,与犯第二类错误概率(β)相关。其意义是当所研究的总

体与 H_0 确有差别时（H_1 成立），按检验水准 α，假设检验能发现这种差异的能力（拒绝 H_0，推断正确，1-β）。通常要求达到 80% 或 90%（即 β=0.2 或 β=0.1），不得低于 75%。

样本量估计与检验功效分析是研究设计必须考虑的问题。这两者之间关系密切，样本量越大，检验功效越高；样本量越小，检验功效越低。

二、完成目标

掌握应用 Power and Sample Size Program 软件检测检验功效的实践操作。

三、操作方法

以 *MTHFR* 基因变异 c.1286A>C（p.E429A）与中国汉族人群的原发性震颤的相关性分析为例，使用 Power and Sample Size Program 软件（version 3.1.6）进行检验功效检测（图 4-2 和图 4-3）。

1. 该研究包括 200 名中国汉族原发性震颤患者和 430 名对照者。根据 NCBI dbSNP 数据库收录 *MTHFR* 基因变异 c.1286A>C（rs1801131）的最小等位基因频率为 0.295 0。根据相关研究，*MTHFR* 基因变异 c.1286A>C 携带者患原发性震颤的相对风险为 1.7。

2. 打开 Power and Sample Size Program 软件，选择 "Dichotomous"，选择输出项（Output）为 "Power"。

3. 根据研究设计要求，在 "Design" 部分依次选择 "Independent" "Case-Control" "Odds ratio" 和 "Uncorrected chi-square test"。

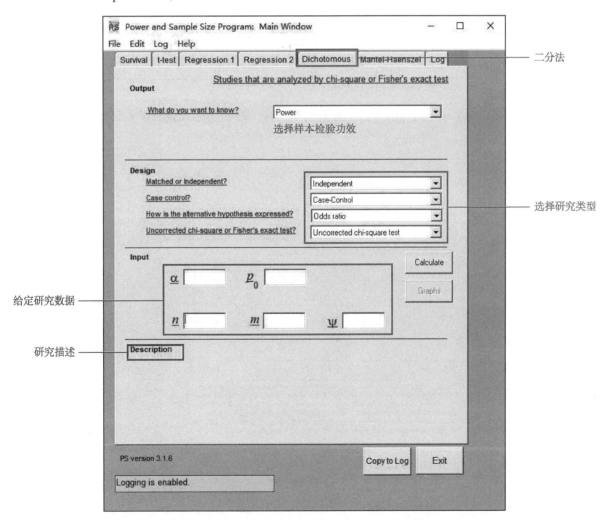

图 4-2　Power and Sample Size Program 软件界面

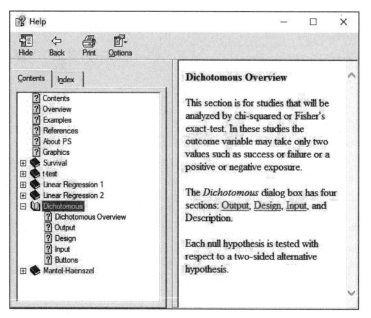

图 4-3　软件使用帮助

4. "Input" 部分各项的意义分别为："α"—第一类错误概率，"p_0"—研究对象在对照组中的暴露概率，"n"—患者数量，"m"—对照者数量/患者数量，"ψ"—相对风险。

5. 根据此项研究,在 "Input" 部分将 "α" 设为 0.05,"p_0" 为 0.295 0,"n" 为 200,"m" 为 2.15,"ψ" 为 1.7(图 4-4)。

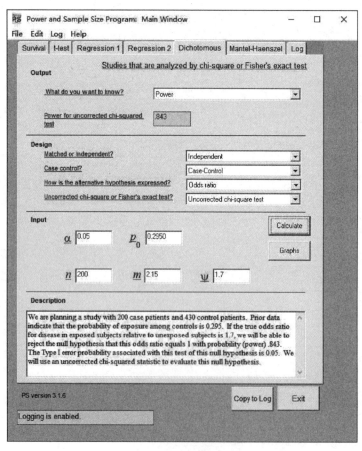

图 4-4　检验功效计算

6. 点击"Calculate",进行该研究检验功效计算,在"Output"部分得到检验功效值为 0.843,说明该研究 *MTHFR* 基因变异 rs1801131 在患者人群和对照人群中分布确有差别,在"α"为 0.05 的水准下能发现其差别能力,发现其差别概率为 0.843。

四、注意事项

研究中要求的检验功效越高,所需的样本量也越大。样本量、客观事物差异的大小、样本人群个体间差异的大小和 α 值都是影响检验功效的要素。个体间标准差越小或样本量越大,检验功效越大。客观事物差异越大,检验功效越大。第一类错误的概率 α 越大,检验功效越大。

━━━━━━━━━━━━━━━━━━━━━━ **参 考 文 献** ━━━━━━━━━━━━━━━━━━━━━━

[1] HE D, YUAN L, SONG Z, et al. Lack of association between methylenetetrahydrofolate reductase gene variants & essential tremor in Han Chinese. Indian J Med Res, 2019,149(1):67-70.

[2] DUPONT W D, PLUMMER JR W D. Power and sample size calculations for studies involving linear regression. Control Clin Trials, 1998,19(6):589-601.

[3] DUPONT W D, PLUMMER JR W D. Power and sample size calculations. A review and computer program. Control Clin Trials, 1990,11(2):116-128.

[4] 胡良平,鲍晓蕾,周诗国,等.样本量估计与检验效能分析(一)(英文).中西医结合学报,2011,9(10):1070-1074.

[5] 方积乾.生物医学研究的统计方法.北京:高等教育出版社,2007.

[6] 余红梅.实验设计样本含量与检验效能估计的讨论.中国卫生统计,2005,22(1):51-54.

(袁腊梅 陈翔宇)

第 2 节 哈迪-温伯格平衡分析

哈迪-温伯格定律(Hardy-Weinberg law)又称遗传平衡定律,于 1906 年由英国数学家 G. H. Hardy 和德国内科医生 W. Weinberg 分别提出。哈迪-温伯格定律是群体遗传学的第一理论基础,其主要内容是指在无限的孟德尔群体中,其个体间进行随机交配,若没有自然选择、突变、迁移因素和遗传漂变发生时,群体的基因型频率世代相传保持不变,实质上意味着基因频率保持不变(图 4-5)。本节主要介绍哈迪-温伯格平衡分析。

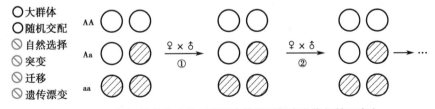

图 4-5 哈迪-温伯格定律示意图(基因型频率世代保持不变)

一、原理

哈迪-温伯格定律阐明了生物群体一条最重要的遗传学性质,即基因的遗传机制本身并不影响群体中遗传变异保持平衡的机制,为现代遗传学奠定了最重要的理论基础。哈迪-温伯格定律仅适用于满足上述条件的理想孟德尔群体,这样的理想群体在自然界中是不存在的。但我们可以从这个理想群体出发,使理论分析逐渐接近于客观真实群体的情况,最终获得真实群体的遗传结构及变化的一般规律。

　　基因频率:群体中某一基因在其所有等位基因数量中所占的比例。

　　基因型频率:群体中某一基因型个体占群体总个体数的比例。

二、完成目标

　　熟练掌握哈迪-温伯格定律的内容,使用统计学方法检验一个群体是否符合哈迪-温伯格平衡。

三、操作方法

(一)哈迪-温伯格定律的数学模型

　　1. 假设在一个理想的群体中,某常染色体位点上有两个等位基因 A 和 a,且基因频率 $f(A)=p$,$f(a)=q$,$f(A)+f(a)=p+q=1$。

　　2. 第一代基因型频率见表 4-1,可知第一代基因型频率 $f(AA)=p^2$,$f(Aa)=2pq$,$f(aa)=q^2$。

表 4-1　第一代等位基因频率和基因型频率

卵子	精子	
	A(p)	a(q)
A(p)	AA(p^2)	Aa(pq)
a(q)	Aa(pq)	aa(q^2)

　　3. 在随机交配的条件下,第二代各类婚配的频率见表 4-2。

表 4-2　第二代的婚配类型和频率

女性	男性		
	AA(p^2)	Aa($2pq$)	aa(q^2)
AA(p^2)	AA(p^4)	AA×Aa($2p^3q$)	Aa(p^2q^2)
Aa($2pq$)	AA×Aa($2p^3q$)	Aa×Aa($4p^2q^2$)	Aa×aa($2pq^3$)
aa(q^2)	Aa(p^2q^2)	Aa×aa($2pq^3$)	aa(q^4)

　　4. 计算第二代各基因型频率和基因频率(表 4-3)。

表 4-3　第二代的基因型频率

婚配方式	频率	第二代的基因型频率		
		AA	Aa	aa
AA×AA	p^4	p^4	—	—
AA×Aa	$4p^3q$	$2p^3q$	$2p^3q$	—
AA×aa	$2p^2q^2$	—	$2p^2q^2$	—
Aa×Aa	$4p^2q^2$	p^2q^2	$2p^2q^2$	p^2q^2

婚配方式	频率	第二代的基因型频率		
		AA	Aa	aa
Aa × aa	$4pq^3$	—	$2pq^3$	$2pq^3$
aa × aa	q^4	—	—	q^4
合计	1	p^2	$2pq$	q^2

各基因型频率：

$$f(AA)=p^4+2p^3q+p^2q^2=p^2(p^2+2pq+q^2)=p^2(p+q)^2=p^2;$$
$$f(Aa)=2p^3q+2p^2q^2+2p^2q^2+2pq^3=2pq(p^2+2pq+q^2)=2pq(p+q)^2=2pq;$$
$$f(aa)=p^2q^2+2pq^3+q^4=q^2(p^2+2pq+q^2)=q^2(p+q)^2=q^2。$$

各基因频率：

$$f(A)=f(AA)+\frac{1}{2}f(Aa)=p^2+pq=p(p+q)=p；f(a)=f(aa)+\frac{1}{2}f(Aa)=q^2+pq=q(p+q)=q。$$

5. 可见在理想的群体中，只要保持随机交配，不发生自然选择、突变、迁移因素和遗传漂变，群体的基因型频率将保持平衡，即群体的基因型频率取决于基因频率。

（二）哈迪-温伯格定律在群体中的检验

1. 要检验一个群体是否已处于哈迪-温伯格平衡，首先依据估算所得基因频率计算各基因型的期望值，即理论频率及其相应人数，再与相应的实际观察人数比较，用卡方检验来度量各基因型期望值与观察值的吻合程度，计算每一种基因型的 χ^2 值，然后相加得到总的 χ^2 值（图 4-6），自由度（df）$\nu=$ 基因型数 – 等位基因个数，最后查表求出 P 值，一般以 $P \geqslant 0.05$ 认为两者之间无显著性差异，得出该群体处于遗传平衡状态的结论。

$$\chi^2=\sum\frac{（期望值 – 观察值）^2}{期望值}$$

图 4-6　哈迪-温伯格平衡的卡方检验

2. 某染色体上有一对等位基因 A 和 a，有三种基因型 AA、Aa 和 aa，在 157 人的群体中，观察到基因型分布如下：AA 为 92 人；Aa 为 53 人；aa 为 12 人。检验该群体是否处于遗传平衡状态。

3. 计算基因型频率。$f(A)=\dfrac{2\times92+53}{2\times157}=0.755$，$f(a)=1-f(A)=0.245$。计算各基因型在人群中分布的期望值和 χ^2 值（表 4-4）。

表 4-4　基因型在群体中分布的期望值和观察值

基因型	期望值	观察值	χ^2
AA	$157\times0.755^2=89.494$	92	0.070
Aa	$157\times2\times0.755\times0.245=58.082$	53	0.445
aa	$157\times0.245^2=9.424$	12	0.704
合计	157	157	1.219

4. 计算可得，$\chi^2=1.219$，$\nu=3-2=1$，查表可知 $P>0.25$，观察值与期望值之间无显著性差异，该群体处于遗传平衡状态。

（三）在科研中的应用

1. 为探究 *FBXO2* 基因变异 rs9614（c.353A>C，p.K118T）与帕金森病（Parkinson's disease，PD）的关系，使用基质辅助激光解析电离飞行时间质谱（matrix-assisted laser desorption ionization time of flight mass spectrometry，MALDI-TOF-MS）对 502 例散发型 PD 患者和 556 例对照者进行 *FBXO2* 基因变异 rs9614 的检测，获得该位点基因型和等位基因在样本人群和对照人群中的分布（表 4-5）。

表 4-5　基因型和等位基因在样本人群和对照人群中的分布

基因型 / 等位基因	PD 患者（n=502）	对照者（n=556）
AA	178	142
AC	219	298
CC	105	116
A	575	582
C	429	530

2. 通过判断研究中的对照人群是否处于遗传平衡状态，可以检验抽样所得的对照人群是否具有代表性以及是否可支持分析结论。计算对照人群的基因频率和基因型分布的期望值。对照组人群的基因频率 $f(A)=\dfrac{582}{2\times556}=0.523$，$f(C)=\dfrac{530}{2\times556}=0.477$。基因型在群体中分布的期望值计算方式为 $n\times[f(A)]^2$、$n\times2\times[f(A)\times f(C)]$ 和 $n\times[f(C)]^2$，计算 χ^2，结果如表 4-6。

表 4-6　基因型在群体中分布的期望值和观察值

基因型	期望值	观察值	χ^2
AA	152.082	142	0.668
AC	277.412	298	1.528
CC	126.506	116	0.872
合计	556.000	556	3.068

3. 计算得，χ^2=3.068，ν=3−2=1，查表可知 P>0.05，观察值与期望值之间无显著性差异，该群体处于遗传平衡状态。说明此研究中抽样所得对照人群具有代表性并可支持分析结论。

四、注意事项

群体中存在众多因素可影响哈迪 - 温伯格平衡，包括发生突变、所研究基因型与个体生存能力和生育能力相关、随机遗传漂变、群体迁移和近亲结婚等。在研究某单核苷酸多态性与疾病的关联时，应对对照组人群的基因位点进行哈迪 - 温伯格平衡检验，以减少以上多种潜在因素引起的病例 - 对照研究抽样偏倚。

──────── **参 考 文 献** ────────

[1] GRAFFELMAN J, WEIR B S. On the testing of Hardy-Weinberg proportions and equality of allele frequencies in males and females at biallelic genetic markers. Genet Epidemiol, 2018,42(1):34-48.

[2] HE D, HU P, DENG X, et al. Genetic analysis of the *RIC3* gene in Han Chinese patients with Parkinson's disease. Neurosci Lett, 2017,653:351-354.

[3] YUAN L, SONG Z, DENG X, et al. Genetic analysis of *FBXO2*, *FBXO6*, *FBXO12*, and *FBXO41* variants in Han Chinese patients with sporadic Parkinson's disease. Neurosci Bull, 2017,33(5):510-514.

[4] MAYO O. A century of Hardy-Weinberg equilibrium. Twin Res Hum Genet, 2008,11(3):249-256.

[5] 朱德刚,韩秋红.关于 Hardy-Weinberg 平衡律的一个注记.生物学杂志,2019,36(2):112-113,120.

[6] 翁鸿,江梅,仇成凤,等.遗传关联性研究 Meta 分析中的 Hardy-Weinberg 平衡.中国循证心血管医学杂志,2016,8(11):1281-1283,1287.

（袁腊梅 陈翔宇）

第3节 SPSS *t* 检验

t 检验（*t*-test）是最简单和最常用的两个计量资料的假设检验,由英国统计学家 W. S. Gossett 提出,是用 *t* 分布理论来推导两个均数间的差异是否具有显著性。当样本量 *n* 较小（*n*<60）且总体标准差（σ）未知时,可采用 *t* 检验进行统计分析。本节主要介绍应用 SPSS 统计软件进行 *t* 检验,包括单样本 *t* 检验、配对样本 *t* 检验和两样本 *t* 检验。

一、原理

（一）单样本 *t* 检验

例1. 某医生测量了 20 名慢性苯接触男性工人的白细胞（white blood cell, WBC）水平,结果如表 4-7,欲了解慢性苯接触男性工人白细胞计数是否与正常成年男性（WBC=7×10^9/L）不同。

表 4-7 20 名男性工人的白细胞水平

编号	WBC/($\times 10^9 \cdot L^{-1}$)	编号	WBC/($\times 10^9 \cdot L^{-1}$)	编号	WBC/($\times 10^9 \cdot L^{-1}$)	编号	WBC/($\times 10^9 \cdot L^{-1}$)
1	3.4	6	4.1	11	3.9	16	2.1
2	3.7	7	6.2	12	2.1	17	2.9
3	3.1	8	6.6	13	2.9	18	4.5
4	5.1	9	5.2	14	4.5	19	7.1
5	3.1	10	4.6	15	3.9	20	5.6

本例为单样本 *t* 检验（one sample/group *t*-test）,是用已知样本均数 $\overline{X}$ 与已知总体均数 μ_0 进行比较,用于观察样本与总体间的差异性。单样本 *t* 检验要求资料服从正态分布或近似正态分布。单样本 *t* 检验公式:

$$t=\frac{\overline{X}-\mu}{S_{\overline{x}}}=\frac{\overline{X}-\mu}{S/\sqrt{n}}=\frac{\overline{X}-\mu_0}{S/\sqrt{n}}, \quad \nu=n-1$$

$\overline{X}$ 为样本均数,μ 为未知总体均数,μ_0 为已知总体均数,S 为样本标准差,n 为样本量。

（二）配对样本 *t* 检验

例2. 某研究者为比较方法 A 和方法 B 检测血清中某物质 C 的含量,抽取了 12 份血液样本进行检测,如表 4-8,问两种测定方法结果是否不同?

本例为配对样本 *t* 检验（matched-pair *t*-test）:又称成对 *t* 检验,用于配对设计的两样本均数的比较。

表 4-8　两种方法对血清物质 C 的检测结果

单位：%

编号 （1）	方法 A （2）	方法 B （3）	差值 d （4）=（2）-（3）	编号 （1）	方法 A （2）	方法 B （3）	差值 d （4）=（2）-（3）
1	0.37	0.51	-0.14	7	0.32	0.78	-0.46
2	0.44	0.56	-0.12	8	0.45	0.67	-0.22
3	0.34	0.54	-0.20	9	0.39	0.66	-0.27
4	0.56	0.66	-0.10	10	0.40	0.59	-0.19
5	0.45	0.70	-0.25	11	0.39	0.60	-0.21
6	0.56	0.62	-0.06	12	0.44	0.56	-0.12

配对设计计量资料在医学中主要见于以下情形：①具有同质性的两个受试对象分别接受两种不同处理的差异；②同一受试对象接受一种处理前后的差异；③同一样品（如血液标本）接受不同检验方式的检测结果。配对 t 检验前先求出配对对子间的差值，若两种处理方式的检测结果（效应）相同，则差值 $d=\mu_1-\mu_2=0$。故可以将配对样本 t 检验看做是差值均数 $\bar{d}$ 与已知总体均数 $\mu_d=0$ 的比较，配对 t 检验与单样本 t 检验有异曲同工之处。配对样本 t 检验公式：

$$t=\frac{\bar{d}-\mu_d}{S_{\bar{d}}}=\frac{\bar{d}-0}{S_d/\sqrt{n}}=\frac{\bar{d}}{S_d/\sqrt{n}}, \quad \nu=n-1$$

$\bar{d}$ 为差值 d 的样本均数。

（三）两样本 t 检验

例 3. 为研究某一新药的降压效果，将 32 名原发性高血压患者随机等分到实验组（新药组）和对照组（传统药物组），测得治疗前后收缩压差值（mmHg），结果如表 4-9，问新药与传统药物降压效果是否不同？

表 4-9　两种药物治疗前后收缩压差值

单位：mmHg

组别	1	2	3	4	5	6	7	8	9	10	11	12	13	14	15	16
实验组	15	17	20	11	29	27	30	32	30	23	26	27	21	16	10	22
对照组	7	12	-5	3	10	9	11	12	8	9	5	7	10	17	12	9

本例为两样本 t 检验（two-sample/group t-test）：也叫成组 t 检验，用于完全随机设计两独立样本均数是否不同的比较，两样本 t 检验时两组样本数据需均服从正态分布，且符合方差齐性。两样本 t 检验公式：

$$t=\frac{\bar{X}_1-\bar{X}_2}{S_{\bar{X}_1-\bar{X}_2}}, \quad \nu=n_1+n_2-2$$

二、完成目标

掌握运用 SPSS 统计分析软件进行单样本 t 检验、配对样本 t 检验和两样本 t 检验的实践操作。

三、操作方法

（一）单样本 *t* 检验

1. 以例 1 为例，启动 IBM SPSS Statistics 25 统计分析软件，在 SPSS Statistics 数据编辑窗口的变量视图中定义变量，在数据视图中录入数据（图 4-7）。

	名称	类型	宽度	小数位数	标签	值	缺失	列	对齐	测量	角色
1	编号	数字	8	0		无	无	8	右	标度	输入
2	WBC	数字	8	2	白细胞计数	无	无	8	右	标度	输入

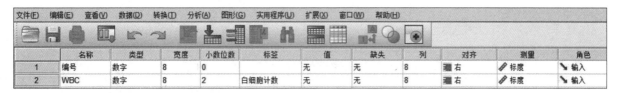

图 4-7　单样本 *t* 检验定义变量

2. 在数据视图的菜单栏中选择“分析 (A)”中“比较平均值 (M)”中“单样本 T 检验 (S)...”，从源变量列表中选择需要检验的变量“白细胞计数 [WBC]”导入至右侧的“检验变量 (T)”中，“检验值 (V)”设为“7”，点击“选项 (O)...”按钮对“置信区间百分比 (C)”和“缺失值”进行设置，最后点击“确定”按钮进行统计分析（图 4-8）。本例中检验值为正常成年男性的平均白细胞值，据例 1 说明设为“7”。

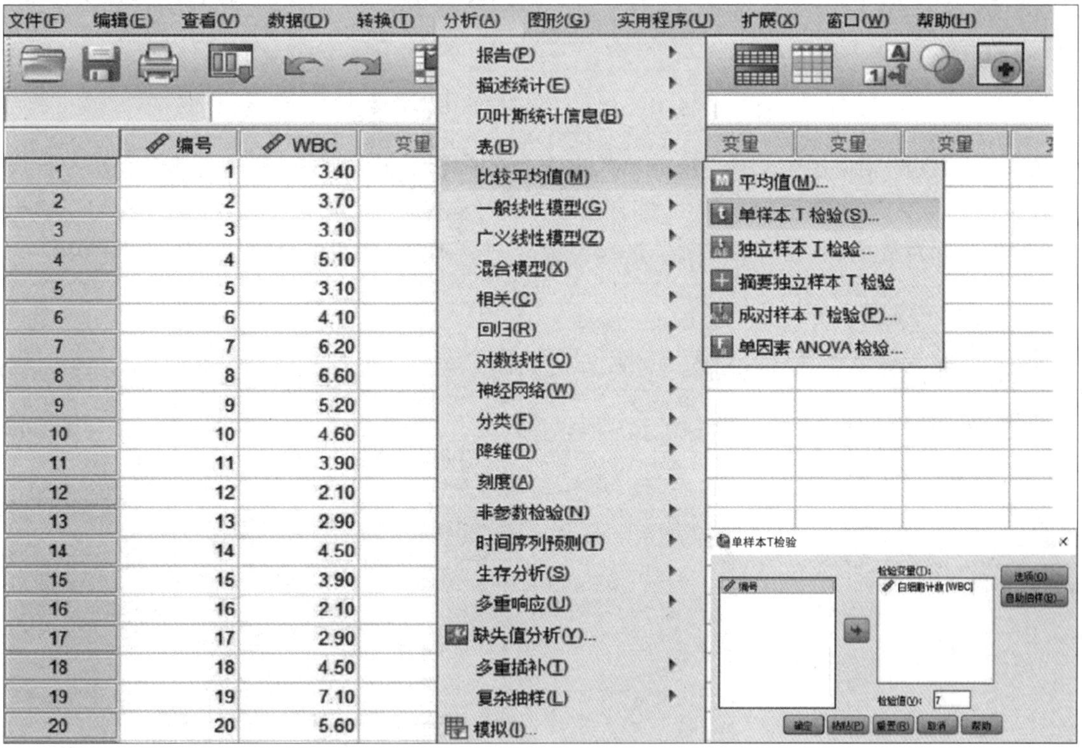

图 4-8　单样本 *t* 检验数据分析

3. 通过上述步骤，在 IBM SPSS Statistics 25 结果输出窗可以查看单样本 *t* 检验的统计分析结果（图 4-9）。

从单样本 *t* 检验分析结果可以得出 *t* 值为 –8.764，*P* 值为 0.000（<0.05），差异有统计学意义，可以认为慢性苯接触男性工人白细胞计数与正常成年男性不同，且低于正常成年男性水平。

（二）配对样本 *t* 检验

1. 以例 2 为例启动 IBM SPSS Statistics 25 软件，在 SPSS Statistics 数据编辑窗口的变量视图中定义变量（图 4-10），在数据视图录入数据（图 4-11）。

T-检验

单样本统计

	个案数	平均值	标准 偏差	标准 误差平均值
白细胞计数	20	4.2300	1.41351	.31607

单样本检验

	检验值 = 7					
					差值 95% 置信区间	
	t	自由度	Sig.（双尾）	平均值差值	下限	上限
白细胞计数	-8.764	19	.000	-2.77000	-3.4315	-2.1085

图 4-9　单样本 *t* 检验统计分析结果

	名称	类型	宽度	小数位数	标签	值	缺失	列	对齐	测量	角色
1	方法A	数字	8	2		无	无	8	右	标度	输入
2	方法B	数字	8	2		无	无	8	右	标度	输入

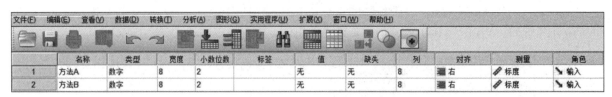

图 4-10　配对样本 *t* 检验定义变量

2. 在数据视图的菜单栏中选择“分析(A)”中“比较平均值(M)”中的“成对样本 T 检验(P)...”，从源变量列表中选择需要检验的变量（方法 A 和方法 B），导入至右侧的“配对变量(V)”中，点击“选项(O)...”按钮对“置信区间百分比(C)”和“缺失值”进行设置，点击“确定”按钮进行统计分析（图 4-12）。

	方法A	方法B
1	.37	.51
2	.44	.56
3	.34	.54
4	.56	.66
5	.45	.70
6	.56	.62
7	.32	.78
8	.45	.67
9	.39	.66
10	.40	.59
11	.39	.60
12	.44	.56

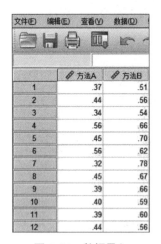

图 4-11　数据录入

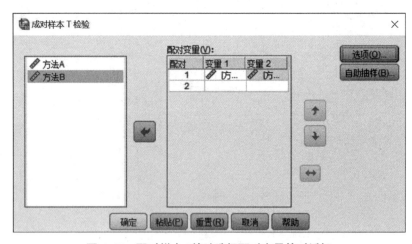

图 4-12　配对样本 *t* 检验选择配对变量等对话框

3. 通过上述步骤，在 IBM SPSS Statistics 25 结果输出窗查看配对样本 *t* 检验的统计分析结果（图 4-13）。

从配对样本 *t* 检验分析结果可以得出 *t* 值为 −6.433，*P* 值为 0.000（<0.05），差异有统计学意义，认为两种方法对血清物质 C 的检测结果不同。

（三）两样本 *t* 检验

1. 启动 IBM SPSS Statistics 25 软件，在 SPSS Statistics 数据编辑器窗口的变量视图中定义变量（“组别”中 1= 实验组，2= 对照组），数据视图中录入数据（图 4-14 和图 4-15）。

T-检验

配对样本统计

		平均值	个案数	标准 偏差	标准 误差平均值
配对 1	方法A	.4258	12	.07537	.02176
	方法B	.6208	12	.07669	.02214

配对样本相关性

		个案数	相关性	显著性
配对 1	方法A & 方法B	12	.046	.886

配对样本检验

		配对差值					t	自由度	Sig.（双尾）
		平均值	标准 偏差	标准 误差平均值	差值 95% 置信区间 下限	上限			
配对 1	方法A - 方法B	-.19500	.10501	.03031	-.26172	-.12828	-6.433	11	.000

图 4-13 配对样本 t 检验统计分析结果

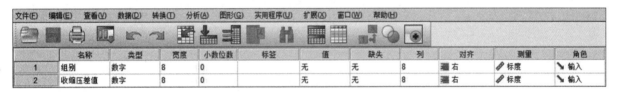

图 4-14 两样本 t 检验定义变量

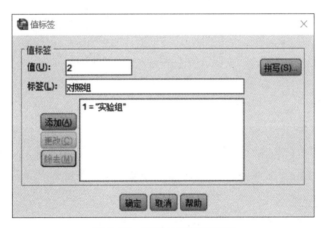

图 4-15 变量的值标签赋值

2. 在数据视图的菜单栏中选择"分析 (A)"中"比较平均值 (M)"的"独立样本 T 检验 ...",在左侧源变量列表中选择需要检验的变量"收缩压差值",导入至右侧的"检验变量 (T)"中，"组别"选入到"分组变量 (G)",点击"定义组 (D)...",在"定义组"中"使用指定的值 (U)",其中"组 1"设为 1，"组 2"设为 2，点击"继续 (C)",选择"选项 (O)"按钮对"置信区间百分比 (C)"和"缺失值"进行设置，最后点击"确定"按钮进行统计分析（图 4-16）。

3. 通过上述步骤，在 IBM SPSS Statistics 25 结果输出窗查看两样本 t 检验的统计分析结果（图 4-17）。

从两样本 t 检验分析结果可以得出：方差齐性检验中显著性为 0.055（>0.05），符合方差齐性（可以认为两组的方差是相等的）；t 值为 6.503，P 值为 0.000（<0.05），差异有统计学意义，认为新药与传统药物降压效果不同。

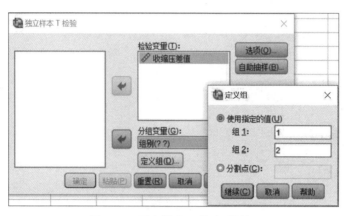

图 4-16　独立样本 T 检验对话框

T-检验

组统计

	组别	个案数	平均值	标准 偏差	标准 误差平均值
收缩压差值	实验组	16	22.25	6.943	1.736
	对照组	16	8.50	4.830	1.208

独立样本检验

		莱文方差等同性检验		平均值等同性 t 检验					差值95% 置信区间	
		F	显著性	t	自由度	Sig.（双尾）	平均值差值	标准误差差值	下限	上限
收缩压差值	假定等方差	4.000	.055	6.503	30	.000	13.750	2.114	9.432	18.068
	不假定等方差			6.503	26.766	.000	13.750	2.114	9.410	18.090

图 4-17　两样本 t 检验统计分析结果

四、注意事项

单样本 t 检验和两样本（成组）t 检验要求样本间要相互独立；配对样本 t 检验要求每个对子间要相互独立。除此之外，t 检验还应满足样本指标为计量资料，且取自符合正态分布的总体，成组 t 检验应符合方差齐性。

------------------------------ 参 考 文 献 ------------------------------

［1］陈银梦，詹倩.运用双样本 t 检验的若干误区与正确条件.统计与管理，2019,(2):40-42.
［2］刘彬.SPSS 统计软件在生物统计学成组数据 t 检验教学中的应用探讨.教育现代化，2019,6(17):121-123.
［3］查如琴.基于 SPSS 的双总体 ($\sigma 1^2$,$\sigma 2^2$ 未知，$n \leq 30$) 配对样本 t 检验与独立样本 t 检验.读与写 (教育教学刊)，2016,13(7):44-45.
［4］孙振球，徐勇勇.医学统计学.4 版.北京：人民卫生出版社，2014.

（袁腊梅　孙 艳）

第 4 节 SPSS 卡方检验

卡方检验也称 χ^2 检验(chi-square test),是以 χ^2 分布为理论依据,用于两个样本率或两个样本构成比的比较、多个样本率或多个构成比的比较、多个样本率的多重比较和双向无序分类变量之间有无关联性的检验等,从而推断样本与总体之间是否存在显著差异。本节主要介绍应用 SPSS 统计软件进行卡方检验。

一、原理

卡方检验包括四格表资料的卡方检验、配对四格表资料的卡方检验和行 × 列表资料的卡方检验。

(一)四格表资料卡方检验

例 1. 某医生欲比较某新药和传统药物治疗某疾病的疗效,按照随机化原则,将患者分成新药组和传统药物组,临床观察结果如表 4-10,问两组的总体有效率有无差别?

表 4-10 新药组和传统药物组治疗疾病的疗效比较

分组	有效	无效	合计	有效率 / %
新药组	65(a)	19(b)	84($a+b$)	77.38
传统药物组	41(c)	35(d)	76($c+d$)	53.95
合计	106($a+c$)	54($b+d$)	160(n)	66.25

该例为两样本率的比较,为四格表(fourfold table)资料,可采用卡方检验来推断两样本的总体有效率是否有差别。卡方检验的计算公式为:

$$\chi^2 = \sum \frac{(A-T)^2}{T}, \quad \nu = (行数-1)(列数-1)$$

式中 A 为实际频数(actual frequency),T 为理论频数(theoretical frequency),ν 为自由度;理论频数 T 为相应的行合计乘以列合计之积除以总样本量。卡方检验是检验实际频数 A 与理论频数 T 的吻合程度,χ^2 值越大,P 值越小,说明 A 与 T 的差别越大,两组治疗方案疗效不同的可能性越大。四格表资料卡方检验专用公式:

$$\chi^2 = \frac{(ad-bc)^2 n}{(a+b)(c+d)(a+c)(b+d)}$$

样本量 n 应大于或等于 40 且每个格子中的理论频数 T 不应小于 5。当 $n \geq 40$ 但有 $1 \leq T < 5$ 时,需要用四格表资料卡方检验的校正公式或 Fisher 确切概率法;当 $n < 40$ 或 $T < 1$ 时只能用 Fisher 确切概率法。四格表资料卡方检验的校正公式:

$$\chi^2 = \frac{\left(|ad-bc| - \frac{n}{2}\right)^2 n}{(a+b)(c+d)(a+c)(b+d)}$$

(二)配对四格表资料卡方检验

例 2. 某实验室分别使用方法 A 和方法 B 对 98 名自身免疫性甲状腺疾病患者血清中甲状腺激素受体抗体进行测定(表 4-11),问两种检测方法有无差别?

表 4-11　两种方法的检测结果

方法 B	方法 A		合计
	+	−	
+	21（a）	12（b）	33
−	22（c）	43（d）	65
合计	43	55	98

本例为配对设计的计数资料。配对四格表资料卡方检验公式为：

$$\chi^2 = \frac{(b-c)^2}{(b+c)}, \quad \nu = 1$$

要求 $b+c \geq 40$。当 $b+c < 40$ 时，需要用卡方检验的校正公式。配对四格表资料卡方检验的校正公式：

$$\chi^2 = \frac{(|b-c|-1)^2}{b+c}, \quad \nu = 1$$

（三）行 × 列表资料卡方检验

用于多个样本率的比较、多个构成比的比较和双向无序分类资料的关联性检验。行 × 列表资料的卡方检验公式：

$$\chi^2 = n\left(\sum \frac{A^2}{n_R n_C} - 1 \right), \quad \nu = (\text{行数}-1)(\text{列数}-1)$$

式中 A 为实际频数，n_R 为相应的行合计，n_C 为相应的列合计。

1. 多个样本率的比较

例 3. 某校观察甲班、乙班和丙班三个班级学生数学成绩的及格情况（表 4-12），问三个班级学生的数学成绩及格率有差别吗？

表 4-12　某校三个班级数学成绩及格率比较

班级	未及格	及格	合计	及格率 /%
甲班	6	33	39	84.62
乙班	10	34	44	77.27
丙班	5	40	45	88.89
合计	21	107	128	83.59

2. 样本构成比的比较

例 4. 某研究者研究病例组和对照组血清中某物质 A 的分布情况（表 4-13），问病例组和对照组的构成比有无差别？

表 4-13　病例组和对照组血清中物质 A 的分布情况

分组	A1	A2	A3	A4	合计
病例组	12	9	8	11	40
对照组	7	16	9	7	39
合计	19	25	17	18	79

3. 双向无序分类资料的关联性检验

例 5. 某研究者收集了某地区民族 A、民族 B 和民族 C 的血型记录（表 4-14），问该地区三个民族的血型分布是否具有差异？

表 4-14 三个民族的血型分布

民族	血型				合计
	A	B	O	AB	
A	12	9	8	10	39
B	6	12	4	8	30
C	10	8	5	7	30
合计	28	29	17	25	99

二、完成目标

掌握应用 SPSS 统计分析软件进行卡方检验（以 IBM SPSS Statistics 25 为例）的实践操作。

三、操作方法

（一）四格表资料卡方检验

1. 以例 1 为例，启动 IBM SPSS Statistics 25 统计分析软件，在 SPSS Statistics 数据编辑窗口的变量视图中定义变量（"组别"中 1= 新药组，2= 传统药物组；"疗效"中 1= 有效，2= 无效），在数据视图中录入数据（图 4-18、图 4-19 和图 4-20）。

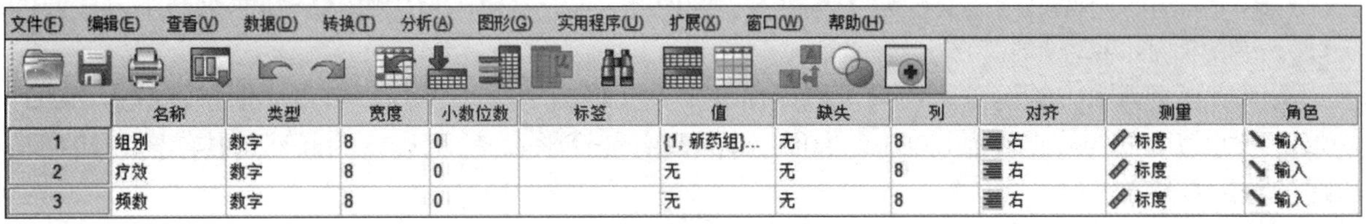

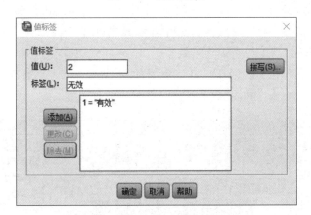

	名称	类型	宽度	小数位数	标签	值	缺失	列	对齐	测量	角色
1	组别	数字	8	0		{1, 新药组}...	无	8	疆右	✎ 标度	↘ 输入
2	疗效	数字	8	0		无	无	8	疆右	✎ 标度	↘ 输入
3	频数	数字	8	0		无	无	8	疆右	✎ 标度	↘ 输入

图 4-18 定义变量

图 4-19 定义变量（疗效）的值标签

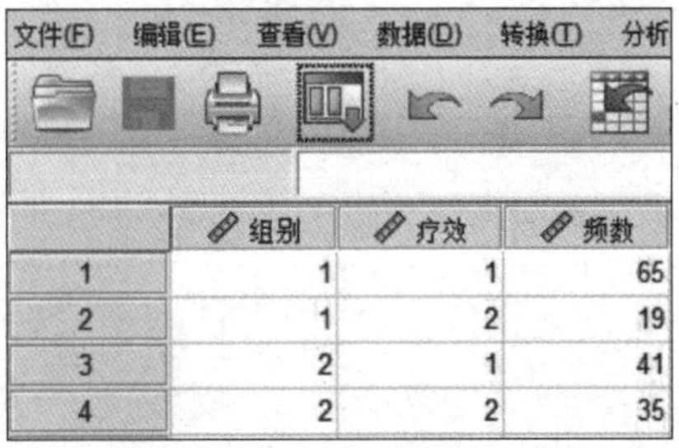

图 4-20 数据录入

2. 数据加权 选择菜单栏"数据 (D)"中"个案加权 (W)..."中"个案加权系数 (W)",把"频数"选入到"频率变量 (F)"(图 4-21),点击"确定"。

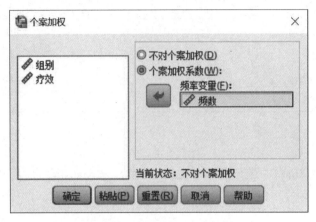

图 4-21 数据加权:个案加权

3. 数据分析 选择菜单栏"分析 (A)"中"描述统计 (E)"中"交叉表 (C)...",将"组别"和"疗效"变量分别选入到"行 (O)"和"列 (C)","精确 (X)..."中选"仅渐进法 (A)","统计 (S)..."中选"卡方 (H)"(图 4-22 和图 4-23),点击"继续 (C)",再点击"确定"。

4. 结果输出 通过上述步骤,在 IBM SPSS Statistics 25 结果输出窗中查看四格表资料卡方检验的统计分析结果(图 4-24)。

从四格表资料卡方检验分析结果可以得出 0 个单元格的期望计数小于 5,最小期望计数为 25.65,皮尔逊卡方值为 9.799,P 值为 0.002(<0.05),差异具有统计学意义,可以认为新药与传统药物治疗某疾病的总体有效率不同。

(二)配对四格表资料卡方检验

1. 以例 2 为例,启动 IBM SPSS Statistics 25 统计分析软件,在 SPSS Statistics 数据编辑窗口的变量视图中定义变量("方法 A"和"方法 B"检测结果分别赋值 1=+, 2=−),在数据视图中录入数据(图 4-25、图 4-26 和图 4-27)。

2. 数据加权 选择菜单栏"数据 (D)"中"个案加权 (W)..."的"个案加权系数 (W)",选择把"频数"选入到"频率变量 (F)",点击"确定"。

文件(F)	编辑(E)	查看(V)	数据(D)	转换(T)	分析(A)	图形(G)	实用程序(U)	扩展(X)	窗口(

		组别	疗效	频	报告(P) ▶		频率(F)...
1		1	1		描述统计(E) ▶		描述(D)...
2		1	2		贝叶斯统计信息(B) ▶		探索(E)...
3		2	1		表(B) ▶		交叉表(C)...
4		2	2		比较平均值(M) ▶		TURF 分析
5					一般线性模型(G) ▶		比率(R)...
6					广义线性模型(Z) ▶		P-P 图...
7					混合模型(X) ▶		Q-Q 图...
8					相关(C) ▶		
9					回归(R) ▶		
10					对数线性(O) ▶		
11					神经网络(W) ▶		
12					分类(F) ▶		
13					降维(D) ▶		
					刻度(A) ▶		
					非参数检验(N) ▶		

图 4-22 四格表资料卡方检验数据分析

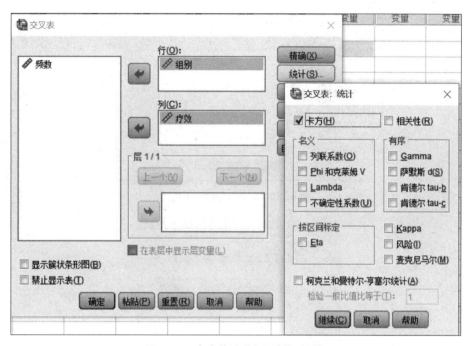

图 4-23　卡方检验 "交叉表" 对话框

四格表资料卡方检验

组别 * 疗效 交叉表

计数

		疗效		总计
		有效	无效	
组别	新药组	65	19	84
	传统药物组	41	35	76
总计		106	54	160

卡方检验

	值	自由度	渐进显著性（双侧）	精确显著性（双侧）	精确显著性（单侧）
皮尔逊卡方	9.799[a]	1	.002		
连续性修正[b]	8.779	1	.003		
似然比	9.894	1	.002		
费希尔精确检验				.002	.001
线性关联	9.738	1	.002		
有效个案数	160				

a. 0 个单元格 (0.0%) 的期望计数小于 5。最小期望计数为 25.65。

b. 仅针对 2x2 表进行计算

图 4-24　四格表资料卡方检验统计分析结果

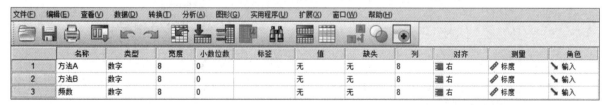

文件(F)　编辑(E)　查看(V)　数据(D)　转换(T)　分析(A)　图形(G)　实用程序(U)　扩展(X)　窗口(W)　帮助(H)

	名称	类型	宽度	小数位数	标签	值	缺失	列	对齐	测量	角色
1	方法A	数字	8	0	无	无	无	8	右	标度	输入
2	方法B	数字	8	0	无	无	无	8	右	标度	输入
3	频数	数字	8	0	无	无	无	8	右	标度	输入

图 4-25　定义变量

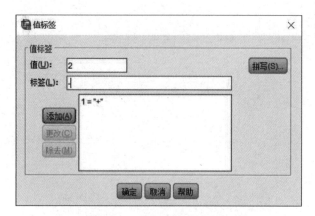

图 4-26 定义变量的值标签

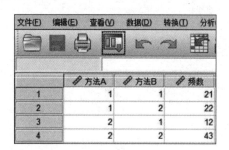

图 4-27 数据录入

3. 数据分析 选择菜单栏 "分析 (A)" 中 "描述统计 (E)" 的 "交叉表 (C)...",将 "方法 A" 和 "方法 B" 分别选入到 "行 (O)" 和 "列 (C)","精确 (X)..." 中选 "仅渐进法 (A)","统计 (S)..." 中选 "麦克尼马尔 (M)",点击 "继续 (C)",再点击 "确定"（图 4-28）。

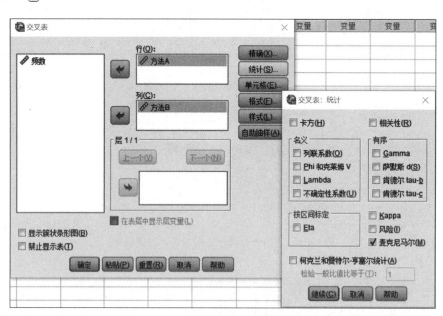

图 4-28 卡方检验 "交叉表" 对话框

4. 结果输出 通过上述步骤,在 IBM SPSS Statistics 25 结果输出窗中可以查看配对四格表资料卡方检验的统计分析结果（图 4-29）。

从麦克尼马尔卡方检验分析结果可以得出 P 值为 0.121（>0.05）,差异无统计学意义,暂不能认为方法 A 和方法 B 的检测结果不同。

配对四格表资料卡方检验

个案处理摘要

	个案					
	有效		缺失		总计	
	N	百分比	N	百分比	N	百分比
方法A * 方法B	98	100.0%	0	0.0%	98	100.0%

方法A * 方法B 交叉表

计数

		方法B		总计
		+	-	
方法A	+	21	22	43
	-	12	43	55
总计		33	65	98

卡方检验

	值	精确显著性（双侧）
麦克尼马尔检验		.121[a]
有效个案数	98	

a. 使用了二项分布。

图 4-29　配对四格表资料卡方检验统计分析结果

（三）行 × 列表资料卡方检验

1. 多个样本率比较

（1）以例 3 为例，启动 IBM SPSS Statistics 25 统计分析软件，在 SPSS Statistics 数据编辑窗口的变量视图中定义变量（"班级"中 1= 甲班，2= 乙班，3= 丙班；"及格情况"中 1= 及格，2= 不及格），在数据视图中录入数据（图 4-30、图 4-31 和图 4-32）。

	名称	类型	宽度	小数位数	标签	值	缺失	列	对齐	测量	角色
1	班级	数字	8	0		无	无	8	疊 右	✐ 标度	↘ 输入
2	及格情况	数字	8	0		无	无	8	疊 右	✐ 标度	↘ 输入
3	频数	数字	8	0		无	无	8	疊 右	✐ 标度	↘ 输入

图 4-30　定义变量

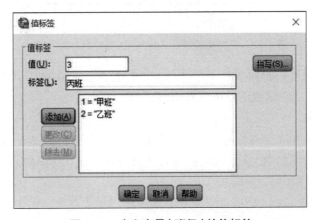

图 4-31　定义变量（班级）的值标签

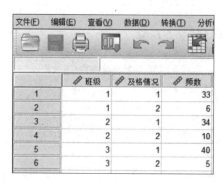

图 4-32　数据录入

（2）数据加权：选择菜单栏"数据（D）"中"个案加权（W）…"中的"个案加权系数（W）"，把"频数"选入到"频率变量（F）"，点击"确定"。

（3）数据分析：选择菜单栏"分析（A）"中"描述统计（E）"的"交叉表（C）…"，将"班级"和"及格情况"变量分别选入到"行（O）"和"列（C）"，"精确（X）…"中选"仅渐进法（A）"，"统计（S）…"中选"卡方（H）"，点击"继续（C）"，再点击"确定"。

（4）结果输出：通过上述步骤，在 IBM SPSS Statistics 25 结果输出窗中可以查看卡方检验的统计分析结果（图 4-33）。

多个样本率比较

班级 * 及格情况 交叉表

计数

		及格情况		总计
		及格	不及格	
班级	甲班	33	6	39
	乙班	34	10	44
	丙班	40	5	45
总计		107	21	128

卡方检验

	值	自由度	渐进显著性（双侧）
皮尔逊卡方	2.232[a]	2	.328
似然比	2.218	2	.330
线性关联	.340	1	.560
有效个案数	128		

a. 0 个单元格（0.0%）的期望计数小于 5。最小期望计数为 6.40。

图 4-33　卡方检验统计分析结果（多个样本率比较）

从卡方检验分析结果可以得出皮尔逊卡方值为 2.232，P 值为 0.328（>0.05），差异无统计学意义，暂不能认为三个班级学生的数学成绩及格率有差别。

2. 样本构成比的比较

（1）以例 4 为例，启动 IBM SPSS Statistics 25 统计分析软件，在 SPSS Statistics 数据编辑窗口的变量视图中定义变量（"组别"中 1= 病例组，2= 对照组；"物质 A 的分布情况"中 1=A1，2=A2，3=A3，4=A4），在数据视图中录入数据（图 4-34、图 4-35 和图 4-36）。

（2）数据加权：选择菜单栏"数据（D）"中"个案加权（W）…"的"个案加权系数（W）"，把"频数"选入到"频率变量（F）"，点击"确定"。

	名称	类型	宽度	小数位数	标签	值	缺失	列	对齐	测量	角色
1	组别	数字	8	0		{1, 病例组}...	无	8	疆右	✐ 标度	↘ 输入
2	物质A的分...	数字	8	0		无	无	8	疆右	✐ 标度	↘ 输入
3	频数	数字	8	0		无	无	8	疆右	✐ 标度	↘ 输入

图 4-34　定义变量

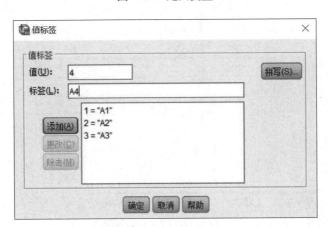

图 4-35　定义变量的值标签

	组别	物质A的分布情况	频数
1	1	1	12
2	1	2	9
3	1	3	8
4	1	4	11
5	2	1	7
6	2	2	16
7	2	3	9
8	2	4	7

图 4-36　数据录入

（3）数据分析：选择菜单栏"分析 (A)"中"描述统计 (E)"的"交叉表 (C)..."，将"组别"和"物质 A 的分布情况"变量分别选入到"行 (O)"和"列 (C)"，"精确 (X)..."中选"仅渐进法 (A)"，"统计 (S)..."中选"卡方 (H)"，点击"继续 (C)"，再点击"确定"。

（4）结果输出：通过上述步骤，在 IBM SPSS Statistics 25 结果输出窗中可以查看卡方检验的统计分析结果（图 4-37）。

从卡方检验统计分析结果可以得出皮尔逊卡方值为 4.212，P 值为 0.240（>0.05），差异无统计学意义，暂不能认为病例组和对照组血清中物质 A 的分布情况有差别。

3. 双向无序分类资料的关联性检验

（1）以例 5 为例，启动 IBM SPSS Statistics 25 统计分析软件，在 SPSS Statistics 数据编辑窗口的变量视图中定义变量（"族别"中 1= 民族 A，2= 民族 B，3= 民族 C；"血型"中 1=A，2=B，3=O，4=AB），在数据视图中录入数据（图 4-38、图 4-39 和图 4-40）。

（2）数据加权：选择菜单栏"数据 (D)"中"个案加权 (W)..."的"个案加权系数 (W)"，把"频数"选入到"频率变量 (F)"，点击"确定"。

样本构成比的比较

组别 * 物质A的分布情况 交叉表

计数

		物质A的分布情况				总计
		A1	A2	A3	A4	
组别	病例组	12	9	8	11	40
	对照组	7	16	9	7	39
总计		19	25	17	18	79

卡方检验

	值	自由度	渐进显著性（双侧）
皮尔逊卡方	4.212[a]	3	.240
似然比	4.260	3	.235
线性关联	.026	1	.872
有效个案数	79		

a. 0 个单元格 (0.0%) 的期望计数小于 5。最小期望计数为 8.39。

图 4-37　卡方检验统计分析结果（样本构成比的比较）

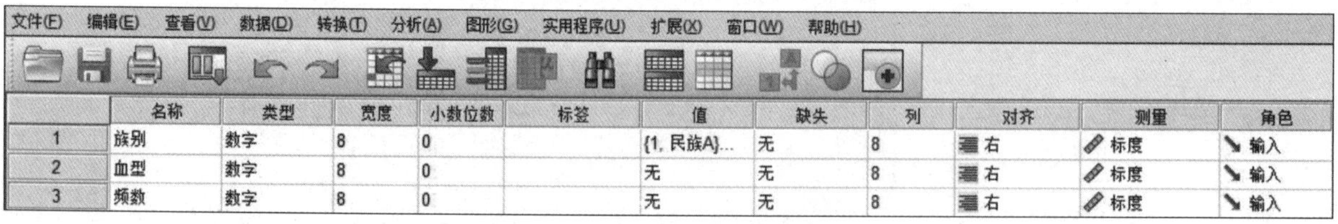

文件(F) 编辑(E) 查看(V) 数据(D) 转换(T) 分析(A) 图形(G) 实用程序(U) 扩展(X) 窗口(W) 帮助(H)
名称 类型 宽度 小数位数 标签 值 缺失 列 对齐 测量 角色
1 族别 数字 8 0 {1, 民族A}... 无 8 右 标度 输入
2 血型 数字 8 0 无 无 8 右 标度 输入
3 频数 数字 8 0 无 无 8 右 标度 输入

图 4-38　定义变量

值标签
值标签
值(U): 4
标签(L): AB
拼写(S)...
1 = "A"
2 = "B"
3 = "O"
添加(A)
更改(C)
除去(M)
确定
取消
帮助

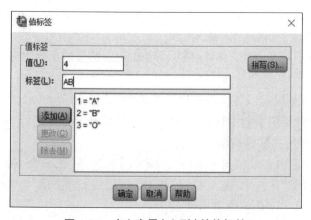

图 4-39　定义变量（血型）的值标签

	族别	血型	频数
1	1	1	12
2	1	2	9
3	1	3	8
4	1	4	10
5	2	1	6
6	2	2	12
7	2	3	4
8	2	4	8
9	3	1	10
10	3	2	8
11	3	3	5
12	3	4	7

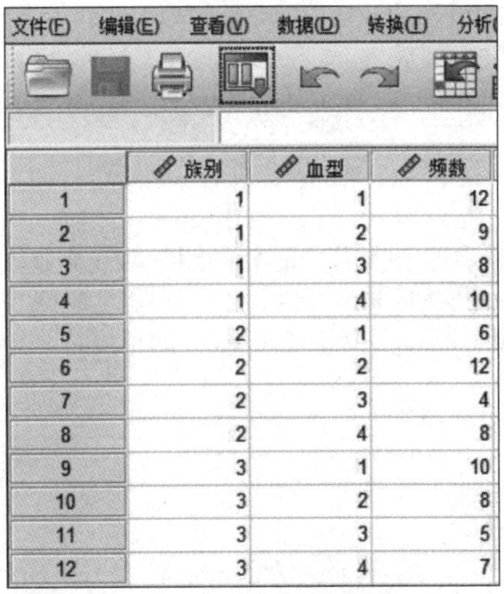

图 4-40　数据录入

（3）数据分析：选择菜单栏“分析(A)”中“描述统计(E)”的“交叉表(C)...”，将“族别”和“血型”变量分别选入到“行(O)”和“列(C)”，“精确(X)...”中选“仅渐进法(A)”，“统计(S)...”中选“卡方(H)”，点击“继续(C)”，再点击“确定”。

（4）结果输出：通过上述步骤，在 IBM SPSS Statistics 25 结果输出窗中可以查看卡方检验的统计分析结果（图 4-41）。

双向无序分类资料的关联性检验

族别 * 血型 交叉表

计数

		血型				
		A	B	O	AB	总计
族别	民族A	12	9	8	10	39
	民族B	6	12	4	8	30
	民族C	10	8	5	7	30
总计		28	29	17	25	99

卡方检验

	值	自由度	渐进显著性（双侧）
皮尔逊卡方	3.428[a]	6	.754
似然比	3.423	6	.754
线性关联	.132	1	.716
有效个案数	99		

a. 0 个单元格 (0.0%) 的期望计数小于 5。最小期望计数为 5.15。

图 4-41　卡方检验统计分析结果（双向无序分类资料的关联性检验）

从卡方检验统计分析结果可以得出皮尔逊卡方值为 3.428，*P* 值为 0.754（>0.05），差异无统计学意义，暂不能认为该地区三个民族的血型分布有差别。

四、注意事项

1. 配对四格表资料的卡方检验需选麦克尼马尔卡方检验（McNemar's test）。
2. 卡方检验用于计数资料。

3. 卡方检验应用 SPSS 软件进行统计分析前需要先对数据进行个案加权。

------------------------------- 参 考 文 献 -------------------------------

［1］HE D, HU P, DENG X, et al. Genetic analysis of the *RIC3* gene in Han Chinese patients with Parkinson's disease. Neurosci Lett, 2017,653:351-354.
［2］褚启龙. 医学统计中常用的 χ^2 检验在 SPSS 软件中的实现途径. 卫生职业教育, 2016,34(17):42-44.
［3］文婷. 卡方检验在医学资料处理中的应用. 长江大学学报（自科版）, 2013,10(24):105-108.
［4］孙振球，徐勇勇. 医学统计学. 4 版. 北京：人民卫生出版社, 2014.

（袁腊梅　孙 艳）

第5节　SPSS 方差分析

方差分析（analysis of variance, ANOVA）由英国统计学家 R. A. Fisher 首创,故又称"*F* 检验"。在进行科学研究时,有时要按实验设计对所研究的对象分为多个处理组施加不同的处理,处理因素包括 2 个或 2 个以上水平。这类科研资料的统计分析,是通过所获得的样本信息来推定各处理组均数间的差别是否有统计学差异。其基本思想:根据实验设计的类型,将全部观测值总的离均差平方和及其自由度分为 2 个或者 2 个以上部分,除随机误差作用之外,每个部分的变异可由某个因素的作用加以解释。通过不同变异来源均方的比较,利用 *F* 分布作出统计推断,进而推论各种研究因素对实验结果有无影响,用于多个样本均数的比较。其应用的前提条件:①各样本是互相独立的随机样本,均服从正态分布;②各样本总体方差相等,即满足方差齐性（homogeneity of variance）。

本节主要介绍多个样本均数比较的方差分析（包括完全随机设计资料、随机区组设计资料、拉丁方设计资料和两阶段交叉设计资料的方差分析）、多因素实验资料的方差分析（析因设计方差分析）和重复测量设计方差分析（以 IBM SPSS Statistics 25 统计分析软件为例）。

第一部分　完全随机设计资料的方差分析

一、原理

完全随机设计（completely randomized design）即采用完全随机化的分组方法,将全部研究对象分配到 g 个处理组（水平组）,各组分别接受不同的处理,研究结束后比较各组均数之间的差别有无统计学差异,以推断处理因素的效果。对于正态分布且方差齐同的完全随机设计资料采用单因素方差分析的单向分类的方差分析。

二、完成目标

掌握运用 SPSS 统计分析软件进行完全随机设计资料的方差分析的实践操作。

三、操作方法

（一）例题

例 1. 某机构为研究某减肥新药的临床疗效,以体重作为检测指标,选择安慰剂组作为对照组,将该减肥新药分为 3 个不同剂量组：50 mg 组、100 mg 组和 150 mg 组。按统一的入选标准选择 80 名肥胖者，采用完全随机设计方法将肥胖者等分为 4 组进行双盲试验。12 周后测得各组体重测量值作为试验结果，见表 4-15。评估 4 个处理组肥胖者的体重测量值总体均数有无差别。

表 4-15　4 个处理组体重测量值

分组	体重测量值 /kg									
安慰剂组	157	167	170	180	182	178	168	177	163	182
	165	181	176	166	178	165	187	171	164	173
50 mg 组	176	173	166	156	160	162	155	166	163	161
	162	171	173	159	178	172	167	177	167	161
100 mg 组	142	134	155	125	137	121	139	140	150	130
	144	133	122	123	143	132	127	135	126	129
150 mg 组	89	78	88	109	80	77	99	88	72	100
	81	78	89	86	90	83	86	87	82	75

（二）分析步骤

1. 建立数据文件　本例需要建立 2 个变量，即分组变量（group）和结果变量（体重测量值，kg）；group：变量类型是数值型，变量值定义为安慰剂组 =0，50 mg 组 =1，100 mg 组 =2，150 mg 组 =3；kg：变量类型是数值型，直接输入体重测量数值即可。建立数据文件 "例 1.sav"（图 4-42）。

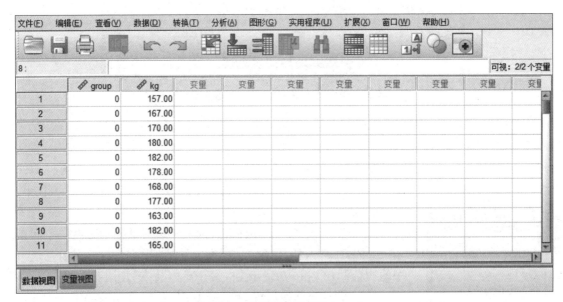

图 4-42　数据文件 "例 1.sav"

2. 统计分析

（1）单击主菜单 "分析 (A)"，出现下拉菜单，在下拉菜单中选择 "比较平均值 (M)"，弹出小菜单，选择 "单因素 ANOVA..."，出现 "单因素 ANOVA 检验" 对话框。

（2）因变量，即要进行方差分析的目标变量；自变量又称因子变量，主要用来分组。在 "单因素 ANOVA 检验" 对话框中，单击选择变量 "kg" 将其调入 "因变量列表 (E)" 列表框中，再单击变量 "group" 将其调入 "因子 (F)" 列表框中（图 4-43）。然后点击 "事后比较 (H)..." 按钮，出现 "单因素 ANOVA 检验：事后多重比较" 对话框，选择 "假定等方差" 复选框中 "S-N-K"，"显著性水平 (F)" 默认为 0.05（图 4-44）。

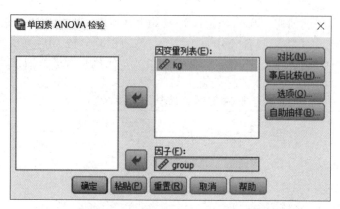

图 4-43 单因素方差分析对话框

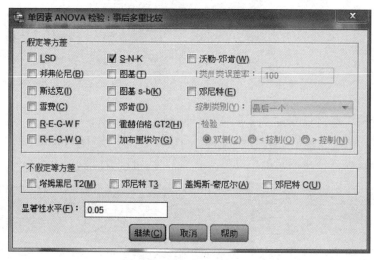

图 4-44 单因素 ANOVA 检验：事后多重比较

在"假定等方差"复选框中选择分析方法：当方差齐性条件在各组中得到满足时可选用的方法总共有 14 种，统计学中常用的方法有 LSD（least significant difference，最小意义差异）法、S-N-K 法和邓尼特（Dunnett）法。LSD 法是一对或几对在专业上有特殊意义的样本均数间比较，S-N-K 法是多个样本均数两两之间的全面比较，邓尼特法是多个实验组与一个对照组均数差别的多重比较。此例中选用S-N-K 法。

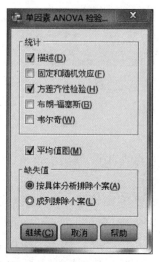

（3）点击"继续 (C)"按钮，回到上一级对话框（图 4-43）。再继续点击"选项 (O)..."按钮，出现"单因素 ANOVA 检验 ..."对话框，勾选"统计"中的"描述 (D)"和"方差齐性检验 (H)"以及"平均值图 (M)"（图 4-45）。

"统计"复选框中出现如下选项：描述 (D)、固定和随机效应 (F)、方差齐性检验 (H)、布朗 - 福塞斯 (B) 和韦尔奇 (W)。其中布朗 - 福塞斯 (B) 与韦尔奇 (W) 适用于各处理组方差不齐，其余三个选项适用于各处理组具有方差齐性。此案例中选用了描述 (D) 和方差齐性检验 (H) 两个选项。选择"平均值图 (M)"用于绘制各组因变量平均值分布图，组别是根据自变量控制的。

（4）单击"继续 (C)"按钮，回到上一级对话框（图 4-43）。最后，单击"确定"按钮，即得到单因素方差分析的结果。

3. 统计结果分析

（1）表 4-16 展示了 4 个处理组的统计描述结果：个案数 (N)、平

图 4-45 单因素 ANOVA 检验：
选项对话框

均值（mean）、标准差（standard deviation）、标准误差（standard error）、平均值的95%置信区间（95% confidence interval for mean）、最小值（minimum）和最大值（maximum）。

表 4-16　统计描述结果表

	个案数	平均值	标准差	标准误差	平均值的95%置信区间		最小值	最大值
					下限	上限		
安慰剂	20	172.500 0	8.042 65	1.798 39	168.735 9	176.264 1	157.00	187.00
50 mg	20	166.250 0	6.965 14	1.557 45	162.990 2	169.509 8	155.00	178.00
100 mg	20	134.350 0	9.415 97	2.105 48	129.943 2	138.756 8	121.00	155.00
150 mg	20	85.850 0	9.027 88	2.018 70	81.624 8	90.075 2	72.00	109.00
总计	80	139.737 5	35.501 38	3.969 17	131.837 1	147.637 9	72.00	187.00
模型 固定效应			8.416 66	0.941 01	137.863 3	141.611 7		
模型 随机效应				19.809 89	76.693 6	202.781 4		

（2）表 4-17 显示莱文统计（Levene statistic）方差齐性检验结果，本例 $P=0.689$（>0.10），认为4个处理组体重测量值总体方差齐同。

表 4-17　方差齐性检验结果

因变量：体重测量值

	莱文统计	自由度1	自由度2	显著性
基于平均值	0.492	3	76	0.689
基于中位数	0.478	3	76	0.699
基于中位数并具有调整后自由度	0.478	3	65.774	0.699
基于剪除后平均值	0.474	3	76	0.702

注：正态性检验及方差齐性检验的检验水准一般比较保守，常取 0.10 或 0.20。

（3）表 4-18 显示方差分析的主要结果：$F=443.175$，$P=0.000$（<0.05），组间差异具有统计学意义，即4个处理组体重测量值总体均数间差异具有统计学意义，药物剂量对体重降低有影响。

表 4-18　方差分析结果（ANOVA）

因变量：体重测量值

	离均差平方和	自由度	均方	F	显著性
组间变异	94 183.638	3	31 394.546	443.175	0.000
组内变异	5 383.850	76	70.840		
总计	99 567.488	79			

（4）表 4-19 显示 S-N-K 多重比较结果，显示各组体重平均值（总体均数）。任两组间总体均数差异均具有统计学意义。可认为安慰剂组体重测量值总体均数最高，50 mg 和 100 mg 组次之，150 mg 组最低。

表 4-19　S-N-K 多重比较结果

S-N-K[a]

Group	个案数	Alpha 子集 =0.05			
		1	2	3	4
150 mg	20	85.850 0			
100 mg	20		134.350 0		
50 mg	20			166.250 0	
安慰剂	20				172.500 0
显著性		1.000	1.000	1.000	1.000

注：显示齐性子集中各组的平均值。

[a] 使用调和平均值样本大小 =20.000。

（5）图 4-46 显示 4 个处理组的体重测量值均数的直观区别。

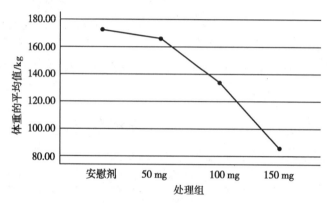

图 4-46　4 个处理组的体重测量值均数折线图

第二部分　随机区组设计资料的方差分析

一、原理

随机区组设计（randomized block design）又称为配伍组设计，是配对设计的扩展。先将实验对象按可能影响实验结果的非处理因素（如性别、年龄和体重等）配成区组，再将各区组内实验对象随机分配到各组（处理组或对照组）。其特点是随机分配的次数要重复多次，每次随机分配都对同一个区组内的实验对象进行，且各个处理组的实验对象数量相同，区组内均衡。在进行统计分析时，将区组变异离均差平方和从完全随机设计的组内离均差平方和中分离出来，从而减小组内离均差平方和（误差平方和），提高了统计检验功效。对于正态分布且方差齐同的随机区组设计资料采用双向分类的方差分析。

二、完成目标

掌握运用 SPSS 统计分析软件进行随机区组设计资料的方差分析的实践操作。

三、操作方法

（一）例题

例 2. 按随机区组设计方案，将分配到 4 个区组的 16 只家兔分别接受四种抗肝癌药物（a 药、b 药、

c 药和 d 药）实验。先将 16 只家兔按体重编号后,将体重相近的 4 只配成一个区组,分为 4 个区组,每个区组内 4 只家兔分别随机接受抗肝癌 a 药、b 药、c 药和 d 药,以肝癌组织重量作为评价指标,结果如表 4-20 所示。问四种抗肝癌药物抗癌效果有无区别?

表 4-20　不同药物作用后肝癌组织重量

单位:g

区组	a 药	b 药	c 药	d 药
1	7.3	2.1	4.5	8.1
2	7.8	1.7	3.6	7.7
3	6.9	2.5	5.0	8.3
4	7.1	1.3	3.7	6.8

（二）分析步骤

1. 建立数据文件　例 2 需建立 3 个变量:①配伍组变量为区组,变量类型为数值型,变量值定义分别为 1、2、3 和 4,表示 4 个区组;②分组变量为药物,变量类型为数值型,变量值定义为 a 药 =1,b 药 =2,c 药 =3,d 药 =4;③结果变量为 weight,变量类型为数值型,直接输入测量数值即可。建立数据文件"例 2.sav"（图 4-47）。

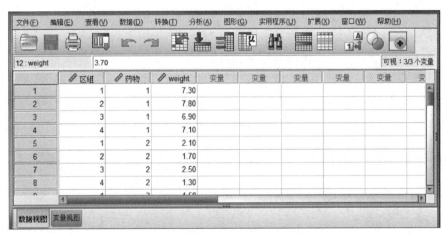

图 4-47　数据文件"例 2.sav"

2. 统计分析

（1）单击主菜单"分析 (A)",在下拉菜单中选择"一般线性模型 (G)",在弹出小菜单中选择"单变量 (U)..."并单击,出现"单变量"对话框。

（2）将"weight"调入"因变量 (D)"列表框中,将"区组"与"药物"调入"固定因子 (F)"列表框中（图 4-48）。

因变量为要进行方差分析的目标变量,只能选择唯一一个变量。固定因子中变量为固定控制变量,主要用于分组,其各个水平一般人为可控,自变量为分类变量,为有限个类别。随机因子中变量为随机控制变量,也可用来分组,其各个水平一般无法人为控制。协变量是与因变量相关的定量变量,用来控制与自变量有关且影响方差分析的目标变量的其他干扰因素。WLS 权重列表框为加权最小二乘法分析制定权重变量,如加权变量值为 0、负数或缺失,则将个案从分析中排除,已用在模型中的变量不能用作加权变量。

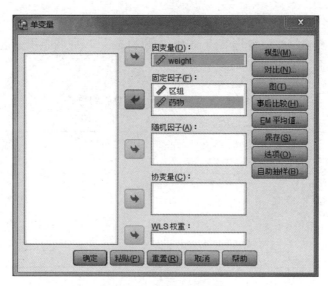

图 4-48　单变量对话框

（3）单击"模型 (M)..."按钮，出现"单变量：模型"对话框。此框用于构建不同的统计模型，可分析多个因素的交互作用、主效应、所有二阶、所有三阶和所有四阶。构建项框中的"类型 (P)"中有 6 个选项，即交互作用、主效应、所有二阶、所有三阶、所有四阶以及所有五阶。"指定模型"为单因变量多因素分析指定方差分析模型，包括全因子、构建项和构建定制项模型。默认为全因子模型，分析所有因子主效应和各级交互作用。也可选择构建项和构建定制项，根据实际情况设置窗口内容。"平方和 (Q)"复选框共有 4 种类型，其用于如何选择方差分析模型类别，一般使用默认的Ⅲ型。"模型中包括截距 (I)"复选框，用于选择是否在统计模型中包括截距项，默认即可。

单击"因子与协变量 (F)"框中的"区组"与"药物"，将其调入"模型 (M)"框中，单击"指定模型"中的"构建项 (B)"，在"构建项"中"类型 (P)"选择"主效应"，用于分析药物与区组的主效应（图 4-49）。单击"继续 (C)"回到"单变量"主对话框（图 4-48）。

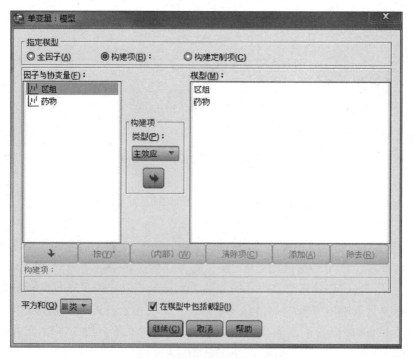

图 4-49　单变量：模型对话框

（4）单击"事后比较(H)..."出现"单变量:实测平均值的事后多重比较"对话框(图 4-50),本例选择将"因子(F)"中"药物"调入"下列各项的事后检验(P)",作实测平均值的事后多重比较,选择"假定等方差"中的"S-N-K",即变量药物作两两比较。单击"继续(C)"回到"单变量"主对话框(图 4-48)。

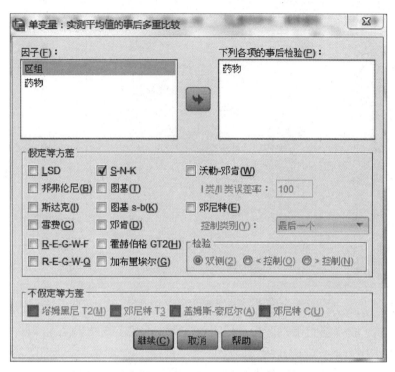

图 4-50　单变量:实测平均值的事后多重比较对话框

（5）单击"EM 平均值 ..."按钮,出现"单变量:估算边际平均值"对话框(图 4-51),将"因子与因子交互(F)"框中的"药物"调入"显示下列各项的平均值(M)"框中,此框中变量用来输出该变量估算边际平均值。单击"继续(C)"返回到"单变量"主对话框(图 4-48)。

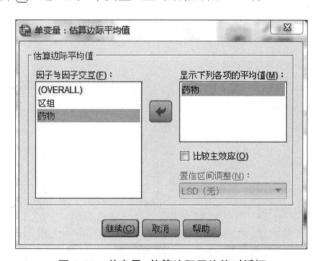

图 4-51　单变量:估算边际平均值对话框

（6）单击"选项(O)..."按钮,出现"单变量:选项"对话框(图 4-52),对话框中"显示"的内容比较常用的有"描述统计(D)"和"齐性检验(H)",选择"异方差性检验"框中的"F 检验","显著性水平(V)"默认为 0.05,置信区间为 95.0%。单击"继续(C)"回到"单变量"主对话框(图 4-48)。

（7）单击"确定"按钮,即可输出结果。

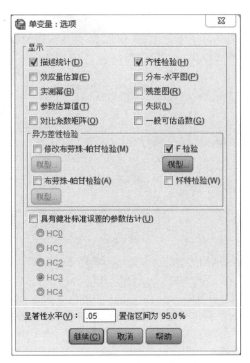

图 4-52 单变量：选项对话框

3. 统计结果分析 例 2 进行随机区组设计资料方差分析的主要结果见表 4-21 至表 4-24。

（1）表 4-21 为本例数据设计的介绍，共有两个影响因素：区组因素和处理因素。其中区组因素有 4 个水平，每个区组有 4 个研究对象；处理因素（药物）有 4 个水平，分别为 a 药、b 药、c 药和 d 药。

表 4-21 例 2 涉及变量及其水平数（组间变量）

		值标签	个案数
区组	1		4
	2		4
	3		4
	4		4
药物	1	a 药	4
	2	b 药	4
	3	c 药	4
	4	d 药	4

（2）表 4-22 是随机区组设计资料方差分析的主要结果。

1）区组因素对家兔的肝癌组织重量无影响，$F=3.383$，$P=0.068$（>0.05）；

2）药物因素对家兔的肝癌组织重量有影响，$F=147.057$，$P=0.000$（<0.05）。

如果需要进一步了解 4 种药物组间的差别以及区组间的差别，需要进行进一步多重比较。

（3）表 4-23 为 4 个药物组的统计描述内容，包括平均值、标准误差和 95% 置信区间。

（4）表 4-24 为多重比较结果，按 $\alpha=0.05$ 水准，除了 a 药与 d 药之间总体均数差异没有统计学意义外，其余任意两组（a 药与 b 药、a 药与 c 药、b 药与 c 药、b 药与 d 药和 c 药与 d 药）之间总体均数差异均具有统计学意义。

表 4-22　随机区组设计资料方差分析的主要结果

因变量：weight

源	III类平方和	自由度	均方	F	显著性
修正模型	92.270[a]	6	15.378	75.220	0.000
截距	445.210	1	445.210	2 177.658	0.000
区组	2.075	3	0.692	3.383	0.068
药物	90.195	3	30.065	147.057	0.000
误差	1.840	9	0.204		
总计	539.320	16			
修正后总计	94.110	15			

注：[a] R^2=0.980（调整后 R^2=0.967）。

表 4-23　四种药物的统计描述结果

因变量：weight

药物	平均值	标准误差	95% 置信区间	
			下限	上限
a 药	7.275	0.226	6.764	7.786
b 药	1.900	0.226	1.389	2.411
c 药	4.200	0.226	3.689	4.711
d 药	7.725	0.226	7.214	8.236

表 4-24　四种药物 SNK 多重比较结果

S-N-K[a, b]

药物	个案数	子集		
		1	2	3
b 药	4	1.900 0		
c 药	4		4.200 0	
a 药	4			7.275 0
d 药	4			7.725 0
显著性		1.000	1.000	0.193

注：显示齐性子集中各组的平均值。

基于实测平均值。

误差项是均方（误差≥0.204）。

[a] 使用调和平均值样本大小 =4.000。

[b] Alpha=0.05。

第三部分　拉丁方设计资料的方差分析

一、原理

拉丁方设计（Latin square design）是在随机区组设计的基础上发展起来的。若实验研究涉及一个处理因素和两个控制因素，且每个因素的类别数或水平数相等，则实验设计可采用此方法。其条件如下：①必须是三因素试验，且三个因素的水平数相同；②行间、列间和处理间均无交互作用；③各行、列和处理的方差齐同。可同时多安排一个已知的对试验结果有影响的非处理因素,增加均衡性,减少误差,提高效率。拉丁方设计资料采用三向分类的方差分析。

二、完成目标

掌握运用 SPSS 统计分析软件进行拉丁方设计资料的方差分析的实践操作。

三、操作方法

(一)例题

例 3. 某研究员为比较 6 种致癌化学药物(A、B、C、D、E 和 F)给大鼠注射后产生的皮肤癌组织大小,采用拉丁方设计,选用 6 只大鼠并在大鼠的 6 个不同部位进行注射,实验结果见表 4-25。试分析药物致癌差异。

表 4-25　拉丁方设计与实验结果观察皮肤癌组织大小

单位:mm²

大鼠编号 (行区组)	注射部位编号(列区组)					
	1	2	3	4	5	6
1	C(27)	B(25)	E(31)	D(25)	A(34)	F(16)
2	B(23)	A(31)	D(37)	C(35)	F(14)	E(29)
3	F(23)	E(23)	B(24)	A(28)	D(23)	C(27)
4	A(27)	F(18)	C(19)	B(24)	E(26)	D(23)
5	D(14)	C(14)	F(22)	E(26)	B(20)	A(31)
6	E(25)	D(27)	A(32)	F(11)	C(32)	B(11)

本研究中药物是处理因素,大鼠和注射部位是减少实验误差的控制因素。行区组代表不同大鼠(1~6),列区组代表不同注射部位(1~6),字母代表不同药物(A~F)。

(二)分析步骤

1. 建立数据文件　例 3 需建立 4 个变量:

(1)大鼠编号(行区组):数值型,分别用 1、2、3、4、5 和 6 代表 6 只大鼠。

(2)注射部位编号(列区组):数值型,分别用 1、2、3、4、5 和 6 代表 6 个注射部位。

(3)不同致癌化学药物(处理组):数值型,变量值定义:A=1;B=2;C=3;D=4;E=5;F=6。

(4)皮肤癌组织大小(实验结果):数值型,直接输入测量数值。

建立数据文件"例 3.sav"(图 4-53)。

2. 统计分析

(1)单击主菜单中的"分析(A)",选择下拉菜单中的"一般线性模型(G)",选择弹出小菜单中的"单变量(U)…",单击进入"单变量"对话框(图 4-54)。

(2)将结果变量"实验结果"调入"因变量(D)"框中,变量"行区组""列区组"和"处理组"分别调入"固定因子(F)"框中(图 4-54)。

(3)单击"模型(M)…"按钮,出现"单变量:模型"对话框(图 4-55),"指定模型"中选择"构建项(B)",将"因子与协变量(F)"框中的"行区组""列区组"和"处理组"调入右边"模型(M)"下矩形框中,"构建项"中"类型(P)"选择"主效应",考察变量"行区组""列区组"和"处理组"的主效应。单击"继续(C)"回到"单变量"主对话框(图 4-54)。

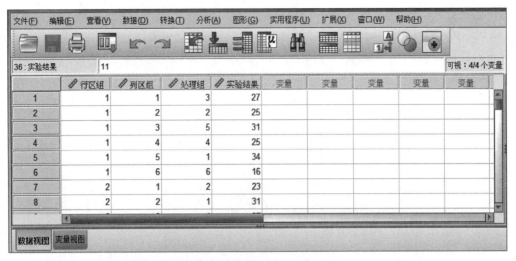

图 4-53 数据文件"例 3.sav"

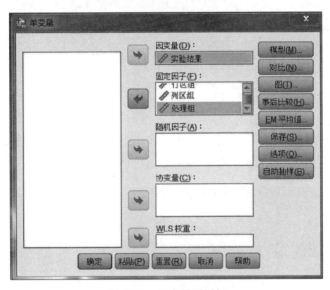

图 4-54 单变量对话框

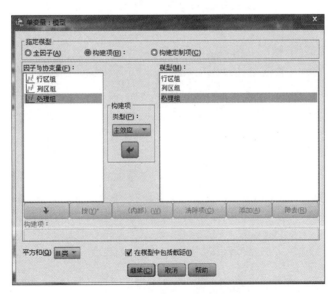

图 4-55 单变量：模型对话框

（4）单击"EM 平均值 ..."按钮,出现"单变量:估算边际平均值"对话框（图 4-56）,将"因子与因子交互 (F)"框中的"处理组"调入"显示下列各项的平均值 (M)"框中,用于显示该变量估算边际平均值。单击"继续 (C)"返回到"单变量"主对话框（图 4-54）。

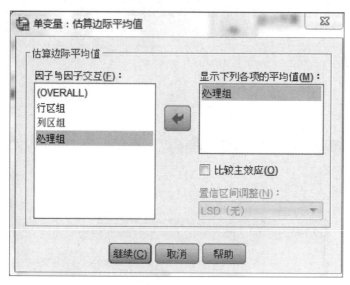

图 4-56　单变量:估算边际平均值对话框

（5）单击"选项 (O)..."按钮,出现"单变量:选项"对话框（图 4-57）,选择"显示"中"描述统计 (D)"和"齐性检验 (H)"选项,选择"异方差性检验"中的"F 检验","显著性水平 (V)"默认为 0.05,置信区间为 95.0%。单击"继续 (C)"返回到"单变量"主对话框（图 4-54）。

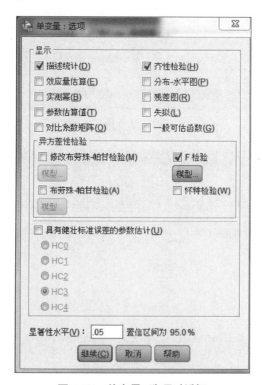

图 4-57　单变量:选项对话框

（6）单击"确定"按钮,即可输出结果。

3. 统计结果分析 例 3 进行拉丁方设计资料方差分析结果见表 4-26、表 4-27 和表 4-28。

表 4-26　例 3 影响因素的水平数（组间变量）

		值标签	个案数
大鼠编号	1		6
	2		6
	3		6
	4		6
	5		6
	6		6
注射部位编号	1		6
	2		6
	3		6
	4		6
	5		6
	6		6
不同致癌化学药物	1	A	6
	2	B	6
	3	C	6
	4	D	6
	5	E	6
	6	F	6

（1）表 4-26 为本例数据设计的介绍，共 3 个影响因素，且均有 6 个水平。

（2）表 4-27 是拉丁方设计资料方差分析的主要结果。

1）大鼠（行区组）的不同对皮肤癌组织大小没有影响，$F=1.448$，$P=0.251$（>0.05）；

2）注射部位（列区组）不同对皮肤癌组织大小没有影响，$F=0.666$，$P=0.654$（>0.05）；

3）致癌化学药物（处理组）不同对皮肤癌组织大小有影响，$F=4.076$，$P=0.010$（<0.05）。

以上统计结果表明皮肤癌组织大小与药物有关。

表 4-27　拉丁方设计资料方差分析的主要结果（组间效应检验）

因变量：实验结果

源	III 类平方和	自由度	均方	F	显著性
修正模型	910.417[a]	15	60.694	2.063	0.065
截距	21 462.250	1	21 462.250	729.595	0.000
行区组	212.917	5	42.583	1.448	0.251
列区组	97.917	5	19.583	0.666	0.654
处理组	599.583	5	119.917	4.076	0.010
误差	588.333	20	29.417		
总计	22 961.000	36			
修正后总计	1 498.750	35			

注：[a] $R^2=0.607$（调整后 $R^2=0.313$）。

（3）表 4-28 为 6 种药物的统计描述内容。

表 4-28　6 种致癌化学药物的统计描述结果

因变量：实验结果

处理组	平均值	标准误差	95% 置信区间	
			下限	上限
A	30.500	2.214	25.881	35.119
B	21.167	2.214	16.548	25.785
C	25.667	2.214	21.048	30.285
D	24.833	2.214	20.215	29.452
E	26.667	2.214	22.048	31.285
F	17.667	2.214	13.048	22.285

第四部分　两阶段交叉设计资料的方差分析

一、原理

交叉设计（cross-over design）是事先设计好的处理次序、在实验对象上按各个时期逐一实施各项处理，用来比较这些处理的作用。交叉设计是一种特殊的自身对照设计。在交叉设计中，两种处理先后以同等的机会出现在两个实验阶段，又称为两阶段交叉设计。该设计将个体差异从处理因素中分离出来，同时研究时期效应、处理效应和个体差异效应。但该设计有一个相对较严格的条件：前一个实验阶段的处理效应不能持续作用到下一个实验阶段，在两个阶段之间要有一个洗脱期，以消除残留效应的影响。其中交叉设计可以用完全随机设计或随机区组设计安排实验对象。本部分以完全随机设计方法处理为例介绍。

二、完成目标

掌握运用 SPSS 统计分析软件进行两阶段交叉设计资料的方差分析的实践操作。

三、操作方法

（一）例题

例 4. 用甲和乙两种试剂测定血浆中的 ^{3}H-环磷酸鸟苷的交叉实验结果。第 I 阶段 1、2、5、8 和 10 号用 A 测定，3、4、6、7 和 9 号用 B 测定；第 II 阶段 1、2、5、8 和 10 号用 B 测定；3、4、6、7 和 9 号用 A 测定。测定结果见表 4-29，试对交叉实验结果进行方差分析。

（二）分析步骤

1. 建立数据文件　例 4 需要建立 4 个变量：

（1）受试者（person）：数值型，分别用阿拉伯数字 1~10 代表 10 个受试者。

（2）检测试剂（treat）：数值型，变量值定义为试剂 A=1；试剂 B=2。

（3）阶段（phase）：数值型，变量值定义为第 I 阶段 =1；第 II 阶段 =2。

（4）结果变量（血浆 ^{3}H-环磷酸鸟苷值，X）：数值型，直接输入检测所得数值。

建立数据文件"例 4.sav"，见图 4-58。

表 4-29 两种试剂测定血浆中 ^{3}H-环磷酸鸟苷的交叉实验

单位：pmol/L

受试者	交叉实验阶段	
	I	II
1	A（870）	B（880）
2	A（970）	B（965）
3	B（678）	A（712）
4	B（890）	A（910）
5	A（1 070）	B（1 068）
6	B（1 050）	A（1 062）
7	B（745）	A（760）
8	A（550）	B（560）
9	B（638）	A（640）
10	A（910）	B（913）

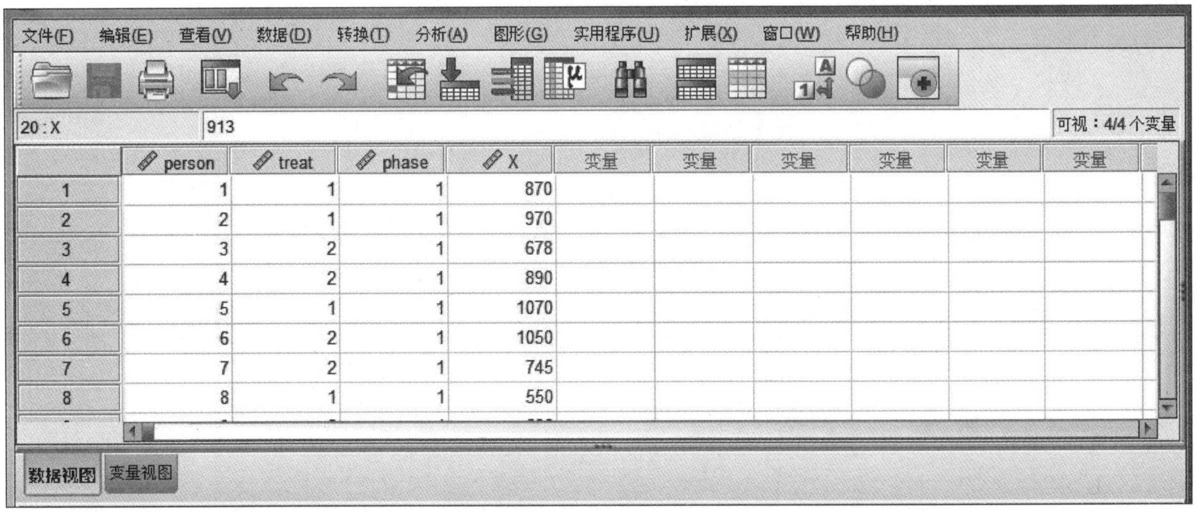

图 4-58 数据文件 "例 4.sav"

2. 统计分析

（1）单击主菜单 "分析 (A)"，出现下拉菜单，在下拉菜单中点击 "一般线性模型 (G)"，出现小菜单。

（2）在小菜单中单击 "单变量 (U)..."，单击并进入 "单变量" 对话框。

（3）将结果变量 "X" 调入 "因变量 (D)" 框中，变量 "person" "treat" 和 "phase" 调入 "固定因子 (F)" 框中（图 4-59）。

（4）单击 "模型 (M)..." 按钮，出现 "单变量：模型" 对话框（图 4-60），在 "指定模型" 中选择 "构建项 (B)"，将 "因子与协变量 (F)" 框中的变量 "person" "treat" 和 "phase" 调入右侧 "模型 (M)" 框中，"构建项" 中 "类型 (P)" 选择 "主效应"，考察变量 person、treat 和 phase 的主效应。单击 "继续 (C)" 回到 "单变量" 主对话框（图 4-59）。

（5）点击 "EM 平均值 ..." 按钮，出现 "单变量：估算边际平均值" 对话框（图 4-61），将 "treat" 和 "phase" 调入 "显示下列各项的平均值 (M)" 框中。单击 "继续 (C)" 返回 "单变量" 主对话框（图 4-59）。

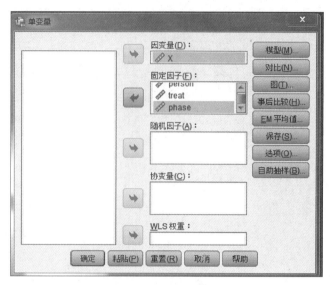

图 4-59　单变量对话框

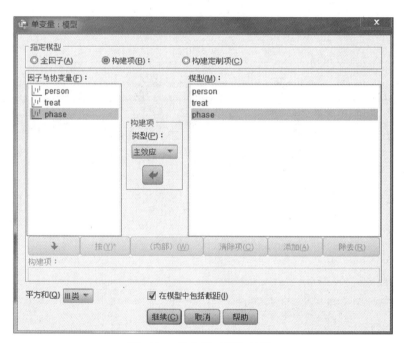

图 4-60　单变量：模型对话框

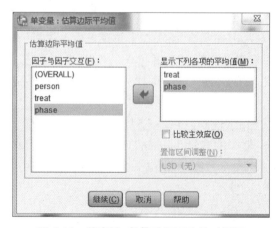

图 4-61　单变量：估算边际平均值对话框

（6）单击"选项 (O)..."按钮,出现"单变量:选项"窗口（图 4-62）,选择"显示"中"描述统计 (D)"和"齐性检验 (H)",选择"异方差性检验"中的"F 检验","显著性水平 (V)"默认为 0.05,置信区间为95.0%。单击"继续 (C)"返回到"单变量"主对话框（图 4-59）。

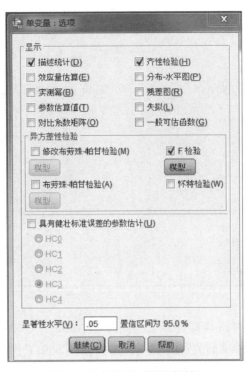

图 4-62　单变量:选项对话框

（7）单击"确定"按钮,即可输出结果。

3. 统计结果分析　例 4 进行两阶段交叉设计资料方差分析结果见表 4-30 至表 4-33。

（1）表 4-30 介绍例 4 数据中的影响因素。

表 4-30　例 4 影响因素的水平数（组间变量）

		值标签	个案数
person	1		2
	2		2
	3		2
	4		2
	5		2
	6		2
	7		2
	8		2
	9		2
	10		2
treat	1	试剂 A	10
	2	试剂 B	10
phase	1	第 I 阶段	10
	2	第 II 阶段	10

（2）表4-31是两阶段交叉设计资料方差分析的主要结果。

表4-31　交叉设计资料方差分析主要结果（组间效应检验）

因变量：X

源	Ⅲ类平方和	自由度	均方	F	显著性
修正模型	551 825.950[a]	11	50 165.995	1 087.610	0.000
截距	14 180 964.050	1	14 180 964.050	307 446.375	0.000
person	551 111.450	9	61 234.606	1 327.580	0.000
treat	224.450	1	224.450	4.866	0.058
phase	490.050	1	490.050	10.624	0.012
误差	369.000	8	46.125		
总计	14 733 159.000	20			
修正后总计	552 194.950	19			

注：[a] R^2=0.999（调整后 R^2=0.998）。

1）可认为不同受试者的 ^{3}H-环磷酸鸟苷值不同：F=1 327.580，P=0.000（<0.05）。

2）还不能认为 A 和 B 两种试剂测定的结果有差别：F=4.866，P=0.058（>0.05）。

3）可认为测定阶段对测定结果有影响：F=10.624，P=0.012（<0.05）。

交叉设计实验主要关注的是 A 和 B 处理间（treat A 和 treat B）的差别，阶段效应（phase Ⅰ和Ⅱ）和受试者（person）间的差异通常是已知的控制因素。

（3）表4-32为不同试剂作用的结果变量的统计描述结果。

表4-32　不同试剂作用的结果变量的统计描述结果

因变量：X

Treat	平均值	标准误差	95% 置信区间	
			下限	上限
试剂 A	845.400	2.148	840.447	850.353
试剂 B	838.700	2.148	833.747	843.653

（4）表4-33为不同实验阶段结果变量的统计描述结果。

表4-33　不同实验阶段结果变量的统计描述结果

因变量：X

Phase	平均值	标准误差	95% 置信区间	
			下限	上限
第Ⅰ阶段	837.100	2.148	832.147	842.053
第Ⅱ阶段	847.000	2.148	842.047	851.953

第五部分　析因设计方差分析

一、原理

前面部分介绍的完全随机设计、随机区组设计和拉丁方设计是三种基本实验设计方法,无特殊说明时其"处理"通常是单因素的。当处理因素多于一个时,称为多因素实验,无特殊说明时多因素实验通常是完全随机分组。多因素实验资料通常采用多向分类方差分析。析因设计(factorial design)是将两个或多个处理因素的各个水平进行排列组合,交叉分组进行实验,用于分析各因素间的交互作用,比较各因素不同水平的平均效应和因素间的不同水平组合下的平均效应,寻找最佳组合。

单独效应是指其他因素的水平固定时,同一因素不同水平间的差别。主效应是指某一因素各水平间的平均差别。当某因素的各个单独效应随另一因素变化而变化时,可认为两因素间存在交互作用。在析因设计的资料分析中,应先重点考察各因素间是否存在交互作用,因为当因素间存在明显的交互作用时,往往会掩盖主效应的显著性。

二、完成目标

掌握运用 SPSS 统计分析软件进行析因设计方差分析的实践操作。

三、操作方法

(一)例题

例 5. 观察甲和乙两种止痛药物联合运用对患者的止痛作用。甲药取 3 个剂量:0.5 mg、1.0 mg 和 1.5 mg;乙药也取 3 个剂量:20 μg、40 μg 和 80 μg;共 9 个处理组。将 27 名术后疼痛患者随机分成 9 组,每组 3 名患者,记录每名患者的止痛时间长短,实验结果见表 4-34,试分析甲和乙两种药物联合运用的止痛效果。

表 4-34　甲和乙两药联合运用的止痛时间

单位:h

甲药剂量	乙药剂量		
	20 μg	40 μg	80 μg
0.5 mg	130	140	100
	105	130	120
	90	105	110
1.0 mg	100	150	160
	140	155	145
	105	115	175
1.5 mg	110	90	205
	145	145	215
	150	125	185

(二)分析步骤

1. 建立数据文件　例 5 需要建立 3 个变量:

（1）药物甲：数值型，变量值定义为 0.5 mg=1；1.0 mg=2；1.5 mg=3。

（2）药物乙：数值型，变量值定义为 20 μg=1；40 μg=2；80 μg=3。

（3）结果变量：止痛时间（Y，小时）为数值型，直接输入测量数值。

建立数据文件"例 5.sav"（图 4-63）。

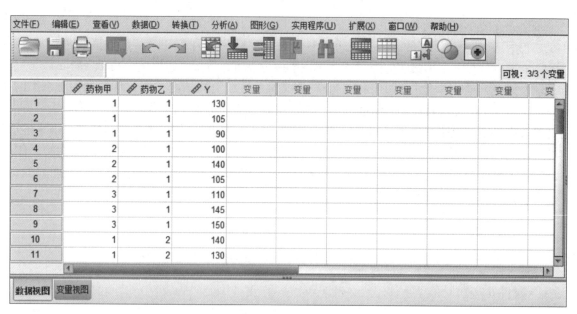

图 4-63 数据文件"例 5.sav"

2. 统计分析

（1）单击主菜单"分析 (A)"，出现下拉菜单，选择下拉菜单中"一般线性模型 (G)"，出现小菜单。

（2）单击小菜单中"单变量 (U)..."，单击并进入"单变量"对话框（图 4-64）。

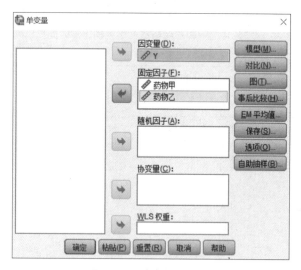

图 4-64 单变量对话框

（3）将结果变量止痛时间（分钟）"Y"调入"因变量 (D)"框中，变量"药物甲"和"药物乙"调入"固定因子 (F)"框中（图 4-64）。

（4）单击"模型 (M)..."按钮，出现"单变量：模型"对话框（图 4-65），在"指定模型"中选择"全因子 (A)"选项，同时考察两个因素的主效应和交互作用。单击"继续 (C)"回到"单变量"主对话框（图 4-64）。

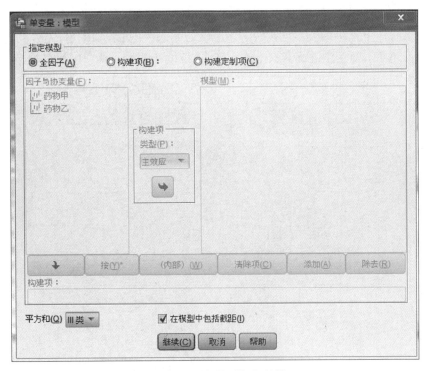

图 4-65　单变量：模型对话框

（5）单击"图 (T)..."按钮，出现"单变量：轮廓图"对话框（图 4-66），将"因子 (F)"框中的"药物甲"和"药物乙"分别调入"水平轴 (H)"及"单独的线条 (S)"下矩形框中，再单击"图 (T)"后方按钮"添加 (A)"将其添加至下方大框中，用于输出变量药物甲和药物乙的轮廓图。单击"继续 (C)"回到"单变量"主对话框（图 4-64）。

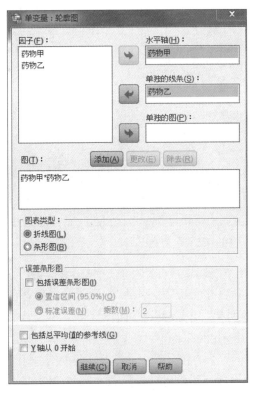

图 4-66　单变量：轮廓图对话框

（6）单击"事后比较(H)..."按钮,出现"单变量:实测平均值的事后多重比较"对话框（图 4-67）,将"因子(F)"下框中的"药物甲"和"药物乙"调入"下列各项的事后检验(P)"框中,再选择"假定等方差"中"S-N-K",对变量进行多重比较。单击"继续(C)"返回到"单变量"主对话框（图 4-64）。

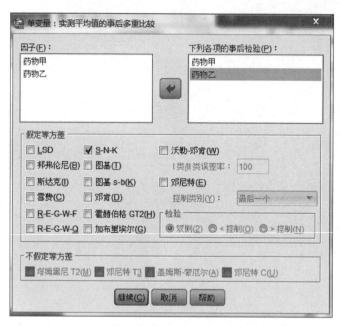

图 4-67 单变量:实测平均值的事后多重比较对话框

（7）单击"EM 平均值 ..."按钮,出现"单变量:估算边际平均值"对话框（图 4-68）,将"因子与因子交互(F)"框中的"药物甲＊药物乙"调入"显示下列各项的平均值(M)"框中。单击"继续(C)"返回到"单变量"主对话框（图 4-64）。

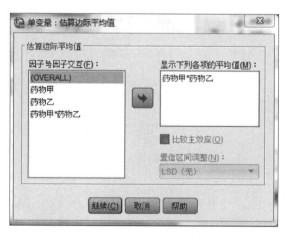

图 4-68 单变量:估算边际平均值对话框

（8）单击"选项(O)..."按钮,出现"单变量:选项"窗口（图 4-69）,选择"显示"中"描述统计(D)"和"齐性检验(H)"选项,选择"异方差性检验"中的"F 检验","显著性水平(V)"默认为 0.05,置信区间为 95.0%。单击"继续(C)"返回到"单变量"主对话框（图 4-64）。

（9）单击"确定"按钮,即可输出结果。

3. 统计结果分析

例 5 进行 3×3 两因素析因设计方差分析结果见表 4-35 至表 4-40。

（1）表 4-35 为本例数据中影响因素情况。

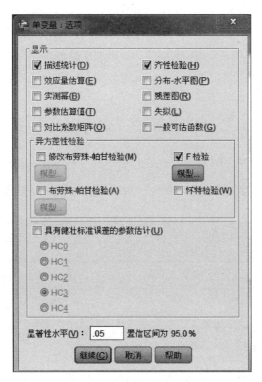

图 4-69　单变量：选项对话框

表 4-35　例 5 影响因素的水平数（组间变量）

		值标签	个案数
药物甲	1	0.5 mg	9
	2	1.0 mg	9
	3	1.5 mg	9
药物乙	1	20 μg	9
	2	40 μg	9
	3	80 μg	9

（2）表 4-36 为两影响因素各种组合的统计描述结果。

表 4-36　两影响因素组合下结果变量的统计描述结果

因变量：Y

药物甲	药物乙	平均值	标准误差	95% 置信区间	
				下限	上限
0.5 mg	20 μg	108.333	11.372	84.442	132.225
	40 μg	125.000	11.372	101.108	148.892
	80 μg	110.000	11.372	86.108	133.892
1.0 mg	20 μg	115.000	11.372	91.108	138.892
	40 μg	140.000	11.372	116.108	163.892
	80 μg	160.000	11.372	136.108	183.892

药物甲	药物乙	平均值	标准误差	95% 置信区间	
				下限	上限
1.5 mg	20 μg	135.000	11.372	111.108	158.892
	40 μg	120.000	11.372	96.108	143.892
	80 μg	201.667	11.372	177.775	225.558

（3）表 4-37 是方差齐性检验结果，$P=0.434$（>0.10），认为满足方差齐性。

表 4-37　方差齐性检验结果（Levene 方差齐性检验[a]）

因变量：Y

F	自由度 1	自由度 2	显著性
0.633	1	25	0.434

注：检验各组中因变量的误差方差相等的零假设。

a. 设计：截距 + 药物甲 + 药物乙 + 药物甲 * 药物乙。

（4）表 4-38 是析因设计资料方差分析的主要结果。

1）药物甲不同剂量的止痛作用不同，$F=8.470$，$P=0.003$（<0.01）；

2）药物乙不同剂量的止痛作用不同，$F=9.050$，$P=0.002$（<0.01）；

3）药物甲与药物乙间有交互作用，$F=5.073$，$P=0.006$（<0.01）。

结合两影响因素组合的统计描述结果中的均数可认为药物甲 1.5 mg 和药物乙 80 μg 组合时，其止痛时间持续最长。

表 4-38　析因设计方差分析的主要结果（组间效应检验）

因变量：Y

源	Ⅲ类平方和	自由度	均方	F	显著性
修正模型	21 466.667[a]	8	2 683.333	6.916	0.000
截距	492 075.000	1	492 075.000	1 268.356	0.000
药物甲	6 572.222	2	3 286.111	8.470	0.003
药物乙	7 022.222	2	3 511.111	9.050	0.002
药物甲 * 药物乙	7 872.222	4	1 968.056	5.073	0.006
误差	6 983.333	18	387.963		
总计	520 525.000	27			
修正后总计	28 450.000	26			

注：[a] $R^2=0.755$（调整后 $R^2=0.645$）。

（5）表 4-39 为药物甲 S-N-K 法多重比较结果：药物甲的 3 个剂量组中，除 1.0 mg 组与 1.5 mg 组间止痛时间没有差异之外，其他任意两组间均有差异。

（6）表 4-40 为药物乙 S-N-K 法多重比较结果：药物乙的 3 个剂量组中，除 20 μg 组与 40 μg 组间止痛时间没有差异外，其他任意两组间均有差异。

表 4-39 药物甲 S-N-K 法多重比较结果（止痛时间 /h）

S-N-K[a,b]

药物甲	个案数	子集	
		1	2
0.5 mg	9	114.44	
1.0 mg	9		138.33
1.5 mg	9		152.22
显著性		1.000	0.152

注：显示齐性子集中各个组的平均值。

基于实测平均值。

误差项是均方（误差）=387.963。

[a] 使用调和平均值样本大小 =9.000。

[b]Alpha=0.05。

表 4-40 药物乙 S-N-K 法多重比较结果（止痛时间 /h）

S-N-K[a,b]

药物乙	个案数	子集	
		1	2
20 μg	9	119.44	
40 μg	9	128.33	
80 μg	9		157.22
显著性		0.351	1.000

注：显示齐性子集中各个组的平均值。

基于实测平均值。

误差项是均方（误差）=387.963。

[a] 使用调和平均值样本大小 =9.000。

[b]Alpha=0.05。

（7）图 4-70 是药物甲与药物乙不同剂量组合下的均数轮廓图：如果图中 3 条线没有相交,近似平行,则可粗略地认为两处理因素间没有交互作用;如果 3 条线相交,则认为两处理因素间存在交互作用。

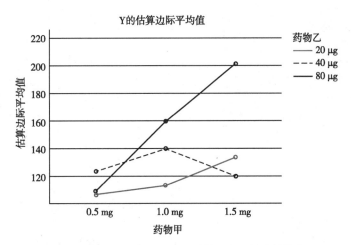

图 4-70 药物甲与药物乙不同剂量组合下的均数轮廓图

图中 3 条线相交,结合方差分析表（表 4-38）中的交互作用项（药物甲 * 药物乙）的检验结果：$F=5.073$, $P=0.006$（<0.01）,可认为两处理因素间存在交互作用。

第六部分　重复测量设计方差分析

一、原理

重复测量（repeated measure）是指针对同一观察对象的同一观察指标在不同的时间点上进行的多次测量，不仅可以分析影响因素对观察指标的影响，还可以用于分析该观察指标随时间变化的特征。重复测量资料最常见的是前后测量设计。重复测量方差分析除要求样本是随机的、在处理因素的同一水平的观察是独立的以及在每一个水平上的观察值均来自正态总体外，还特别强调协方差矩阵的复合对称性。协方差矩阵球形性质可以通过莫奇来（Mauchly）法检验，如果检验结果 P 值大于设定的检验水准，说明此条件得到满足。如果协方差矩阵球形条件不能得到满足，则需要调整自由度以减少犯第一类错误的概率。

二、完成目标

掌握运用 SPSS 统计分析软件进行重复测量设计方差分析的实践操作。

三、操作方法

（一）例题

例 6. 将治疗要求基本相同的 18 名心脏病患者随机分为 3 组，在治疗过程中分别采用 a、b 和 c 三种药物，在 T1、T2、T3、T4 和 T5 五个时间测量心脏病患者的收缩压，数据记录见表 4-41，试分析不同药物对患者收缩压影响有无差别。

表 4-41　不同药物治疗患者的收缩压

单位：mmHg

药物种类	患者编号	检测时期				
		T1	T2	T3	T4	T5
a	1	130	118	122	130	127
	2	128	119	125	136	133
	3	129	122	129	134	128
	4	131	122	129	136	130
	5	137	131	137	143	136
	6	124	125	134	139	134
b	7	131	130	128	141	147
	8	132	131	129	139	143
	9	138	139	136	145	152
	10	127	125	121	133	141
	11	128	124	126	133	143
	12	134	128	130	140	146
c	13	141	129	128	145	139
	14	139	138	131	158	142
	15	133	133	130	153	146
	16	133	131	126	155	136
	17	135	134	128	152	140
	18	140	135	129	149	143

（二）分析步骤

1. 建立数据文件 例 6 需要建立 7 个变量：

（1）患者编号：数值型，直接输入患者编号值。

（2）药物种类：数值型，变量值定义为 a 药物 =1，b 药物 =2，c 药物 =3。

（3）5 个时间段收缩压测量结果：时间段 1 收缩压 T1，时间段 2 收缩压 T2，时间段 3 收缩压 T3，时间段 4 收缩压 T4，时间段 5 收缩压 T5。上述 5 个变量均为数值型，直接输入测量数值。

建立数据文件"例 6.sav"（图 4-71）。

	患者编号	药物种类	T1	T2	T3	T4	T5	变量	变量
1	1	1	130	118	122	130	127		
2	2	1	128	119	125	136	133		
3	3	1	129	122	129	134	128		
4	4	1	131	122	129	136	130		
5	5	1	137	131	137	143	136		
6	6	1	124	125	134	139	134		
7	7	2	131	130	128	141	147		
8	8	2	132	131	129	139	143		
9	9	2	138	139	136	145	152		
10	10	2	127	125	121	133	141		
11	11	2	128	124	126	133	143		

图 4-71 数据文件"例 6.sav"

2. 统计分析

（1）单击主菜单"分析 (A)"，出现下拉菜单，选择"一般线性模型 (G)"，弹出小菜单。

（2）在小菜单中找"重复测量 (R)..."，单击并进入"重复测量定义因子"对话框（图 4-72），分别在"主体内因子名 (W)"和"级别数 (L)"框中输入实验中重复测量因素的名称和水平数。本例中定义重复测量定义因子的主体内因子名为"T"，级别数为"5"，然后点击"添加 (A)"按钮，完成定义。

（3）单击"定义 (F)"按钮进入"重复测量"对话框（图 4-73），将变量"T1""T2""T3""T4"和"T5"调入"主体内变量 (W) (T)"框中，将变量"药物种类"调入"主体间因子 (B)"框中。

（4）单击"模型 (M)..."按钮，出现"重复测量：模型"对话框（图 4-74），在"指定模型"中选择"全因子 (F)"选项，"平方和 (Q)"默认为Ⅲ类，单击"继续 (C)"回到主对话框（图 4-73）。

（5）单击"图 (T)..."按钮，出现"重复测量：轮廓图"窗口（图 4-75），分别将"因子 (F)"框中变量"T"与"药物种类"分别调入"水平轴 (H)"下的框内以及"单独的线条 (S)"下的框中，再单击"图 (T)"后的"添加 (A)"按钮将其添加至大框中，用于输出变量因子 T 和药物种类的轮廓图，单击"继续 (C)"回到主对话框（图 4-73）。

（6）单击"确定"输出结果。

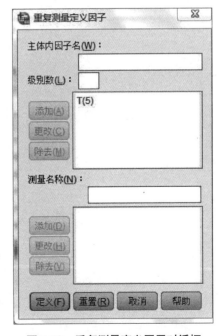

图 4-72 重复测量定义因子对话框

3. 统计结果分析

例 6 进行重复测量设计方差分析结果见表 4-42、表 4-43 和表 4-44。

（1）表 4-42 为球对称检验结果：$P=0.143$（>0.10），满足了协方差矩阵球对称的条件，无须对结果校正。

（2）表 4-43 结果显示：

1）不同检测时间之间收缩压存在差别：$F=109.004$，$P=0.000$（<0.01）；

2）不同检测时间与药物种类之间存在交互作用：$F=17.911$，$P=0.000$（<0.01）。

（3）表 4-44 表明不同药物种类之间收缩压存在差别：$F=8.328$，$P=0.004$（<0.01）。

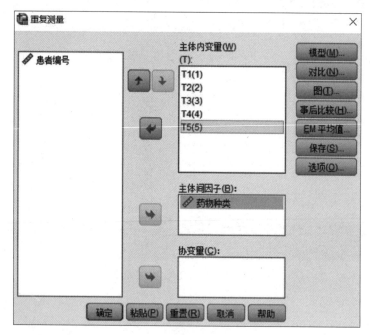

图 4-73　重复测量对话框

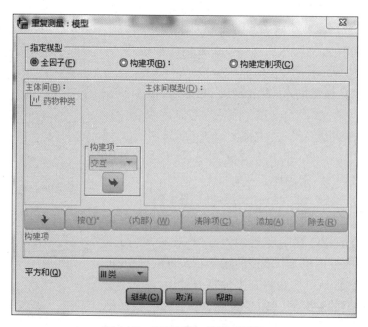

图 4-74　重复测量：模型对话框

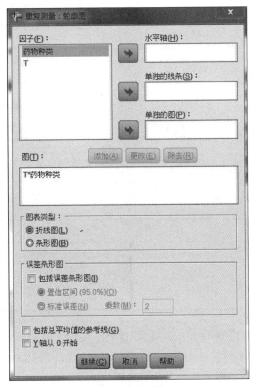

图 4-75　重复测量：轮廓图对话框

表 4-42　莫奇来（Mauchly）球对称检验结果（球性检验 [a]）

测量：MEASURE_1

主体内效应	莫奇来 W	近似卡方	自由度	显著性	Epsilon [b]		
					格林豪斯-盖斯勒	辛-费德特	下限
T	0.365	13.521	9	0.143	0.667	0.932	0.250

注：检验正交化转换后因变量的误差协方差矩阵与恒等矩阵成比例的零假设。

[a] 设计：截距 + 药物种类。

[b] 可用于调整平均显著性检验的自由度。修正检验将显示在主体内效应检验表中。

主体内设计：T。

表 4-43　时间因素及交互作用项检验结果（组内效应检验）

测量：MEASURE_1

	源	III类平方和	自由度	均方	F	显著性
T	假设球形度	2 766.267	4	691.567	109.004	0.000
	格林豪斯-盖斯勒	2 766.267	2.666	1 037.451	109.004	0.000
	辛-费德特	2 766.267	3.729	741.771	109.004	0.000
	下限	2 766.267	1.000	2 766.267	109.004	0.000
T ∗ 药物种类	假设球形度	909.067	8	113.633	17.911	0.000
	格林豪斯-盖斯勒	909.067	5.333	170.467	17.911	0.000
	辛-费德特	909.067	7.459	121.883	17.911	0.000
	下限	909.067	2.000	454.533	17.911	0.000

续表

源		Ⅲ类平方和	自由度	均方	F	显著性
误差 (T)	假设球形度	380.667	60	6.344		
	格林豪斯-盖斯勒	380.667	39.996	9.518		
	辛-费德特	380.667	55.939	6.805		
	下限	380.667	15.000	25.378		

表 4-44 不同药物检验结果（组间效应检验）

测量：MEASURE_1

转换后变量：平均

源	Ⅲ类平方和	自由度	均方	F	显著性
截距	1 623 821.344	1	1 623 821.344	25 227.675	0.000
药物种类	1 072.156	2	536.078	8.328	0.004
误差	965.500	15	64.367		

（4）图 4-76 是药物种类与检测时间的均数轮廓图：3 条线相交，可结合方差分析表（表 4-43）中的交互作用项的检验结果：$F=17.911$，$P=0.000$（<0.01），可认为药物种类与检测时间存在交互作用。

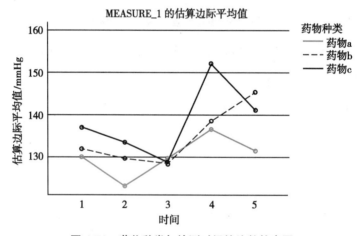

图 4-76 药物种类与检测时间的均数轮廓图

———— 参 考 文 献 ————

［1］NAJAFI GHEZELJEH T, MOHADES ARDEBILI F, RAFII F. The effects of massage and music on pain, anxiety and relaxation in burn patients: randomized controlled clinical trial. Burns, 2017,43(5):1034-1043.

［2］NASIRI A, MAHMODI M A, NOBAKHT Z. Effect of aromatherapy massage with lavender essential oil on pain in patients with osteoarthritis of the knee: a randomized controlled clinical trial. Complement Ther Clin Pract, 2016,25:75-80.

［3］SABA M, BITTOUN R, KRITIKOS V, et al. Smoking cessation in community pharmacy practice-a clinical information needs analysis. Springerplus, 2013,2:449.

［4］陈胜可，刘荣. SPSS 统计分析从入门到精通. 3 版. 北京：清华大学出版社，2015.

［5］王文娟. 基于 SPSS 的两因素完全随机实验的方差分析. 现代经济信息，2015,(8):422-423.

［6］孙振球，徐勇勇. 医学统计学. 4 版. 北京：人民卫生出版社，2014.

［7］虞仁和. SPSS 18 及其医学应用. 长沙：中南大学出版社，2012.

（袁腊梅 黄艳霞）

第6节　SHEsis 统计分析

人类的遗传性多态中有 90% 是单核苷酸多态性（single nucleotide polymorphism, SNP），SNP 在基因组研究中具有十分重要的作用。一般来说，SNP 不同可能引起个体性状的不同。因此通过对 SNP 的研究，遗传学家可以分析并建立染色体区域与性状的对应关系，即关联分析，从而对疾病相关位点进行定位和功能研究等，单体型分析是目前常用的方法之一。研究单个 SNP 费时费力，而且统计效率较低。相比之下，单体型分析具有统计效率高，可以进行大范围的染色体区段分析及检测效率高等优点。目前可以通过多种方式，如染色体测序、遗传标记结合家系信息连锁分析、单体型的构建，以及通过软件计算群体的单体型频率，来获得单体型频率，从而进行单体型与疾病的关联分析。SHEsis（http://analysis.bio-x.cn，图 4-77）是一个用于多态性位点的连锁不平衡分析、单体型构建和遗传关联分析的在线软件平台。本节主要介绍 SHEsis 工具的单体型分析。

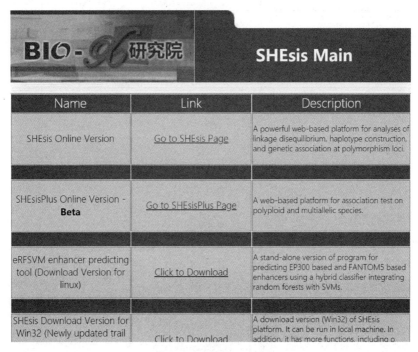

图 4-77　SHEsis 主页

一、原理

在关联性分析研究中主要有两种策略。一种是候选基因法，对单个位点的分析，如使用全基因组测序以研究全基因组上的每个 SNP 与疾病的相关性，其成本较高，故一些研究直接采用候选基因法，从已知生理和生化功能的基因中挑选出可能对所研究性状有影响的候选基因进行分析。另一种策略是连锁不平衡法，当两个距离较近的 SNP 各自的等位基因同时出现的频率比随机出现的频率要高时，说明这两个遗传多态处于连锁不平衡的状态。在研究多个处于连锁不平衡的位点与疾病的关联性时，基于单体型的关联性研究要比单个位点的研究更高效。

单体型（haplotype）：位于同一条染色体上两个或两个以上的相关联的 SNP 等位位点的组合叫作

染色体单体型。

单体型块(haplotype block):指染色体上存在着的、连续的、稳定的且几乎不被重组所打断的单体型区域。一般一个单体型块包含几个常见的单体型。

二、完成目标

掌握使用 SHEsis 工具对疾病和对照人群进行单体型分析的实践操作。

三、操作方法

1. 研究包括 200 例原发性震颤患者和 434 例无亲缘性且性别、年龄和种族相匹配的健康对照者。

2. 选择曾被报道的三个帕金森病相关 *LRRK2* 基因变异 rs34594498(c.1256C>T, p.Ala419Val)、rs34410987(c.2264C>T, p.Pro755Leu)和 rs33949390(c.4883G>T, p.Arg1628Pro)作为候选多态位点,使用 MALDI-TOF-MS 法检测病例组人群和对照组人群基因组 DNA 的该三个位点的基因型。

3. 检测到病例组和对照组人群中三个位点的基因型组成如表 4-45。

表 4-45　基因型组成

基因型	病例组 (*n*=200)	对照组 (*n*=434)
CC-CC-GG	188	418
CC-CC-GC	8	14
CC-CT-GG	3	2
CC-CT-GC	1	0

4. 进入 SHEsis 主页面,点击"Go to SHEsis Page"链接(图 4-78),进入 SHEsis Online Version 页面。

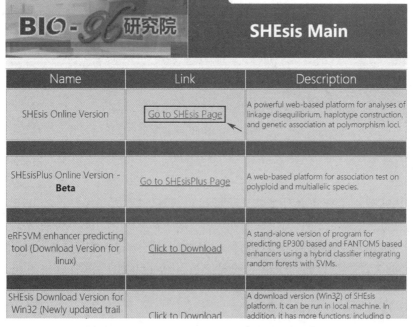

图 4-78　进入 SHEsis Online Version 页面

5. SHEsis Online Version 有三种分析类型（图 4-79）。"Single site analysis"可以对每个位点进行分析,统计基因型频率、针对等位基因和基因型分别进行病例组和对照组的卡方检验和比值比（odds ratio, OR）的计算,以及对病例组和对照组进行哈迪-温伯格平衡的检测。"Pair-loci D'/r² value"可以对所有位点进行两两的 D' 和 r² 的计算,D' 和 r² 是用来对位点间连锁不平衡紧密程度进行度量的两个值。"Haplotype analysis"即单体型分析,可以分析输入位点形成的单体型,每个单体型的频率,以及单体型频率在病例组和对照组中的分布是否有差异。

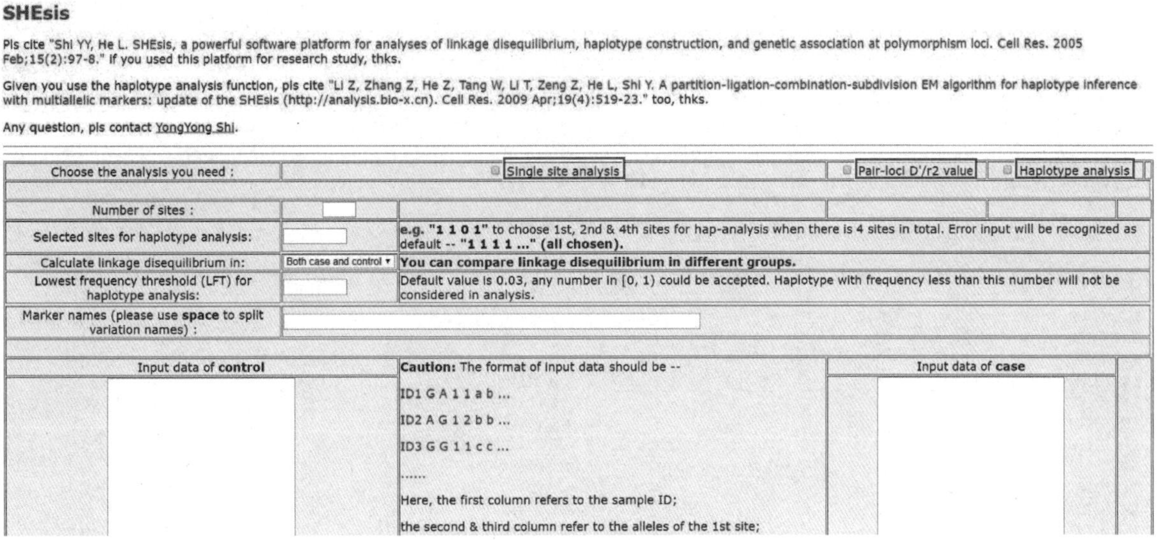

图 4-79　SHEsis Online Version 页面

6. 设置单体型分析参数（图 4-80）。"Choose the analysis you need"选择分析类型为"Haplotype analysis", "Number of sites"后输入"3"设置分析的位点数。在"Selected sites for haplotype analysis"输入"1 1 1", 使 3 个位点全部参与单体型分析。"Calculate linkage disequilibrium in"选择"Both case and control"即在病例组和对照组中计算连锁不平衡。设置"Lowest frequency threshold (LFT) for haplotype analysis"值为 0.01,表明频率低于 0.01 的单体型不参与分析。在"Marker names (please use **space** to split variation names)"输入变异名称"rs34594498 rs34410987 rs33949390"（使用空格分隔各变异名称）。

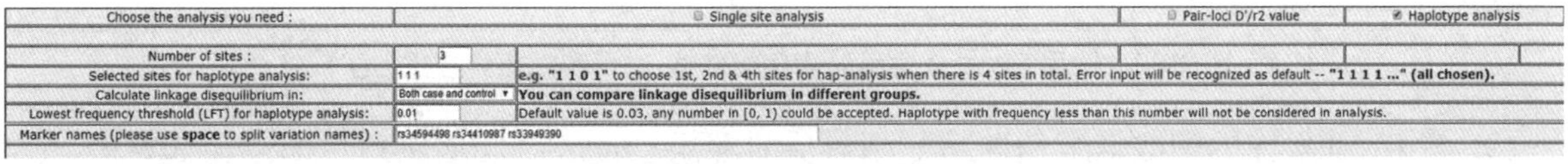

图 4-80　设置单体型分析参数

7. SHEsis 要求输入基因型数据依据格式"ID1 G A 1 1 a b"（图 4-81）,即每个样本的 ID+site 1 等位基因 +site 2 等位基因 +site 3 等位基因,每个位点的各等位基因之间用空格分隔,用 0 表示缺失信息的等位基因。当样本量较大时,手动输入低效而费力。因此可以使用 Excel 软件来简化数据输入。

8. 打开 Excel 软件,根据表 4-45 信息编辑数据,在第 1 行 7 个单元格中输入"ID1 C C C C G G",鼠标选中输入的内容后将鼠标移至最后一格右下角处,鼠标变为"+"号后,长按左键拖至第 188 行完成数据自动填充,得到 188 个基因型为"CC-CC-GG"患者（ID1~ID188）的数据,同样的方法编辑得到所有病例组的数据和对照组的数据（图 4-82 展示部分符合格式要求的数据）。该方法为简化的数据输入方式,类似的数据可以按格式要求对实际结果进行相应格式编辑后输入。对于缺失信息的等位基因可以用"0"代替。

Input data of **control**

Caution: The format of input data should be --

ID1 G A 1 1 a b ...

ID2 A G 1 2 b b ...

ID3 G G 1 1 c c ...

......

Here, the first column refers to the sample ID;

the second & third column refer to the alleles of the 1st site;

fourth & fifth for the 2nd site;

sixth & seventh for the 3rd site;

......etc.

Pls use "0" for the missing alleles.

Input data of **case**

Calculate! Clear

图 4-81 数据输入栏

	A	B	C	D	E	F	G
172	ID172	C	C	C	C	G	G
173	ID173	C	C	C	C	G	G
174	ID174	C	C	C	C	G	G
175	ID175	C	C	C	C	G	G
176	ID176	C	C	C	C	G	G
177	ID177	C	C	C	C	G	G
178	ID178	C	C	C	C	G	G
179	ID179	C	C	C	C	G	G
180	ID180	C	C	C	C	G	G
181	ID181	C	C	C	C	G	G
182	ID182	C	C	C	C	G	G
183	ID183	C	C	C	C	G	G
184	ID184	C	C	C	C	G	G
185	ID185	C	C	C	C	G	G
186	ID186	C	C	C	C	G	G
187	ID187	C	C	C	C	G	G
188	ID188	C	C	C	C	G	G
189	ID189	C	C	C	C	G	C
190	ID190	C	C	C	C	G	C
191	ID191	C	C	C	C	G	C
192	ID192	C	C	C	C	G	C
193	ID193	C	C	C	C	G	C
194	ID194	C	C	C	C	G	C
195	ID195	C	C	C	C	G	C
196	ID196	C	C	C	C	G	C
197	ID197	C	C	C	T	G	G
198	ID198	C	C	C	T	G	G
199	ID199	C	C	C	T	G	G
200	ID200	C	C	C	T	G	G

	A	B	C	D	E	F	G
406	ID406	C	C	C	C	G	G
407	ID407	C	C	C	C	G	G
408	ID408	C	C	C	C	G	G
409	ID409	C	C	C	C	G	G
410	ID410	C	C	C	C	G	G
411	ID411	C	C	C	C	G	G
412	ID412	C	C	C	C	G	G
413	ID413	C	C	C	C	G	G
414	ID414	C	C	C	C	G	G
415	ID415	C	C	C	C	G	G
416	ID416	C	C	C	C	G	G
417	ID417	C	C	C	C	G	G
418	ID418	C	C	C	C	G	G
419	ID419	C	C	C	C	G	G
420	ID420	C	C	C	C	G	G
421	ID421	C	C	C	C	G	C
422	ID422	C	C	C	C	G	C
423	ID423	C	C	C	C	G	C
424	ID424	C	C	C	C	G	C
425	ID425	C	C	C	C	G	C
426	ID426	C	C	C	C	G	C
427	ID427	C	C	C	C	G	C
428	ID428	C	C	C	C	G	C
429	ID429	C	C	C	C	G	C
430	ID430	C	C	C	C	G	C
431	ID431	C	C	C	C	G	C
432	ID432	C	C	C	C	G	C
433	ID433	C	C	C	T	G	G
434	ID434	C	C	C	T	G	G

图 4-82 使用 Excel 软件编辑病例组数据（左）和对照组数据（右）

9. 将 Excel 软件中的数据复制并粘贴到对应对照组（control）和病例组（case）输入栏中, 点击 "Calculate！" 按钮进行分析（图 4-83）。

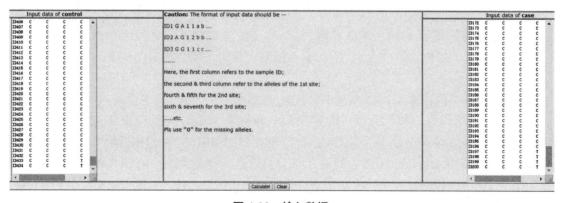

图 4-83 输入数据

10. 在页面上方出现分析结果"Results"项(图 4-84),本研究的样本人群中 *LRRK2* 基因的三个多态位点 rs34594498、rs34410987 和 rs33949390 形成了 4 种单体型 C-C-G、C-C-C、C-T-G 和 C-T-C,这 4 种单体型在病例组与对照组频率分布如表 4-46,其中 C-C-G 和 C-C-C 在病例组与对照组的频率 >0.01,SHEsis 对其进行了卡方检验分析,此两种单体型在两组人群中频率分布的差异无统计学意义(*P*>0.05)。

```
Results

434 controls & 200 cases observed
─────────────────────────────────

Haplotype analysis
(All those frequency<0.01 will be ignored in analysis.)
Loci chosen for hap-analysis: rs34594498, rs34410987, rs33949390
        Case(freq)     Control(freq)   Chi2    MonteCarlo p   Fisher's p    Pearson's p    Odds Ratio [95%CI]
C C C*  8.06(0.020)    14.00(0.016)    0.279                  0.597489      0.597488       1.265 [0.528~3.034]
C C G*  387.94(0.970)  852.00(0.982)   0.279                  0.597488      0.597488       0.790 [0.330~1.896]
C T G   3.06(0.008)    2.00(0.002)     ─       ─              ─             ─              ─
C T C   0.94(0.002)    0.00(0.000)     ─       ─              ─             ─              ─
─────────────────────────────────

Global result:
Total control=868.0, total case=400.0
Global chi2 is 0.278836 while df=1 (frequency<0.01 in both control & case has been dropped.)
Fisher's p value is 0.597488
Pearson's p value is 0.597488
```

图 4-84 单体型分析结果

表 4-46 病例组与对照组中 rs34594498-rs34410987-rs33949390 单体型分析

单体型	频率		χ^2	*P*	OR(95%CI)
	病例组	对照组			
C-C-G	0.970	0.982	0.279	0.597	0.790(0.330~1.896)
C-C-C	0.020	0.016	0.279	0.597	1.265(0.528~3.034)
C-T-G	0.008	0.002	—	—	—
C-T-C	0.002	0.000	—	—	—

11. 结果表明 *LRRK2* 基因的三个多态位点 rs34594498、rs34410987 和 rs33949390 形成的单体型与原发性震颤的遗传易感性无关。

四、注意事项

使用单体型分析寻找疾病相关位点时,即使从统计学分析上可以认为单体型与疾病易感性相关,但是仍需要相关功能实验来验证位点与疾病发生的相关性。在进行单体型和疾病的关联性研究时,不仅要考虑遗传因素,也要考虑环境等因素,如年龄、性别和吸烟等。

━━━━━━━━━━━━ 参 考 文 献 ━━━━━━━━━━━━

[1] CHEN H, YUAN L, SONG Z, et al. Genetic analysis of *LRRK1* and *LRRK2* variants in essential tremor patients. Genet Test Mol Biomarkers, 2018,22(6):398-402.

[2] SHI Y Y, HE L. SHEsis, a powerful software platform for analyses of linkage disequilibrium, haplotype construction, and genetic association at polymorphism loci. Cell Res, 2005,15(2):97-98.

[3] 宋志芳,于国升,邢荷岩,等.单倍型分析及其在全基因组关联分析中的研究进展.猪业科学,2017,34(8):120-122.

[4] 尹东,陈艳,张慧霞,等. *hCHK2* 基因 tagSNPs 位点及单体型与新疆哈、汉族食管癌关系的研究.癌变·畸变·突变,2010,22(4):287-291.

[5] 韩瑞丽,李建群,康相涛,等.浅谈单核苷酸多态性、单倍型及连锁不平衡:第十四次全国家禽科学学术讨论会论文集.[2020-03-20]. https://kns.cnki.net/kcms/detail/detail.aspx?FileName=ZGXJ200907002063&DbName=CPFD2010.

[6] 杜胜军,惠汝太.关联性研究中的单体型分析.中国分子心脏病学杂志,2006,6(4):249-251.

(袁腊梅 陈翔宇)

第7节 GraphPad Prism 统计分析

GraphPad Prism 软件是科学研究工作中最常用的统计和作图工具,具有操作简便、功能强大、统计易理解和使用符合科研工作者思路等特点,被认为是医药科研工作者进行科研数据处理的重要利器之一。在分析科研数据时,先要清楚有几组数据、几个影响因素以及数据之间是否匹配,然后选择相应的图表做统计分析等。本节主要介绍使用 GraphPad Prism 软件进行科研数据的描述性统计分析方法,包括散点图、折线图和柱状图绘制。

一、原理

GraphPad Prism 软件集统计数据科学图形描述、曲线拟合、统计分析和数据组织等于一体,方便输出,能将原始数据转换为可用于演示或传播的图形等。

二、完成目标

掌握使用 GraphPad Prism 软件进行统计分析和图表制作的实践操作。

三、操作方法

(一)散点图统计分析和图表制作

1. 根据实验设计要求,在 Excel 软件中建立散点图数据的表格(图 4-85)。

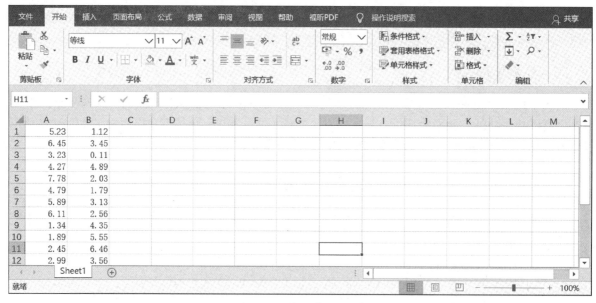

图 4-85 散点图数据表格

2. 打开已安装的"GraphPad Prism"软件(Version 8.0.2),出现"GraphPad Prism"界面(图 4-86)。单击"New table & graph"中的"XY",根据实验目的绘制散点图。在"Data table"中选择"Enter or import data into a new table",在"Options"中的"X"中选择"Numbers with error values to plot horizontal error bars","Y"中选择"Enter and plot a single Y value for each point"。单击"Create"开始创建。

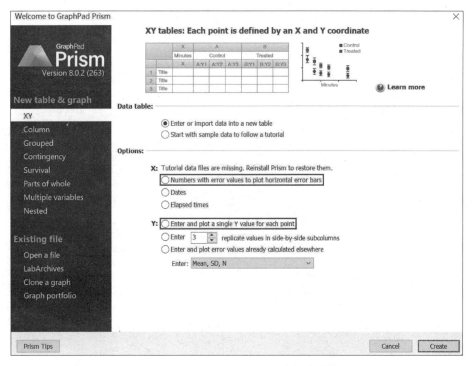

图 4-86 GraphPad Prism 界面（创建散点图）

3. 单击左侧菜单栏中的"Data Tables"，将"Data 1"改为"散点图"，再将 Excel 软件中已保存好的数据复制和粘贴入数据表中（图 4-87）。

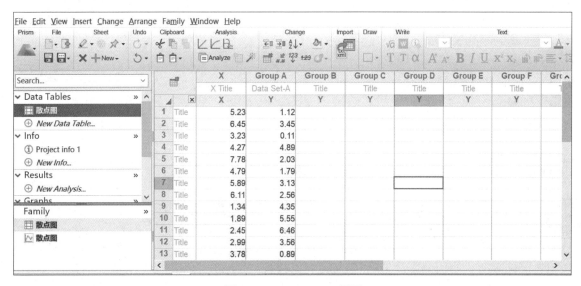

图 4-87 Data Tables 界面

4. 单击图 4-87 左侧菜单栏中的"Graphs"，出现"Change Graph Type"对话框（图 4-88）。单击"Graph family"后的下拉三角符号，可见到图中标记为"1"的下拉菜单中的内容：XY、Column、Grouped、Contingency、Survival、Parts of whole 和 Nested。选择"XY"。再继续选择下方框中标记为"2"的散点图，"Points only"中的"Plot"内容选择默认，下方显示预览的散点图。单击"OK"确定。

5. 进入 Graphs 散点图界面（图 4-89），单击 Y 轴左侧和 X 轴下侧的命名区域，将 Y 轴和 X 轴分别命名为"A gene expression"和"B gene expression"。在菜单栏中可进一步对字体、字形和字号等进行修改。

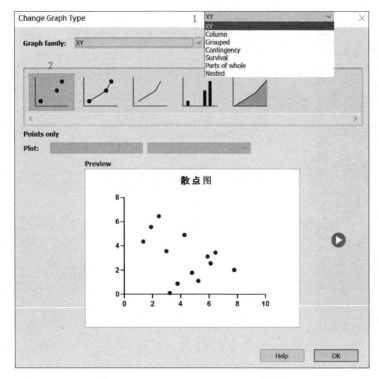

图 4-88　Change Graph Type 对话框

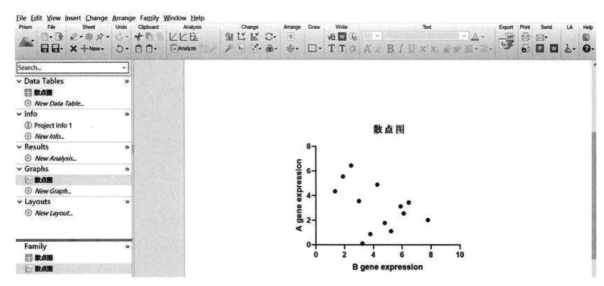

图 4-89　Graphs 界面（散点图）

6. 分别单击图 4-89 中 Y 轴和 X 轴，调节 Y 轴和 X 轴的范围与间距。双击 Y 轴，可出现"Format Axes"对话框（图 4-90），在"Left Y axis"栏目下，将"Automatically determine the range and interval"前的"√"去除便可自动选择 Y 轴的范围和间距。根据数据需要调节"Range"中的最小值"Minimum"与最大值"Maximum"，最小值"0"保持不变，最大值"8"改为"7"。将"Regularly spaced ticks"中的"Major ticks interval"的"2"改为"1"，单击"OK"确定。继续双击 X 轴，可出现"Format Axes"对话框（图 4-91），在"X axis"栏目下，将对话框中的"Automatically determine the range and interval"前的"√"去除便可自动选择 X 轴的范围和间距等。根据需要调节"Range"中的最小值"Minimum"与最大值"Maximum"，最小值"0"保持不变，最大值"10"改为"8"。将"Regularly spaced ticks"中的"Major ticks interval"的"2"改为"1"，单击"OK"确定。

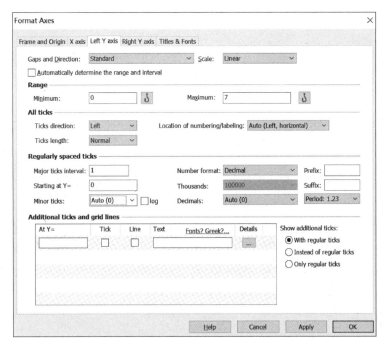

图 4-90　Format Axes（Left Y axis）对话框

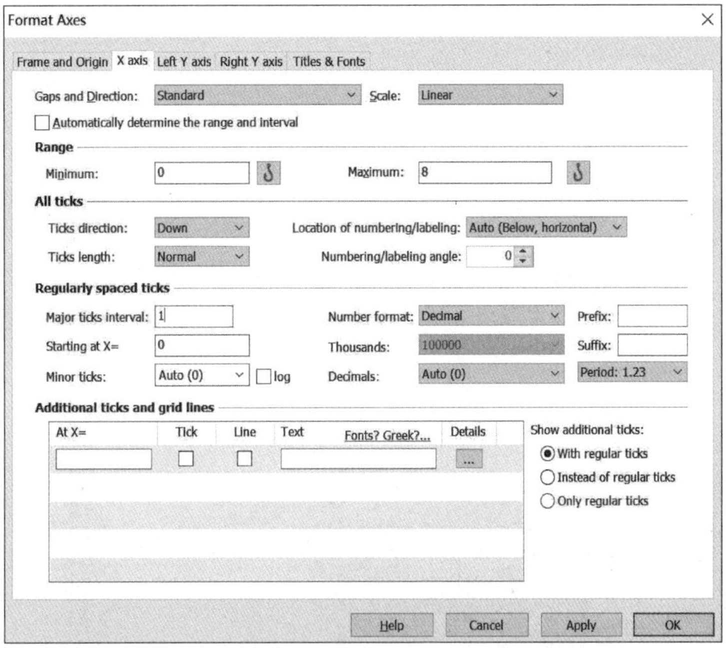

图 4-91　Format Axes（X axis）对话框

7. 双击图 4-89 的散点图中的圆点，可出现"Format Graph"对话框（图 4-92），在"Appearance"栏目下修改相应图形外观参数。单击"Show symbols"中的"Color"后的下拉三角符号，将黑色改为红色，单击"Shape"后的下拉三角符号，将实心圆改为空心圆，"Size"保持"Auto（4）"不变，单击"Border color"后的下拉三角符号，将黑色改为蓝色，单击"Border thickness"后的下拉三角符号，将"1 pt"改为"2 pt"，其他选项选择默认。单击"OK"确定。

8. 双击图 4-89 菜单栏中的"Analysis"中的第 1 个直线图形"Fit a line with linear regression"，出现"Parameters：Linear Regression"对话框（图 4-93），所有的选项都选择默认值。单击"OK"确定，出现"Graphs"界面（图 4-94）。

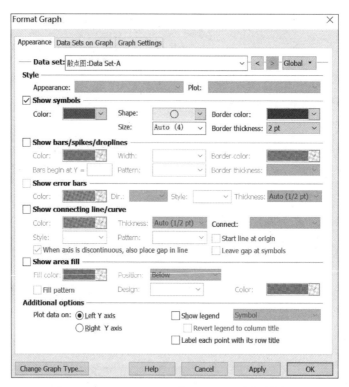

图 4-92　Format Graph（Appearance）对话框

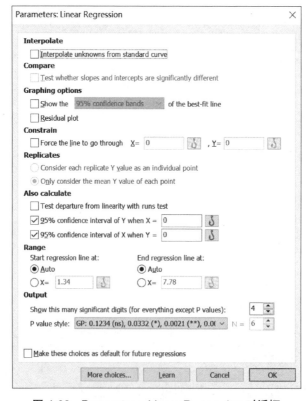

图 4-93　Parameters：Linear Regression 对话框

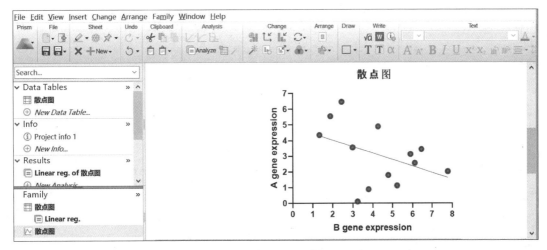

图 4-94　Graphs 界面

9. 图 4-94 中散点图中的斜线的颜色与大小可调节。双击直线,出现"Format Graph"对话框(图 4-95),在"Appearance"栏目下可修改相应图形外观参数。将"Show connecting line/curve"中的"Color"蓝色改为黑色,将"Thickness"中的"Auto(1/2 pt)"改为"2 pt"。单击"OK"确定。

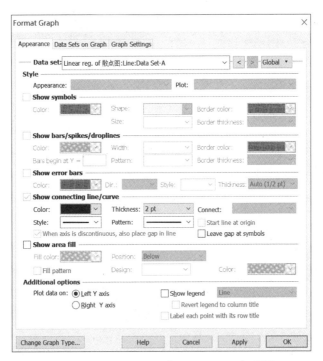

图 4-95　Format Graph(Appearance)对话框

10. 完成编辑后的散点图如图 4-96 所示。

11. 输出结果。单击图 4-89 菜单栏中的"Export",可出现"Export Graph"对话框(图 4-97),单击"File format"后的下拉三角符号,可出现多种保存方式,一般选择"PDF Portable Document Format"和"TIF Tagged Image File"两种保存方式。单击"Exporting options"中的"Resolution(dpi)"框后的下拉三角符号,可出现分辨率大小的数据:100、300、600 和 1 200,一般选择分辨率大小为"300"即可;"Compression"选择默认的"LZW(Recommended.)"。将"File name"命名为"散点图",单击"Folder"后的"Select..."选择"散点图"文件保存的目标文件夹。单击"OK"确定。

12. 完成编辑后的散点图输出图片如图 4-98 所示。

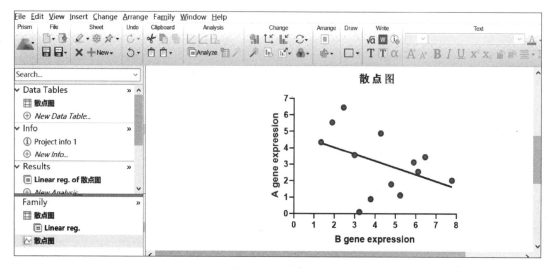

图 4-96　散点图

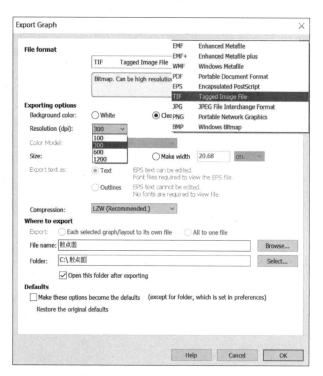

图 4-97　Export Graph 对话框

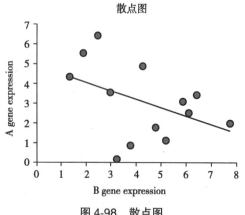

图 4-98　散点图

（二）折线图统计分析和图表制作

1. 在 Excel 软件中创建折线图数据表格（图 4-99）。

2. 打开 GraphPad Prism 软件，单击"New table & graph"中的"XY"，根据实验目的绘制折线图。在"Data table"中选择"Enter or import data into a new table"，在"Options"中的"X"中选择"Numbers with error values to plot horizontal error bars"，将"Y"中的"Enter"后的数字"2"改为"3"（replicate values in side-by-side subcolumns），表明有三次重复实验的结果（图 4-100）。单击"Create"开始创建。

3. 单击左侧菜单栏中的"Data Tables"，将"Data 1"改为"折线图"，再将 Excel 软件中已保存好的数据复制和粘贴入数据表（图 4-101）。

4. 单击图 4-101 左侧菜单栏中的"Graphs"，可见"Change Graph Type"对话框（图 4-102）。单击"Graph family"后的下拉三角符号，在下拉菜单中选择"XY"。再继续单击下方框中的第二个连线折线图，"Plot"中的内容选择默认，下方显示预览的折线图。单击"OK"确定。

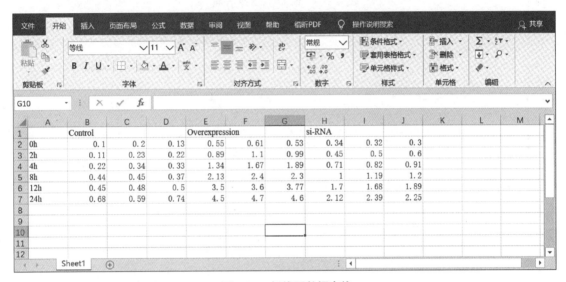

图 4-99　折线图数据表格

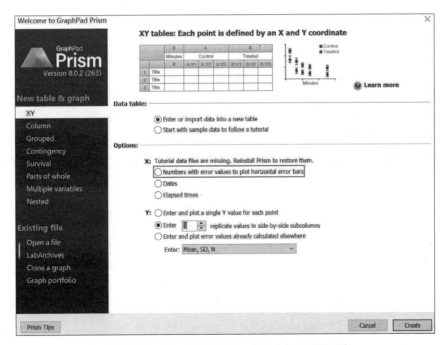

图 4-100　GraphPad Prism 界面（创建折线图）

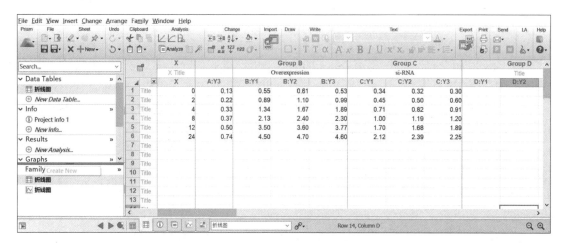

图 4-101　Data Tables 界面

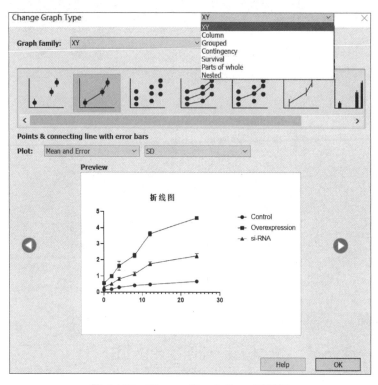

图 4-102　Change Graph Type 对话框

5. 进入 Graphs 折线图界面（图 4-103），单击 Y 轴左侧和 X 轴下侧的命名区域，将 Y 轴和 X 轴分别命名为"MTT absorbance %"和"Hours"。在菜单栏可进一步对字体、字形和字号等进行修改。

6. 分别单击图 4-103 中 Y 轴和 X 轴，调节 Y 轴和 X 轴的范围与间距。双击 Y 轴，可出现"Format Axes"对话框（图 4-104），在"Left Y axis"栏目下，将对话框中的"Automatically determine the range and interval"前的"√"去除，即可自动选择 Y 轴的范围和间距。根据需要调节"Range"中的最小值"Minimum"和最大值"Maximum"，我们将最小值和最大值保持不变，将"Regularly spaced ticks"中的"Major ticks interval"的"1"保持不变。单击"OK"确定。继续双击 X 轴，可出现"Format Axes"对话框（图 4-105），在"X axis"栏目下，将对话框中的"Automatically determine the range and interval"前的"√"去除，即可自动选择 X 轴的范围和间距。根据需要，"Range"中的最小值"Minimum"保持不变，最大值"Maximum"由"30"调到"24"。将"Regularly spaced ticks"中的"Major ticks interval"值由"1"调到"2"。单击"OK"确定。

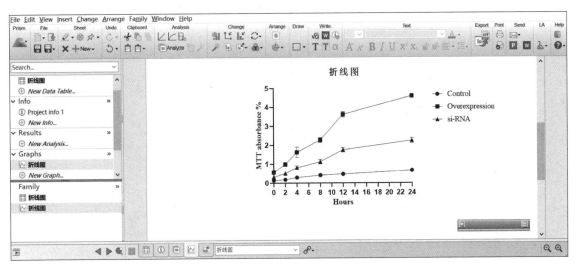

图 4-103　Graphs 界面（折线图）

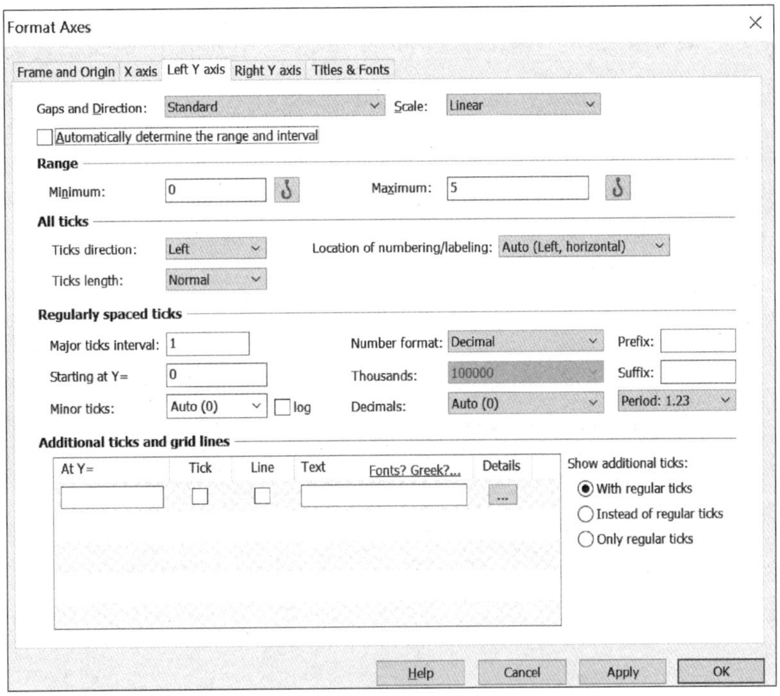

图 4-104　Format Axes（Left Y axis）对话框

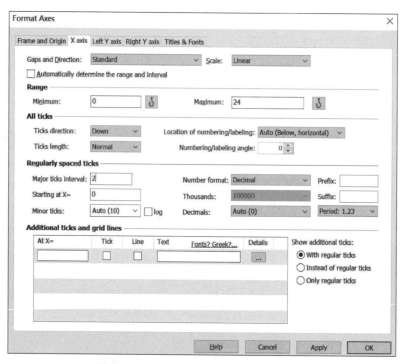

图 4-105 Format Axes（X axis）对话框

7. 双击图 4-103 中表示"Overexpression"的折线图，出现"Format Graph"对话框（图 4-106），在"Appearance"栏目下修改相应图形外观参数。将"Show symbols"中的"Color"改为黄色，将"Shape"改为空心圆，"Size"保持"Auto（4）"不变。"Show error bars"中的"Color"改为黑色。"Show connecting line/curve"中的"Color"改为红色，"Thickness"改为"1 pt"。其他的内容可以根据对应要求进行修改。单击"OK"确定。再根据实验统计数据以及对图片美观的要求修改另外两条曲线（图 4-107 和图 4-108）。单击"OK"确定。

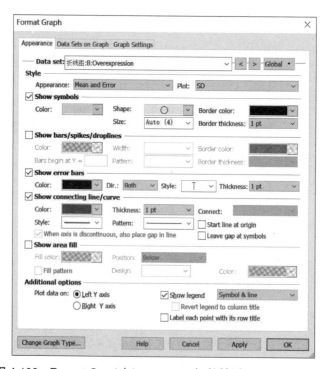

图 4-106 Format Graph（Appearance）对话框（Overexpression）

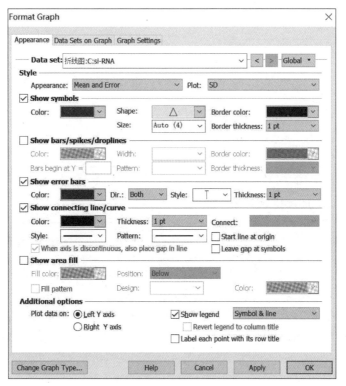

图 4-107 Format Graph（Appearance）对话框（si-RNA）

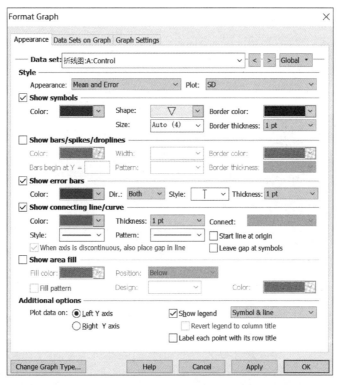

图 4-108 Format Graph（Appearance）对话框（对照组）

8. 图 4-109 中的字体、字形和字号等可以修改，图例可直接拖拽移动位置（图 4-110）。

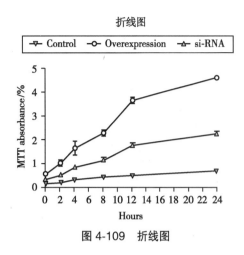

图 4-109 折线图

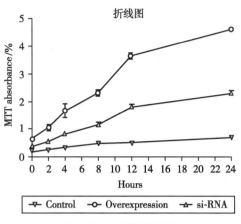

图 4-110 折线图修改

9. 保存图片。单击图 4-103 菜单栏中的"Export"，可出现"Export Graph"对话框，单击"File format"后下拉三角符号，可出现很多种保存方式，一般选择"PDF Portable Document Format"和"TIF Tagged Image File"两种保存方式。单击"Exporting options"中的"Resolution（dpi）"框后的下拉三角符号，可出现分辨率大小的数据：100、300、600 和 1 200，一般选择分辨率为"300"即可；"Compression"选择默认的"LZW（Recommended.）"，将"File name"命名为"折线图"，单击"Folder"后的"Select..."选择"折线图"文件保存的目标文件夹（图 4-111）。单击"OK"确定。

10. 完成编辑后的折线图结果（图 4-112）。

（三）柱状图统计分析和图表制作

1. 在 Excel 软件中建立柱状图数据表格（图 4-113）。

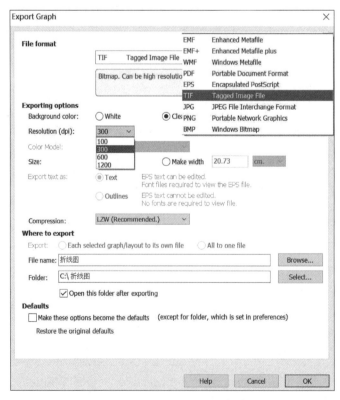

图 4-111 Export Graph 对话框

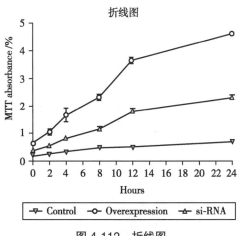

图 4-112　折线图

图 4-113　柱状图数据表格

2. 打开 GraphPad Prism 软件,单击 "New table & graph" 中的 "Column" 框,根据实验目的绘制柱状图。在 "Data table" 中选择 "Enter or import data into a new table", "Options" 中选择 "Enter replicate values, stacked into columns", "Enter" 中选择 "Mean, SD, N"(图 4-114)。单击 "Create" 开始创建。

3. 点击左侧菜单栏中的 "Data Tables",将 "Data 1" 改为 "柱状图",再将 Excel 软件中已保存好的柱状图数据复制和粘贴入数据表中(图 4-115)。

4. 单击图 4-115 左侧菜单栏中的 "Graphs",可见 "Change Graph Type" 对话框(图 4-116)。单击 "Graph family" 后的下拉三角符号,在下拉菜单中选择 "Column"。再继续单击下方框中的第一个柱状图,"Plot" 中的内容选择默认,下方显示预览的柱状图。单击 "OK" 确定。

5. 进入 Graphs 柱状图界面(图 4-117),单击 Y 轴左侧将柱状图 Y 轴命名为 "Values",X 轴的名称保持不变。在菜单栏中可进一步对字体、字形和字号等进行修改。

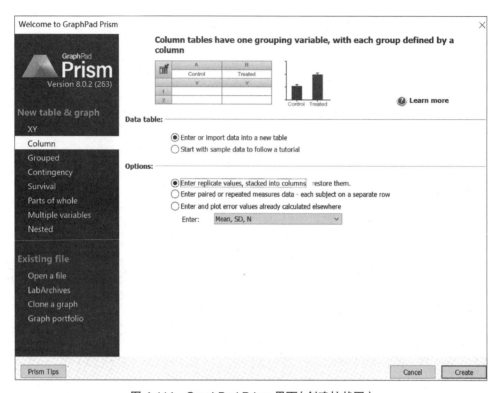

图 4-114 GraphPad Prism 界面（创建柱状图）

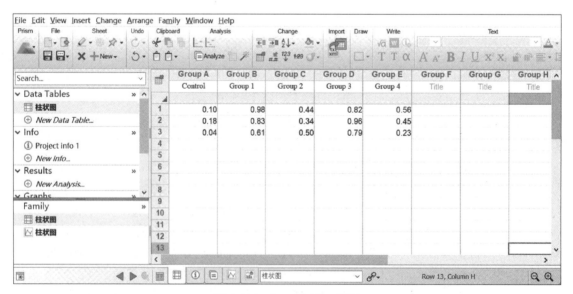

图 4-115 Data Tables 界面

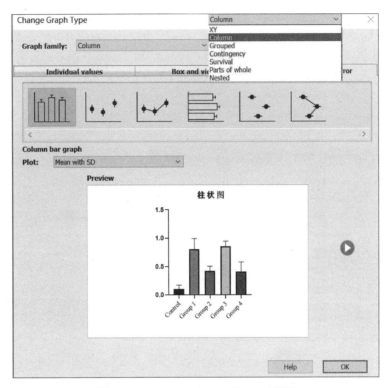

图 4-116　Change Graph Type 对话框

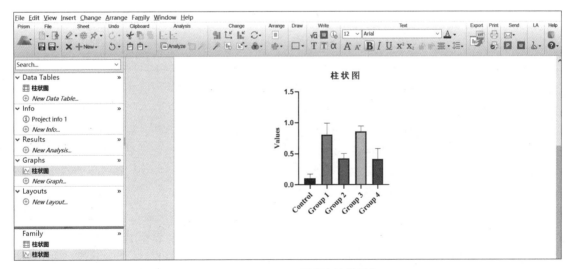

图 4-117　Graphs 界面（柱状图）

6. 双击图 4-117 柱状图中的长方形,可出现"Format Graph"对话框(图 4-118),在"Appearance"栏目下,如果要将所有长方形设置为同一种颜色,则选择对话框中的"Data set"中的"---Change ALL data sets---"。将"Bars and boxes"中的"Fill"填充为灰色,"Border"选择为"1 pt","Border color"选择为红色。单击"OK"确定,呈现相同颜色柱状图(图 4-119)。如果要将所有长方形设置为不同的颜色,则依次选择"Format Graph"对话框中"Appearance"栏目下的"Data set"中的"柱状图 :A: 对照组""柱状图 :B:Group 1""柱状图 :C:Group 2""柱状图 :D:Group 3"和"柱状图 :E:Group 4",依次设置不同的颜色。单击"OK"确定,即可呈现不同颜色的柱状图(图 4-120)。

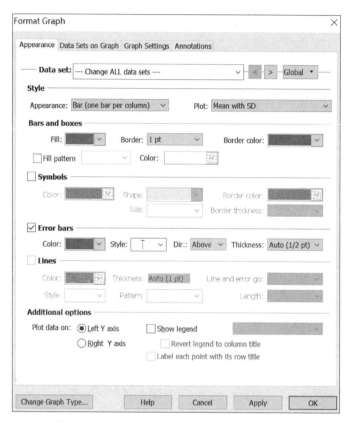

图 4-118　Format Graph(Appearance)对话框

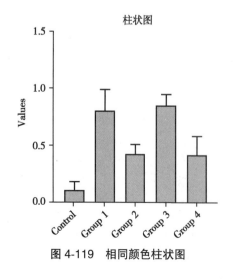

图 4-119　相同颜色柱状图

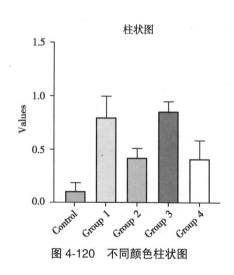

图 4-120　不同颜色柱状图

7. 保存图片。单击图4-117菜单栏中的"Export"，可出现"Export Graph"对话框，单击"File format"后下拉三角符号，可出现多种保存方式，一般选择"PDF Portable Document Format"和"TIF Tagged Image File"两种保存方式。单击"Exporting options"中的"Resolution（dpi）"框后下拉三角符号，可出现分辨率大小不同的数据：100、300、600和1 200，一般选择分辨率为"300"即可；"Compression"选择默认的"LZW（Recommended.）"。将"File name"命名为"柱状图"，单击"Folder"后的"Select..."选择"柱状图"文件保存的目标文件夹（图4-121）。单击"OK"确定。

8. 完成编辑后的柱状图结果（图4-122）。

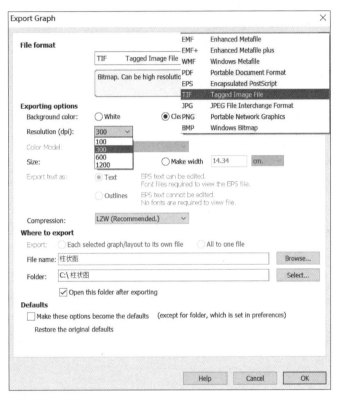

图 4-121　Export Graph 对话框

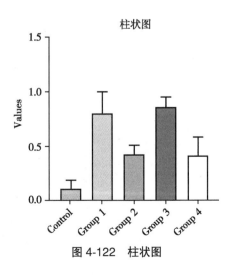

图 4-122　柱状图

────────── 参 考 文 献 ──────────

［1］CHEN Q, YOU X, YANG W, et al. Survival of endogenous hepatic stem/progenitor cells in liver tissues during liver cirrhosis. Life Sci, 2020,241:117121.

［2］CHEN W, XIANG H, CHEN R, et al. S1PR2 antagonist ameliorate high glucose-induced fission and dysfunction of mitochondria in HRGECs via regulating ROCK1. BMC Nephrol, 2019,20(1):135.

［3］LI C, LI C, ZHI C, et al. Clinical significance of PD-L1 expression in serum-derived exosomes in NSCLC patients. J Transl Med, 2019,17(1):355.

［4］郭启雯, 刘红英, 周鹏, 等. 姜黄素对 swAPP HEK293 细胞 β 样淀粉样蛋白生成的影响. 实用医学杂志, 2017,33(3):363-367.

［5］王浩, 侯惠民. 科学图形计算软件 GraphPad Prism 3.0. 中国医药工业杂志, 2001,32(4):184-187.

（袁腊梅　黄艳霞）

第二章

序列信息查询

第 1 节　基因相关序列查询

NCBI（National Center for Biotechnology Information）Gene 数据库是一个用于检索基因相关信息的数据库，它整合了许多物种的基因数据，可以用来检索不同物种的某一基因相关信息，包括基因名称、参考序列、相关信号通路和基因型-表型关系等。图 4-123 示 NCBI Gene 主页（https://www.ncbi.nlm.nih.gov/gene/）。本节主要介绍 NCBI Gene 数据库的基因序列查询方法。

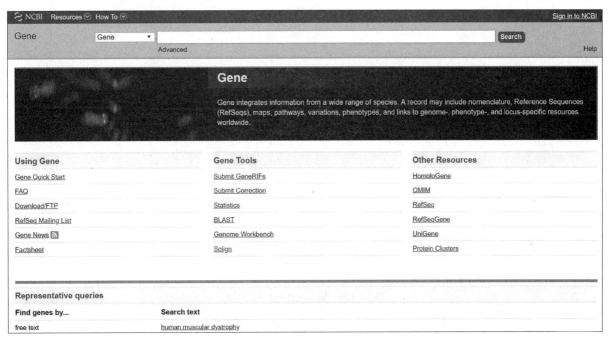

图 4-123　NCBI Gene 主页

一、原理

进行生物学研究时，常需要获得某个基因的序列来进行后续的引物设计和遗传分析等。NCBI 是美国国家生物技术信息中心的简称，对系统收录的海量数据进行了整合，能提供集成程度非常高的基因序列检索工具等。NCBI Gene 数据库包含的 RefSeq（参考序列库）是目前全世界最权威的序列数据库，其提供包括染色体、基因组（细胞器、病毒和质粒）、蛋白和 RNA 等标准参考序列数据。该数据库收录了 1981 年以来各国科学家直接提交注册的基因序列、各种科技期刊论文中报道的基因序列和各种专利中公开的序列,以及世界范围内其他国家基因序列数据库中的基因序列。

二、完成目标

掌握使用 NCBI Gene 数据库查找特定基因的序列的实践操作。

三、操作方法

以人类甘油醛-3-磷酸脱氢酶(glyceraldehyde-3-phosphate dehydrogenase, *GAPDH*)基因为例,使用 NCBI Gene 数据库查找人类 *GAPDH* 基因标准参考序列。

1. 进入 NCBI Gene 主页(https://www.ncbi.nlm.nih.gov/gene/)。

2. 在搜索栏中输入基因名称"GAPDH",点击"Search",进入新界面。

3. 在"Search results"中找到"GAPDH""glyceraldehyde-3-phosphate dehydrogenase [*Homo sapiens* (human)]"项(图 4-124),即人类 *GAPDH* 基因信息,并点击"GAPDH"链接进入。

Name/Gene ID	Description	Location	Aliases	MIM
GAPDH ID: 2597	glyceraldehyde-3-phosphate dehydrogenase [*Homo sapiens* (human)]	Chromosome 12, NC_000012.12 (6534517..6538371)	G3PD, GAPD, HEL-S-162eP	138400
Gapdh ID: 14433	glyceraldehyde-3-phosphate dehydrogenase [*Mus musculus* (house mouse)]	Chromosome 6, NC_000072.6 (125161721..125166467, complement)	Gapd	
gapdh ID: 317743	glyceraldehyde-3-phosphate dehydrogenase [*Danio rerio* (zebrafish)]	Chromosome 16, NC_007127.7 (17192671..17197601, complement)	bb02e05, cb609, gapd, mg:bb02e05, wu:fb33a10, wu:ft80f05	
Gapdh ID: 24383	glyceraldehyde-3-phosphate dehydrogenase [*Rattus norvegicus* (Norway rat)]	Chromosome 4, NC_005103.4 (157676336..157680322, complement)	BARS-38, Gapd	
GAPDH ID: 100009074	glyceraldehyde-3-phosphate dehydrogenase [*Oryctolagus cuniculus* (rabbit)]	Chromosome 8, NC_013676.1 (32580489..32584701)		
GAPDH ID: 374193	glyceraldehyde-3-phosphate dehydrogenase [*Gallus gallus* (chicken)]	Chromosome 1, NC_006088.5 (77619440..77623355)	KNC-NDS6	
GAPDH ID: 281181	glyceraldehyde-3-phosphate dehydrogenase [*Bos taurus* (cattle)]	Chromosome 5, NC_037332.1 (103870384..103874667, complement)	GAPD	
GAPDH ID: 396823	glyceraldehyde-3-phosphate dehydrogenase [*Sus scrofa* (pig)]	Chromosome 5, NC_010447.5 (64129678..64135194, complement)	GAPD	
GAPDH ID: 574353	glyceraldehyde-3-phosphate dehydrogenase [*Macaca mulatta* (Rhesus monkey)]	Chromosome 11, NC_041764.1 (6685663..6689624)		
GAPDH ID: 403755	glyceraldehyde-3-phosphate dehydrogenase [*Canis lupus familiaris* (dog)]	Chromosome 27, NC_006609.3 (38468889..38472653, complement)		
GAPDH ID: 443005	glyceraldehyde-3-phosphate dehydrogenase [*Ovis aries* (sheep)]	Chromosome 3, NC_040254.1 (224633224..224637793, complement)	G3PDH, GAPD	

图 4-124　Search results 页面

4. 在新出现的"GAPDH glyceraldehyde-3-phosphate dehydrogenase [*Homo sapiens* (human)]"页面中,找到"Genomic regions, transcripts, and products"栏,点击 accession number(登记号)为"NC_000012.12"参考序列的"GenBank"链接(图 4-125)。

5. 点击"GenBank"链接后,进入人类 *GAPDH* 基因信息页面(图 4-126)。

6. 点击右上角"Send to",在出现的菜单中选择"Complete Record","Choose Destination"选择"File","Format"选择"FASTA",点击"Create File"确定(图 4-127)。

7. 下载并保存 FASTA 格式的人类 *GAPDH* 基因参考序列文件(图 4-128)。

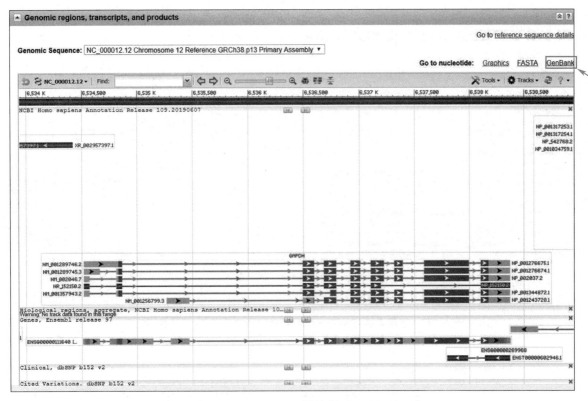

图 4-125　GenBank 链接（ NC_000012.12 ）

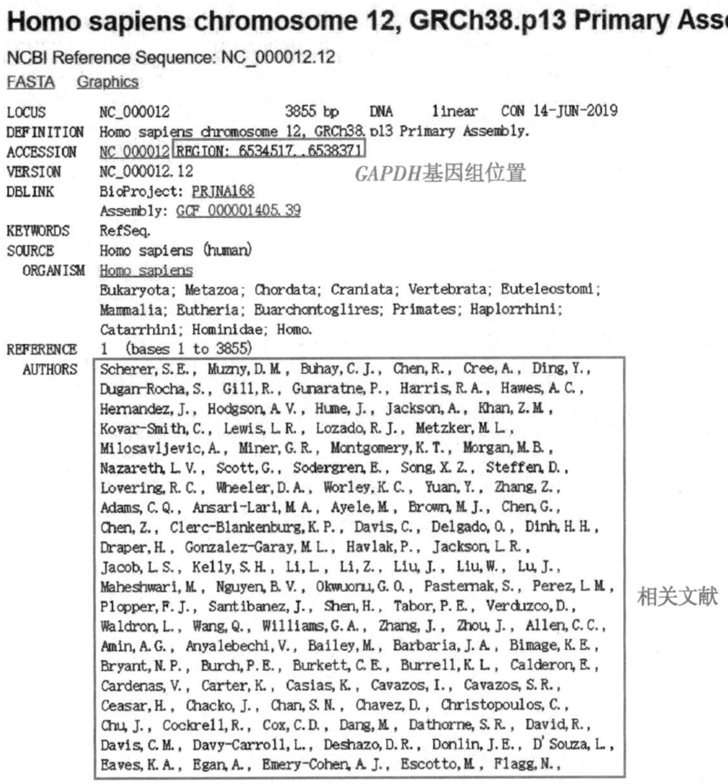

图 4-126　人类 *GAPDH* 基因信息

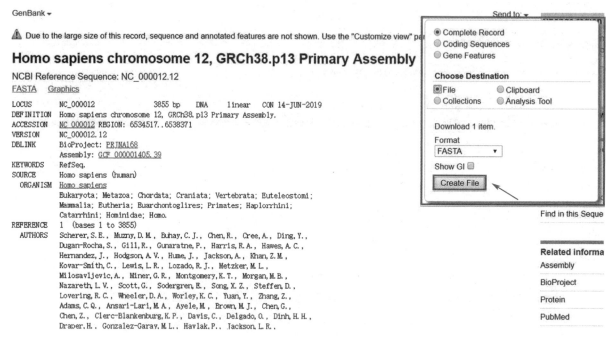

GenBank ▾

Send to: ▾

⚠ Due to the large size of this record, sequence and annotated features are not shown. Use the "Customize view" pa...

Homo sapiens chromosome 12, GRCh38.p13 Primary Assembly

NCBI Reference Sequence: NC_000012.12

FASTA Graphics

```
LOCUS       NC_000012             3855 bp    DNA     linear   CON 14-JUN-2019
DEFINITION  Homo sapiens chromosome 12, GRCh38.p13 Primary Assembly.
ACCESSION   NC_000012 REGION: 6534517..6538371
VERSION     NC_000012.12
DBLINK      BioProject: PRJNA168
            Assembly: GCF_000001405.39
KEYWORDS    RefSeq.
SOURCE      Homo sapiens (human)
  ORGANISM  Homo sapiens
            Eukaryota; Metazoa; Chordata; Craniata; Vertebrata; Euteleostomi;
            Mammalia; Eutheria; Euarchontoglires; Primates; Haplorrhini;
            Catarrhini; Hominidae; Homo.
REFERENCE   1  (bases 1 to 3855)
  AUTHORS   Scherer,S.E., Muzny,D.M., Buhay,C.J., Chen,R., Cree,A., Ding,Y.,
            Dugan-Rocha,S., Gill,R., Gunaratne,P., Harris,R.A., Hawes,A.C.,
            Hernandez,J., Hodgson,A.V., Hume,J., Jackson,A., Khan,Z.M.,
            Kovar-Smith,C., Lewis,L.R., Lozado,R.J., Metzker,M.L.,
            Milosavljevic,A., Miner,G.R., Montgomery,K.T., Morgan,M.B.,
            Nazareth,L.V., Scott,G., Sodergren,E., Song,X.Z., Steffen,D.,
            Lovering,R.C., Wheeler,D.A., Worley,K.C., Yuan,Y., Zhang,Z.,
            Adams,C.Q., Ansari-Lari,M.A., Ayele,M., Brown,M.J., Chen,G.,
            Chen,Z., Clerc-Blankenburg,K.P., Davis,C., Delgado,O., Dinh,H.H.,
            Draper,H., Gonzalez-Garay,M.L., Havlak,P., Jackson,L.R.,
```

Choose Destination

☑ File   ○ Clipboard
○ Collections   ○ Analysis Tool

Download 1 item.

Format
FASTA ▼

Show GI ☐

[Create File]

Find in this Seque

Related informa

Assembly

BioProject

Protein

PubMed

图 4-127 下载人类 *GAPDH* 基因参考序列的 FASTA 格式文件

```
sequence.fasta - 记事本                                           —  □  ×
文件(F) 编辑(E) 格式(O) 查看(V) 帮助(H)
>NC_000012.12:6534517-6538371 Homo sapiens chromosome 12, GRCh38.p13 Primary Assembly
GCTCTCTGCTCCTCCTGTTCGACAGTCAGCCGCATCTTCTTTTGCGTCGCCAGGTGAAGACGGGCGGAGA
GAAACCCGGGAGGCTAGGGACGGCCTGAAGGCGGCAGGGGCGGGCGCAGGCCGGATGTGTTCGCGCCGCT
GCGGGGTGGGCCCGGGCGGCCTCCGCATTGCAGGGGGCGGGGAGGACGTGATGCGGCGCGGGCGTGGGGCA
TGGAGGCCTGGTGGGGGAGGGGAGGGGAGGCGTGTGTGTCGGCCCGGGGCCCACTAGGCGCTCACTGTTCTC
TCCCTCCGCGCAGCCGAGCCACATCGCTCAGACACCATGGGGAAGGTGAAGGTCGGAGTCAACGGGTGAG
TTCGCGGGTGGCTGGGGGGCCCTGGGCTGCGACCGCCCCCGAACCGCGTCTACGAGCCTTGCGGGCTCCG
GGTCTTTGCAGTCGTATGGGGGCAGGGTAGCTGTTCCCCGCAAGGAGAGCTCAAGGTCAGCGCTCGGACC
TGGCGGAGCCCCGCACCCAGGCTGTGGCGCCCTGTGCAGCTCCGCCCCTTGCGGCGCCATCTGCCCGGAGC
CTCCTTCCCCTAGTCCCCAGAAACAGGAGGTCCCTACTCCCGCCCGAGATCCCGACCCGGACCCCTAGGT
GGGGGACGCTTCTTTCCTTTCGCGCTCTGCGGGGTCACGTGTCGCAGAGGAGCCCCTCCCCCACGGCCT
CCGGCACCGCAGGCCCCGGGATGCTAGTGCGCAGCGGGTGCATCCCTGTCCGGATGCTGCGCCTGCGGTA
GAGCGGCCGCCATGTTGCAACCGGGAAGGAAATGAATGGGCAGCCGTTAGGAAAGCCTGCCGGTGACTAA
CCCTGCGCTCCTGCCTCGATGGGTGGAGTCGCGTGTGGCGGGGAAGTCAGGTGGAGCGAGGCTAGCTGGC
CCGATTTCTCCTCCGGGTGATGCTTTTCCTAGATTATTCTCTGGTAAATCAAAGAAGTGGGTTTATGGAG
GTCCTCTTGTGTCCCCTCCCCGCAGAGGTGTGGTGGCTGTGTGGCATGGTGCCAAGCCGGGAGAAGCTGAGT
CATGGGTAGTTGGAAAAGGACATTTCCACCGCAAAATGGCCCCTCTGGTGGTGGCCCCTTCCTGCAGCGC
CGGCTCACCTCACGGCCCCGCCCTTCCCCTGCCAGCCTAGCGTTGACCCGACCCCAAAGGCCAGGCTGTA
AATGTCACCGGGAGGATTGGGTGTCTGGGCGCCTCGGGGGAACCTGCCCTTCTCCCCATTCCGTCTTCCGG
AAACCAGATCTCCCACCGCACCCTGGTCTGAGGTTAAATATAGCTGCTGACCTTTCTGTAGCTGGGGGCC
TGGGCTGGGGCTCTCTCCCATCCCTTCTCCCCACACACATGCACTTACCTGTGCTCCCACTCCTGATTTC
TGGAAAAGAGCTAGGAAGGACAGGCAACTTGGCAAATCAAAGCCCTGGGACTAGGGGGTTAAAATACAGC
TTCCCCTCTTCCCACCCGCCCCAGTCTCTGTCCCTTTTGTAGGAGGGACTTAGAGAAGGGGTGGGCTTGC
CCTGTCCAGTTAATTTCTGACCTTTACTCCTGCCCTTTGAGTTTGATGATGCTGAGTGTACAAGCGTTTT
```

图 4-128 FASTA 格式的人类 *GAPDH* 基因参考序列

四、注意事项

1. RefSeq 序列模板命名以 "NC_" 或 "AC_" 开头代表示基因组序列，"NM_" 开头表示 mRNA 序列，"NR_" 表示非编码的 RNA 序列或假基因序列。

2. 搜索特定物种基因序列时，可以在基因名称后面加上物种名称，如 "Homo sapiens" 进行搜索。

3. 真核生物基因由基因组中对应于成熟 mRNA 的 5′ 端和 3′ 端碱基之间的区域组成，即基因序列包括成熟 mRNA 出现的外显子和相间的剪接时被去除的内含子序列。

------- 参 考 文 献 -------

［1］ GUO Y, TAN T, DENG X, et al. TCEANC2 rs10788972 and rs12046178 variants in the PARK10 region in Chinese Han patients with sporadic Parkinson's disease. Neurobiol Aging, 2015,36(12):3335.e1-3335.e2.

［2］ YUAN L, DENG X, SONG Z, et al. Genetic analysis of the *RAB39B* gene in Chinese Han patients with Parkinson's disease. Neurobiol Aging, 2015,36(10):2907.e11-2907.e12.

［3］ MURPHY M, BROWN G, WALLIN C, et al. Gene help: integrated access to genes of genomes in the reference sequence collection//In: Gene help [Internet]. Bethesda:National Center for Biotechnology Information. [2020-03-20]. https://www.ncbi.nlm.nih.gov/books/NBK3841/.

［4］ J.E. 克雷布斯，E.S. 戈尔茨坦，S.T. 基尔帕特里克 . Lewin 基因 X. 江松敏，译 . 北京 : 科学出版社，2013.

［5］ 张见影，伦志军，李正红 . NCBI 基因序列数据库使用和检索方法 . 现代情报，2003,23(12):224-225.

（虢 毅　陈翔宇）

第 2 节　基因编码序列查询

编码序列（coding sequence, CDS）是编码蛋白质氨基酸的 DNA 序列，该段序列与编码蛋白质氨基酸的密码子完全对应，中间不含其他非该蛋白质对应的序列，不考虑 mRNA 加工等过程中的序列变化情况。

一、原理

真核生物绝大部分基因都是断裂基因，即基因编码区内含有非编码的插入序列。真核生物基因序列中与成熟 mRNA 分子相对应的序列称为外显子，位于外显子之间在 mRNA 剪接过程中被剪除部分相对应的序列称为内含子。真核生物基因表达过程中，mRNA 不能直接进行翻译，而是要经剪切内含子部分等加工后才能进行翻译。可变剪接是基因或者 mRNA 前体通过不同的方式对外显子进行重连，由此产生不同的 mRNA 且翻译成不同的蛋白质产物。因此，真核生物体内某特定基因可有多个 mRNA 转录物，翻译成多个蛋白质产物，对应有多个 CDS。

二、完成目标

掌握使用 NCBI Gene 数据库查询特定基因的编码序列的实践操作。

三、操作方法

以人类 *GAPDH* 基因为例，使用 NCBI Gene 数据库查找人类 *GAPDH* 基因编码序列。

1. 进入 NCBI Gene 主页（https://www.ncbi.nlm.nih.gov/gene/）。

2. 在搜索栏中输入基因名称 "GAPDH"，点击 "Search"，进入新界面。

3. 在 "Search results" 中找到 "GAPDH" "glyceraldehyde-3-phosphate dehydrogenase [*Homo sapiens*（human）]" 项，即人类 *GAPDH* 基因信息，并点击 "GAPDH" 链接进入。

4. 在新出现的 "GAPDH glyceraldehyde-3-phosphate dehydrogenase [*Homo sapiens*（human）]" 页面中，找到 "Genomic regions, transcripts, and products" 栏，点击 accession number 为 "NC_000012.12" 参考序列的 "GenBank" 链接。

5. 点击"GenBank"链接后,进入人类 *GAPDH* 基因信息页面,下拉到"FEATURES"项,可知 *GAPDH* 基因在人体内存在可变剪接,有多个转录物(图 4-129),因此有多个蛋白产物,同时对应有多个 CDS。

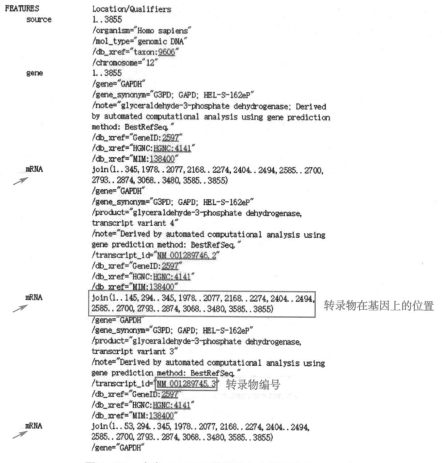

图 4-129　人类 *GAPDH* 基因的多个转录物(mRNA)

6. 找到该基因最长的转录物"NM_002046.7"编码的蛋白质"NP_002037.2"对应的 CDS 在基因上的位置(图 4-130)。其中 1 号外显子(1..345)的编码序列为 317..345 区域。

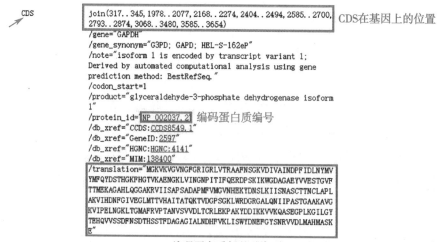

图 4-130　人类 *GAPDH* 基因的 CDS 相关信息

7. 点击右上角 "Send to",在出现的菜单中选择 "Coding Sequences","Format" 选择 "FASTA Nucleotide",点击 "Create File" 确定,下载人类 *GAPDH* 基因 CDS 的 FASTA 格式(图 4-131)。

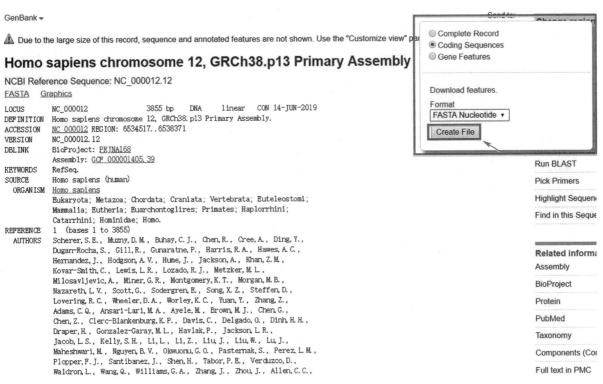

图 4-131　下载人类 *GAPDH* 基因 CDS 的 FASTA 格式

8. 下载得到人类 *GAPDH* 基因多个 CDS 的 FASTA 格式序列,一般选用最长或最具临床相关性的转录物对应的 CDS(图 4-132)。

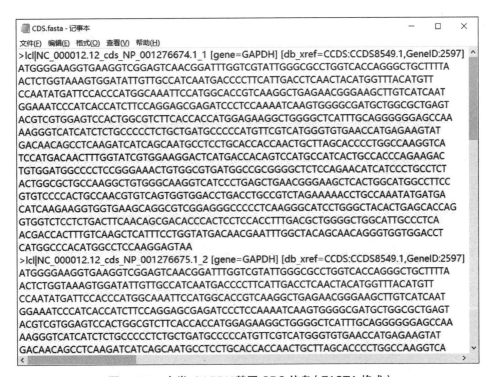

图 4-132　人类 *GAPDH* 基因 CDS 信息(FASTA 格式)

9. 也可在基因信息页面直接点击对应转录物 accession number 链接,如"<u>NM_002046.7</u>",进入转录物信息页面,再获得对应 CDS 相关信息。

四、注意事项

mRNA 含有 5′ 非翻译区、编码区和 3′ 非翻译区,并非所有外显子序列均参与编码蛋白质氨基酸,即外显子序列不等同于编码序列。

------- 参 考 文 献 -------

[1] HE D, HU P, DENG X, et al. Genetic analysis of the *RIC3* gene in Han Chinese patients with Parkinson's disease. Neurosci Lett, 2017,653:351-354.

[2] YUAN L, DENG X, SONG Z, et al. Genetic analysis of the *RAB39B* gene in Chinese Han patients with Parkinson's disease. Neurobiol Aging, 2015,36(10):2907.e11-2907.e12.

[3] KELEMEN O, CONVERTINI P, ZHANG Z, et al. Function of alternative splicing. Gene, 2013,514(1):1-30.

[4] J.E. 克雷布斯, E.S. 戈尔茨坦, S.T. 基尔帕特里克. Lewin 基因 X. 江松敏, 译. 北京:科学出版社, 2013.

（虢　毅　陈翔宇）

第3节　基因启动子序列查询

启动子是位于结构基因 5′ 端上游的 DNA 序列,是 RNA 聚合酶识别、结合和开始转录的一段 DNA 序列,它含有 RNA 聚合酶特异性结合和转录起始所需的保守序列。启动子一般位于转录起始位点的上游,其本身不被转录。本节主要介绍 NCBI Gene 数据库的基因启动子序列查询。

一、原理

RNA 聚合酶与启动子的相互作用是转录起始阶段的主要影响因素,是基因表达的关键阶段。启动子的结构影响了它与 RNA 聚合酶的亲和力,从而影响了基因表达的水平。启动子位于转录起始位点附近,且为转录起始所必需的序列元件。真核生物启动子的起始涉及多个蛋白质因子,而原核生物的启动子主要是指转录起始点附近的 RNA 聚合酶结合位点。启动子具有方向性,一般位于转录起始位点上游,也有一些启动子(如 tRNA 启动子)位于转录起始位点的下游,也可以被转录。图 4-133 是真核生物典型的启动子序列。

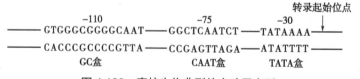

图 4-133　真核生物典型的启动子序列

二、完成目标

掌握使用 NCBI Gene 数据库查询特定基因的启动子序列的实践操作。

三、操作方法

以人类 *GAPDH* 基因为例,使用 NCBI Gene 数据库查找人类 *GAPDH* 基因的启动子序列。

1. 进入 NCBI Gene 主页(https://www.ncbi.nlm.nih.gov/gene/)。

2. 在搜索栏中输入基因名称"GAPDH",点击"Search",进入新界面。

3. 在"Search results"中找到"GAPDH""glyceraldehyde-3-phosphate dehydrogenase [*Homo sapiens*(human)]"项,即人类 *GAPDH* 基因信息,并点击"GAPDH"链接进入。

4. 在新出现的"GAPDH glyceraldehyde-3-phosphate dehydrogenase [*Homo sapiens*(human)]"页面中,下拉找到"Genomic context"项,可看到 *GAPDH* 基因的转录方向为"→",基因的启动子区位于转录起始位点上游(图 4-134)。

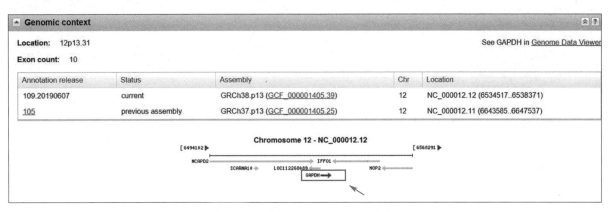

图 4-134　人类 *GAPDH* 基因转录方向

5. 继续下拉找到"Genomic regions, transcripts, and products"项,点击 accession number 为"NC_000012.12"参考序列的"GenBank"链接。

6. 点击"GenBank"链接后,进入人类 *GAPDH* 基因信息页面。点击右上角"Change region shown"后下拉三角符号(图 4-135)。

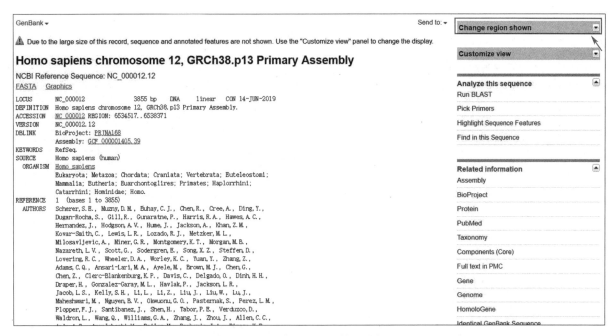

图 4-135　人类 *GAPDH* 基因信息页面

7. CDS 上游的序列就是该基因启动子部分,启动子区没有明确的位置定义,一般默认选择基因转录起始位点上游 2 kb,即 2 000 个碱基区域。*GAPDH* 基因在 12 号染色体"6534517..6538371"区域,且转录方向为→,故将启动子区定位在 6532517~6534516。

8. 在"Change region shown"的下方菜单中选择"Selected region",填写之前确定的启动子区位置"from 6532517 to 6534516",点击"Update View"按钮。新出现的页面中显示"Showing 2.00kb region from base 6532517 to 6534516",表明修改显示区域成功(图 4-136)。

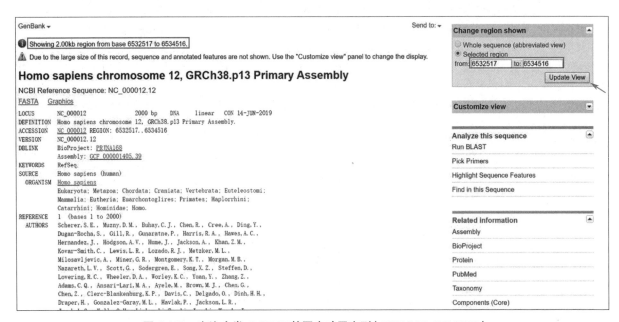

图 4-136　查询人类 *GAPDH* 基因启动子序列(6532517~6534516)

9. 点击右上角"Send to",在出现的菜单中选择"Complete Record","Choose Destination"选择"File","Format"选择"FASTA",点击"Create File"确定(图 4-137)。

10. 下载得到人类 *GAPDH* 基因 FASTA 格式的启动子序列文件(图 4-138)。

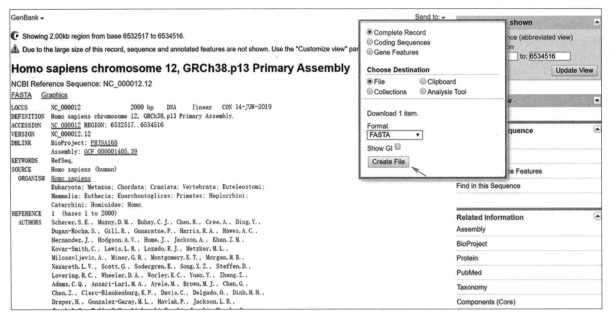

图 4-137　下载启动子序列 FASTA 格式文件

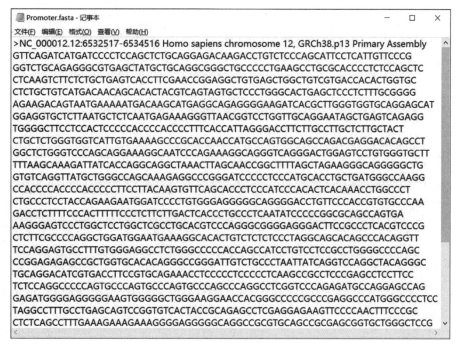

图 4-138　FASTA 格式的人类 *GAPDH* 基因启动子序列

四、注意事项

定位基因的启动子序列时应注意基因的转录方向,若该基因转录方向标注为"←",则启动子序列位置应为 6538372~6540371。

―――――――――――――――――― 参 考 文 献 ――――――――――――――――――

［1］DANINO Y M, EVEN D, IDESES D, et al. The core promoter: at the heart of gene expression. Biochim Biophys Acta, 2015,1849(8):1116-1131.

［2］张吉梅,杨凌骏,吴从平,等. 人 *TIM-4* 基因启动子的生物信息学分析. 泰山医学院学报,2018,39(9):979-982.

（陈翔宇　虢　毅）

第三章

疾病基因和变异解读

第1节 在线人类孟德尔遗传数据库疾病与疾病基因查询

在线人类孟德尔遗传（Online Mendelian Inheritance in Man，OMIM）数据库是 Victor A. McKusiek 教授主编的《人类孟德尔遗传》（*Mendelian Inheritance in Man*）在线版，该书是基因和遗传疾病的权威巨著，被视为医学遗传学最权威的百科全书。该数据库免费开放，是遗传学工作者常用的数据库之一。数据库描述了人类各种遗传性疾病（表型）的临床特征、诊断、治疗和预防等临床信息，以及分子遗传机制、基因型与表型的关系、染色体定位、致病机制和动物模型等基础信息，并附有经筛选的参考文献及链接。OMIM 数据库信息是在对生物医学文献分析的基础上，综合和总结其中的重要信息，由约翰霍普金斯大学医学院的专职员工参与及相关专业领域专家协助，专人审核，持续更新数据信息。通过输入 OMIM 主页网址（https://www.omim.org/）或 NCBI-OMIM（https://www.ncbi.nlm.nih.gov/omim）搜索均可进入 OMIM 数据库进行查询。本节主要介绍 OMIM 数据库疾病及疾病基因查询。

一、原理

（一）OMIM 数据库编号系统

每一个 OMIM 条目有一个独一无二的由六位数字组成的 OMIM 号，OMIM 号的第一个数字代表遗传方式：

1×××××（100000~199999）和 2×××××（200000~299999）：常染色体遗传位点或表型（1994 年 5 月 15 日之前创建）；

3×××××（300000~399999）：X 连锁遗传位点或表型；

4×××××（400000~499999）：Y 连锁遗传位点或表型；

5×××××（500000~599999）：线粒体遗传位点或表型；

6×××××（600000~）：常染色体遗传位点或表型（1994 年 5 月 15 日之后创建）。

等位基因变异是 OMIM 号后加一个小数点及一个由 4 位数字组成的编号，例如：*FBN1* 基因（OMIM 134797）的等位基因变异编号是从 134797.0001 到 134797.0070。

（二）OMIM 号前缀含义

在 OMIM 数据库的 "OMIM Entry Statistics" 中，可以查看数据库条目的统计信息（图 4-139）。

从图中可以看到查询时的数据更新截止日期。OMIM 号前缀 "＊" 表示有关基因的描述；"+" 表示包含已知序列的基因和表型的描述；"#" 表示分子基础已知的表型（描述性条目，常为表型，非唯一位点，其使用原因通常会注明）；"%" 表示分子基础未知的孟德尔表型或位点信息；"^" 表示条目不存在，已移除或并入其他条目。部分 OMIM 号前无前缀显示，通常只是对表型的描述，但疑似孟德尔疾病而基础尚未被证实，或从一条记录中分离的情况还不明确。每一类条目根据位置分为常染色体、X 染色体、Y 染色体和线粒体遗传。

OMIM Entry Statistics

Number of Entries in OMIM (Updated September 11th, 2019)：

MIM Number Prefix	Autosomal	X Linked	Y Linked	Mitochondrial	Totals
Gene description　*	15,342	734	49	37	16,162
Gene and phenotype, combined　+	39	0	0	0	39
Phenotype description, molecular basis known　#	5,256	339	5	33	5,633
Phenotype description or locus, molecular basis unknown　%	1,434	119	4	0	1,557
Other, mainly phenotypes with suspected mendelian basis	1,642	105	3	0	1,750
Totals	23,713	1,297	61	70	25,141

图 4-139　OMIM 条目统计信息

（三）检索方式

1. 基本搜索　在 OMIM 搜索框（Search OMIM...）中输入检索词（表型或基因），如 "duchenne muscular dystrophy"，点击搜索图标。搜索不区分大小写，搜索 duchenne muscular dystrophy 与 DUCHENNE MUSCULAR DYSTROPHY 的检索界面一致。

2. "+/–"号做前缀　如 "+duchenne +muscular dystrophy"，确保搜索结果包含 "+" 后条目；"+muscular +dystrophy-duchenne"，确保搜索结果不包含 "–" 后内容。

3. 短语搜索　在短语前后加入引号，如 "duchenne muscular dystrophy"，搜索结果只包含 "duchenne muscular dystrophy" 短语，不包含单独的 "duchenne" "muscular" 或 "dystrophy" 的内容。

4. 通配符搜索　可支持通配符 "？" 及 "*" 搜索，"？" 代表单个字符，"*" 代表多个字符。如 "dystrophi？" 的搜索结果可为 dystrophic 和 dystrophia 等。"dystroph*" 的搜索结果可为 dystrophy、dystrophin 和 dystrophica 等。

5. 同时还支持布尔逻辑运算符、染色体位置、基因符号和 NCBI Gene ID 等搜索方式。

二、完成目标

掌握应用 OMIM 数据库查询疾病（表型）和疾病基因的实践操作。

三、操作方法

1. 以马方综合征（Marfan syndrome）为例，打开 OMIM 数据库（https://www.omim.org/）在搜索栏输入 "marfan syndrome"，点击搜索图标（图 4-140）。

搜索界面导航栏中的 "About" 中提供了 OMIM 数据库的信息简介；"Statistics" 提供了更新日期列表（从搜索界面可以看到当前更新日期）、条目信息统计结果和基因-表型信息统计结果；"Help" 中提供搜索帮助。图 4-141 示搜索结果界面。

在图 4-141 的 1 号框中，点击 "View Results as" 后的 "Gene Map Table" 或 "Clinical Synopsis"，将分别按马方综合征基因位置信息和临床信息展示结果；勾选 "Display" 后的 "Highlights" 可以对检索结果核心内容（marfan syndrome）进行高亮显示（标黄）；2 号框即为匹配的检索结果，OMIM 号前 "#" 表示分子基础已知的表型。下面显示该疾病相关的染色体位置和表型-基因关系（Phenotype-Gene Relationships）等信息。

2. 搜索结果中第 1 条即为最佳匹配的检索结果，点击进入 "# 154700" 条目（图 4-142）。

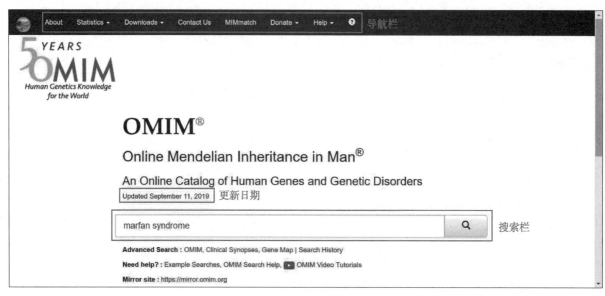

图 4-140　OMIM 搜索界面

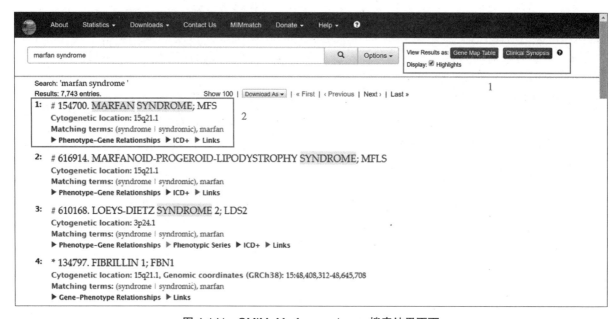

图 4-141　OMIM：Marfan syndrome 搜索结果页面

图 4-142 中，左侧的"Table of Contents"栏，即 TOC 栏，点击相应标题，可以快速跳转至对应位置；右侧的"External Links"外部链接，可以链接到相应的数据库；中间为马方综合征的信息，分别展示了马方综合征的 OMIM 号、别名和表型-基因关系等。其中表型-基因关系以表格形式列出，包括染色体位置、表型及其 MIM 号、遗传方式、表型比对信息情况、基因/位点信息及其 MIM 号。点击染色体位置"15q21.1"可链接到该染色体区域的相关基因信息界面；点击表型的 MIM 号"154700"可链接到表型界面；点击基因的 MIM 号"134797"，可链接到与该基因 FBN1 相关的信息界面。

表型-基因关系表格下方显示"Clinical Synopsis"临床信息简介和"PheneGene Graphics"表型信息栏目，点击"Clinical Synopsis"，可获得马方综合征的临床信息，部分特征还提供图片可供参考（图 4-143）。

此外，搜索界面以文本形式呈现该表型的临床特征、遗传特性、致病机制和诊断等详细信息，同时提供文本信息的相关参考文献和链接，可进一步扩展对该表型的认识。

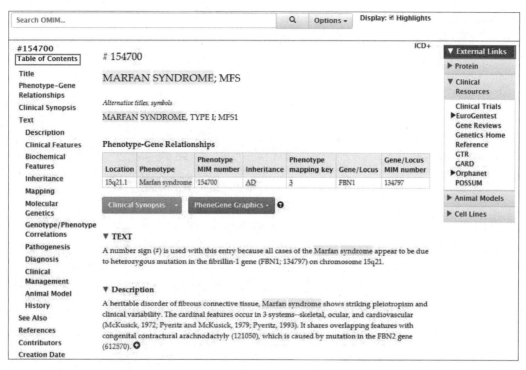

图 4-142 OMIM：马方综合征的条目（#154700）界面

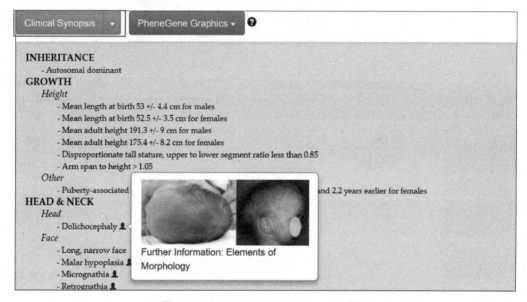

图 4-143 OMIM：Clinical Synopsis 界面

四、注意事项

除基本检索外，OMIM 还支持布尔逻辑检索等。基本检索为该数据库的默认检索方式，操作简单，布尔逻辑检索需运用布尔逻辑运算符连接各检索词进行。

------------------------------------ 参 考 文 献 ------------------------------------

［1］AMBERGER J S, BOCCHINI C A, SCOTT A F, et al. OMIM.org: leveraging knowledge across phenotype-gene relationships. Nucleic Acids Res, 2019,47(D1):D1038-D1043.

［2］AMBERGER J S, BOCCHINI C A, SCHIETTECATTE F J M, et al. OMIM.org: Online Mendelian Inheritance in Man

(OMIM®), an online catalog of human genes and genetic disorders. Nucleic Acids Res, 2015,43(Database issue):D789-D798.

［3］胡毓安，崔英霞.在线人类孟德尔遗传数据库在医学遗传学中的应用.中华男科学杂志，2011,17(7):639-643.

（袁腊梅　孙　艳）

第2节　人类基因组变异协会变异命名规范

人类基因组变异协会（Human Genome Variation Society，HGVS）是人类遗传学协会国际基金委（International Federation of Human Genetics Societies）和人类基因组组织（Human Genome Organization，HUGO）的附属机构。该协会由 Richard G. H. Cotton 于 1994 年创办，其创办的宗旨是为收集、记录和整理包括人群分布与表型相关的人类基因组变异，并根据方法学与信息学的发展来对数据及相关的临床变异进行更新。HGVS 提出的关于人类序列变异命名的指南是目前遗传学研究领域所公认的命名规则。图 4-144 示 HGVS 数据库主页（http://www.hgvs.org）。本节主要介绍 HGVS 变异命名基本规范。

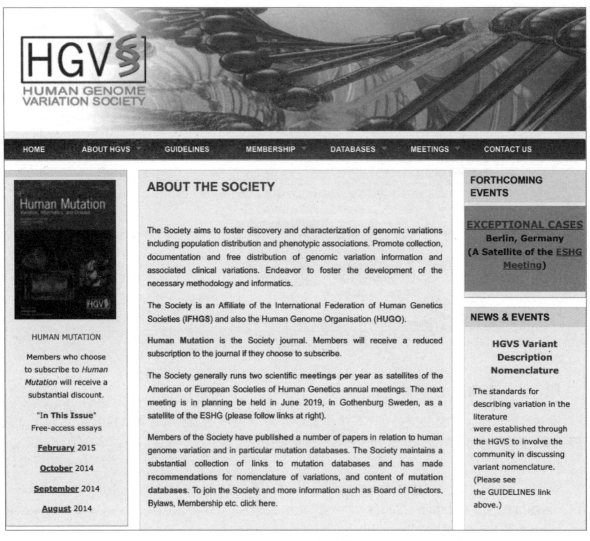

图 4-144　HGVS 主页

一、原理

采用 HGVS 人类序列变异命名规则对序列变异进行统一、规范和明确的命名,可以减少关于基因描述中的信息混淆和歧义,以便更精确地描述基因所发生的特定改变,有助于研究者之间关于遗传学研究成果的信息交流,促进分子诊断学的发展。

二、完成目标

掌握最新的 HGVS 人类序列变异命名规则。

三、操作方法

(一)术语

HGVS 人类序列变异命名规则(http://varnomen.hgvs.org/, version 20.05)不再使用"多态性"(polymorphism)和"突变"(mutation)这两个术语。基因多态性的定义存在歧义,在某些研究中指的是不引起疾病的序列变异,而在某些研究中,它指的是人群频率大于或等于 1% 的变异。基因的改变不一定都是致病的或不良的,而"突变"一词往往有"非正常"或"不良的"等负面内涵。最新版命名规则按照人类基因组变异协会(HGVS)和美国医学遗传学与基因组学学会(American College of Medical Genetics and Genomics, ACMG)的建议,使用中性词"变异"或"改变"(variant、alteration 和 change)来表示基因变化,包括通常所说的基因"多态性"和"突变"。

(二)一般命名规则

1. 首先应描述最基础的 DNA 水平的变异,然后再描述 RNA 水平和/或蛋白质水平的变异。同时应描述清楚所发生的变异是经过实验确定的变异还是理论上推导出的变异。例如:NM_000226.4: c.1369C>T, p.(Leu457Phe),其中括号表示该氨基酸改变仅代表理论上推导结果。

2. 参考序列的不同和命名基于水平不同(DNA、RNA 或蛋白质)都会导致变异描述方式产生差异,在描述一个变异时应当指出命名所用参考序列。参考序列的表述方式有:前缀"g."表示线状基因组参考序列(如 g.29172937G>A),"c."表示编码 DNA 参考序列(如 c.148G>A),"m."表示线粒体 DNA 参考序列(如 m.10760A>C),"n."表示非编码 DNA 参考序列(如 n.284G>A),"r."表示 RNA 参考序列(转录物,如 r.296a>u),"p."表示蛋白质参考序列(如 p.Val50Met)。DNA 水平核苷酸描述用大写字母,RNA 水平核苷酸描述用小写字母。蛋白质水平氨基酸描述用三个或一个字母缩写表示(推荐使用三个字母缩写描述)。

3. 3′ 端规则:对于各变异的描述,用靠近 3′ 端或 C 端的参考序列来描述。如 ATTTG 变为 ATTG 时,描述为位置 4 的 T 缺失(而不是位置 2 或 3 的 T 缺失)。

4. 当描述的变异同时属于多种类型时,应按以下顺序进行描述:替换、缺失、倒置、复制和插入。如某个变异既可以用"复制"描述,又可以用"插入"描述时,只用"复制"描述即可。不允许将变异描述为替代序列是缺失参考序列的一部分。

5. 对基因进行描述时,应使用人类基因组组织基因命名委员会(HUGO Gene Nomenclature Committee, HGNC)规定的人类基因符号。

(三)字符的使用

HGVS 命名规则使用含有特定含义的字符。

1. "+"表示变异位点计数从内含子 5′ 末端起始位置开始,根据其上游最近的外显子的最后一个核苷酸定位。如 c.115+11A>C,变异所在内含子的上游外显子的最后一个核苷酸位于编码区第 115 位,内含子 5′ 端起第 11 位的核苷酸发生变异。

2. "−"表示变异位点计数从内含子 3′ 末端位置开始,根据其下游最近的外显子的第一个核苷酸定位。如 c.116-11A>C,变异所在内含子的下游外显子的第 1 个核苷酸位于编码区第 116 位,在内含子 3′ 端起第 11 位的核苷酸发生变异。

3. "*"表示翻译的终止密码子,如 p.Gly232*,即第 232 位的甘氨酸变为终止密码子。

4. "_"表示一段连续的范围,如 c.345_378del。

5. "[ ]"描述等位基因变异。";"用于分隔变异和等位基因,","用于分隔来自一个等位基因的不同转录物或蛋白。

（1）当位于 1 个等位基因发生两个变异时,应描述为 g.[variant1;variant2]

（2）当两个突变分别位于两个等位基因上时,应描述为 g.[variant1];[variant2]。

（3）当一个等位基因的变异导致两种不同的转录或蛋白质产物时,应描述为 r.[variant1,variant2] 或 p.[variant1,variant2]。

6. ":"区分命名依据的参考序列和变异的确切描述,如 NM_000350.3:c.6722T>C。

7. "（ ）"表示未经过实验确定或仅从理论上推导出的变异,如 p.(Leu457Phe)。

8. "?"表示未知的核苷酸或氨基酸的位置,如 p.(?_1481)del。

9. "^"表示"或",如 c.(265A>C^263C>R)。

10. "="表示序列未发生改变,如 p.(Val184=)。

（四）变异描述中的缩略符

HGVS 命名规则使用特定的缩略符号等来描述不同类型的变异。

1. ">"描述发生在 DNA 或 RNA 水平的替换（substitution）变异,">"前为参考碱基,后为变异后碱基,如 c.562C>T。而发生在蛋白质水平的替换变异描述为 p.Arg145Ala。

2. "del"描述缺失（deletion）变异,如 c.245delG。

3. "dup"描述复制（duplication）变异,表示一个或多个核苷酸 / 氨基酸的复制直接插入至其复制原始序列的 3′ 端或 C 端,如 c.254dupG。

4. "ins"描述插入（insertion）变异;如 c.253_254insT。

5. "inv"描述发生在 DNA 或 RNA 水平的倒置（inversion）变异,如 c.253_254inv。

6. "delins"描述一个或多个核苷酸 / 氨基酸被一个或多个其他核苷酸 / 氨基酸替换（deletion-insertion）,并且不属于替换、倒置或移码。如 p.Leu51_Pro62delinsTyr,表示从第 51 位亮氨酸至第 62 位脯氨酸之间氨基酸序列缺失,被酪氨酸取代。

7. "fs"描述移码（frameshift）突变,如 p.Leu1146Argfs*95,表示变异引起的蛋白质氨基酸序列的改变从第 1146 位氨基酸开始,位于第 1146 位的亮氨酸被精氨酸替代,同时产生新的阅读框架,从第 1146 号密码子开始第 95 位密码子变为终止密码子（Ter 或 *）。

8. "ext"描述在 N 末端或 C 末端延伸一个或多个氨基酸的序列改变,如 p.Met1ext-5,表示在 5′ 非翻译区的变异激活一个新的上游翻译起始位点 Met-5。

四、注意事项

HGVS 命名规则从 DNA 水平、RNA 水平和氨基酸水平对变异进行描述,完整、规范的变异命名应遵循参考序列、变异位置和变异类型的顺序。依据 HGVS 命名规则对变异进行命名时,基因名称和符号必须参考 HGNC 数据,其主要原则包括:任何一个基因的命名具有唯一性,基因的符号缩写形式可代表对基因名称的概括,其中只包含拉丁符号和阿拉伯数字,不含标点符号,人类基因用大写拉丁字母和斜体表示（如 *FBN1*）。

------------------------- 参 考 文 献 -------------------------

[1] CHEN X, DENG S, XU H, et al. Novel and recurring *NOTCH3* mutations in two Chinese patients with CADASIL.

Neurodegener Dis, 2019,19(1):35-42.

［2］HUANG X, GUO Y, XU H, et al. Identification of a novel *EVC* variant in a Han-Chinese family with Ellis-van Creveld syndrome. Mol Genet Genomic Med, 2019,7(9):e885.

［3］XIAO H, GUO Y, YI J, et al. Identification of a novel keratin 9 missense mutation in a Chinese family with epidermolytic palmoplantar keratoderma. Cell Physiol Biochem, 2018,46(5):1919-1929.

［4］DEN DUNNEN J T, DALGLEISH R, MAGLOTT D R, et al. HGVS recommendations for the description of sequence variants: 2016 update. Hum Mutat, 2016,37(6):564-569.

［5］刘彦魁, 齐晓薇. 人类基因变异的命名规则. 中华病理学杂志, 2017,46(9):662-664.

（袁腊梅 陈翔宇）

第 3 节 Mutalyzer 变异命名

　　Mutalyzer 是一个开源的在线网络工具,它可根据人类基因组变异协会制定的标准序列变异命名法来核对序列变异命名。目前最新版的 Mutalyzer 2.0.30 由 Jeroen F. J. Laros 设计和开发,该工具的目的在于鼓励研究者在科技文献中使用规范的 HGVS 命名法来命名基因变异,并减少各类基因变异数据库中冗余的基因变异命名。图 4-145 示 Mutalyzer 主页(https://mutalyzer.nl/)。本节主要介绍 Mutalyzer 变异命名工具使用。

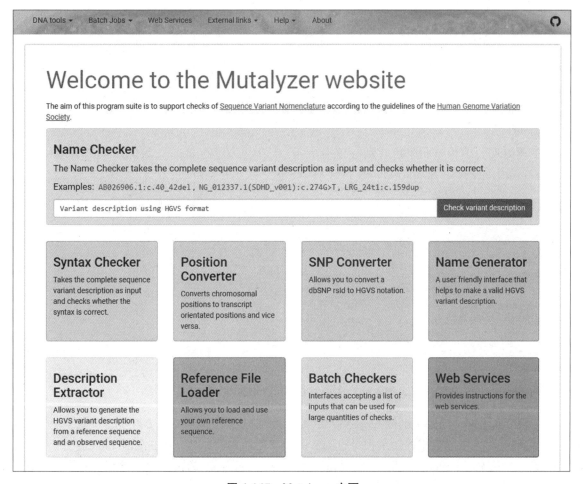

图 4-145　Mutalyzer 主页

一、原理

Mutalyzer 包含一系列独立的工具,每个工具能执行特定的功能,在将获得的基因变异结果应用于临床的过程中,常需要使用以下几个 Mutalyzer 工具来帮助我们依据 HGVS 序列变异命名规范对变异命名。

1. Name Checker　核对特定序列变异的 HGVS 命名是否正确。

2. Syntax Checker　检查序列变异的命名是否符合 HGVS 命名规则。

3. Position Converter　将变异的染色体上位置转换为基于转录物的位置,反之亦然。

4. Name Generator　可以依据 HGVS 命名法生成正确和规范的序列变异命名。

二、完成目标

掌握使用 Mutalyzer 工具获得或核对特定序列变异的 HGVS 命名的实践操作。

三、操作方法

(一)Name Checker 的使用

1. 进入 Mutalyzer 主页(https://mutalyzer.nl/)。

2. 以人类甲状腺素转运蛋白(transthyretin, TTR)基因上的 c.148G>A(p.V50M)变异为例说明 Name Checker 的使用。

3. 依据 HGVS 命名法,人类 *TTR* 基因变异命名参考转录物 NM_000371.3,故在"Name Checker"项的搜索框中输入 NM_000371.3:c.148G>A,点击"Check variant description"(图 4-146)。

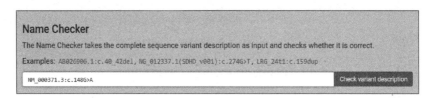

图 4-146　Name Checker 搜索变异命名

4. 在新出现的结果页面中可看到绿色提醒条"0 Errors, 0 Warnings",说明依据 *TTR* 基因转录物 NM_000371.3 将此变异命名为 c.148G>A 符合 HGVS 命名法(图 4-147)。

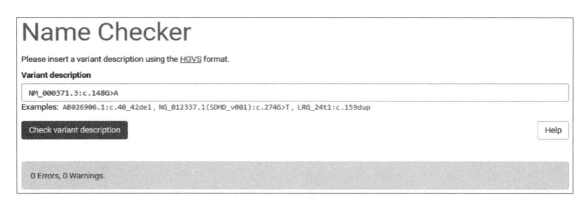

图 4-147　Name Checker 命名核对页面

5. 在该页面下方,"Affected transcripts-1"部分为该变异依据转录物 NM_000371.3 的命名,"Affected proteins-1"部分为该变异依据此转录物对应的蛋白质参考序列的命名,"Reference protein"为 TTR 蛋白质氨基酸参考序列,"Protein predicted from variant coding sequence"为预测该变异产生的蛋白质氨基酸序列(图 4-148)。

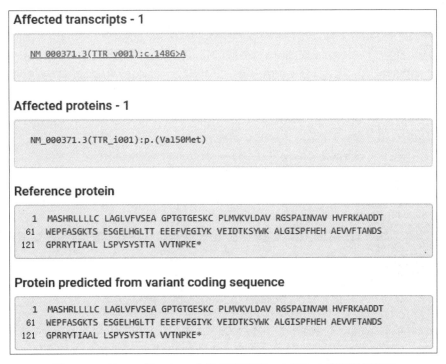

图 4-148　Name Checker：人类 *TTR* 基因 c.148G>A 变异详细信息

（二）Syntax Checker 的使用

1. 进入 Mutalyzer 主页，点击 "Syntax Checker" 链接。

2. 以不符合 HGVS 命名规范的 "NM_000371.3:c.148G<A" 为例说明 Syntax Checker 的使用。在新出现的 "Syntax Checker" 页面搜索框中输入 "NM_000371.3:c.148G<A"，点击 "Check syntax"。

3. 下方出现红色 "Parse error" 对话框，"^" 指示错误出现的位置，提示提交的命名中 "<" 使用错误，应该为 ">"（图 4-149），HGVS 规范的命名应该为 "NM_000371.3:c.148G>A"。

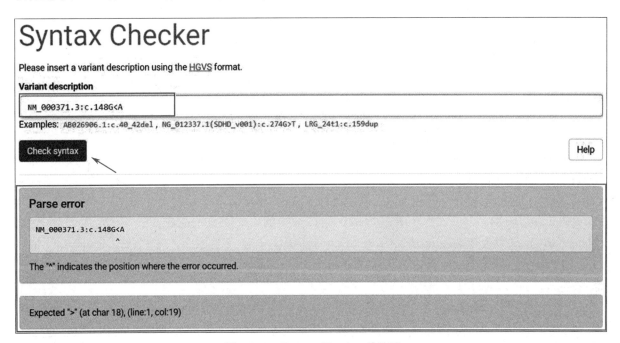

图 4-149　Syntax Checker 的使用

（三）Position Converter 的使用

1. 进入 Mutalyzer 主页，点击"Position Converter"链接。

2. 转到"Position Converter"页面，点击"Build"下方的下拉选择框，选择所需要的参考基因组版本，除人类参考基因组外，还包括狗（Canis lupus familiaris）、小鼠（Mus musculus）和酵母菌（Saccharomyces cerevisiae）的参考基因组。以人类（Homo sapiens）参考基因组版本"Homo sapiens-GRCh38 (hg38)"为例介绍（图 4-150）。

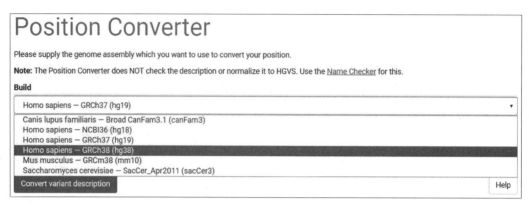

图 4-150　Position Converter：选择参考基因组

3. 在"Variant description"框中输入"NM_000371.3:c.148G>A"，点击"Convert variant description"，从下方出现的"Chromosomal variant"部分可知，人类 TTR 基因 c.148G>A 变异依据参考基因组序列 NC_000018.10 的命名为 g.31592974G>A（图 4-151）。

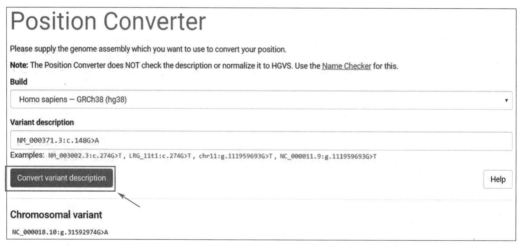

图 4-151　Position Converter：变异基于参考基因组序列命名

（四）Name Generator 的使用

1. 进入 Mutalyzer 主页，点击"Name Generator"链接。

2. 进入"Name Generator"页面，仍以人类 TTR 基因 c.148G>A 变异为例介绍。在"Reference"下方"Reference sequence"项输入 TTR 基因最长的转录物的 accession number ——"NM_000371.3"，在"Sequence type"项选择"Coding DNA"，在"Gene symbol"中输入基因名"TTR"，在"Transcript"输入"1"，"Variant 1"下方"Variant type"选择"Substitution"，"Start position"输入"148"，"Deleted sequence"输入"G"，"Inserted sequence"输入"A"（图 4-152）。

3. 输入完毕后，根据所提交的信息，页面下方"Constructed HGVS variant description"为依据 HGVS 命名法对该变异的命名结果，即 NM_000371.3:c.148G>A。进一步的还可以通过点击"NM_000371.3(TTR_v001):c.148G>A"链接在"Name Checker"中检查变异命名，即"Please click the link to check with the Name Checker"（图 4-153）。

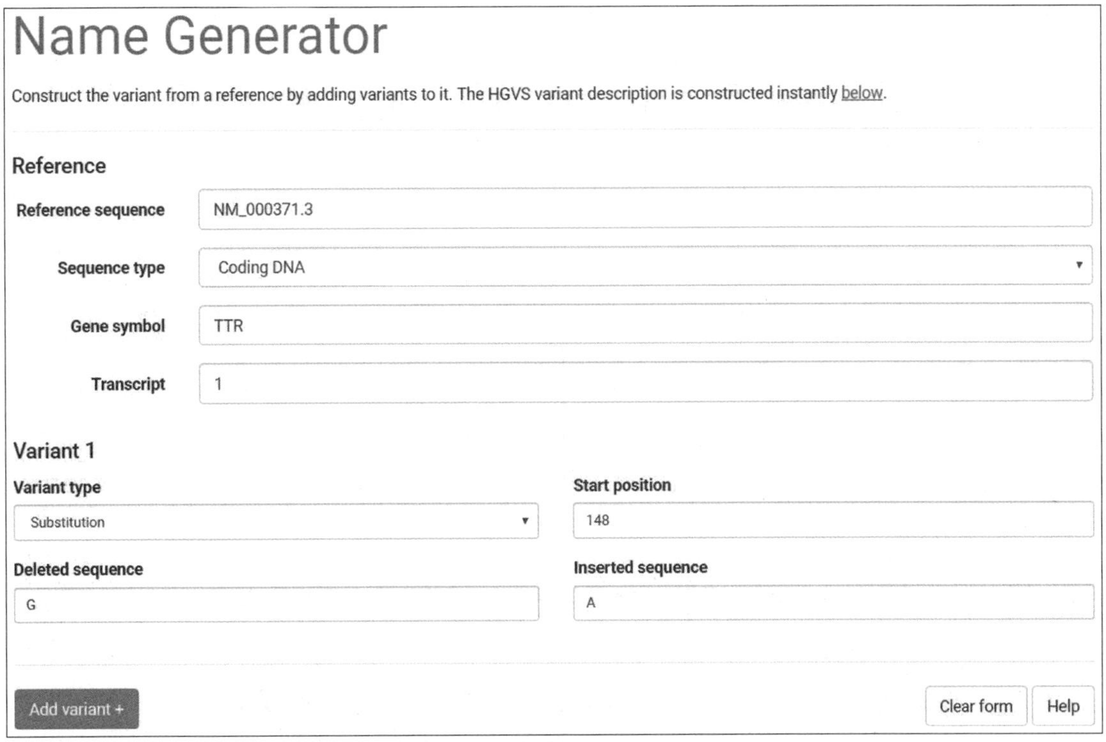

Name Generator

Construct the variant from a reference by adding variants to it. The HGVS variant description is constructed instantly below.

Reference

Reference sequence	NM_000371.3
Sequence type	Coding DNA ▾
Gene symbol	TTR
Transcript	1

Variant 1

Variant type	**Start position**
Substitution ▾	148
Deleted sequence	**Inserted sequence**
G	A

Add variant +   Clear form   Help

图 4-152　Name Generator：提交变异相关信息

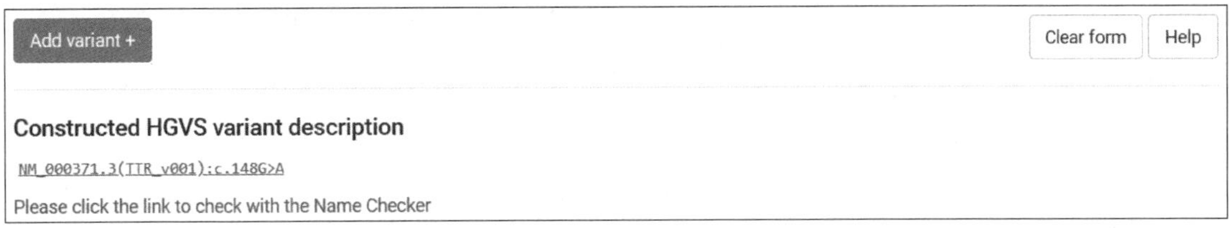

Add variant +   Clear form   Help

Constructed HGVS variant description

NM_000371.3(TTR_v001):c.148G>A

Please click the link to check with the Name Checker

图 4-153　Name Generator：HGVS 变异命名

四、注意事项

1. 除对人类基因变异进行 HGVS 命名，Mutalyzer 还可以依据其他生物的参考基因序列（如 Position Converter）对其他生物体的变异进行命名，但不管是人类基因变异还是其他生物基因变异，Mutalyzer 只根据 HGVS 标准人类序列变异命名法对变异进行描述。

2. Mutalyzer 并不能接受所有的正确的 HGVS 描述，如某些不确切位置变异。

-------- 参 考 文 献 --------

［1］CHEN X, DENG S, XU H, et al. Novel and recurring *NOTCH3* mutations in two Chinese patients with CADASIL. Neurodegener Dis, 2019,19(1):35-42.

［2］HUANG X, GUO Y, XU H, et al. Identification of a novel *EVC* variant in a Han-Chinese family with Ellis-van Creveld syndrome. Mol Genet Genomic Med, 2019,7(9):e885.

［3］DEN DUNNEN J T. Sequence variant descriptions: HGVS nomenclature and Mutalyzer. Curr Protoc Hum Genet, 2016,90:7.13.1-7.13.19.

［4］WILDEMAN M, VAN OPHUIZEN E, DEN DUNNEN J T, et al. Improving sequence variant descriptions in mutation databases and literature using the Mutalyzer sequence variation nomenclature checker. Hum Mutat, 2008,29(1):6-13.

（袁腊梅　陈翔宇）

第4节　单核苷酸多态性数据库变异查询

单核苷酸多态性数据库（the Single Nucleotide Polymorphism Database, dbSNP）由美国国家人类基因组研究所（National Human Genome Research Institute）开发，作为 GenBank 补充和辅助。该资源库收录单核苷酸变异、短插入/缺失多态性、微卫星标记和短重复序列等数据，以及其来源、检测和验证方法，还包括基因型信息和人群频率等信息。自 1998 年 9 月建立以来，dbSNP 数据库一直作为一个公共的遗传变异资源库。一旦变异被识别并编入数据库，研究者就可以使用有关多态性和特定实验条件的序列信息进行进一步的研究应用。图 4-154 示 dbSNP 数据库主页（https://www.ncbi.nlm.nih.gov/snp/）。本节主要介绍应用 dbSNP 查询特定序列变异。

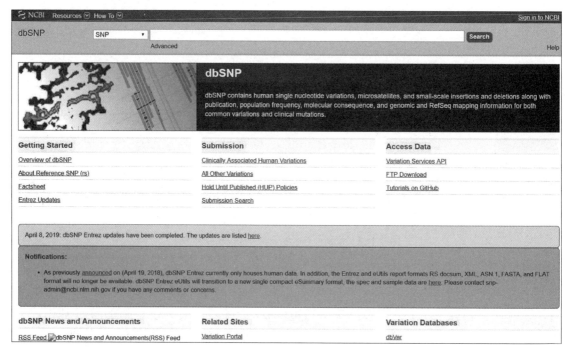

图 4-154　dbSNP 主页

一、原理

序列变异与遗传表型的关系是目前遗传学研究的一个重要方面。单核苷酸多态性（single nucleotide polymorphism, SNP）是人类最常见的可遗传变异之一，主要是指在基因组水平上由单个核苷酸的变异所引起的 DNA 序列多态性。SNP 在人类基因组中广泛存在，平均每 500~1 000 个碱基对中就有 1 个。目前 SNP 的热门研究领域集中在全基因组关联分析、功能基因组学、药物基因组学、群体遗传学和进化生物学等。NCBI 会对提交的 SNP 进行分类考证后给出一个参考 SNP ID（Reference SNP ID）即 rs 号，并会注明 SNP 的具体信息，包括 SNP 位点前后序列、位置信息和人群分布频率等。

二、完成目标

掌握使用 dbSNP 查询特定序列变异的人群频率、致病性和临床意义等相关信息的实践操作。

三、操作方法

使用 dbSNP（build 153）数据库搜索人类诱导 β 转化生长因子（transforming growth factor beta induced, TGFBI）基因 c.1663C>T（p.Arg555Trp）变异的相关信息。

1. 进入 dbSNP 数据库主页（https://www.ncbi.nlm.nih.gov/snp/）。

2. 在搜索栏中输入基因名称"TGFBI"，点击"Search"，进入"Search results"页面（图 4-155）。

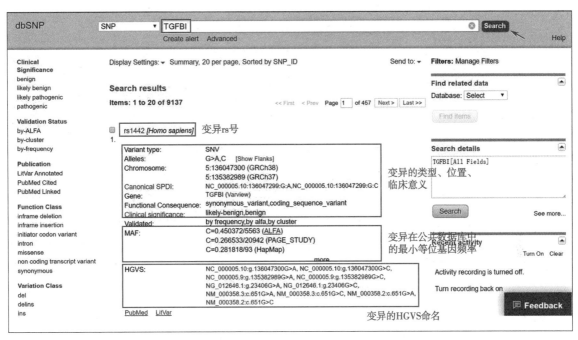

图 4-155 dbSNP：Search results 页面

3. *TGFBI* 基因 c.1663C>T（p.Arg555Trp）变异的命名是根据 HGVS 序列命名规则，基于 *TGFBI* 基因最长的转录物 NM_000358.2 命名的。点击第 1 个检索结果中"NM_000358.2:c.651G>C"链接，进入转录物 NM_000358.2 的"Sequence Viewer"界面。

4. 在"Sequence Viewer"界面的"Find"栏后输入"NM_000358.2:c.1663C>T"，按"Enter"回车键确认搜索。可查看到此变异已被 dbSNP 数据库收录，rs 号为 rs121909208（图 4-156）。

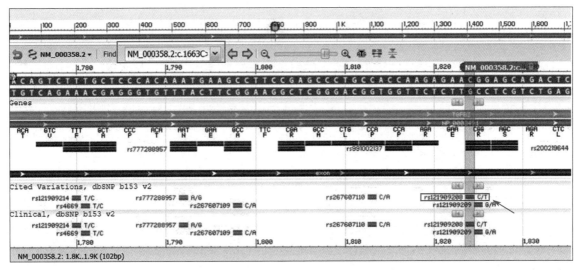

图 4-156 Sequence Viewer 界面查找特定序列变异

5. 左键双击选择 "rs121909208"，右键点击在出现的菜单中选择 "Views & Tools" 中 "SNP summary：rs121909208"（图 4-157）。

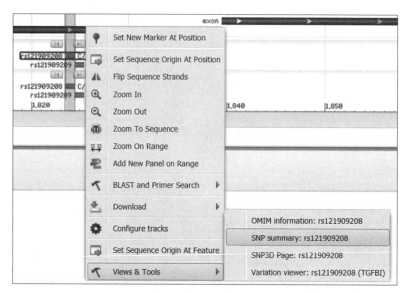

图 4-157　进入 rs121909208 信息页面

6. 进入 dbSNP 数据库 rs121909208 的信息页面，可见该变异目前在数据库收录人群中频率为 "0.0000"（图 4-158）。

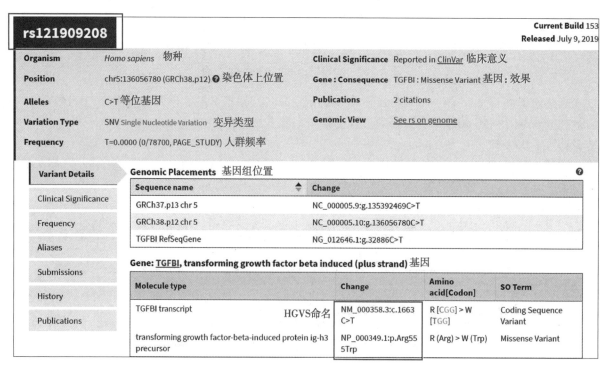

图 4-158　dbSNP：rs121909208 变异主页面

7. 左键点击图 4-158 左侧的 "Clinical Significance"，查看该变异的临床意义，可知该变异临床意义为 "Pathogenic"（致病的），导致的疾病表型为 Groenouw/ 颗粒状角膜营养不良 I 型（Groenouw corneal dystrophy type I）（图 4-159）。或点击图 4-158 右上位置 "Clinical Significance" 后 "Reported in ClinVar" 的 "ClinVar" 链接查看。

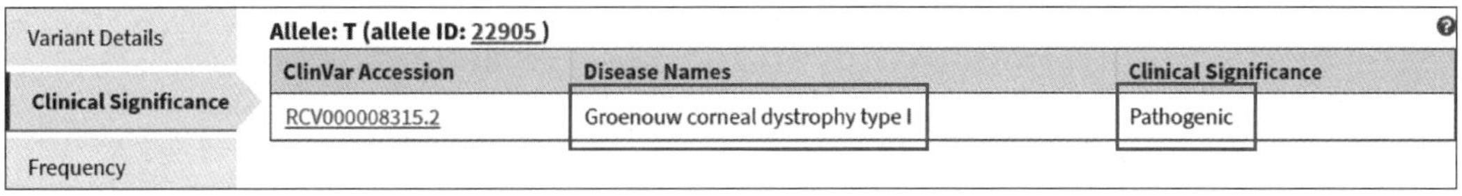

Variant Details | Clinical Significance | Frequency

Allele: T (allele ID: 22905)

ClinVar Accession	Disease Names	Clinical Significance
RCV000008315.2	Groenouw corneal dystrophy type I	Pathogenic

图 4-159　dbSNP：变异的临床意义

8. 左键点击图 4-158 左侧的 “Frequency”，在右侧可见该变异在数据库人群中无分布（图 4-160）。

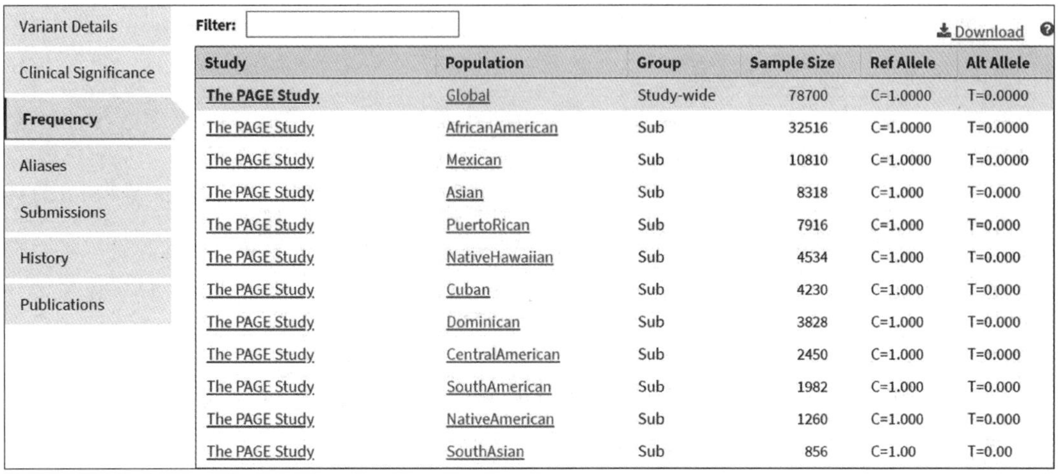

Variant Details | Clinical Significance | Frequency | Aliases | Submissions | History | Publications

Filter:　　Download

Study	Population	Group	Sample Size	Ref Allele	Alt Allele
The PAGE Study	Global	Study-wide	78700	C=1.0000	T=0.0000
The PAGE Study	AfricanAmerican	Sub	32516	C=1.0000	T=0.0000
The PAGE Study	Mexican	Sub	10810	C=1.0000	T=0.0000
The PAGE Study	Asian	Sub	8318	C=1.000	T=0.000
The PAGE Study	PuertoRican	Sub	7916	C=1.000	T=0.000
The PAGE Study	NativeHawaiian	Sub	4534	C=1.000	T=0.000
The PAGE Study	Cuban	Sub	4230	C=1.000	T=0.000
The PAGE Study	Dominican	Sub	3828	C=1.000	T=0.000
The PAGE Study	CentralAmerican	Sub	2450	C=1.000	T=0.000
The PAGE Study	SouthAmerican	Sub	1982	C=1.000	T=0.000
The PAGE Study	NativeAmerican	Sub	1260	C=1.000	T=0.000
The PAGE Study	SouthAsian	Sub	856	C=1.00	T=0.00

图 4-160　dbSNP：变异的人群频率

9. 左键点击图 4-158 左侧的 “Aliases”，在右侧可见该变异依据其他参考序列命名情况（图 4-161）。

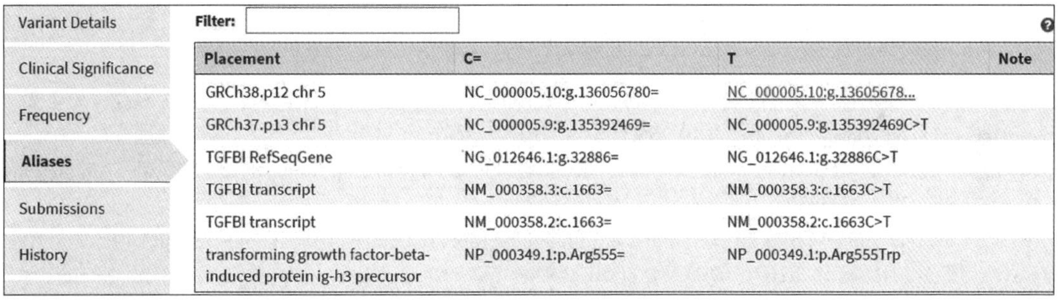

Variant Details | Clinical Significance | Frequency | Aliases | Submissions | History

Filter:

Placement	C=	T	Note
GRCh38.p12 chr 5	NC_000005.10:g.136056780=	NC_000005.10:g.13605678...	
GRCh37.p13 chr 5	NC_000005.9:g.135392469=	NC_000005.9:g.135392469C>T	
TGFBI RefSeqGene	NG_012646.1:g.32886=	NG_012646.1:g.32886C>T	
TGFBI transcript	NM_000358.3:c.1663=	NM_000358.3:c.1663C>T	
TGFBI transcript	NM_000358.2:c.1663=	NM_000358.2:c.1663C>T	
transforming growth factor-beta-induced protein ig-h3 precursor	NP_000349.1:p.Arg555=	NP_000349.1:p.Arg555Trp	

图 4-161　dbSNP：变异的命名

10. 左键点击图 4-158 左侧的 “Submissions”，在右侧可见该变异的提交来源（图 4-162）。

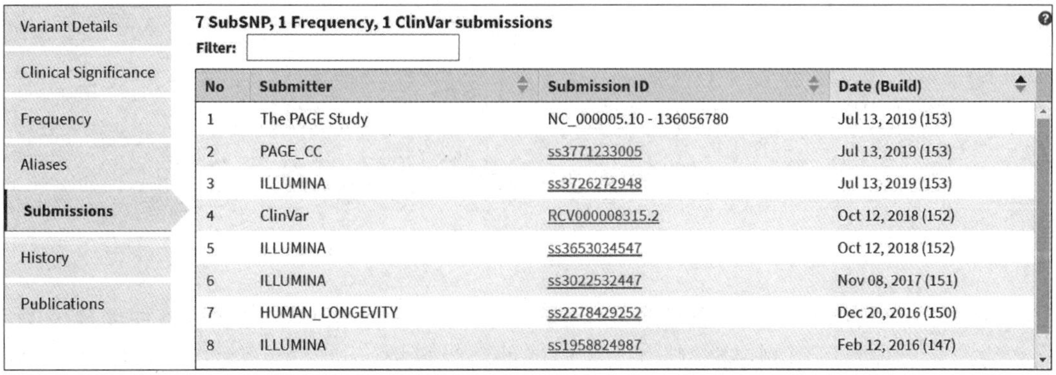

Variant Details | Clinical Significance | Frequency | Aliases | Submissions | History | Publications

7 SubSNP, 1 Frequency, 1 ClinVar submissions

Filter:

No	Submitter	Submission ID	Date (Build)
1	The PAGE Study	NC_000005.10 - 136056780	Jul 13, 2019 (153)
2	PAGE_CC	ss3771233005	Jul 13, 2019 (153)
3	ILLUMINA	ss3726272948	Jul 13, 2019 (153)
4	ClinVar	RCV000008315.2	Oct 12, 2018 (152)
5	ILLUMINA	ss3653034547	Oct 12, 2018 (152)
6	ILLUMINA	ss3022532447	Nov 08, 2017 (151)
7	HUMAN_LONGEVITY	ss2278429252	Dec 20, 2016 (150)
8	ILLUMINA	ss1958824987	Feb 12, 2016 (147)

图 4-162　dbSNP：变异提交来源

11. 左键点击图 4-158 左侧的"Publications",在右侧可见 PubMed 数据库中报道该变异的相关文献信息(图 4-163)。

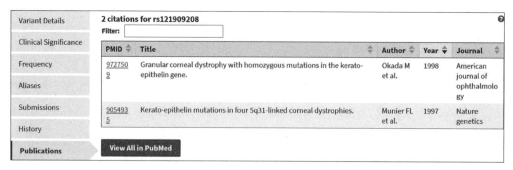

图 4-163　dbSNP:报道 *TGFBI* 基因 c.1663C>T 变异相关文献

12. 在 dbSNP 及相关链接中可查知,*TGFBI* 基因 c.1663C>T(p.Arg555Trp)变异的 rs 号为 rs121909208,在数据库人群中无分布,已被报道为致病突变,可以导致颗粒状角膜营养不良 I 型。

四、注意事项

1. 使用 dbSNP 有助于快速了解某一特定 SNP 的基本信息,包括命名、数据库人群频率、致病性、相关临床表型和 PubMed 文献中关于该变异的报道情况等。应用 dbSNP 对某一特定 SNP 进行检索时,若无检索结果,说明该 SNP 未被收录,可能是一个新发现的基因变异。当已知 SNP 的 rs 号时,可在搜索栏中直接输入 rs 号搜索了解变异相关详细信息。

2. dbSNP 版本会不断更新,相应搜索变异及相关信息的方式可能有变化,可参考基本方法根据实际情况使用。

参 考 文 献

[1] FAN K, ZHU H, XU H, et al. The identification of a transthyretin variant p.D38G in a Chinese family with early-onset leptomeningeal amyloidosis. J Neurol, 2019,266(1):232-241.

[2] YUAN L, SONG Z, DENG X, et al. Systematic analysis of genetic variants in Han Chinese patients with sporadic Parkinson's disease. Sci Rep, 2016,6:33850.

[3] BHAGWAT M. Searching NCBI's dbSNP database. Curr Protoc Bioinformatics, 2010,Chapter 1:Unit 1.19.

[4] SHERRY ST, WARD M H, KHOLODOV M, et al. dbSNP: the NCBI database of genetic variation. Nucleic Acids Res, 2001,29(1):308-311.

[5] SMIGIELSKI E M, SIROTKIN K, WARD M, et al. dbSNP: a database of single nucleotide polymorphisms. Nucleic Acids Res, 2000,28(1):352-355.

（袁腊梅　陈翔宇）

第 5 节　人类外显子组集合数据库变异查询

人类外显子组集合(Exome Aggregation Consortium, ExAC)数据库致力于从各种大规模测序项目中汇总和协调各类外显子组测序数据,并为更广泛的科学界提供总结性的数据。2016 年美国麻省理工学院和哈佛大学博德研究所的科学家整合了 17 个国际研究项目的 91 796 个外显子组测序数据,基于人类参考基因组 GRCh37/hg19 进行重新比对,通过识别变异、质控和过滤等,深度分析来自不同祖先的共 60 706 个非亲缘个体的高质量外显子组测序数据,整合形成了人类遗传变异数据库 ExAC。图 4-164 示 ExAC 数据库主页(http://exac.broadinstitute.org)。本节主要介绍应用 ExAC 数据库查询特定序列变异。

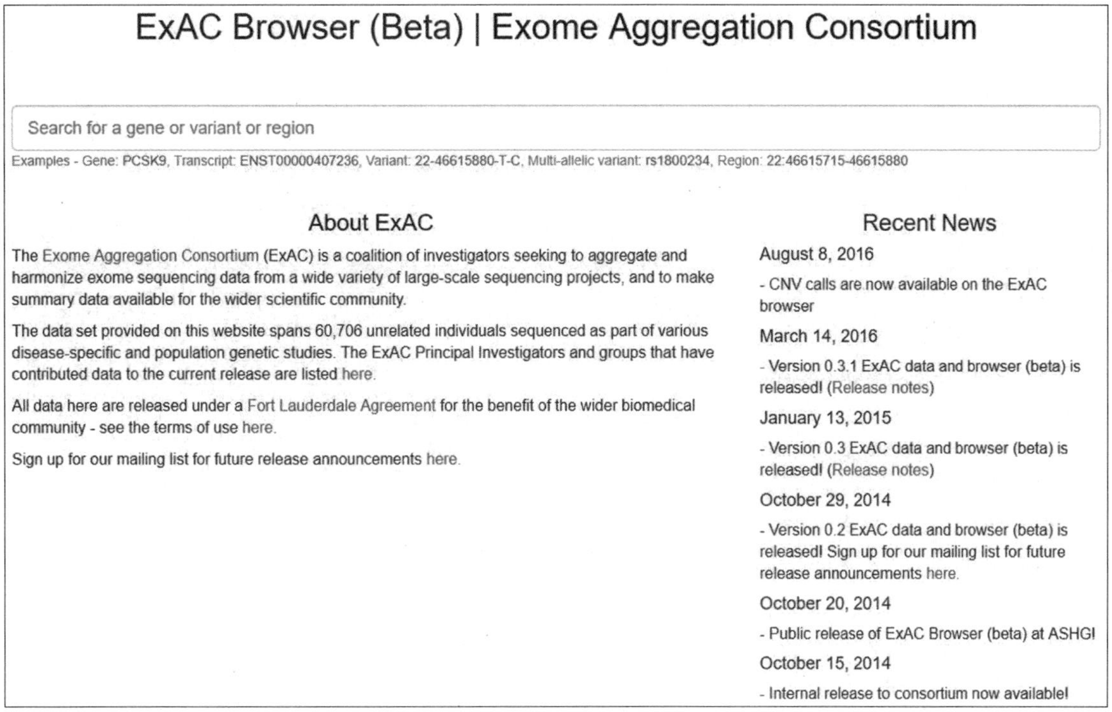

ExAC Browser (Beta) | Exome Aggregation Consortium

Search for a gene or variant or region

Examples - Gene: PCSK9, Transcript: ENST00000407236, Variant: 22-46615880-T-C, Multi-allelic variant: rs1800234, Region: 22:46615715-46615880

About ExAC

The Exome Aggregation Consortium (ExAC) is a coalition of investigators seeking to aggregate and harmonize exome sequencing data from a wide variety of large-scale sequencing projects, and to make summary data available for the wider scientific community.

The data set provided on this website spans 60,706 unrelated individuals sequenced as part of various disease-specific and population genetic studies. The ExAC Principal Investigators and groups that have contributed data to the current release are listed here.

All data here are released under a Fort Lauderdale Agreement for the benefit of the wider biomedical community - see the terms of use here.

Sign up for our mailing list for future release announcements here.

Recent News

August 8, 2016
- CNV calls are now available on the ExAC browser

March 14, 2016
- Version 0.3.1 ExAC data and browser (beta) is released! (Release notes)

January 13, 2015
- Version 0.3 ExAC data and browser (beta) is released! (Release notes)

October 29, 2014
- Version 0.2 ExAC data and browser (beta) is released! Sign up for our mailing list for future release announcements here.

October 20, 2014
- Public release of ExAC Browser (beta) at ASHG!

October 15, 2014
- Internal release to consortium now available!

图 4-164 ExAC 主页

一、原理

遗传性疾病群体基因组学研究中样本数量重要性远远超过单个样本测序深度。ExAC 数据库提供 60 706 个非亲缘个体的外显子组测序数据,有助于对特定序列变异的致病性进行精确度量,有利于过滤众多的多态,鉴定遗传性疾病的致病突变,避免误诊。ExAC 数据库已去除携带有严重儿童疾病的患者外显子组测序数据,可以用于评估单基因遗传病人群中罕见变异的致病性。如果某位点在该数据库未见报道,则其导致遗传疾病的概率较大。

全外显子组测序(Whole Exome Sequencing, WES)又名定向外显子捕获,是利用序列捕获技术将全基因组外显子区域 DNA 捕捉并富集后进行高通量测序的基因组分析方法。全外显子组是指全部外显子区域的集合,包含蛋白质编码区和非翻译区的侧翼序列。人类全基因组中包含约 180 000 个外显子,该部分仅占全基因组序列 1% 区域,却包括 85% 的致病突变。因此全外显子组测序被认为是一种用于识别潜在致病突变的高效经济方法。

二、完成目标

掌握查询特定序列变异在 ExAC 数据库人群的频率信息的实践操作。

三、操作方法

使用 ExAC 数据库查询人类 RIC3 乙酰胆碱受体伴侣(RIC3 acetylcholine receptor chaperone, RIC3)基因 c.389G>A(p.C130Y)变异的相关信息。

1. 查询特定序列变异在不同人群数据库的人群频率信息时，可以先在 dbSNP 中获取变异的基本信息（参考本书"单核苷酸多态性数据库变异查询"部分）。

2. 在 dbSNP 可查该变异位点的 rs 号为 rs55990541，依据人参考基因组 GRCh37，其在染色体上位置为 chr11:8159857，其在 ExAC 数据库中的等位基因频率为 0.073 80（图 4-165）。

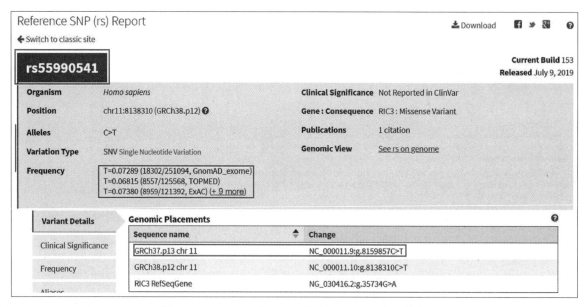

图 4-165　dbSNP 中 *RIC3* 基因 c.389G>A 变异信息

3. 进入 ExAC 数据库主页（http://exac.broadinstitute.org）。根据搜索示例格式，可以使用"11-8159857-C-T"或者"rs55990541"搜索该变异在 ExAC 数据库的收录信息。

4. 在搜索栏中输入"11-8159857-C-T"，按"Enter"回车键确认搜索（图 4-166）。

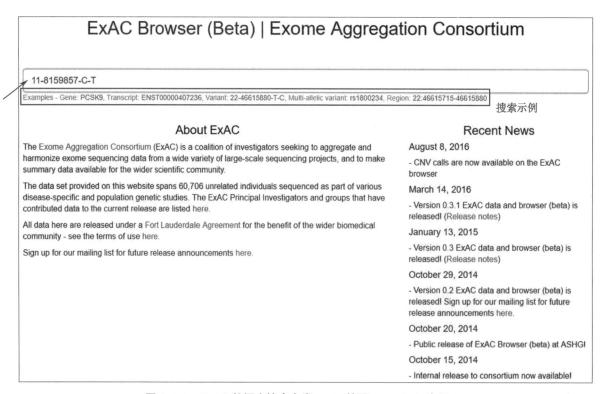

图 4-166　ExAC 数据库搜索人类 *RIC3* 基因 c.389G>A 变异

5. 进入搜索结果页面,主要由三个部分组成,变异信息、注释和人群频率(图 4-167)。在变异(Variant)信息部分,可以查看查询序列变异的基本信息和相关数据库链接。在注释(Annotations)部分可以查看依据不同转录物 Polyphen 和 SIFT 对该变异的预测结果。在人群频率(Population Frequencies)部分,可以查看该变异在 ExAC 数据库的不同地区人群中的等位基因频率及总的等位基因频率。

变异信息及相关链接

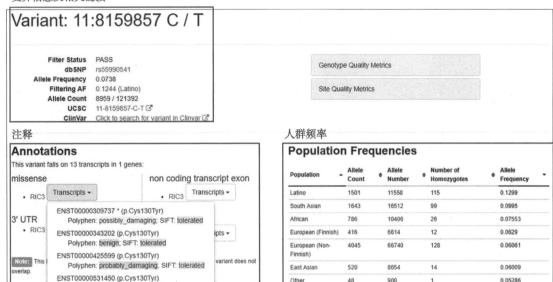

图 4-167　ExAC:人类 *RIC3* 基因 c.389G>A 变异信息界面

6. 除此之外,还可以在搜索栏直接输入人类基因名称 "RIC3",查看 ExAC 数据库收录的所有的 *RIC3* 基因变异信息。

7. 进入 ExAC 数据库 *RIC3* 基因信息页面,可以查看基因及变异相关信息、变异类型统计和基因概述等相关信息(图 4-168)。

变异信息及相关链接

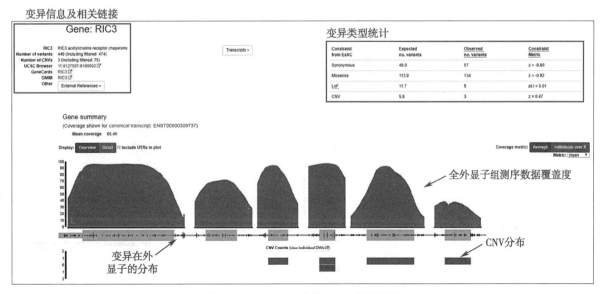

图 4-168　ExAC:人类 *RIC3* 基因界面

8. 关于变异类型统计部分的解读，“Constraint from ExAC”列表示变异类型，“Expected no. variants”表示预期变异数目，“Observed no. variants”表示实际检测到的变异数目，“Constraint Metric”表示约束指数。z 值表示预期数目与实际检测到的数目的偏差，其正值表示实际比预期变异少，负值表示实际比预期变异多；pLI（probability of loss-of-function intolerant）即不能耐受丧失功能的概率（图 4-169）。

Constraint from ExAC	Expected no. variants	Observed no. variants	Constraint Metric
Synonymous	48.0	57	z = -0.80
Missense	113.9	134	z = -0.92
LoF	11.7	5	pLI = 0.01
CNV	5.8	3	z = 0.47

图 4-169　ExAC：变异类型统计

9. 继续下拉页面，可以看到 *RIC3* 基因上的变异的具体信息。点击左上角的“All”“Missense + LoF”和“LoF”可以更改显示的变异类型，“All”显示所有类型变异信息，“Missense + LoF”显示错义变异及丧失功能变异的信息，“LoF”仅显示丧失功能变异的信息（图 4-170）。

All　Missense + LoF　LoF　Include filtered (non-PASS) variants　　Invert (highlight rare variants)

Export table　chr:pos reference/alternate (dbSNP135 rsID)

† denotes a con… …ical transcript

Variant	Chrom	Position	Consequence	Filter	Annotation	Flags	Allele Count	Allele Number	Number of Homozygotes	Allele Frequency
11:8159892 G / T (rs10839976)	11	8159892	c.354C>A	PASS	splice region		32662	121366	4705	0.2691
11:8123005 CTCTG / C (rs72093838)	11	8123005		PASS	downstream gene		25968	121152	2948	0.2143
11:8132728 CA / C	11	8132728		PASS	intron		17687	39032	485	0.4531
11:8132301 C / T (rs11826236)	11	8132301	p.Asp352Asn	PASS	missense		9648	121408	474	0.07947
11:8159857 C / T (rs55990541)	11	8159857	p.Cys130Tyr	PASS	missense		8959	121392	395	0.07380
11:8174966 G / A (rs10743052)	11	8174966	p.Asn43Asn†	PASS	synonymous		5029	10576	1213	0.4755
11:8159843 G / A (rs73411617)	11	8159843	p.Pro135Ser	PASS	missense		4936	121396	135	0.04066
11:8148165 T / C (rs79313028)	11	8148165		PASS	intron		1548	120804	47	0.01281
11:8149753 T / G (rs1528133)	11	8149753		PASS	intron		1487	16006	82	0.09290
11:8132728 C / CA	11	8132728		PASS	intron		1380	39032	0	0.03536
11:8190364 C / T (rs79545167)	11	8190364		PASS	intron		963	117332	4	0.008207
11:8158914 T / C (rs111370836)	11	8158914		PASS	intron		936	121268	47	0.007710

图 4-170　ExAC 数据库 *RIC3* 基因变异具体信息

10. 在此界面同样可以查看到 *RIC3* 基因 c.389G>A（p.C130Y）变异信息，左键点击变异链接同样可以进入图 4-167 所示具体变异信息界面，查看该变异的具体人群等位基因频率。

四、注意事项

ExAC 数据库的所有外显子组测序数据均基于人类基因组参考序列 GRCh37/hg19，在对某个变异进行检索时，其检索信息应使用其在 GRCh37/hg19 的基因组序列所在的染色体位置。ExAC 作为外显子组测序数据库，不可避免地存在一些缺陷，如不同品牌捕获试剂盒区间的差异和探针捕获的偏好性等问题。

参考文献

[1] CHEN X, YUAN L, XU H, et al. Novel *GLI3* mutations in Chinese patients with non-syndromic post-axial polydactyly. Curr Mol Med, 2019,19(3):228-235.

[2] HUANG X, GUO Y, XU H, et al. Identification of a novel *EVC* variant in a Han-Chinese family with Ellis-van Creveld syndrome. Mol Genet Genomic Med, 2019,7(9):e885.

[3] KARCZEWSKI K J, WEISBURD B, THOMAS B, et al. The ExAC browser: displaying reference data information from over

60 000 exomes. Nucleic Acids Res, 2017,45(D1):D840-D845.

[4] LEK M, KARCZEWSKI K J, MINIKEL E V, et al. Analysis of protein-coding genetic variation in 60,706 humans. Nature, 2016,536(7616):285-291.

（袁腊梅 陈翔宇）

第6节 基因组聚合数据库变异查询

基因组聚合数据库（Genome Aggregation Database，gnomAD）是由博德研究所资助开发的基因组变异频率数据库，是在其前身 ExAC 数据库的基础上发展而来。该数据库构建的目的是汇总和协调来自众多大规模测序计划的全基因组和全外显子组测序数据，为更多的科学研究组织提供大规模基因组数据。该数据库从全球各类疾病研究项目和大型人群测序项目提取了 7 个不同种群 15 496 名个体的全基因组测序数据和 123 136 名个体的全外显子组测序数据。图 4-171 示 gnomAD 数据库主页（http://gnomad-old.broadinstitute.org）。本节主要介绍应用 gnomAD 查询特定序列变异。

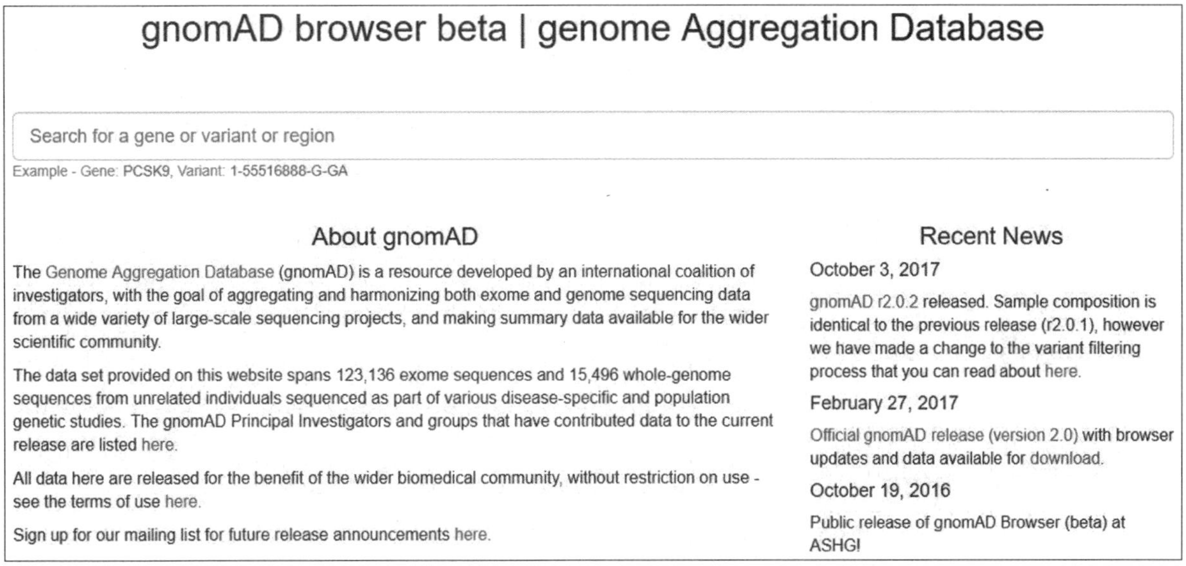

图 4-171 gnomAD 主页

一、原理

全基因组测序（Whole Genome Sequencing，WGS）是针对人类个体的基因组（包括线粒体）DNA 所有的 30 亿碱基进行测序，并在个体或群体水平上进行差异性分析，从而在全基因组水平上鉴定疾病相关的单核苷酸变异、插入缺失、拷贝数变异和结构变异等多种基因变异信息。与全外显子组测序相比，全基因组测序数据冗杂、分析困难、专业性强且费用昂贵，难以大规模应用于临床，但全基因组测序能在全基因组范围内鉴定所有类型的变异，揭示人体所有基因和生命特征之间的内在关联性，从基因层面认识疾病发生原因，有助于遗传疾病的基因诊断、遗传咨询、治疗和产前筛查等。

gnomAD 数据库中参考人群已去除携带严重儿童疾病的患者及其父母的全基因组测序和全外显子组测序数据，可用于参考评估单基因遗传病人群中罕见变异的致病性。如果某变异在该数据库未记

419

录,则其存在导致遗传疾病的可能性。

二、完成目标

掌握使用 gnomAD 查询特定序列变异的人群频率等相关信息的实践操作。

三、操作方法

gnomAD 是从其前身 ExAC 数据库发展而来,故其界面及使用方法与 ExAC 数据库相似。以人类 *RIC3* 基因 c.389G>A(p.C130Y)变异为例介绍 gnomAD 的使用。

1. 进入 gnomAD 主页(http://gnomad-old.broadinstitute.org)。

2. 参照数据库格式要求,在搜索栏中输入变异具体信息"11-8159857-C-T",按"Enter"回车键确认搜索(图 4-172)。gnomAD 的检索方式与 ExAC 数据库略有不同,gnomAD 只能通过基因名称缩写或变异具体信息(在染色体上位置及碱基改变)进行检索。

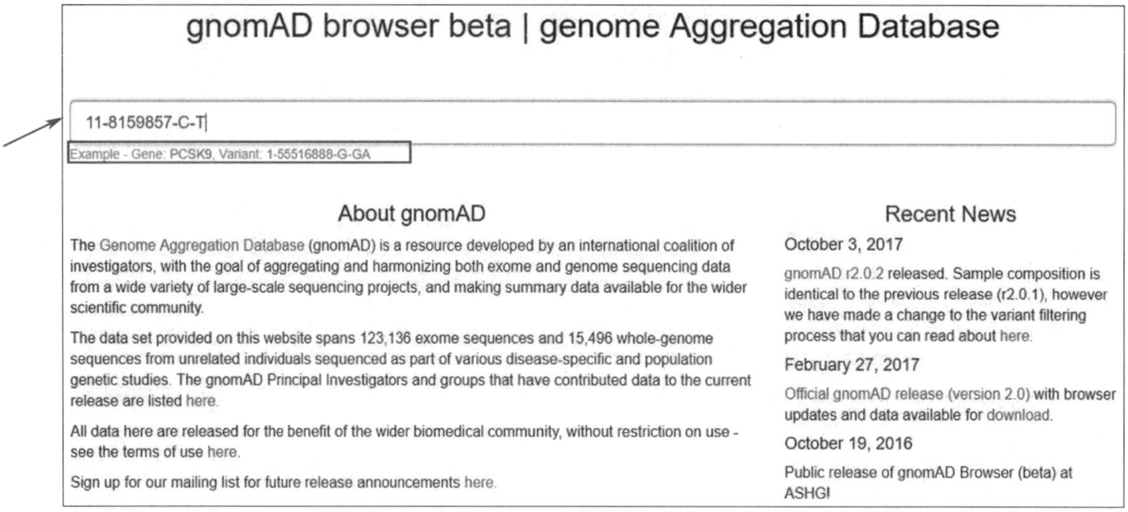

图 4-172　gnomAD 搜索人类 *RIC3* 基因 c.389G>A 变异

3. 进入搜索结果页面,主要由三个部分组成,变异信息及相关链接、注释和人群频率(图 4-173)。在变异(Variant)信息部分注明该变异在全外显子组测序人群中的等位基因频率和其在全基因组测序人群中的等位基因频率。在注释(Annotations)部分可以看到依据不同转录物 Polyphen 和 SIFT 对该变异的预测结果。在人群频率(Population Frequencies)部分,可以看到该变异在 gnomAD 收录的不同地区人群中的等位基因频率及总的等位基因频率。

4. 从此界面可知人类 *RIC3* 基因 c.389G>A 变异在 gnomAD 参考人群中的总等位基因频率为 0.072 60。

5. 与 ExAC 相同,gnomAD 还可查看其收录的所有 *RIC3* 基因变异的信息。在搜索栏输入基因名称缩写"RIC3",按"Enter"回车键确认搜索。

6. 进入 gnomAD 数据库 *RIC3* 基因信息页面,可以查看基因及变异相关信息和基因概述等相关信息(图 4-174)。

7. 继续下拉页面,可以看到 *RIC3* 基因上的变异具体信息。点击左上角的"All""Missense + LoF"和"LoF"可以更改显示的变异类型,"All"显示所有类型变异信息,"Missense + LoF"显示错义变异和丧失功能变异的信息,"LoF"仅显示丧失功能变异的信息。勾选右上角"Include"中"Exomes"显示全外显子组测序数据,勾选"Genomes"显示全基因组测序数据,勾选"SNPs"显示单核苷酸多态性,勾选"Indels"显示插入缺失变异(图 4-175)。

变异信息及相关链接

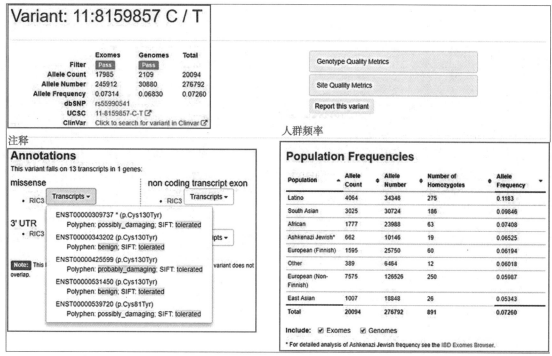

图 4-173　gnomAD：人类 *RIC3* 基因 c.389G>A 变异信息界面

变异信息及相关链接

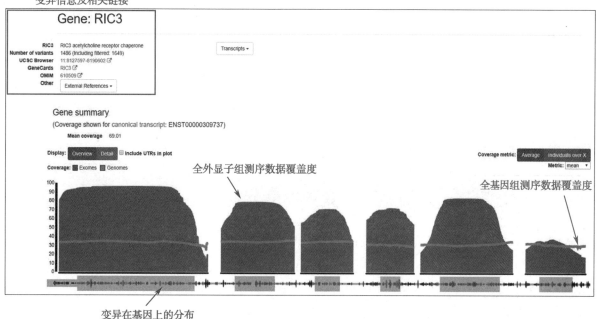

图 4-174　gnomAD：人类 *RIC3* 基因界面

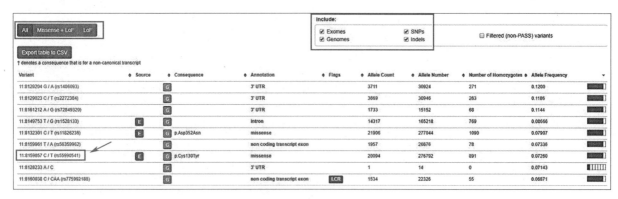

图 4-175　gnomAD：人类 *RIC3* 基因变异具体信息

8. 此界面同样可以查看到 *RIC3* 基因 c.389G>A（p.C130Y）变异信息，左键点击该变异链接可进入图 4-173 所示界面，查看该变异在 gnomAD 数据库参考人群的等位基因频率。

四、注意事项

与 ExAC 数据库相同，gnomAD 数据库所有测序数据均基于人类基因组参考序列 GRCh37/hg19，在对某个变异进行检索时，其检索信息应使用其在 GRCh37/hg19 的基因组序列所在的染色体位置。gnomAD 参考人群已排除携带严重儿童疾病的患者数据，但其中绝大部分个人并没有同意其个人其他临床表型数据的公开，所以 gnomAD 数据库目前通常无法提供变异携带者的任何临床信息。

──────────── 参 考 文 献 ────────────

［1］CHEN X, YUAN L, XU H, et al. Novel *GLI3* mutations in Chinese patients with non-syndromic post-axial polydactyly. Curr Mol Med, 2019,19(3):228-235.

［2］XIANG Q, YUAN L, CAO Y, et al. Identification of a heterozygous mutation in the *TGFBI* gene in a Hui-Chinese family with corneal dystrophy. J Ophthalmol, 2019,2019:2824179.

［3］ZLOTOGORA J, PATRINOS G P, MEINER V. Ashkenazi Jewish genomic variants: integrating data from the Israeli National Genetic Database and gnomAD. Genet Med, 2018,20(8):867-871.

［4］史雷胜. 人类编码变异遗传和临床信息数据库的开发. [2020-03-20]. http://d.wanfangdata.com.cn/thesis/D01613604.

［5］邵谦之, 姜毅, 吴金雨. 全基因组测序及其在遗传性疾病研究及诊断中的应用. 遗传, 2014,36(11):1087-1098.

（袁腊梅　陈翔宇）

第 7 节　人类基因突变数据库疾病／基因突变查询

人类基因突变数据库（Human Gene Mutation Database，HGMD），由威尔士大学 Cardiff 医学遗传研究所创建，其创立之初是为了便于突变机制的分析。由于其完整而全面地收录了文献报道中的所有人类遗传疾病或相关致病突变和与疾病相关的功能多态，HGMD 在突变研究领域有了更为广泛的应用。HGMD 有两个版本，面向大学和非盈利机构使用者的免费公开版，及收录信息更全面但需付费的专业版。图 4-176 示 HGMD 主页（http://www.hgmd.cf.ac.uk/ac/index.php）。本节主要介绍应用 HGMD 查询疾病或基因突变。

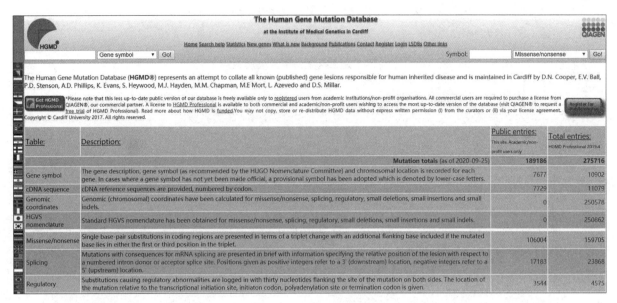

图 4-176　HGMD 主页

一、原理

HGMD 每周在超过 250 份期刊中,通过计算机与人工结合的方法收集遗传疾病的致病或相关突变的文献,并进行整理及分类。该数据库目前已被广泛应用于人类基因研究、诊断和个人基因组学领域,为医学和人类遗传学研究者提供了可靠的数据库支持。HGMD 全面的收录信息有助于研究者对突变 DNA 的认识,为揭示内源 DNA 复制和修复疾病分子紊乱机制提供线索。在实际应用中,可以根据突变的形成过程设计分子诊断药物,以改善对相关遗传疾病的治疗。通过 HGMD 可以快速鉴定已知致病突变、获取特定基因 / 疾病的突变谱和获取遗传病相关突变的详细报告。专业版 HGMD(release 2019.4)目前已收录了 275 716 个疾病致病或相关突变(图 4-177)。

Number of entries in HGMD by type		
Data type	Number of entries (public release for academic/non-profits only)	Number of entries HGMD Professional release 2019.4
Mutation totals	**189186**	**275716**
Missense/nonsense	106004	159705 (details)
Splicing	17183	23868 (details)
Regulatory	3544	4575 (details)
Small deletions	28155	39822 (details)
Small insertions	11745	16881 (details)
Small indels	2679	3652
Repeat variations	498	546
Gross insertions/duplications	3445	4945
Complex rearrangements	1747	2231
Gross deletions	14186	19491
Gene/sequence data		
Genes	7883	11320
cDNA reference sequences	7729	11079

图 4-177　HGMD 最新收录突变条目

二、完成目标

掌握使用 HGMD 查询疾病的致病突变、基因突变或与疾病相关的变异的实践操作。

三、操作方法

1. 进入 HGMD 主页(http://www.hgmd.cf.ac.uk/ac/index.php)。

2. 未注册和登录的用户不能使用 HGMD,在未登录情况下进行搜索会出现如下界面提示使用者注册或登录(图 4-178)。

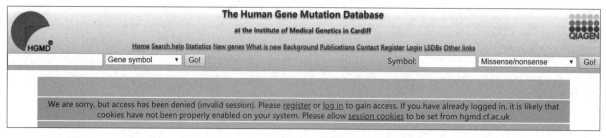

图 4-178　提示注册或登录

3. 如无账号,点击"register"链接,进入注册界面,完整填写必需资料,点击右下角"Accept and register"中"register"按钮进行注册(图 4-179)。

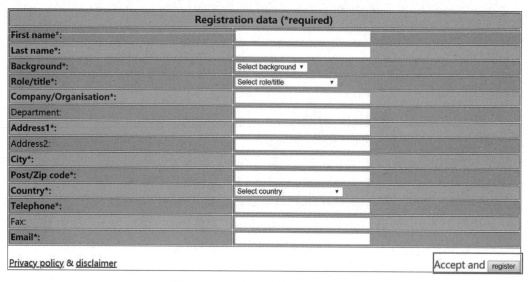

图 4-179　HGMD 完善注册必需信息

4. 注册成功后点击上方菜单"Login"链接,进入登录界面,输入注册所用的邮箱及密码,点击下方"log in"登录(图 4-180)。

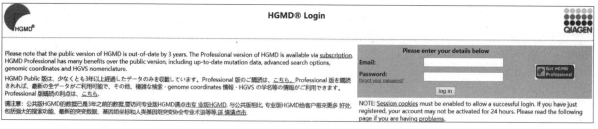

图 4-180　登录 HGMD 数据库界面

5. 在左侧搜索区域,可选择检索方式,包括基因缩写(Gene symbol)、基因描述(Gene description)、OMIM 号(OMIM number)和疾病/表型(Disease/phenotype)四类。选择基因缩写检索,在左侧输入基因缩写(以 *GLI3* 基因为例),点击"Go!"(图 4-181)。

6. 在新出现的"Search result"界面,可见 *GLI3* 基因的基本介绍,包括 Gene symbol、Gene description 和位置(Location),点击"Gene symbol"下方的"GLI3"链接(图 4-182)。

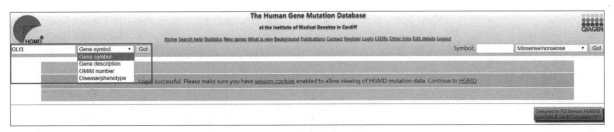

图 4-181　HGMD：检索 *GLI3* 基因突变

Search result for '*GLI3*' using *gene symbol* search

Please click on the gene symbol to proceed to the relevant HGMD entry...

Gene symbol	Gene description	Location
GLI3	GLI family zinc finger 3	7p13

图 4-182　HGMD：*GLI3* 基因检索结果

7. 在新出现的 HGMD *GLI3* 基因突变收录界面，上方可见 *GLI3* 基因的信息，包括基因缩写、基因在染色体上位置、基因全名和命名依据的转录物等。下方可见 HGMD 数据库收录的 *GLI3* 基因突变按突变类型统计的条目，目前免费公开版可查 *GLI3* 基因突变 219 个，专业版已收录 259 个（图 4-183）。

基因信息

Gene Symbol	Chromosomal location	Gene name	cDNA sequence	Extended cDNA	Mutation viewer
GLI3 (Aliases: available to subscribers)	7p13	GLI family zinc finger 3 (Aliases: available to subscribers)	NM_000168.5	Not available	Available to subscribers

Mutation type	Number of mutations	Mutation data by type (register or log in)
Missense/nonsense	74	Get mutations
Splicing	10	Get mutations
Regulatory	0	No mutations
Small deletions	67	Get mutations
Small insertions	30	Get mutations
Small indels	4	Get mutations
Gross deletions	29	Get mutations
Gross insertions/duplications	3	Get mutations
Complex rearrangements	2	Get mutations
Repeat variations	0	No mutations
Get all mutations by type		Available to subscribers
Public total (HGMD Professional 2019.4 total)	**219** (259)	

基因突变分类及汇总

图 4-183　HGMD：*GLI3* 基因突变收录条目

8. 继续下拉可以看到按所致疾病 / 表型分类的 *GLI3* 基因突变的统计条目（图 4-184）。

9. 在图 4-183 所示界面中，点击突变类型右侧 "Get mutations"，可以看到每类突变的具体突变报告。以人类 *GLI3* 基因的错义及无义突变为例，点击 "Missense/nonsense" 右侧 "Get mutations"。

10. 在 *GLI3* 基因的错义及无义突变报告界面（图 4-185），可以看到变异的 "Accession Number"（登记号）、"Codon change"（密码子改变）、"Amino acid change"（氨基酸改变）、"Codon number"（密码子编号）、"Phenotype"（表型）和 "Reference"（报道该变异的参考文献）等。点击文献链接可跳转至该文献的 PubMed 收录页面。

Disease/phenotype	Number of mutations
Greig cephalopolysyndactyly syndrome	123
Pallister-Hall syndrome	43
Oral-facial-digital syndrome	6
Sub-Greig cephalopolysyndactyly syndrome	6
Sub-Pallister-Hall syndrome	6
Medulloblastoma	4
Postaxial polydactyly A	3
Preaxial polydactyly IV	3
Acrocallosal syndrome	2
Congenital anomalies of the kidney and urinary tract ?	2
Metopic craniosynostosis	2
Pallister-Hall syndrome with genital abnormalities	2
Postaxial polydactyly A/B	2
Broad thumbs, postaxial polydactyly & variable syndactyly of hands/feet	1
Digital anomalies	1
Greig cephalopolysyndactyly syndrome & cerebral cavernous malformations	1
Greig cephalopolysyndactyly syndrome with MODY2	1
Hirschsprung disease	1
Oesophageal atresia and hemivertebrae	1
Oral-facial-digital syndrome ?	1
Pallister-Hall syndrome with total colonic aganglionosis & imperforate anus	1
Postaxial polydactyly A/B ?	1
Postaxial polydactyly B	1
Preaxial polydactyly	1
Preaxial-postaxial polydactyly-syndactyly complex	1
Schizophrenia ?	1
Talipes equinovarus, congential idiopathic, association with	1
Tibial hemimelia ?	1

图 4-184 HGMD：按疾病 / 表型分类的 *GLI3* 突变收录条目

Accession Number	Codon change	Amino acid change	Codon number	Genomic coordinates & HGVS nomenclature	Phenotype	Reference	Comments
CM146346	ATG-ACG	Met-Thr	111	Available to subscribers	Oesophageal atresia and hemivertebrae	Yang (2014) Biochim Biophys Acta 1842, 1755	
CM1414510	AGG-AAG	Arg-Lys	114	Available to subscribers	Medulloblastoma	Kool (2014) Cancer Cell 25, 393 Additional phenotype report available to subscribers	Descr. in Ta...
HM972180	TAC-TAA	Tyr-Term	122	Available to subscribers	Greig cephalopolysyndactyly syndrome	Driess (2003) Hum Genet 112, 103	
CM150057	GAG-TAG	Glu-Term	143	Available to subscribers	Greig cephalopolysyndactyly syndrome	Démurger (2015) Eur J Hum Genet 23, 92	
CM150048	TAC-TAA	Tyr-Term	148	Available to subscribers	Greig cephalopolysyndactyly syndrome	Démurger (2015) Eur J Hum Genet 23, 92	
HM972181	TTA-TAA	Leu-Term	162	Available to subscribers	Greig cephalopolysyndactyly syndrome	Driess (2003) Hum Genet 112, 103 Additional report available to subscribers	
CM990700	GAA-TAA	Glu-Term	236	Available to subscribers	Greig cephalopolysyndactyly syndrome	Kalff-Suske (1999) Hum Mol Genet 8, 1769 Additional report available to subscribers	
CM1514864	CCC-ACC	Pro-Thr	282	Available to subscribers	Congenital anomalies of the kidney and urinary tract ?	Nicolaou (2016) Kidney Int 89, 476	Suppl. Table...
HM971691	TCA-TGA	Ser-Term	285	Available to subscribers	Greig cephalopolysyndactyly syndrome	Kalff-Suske (2000) Hum Genet 107, 203 Additional report available to subscribers	
CM050628	CGA-TGA	Arg-Term	290	Available to subscribers	Greig cephalopolysyndactyly syndrome	Johnston (2005) Am J Hum Genet 76, 609 Additional phenotype report available to subscribers Additional report available to subscribers	
CM142414	CGT-TGT	Arg-Cys	325	Available to subscribers	Schizophrenia ?	Fromer (2014) Nature 506, 179	Supplementar...
HM971692	CGA-TGA	Arg-Term	366	Available to subscribers	Greig cephalopolysyndactyly syndrome	Kalff-Suske (2000) Hum Genet 107, 203 Additional report available to subscribers Additional report available to subscribers	
HM972182	TTA-TGA	Leu-Term	370	Available to subscribers	Greig cephalopolysyndactyly syndrome	Driess (2003) Hum Genet 112, 103	
CM1514863	CCT-GCT	Pro-Ala	383	Available to subscribers	Congenital anomalies of the kidney and urinary tract ?	Nicolaou (2016) Kidney Int 89, 476	Suppl. Table...
CM050629	TGC-TGG	Cys-Trp	482	Available to subscribers	Greig cephalopolysyndactyly syndrome	Johnston (2005) Am J Hum Genet 76, 609	

图 4-185 HGMD：*GLI3* 错义及无义突变报告界面

四、注意事项

HGMD 不仅收录了遗传性疾病的致病基因突变，同时也收录了遗传性疾病相关的基因突变，使用 HGMD 在快速获得某疾病突变谱时，应进一步追溯报道相关突变的原始文献，对突变的致病性进行判断。HGMD 免费公开版仅公开了三年前的数据，要获得最新数据需订购专业版。

------------------------------ 参 考 文 献 ------------------------------

［1］HUANG X, GUO Y, XU H, et al. Identification of a novel *EVC* variant in a Han-Chinese family with Ellis-van Creveld syndrome. Mol Genet Genomic Med, 2019,7(9):e885.

［2］XIAO H, HUANG X, XU H, et al. A novel splice-site mutation in the *ATP2C1* gene of a Chinese family with Hailey-Hailey disease. J Cell Biochem, 2019,120(3):3630-3636.

［3］STENSON P D, MORT M, BALL E V, et al. The Human Gene Mutation Database: towards a comprehensive repository of inherited mutation data for medical research, genetic diagnosis and next-generation sequencing studies. Hum Genet, 2017,136(6):665-677.

［4］STENSON P D, MORT M, BALL E V, et al. The Human Gene Mutation Database: building a comprehensive mutation repository for clinical and molecular genetics, diagnostic testing and personalized genomic medicine. Hum Genet, 2014,133(1):1-9.

［5］COOPER D N, STENSON P D, CHUZHANOVA N A. The Human Gene Mutation Database (HGMD) and its exploitation in the study of mutational mechanisms. Curr Protoc Bioinformatics, 2006,Chapter 1:Unit 1.13.

［6］吕学洗. 分子诊断学——基础与临床. 北京：科学出版社，2008.

［7］庄永龙，周敏，李衍达，等. 人类遗传突变数据库及其应用. 遗传，2004,26(4):514-518.

（袁腊梅　陈翔宇）

第 8 节　美国医学遗传学与基因组学学会变异解读

　　美国医学遗传学与基因组学学会（American College of Medical Genetics and Genomics，ACMG）是由包括临床、生物化学、细胞遗传学和分子遗传专家、遗传咨询师和其他致力于医学遗传学实践的专家组成的跨学科医疗组织。其致力于通过临床和实验室实践指导、遗传疾病教育和宣传，建立遗传疾病诊断标准和护理指南，为有遗传疾病或风险的患者及家属提供高质量的、全面的诊断管理和咨询服务。ACMG 序列变异分类标准与指南使用特定的标准术语描述孟德尔遗传病相关的基因变异："致病的""可能致病的""良性的""可能良性的"和"意义不明确的"。图 4-186 示 ACMG 主页（https://www.acmg.net）。2017 年，中国遗传学会遗传咨询分会携专家团队共同编译了《ACMG 遗传变异分类标准与指南》中文版，并获得 ACMG 官方授权，发表于《中国科学：生命科学》2017 年第 6 期。中国遗传学会遗传咨询分会搭建了开放、免费和共享的中文翻译协作平台（http://acmg.cbgc.org.cn），用于《ACMG 遗传变异分类标准与指南》中文版的修订与发布使用。这有助于推动我国医疗工作者和遗传咨询从业者更好地理解 ACMG 遗传变异分类标准，更加准确和规范地进行遗传变异解读，促进我国遗传咨询的标准化和正规化发展，使遗传咨询更好地服务于临床，降低我国的出生缺陷率。本节主要介绍 ACMG 遗传变异分类标准与指南及变异解读。

一、原理

　　随着新一代高通量测序的出现，测序技术的飞速发展，越来越多新的序列变异被发现。由 ACMG 于 2007 年修订的序列变异解读指南已经不能满足现在的需要。为此，ACMG 在 2013 年成立了一个工作组进行序列变异解读的标准和指南的修订，此工作组由 ACMG、分子病理协会（Association for Molecular Pathology，AMP）和美国病理学家协会（College of American Pathologists，CAP）的专家共同组成。该工作组于 2015 年制定了新版序列变异分类标准和指南。新版指南基于生物、遗传和临床三

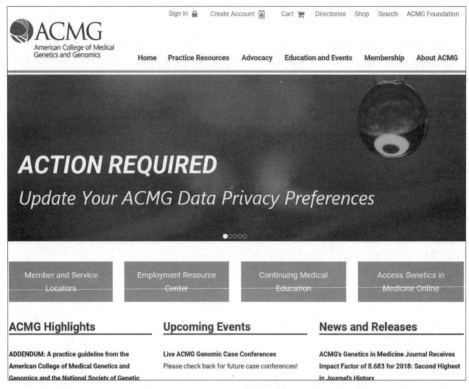

图 4-186　ACMG 主页

个关键层次数据,涉及人群数据、生物信息学分析数据、功能数据和共分离数据等,对变异进行五级分类,提供对变异结果分类的证据。对于描述孟德尔遗传病相关基因变异,指南包括两套分类标准,一套是用于对致病或可能致病的变异进行分类,另一套是用于对良性或可能良性的变异进行分类。根据 ACMG 序列变异分类标准与指南,研究人员可以对某个给定序列变异的临床意义进行分级解读。但是指南不适用于解读体细胞变异、药物基因组变异,或者多基因非孟德尔复杂疾病相关的基因变异。在外显子组或基因组研究中,因为指南的目的并不是满足鉴定新致病基因的研究需求,所以对候选基因(意义不明确的基因)应用准则时应当谨慎。

二、完成目标

参照 ACMG 序列变异分类标准与指南对序列变异进行分类。

三、操作方法

(一)术语

使用五级术语描述孟德尔遗传病相关的基因变异,即"致病的"(pathogenic)、"可能致病的"(likely pathogenic)、"良性的"(benign)、"可能良性的"(likely benign)和"意义不明确的"(uncertain significance)。当对一相关的基因变异做出"致病的"或"可能致病的"结论时,需要注明疾病及相应的遗传模式,如 *TGFBI* 基因 c.1663C>T(p.Arg555Trp)变异、致病的、颗粒状角膜营养不良、常染色体显性遗传。

(二)命名

依据人类基因组变异协会(Human Genome Variation Society, HGVS)制定的人类序列变异命名规则对序列变异进行标准命名,可使用 HGVS 命名工具如 Mutalyzer(https://mutalyzer.nl)提供帮助,参考本书"人类基因组变异协会变异命名规范"和"Mutalyzer 变异命名"部分。

（三）数据库及文献使用

根据指南对某一变异进行五级分类并做出具体报告时,可依据公共数据库数据和已发表文献进行参考。数据库主要包括两大类,即人群数据库,适用于获取某变异的人群频率的相关信息,以及疾病数据库,主要用于寻找已发现的疾病相关变异以及对其致病性的评估(表 4-47)。

表 4-47　人群数据库、疾病数据库和其他特殊数据库

分类	名称	网址	特征
人群数据库	Exome Aggregation Consortium（ExAC）	http://exac.broadinstitute.org/	61 486 名独立个体全外显子组测序数据。同时也是多种特殊疾病和群体遗传学研究中的一部分。库中不包括严重儿童疾病患者及其相关人群
	Exome Variant Server（EVS）	http://evs.gs.washington.edu/EVS	数个欧洲和非洲裔大规模人群的全外显子组测序数据。包括覆盖度数据,以强调变异信息缺失情况
	1000 Genomes Project（1000G）	http://browser.1000genomes.org	26 个种群的低覆盖度和高覆盖度的全基因组和靶序列测序数据。其提供的信息比 Exome Variant Server 更具多样性,但也包含低质量数据,有些群体中还包含有关联性个体
	dbSNP	http://www.ncbi.nlm.nih.gov/snp	包含多种来源的短片段遗传变异（通常≤50 bp）信息。库中可能缺乏溯源性研究的细节,也可能包含致病性突变在内
	dbVar	http://www.ncbi.nlm.nih.gov/dbvar	包含多种来源的基因结构变异（通常 >50 bp）信息
疾病数据库	ClinVar	http://www.ncbi.nlm.nih.gov/clinvar	关于人类变异临床意义和表型关系的数据库
	OMIM	http://www.omim.org	包含人类基因和相关遗传疾病信息的数据库,也收录有疾病相关遗传变异的代表性样本
	Human Gene Mutation Database（HGMD）	http://www.hgmd.org	包含文献已报道的变异注释信息的数据库。大部分内容需付费订阅
其他特殊数据库	Human Genome Variation Society（HGVS）	http://www.hgvs.org/dblist/dblist.html	HGVS 开发了数千种专门针对人类特殊变异进行注释的数据库。其中大部分基于 LOVD 系统建立
	Leiden Open Variation Database（LOVD）	http://www.lovd.nl	包含基因组变异和遗传病表型信息的数据库,可提供以患者为中心和以基因为中心的视图
	DECIPHER	http://decipher.sanger.ac.uk	一个便于临床医生和研究者使用的细胞分子遗传学数据库,运用 Ensembl 基因组浏览器关联基因微阵列数据和表型

（四）生物信息学预测软件

各种生物信息学计算机工具可以辅助预测序列变异对蛋白质结构及功能的影响(表 4-48)。虽然不同分析软件使用不同算法进行预测,但其基本原理是相似的。因此,在序列解读中不同软件工具组合的预测结果只能被视为单一证据而不是相互独立的证据。因为每个软件工具基于其使用的算法都

各有优缺点,所以仍然建议使用多种软件进行序列变异解读。而且,在很多情况下,预测结果可能因为使用基因和蛋白质序列的不同而有差异。这些软件分析结果只是预测结果,在序列变异解读中的应用应慎重,不建议仅使用这些预测结果作为唯一证据来源进行临床判断。

表 4-48　生物信息学预测软件

分类	名称	网址	依据
错义预测	ConSurf	http://consurftest.tau.ac.il	基于进化保守
	FATHMM	http://fathmm.biocompute.org.uk	基于进化保守
	MutationAssessor	http://mutationassessor.org	基于进化保守
	PANTHER	http://www.pantherdb.org/tools/csnpScoreForm.jsp	基于进化保守
	PhD-SNP	http://snps.biofold.org/phd-snp/phd-snp.html	基于进化保守
	SIFT	http://sift.jcvi.org	基于进化保守
	SNP&GO	http://snps-and-go.biocomp.unibo.it/snps-and-go	基于蛋白结构 / 功能
	Align GVGD	http://agvgd.hci.utah.edu/agvgd_input.php	基于蛋白结构 / 功能和进化保守
	MAPP	http://mendel.stanford.edu/SidowLab/downloads/MAPP/index.html	基于蛋白结构 / 功能和进化保守
	MutationTaster	http://www.mutationtaster.org	基于蛋白结构 / 功能和进化保守
	MutPred	http://mutpred.mutdb.org	基于蛋白结构 / 功能和进化保守
	PolyPhen-2	http://genetics.bwh.harvard.edu/pph2	基于蛋白结构 / 功能和进化保守
	PROVEAN	http://provean.jcvi.org/index.php	基于变异序列和氨基酸序列同源性相似性比对和度量
	nsSNPAnalyzer	http://snpanalyzer.uthsc.edu	基于多序列比对和蛋白结构分析
	Condel	http://bg.upf.edu/fannsdb/	基于 SIFT、PolyPhen-2 和 Mutation Assessor 结果进行综合预测
	CADD	http://cadd.gs.washington.edu	基于来自模拟变异的等位基因的不同注释
剪接位点预测	GeneSplicer	http://www.cbcb.umd.edu/software/GeneSplicer/gene_spl.shtml	基于马尔可夫模型
	Human Splicing Finder	http://www.umd.be/HSF/	基于位置依赖的逻辑
	MaxEntScan	http://genes.mit.edu/burgelab/maxent/Xmaxentscan_scoreseq.html	基于最大熵原则
	NetGene2	http://www.cbs.dtu.dk/services/NetGene2	基于神经网络
	NNSplice	http://www.fruitfly.org/seq_tools/splice.html	基于神经网络
	FSPLICE	http://www.softberry.com/berry.phtml?topic=fsplice&group=programs&subgroup=gfind	基于权重矩阵模型进行种特异性预测

分类	名称	网址	依据
核酸保守性预测	GERP	http://mendel.stanford.edu/sidowlab/downloads/gerp/index.html	基于基因组进化速率评估
	PhastCons	http://compgen.bscb.cornell.edu/phast/	基于保守评分及识别保守元件
	PhyloP	http://compgen.bscb.cornell.edu/phast/help-pages/phyloP.txt	基于比对和分子进化树分析（在家系特异性或所有分支中,计算保守或加速的 P 值）

（五）致病变异分级标准

致病性证据可分为非常强（very strong, PVS1）、强（strong, PS1~PS4）、中等（moderate, PM1~PM6）和支持证据（supporting, PP1~PP5），如表 4-49 所示。其中与生物学意义相关的证据有 PVS1、PS1、PS3、PS4、PM1、PM2、PM4、PM5、PP2、PP3 和 PP5；与遗传学相关的证据有 PVS1、PS2、PM3、PP1 和 PP4；与临床表现相关证据有 PS2 和 PP4。其中数字只是作为有助于参考的分类标注,不具有任何意义。每个类别中的数字不表示分类的任何差异,仅用来标记以帮助指代选用的不同规则。

表 4-49　致病变异分级标准

致病性证据	分类
非常强 （very strong）	PVS1：当丧失功能（loss of function, LOF）为疾病的一个已知致病机制时,基因的无功能变异（无义突变、移码突变、经典 ±1 或 ±2 的剪接位点突变、起始密码子变异、单个或多个外显子缺失）。 注：①变异涉及的基因 LOF 是否是导致该疾病的明确致病机制（如 *GFAP* 和 *MYH7*）；②谨慎解读 3′ 末端的功能缺失变异；③剪接位点变异预测引起外显子跳读时应注意其是否影响到蛋白质的完整性；④考虑一个基因存在多种转录物的情况
强 （strong）	PS1：与已明确的致病变异有相同的氨基酸改变。例如：同一密码子,G>C 或 G>T 改变均可导致缬氨酸→亮氨酸的改变。同时需考虑剪接位点改变的影响
	PS2：患者的新发变异,且无家族史（经双亲验证）。注：仅确认父母还不够,还需注意捐卵、代孕和胚胎移植错误等非母源性意外情况
	PS3：已有体内和体外功能实验明确会导致基因功能受损的变异。注：功能实验需要有效的验证,且可重复,具有稳定性
	PS4：变异出现在患病群体中的频率显著高于对照群体。注：①可选择使用相对风险值或者 OR 值来评估,建议位点 OR 大于 5.0 且置信区间不包括 1.0 的可列入此项；②极罕见的变异在病例对照研究中可能无统计学意义,原先在多个具有相同表型的患者中观察到该变异且在对照中未观察到可作为中等水平证据
中等 （moderate）	PM1：位于热点突变区域,和 / 或位于已知无良性变异的关键功能域（如酶的活性位点）
	PM2：ESP、1000G 和 ExAC 数据库中对照人群中未发现的变异（或隐性遗传病中极低频位点）。注：高通量测序得到的插入 / 缺失的人群数据质量较差
	PM3：在隐性遗传病中,在反式位置上检测到致病变异。注：必须通过患者父母或后代验证
	PM4：非重复区框内插入 / 缺失或终止密码子丧失导致的蛋白质长度变化
	PM5：之前未曾报道的新错义突变导致氨基酸改变,但在同一位点,导致另一种氨基酸改变的变异已经确认是致病的,如：现在观察到的是 Arg156Cys,而 Arg156His 是已知致病的。注意剪接位点改变的影响
	PM6：未经父母样本验证的新发变异

致病性证据	分类
支持证据 （supporting）	PP1：突变与疾病在家系中共分离（在家系多个患者中检测到此变异）。注：如共分离数据越多，可作为越强的证据
	PP2：某个基因的错义变异可以造成某种疾病，且在该基因中良性变异所占比例很小，在该基因中所发现的新的错义变异
	PP3：多种统计方法预测出该变异会对基因或基因产物造成有害影响，包括保守性预测、进化预测和剪接位点影响等。注：由于做预测时许多生物信息学算法使用相同或非常相似的输入，每个算法不应该算作一个独立的标准。多个预测软件的结果视作变异评估的一个 PP3 证据（仅可被使用一次）
	PP4：变异携带者的表型或家族史高度符合某种单基因遗传疾病
	PP5：有可靠信誉来源的报告认为该变异为致病的，但证据尚不足以支持进行实验室独立评估

（六）良性变异分级标准

良性变异证据可分为独立（stand-alone，BA1）、强（strong，BS1~BS4）和支持证据（surpporting，BP1~BP7），如表 4-50 所示。其中与生物学意义相关的证据有 BA1、BS1、BS2、BS3、BP1、BP2、BP3、BP4、BP6 和 BP7；与遗传学相关的证据有 BS4 和 BP5。

表 4-50　良性变异分级标准

良性影响的证据	分类
独立证据 （stand-alone）	BA1：在 ESP、1000G 和 ExAC 数据库中等位基因频率 >5% 的变异
强 （strong）	BS1：等位基因频率大于疾病发病率
	BS2：对于早期完全外显的疾病，在健康成年人中发现该变异（隐性遗传病发现纯合变异、显性遗传病发现杂合变异，或者 X 连锁遗传病中发现半合子）
	BS3：在体内外实验中确认对蛋白质功能和剪接没有影响的变异
	BS4：在家系受累成员中缺乏共分离。注：需要考虑复杂疾病和外显率问题
支持证据 （supporting）	BP1：已知某基因的截短变异是某一疾病的病因，在此基因中所发现的错义变异
	BP2：在显性遗传病中又发现了另一条染色体上同一基因的一个已知致病变异，或者是任意遗传模式遗传病中又发现了同一条染色体上同一基因的一个已知致病变异
	BP3：功能未知的重复区域内的缺失 / 插入，同时没有导致基因阅读框改变
	BP4：多种生物信息学方法预测出该变异对基因或基因产物无影响，包括保守性预测、进化预测和剪接位点影响等。注：由于预测分析多种生物信息学算法使用相同或非常相似的输入，每个算法不应该算作一个独立的标准。多个预测软件的结果视作一个 BP4 证据（仅可被使用一次）
	BP5：在已经已知另一分子致病机制的病例中发现的变异
	BP6：有可靠信誉来源的报告认为该变异为良性的，但证据尚不足以支持进行实验室独立评估
	BP7：同义变异且预测其不影响剪接

（七）遗传变异分类联合标准规则

对于一个给定的序列变异，把已获得的各类证据匹配分级标准，并根据遗传变异分类联合标准规则的评分规则把标准组合起来，从五级系统中匹配一个分级，从而对变异的生物学意义进行评价（表 4-51）。

表 4-51　遗传变异分类联合标准规则

标准	描述
致病的（pathogenic）	（1）1 个非常强（PVS1）和以下四项中的一项 　　a. ≥1 个强（PS1~PS4） 　　b. ≥2 个中等（PM1~PM6） 　　c. 1 个中等（PM1~PM6）和 1 个支持（PP1~PP5） 　　d. ≥2 个支持（PP1~PP5） （2）≥2 个强（PS1~PS4） （3）1 个强（PS1）和以下三项中的一项 　　a. ≥3 个中等（PM1~PM6） 　　b. 2 个中等（PM1~PM6）和≥2 个支持（PP1~PP5） 　　c. 1 个中等（PM1~PM6）和≥4 个支持（PP1~PP5）
可能致病的（likely pathogenic）	（1）1 个非常强（PVS1）和 1 个中等（PM1~PM6） （2）1 个强（PS1~PS4）和 1~2 个中等（PM1~PM6） （3）1 个强（PS1~PS4）和≥2 个支持（PP1~PP5） （4）≥3 个中等（PM1~PM6） （5）2 个中等（PM1~PM6）和≥2 个支持（PP1~PP5） （6）1 个中等（PM1~PM6）和≥4 个支持（PP1~PP5）
良性的（benign）	（1）1 个独立（BA1） （2）≥2 个强（BS1~BS4）
可能良性的（likely benign）	（1）1 个强（BS1~BS4）和 1 个支持（BP1~BP7） （2）≥2 个支持（BP1~BP7）
意义不明确的（uncertain significance）	（1）不满足上述标准 （2）良性和致病标准相互矛盾

（八）ACMG 序列变异分类标准与指南应用

在某一中国回族三代颗粒状角膜营养不良家系中（图 4-187），使用外显子组测序及桑格 - 库森法测序的方法，最终筛选出 *TGFBI* 基因 c.1663C>T（p.Arg555Trp）变异为该家系颗粒状角膜营养不良的致病候选变异，*TGFBI* 基因 c.1663C>T 变异相关信息见表 4-52。

该变异与家系表型共分离。利用生物信息学软件对该变异进行预测分析，结果均显示为"有害的"。虽然该变异在 dbSNP 内有收录（rs121909208），但是在 dbSNP、人类千人基因组计划、ExAC 数据库和gnomAD 对照人群中均无频率。该突变作为一个热点突变在世界范围内被多次报道，可导致颗粒状角膜营养不良（CDGC1），其引起的蛋白的错误折叠与沉积可能与疾病发生相关。根据 ACMG 序列变异分类标准与指南，*TGFBI* 基因 c.1663C>T（p.Arg555Trp）变异符合 6 个致病性证据（PS3、PM1、PM2、PP1、PP3 和 PP4，强 1、中等 2 和支持证据 3），依据遗传变异分类联合标准进行变异的有害性分类，该变异分级为"致病的"（pathogenic）。

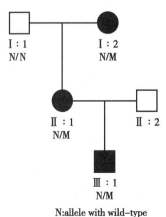

I：1　　　　I：2
N/N　　　　N/M

II：1　　　　II：2
N/M

III：1
N/M

N:allele with wild-type
M:allele with c.1633C>T

图 4-187　某颗粒状角膜营养不良家族家系图和变异分析

表 4-52　*TGFBI* 基因 c.1663C>T 变异相关信息

类别		结果
变异 rs 号（dbSNP153 频率）		rs121909208（0）
突变碱基在各数据库中等位基因频率	1000G	0
	ExAC	0
	gnomAD	0
生物信息学软件预测该变异的影响	SIFT	Damaging
	PolyPhen-2	Probably damaging
	MutationTaster	Disease causing
OMIM 数据库		表型 CDGC1（OMIM # 121900）

四、注意事项

解读生物信息学计算机工具预测结果时,生物信息学预测工具的基本原理相似,多个软件预测结果仅可视作单一证据,而不是多个相互独立的证据。如果一个变异的多个证据匹配的分级标准,既不满足致病变异分级标准也不满足良性变异分级标准,或其良性和致病性的证据相互矛盾,则默认该变异为"意义不明确的"（uncertain significance）。

-------- 参 考 文 献 --------

［1］CHEN X, DENG S, XU H, et al. Novel and recurring *NOTCH3* mutations in two Chinese patients with CADASIL. Neurodegener Dis, 2019,19(1):35-42.

［2］XIANG Q, YUAN L, CAO Y, et al. Identification of a heterozygous mutation in the *TGFBI* gene in a Hui-Chinese family with corneal dystrophy. J Ophthalmol, 2019,2019:2824179.

［3］RICHARDS S, AZIZ N, BALE S, et al. Standards and guidelines for the interpretation of sequence variants: a joint consensus recommendation of the American College of Medical Genetics and Genomics and the Association for Molecular Pathology. Genet Med, 2015,17(5):405-424.

［4］王秋菊,沈亦平,邬玲仟,等.遗传变异分类标准与指南.中国科学:生命科学,2017,47(6):668-688.

（袁腊梅　陈翔宇）

第四章

疾病变异预测分析

第1节 剪接位点预测分析

剪接位点是指外显子-内含子边界处的紧邻序列。一般根据其与内含子的相对位置命名：内含子左侧的为 5′ 剪接位点、左侧剪接位点或供体位点，内含子右侧的为 3′ 剪接位点、右侧剪接位点或受体位点。MutPred Splice 工具的计算模型是基于目前可用的最全面的剪接突变数据集建立的，可以预测位于外显子区的碱基替换是否引起 mRNA 前体剪接的改变。该工具可用于下一代高通量测序数据分析，用于识别并优先考虑可能参与遗传疾病和癌症中引起剪接改变的变异。BDGP（Berkeley Drosophila Genome Project）服务器由美国劳伦斯·伯克利国家实验室等研究机构负责，其中 Splice Site Prediction by Neural Network（NNSplice）基于神经网络工具可预测包括果蝇、人类及其他物种基因序列在内的剪接供体位点和受体位点基因序列及其相应的预测分值。Human Splicing Finder 服务器可以识别人类基因的剪接序列，预测突变对人类基因序列剪接信号的影响，可运用位置权重矩阵来评估 5′ 剪接位点、3′ 剪接位点和分支点的强度。本节主要介绍 MutPred Splice、BDGP NNSplice 和 Human Splicing Finder 三个剪接位点预测工具的使用。

一、原理

人类基因由若干个编码区和非编码区相间排列但又相互连接而成，编码片段通常被非编码片段隔开，其中对应于成熟 mRNA 分子的序列为外显子，位于外显子之间在 mRNA 剪接过程中被剪除部分相对应的序列为内含子。人类基因表达是一个高度调控的过程，DNA 序列经过转录得到前体 mRNA，前体 mRNA 不能直接进行翻译，而是需要剪除内含子，重新拼接外显子，最终形成成熟 mRNA 进行翻译，这一过程称为 RNA 剪接。基因剪接过程受多种剪接信号的调控，其中剪接位点是基因剪接过程中的核心调控元件。

影响剪接的突变通常是有害的，引起人类疾病的 15% 点突变都是由剪接破坏引起的。剪接需要 5′ 剪接位点、3′ 剪接位点和恰好位于 3′ 剪接位点上游的分支点 (A)。

GU-AG 规则：真核生物中的外显子和内含子交界处包含一段高度保守的序列，即内含子 5′ 剪接位点的 GU 和 3′ 端剪接位点的 AG。人类基因组绝大多数（98% 以上）剪接反应都是使用 GU-AG 内含子。

生物体除含有 GU-AG 规则的主要内含子外，还存在次要内含子，一般基于 AU-AC 规则，其内含子两末端拥有保守的 AU-AC 二核苷酸。

二、完成目标

掌握使用 MutPred Splice、BDGP NNSplice 和 Human Splicing Finder 预测特定基因序列的剪接位点

的实践操作。

三、操作方法

（一）使用 MutPred Splice 预测碱基替换对 RNA 剪接影响

1. 进入 MutPred Splice（v1.3.2）主页（http://www.mutdb.org/mutpredsplice/），如图 4-188 所示。

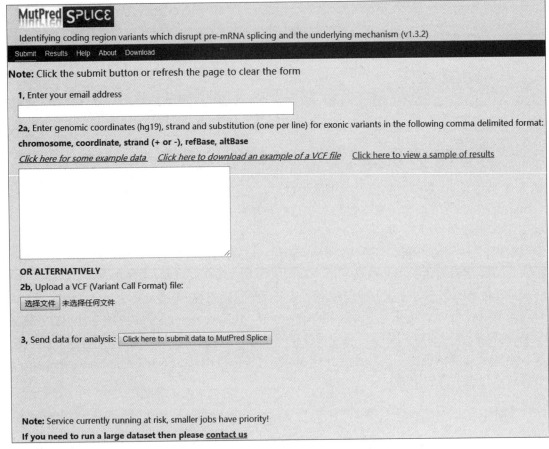

图 4-188　MutPred Splice 主页

2. MutPred Splice 的基本使用方法如图 4-189 所示。

3. 以人类 1 型神经纤维瘤病（neurofibromatosis 1, NF1）基因的 NM_001042492.2:c.470T>A 变异为例，介绍 MutPred Splice 的使用。

4. 使用 Mutalyzer 的 Position Converter 工具（参考本书"Mutalyzer 变异命名"部分），得到 *NF1* 基因的 NM_001042492.2:c.470T>A 变异基于人类参考基因组 GRCh37（hg19）的染色体位置（图 4-190）。

5. 由 Mutalyzer 工具可知 *NF1* 基因 NM_001042492.2:c.470T>A 变异位于 17 号染色体的 29490385 位置。在第一个输入框内输入自己的邮件地址，第二个输入框输入检索式"chr17, 29490385, +, T, A"，点击"Click here to submit data to MutPred Splice"（图 4-191）。

6. 在新出现的界面中可以看到该变异对剪接影响的预测结果，可知该变异的 MutPred Splice General Score 为 0.37，属于"Splice Neutral Variant (SNV)"，预测该变异不会改变 RNA 剪接（图 4-192）。若变异的 MutPred Splice General Score≥0.60，属于"Splice Altering Variant (SAV)"，则预测变异改变 RNA 剪接。

（二）使用 BDGP NNSplice 预测基因剪接位点

1. 进入 BDGP NNSplice（0.9 version）工具主页面（http://www.fruitfly.org/seq_tools/splice.html），如图 4-193 所示。

Quick Start for MutPred Splice (contact mortm at cf.ac.uk for support)
1, Enter a valid email address into the textbox
1, Enter your email address
my_email@gmail.com
输入邮箱地址
2, Decide on what type of data to enter, up to 500 can be entered into the text box (one per line)
Input data into the text box using the comma delimited format:
With chr prefix
hg19
Strand based on the orientation of gene on reference genome
mutant base
chromosome, coordinate, strand (+ or -), refBase, altBase
检索格式
wild-type base
chr7,117182162,+,G,A
chr7,117120188,+,A,T
chr7,117149101,-,G,A
检索示例
Note: The text box can be populated with sample data by clicking the links above the box

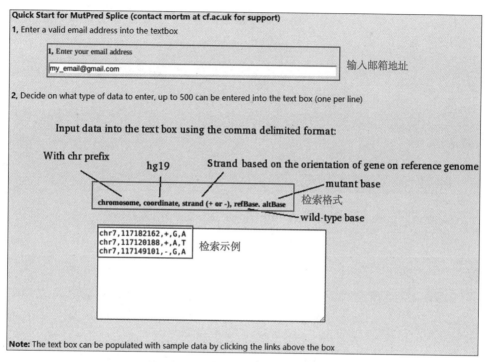

图 4-189　MutPred Splice 使用方法(示例)

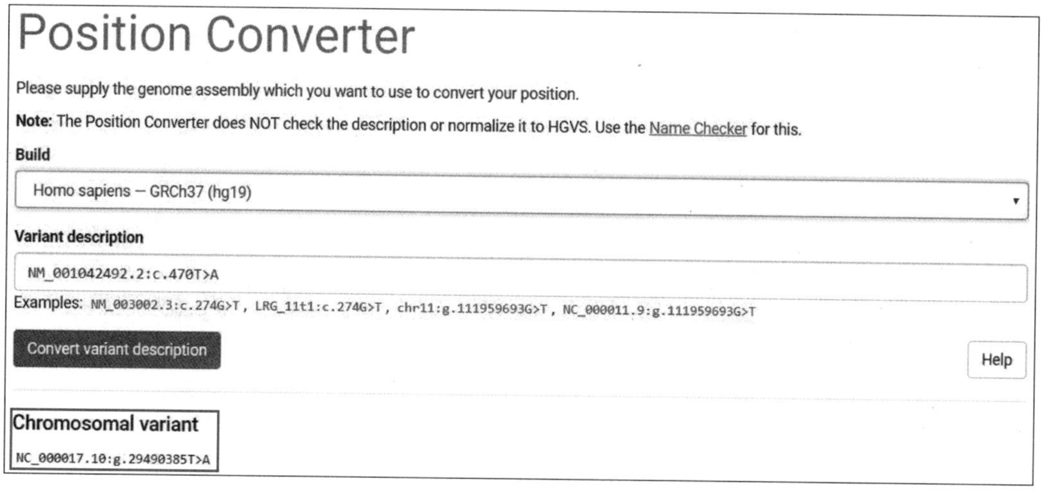

Position Converter
Please supply the genome assembly which you want to use to convert your position.
Note: The Position Converter does NOT check the description or normalize it to HGVS. Use the Name Checker for this.
Build
Homo sapiens — GRCh37 (hg19)
Variant description
NM_001042492.2:c.470T>A
Examples: NM_003002.3:c.274G>T, LRG_11t1:c.274G>T, chr11:g.111959693G>T, NC_000011.9:g.111959693G>T
Convert variant description
Help
Chromosomal variant
NC_000017.10:g.29490385T>A

图 4-190　使用 Mutalyzer：Position Converter 获得变异染色体位置

1, Enter your email address

XXX@163.com

2a, Enter genomic coordinates (hg19), strand and substitution (one per line) for exonic variants in the following comma delimited format:

chromosome, coordinate, strand (+ or -), refBase, altBase

Click here for some example data　*Click here to download an example of a VCF file*　*Click here to view a sample of results*

chr17, 29490385, +, T, A

OR ALTERNATIVELY

2b, Upload a VCF (Variant Call Format) file:

选择文件　未选择任何文件

3, Send data for analysis:　Click here to submit data to MutPred Splice

图 4-191　使用 MutPred Splice 进行变异剪接影响预测

Job Id: e3dac54e-d76e-4441-8e6d-be050d0ba974
Jobs status: Job finished for 1 genomic coordinates resulting in predictions for 3 mRNA transcripts.
SAVs=0 SNVs=1

Entrez Gene Id	Variant Type	Predicted Protein Impact	HGVS DNA	HGVS Protein	Genomic Coordinates (hg19)	MutPred Splice General Score	MutPred Splice Result	Confident Hypotheses
Entrez Gene:4763	MisSense	Assess with MutPred	NM_000267.3:c.470T>A	NP_000258.1:p.I157N	chr17,29490385,+	0.37	Splice Neutral Variant (SNV)	
Entrez Gene:4763	MisSense	Assess with MutPred	NM_001128147.2:c.470T>A	NP_001121619.1:p.I157N	chr17,29490385,+	0.26	Splice Neutral Variant (SNV)	
Entrez Gene:4763	MisSense	Assess with MutPred	NM_001042492.2:c.470T>A	NP_001035957.1:p.I157N	chr17,29490385,+	0.37	Splice Neutral Variant (SNV)	

图 4-192　MutPred Splice 预测结果

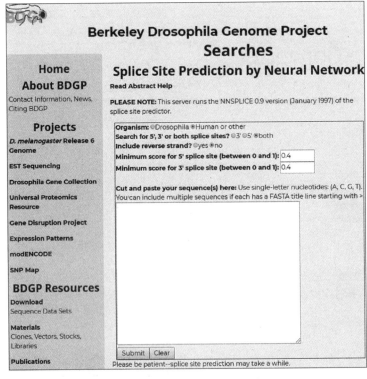

图 4-193　BDGP NNSplice 工具主页面

2. 以人类芳乙酰胺脱乙酰酶（arylacetamide deacetylase，AADAC）基因 NM_001086.3:c.361+1G>A 变异为例，介绍使用 BDGP NNSplice 预测基因的剪接位点，为变异对 RNA 剪接的影响提供参考。

3. c.361+1G>A 变异为 *AADAC* 基因的第 2 号内含子第 1 个碱基发生突变。进入人类 *AADAC* 基因的基因组参考序列 NC_000003.12 的 GenBank 页面（参考本书"基因相关序列查询"部分），下拉找到转录物 NM_001086.3 对应的 CDS 信息，可知第 2 号内含子位于第 2 号外显子（3359~3581）和第 3 号外显子（6376~6445）之间，即 *AADAC* 基因组参考序列的 3582~6375 位置（图 4-194）。

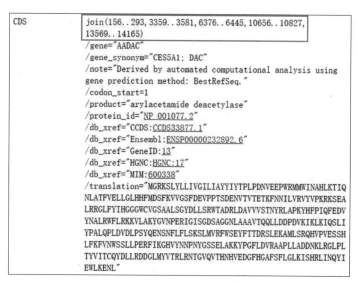

图 4-194 人类 *AADAC* 基因 CDS 位置（NM_001086.3，NP_001077.2）

4. 人类 *AADAC* 基因位于 3 号染色体 151814008~151828488 位置（NC_000003.12），故其第 2 号内含子位于 3 号染色体 151817589~151820382。获取人类 *AADAC* 基因第 2 号内含子片段及其上下游 100 个碱基的序列，即第 3 号染色体 151817489~151820482 片段。在页面右上角"Change region shown"输入"151817489"和"151820482"，点击"Update View"按钮（图 4-195）。

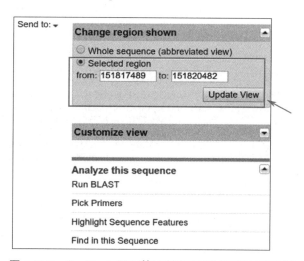

图 4-195 GenBank 显示基因所需序列（设定显示区域）

5. 新出现的页面中显示"Showing 2.99kb region from base 151817489 to 151820482"，点击右上角"Send to"，依次选择"Complete Record"，"Choose Destination"的"File"和"Format"的"FASTA"，点击"Create File"按钮，获得所需序列的 FASTA 格式（图 4-196）。

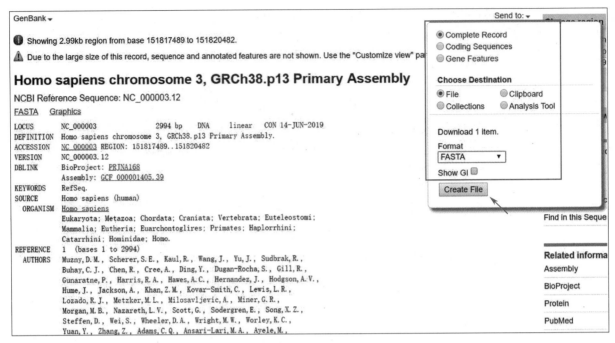

图 4-196　获得特定序列 FASTA 格式方式

6. 将该段序列的第 101 号碱基鸟嘌呤修改为腺嘌呤，即可获得发生 c.361+1G>A 变异后的突变型序列（图 4-197）。

>NC_000003.12:151817489-151820482 Homo sapiens chromosome 3, GRCh38.p13 Primary Assembly
AACATTCTTGTTCGGGTATATGTGCCAAAGAGAAAGTCTGAAGCACTAAGAAGGGGGTTGTTTTACATCC
ATGGTGGAGGCTGGTGCGTGGGAAGTGCTGAAAGTGAATGCTTTGAAAAATCTCTGTCACTGAGGTAGT
TCGCAGACATTTTACTAAGTCTTCAGTAGGTACAGATGCCCTTCGGCATGGACATTACTGCCTCTTTTAT
CTTCTCGTGCTTTGTTCTGGCAAAGTTTTACTTTTCCCTGAAGCTTTATATCACTCTTTTCCACATATGC
ATTTCCTCATCAACCCAGGTAGAGGTGAGAAGAAACTTTTTTTTTCTATTTATCACAATTACTCTAAGAA
AGCCTTGTTATTTCTATCATTCTCCACTTGATATTACAGAACCTTGTTTCATCCATTTACTCAT
ATTTACTATATGTCTGGTAATATTTTATATCTTTGAATATATTTTTGAATTGACAAAATTTCCTCACGC
CTGTAATCCCAGCACTTTGGGAGGCCAAGGCGGGTGGATAACTTGAGGTCAGGAGTTTGAGACCAGCCTG
GCCAACATGGTGAAACCCTGTATCTACTAAAACAATACAAAAATTAGCCGGGTGTGGTGGCGGGCACACA
TTATCCCAGCTACTCGGGGGGCTGAGGCAGGATAATCACTTGAACCCAGGAGGCGGAGGTCGCAGTGAGC
CAAGATTGCACCGTTGCACTCCAGCCTGGGCAACAGAGCAAGACTCTGCCTCAAAAAAAAAAAAAAAAGAA
AAAAATCCTGTCTTCCTGTATTCTTGGATCTTACATTCTAATGGAGACAATCTTTGATCGATAAATAAGT
AAATAATACAGTGTGTTTAAAGTGATAAATGTAGGAAATAATAGGCCAGAATGTTAGAAGAAAAACCTT
AGACAAATTAAATTTAACAGAGTTTAATTGAGCAAAGAACTACTTGTGGATCAGGCACCCTCCTGAACCA
GAATAGGTTCAGAGAGTCACCAGCGCTGCCTCCTGGTCGAAGAAGAGTTATAGGTAGAAAAAGGAAAGTG
ACATTCAGAAAACAGAAGTGAGGCACAGAAATAGGCGGATTGGTTACAGCTCAGCGTTTGCCTTATTTGA
AACTGGTTCCACAAGTTGGTTACCTTTGGCTGAAACTCAGTGATTGGGACAAGAGTAGATTACACATCCA
ATTAAGTTACAACTCACTGTGTATCAAGAAACCTTTAAAATATGCAAAGAGGCAGCTTTAGGCTAAACTT
AGTTTATTTGGCAAGAGTAATCAAGATTGGGTGTGAAGGTTGTATATTTCTTGATGTATAGAATTACAGC
AGAAAGACAAAAACATTTAGAAGTGGAAGCACTGGGATAAAAGTCCCAATTATGTGAGAAAATCACCTAA
CCCACCTGAGTCCTAGGGCTCTTGAGATTCATCTGTTTACCTCCAATGAATACAGTATAGATTAACTGGA
GGAGTGAAGATTGGACTGGACCTACTAAGTTAAGAACTCTGAACTCTAGAGAGGAAGAATAAATTAGTCC

图 4-197　获得变异后 FASTA 格式序列（显示部分）

7. 在 BDGP NNSplice 工具主页面提交野生型人 *AADAC* 基因第 2 号内含子片段及其上下游 100 个碱基的序列，选择物种为 "Human or other"，"Minimum score" 设置为 0.5（可默认不修改）。点击 "Submit" 按钮（图 4-198）。依照该方法再次提交变异后序列。

8. BDGP NNSplice 工具对两段序列的预测结果如图 4-199 所示。可见野生型 *AADAC* 基因 2 号内含子 5′ 端剪接供体位点的预测值为 0.99，预测值越大，结果可信度越高。突变型序列的预测结果中无此位点。对比野生型序列和突变型序列的预测结果，c.361+1G>A 变异可能破坏 *AADAC* 基因 2 号内含子 5′ 端剪接供体位点。

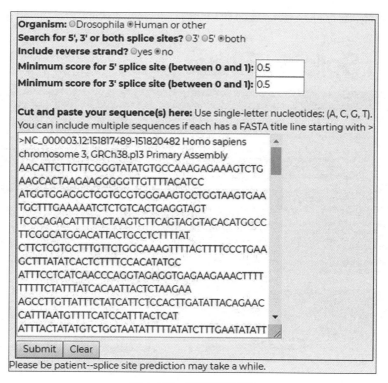

图 4-198 提交目标序列

Donor site predictions for NC_000003.12:151817

Start	End	Score	Exon Intron	
94	108	0.99	agtgctggtaagtga	野生型
129	143	0.79	cactgaggtagttcg	
298	312	0.98	ggtagaggtgagaag	
531	545	0.72	acttgaggtcaggag	
1546	1560	0.52	agaaaaggttacagg	
1667	1681	0.66	tgggagggtgagaac	
1780	1794	0.99	gaagaaggtgagaac	
1837	1851	0.98	atgtcaagtaagtag	
1852	1866	0.66	gatggaagtatgtct	
1954	1968	0.70	gcaaaaagtgagagg	
1977	1991	0.80	taaaatggttagaat	
2363	2377	0.98	gcaagcagtaagttc	
2774	2788	0.71	ttttaaggtaaaata	
2958	2972	0.97	caaccaagtaagagc	

Donor site predictions for NC_000003.12:151817

Start	End	Score	Exon Intron	
129	143	0.79	cactgaggtagttcg	突变型
298	312	0.98	ggtagaggtgagaag	
531	545	0.72	acttgaggtcaggag	
1546	1560	0.52	agaaaaggttacagg	
1667	1681	0.66	tgggagggtgagaac	
1780	1794	0.99	gaagaaggtgagaac	
1837	1851	0.98	atgtcaagtaagtag	
1852	1866	0.66	gatggaagtatgtct	
1954	1968	0.70	gcaaaaagtgagagg	
1977	1991	0.80	taaaatggttagaat	
2363	2377	0.98	gcaagcagtaagttc	
2774	2788	0.71	ttttaaggtaaaata	
2958	2972	0.97	caaccaagtaagagc	

Acceptor site predictions for NC_000003.12:1518

Start	End	Score	Intron	Exon
149	189	0.54	attttactaagtcttcagt	aggtacacatgccttcggcat
1301	1341	0.66	tgtatatttcttgatgtat	agaattacagcagaaagacaaa
1640	1680	0.95	tgagtgcctcatttctgac	aggatgactgggagggtgagaa
2073	2113	0.96	ttttcttttattttgtgc	aggagaaatataaacaagttgg
2279	2319	0.92	agcattacgtcttcctctt	agacaagagaaaaagaggcaaa
2427	2467	0.88	cttttctattgtcccatgc	agacttaggtgatccttctata
2760	2800	0.83	atttgtctctcgtatttta	aggtaaaatagaactgccagaa
2874	2914	0.96	gcttttatcctttttattc	agctctaagtggttatgacttg

Acceptor site predictions for NC_000003.12:1518

Start	End	Score	Intron	Exon
149	189	0.54	attttactaagtcttcagt	aggtacacatgccttcggcat
1301	1341	0.66	tgtatatttcttgatgtat	agaattacagcagaaagacaaa
1640	1680	0.95	tgagtgcctcatttctgac	aggatgactgggagggtgagaa
2073	2113	0.96	ttttcttttattttgtgc	aggagaaatataaacaagttgg
2279	2319	0.92	agcattacgtcttcctctt	agacaagagaaaaagaggcaaa
2427	2467	0.88	cttttctattgtcccatgc	agacttaggtgatccttctata
2760	2800	0.83	atttgtctctcgtatttta	aggtaaaatagaactgccagaa
2874	2914	0.96	gcttttatcctttttattc	agctctaagtggttatgacttg

图 4-199 BDGP NNSplice：野生型序列和突变型序列预测结果

（三）Human Splicing Finder 的使用

1. 进入 Human Splicing Finder（HSF）主页面（http://www.umd.be/HSF3/, version 3.1），如图 4-200 所示。

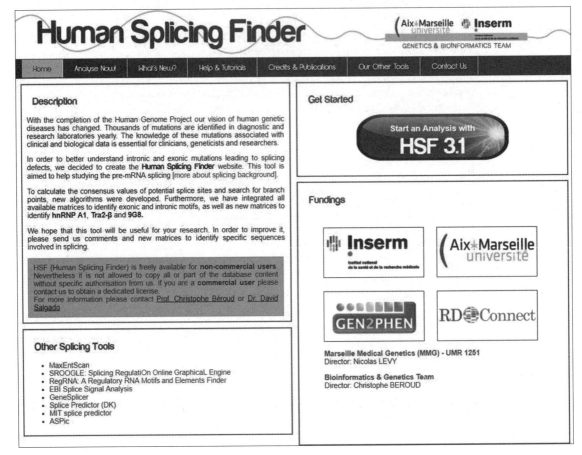

图 4-200 Human Splicing Finder 主页面

2. 以人类 *AADAC* 基因 NM_001086.3:c.361+1G>A 变异为例，介绍使用 Human Splicing Finder 预测变异对 RNA 剪接影响。

3. 点击图 4-200 左上角"Analyse Now!"选项，进入数据提交页面（图 4-201），在"Select an analysis type"项选择"Analyze mutation(s)"，在"Choose a sequence by"项选择"Pasting your own sequence"，在"reference sequence"输入框中粘贴人类 *AADAC* 基因第 2 号内含子片段及其上下游 100 个碱基序列，在"mutant sequence"输入框中粘贴变异后序列。点击"Proceed to analysis！"选项。

4. 转到结果页面，浅紫色突出显示序列为参与分析的片段，其中参考序列（Reference sequence）中的绿色碱基代表该位点变异前碱基（野生型），变异后序列（Mutant sequence）中的红色碱基代表变异后碱基（图 4-202）。

5. 将此页面往下拉，点击"Tables"项，选择"Potential splice sites"，可见"HSF Matrices"和"MaxEnt"两个表格（图 4-203）。

6. 如图 4-203 所示，"HSF Matrices"表格中的预测数据基于位置权重矩阵模型（position weight matrices）。可见野生型（Wild Type）序列中 2 号内含子 5′剪接供体位点的共识值（consensus value，CV）为 95.25，突变型（Mutant）序列为 68.41，在此算法中 CV 值范围为 0~100，该值高于 65 即可认为分析的位点为剪接位点。同时该位点的 Variation 值为 –28.18%，在此算法中，在野生型序列的剪接位点 CV 值高于 65 的前提下，Variation 值低于 –10% 即可认为突变破坏了剪接位点，若该值高于 10%，则认为突变导致新的剪接位点。

Select an analysis type

Analyze mutation(s) ▼ ❓ Ensembl database release: **75** (February 2014)

　　　　　Automatically select the longest transcript: ⦿ Yes ○ No
　　　Search for SNPs related to the analyzed sequence: ○ Yes ⦿ No
　　　　　　　　　　　　More database options

Choose a sequence by

Pasting your own sequence ▼ ❓

Paste your **reference sequence** into the following box (`0`　　 characters remaining, plain text only):

```
GTGAGAGGGAAGAAAATAAAATGGTTAGAATAATTGCTGGCCTTAAAAGGACTTAGTTGTGAAATAAATA
AGCAAGAAAATTATAGATTGAAATGAGAGTTAAGTAGGAGAATTTTCTTTTATTTTTGTGCAGGAGAAAT
ATAAACAAGTTGGTAGACTGAAATAAATGAAGGCAATAAGTAGAAATATGTTAGCCAAGTAATGGGCTGG
GAGTGTTGACTGATAGATACACATCCCAGAGGAAATGAAAGGGAAGAAGATTTAGAGCACTAGTAAAATA
ATTGGATATAGATAGGAAGGTTGGAAATGAAAAAAAGAGCATTACGTCTTCCTCTTAGACAAGAAAAA
AGAGGCAAAGAGAGGCCTCAGCTAGATACATTCTTAAAGTAGTAGTACAGATGCAAGCAGTAAGTTCCAG
TGTTTGTTTAAGGGGAACCTAGTTCTATTCCACTTATATTCAGGTGCCTTTTCTATTGTCCCATGCAGACT
TAGGTGATCCTTCTA
```

Paste your **mutant sequence** into the following box (`0`　　 characters remaining, plain text only):

```
AACATTCTTGTTCGGGTATATGTGCCAAAGAGAAAGTCTGAAGCACTAAGAAGGGGGTTGTTTTACATCC
ATGGTGGAGGCTGGTGCGTGGGAAGTGCTGATAAGTGAATGCTTTGAAAAATCTCTGTCACTGAGGTAGT
TCGCAGACATTTTACTAAGTCTTCAGTAGGTACACATGCCCTTCGGCATGGACATTACTGCCTCTTTTAT
CTTCTCGTGCTTTGTTCTGGCAAAGTTTTACTTTTCCCTGAAGCTTTATATCACTCTTTTCCACATATGC
ATTTCCTCATCAACCCAGGTAGAGGTGAGAAGAAACTTTTTTTTTTCTATTTATCACAATTACTCTAAGAA
AGCCTTGTTTATTTCTATCATTCTCCACTTGATATTACAGAACCATTTAATGTTTTCATCCATTTACTCAT
ATTTACTATATGTCTGGTAATATTTTTATATCTTTGAATATATTTTTGAATTGACAAAATTTCCTCACGC
CTGTAATCCCAGCACTTTGGGAGGCCAAGCGGGTGGATAACTTGAGGTCAGGAGTTTGAGACCAGCCTG
```

You can highlight a specific section of your sequence and thus defining an exon. For this, please specify the first and last nucleotide **positions**:

- First nucleotide 　　　　　
- Last nucleotide 　　　　　

Show advanced parameters

Select all or a subset of matrices and set their thresholds to display Splicing Elements.

[Proceed to analysis!]　[Clear and Abort]

图 4-201　HSF：提交野生型和变异后序列

Reference sequence

```
   1 Aaacattctt gttcgggtat atgtgccaaa gagaaagtct gaagcactaa gaaggggggtt gttttacatc catggtggag gctggtgcgt gggaagtgct
 101 gccaagtgaa tgctttgaaa aatctctgtc actgaggtag ttcgcagaca ttttactaag tcttcagtag gtacacatgc ccttcggcat ggacattact
 201 gccttttta tcttctcgtg ctttgttctg gcaaagtttt acttttccct gaagctttat atcactcttt tccacatatg catttcctca tcaacccagg
 301 tagaggtgag aagaaacttt ttttttctat ttatcacaat tactctaaga aagccttgtt atttctatca ttctccactt gatattacag aaccatttaa
 401 tgttttcatc catttactca tatttactat atgtctggta atattttat atctttgaat atattttga attgacaaaa tttcctcacg cctgtaatcc
 501 cagcacttg ggaggccaag gcggtggat aacttgaggt caggagtttg agaccagcct ggccaacatg gtgaaacct gtatctacta aaacaataca
 601 aaaattagcc gggtgtggtg gcgggcacac attatcccag ctactcgggg ggctgaggca ggataatcac ttgaacccag gaggcggagg tcgcagtgag
 701 ccaagattgc accgttgcac tccagcctgg gcaacagagc aagactctgc ctcaaaaaaa aaaaaaaga aaaaaatcct gtcttcctgt attcttggat
 801 cttacattct aatggagaca atctttgatc gataaataag taaataatac agtgtgtttt aaagtgataa atgtaggaaa taataggcca gaatgttaga
 901 agaaaaacct tagacaaatt aaatttaaca gagtttaatt gagcaaagaa ctacttgtgg atcaggcacc ctcctgaacc agaataggtt cagagagtca
1001 ccagcgctgc ctcctggtcg aagaagagtt ataggtagaa aaaggaaagt gacattcaga aaacagaagt gaggcacaga aataggcgga ttggttacag
1101 ctcagcgtt gccttatttg aaactggttc cacaagttgg ttaccttttg ctgaaactca gtgattggga caagagtaga ttacacatcc aattaagtta
1201 caactcactg tgtatcaaga aacctttaaa atatgcaaag aggcagcttt aggctaaact tagtttattt ggcaagagta atcaagattg ggtgtgaagg
1301 ttgtatattt cttgatgtat agaattacag cagaaagaca aaaacattta gaagtggaag cactgggata aaagtcccaa ttatgtgaga aaatcaccta
1401 acccacctga gtcctagggc tcttgagatt catctgtttta cctccaatga atacagtata gattaactgg aggagtgaag attggactgg acctactaag
1501 ttaagaactc tgaactctag agaggagaa taaattagtc ctgaaaagaa aaggttacag gcttgaaatt aagcaaattt gtccattgat gtgggaagtt
1601 agaggagaaa aagacagaag attaaaaaaa tagatctgaa tgagtgcctc atttctgaca ggatgactgg gaggggtgaga acagatttct gggaaatgca
1701 aacaaaattg ttgggtgaag gaataagcag acagcaaagc actgaggtgg tcaaaaatgt cagaaaatga aaagaaagcc gaagaaggtg agaacctcaa
1801 gaaaagaggaa ataatagaag tcctgcatcg tgtagagatg tcaagtaagt aggatggaag tatgtctctt ggatgttgaa ctttctatgt taatattgtt
1901 gaggagagac ttgctgacat gatgggatat tcacagagaa acacattaca gcaagcaaaa agtgagaggg aagaaaataa aatggttaga ataattgctg
2001 gccttaaaag gacttagttg tgaaataaat aagcaagaaa attatagatt gaaatgagag ttaagtagga gaattttctt ttatttttgt gcaggagaaa
2101 tataaacaag ttggtagact gaaataaatg aaggcaataa gtagaaatat gttagccaag taatgggctg ctgataaag cacatcccag
2201 aggaaatgaa agggaagaag atttagagca ctagtaaaat aattggatat agataggaag gttggaaatg aaaaaaaaga gcattacgtc ttcctcttag
2301 acaagagaaa aagaggcaaa gagaggcctc agctagatac attcttaaag tagtagtaca gatgcaagca gtaagttcca gtgtttgttt aagggggacct
2401 agttctattc cacttatatt caggtgcctt ttctattgtc ccatgcagac ttaggtgatc cttcta
```

Total sequence length: 2466 nucleotides

Mutant sequence

```
   1 Aaacattctt gttcgggtat atgtgccaaa gagaaagtct gaagcactaa gaaggggggtt gttttacatc catggtggag gctggtgcgt gggaagtgct
 101 gccaagtgaa tgctttgaaa aatctctgtc actgaggtag ttcgcagaca ttttactaag tcttcagtag gtacacatgc ccttcggcat ggacattact
 201 gccttttta tcttctcgtg ctttgttctg gcaaagtttt acttttccct gaagctttat atcactcttt tccacatatg catttcctca tcaacccagg
```

图 4-202　Human Splicing Finder 分析序列页面

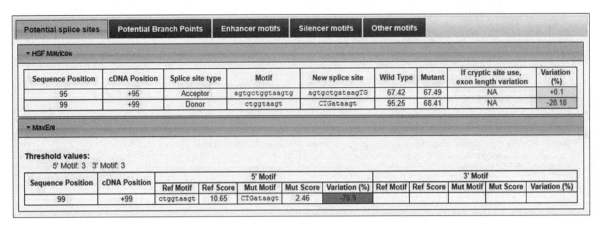

图 4-203　HSF Matrices 和 MaxEnt 结果页面

7. 如图 4-203 所示,"MaxEnt"表格中的预测数据基于最大熵模型(maximum entropy)。可见野生型序列中 2 号内含子 5′ 剪接供体位点的值(Ref Score)为 10.65,突变型序列值(Mut Score)为 2.46,在此算法中 CV 值范围为 −20~20,该值高于 3 即可认为分析的位点为剪接位点。同时该位点的 Variation 值为 −76.9%,在此算法中,在野生型序列的剪接位点 CV 值高于 3 的前提下,Variation 值低于 −30% 即可认为突变破坏了剪接位点,若该值高于 30%,则认为突变导致新的剪接位点。

8. 综合"HSF Matrices"和"MaxEnt"两项的预测结果,可认为人类 *AADAC* 基因 NM_001086.3:c.361+1G>A 变异破坏了 2 号内含子的 5′ 剪接供体位点。

9. 如图 4-203,还可查看"Potential Branch Points""Enhancer motifs""Silencer motifs"和"Other motifs"结果,分别分析潜在分支点、增强子、沉默子和其他基序情况。

四、注意事项

剪接位点的识别方法包括传统的生物学实验方法和计算机算法。传统的生物学实验的结果准确且可靠,但是经济和人力成本较高,限制了其大规模应用。使用计算机算法识别剪接位点则更快速、经济和易于操作,但是识别精度要低于传统的生物学实验方法。可通过联合应用多个合适的且预测能力较高的生物信息学分析程序预测序列的剪接位点或特定变异对剪接的影响,综合比较各种方法得到的结果,可得到较为可靠的结论,再通过相应生物学实验验证。

━━━━━━━━━━━━━━━ 参 考 文 献 ━━━━━━━━━━━━━━━

［1］MORT M, STERNE-WEILER T, LI B, et al. MutPred Splice: machine learning-based prediction of exonic variants that disrupt splicing. Genome Biol, 2014,15(1):R19.

［2］DESMET F O, HAMROUN D, LALANDE M, et al. Human Splicing Finder: an online bioinformatics tool to predict splicing signals. Nucleic Acids Res, 2009,37(9):e67.

［3］REESE M G, EECKMAN F H, KULP D, et al. Improved splice site detection in Genie. J Comput Biol, 1997,4(3):311-323.

［4］孙永山,赵海峰,汤振宇,等.基于序列模式挖掘的基因剪接位点.数据采集与处理,2016,31(5):1010-1019.

［5］郑大军.真核基因剪接位点的特征描述与识别算法研究.[2020-03-20]. https://kreader.cnki.net/Kreader/CatalogViewPage.aspx?dbCode=cdmd&filename=1017276844.nh&tablename=CMFD201801&compose=&first=1&uid=.

［6］J.E. 克雷布斯,E.S. 戈尔茨坦,S.T. 基尔帕特里克. Lewin 基因 X. 江松敏,译.北京:科学出版社,2013.

［7］郭小艳.脆性 X 综合征致病基因 *FMR1* 第 9 内含子区又一个新型隐匿外显子及其鉴定.[2020-03-20]. http://med.wanfangdata.com.cn/Paper/Detail/DegreePaper_D577302.

［8］雷静.人类基因剪接供体位点识别的研究.[2020-03-20]. https://kreader.cnki.net/Kreader/CatalogViewPage.aspx?dbCode=cdmd&filename=2004082497.nh&tablename=CMFD9904&compose=&first=1&uid=.

（袁腊梅　陈翔宇）

第2节　MutationTaster 使用

MutationTaster 是 2014 年开发的以基因碱基突变信息为检索条目进行检索的致病性预测软件。该软件可分析单个或多个碱基的替换、插入和缺失突变,内含子替换突变以及跨越内含子-外显子交界的突变类型。图 4-204 示 MutationTaster 主页(http://www.mutationtaster.org/)。本节以单碱基改变的致病性预测为例介绍 MutationTaster 的使用。

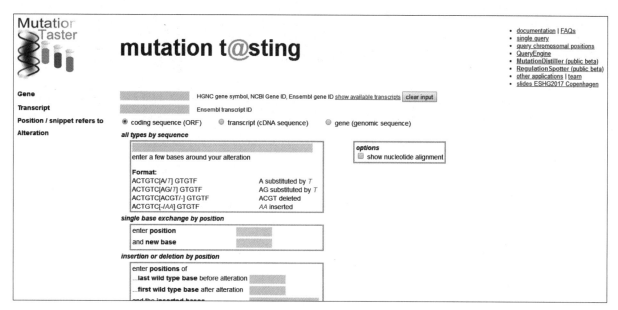

图 4-204　MutationTaster 主页

一、原理

单核苷酸多态性(SNP)是最常见的基因组变异,在人类大约存在 1 000 万个多态位点,其中位于基因编码区并可导致氨基酸序列改变的多态称为错义突变。错义突变的研究对于疾病相关氨基酸突变鉴定具有重要的价值。随着医疗水平的发展,确诊疾病的增多,发现新的错义突变的可能性越来越大。构建细胞模型或小鼠疾病模型进行变异的致病性分析存在成本昂贵和费时费力等缺点,而且由于体内与体外实验或种属之间存在差异,通过这种疾病模型所得到的实验数据和推广价值存在一定的局限性。因此,目前越来越多的研究者依赖各种生物信息学软件来综合预测新突变的致病性,识别疾病相关的风险位点。

应用生物信息学方法分析错义突变影响的原理不尽相同,包括针对突变位点氨基酸的物理和化学特征、突变位点及附近区域的序列保守性、蛋白质结构特征和进化特征等。有些方法侧重于分析蛋白质序列的同源性,另一些则侧重于分析蛋白质的结构,还有一些则二者并重。

MutationTaster 是通过分析变异是否造成剪接位点改变和 mRNA 水平的变化进而是否引起蛋白质特性丢失,以及该变异所在位置编码的氨基酸在进化中是否存在保守性等特点,来评估 DNA 序列改变导致疾病发生的可能性。MutationTaster 对变异的预测结果分为:对蛋白功能很可能有害(disease causing),在 dbSNP、1000 Genomes Project、ClinVar 和 HGMD 等数据库中已自动记录对蛋白功能有害（disease causing automatic），很可能是对蛋白功能无害的基因多态（polymorphism），以及在 dbSNP、1000 Genomes Project、ClinVar 和 HGMD 等数据库中已自动记录对蛋白功能无害的多态（polymorphism automatic）。以范围为 0~1 的概率值（probability value）评估预测结果的可信度，该值越接近于 0，表示预测结果的可信度越低；该值越接近于 1，则表示预测结果的可信度越高。

二、完成目标

掌握应用 MutationTaster 对基因突变进行致病性预测的实践操作。

三、操作方法

以人类纤维蛋白 2（fibrillin 2，*FBN2*）基因 c.3769T>C（p.C1257R）突变为例来具体说明如何应用 MutationTaster 进行基因突变的致病性预测。

1. 进入 NCBI Gene 主页（https://www.ncbi.nlm.nih.gov/gene/），在搜索栏中输入"FBN2 homo"，点击 "Search"，在"Search results"中找到"FBN2""fibrillin 2 [*Homo sapiens* (human)]"项并点击"FBN2"链接进入。

2. 在新出现的界面中"NCBI Reference Sequences (RefSeq)"部分，找到 *FBN2* 基因转录产物参考序列和蛋白质产物参考序列"*mRNA and Protein(s)*"的"NM_001999.4"和"NP_001990.2"，记录下方的相关信息（Related）"ENST00000262464.9"（图 4-205）。若转录物有多个参考序列，一般选用最长的。

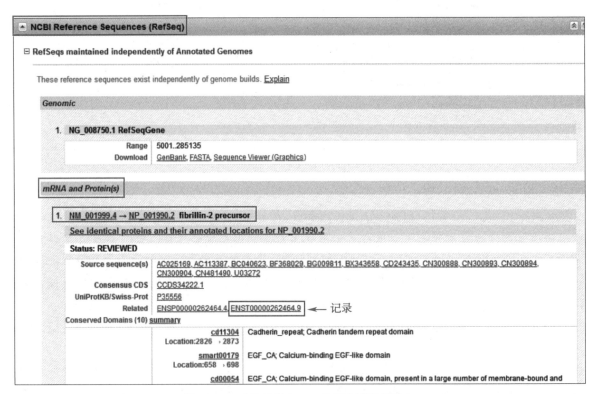

图 4-205　查询记录 *FBN2* 基因序列相关信息

3. 进入 MutationTaster 主页（http://www.mutationtaster.org/），填写和选择相关基因序列信息。在 "Gene"一栏中输入基因名称"FBN2"。点击"show available transcripts"选项，找到之前记录的 "Transcript"信息"ENST00000262464"（Ensembl transcript ID），并勾选确认。在位置或片段来源 "Position/snippet refers to"选项中勾选编码序列"coding sequence (ORF)"选项（图 4-206）。

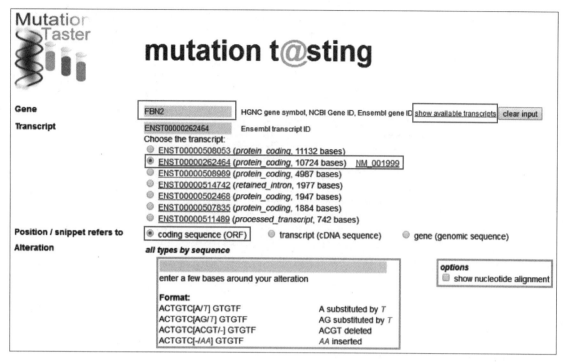

图 4-206　MutationTaster 输入基因及序列相关信息

4. 填写和选择变异相关信息。MutationTaster 提供了多种方式,第一种方式是输入变异及变异附近的部分碱基序列(enter a few bases around your alteration);第二种方式适用于单个碱基的改变(single base exchange by position),需要输入变异所在的碱基位置及改变后的新碱基;第三种方式适用于插入或缺失(insertion or deletion by position),需要输入变异前后的野生型碱基及插入碱基(如有需要)。碱基替换或错义突变采用第二种方式。在 "Alteration" 部分右方的 "options" 选项中勾选 "show nucleotide alignment"。在 "single base exchange by position" 部分的 "enter position" 中输入碱基序列改变位置 "3769",页面下方将出现突变位点及周围参考序列 "Sequence snippet: ACGGAGGCTGTGACAC CCAGTGCACAAATTCAGAGGGAAGC"。在 "and new base" 栏中输入改变后的碱基 "C"。输入完毕后可为该预测任务命名,即在 "Name of alteration" 中输入 "FBN2-C1257R",最后点击 "continue" 按钮继续(图 4-207)。在新出现的界面中可看到相关预测结果。

5. 结果显示 *FBN2* 基因 c.3769T>C(p.C1257R)突变是一个对蛋白功能很可能有害(disease causing)的突变(图 4-208)。

四、注意事项

MutationTaster 可以使用多种方式填写碱基改变来预测相关变异致病性,且有不同的适用范围,实际操作过程中应注意灵活运用,并可借助 "show nucleotide alignment" 和 "Sequence snippet" 核对基因变异位点及附近序列,确认输入信息是否有误,也可对预测结果下的详细信息进一步分析和确认。当前 MutationTaster 预测基于人类基因组参考序列: NCBI 37/Ensembl 69。

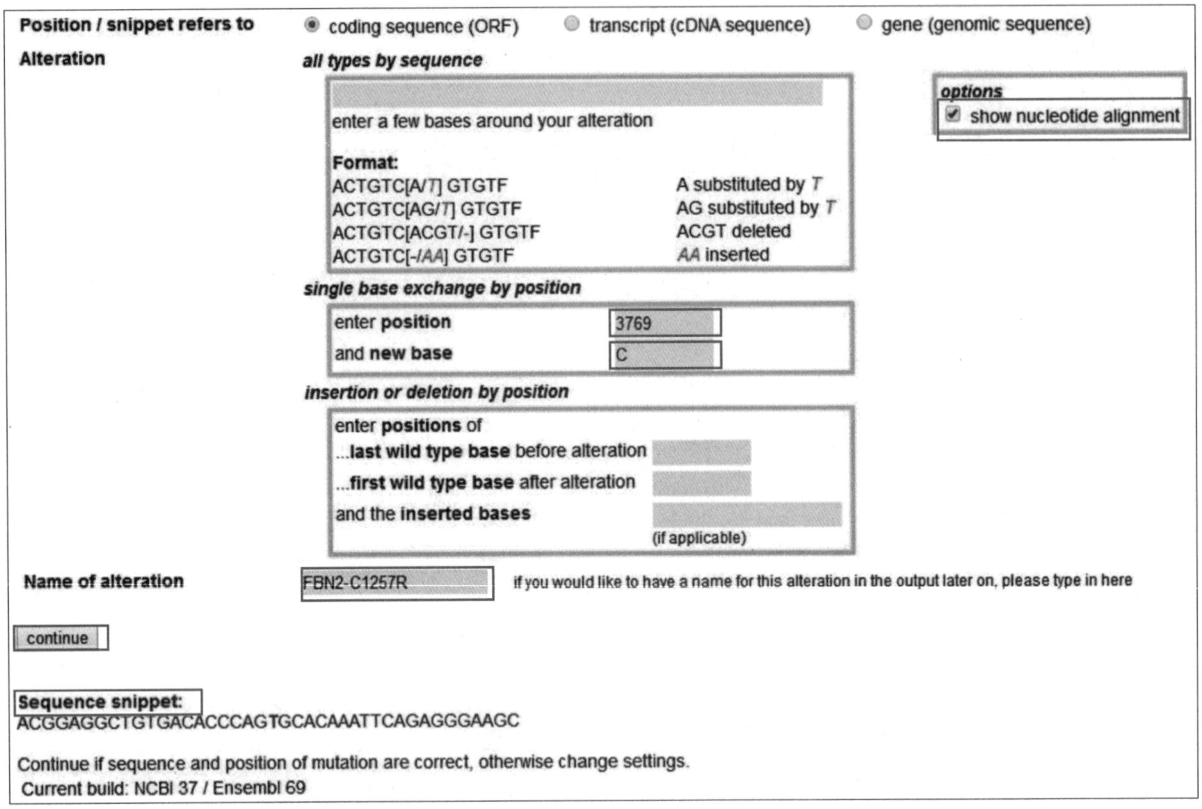

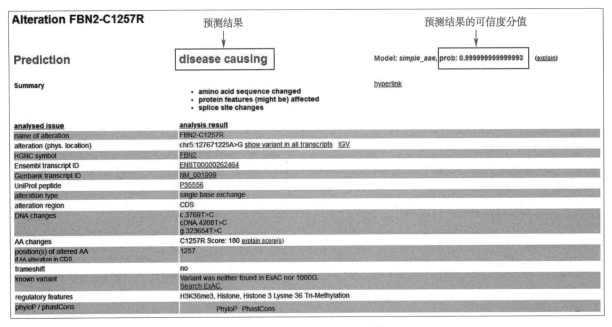

图 4-207　MutationTaster 输入基因变异相关信息

图 4-208　MutationTaster 预测结果

────── 参 考 文 献 ──────

［1］DENG H, LU Q, XU H, et al. Identification of a novel missense *FBN2* mutation in a Chinese family with congenital contractural arachnodactyly using exome sequencing. PLoS One, 2016,11(5):e0155908.

［2］YUAN L, SONG Z, DENG X, et al. Systematic analysis of genetic variants in Han Chinese patients with sporadic Parkinson's disease. Sci Rep, 2016,6:33850.

[3] DONG C, WEI P, JIAN X, et al. Comparison and integration of deleteriousness prediction methods for nonsynonymous SNVs in whole exome sequencing studies. Hum Mol Genet, 2015,24(8):2125-2137.

[4] XIANG R, FAN L L, HUANG H, et al. A novel mutation of *GATA4* (*K319E*) is responsible for familial atrial septal defect and pulmonary valve stenosis. Gene, 2014,534(2):320-323.

[5] SCHWARZ J M, RÖDELSPERGER C, SCHUELKE M, et al. MutationTaster evaluates disease-causing potential of sequence alterations. Nat Methods, 2010,7(8):575-576.

（袁腊梅　吴　珊）

第 3 节　PolyPhen-2 使用

PolyPhen-2（Polymorphism Phenotyping v2）于 2010 年由哈佛大学团队研发,主要用于预测单个氨基酸改变对蛋白质的结构及其功能的影响。图 4-209 示 PolyPhen-2 主页（http://genetics.bwh.harvard.edu/pph2/）。本节主要介绍应用 PolyPhen-2 进行单个氨基酸改变的致病性预测。

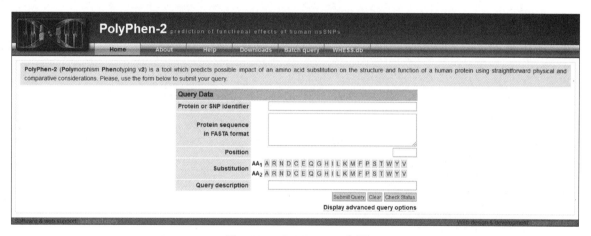

图 4-209　PolyPhen-2 主页

一、原理

PolyPhen-2 是一款以氨基酸的序列信息、结构信息和系统发育特征为基础来进行蛋白质结构与功能变化预测的工具,适用于非同义多态和错义突变。用户在输入氨基酸替换信息后,将整合后的信息队列使用特定位置独立计数（position-specific independent counts, PSIC）算法计算,获得标准化分值（score）,从而评估该替换位点的保守性。该工具使用 HumDiv 和 HumVar 两套数据集计算标准化分值并检验预测结果的准确性。HumDiv 包含通用蛋白资源库（Universal Protein Resource, UniProt）中的 3 155 个致病突变位点,这些位点可导致蛋白质结构功能的改变。同时,该数据集还包含 6 321 个非致病性位点（与人类基因相近的哺乳动物基因位点）。另一个数据集 HumVar 则使用了 UniProt 中收录的全部基因突变信息,包括 13 032 个人类致病突变和 8 946 个非致病的非同义多态。

PolyPhen-2 以变化范围为 0~1 的标准化分值来表明预测结果。预测的分数值越接近 1.00,表明突变对蛋白质有害的可能性越大;预测的分数值越接近 0.00,表明突变对蛋白质有害的可能性越小。PolyPhen-2 同时也会给出一个定性评价结果,包括良性的（benign）、有可能有害的（possibly damaging）、很可能有害的（probably damaging）和有害的（damaging）四种结果。

二、完成目标

掌握应用 PolyPhen-2 进行基因突变对蛋白质结构和功能影响的预测的实践操作。

三、操作方法

以人类 *FBN2* 基因 c.3769T>C（p.C1257R）突变为例来具体说明应用 PolyPhen-2 预测基因突变对蛋白质结构和功能影响。

1. 进入 NCBI Gene 主页（https://www.ncbi.nlm.nih.gov/gene/），在搜索栏中输入"FBN2 homo"，点击"Search"，在"Search results"中找到"FBN2""fibrillin 2 [*Homo sapiens* (human)]"项并点击"FBN2"链接进入。

2. 在新出现的界面中"NCBI Reference Sequences (RefSeq)"部分，找到 *FBN2* 基因转录产物参考序列和蛋白质产物参考序列"*mRNA and Protein(s)*"下方的登记号，即"NM_001999.4"和"NP_001990.2"，记录"NP_001990.2"（图 4-210）。若转录物和蛋白质有多个参考序列，一般选用最长的。

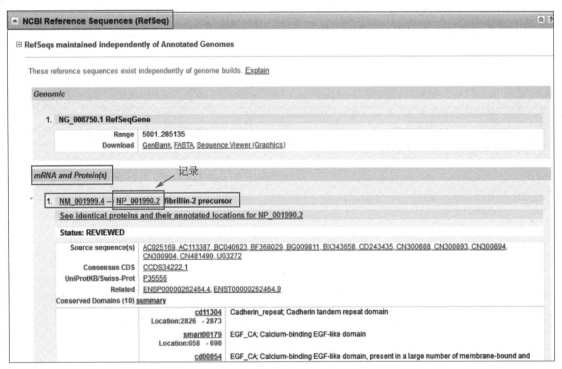

图 4-210　查询记录 FBN2 蛋白质序列信息

3. 进入 PolyPhen-2 主页（http://genetics.bwh.harvard.edu/pph2/），填写和选择相关查询信息。在"Protein or SNP identifier"栏中输入人 FBN2 蛋白质氨基酸序列的 NCBI RefSeq 蛋白质登记号即"NP_001990.2"。在"Position"一栏中输入氨基酸改变位置"1257"。在"Substitution AA1"一栏中选择参考序列氨基酸"C"，在"Substitution AA2"一栏中选择突变氨基酸"R"。在"Query description"栏中可为该预测任务命名，如输入"FBN2-C1257R"，然后点击"Submit Query"按钮开始运行（图 4-211）。

4. 在出现的新页面中点击"Refresh"按钮刷新，待"Results"下方出现"View"即表示查询任务已经运行完毕，可以查看结果。点击"View"链接查看相关预测结果。如图 4-212 所示，PolyPhen-2 显示了使用 HumDiv 和 HumVar 两套数据集计算的标准化分值和准确性分值。在"Results"部分，将鼠标悬停于"HumDiv"或"HumVar"可查看相应描述。HumDiv 数据集是评价复杂表型稀有等位基因和全基因组关联研究发现的密集定位区域和进行自然选择分析的首选模型；而 HumVar 数据集则需要在

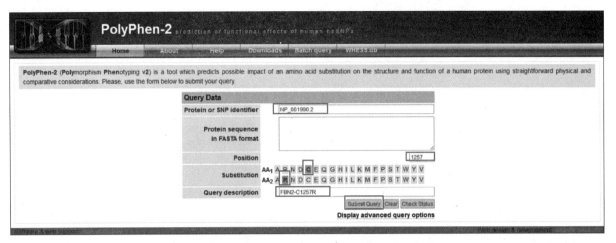

图 4-211　PolyPhen-2 输入查询相关信息（Query Data）

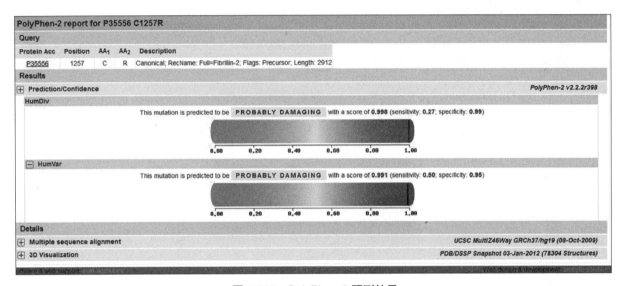

图 4-212　PolyPhen-2 预测结果

所有人类变异（包括大量具有轻度有害性的等位基因）中将对蛋白质产生强烈影响的突变区分出来，是评价孟德尔疾病的首选模型。本节以使用 HumVar 数据集计算的结果为例，*FBN2* 基因 c.3769T>C（p.C1257R）突变被预测为一个 "PROBABLY DAMAGING" 突变，且预测的分数值为 0.991（接近 1.00），其灵敏度为 0.50，特异性为 0.95。表明该突变影响编码蛋白质的结构和功能的可能性很大。

四、注意事项

1. PolyPhen-2 软件有一定的适用范围，仅适用于预测单个氨基酸替换对蛋白质结构和功能的影响。

2. 在输入查询信息的页面中（图 4-213），"Protein or SNP identifier" 或 "Protein sequence in FASTA format" 二者选择一项填写即可。一般推荐填写氨基酸序列的 NCBI RefSeq 蛋白质登记号（Protein identifier）形式而不是 FASTA 形式。填写 NCBI RefSeq 蛋白质登记号形式可使信息更为简洁准确，不易出错。对于 "Query description" 命名应简洁明了，便于识别。

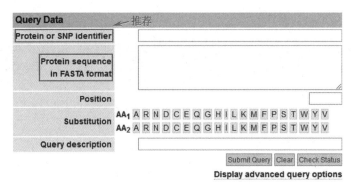

图 4-213 填写蛋白质查询信息的形式

------- 参 考 文 献 -------

［1］DENG H, LU Q, XU H, et al. Identification of a novel missense *FBN2* mutation in a Chinese family with congenital contractural arachnodactyly using exome sequencing. PLoS One, 2016,11(5):e0155908.

［2］YUAN L, SONG Z, DENG X, et al. Systematic analysis of genetic variants in Han Chinese patients with sporadic Parkinson's disease. Sci Rep, 2016,6:33850.

［3］DONG C, WEI P, JIAN X, et al. Comparison and integration of deleteriousness prediction methods for nonsynonymous SNVs in whole exome sequencing studies. Hum Mol Genet, 2015,24(8):2125-2137.

［4］ADZHUBEI I, JORDAN D M, SUNYAEV S R. Predicting functional effect of human missense mutations using PolyPhen-2. Curr Protoc Hum Genet, 2013,Chapter 7:Unit7.20.

［5］HICKS S, WHEELER D A, PLON S E, et al. Prediction of missense mutation functionality depends on both the algorithm and sequence alignment employed. Hum Mutat, 2011,32(6):661-668.

（袁腊梅 吴 珊）

第 4 节 PROVEAN 使用

PROVEAN（Protein Variation Effect Analyzer）工具于 2012 年创建,是使用 HGMD、1000 Genomes Project 和 UniProt 数据库中的数据,预测单个氨基酸替换或插入缺失是否会对蛋白质生物学功能造成影响。图 4-214 示 PROVEAN 主页（http://provean.jcvi.org/index.php）。本节以单个氨基酸替换为例介绍 PROVEAN 使用。

一、原理

PROVEAN 工具主要针对氨基酸的替换、插入和缺失突变,预测变异是否会对蛋白质功能造成严重的影响,从而进行致病性预测。PROVEAN 依据进化保守性、神经网络模型和 BLOSUM62 氨基酸替换打分矩阵来预测变异对蛋白质的影响。当预测值小于或等于 –2.5 时,说明突变是有害的（deleterious）；当预测值大于 –2.5 时,则说明突变是可以接受的（neutral）。突变是有害的,表示该突变对蛋白质功能有较大影响；突变是可以接受的,表示该突变对蛋白质功能没有或有很小影响。PROVEAN 软件结果页面中会同时出现 SIFT（Sorting Intolerant From Tolerant）和 PROVEAN 预测结果。对于同一突变,不同工具的预测结果可能会有所不同。在应用方面,通常建议使用多种工具综合预测。

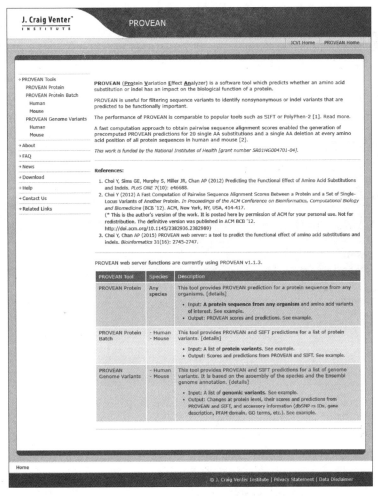

图 4-214　PROVEAN 主页

二、完成目标

掌握应用 PROVEAN（v1.1.3）预测基因突变对蛋白质功能影响的实践操作。

三、操作方法

以人类 *FBN2* 基因 c.3769T>C（p.C1257R）突变为例来具体说明应用 PROVEAN 进行基因突变对蛋白质功能影响的预测。

1. 进入 NCBI Gene 主页（https://www.ncbi.nlm.nih.gov/gene/），在搜索栏中输入"FBN2 homo"，点击"Search"，在"Search results"中找到"FBN2""fibrillin 2 [*Homo sapiens* (human)]"项并点击"FBN2"链接进入。

2. 在新出现的界面中"NCBI Reference Sequences (RefSeq)"部分，找到 *FBN2* 基因转录产物参考序列和蛋白质产物参考序列"*mRNA and Protein(s)*"的"NM_001999.4"和"NP_001990.2"，记录下方的相关信息（Related）"ENSP00000262464.4"（图 4-215）。若转录物和蛋白质有多个参考序列，一般选用最长的。

3. 进入 PROVEAN 主页（http://provean.jcvi.org/index.php，图 4-214），点击左侧"PROVEAN Protein Batch"下"Human"项，打开输入突变信息页面，按照示例格式要求，在"Paste in your protein variants: [format]"栏下输入"ENSP00000262464 1257 C R"，点击"提交"按钮即可开始运行（图 4-216）。

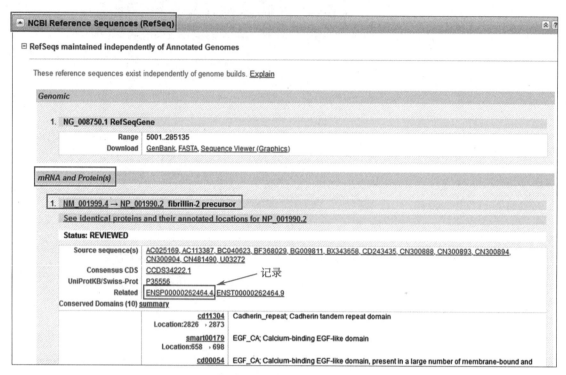

图 4-215　查询记录 FBN2 蛋白质序列相关信息

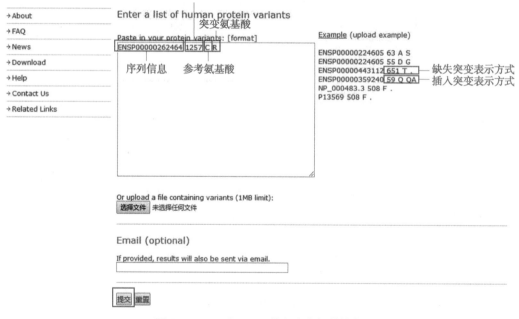

图 4-216　PROVEAN 输入突变相关信息

4. 在打开的结果界面中点击 "View result table" 中即可查看相关预测结果。也可点击 "Download" 下载保存预测结果。如图 4-217 所示，*FBN2* 基因 c.3769T>C（p.C1257R）突变被预测为 "Deleterious" 突变，即有害性突变。该突变影响编码蛋白质功能的可能性很大。SIFT 预测结果 "Damaging" 也支持该突变为一个有害性突变的结论。

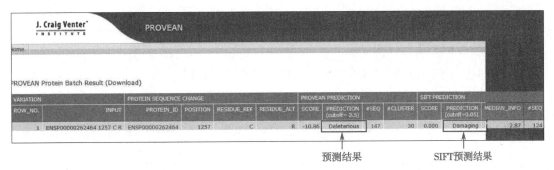

图 4-217　PROVEAN 预测结果

四、注意事项

PROVEAN 可分析突变范围较窄,不包含剪接位点突变、内含子替换及跨越内含子-外显子交界区的突变。突变均在蛋白质氨基酸水平上进行描述。

---------------------------------- **参 考 文 献** ----------------------------------

［1］XIAO H, YUAN L, XU H, et al. Novel and recurring disease-causing *NF1* variants in two Chinese families with neurofibromatosis type 1. J Mol Neurosci, 2018,65(4):557-563.

［2］CHEN B, LI B, LI D, et al. Novel mutations and structural deletions in TUBB8: expanding mutational and phenotypic spectrum of patients with arrest in oocyte maturation, fertilization or early embryonic development. Hum Reprod, 2017,32(2):457-464.

［3］CHOI Y, CHAN A P. PROVEAN web server: a tool to predict the functional effect of amino acid substitutions and indels. Bioinformatics, 2015,31(16):2745-2747.

［4］CHOI Y, SIMS G E, MURPHY S, et al. Predicting the functional effect of amino acid substitutions and indels. PLoS One, 2012,7(10):e46688.

（袁腊梅　吴　珊）

第 5 节　FATHMM 使用

FATHMM(Functional Analysis through Hidden Markov Models)是一个能预测位于编码区域和非编码区域的单核苷酸变异的功能性后果的高通量网络服务器。图 4-218 示 FATHMM 主页(http://fathmm.biocompute.org.uk/)。本节主要介绍应用 FATHMM 进行单个氨基酸改变的致病性预测。

一、原理

FATHMM 通过将隐马尔可夫模型(hidden Markov model)中的序列保守性信息和致病性权重(pathogenicity weights,即蛋白质或结构域对突变的整体耐受性)相结合,并利用了目前可用的各种基因组注释信息,来预测错义突变对蛋白质功能产生的影响(图 4-219)。FATHMM 对编码变异(coding variants)的预测功能包括三项:"Inherited Disease"(遗传性疾病)主要进行致病性突变和中性多态的区分预测;"Cancer"(癌症)主要进行变异是否易于促进癌症发生的预测;"Disease-Specific"(疾病特异性)部分针对某一疾病搜索与该疾病具有潜在功能上联系的变异列表。

FATHMM-MKL 可进行编码变异和非编码变异预测。FATHMM-MKL 预测主要考虑了变异所在的功能区域和保守性特征,未考虑到变异对剪接的影响。

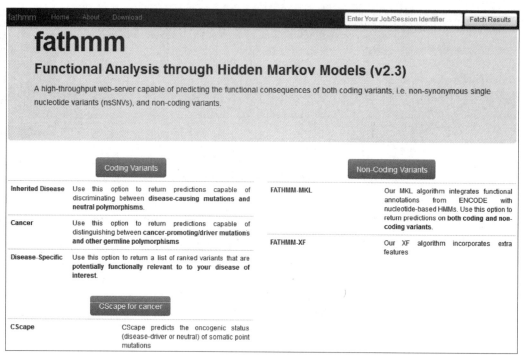

图 4-218　FATHMM 主页

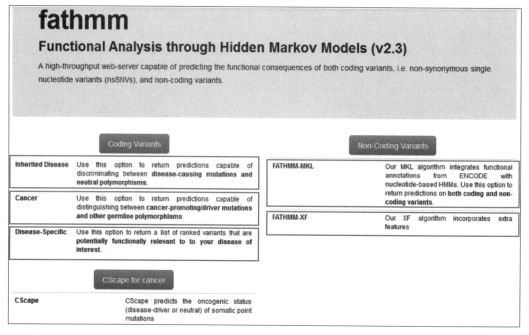

图 4-219　FATHMM 主要功能

FATHMM-XF 能预测位于编码区域和非编码区域单核苷酸变异的功能性后果,评估它们是否在遗传性疾病中起作用。相较 FATHMM-MKL,FATHMM-XF 使用更多的特征包括序列保守性、基因组特征、氨基酸特征和不同组织中的表达水平等对突变进行预测。FATHMM-XF 模型可以使用不同的编码和非编码区域模型,有助于提高突变有害预测的准确性。但是 FATHMM-XF 在构建模型时没有考虑性染色体上的突变,所以不能准确预测位于 X 和 Y 染色体上的突变。

FATHMM 预测的致病性得分的分值范围是 –18.09 到 11.0。分值小于或等于 –1.5,表明该变异是有害的 "DAMAGING";分值大于 –1.5,表明该变异是中性的,可接受的 "TOLERATED"。分值越小,表明该变异越具有害性,对蛋白质功能造成的影响越大;反之,分值越大,表明该变异越接近一个中性变异,对蛋白质功能造成的影响越小。如果同一个变异,FATHMM 预测结果中有不止一个致病性得分,则可取最小的分值(即最"有害"的分值)作为 FATHMM 预测的最终结果。

二、完成目标

掌握应用 FATHMM(v2.3)预测基因突变对蛋白质功能影响的实践操作。

三、操作方法

以人类 *FBN2* 基因 c.3769T>C(p.C1257R)突变为例来具体说明应用 FATHMM 进行基因突变对蛋白质功能影响的预测。

1. 进入 NCBI Gene 主页(https://www.ncbi.nlm.nih.gov/gene/),在搜索栏中输入"FBN2 homo",点击"Search",在"Search results"中找到"FBN2""fibrillin 2 [*Homo sapiens* (human)]"项并点击"FBN2"链接进入。

2. 在新出现的界面中"NCBI Reference Sequences (RefSeq)"部分,找到 *FBN2* 基因转录产物参考序列和蛋白质产物参考序列"*mRNA and Protein(s)*"的"NM_001999.4"和"NP_001990.2",记录下方的相关信息(Related)"ENSP00000262464.4"(图 4-220)。若转录物和蛋白质有多个参考序列,一般选用最长的。

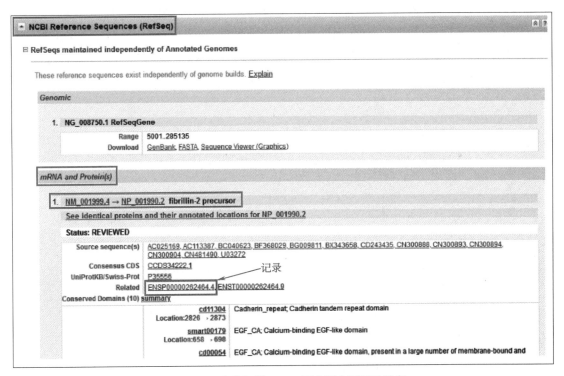

图 4-220 查询记录 FBN2 蛋白质序列相关信息

3. 进入 FATHMM 主页(http://fathmm.biocompute.org.uk/index.html),点击"Coding variants"下方"Inherited Disease"栏目,在"Analyze Protein Missense Variants"界面,点击"Help/Documentation"查看输入格式(Input Format)要求(图 4-221)。FATHMM 接受"<protein> <substitution>"和"dbSNP rs identifiers"两种格式。其中 <protein> 是指"protein identifier"(蛋白质标识),可以是 SwissProt/TrEMBL、RefSeq 和 Ensembl protein identifiers,如 P43026 和 ENSP00000325527;<substitution> 是一个字母缩写的氨基酸替换格式形式,如 L441P。

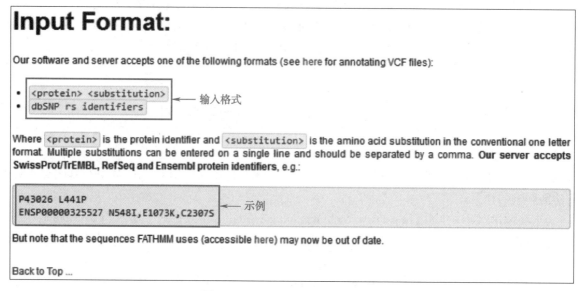

图 4-221　FATHMM 输入示例格式

4. 根据格式要求,在"New Submission"界面"User Input"部分输入内容"ENSP00000262464 C1257R"。右侧"Prediction Algorithm"即预测算法选择,可选择"Unweighted"或"Weighted"(图 4-222)。"Unweighted"是一种仅基于序列/保守性的不加权算法,而"Weighted"则是一种结合序列保守性和致病性的加权算法。"Weighted"算法能通过考虑致病性,调整仅基于序列保守性的预测结果,从而可以解释相关序列对某些突变具有容忍性的现象。右侧"Phenotypic Associations"可根据统计学推断在分子水平和表型水平上突变带来的结果,可选择如 Disease Ontology、Gene Ontology 和 Human Phenotype Ontology 等。

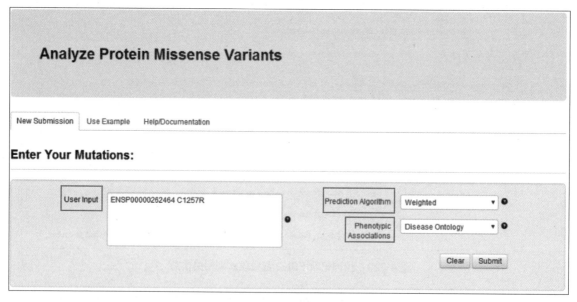

图 4-222　FATHMM 输入变异相关信息

5. 在新出现的页面中即可查看相关预测结果。如图 4-223 所示, *FBN2* 基因 c.3769T>C(p.C1257R)突变的预测值为 –10.09,该突变被预测为一个有害性突变"DAMAGING",该突变影响编码蛋白质功能的可能性很大。"Further Information"部分则是基于"Disease Ontology"(疾病本体论)对突变可能带来疾病的预测。

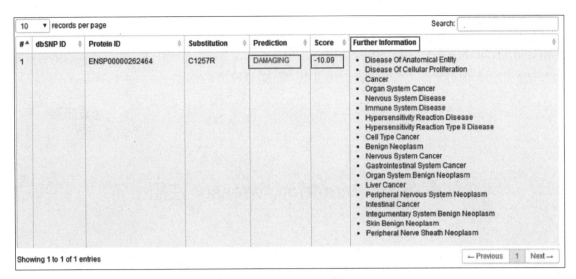

图 4-223　FATHMM 预测结果

四、注意事项

如图 4-224 所示，FATHMM 在同一个基因上的多个突变可以在同一行列出，中间用逗号分隔即可。

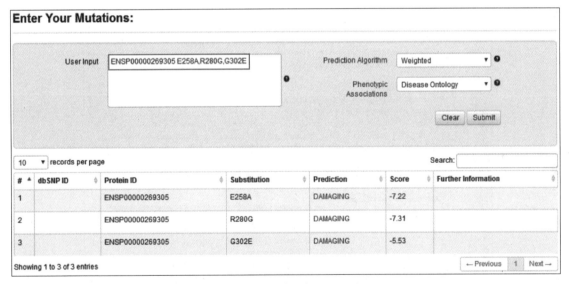

图 4-224　同一基因上多个突变预测分析

------------------------------------ 参 考 文 献 ------------------------------------

［1］ GUO Y, WANG P, LI X, et al. Identifying a *BRCA2* c.5722_5723del mutation in a Han-Chinese family with breast cancer. Biosci Rep, 2019,39(4):BSR20182471.

［2］ WANG M, GUO Y, RONG P, et al. *COL1A2* p.Gly1066Val variant identified in a Han Chinese family with osteogenesis imperfecta type I. Mol Genet Genomic Med, 2019,7(5):e619.

［3］ MAHDAVI M, KOULIVAND L, KHORRAMI M, et al. In silico analysis of *SLC3A1* and *SLC7A9* mutations in Iranian patients with Cystinuria. Mol Biol Rep, 2018,45(5):1165-1173.

［4］ LIU X, WU C, LI C, et al. dbNSFP v3.0: A one-stop database of functional predictions and annotations for human nonsynonymous and splice-site SNVs. Hum Mutat, 2016,37(3):235-241.

［5］ SHIHAB H A, GOUGH J, MORT M, et al. Ranking non-synonymous single nucleotide polymorphisms based on disease concepts. Hum Genomics, 2014,8(1):11.

[6] LIU X, JIAN X, BOERWINKLE E. dbNSFP v2.0: a database of human non-synonymous SNVs and their functional predictions and annotations. Hum Mutat, 2013,34(9):E2393-E2402.

[7] SHIHAB H A, GOUGH J, COOPER D N, et al. Predicting the functional, molecular, and phenotypic consequences of amino acid substitutions using hidden Markov models. Hum Mutat, 2013,34(1):57-65.

（袁腊梅　吴　珊）

第 6 节　MutationAssessor 使用

　　MutationAssessor 主要用于预测氨基酸替换对蛋白质功能的影响,例如预测癌症中发现的突变或错义多态(missense polymorphism)是否会对原有的蛋白质功能造成影响。图 4-225 示 MutationAssessor 主页(http://mutationassessor.org/r3/)。本节主要介绍应用 MutationAssessor 进行错义突变的致病性预测。

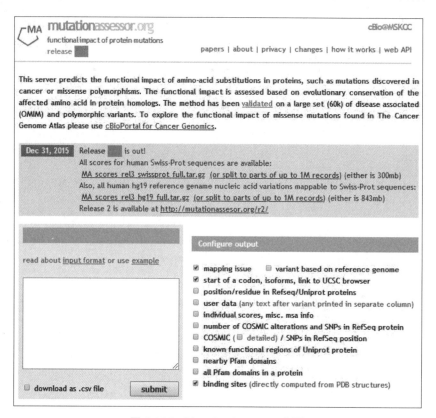

图 4-225　MutationAssessor 主页

一、原理

　　MutationAssessor 是基于氨基酸在蛋白质同源物中的进化保守性来预测该突变或错义多态是否会对蛋白质功能产生影响。其开发者认为氨基酸位点的保守性直接与氨基酸功能的重要性正相关。当功能影响预测值大于 1.9 时,表明变异可能是有功能的(functional),即可能会对蛋白质的功能产生影响。其中预测值大于 1.9 且小于或等于 3.5 时,认为变异会对蛋白质功能可能造成中等(medium)程度的影响;当预测值大于 3.5 时,认为该变异对蛋白质功能可能有高(high)程度的影响。当预测值小于

1.9 时,表明变异可能是无功能的(non-functional),即可能会对蛋白质功能产生较小影响或无影响。其中预测值大于 0.8 且小于 1.9 时,认为该变异会对蛋白质功能造成低(low)程度的影响。当预测值小于或等于 0.8 时,变异被认为是中性的(neutral)。

二、完成目标

掌握应用 MutationAssessor 预测基因突变对蛋白质功能影响的实践操作。

三、操作方法

以人类 *FBN2* 基因 c.3769T>C(p.C1257R)突变为例来具体说明应用 MutationAssessor 进行基因突变对蛋白质功能影响的预测。

1. 进入 NCBI Gene 主页(https://www.ncbi.nlm.nih.gov/gene/),在搜索栏中输入"FBN2 homo",点击"Search",在"Search results"中找到"FBN2""fibrillin 2 [*Homo sapiens* (human)]"项并点击"FBN2"链接进入。

2. 在新出现的界面中"NCBI Reference Sequences (RefSeq)"部分,找到 *FBN2* 基因转录产物参考序列和蛋白质产物参考序列"*mRNA and Protein(s)*"的"NM_001999.4"和"NP_001990.2",记录"NP_001990.2"(图 4-226)。若转录物和蛋白质有多个参考序列,一般选用最长的。

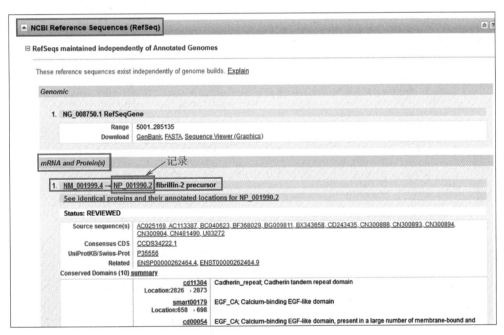

图 4-226　查询记录 FBN2 蛋白质序列相关信息

3. 进入 MutationAssessor 主页(http://mutationassessor.org/r3/),在"Enter your mutations"部分内容中点击"input format"链接,查看输入格式示例要求。MutationAssessor 允许在基因组水平描述变异,具体形式为"<genome build>, <chromosome>, <position>, <reference allele>, <substituted allele>";也可以在蛋白质水平描述变异,具体形式为"<protein ID> <variant> <text>",其中"protein ID"可以为"Uniprot protein accession"形式,如"EGFR_HUMAN",也可为"NCBI Refseq protein ID"形式,如"NP_005219"。建议在蛋白质水平使用氨基酸序列的相关 protein ID 表示序列信息,更为简洁准确(图 4-227)。

4. 按照输入格式要求,在"Enter your mutations"栏下输入"NP_001990 C1257R"。右侧栏"Configure output"为输出设置,可根据个人需求设置输出内容。设置完成后点击"submit"按钮,即可出现预测结果(图 4-228)。

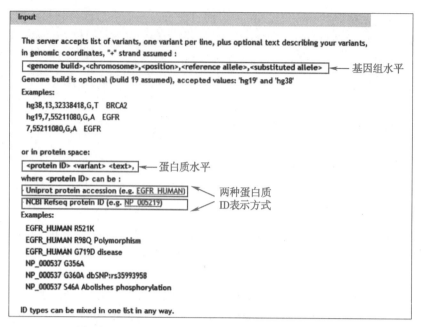

图 4-227　MutationAssessor 变异信息输入格式示例

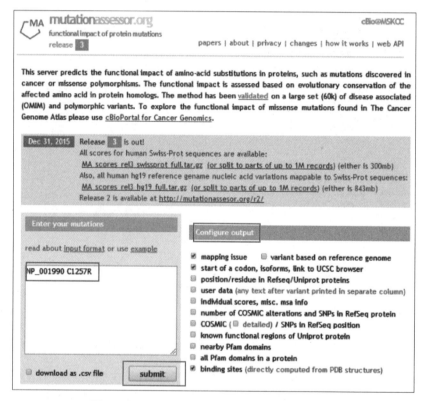

图 4-228　MutationAssessor 输入变异相关信息

5. 在新出现的表格中即可查看相关预测结果。如图 4-229 所示，*FBN2* 基因 c.3769T>C（p.C1257R）突变的功能影响预测值为 4.795（大于 3.5），该突变被预测可能会对蛋白质功能有高（high）程度的影响。该突变影响编码蛋白质功能的可能性很大。

四、注意事项

MutationAssessor 具有一定的适用范围，仅适用于预测氨基酸替换对蛋白质功能造成的影响。

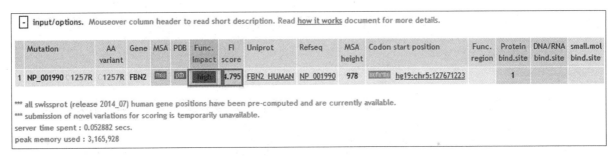

图 4-229　MutationAssessor 预测结果

─────────── 参 考 文 献 ───────────

［1］TANG W, ZHANG M, QIU E, et al. A Chinese family with familial hemiplegic migraine type 2 due to a novel missense mutation in ATP1A2. Cephalalgia, 2019,39(11):1382-1395.

［2］XIAO H, GUO Y, YI J, et al. Identification of a novel keratin 9 missense mutation in a Chinese family with epidermolytic palmoplantar keratoderma. Cell Physiol Biochem, 2018,46(5):1919-1929.

［3］LIU X, WU C, LI C, et al. dbNSFP v3.0: A one-stop database of functional predictions and annotations for human nonsynonymous and splice-site SNVs. Hum Mutat, 2016,37(3):235-241.

［4］YUAN L, XU H, YUAN J, et al. A novel *FN1* variant associated with familial hematuria: TBMN? Clin Biochem, 2016,49(10-11):816-820.

［5］LIU X, JIAN X, BOERWINKLE E. dbNSFP v2.0: a database of human non-synonymous SNVs and their functional predictions and annotations. Hum Mutat, 2013,34(9):E2393-E2402.

（吴　珊　袁腊梅）

第 7 节　CADD 使用

CADD（Combined Annotation Dependent Depletion）为一种结合注释依赖消耗工具,主要用于预测单个核苷酸替换突变是有害突变的可能性,更新后的版本可提供少量插入和缺失突变预测结果。图 4-230 示 CADD 主页（https://cadd.gs.washington.edu/）。本节以单个核苷酸替换的致病性预测为例介绍 CADD 使用。

一、原理

CADD 是一款带有整合算法的预测工具,包含四种运算模型:保守性模型、调节信息模型、转录信息模型和蛋白水平分数模型。CADD 对单核苷酸变异（single nucleotide variant, SNV）和插入缺失（insertion/deletion, indel）的有害性进行打分。CADD 独创了一种打分算法,来衡量突变是有害突变的可能性。对于一组变异位点,CADD 结合等位基因的多态性和变异的致病性等多个因素,构建了一套模型,对每个变异位点进行评估,并给出一个 CADD 评分,简称 "C-score"。统计模型直接给出的打分称 "raw C-score", "raw C-score" 越高,表示该变异位点是有害突变的可能性越高。另一种形式为 "scaled C-score（PHRED-scaled）", "scaled C-score" 的范围是 1~99。"scaled C-score" 的得分标准为,若该核苷酸替换为有害突变的可能性在整个数据库中位于最高的前 10%,在 CADD 模型下观察到的人等位基因突变合集中至少位于前 10%,则 "scaled C-score" 为 10。依此类推,若该核苷酸替换为有害突变的可能性在整个数据库中位于前 1%（10^{-2}）,则得出的 "scaled C-score" 为 20;若该核苷酸替换为有害

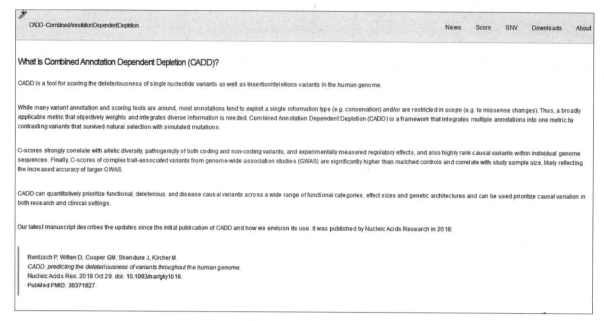

图 4-230　CADD 主页

突变的可能性在整个数据库中位于最高的前 0.1%（10^{-3}），则得出的 "scaled C-score" 为 30。为了识别一个潜在的具有致病性的变异，CADD 建议在 "scaled C-score" 值为 10 和 20 之间设置一个临界值（例如 15），作为 CADD 区别可能的致病性和非致病性突变的中间值。CADD 是目前使用频次及引用频次最多的整合算法软件，独创的 "C-score" 是其亮点之一。

二、完成目标

掌握应用 CADD 预测基因突变的有害性的实践操作。

三、操作方法

以人类位于 22 号染色体 43451447 位置的核苷酸替换突变 C>A 为例来具体说明应用 CADD 进行基因突变对蛋白质的功能影响的预测。

1. 进入 CADD 主页（https://cadd.gs.washington.edu/），点击右上方菜单栏中的 "SNV"，在下拉菜单中选择 "Single"（图 4-231），主要可以用来预测单个核苷酸替换为有害突变的可能性。

2. 根据格式要求，在 "Chromosome" 部分输入染色体号，本例突变位于 22 号染色体上，因此在空格内输入 "22"。右侧 "Position" 即突变位置，在本例中该空格内输入 "43451447"。"Ref (optional)" 表示突变前的参考核苷酸，本例为胞嘧啶脱氧核苷酸替换为腺嘌呤脱氧核苷酸，因此在参考核苷酸的空格内输入 "C"。"Alt (optional)" 则表示突变后的突变核苷酸，因此在突变核苷酸后方的空格内输入 "A"。"CADD model" 选择合适的参考基因组序列数据库，根据该预测突变所参考的数据库自行选择，一般默认选择 "GRCh37-v1.4"。还有 "INCLUDE ANNOTATIONS" 和 "TRANSPOSE TABLE" 可根据需要选择。点击 "LOOKUP VARIANT(S)" 按钮即可查找变异并查看相关结果（图 4-232）。

3. 在下方出现的文字和表格中即可查看该位点变异的相关预测结果（图 4-233）。位于 22 号染色体 43451447 位置的核苷酸替换突变，C（Ref）突变为 A（Alt）的 "RawScore" 为 0.063 780，"PHRED"（scaled C-score）为 3.659。表明该突变为有害突变的可能性相对较低。

四、注意事项

CADD 具有一定的适用范围，目前主要用于预测单个核苷酸替换是有害突变的可能性。

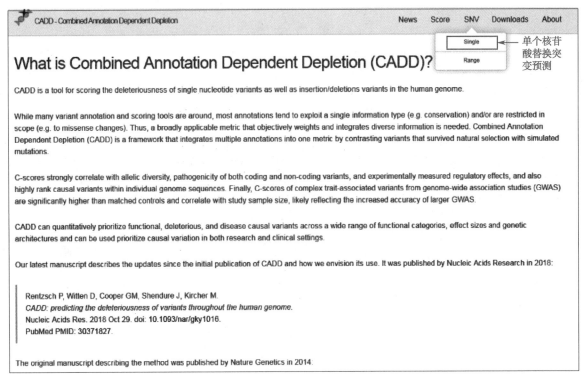

图 4-231 CADD 相关程序选择

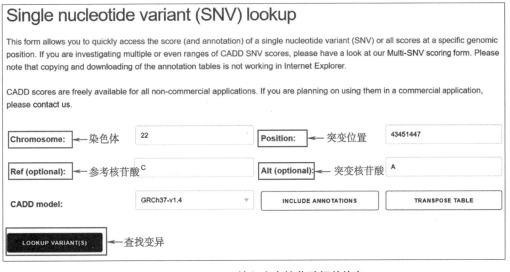

图 4-232 CADD 输入突变核苷酸相关信息

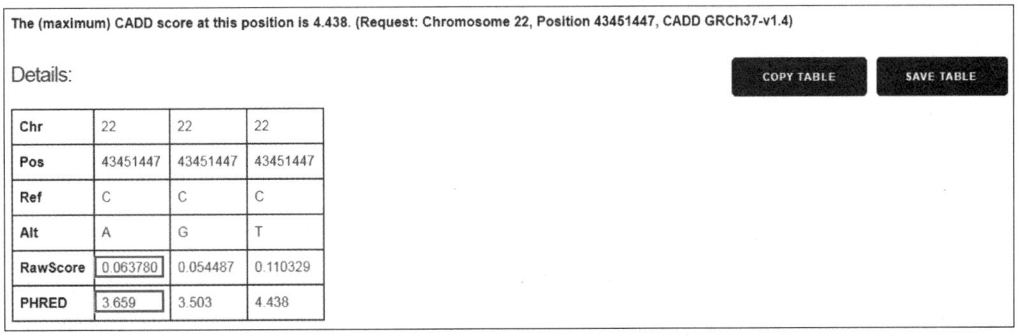

图 4-233 CADD 预测结果

-------- 参 考 文 献 --------

［1］XIANG Q, CAO Y, XU H, et al. Identification of novel pathogenic *ABCA4* variants in a Han Chinese family with Stargardt disease. Biosci Rep, 2019,39(1):BSR20180872.

［2］RENTZSCH P, WITTEN D, COOPER G M, et al. CADD: predicting the deleteriousness of variants throughout the human genome. Nucleic Acids Res, 2019,47(D1):D886-D894.

［3］NAKAGOMI H, MOCHIZUKI H, INOUE M, et al. Combined annotation-dependent depletion score for *BRCA1/2* variants in patients with breast and/or ovarian cancer. Cancer Sci, 2018,109(2):453-461.

［4］MATHER C A, MOONEY S D, SALIPANTE S J, et al. CADD score has limited clinical validity for the identification of pathogenic variants in noncoding regions in a hereditary cancer panel. Genet Med, 2016,18(12):1269-1275.

［5］KIRCHER M, WITTEN D M, JAIN P, et al. A general framework for estimating the relative pathogenicity of human genetic variants. Nat Genet, 2014,46(3):310-315.

（袁腊梅　吴 珊）

第8节　SNAP2 使用

SNAP2 软件是基于神经网络机器学习装置开发的有害性预测软件,可预测序列变异对蛋白质功能造成的影响。图 4-234 示 SNAP2 主页(https://rostlab.org/services/snap/)。本节主要介绍应用 SNAP2 进行单个氨基酸替换的致病性预测。

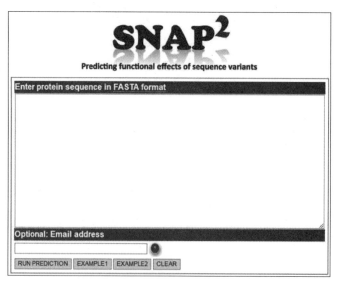

图 4-234　SNAP2 主页

一、原理

SNAP2 是通过分析变异所在的序列和变异特征,来预测该变异是一个中性变异或有害性变异。其中用于预测有害性的最重要基础是从系统自动生成的多序列比对中所获得的保守性信息。除此之外,突变所造成蛋白质结构特征的变化,如二级结构改变和相容性的改变,序列注释信息或同源物信息等也是软件判断突变是否具有有害性的基础。SNAP2 预测单个氨基酸的替换突变对蛋白质功能的影响,预测分数反映该突变对天然蛋白质功能造成改变的可能性,并且预测分数在某种程度上与影响的严重程度相关。分数大于或等于50,表示该氨基酸替换对蛋白质功能造成的影响强;分数大于-50且小于50,表示该氨基酸替换对蛋白质功能造成的影响弱;分数小于或等于-50,表示该氨基酸替换变异是中性的,很有可能对蛋白质功能造成的影响不大。

二、完成目标

掌握应用SNAP2对基因突变进行致病性预测的实践操作。

三、操作方法

以人类含FERM域7(FERM domain containing 7, FRMD7)基因c.47T>C(p.F16S)突变为例来具体说明应用SNAP2进行基因突变的致病性预测。

1. 进入NCBI Gene主页(https://www.ncbi.nlm.nih.gov/gene/),在搜索栏中输入"FRMD7 homo",点击"Search",在"Search results"中找到"FRMD7""FERM domain containing 7 [*Homo sapiens* (human)]"项并点击"FRMD7"链接进入。

2. 在新出现的界面中"NCBI Reference Sequences (RefSeq)"部分,找到*FRMD7*基因转录产物参考序列和蛋白质产物参考序列。当有多个参考序列,一般选用最长的。本次选择"FERM domain-containing protein 7 isoform 1"。点击"NP_919253.1",查看蛋白质相关信息(图4-235)。

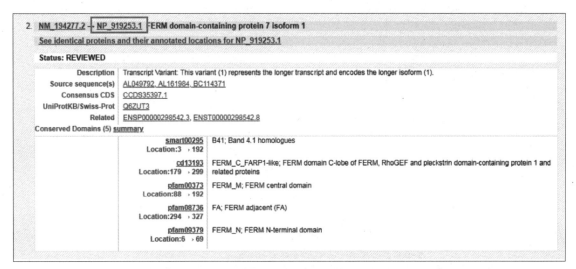

图 4-235　查询记录 FRMD7 蛋白质序列相关信息

3. 在新出现的页面中拉至页面下方"ORIGIN"部分,查看FRMD7蛋白质序列(或点击"Go to: Sequence")。本次要查询的突变为*FRMD7* c.47T>C(p.F16S),因此突变蛋白质序列即在野生型蛋白质序列基础上, 16位的苯丙氨酸(F)被丝氨酸(S)所替代(图4-236)。点击左上角Format选择"FASTA"或者直接点击上方"FASTA"即可获得以FASTA格式呈现的蛋白质序列信息(图4-237),FASTA格式常以">"开头,包含序列基本信息和序列。

4. 进入SNAP2主页(https://rostlab.org/services/snap/),鼠标移至"Enter protein sequence in FASTA format"的"FASTA format"处可显示出供参考的FASTA示例格式。点击"EXAMPLE1"或"EXAMPLE2"按钮也可查看示例格式。按照示例格式输入突变基因信息、种属信息以及该蛋白质序列的FASTA格式(参考序列FASTA格式即可);在"Optional: Email address"下方空格处输入自己的邮箱。点击"RUN PREDICTION"按钮即可开始预测(图4-238),预测结果会在预测完成后发送至填写的相应邮箱中。

```
                                                    S
ORIGIN
        1 mlhlkvqfld dsqkifvvdq kssgkalfnl scshlnlaek eyfglefcsh sgnnvwlell
       61 kpitkqvknp keivfkfmvk ffpvdpghlr eeltrylftl qikkdlalgr lpcsdnctal
      121 mvshilqsel gdfheetdrk hlaqtrylpn qdclegkimh fhqkhigrsp aesdillldi
      181 arkldmygir phpasdgegm qihlavahmg vlvlrgntki ntfnwakirk lsfkrkhfli
      241 klhanilvlc kdtleftmas rdackafwkt cveyhaffrl seepkskpkt llcskgssfr
      301 ysgrtqrqll eygrkgrlks lpferkhyps qyherqcrss pdllsdvskq vedlrlaygg
      361 gyyqnwngvh asepvlesrr rnsalevtfa telehskpea dptllhqsqs sssfpfiymd
      421 pvfntepnpn pdprdifser sslssfqtsc kfsgnhmsiy sgltskvrpa kqltytdvpy
      481 ipctgqqvgi mppqvffyvd kppqvprwsp iraeertsph syveptamkp aersprnirm
      541 ksfqqdlqvl qeaiartsgr sninvgleee dpnledafvc niqeqtpkrs qsqsdmktir
      601 fpfgsefrpl gpcpalshka dlftdmfaeq elpavlmdqs taeryvases sdseseilkp
      661 dyyalygkei rspmarirls sgslqldeed edayfntpta edrtslkpcn yfla
//
```

图 4-236　FRMD7 蛋白质序列（ p.F16S ）

FASTA

FERM domain-containing protein 7 isoform 1 [Homo sapiens]

NCBI Reference Sequence: NP_919253.1

GenPept　　Identical Proteins　　Graphics

>NP_919253.1 FERM domain-containing protein 7 isoform 1 [Homo sapiens]
MLHLKVQFLDDSQKIFVVDQKSSGKALFNLSCSHLNLAEKEYFGLEFCSHSGNNVWLELLKPITKQVKNP
KEIVFKFMVKFFPVDPGHLREELTRYLFTLQIKKDLALGRLPCSDNCTALMVSHILQSELGDFHEETDRK
HLAQTRYLPNQDCLEGKIMHFHQKHIGRSPAESDILLLDIARKLDMYGIRPHPASDGEGMQIHLAVAHMG
VLVLRGNTKINTFNWAKIRKLSFKRKHFLIKLHANILVLCKDTLEFTMASRDACKAFWKTCVEYHAFFRL
SEEPKSKPKTLLCSKGSSFRYSGRTQRQLLEYGRKGRLKSLPFERKHYPSQYHERQCRSSPDLLSDVSKQ
VEDLRLAYGGGYYQNVNGVHASEPVLESRRRNSALEVTFATELEHSKPEADPTLLHQSQSSSSSFPFIYMD
PVFNTEPNPNPDPRDIFSERSSLSSFQTSCKFSGNHMSIYSGLTSKVRPAKQLTYTDVPYIPCTGQQVGI
MPPQVFFYVDKPPQVPRWSPIRAEERTSPHSYVEPTAMKPAERSPRNIRMKSFQQDLQVLQEAIARTSGR
SNINVGLEEEDPNLEDAFVCNIQEQTPKRSQSQSDMKTIRFPFGSEFRPLGPCPALSHKADLFTDMFAEQ
ELPAVLMDQSTAERYVASESSDSESEILKPDYYALYGKEIRSPMARIRLSSGSLQLDEEDEDAYFNTPTA
EDRTSLKPCNYFLA

图 4-237　FRMD7 蛋白质序列 FASTA 格式

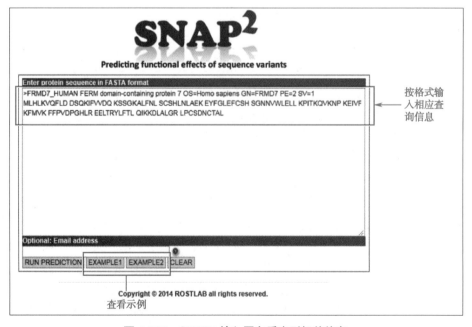

查看示例

图 4-238　SNAP2 输入蛋白质序列相关信息

5. 预测完成后上述输入的邮箱中会收到结果通知。打开邮件中提供的网址即可查看结果。拉至下方表格（图4-239），默认显示第一位氨基酸的各种氨基酸突变的预测结果。点击下方按钮"first""previous""next"和"last"可调整查看的氨基酸位置，查看前后各个氨基酸突变的结果。本次要查询的突变为FRMD7 p.F16S，点击"next"按钮，翻至16位氨基酸，找到苯丙氨酸(F)被丝氨酸(S)所替代的结果。结果显示，预测的该突变对蛋白质所造成的影响"Predicted Effect"为"effect"，即很有可能会对蛋白质的功能产生影响。预测分值"Score"为"89"（大于50），表示该氨基酸替换对蛋白质功能造成的影响强。预测准确度"Expected Accuracy"为"91%"，表示该预测结果准确度高。结果显示 *FRMD7* 基因 c.47T>C（p.F16S）突变是一个很可能对蛋白功能产生影响的突变。

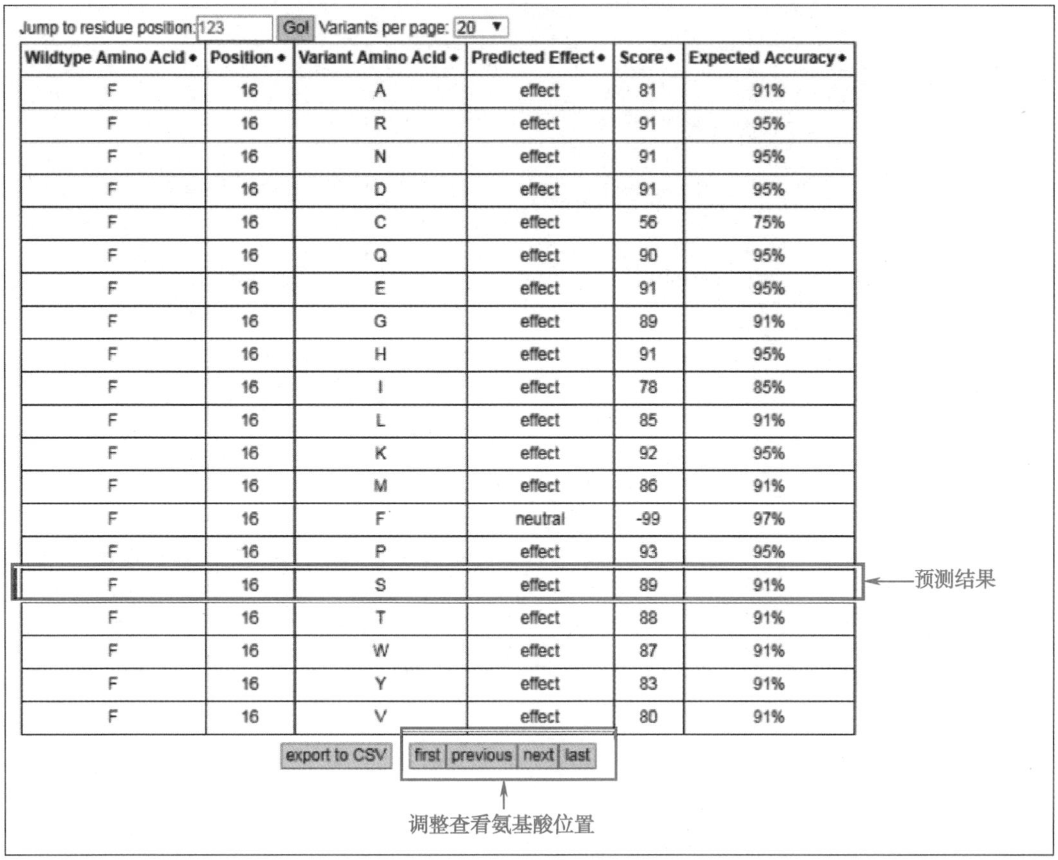

Wildtype Amino Acid ◆	Position ◆	Variant Amino Acid ◆	Predicted Effect ◆	Score ◆	Expected Accuracy ◆
F	16	A	effect	81	91%
F	16	R	effect	91	95%
F	16	N	effect	91	95%
F	16	D	effect	91	95%
F	16	C	effect	56	75%
F	16	Q	effect	90	95%
F	16	E	effect	91	95%
F	16	G	effect	89	91%
F	16	H	effect	91	95%
F	16	I	effect	78	85%
F	16	L	effect	85	91%
F	16	K	effect	92	95%
F	16	M	effect	86	91%
F	16	F	neutral	-99	97%
F	16	P	effect	93	95%
F	16	S	effect	89	91%
F	16	T	effect	88	91%
F	16	W	effect	87	91%
F	16	Y	effect	83	91%
F	16	V	effect	80	91%

Jump to residue position: 123 Go! Variants per page: 20 ▼

→ 预测结果

export to CSV | first | previous | next | last

↑ 调整查看氨基酸位置

图 4-239 SNAP2 预测结果

四、注意事项

SNAP2预测分析输入序列信息小窍门：通过"FASTA"可直接获得序列FASTA格式。点击查看示例后，序列框中会出现相应的示例信息模板，可根据查询的相应变异信息在此模板的基础上做相应修改，便捷又不易出错。预测分析时只需要输入该蛋白质序列FASTA格式的参考序列即可，不需要输入突变后的序列，软件会自动分析该位点氨基酸的各种替换情况。

参 考 文 献

[1] MAHLICH Y, REEB J, HECHT M, et al. Common sequence variants affect molecular function more than rare variants? Sci Rep, 2017,7(1):1608.

[2] YUAN L, XU H, YUAN J, et al. A novel *FN1* variant associated with familial hematuria: TBMN? Clin Biochem, 2016,49(10-11):816-820.

［3］HECHT M, BROMBERG Y, ROST B. Better prediction of functional effects for sequence variants. BMC Genomics, 2015,16(Suppl 8):S1.

［4］HECHT M, BROMBERG Y, ROST B. News from the protein mutability landscape. J Mol Biol, 2013,425(21):3937-3948.

［5］BROMBERG Y, ROST B. SNAP: predict effect of non-synonymous polymorphisms on function. Nucleic Acids Res, 2007,35(11):3823-3835.

（袁腊梅　吴　珊）

第五章

序列比对分析

第 1 节　应用 NCBI BLAST 进行序列比对

NCBI BLAST 全称为 National Center for Biotechnology Information Basic Local Alignment Search Tool，是一个基于序列相似性的数据库搜索程序。NCBI BLAST 包含多个独立的程序，如"Nucleotide BLAST"和"Protein BLAST"等，这些程序是根据查询对象和数据库的不同来定义的。图 4-240 示 NCBI BLAST 主页（http://blast.ncbi.nlm.nih.gov/Blast.cgi）。本节以 Protein BLAST 为例介绍 NCBI BLAST 序列比对分析应用。

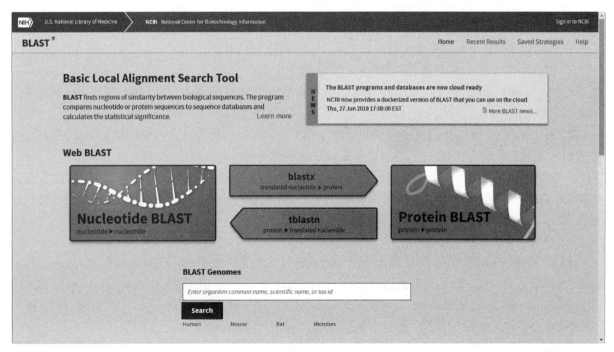

图 4-240　NCBI BLAST 主页

一、原理

NCBI BLAST 是一套在核苷酸数据库或蛋白质数据库中进行相似性比较的分析工具。BLAST 程序能迅速与公开数据库进行相似性序列比较。NCBI BLAST 结果中的得分是一种对相似性的统计说明。

相似性：一种很直接的关系，比如部分相同，或相似的百分比，或其他一些合适的度量。比如 A 序列和 B 序列的相似性是 80%。这是一种量化关系，可进行自身局部比较。

同源性：从一些数据中推断出两个基因或者蛋白序列具有共同祖先的结论，属于质的判断。就是 A 与 B 的关系上，只有同源关系或者非同源关系。A 与 B 同源性为 80% 的说法是不科学的。

序列的相似性和序列的同源性有一定的关系，一般来说序列间的相似性越高，它们是同源序列的可能性越高，所以经常可以通过序列的相似性来推测序列是否同源。正因为存在这样的关系，很多时候对序列的相似性和同源性没有做很明显的区分，常出现混用两个名词的情况。

序列相似性比较：是将待研究序列与核苷酸或蛋白质序列数据库进行比较，用于确定该序列的生物属性，也就是找出与此序列（待研究序列）相似的已知序列是什么。完成这一工作只需使用两两序列比较算法。常用程序包有 BLAST 和 FASTA 等。

序列同源性分析：是将待研究序列加入到一组与之同源，但来自不同物种的序列中进行多序列同时比较，以确定该序列与其他序列间的同源性。这是理论分析方法中最关键的一步，完成这一工作必须使用多序列比较算法，常用的程序包有 CLUSTAL 等。

二、完成目标

掌握应用 NCBI BLAST 程序进行序列比对分析的实践操作。

三、操作方法

（一）五种 BLAST 类型及介绍

1. BLASTN（Nucleotide BLAST） 表示核苷酸序列到核苷酸序列库中的一种查询方式。将库中存在的每条已知序列均与所查序列进行一对一地核苷酸序列比对。

2. BLASTP（Protein BLAST） 表示蛋白质序列到蛋白质序列库中的一种查询方式。将库中存在的每条已知序列逐一地同每条所查序列进行一对一的序列比对。

3. BLASTX 表示核苷酸序列到蛋白质序列库中的一种查询方式。先将核苷酸序列翻译成蛋白序列（一条核苷酸序列会被翻译成可能的 6 条蛋白），再对每一条蛋白序列进行一对一的序列比对。

4. TBLASTN 表示蛋白质序列到核苷酸序列库中的一种查询方式。与 BLASTX 相反，它是将库中的蛋白序列翻译成核苷酸序列，再对每一条核苷酸序列进行一对一的序列比对。

5. TBLASTX 表示核苷酸序列到核苷酸序列库中的一种查询方式。此种查询将库中的核苷酸序列和所查的核苷酸序列都翻译成蛋白（每条核苷酸序列会产生 6 条可能的蛋白序列），这样每次比对会产生 36 种比对阵列。

（二）NCBI BLAST 的步骤

1. 打开 NCBI BLAST 数据库搜索程序，NCBI BLAST 网址为 https://blast.ncbi.nlm.nih.gov/Blast.cgi。选择合适的 BLAST 方式和数据库，主页上包括几种不同的 BLAST 方式，如 Nucleotide BLAST (blastn)、blastx、tblastn 和 Protein BLAST (blastp)。还可在检索栏下方选择 BLAST 特定的物种等（图 4-241）。

2. 输入序列 如点击 "Nucleotide BLAST"，如图 4-242 所示，在相应位置填入查询的序列或相关信息，还可设置序列范围（不设置时默认为全部）、选择数据库及搜索范围。根据需要设置好相应参数，点击 "BLAST" 即可开始运行（图 4-243）。可同时勾选 "Show results in a new window"，将 BLAST 结果呈现在新打开的窗口中。

3. 结果评价 NCBI BLAST 程序评价序列相似性有两个数据：score（评分）和 E value（E 值）。评价一个 BLAST 结果的标准主要有三项，E 值（expect）、一致性（identities）和缺口（gaps）；加上长度，即四个标准。其中 score 是使用打分矩阵对匹配的片段进行打分，这是对各氨基酸残基（或碱基）打分求和的结果。一般来说，匹配片段越长、相似性越高则评分值越大。E 值则是在相同长度的情况下，对两个氨基酸残基（或碱基）随机排列的序列进行打分，得到上述评分值概率的大小。E 值越小表示随机情况下得到该评分值的可能性越低。

E 值：表示随机匹配的可能性，E 值越大，随机匹配的可能性也越大。E 值接近零或为零时，随机匹配可能性小，基本上就是完全匹配了。

一致性（identities）：或相似性，匹配上的氨基酸残基（或碱基）数占总序列长的百分数。

缺口（gaps）：在具体序列匹配信息中用"–"来表示缺口的匹配情况。

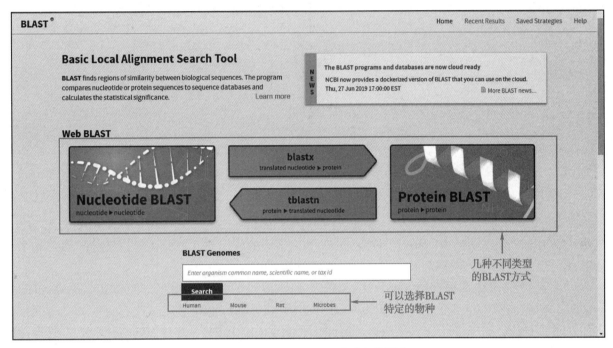

图 4-241　NCBI BLAST 方式和数据库

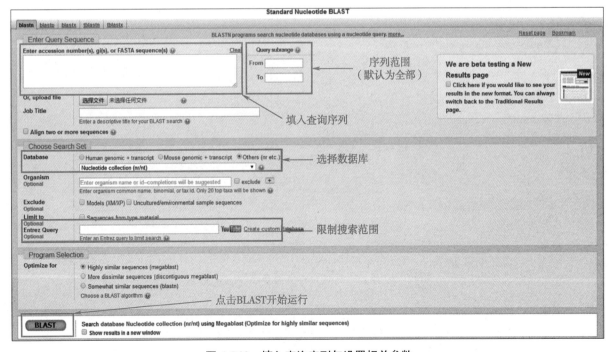

图 4-242　填入查询序列与设置相关参数

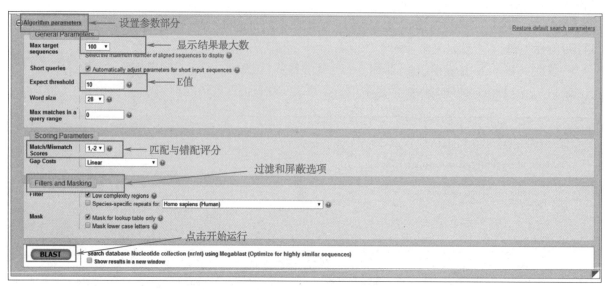

图 4-243　各参数设置说明

4. 以人类鞘磷脂磷酸二酯酶 1（sphingomyelin phosphodiesterase 1, *SMPD1*）基因为例，利用 NCBI BLAST 程序进行人类 *SMPD1* 基因和小鼠 *Smpd1* 基因编码的蛋白质序列的比对，并分析人类 *SMPD1* 基因编码蛋白第 558 号氨基酸（Leu）在小鼠中是否保守。

（1）获得拟比对物种（人类和小鼠）*SMPD1* 基因编码的蛋白质序列，即 NCBI Gene/GenBank/protein_id（NP_000534.3 和 NP_001006998.1），也可直接从 NCBI Protein 中获得。

（2）选择相应程序：如图 4-244 所示，因查询序列是蛋白质序列，可选择 "Protein BLAST" 程序，点击即可进入。

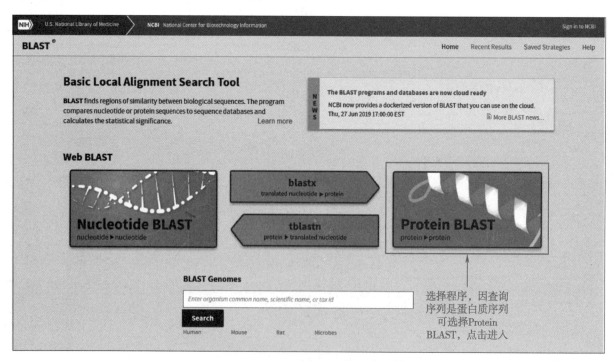

图 4-244　选择程序 Protein BLAST

（3）填入被比对序列和比对序列的 FASTA 格式、纯序列、accession 号或 gi 号，如图 4-245 所示，勾选 "Align two or more sequences"，被比对序列部分（Enter Query Sequence）填写人类 *SMPD1* 基因编码的蛋白 FASTA 序列或 accession 号（NP_000534.3），比对序列部分（Enter Subject Sequence）填写小鼠 *Smpd1* 基因编码的蛋白 FASTA 序列或 accession 号（NP_001006998.1），选择 "blastp (protein-protein BLAST)" 数据库，并设置好相应参数（图 4-246），点击 "BLAST" 按钮即可开始运行。

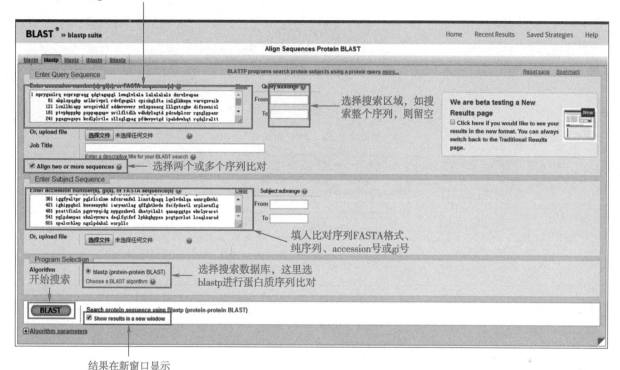

图 4-245　填入比对序列及相关信息

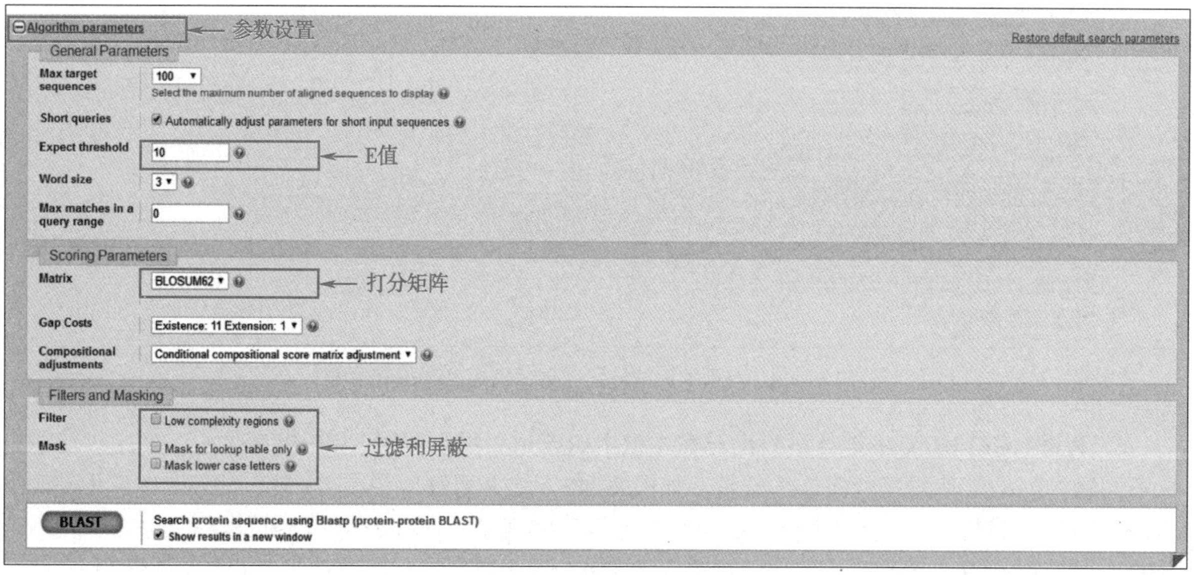

图 4-246　设置比对相关参数

（4）待程序运行完毕后，得出相应结果。图 4-247 为 NCBI BLAST（blastp）显示的图形结果，不同颜色代表不同匹配程度。图 4-248 显示具体的序列匹配情况和评价 BLAST 结果的重要指标。一般来说，"Score" 值越大，表明匹配片段越长、相似性越高。"Expect" 值接近零或为零时，表示基本上完全匹配。"Identities" 表示匹配上的氨基酸个数及其占总序列长的百分数。"Gaps" 表示缺口氨基酸个数及其占总序列长的百分数。从结果中可以得出，SMPD1 基因编码蛋白第 558 号氨基酸（Leu）在小鼠中保守。

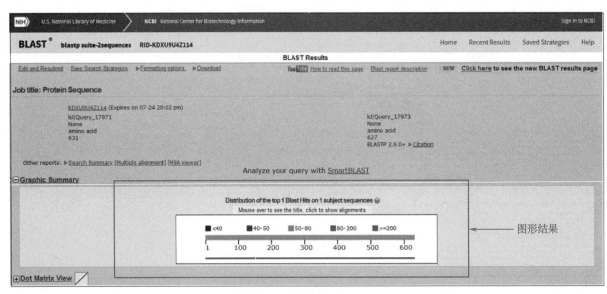

图 4-247　蛋白质序列比对图形结果

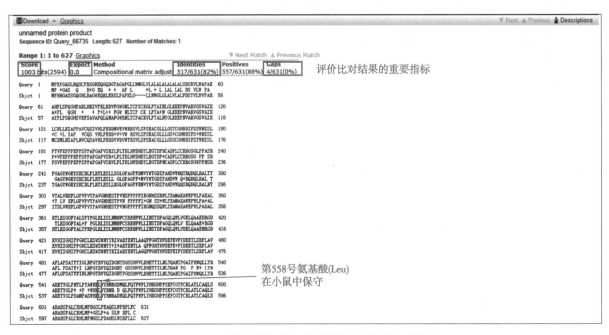

图 4-248　蛋白质序列比对评价指标和具体比对结果

5. 利用 NCBI BLAST 进行序列比对在文献中的应用　可以利用 NCBI BLAST 的序列比对功能进行不同物种间的氨基酸序列保守性分析。如图 4-249 示在 II 型胶原蛋白 α1 链（collagen type II alpha 1 chain，COL2A1）基因编码蛋白中位于 207 位置的氨基酸残基（p.Gly207）在不同物种中保守。左侧表示物种，右侧表示在不同物种中截取的对应人类 COL2A1 蛋白 p.Gly207 位置前后的氨基酸序列，红色方框示意不同物种在该位置上的氨基酸残基均为 Gly，可以清楚地看出 COL2A1 蛋白 p.Gly207 的保守性。

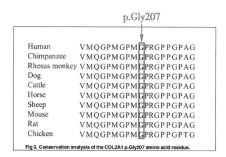

图 4-249 COL2A1 蛋白 p.Gly207 氨基酸残基的保守性分析

四、注意事项

应用 NCBI BLAST 进行多序列比对时,不建议直接选用序列(FASTA 格式)比对,而建议使用 gi 号或 accession 号形式(可实现批量比对),如 NP_000534.3 和 NP_035551.1。具体示例如图 4-250 所示。

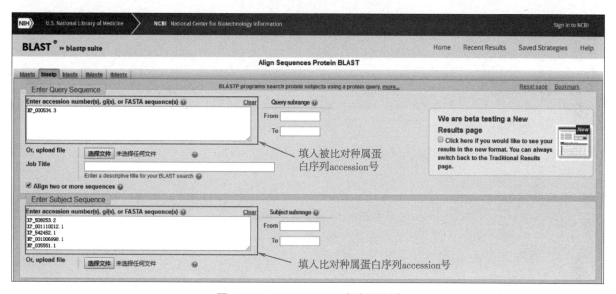

图 4-250 NCBI BLAST 多序列比对

------- 参 考 文 献 -------

[1] FAN K, ZHU H, XU H, et al. The identification of a transthyretin variant p.D38G in a Chinese family with early-onset leptomeningeal amyloidosis. J Neurol, 2019,266(1):232-241.

[2] XIAO H, GUO Y, YI J, et al. Identification of a novel keratin 9 missense mutation in a Chinese family with epidermolytic palmoplantar keratoderma. Cell Physiol Biochem, 2018,46(5):1919-1929.

[3] HUANG X, DENG X, XU H, et al. Identification of a novel mutation in the *COL2A1* gene in a Chinese family with spondyloepiphyseal dysplasia congenita. PLoS One, 2015,10(6):e0127529.

[4] JOHNSON M, ZARETSKAYA I, RAYTSELIS Y, et al. NCBI BLAST: a better web interface. Nucleic Acids Res, 2008,36(Web Server issue):W5-W9.

[5] ALTSCHUL S F, GISH W, MILLER W, et al. Basic local alignment search tool. J Mol Biol, 1990,215(3):403-410.

[6] 王俊,从丽娟,郑洪坤.常用生物数据分析软件.北京:科学出版社,2008.

[7] 张见影,伦志军,李正红.NCBI 基因序列数据库使用和检索方法.现代情报,2003,23(12):224-225.

(虢 毅 吴 珊)

第2节　应用 NCBI HomoloGene 进行序列比对

　　NCBI HomoloGene 数据库是 NCBI 同源基因数据库,通过对 Entrez 基因数据库中的基因进行自动聚类,关联了各个物种间的同源基因。图 4-251 示 NCBI HomoloGene 主页(https://www.ncbi.nlm.nih.gov/homologene/)。本节主要介绍 NCBI HomoloGene 序列比对分析。

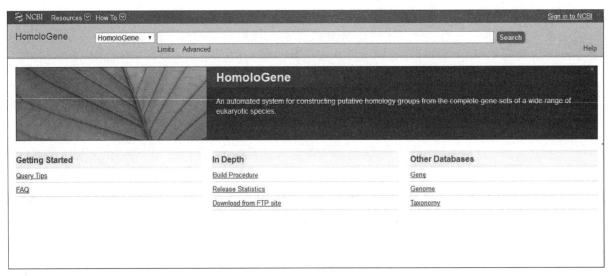

图 4-251　NCBI HomoloGene 主页

一、原理

　　大部分物种在进化的过程中都会保留祖先的一些特征和形状,这是因为物种在进化过程中存在保守性。保守序列一般提示其具有潜在的功能,或在细胞发育和调控方面可能发挥重要作用,尽管经过环境变迁和外界刺激,它们在生物进化过程中不会轻易改变。序列的数据库搜索、序列拼接、基因和蛋白质功能预测,以及进化树构建等,都可利用分子序列进行相似性比较。通过物种多序列比对可以研究序列的保守性,判断两条基因或两段基因组片段是否相似是序列分析的基本工作。

　　NCBI HomoloGene 数据库是一个通过已完成测序的真核生物基因组中自动检索同源基因的系统,可以检索直系同源基因和旁系同源基因。NCBI HomoloGene 的结果报告包括基因同源性和来自 OMIM、小鼠基因组信息学(Mouse Genome Informatics, MGI)、斑马鱼信息网络(Zebrafish Information Network, ZFIN)、酵母基因组数据库(Saccharomyces Genome Database, SGD)、直系同源基因簇(Clusters of Orthologous Groups, COG)和果蝇数据(FlyBase)的基因表型信息。NCBI HomoloGene 的下载功能包括可以下载 HomoloGene 中的转录物、蛋白质和基因组序列信息,以及下载基因组中特定基因的上游和下游序列。

二、完成目标

　　掌握应用 NCBI HomoloGene 程序进行序列比对的实践操作。

三、操作方法

以 *SMPD1* 基因为例,利用 NCBI HomoloGene 程序分析人类 *SMPD1* 基因编码蛋白在黑猩猩中的保守性。

1. 打开 NCBI HomoloGene 数据库搜索程序, NCBI HomoloGene 网址为 https://www.ncbi.nlm.nih.gov/homologene/。

2. 在搜索栏中输入"SMPD1 homo",点击 Search(图 4-252)。

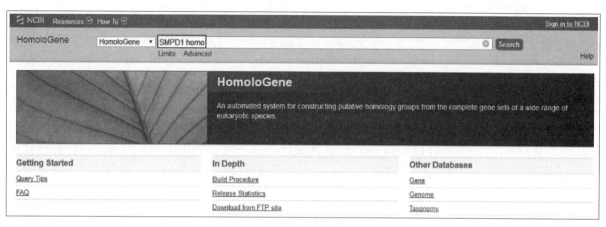

图 4-252　NCBI HomoloGene 输入查询基因

3. 如图 4-253 和图 4-254 所示,在新出现的页面中下拉,在"Genes"部分可以看到多个物种与人类 *SMPD1* 基因同源的基因,在"Proteins"部分可以看到与各个同源基因相对应的用于序列比对的蛋白质及其保守的结构域,在"Protein Alignments"部分可以实现蛋白质的序列比对和进化上的分析。

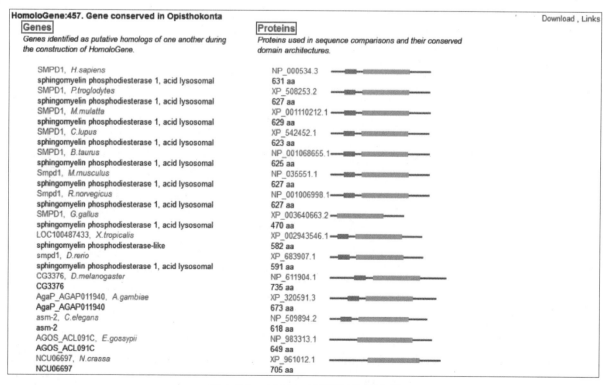

图 4-253　*SMPD1* 同源基因与蛋白质

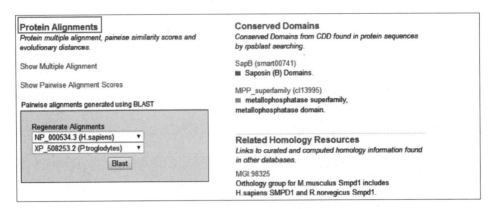

图 4-254 SMPD1 蛋白质比对

4. 在蛋白质比对 "Protein Alignments" 部分,可选择 "Show Multiple Alignment" 或 "Show Pairwise Alignment Scores"。如选择 "Show Pairwise Alignment Scores",在 "Regenerate Alignments" 处选择要进行比对的蛋白质序列,我们选择人类 *SMPD1* 基因编码蛋白序列 "NP_000534.3 (H.sapiens)" 和黑猩猩 *SMPD1* 基因编码蛋白序列 "XP_508253.2 (P.troglodytes)" 进行蛋白质序列比对。根据要求选择进行比对的相应蛋白质序列后,点击 "Blast" 按钮即可开始运行(图 4-255)。

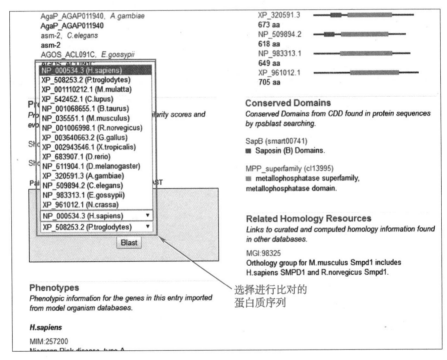

图 4-255 选择比对序列

5. 在页面中可以查看序列比对的评分、E 值、一致性和缺口等结果信息(图 4-256 和图 4-257)。评分即使用打分矩阵对匹配片段进行打分,这是对各氨基酸残基(或碱基)打分求和的结果。一般来说,匹配片段越长、相似性越高,则评分值越大。E 值则是在相同长度的情况下,对两个氨基酸残基(或碱基)随机排列的序列进行打分,得到上述评分值概率的大小,表示随机匹配的可能性。E 值越小,表示随机情况下得到该评分值的可能性越低。E 值越大,随机匹配的可能性也越大。E 值接近零或为零时,基本上就是完全匹配了。一致性也可称为相似性,指匹配上的氨基酸(或碱基)数目,以及匹配上的氨基酸(或碱基)占总序列长的百分比。缺口即缺失或插入氨基酸(或碱基)个数及其占总序列长的百分比,页面中还会显示具体的序列匹配情况。

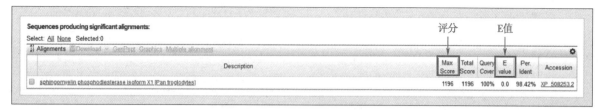

图 4-256　比对总体结果

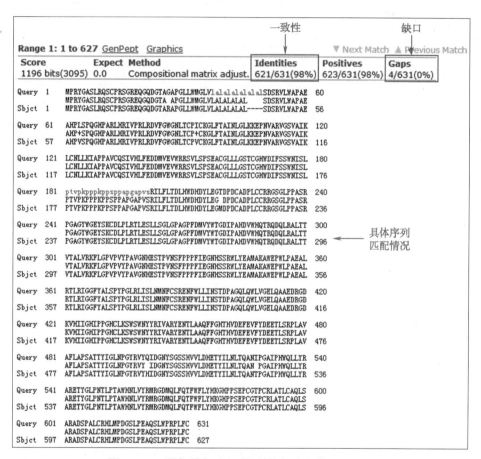

图 4-257　蛋白质序列比对评价指标和具体比对结果

四、注意事项

NCBI HomoloGene 可实现多个物种间同源基因编码蛋白的蛋白质序列比对。在页面中蛋白质比对部分点击 "Show Multiple Alignment" 即可出现多个同源基因编码蛋白的序列比对结果。该操作具有操作简单快捷，不易出错的优点。但其无法个性化选择序列信息（如转录物）。在结果页面中下拉可看到参与比对的蛋白质序列以及这些序列对应的同源基因和物种信息。具体示例如图 4-258 和图 4-259 所示。

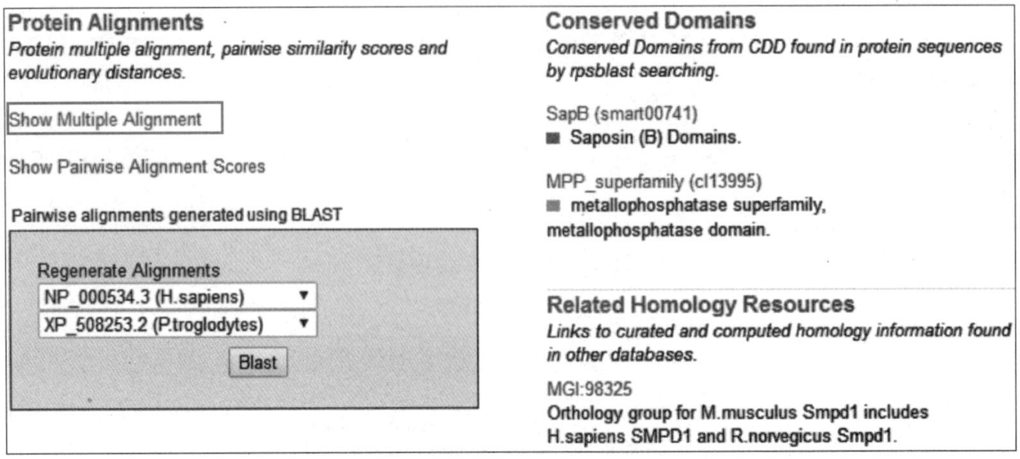

Protein Alignments

Protein multiple alignment, pairwise similarity scores and evolutionary distances.

Show Multiple Alignment

Show Pairwise Alignment Scores

Pairwise alignments generated using BLAST

Regenerate Alignments

NP_000534.3 (H.sapiens) ▼

XP_508253.2 (P.troglodytes) ▼

Blast

Conserved Domains

Conserved Domains from CDD found in protein sequences by rpsblast searching.

SapB (smart00741)
■ Saposin (B) Domains.

MPP_superfamily (cl13995)
■ metallophosphatase superfamily, metallophosphatase domain.

Related Homology Resources

Links to curated and computed homology information found in other databases.

MGI:98325
Orthology group for M.musculus Smpd1 includes H.sapiens SMPD1 and R.norvegicus Smpd1.

图 4-258　多个蛋白质序列比对

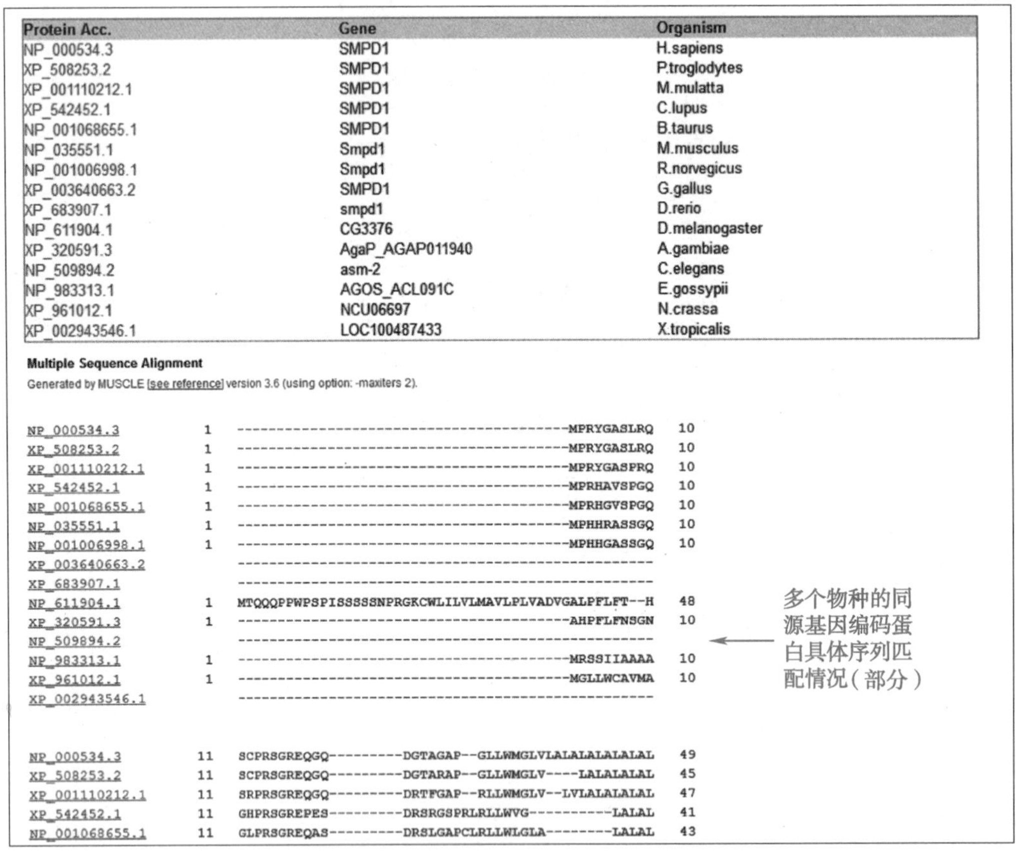

Protein Acc.	Gene	Organism
NP_000534.3	SMPD1	H.sapiens
XP_508253.2	SMPD1	P.troglodytes
XP_001110212.1	SMPD1	M.mulatta
XP_542452.1	SMPD1	C.lupus
NP_001068655.1	SMPD1	B.taurus
NP_035551.1	Smpd1	M.musculus
NP_001006998.1	Smpd1	R.norvegicus
XP_003640663.2	SMPD1	G.gallus
XP_683907.1	smpd1	D.rerio
NP_611904.1	CG3376	D.melanogaster
XP_320591.3	AgaP_AGAP011940	A.gambiae
NP_509894.2	asm-2	C.elegans
NP_983313.1	AGOS_ACL091C	E.gossypii
XP_961012.1	NCU06697	N.crassa
XP_002943546.1	LOC100487433	X.tropicalis

Multiple Sequence Alignment

Generated by MUSCLE [see reference] version 3.6 (using option: -maxiters 2).

多个物种的同源基因编码蛋白具体序列匹配情况（部分）

图 4-259　多个蛋白质序列比对结果

---------------------- 参 考 文 献 ----------------------

［1］SAYERS E W, AGARWALA R, BOLTON E E, et al. Database resources of the National Center for Biotechnology Information. Nucleic Acids Res, 2019,47(D1):D23-D28.

［2］NCBI RESOURCE COORDINATORS. Database resources of the National Center for Biotechnology Information. Nucleic Acids Res., 2018,46(D1):D8-D13.

［3］DENG S, DENG X, SONG Z, et al. Systematic genetic analysis of the *SMPD1* gene in Chinese patients with Parkinson's disease. Mol Neurobiol, 2016,53(7):5025-5029.

［4］WHEELER D L, CHAPPEY C, LASH A E, et al. Database resources of the National Center for Biotechnology Information. Nucleic Acids Res, 2000,28(1):10-14.

［5］王俊,从丽娟,郑洪坤.常用生物数据分析软件.北京:科学出版社,2008.

（虢 毅 吴 珊）

第六章

基因表达和蛋白质相关预测分析

第 1 节　BioGPS 基因信息查询

BioGPS 是一个免费的统筹和查询基因注释的资源,其基因注释整合各公共资源信息及其研究组生成的数据,并保持不断更新。具有开放的插件界面和自定义用户界面,具有可扩展性和用户可定制性,是一个使用起来十分简便的基因信息查询工具,能适用用户个人需求,有助于了解基因和蛋白质功能。本节主要介绍 BioGPS 基因信息查询。

一、完成目标

掌握使用 BioGPS 进行基因及其蛋白质相关信息查询的实践操作。

二、操作方法

1. 打开 BioGPS(http://biogps.org/)界面,在 "Search genes here" 框中输入需要搜索的相关基因(如 caspase-8),单击 "Search" 按钮(图 4-260)。

2. 在 "Current Gene List" 框(标记 1)中显示了 "caspase-8" 这个关键词的所有相关信息列表,总共包括 81 条相关基因信息。在 "Search Result" 栏目的 "Select species here"(标记 2)显示了这一列表中的基因在不同物种中报道的情况,如:human (50)、mouse (21) 和 rat (10)。在 "Search Result" 框中的中

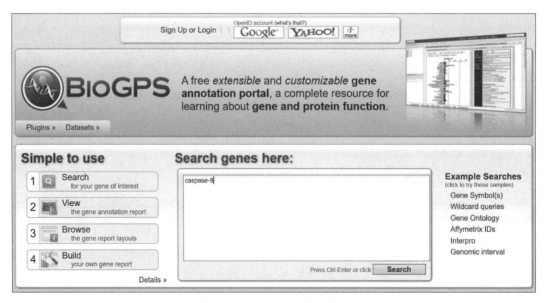

图 4-260　BioGPS 主页界面

间位置表格中呈现"caspase-8"基因在不同种属中的详细信息。如选择"rat"种属（标记3），可查询 rat 中"caspase 8"相关的详细信息（图 4-261）。

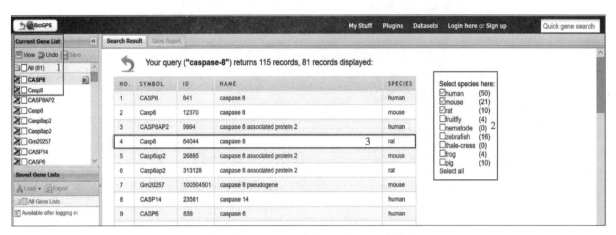

图 4-261　BioGPS：Search Result 界面

3. 单击图 4-261 中种属"SPECIES""rat"对应"SYMBOL""Casp8"进入基因详细信息界面，出现"Gene Report"框（图 4-262）。

（1）"Gene expression/activity chart"（标记1）包括信息来源数据库（Dataset）、探针名（Probeset）和基因概要（Summary），其中 Dataset 数据库可以通过"Change Dataset"更改。

（2）"Link"下方显示的是"Casp8"表达量（标记2），可选择呈现形式和内容，包括"Interactive Image""Static Image""Correlation"和"Downloads"，还可以将标签"Label"显示为"Sample Name""Tissue""SmokeConcentration"和"Treatment"。

（3）"Gene Identifiers"（标记3）中显示了"Casp8"基因相关信息，包括基因缩写（Symbol）、基因描述（Description）、不同数据库登记号（Accessions）、基因别名（Aliases）、基因组定位（Genome Location）、功能（Function）、转录物信息（Transcripts）以及编码蛋白信息（Proteins）等。

4. 在图 4-262 的对话框右上角，有"current layout"选项，在这里可以调整图 4-262 中"标记2"显示内容，可将"Default layout"更换为"Wikipedia""Pathway""KEGG"和"Exon atlas"等。

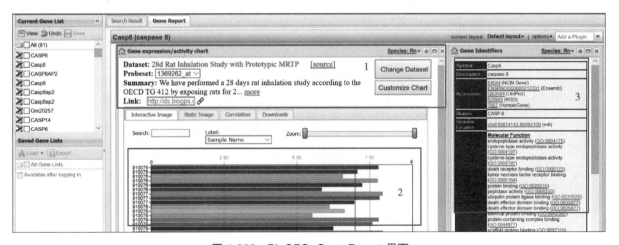

图 4-262　BioGPS：Gene Report 界面

5. 在图 4-262 的"Gene expression/activity chart"框中，系统默认的"Dataset"可以修改，点击右边的"Change Dataset"，可出现"Select a dataset"对话框（图 4-263）。目前"Default Datasets"有"0"个（标记1）和"Dataset Library"有"125"个（标记2）。

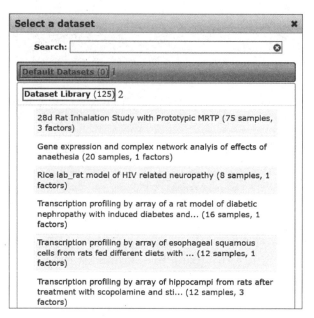

图 4-263　BioGPS：Select a dataset 对话框

6. 在图 4-264 左边框"Current Gene List"（标记 1）中，单击"Casp8"这个关键基因的相关信息列表中（总共 81 个）的任意一个基因别名，如"Casp8"呈现"Casp8 (caspase8)""Gene Report"信息框，在"Gene expression/activity chart"框中看到其在不同组织和细胞系中的表达情况。结果表明，"Casp8 (caspase8)"在"Intestine_small"中表达量最高（标记 2）。右上方可以调节"Zoom"变焦器，左右滑动"▌"（标记 3），可以调节基因表达柱状图显示位置。

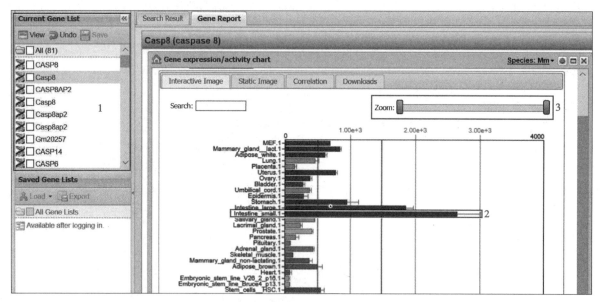

图 4-264　Gene expression/activity chart 对话框

━━━━━━━━━━━━━ ● 参 考 文 献 ● ━━━━━━━━━━━━━

[1] WU C, JIN X, TSUENG G, et al. BioGPS: building your own mash-up of gene annotations and expression profiles. Nucleic Acids Res, 2016,44(D1):D313-D316.

［2］WU C, MACLEOD I, SU A I. BioGPS and MyGene.info: organizing online, gene-centric information. Nucleic Acids Res, 2013,41(Database issue):D561-D565.

［3］WU C, OROZCO C, BOYER J, et al. BioGPS: an extensible and customizable portal for querying and organizing gene annotation resources. Genome Biol, 2009,10(11):R130.

（虢　毅　袁腊梅　黄艳霞）

第 2 节　蛋白质三维结构预测

SWISS-MODEL 于 1993 年由 Manuel C. Peitsch 等人创办,是一个有注解并基于同源建模的蛋白质结构服务器。该服务器的目的是为全世界生物化学和分子生物学学者提供蛋白质三维建模服务。PyMOL 是一款被广泛用于制作高品质小分子或是生物大分子(特别是蛋白质)的三维结构图像的软件。图 4-265 示 SWISS-MODEL 主页(http://swissmodel.expasy.org)。本节主要介绍应用 SWISS-MODEL 和 PyMOL 预测蛋白质三维结构。

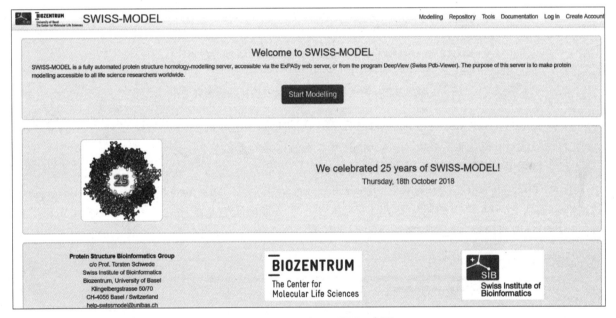

图 4-265　SWISS-MODEL 主页

一、原理

同源建模是在蛋白质结构数据库中寻找未知结构蛋白质的同源伙伴,再将同源蛋白质的结构优化构建出待预测蛋白质的三维结构。蛋白质结构服务器 SWISS-MODEL 采用了该方法建模,目前已有超过 5 000 个蛋白质三维结构模型。PyMOL 软件以 Py+MOL 命名:“Py”表示此软件基于一种计算机语言 Python 所衍生,“MOL”表示软件的作用是显示分子(Molecule)结构。利用 SWISS-MODEL 和 PyMOL 软件,可以构建和显示蛋白质的三维结构模型,其操作过程大致可分为获取蛋白质氨基酸序列、利用 SWISS-MODEL 预测蛋白质结构和使用 PyMOL 构建显示三维结构模型 3 个步骤。

二、完成目标

掌握使用 SWISS-MODEL 预测蛋白质结构及 PyMOL 构建显示蛋白质的三维结构模型的实践操作。

三、操作方法

以人类 α 突触核蛋白(synuclein alpha, *SNCA*)基因 p.A30P 突变示例蛋白质三维结构模型预测。

(一)获取 SNCA 蛋白质氨基酸序列

1. 进入 NCBI 主页(http://www.ncbi.nlm.nih.gov/),在"Gene"栏中输入"SNCA homo"点击"Search",在"Search results"中找到"SNCA""synuclein alpha [*Homo sapiens* (human)]"项并点击"SNCA"链接进入。

2. 在新出现的界面中"*mRNA and Protein(s)*"下方找到"NM_001146054.2 → NP_001139526.1",点击"NP_001139526.1",进一步获取 FASTA 格式的野生型人类 SNCA 蛋白质氨基酸序列(图 4-266)。

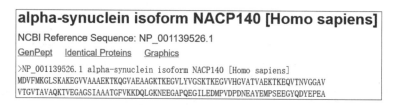

图 4-266 野生型人 SNCA 蛋白质氨基酸序列

3. 将登记号为 NP_001139526.1 的 FASTA 格式的人类 SNCA 蛋白质氨基酸序列第 30 位丙氨酸 (A) 改为脯氨酸 (P),得到人类 SNCA p.A30P 的突变型蛋白质氨基酸序列。

(二)使用 SWISS-MODEL 预测蛋白质结构

进入 SWISS-MODEL 主页(https://swissmodel.expasy.org),点击"Start Modelling",在"Target Sequence"输入框中输入 FASTA 格式的野生型/突变型人类 SNCA 蛋白质氨基酸序列,并点击"Build Model"按钮自动建模获取蛋白质三维结构预测结果(图 4-267)。

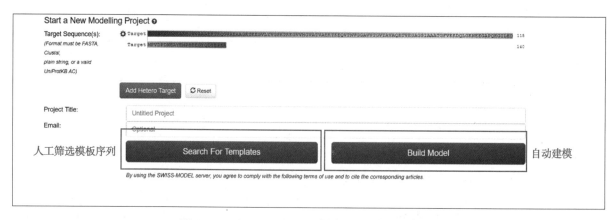

图 4-267 SWISS-MODEL 提交蛋白质氨基酸序列

1. 运行一段时间后得到多个肽段三维结构,三维结构可以旋转,任意位置可拍照。"Templates"是数据库中已保存的三维结构信息,"Models"是建模得到的结果(图 4-268)。

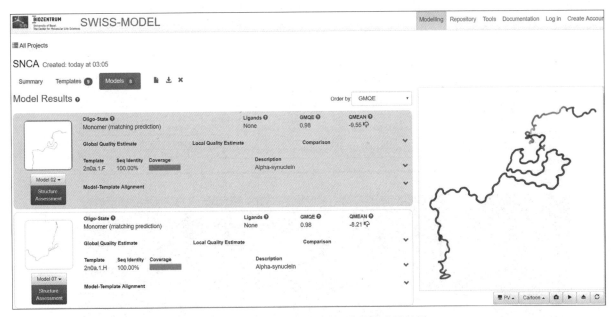

图 4-268　SWISS-MODEL 三维结构建模结果

2. 在多个结果中,应选择 GMQE(Global Model Quality Estimation)范围为 0~1,QMEAN(Qualitative Model Energy Analysis)为 –4~0 的预测结果模型。GMQE 评分反映了构建模型的预期精度以及目标覆盖率,其数值更高表示更高的可靠性。QMEAN 提供全局(即整个结构)和局部(即每个残差)的绝对质量估计,QMEAN 值在 0 附近,表明模型结构与实验结构具有较好的一致性,–4.0 或以下的数值表示模型质量较差,其结果可通过手势图形直观反映(图 4-269)。

3. 图 4-269 界面,点击"PDB Format"可下载预测模型的 PDB 格式文件,要求以全英文路径和名称保存。

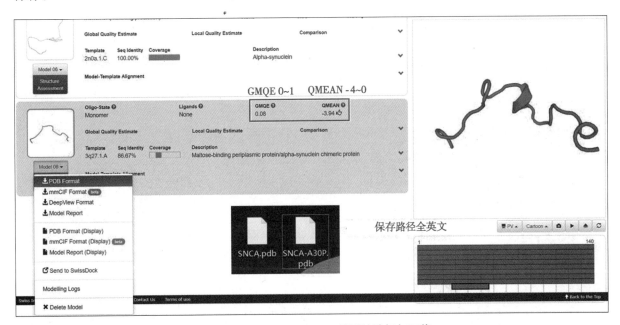

图 4-269　SWISS-MODEL 模型的选择与下载

（三）使用 PyMOL 构建显示蛋白质的三维结构模型

1. 打开 PyMOL 软件（version 1.5.0.3），点击菜单栏 "File" 的 "Open" 选项（或输入命令），导入上述构建模型 PDB 文件如 "SNCA.pdb"，出现如下界面（图 4-270 和图 4-271）。

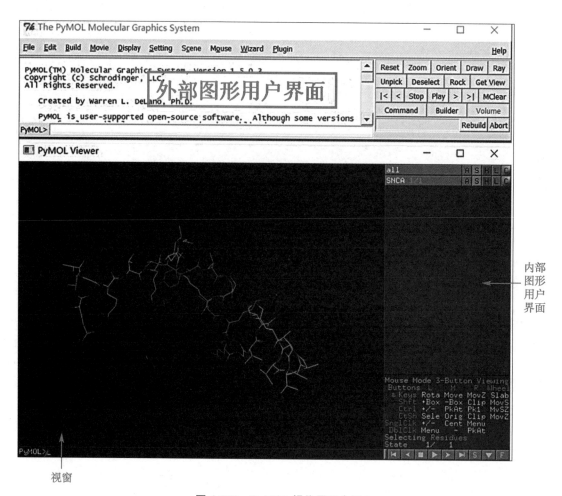

图 4-270　PyMOL 操作界面全图

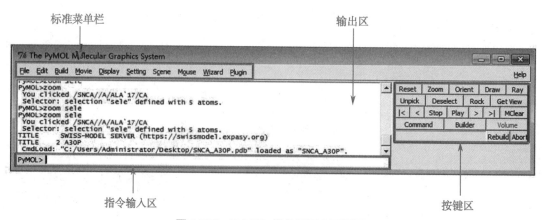

图 4-271　PyMOL 操作界面分区图示

2. 更改模型显示方式。可以选择操作界面上方菜单栏命令（如 Display 和 Setting）、右侧图层区快捷按钮（"A"为 Action、"S"为 Show、"H"为 Hide、"L"为 Label 和 "C"为 Color）和中间指令输入区输入命令（在 PyMOL> 后方输入）进行显示方式更改。选择"all"图层，指令输入区输入"hide everything"，或单击"H"快捷按钮，选择"Hide: everything"可隐藏所有方式对应的模型；输入"show cartoon"，或单击"S"快捷按钮，选择"Show: as cartoon"可更改模型显示方式为卡通结构图；输入"color red, ss h""color yellow, ss s"和 "color green, ss 1"，或单击"C"快捷按钮可更改着色方式，选择"Color: by ss"中"By Secondary Structure: Helix Sheet Loop"对蛋白质各二级结构着色，helix 为红色，sheet 为黄色，loop 为绿色（图 4-272）。操作鼠标左右键和中间滚轮等可以对呈现的三维结构模型图进行旋转或缩放等。

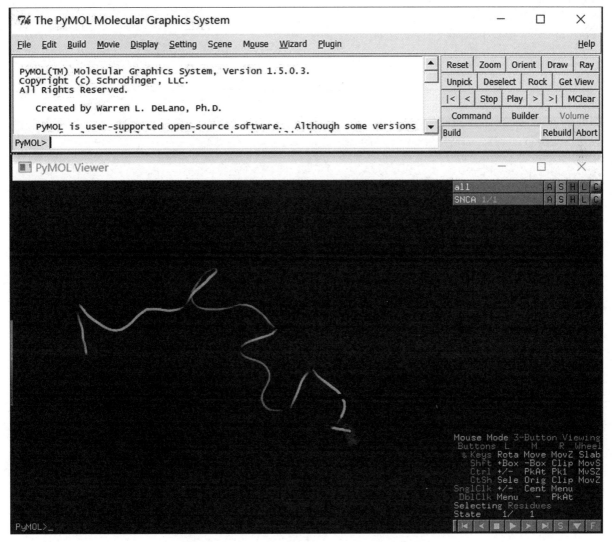

图 4-272　预测的野生型 SNCA 蛋白质三维结构

3. 在外部图形用户界面,上方菜单栏点击"Display"中"Sequence",在图形显示窗口上部显示蛋白质的氨基酸序列,在指令输入区"PyMOL>"后方输入"select 00, resi 30",选择第 30 位丙氨酸"A"。此时选择菜单栏"File"中"Save Image AS"的"PNG",导出标记有第 30 位氨基酸的模型图片。可选择菜单栏"File"中"Save Session AS..."保存为会话文件(PyMOL Session File,*.pse),下次打开文件可返回当前状态。选择菜单栏"File"中"Log..."可将所用命令保存为日志文件(PyMOL Script,*.pml)。再次输入"zoom 00",将三维结构图象显示定位至第 30 位丙氨酸"A"(图 4-273)。

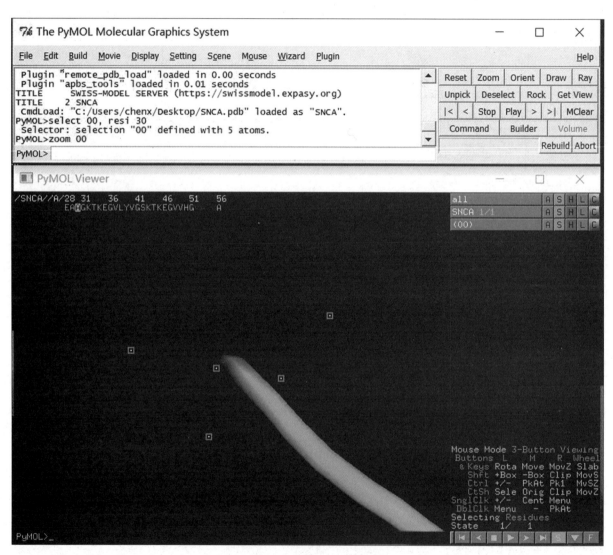

图 4-273 突变位点"30"的定位

4. 选择（00）图层显示第30位丙氨酸的球棍模型，在指令输入区 "PyMOL>" 后方输入 "show sticks, resi 30" 和 "show spheres, resi 30"，或单击 "S" 快捷按钮，依次选择 "Show: as sticks" 和 "Show: as spheres"；在指令输入区 "PyMOL>" 后方输入 "set stick_radius, 0.15" 及 "set sphere_scale, 0.2"，调整球棍模型各部分显示比例。选择 "File" 中 "Save Image AS" 的 "PNG"，导出图片（图 4-274）。

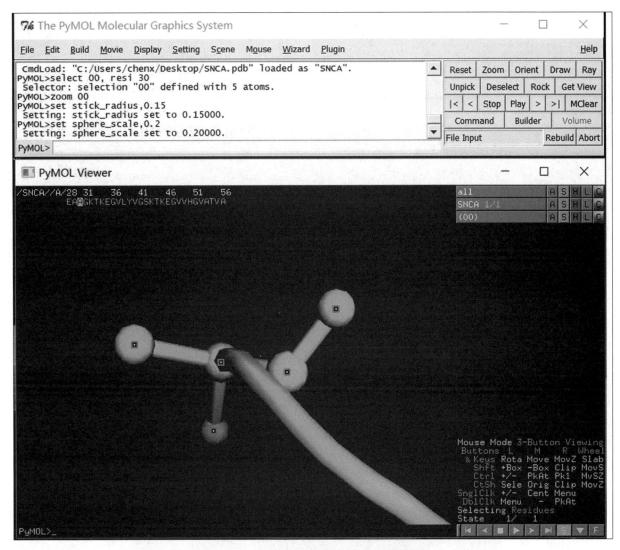

图 4-274　突变位点 "30" 丙氨酸的球棍模型

5. 进一步导入上述构建的突变型 "SNCA-A30P.pdb" 文件，仅选择 "SNCA-A30P" 图层，在指令输入区输入 "select 01, resi 30"，选择第 30 位突变脯氨酸 "P"，重复上述第 3 和第 4 步操作，呈现预测的突变型 SNCA 蛋白三维结构，得到突变后第 30 位脯氨酸球棍模型（图 4-275）。

6. 将保存的野生型 SNCA 蛋白质三维结构图、丙氨酸球棍模型和突变体脯氨酸球棍模型图片导出保存后进一步结合 Adobe Photoshop 或 Microsoft Office PPT 等软件，按要求制作成论文发表素材（图 4-276）。在 PyMOL 软件中也可进一步利用 "color" 命令等对球棍模型各部分着色，利用 "ray" 命令等对图片进行光线处理，利用 "bg_color" 命令或菜单栏 "Display" 中 "Background" 对图片背景进行修改。

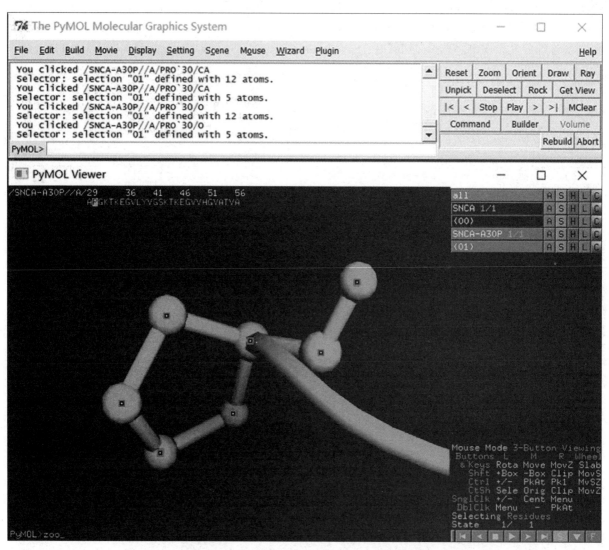

图 4-275 突变位点 "30" 脯氨酸的球棍模型

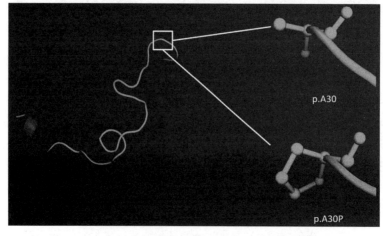

图 4-276 SNCA 蛋白质 A30P 突变体三维结构预测结果

四、注意事项

从 NCBI 数据库获取蛋白质序列时,应选择最长的已知转录物或者最具临床相关性的转录物所翻译的蛋白质氨基酸序列。在选择 SWISS-MODEL 预测的三维结构模型时,对于野生型蛋白质氨基酸序列预测和突变型蛋白质氨基酸序列预测要选择同一三维结构模型模板进行分析。

-- 参 考 文 献 --

［1］CHEN Q, YUAN L, DENG X, et al. A missense variant p.Ala117Ser in the transthyretin gene of a Han Chinese family with familial amyloid polyneuropathy. Mol Neurobiol, 2018,55(6):4911-4917.

［2］RIGSBY R E, PARKER A B. Using the PyMOL application to reinforce visual understanding of protein structure. Biochem Mol Biol Educ, 2016,44(5):433-437.

［3］YUAN L, GUO Y, YI J, et al. Identification of a novel *GJA3* mutation in congenital nuclear cataract. Optom Vis Sci, 2015,92(3):337-342.

［4］GUEX N, PEITSCH M C, SCHWEDE T. Automated comparative protein structure modeling with SWISS-MODEL and Swiss-PdbViewer: a historical perspective. Electrophoresis, 2009,30(Suppl 1):S162-S173.

［5］GUEX N, PEITSCH M C. SWISS-MODEL and the Swiss-PdbViewer: an environment for comparative protein modeling. Electrophoresis, 1997,18(15):2714-2723.

［6］谌容,陈敏,杨春贤,等.基于 SWISS-MODEL 的蛋白质三维结构建模.生命的化学,2006,26(1):54-56.

(虢 毅 袁腊梅 陈翔宇)

第 3 节 蛋白质 - 蛋白质相互作用预测

蛋白质通过与其他蛋白质相互作用从而发挥生物学功能,蛋白质-蛋白质相互作用(protein-protein interaction, PPI)参与细胞组织的各种生命活动,包括转录、翻译和信号传导等。通过免疫共沉淀法和高通量测序法等获得高可信度的蛋白质相互作用数据库,从 PPI 数据库出发,构建 PPI 网络,从而进行 PPI 预测和分析。通过实验方法确定 PPI 相对耗时长且成本较高,故在实验前先对 PPI 进行预测分析变得尤为重要。本节主要介绍 PPI 预测的三个数据库及应用。

一、原理

PPI 预测方法包括生物实验方法和计算方法(生物信息学方法)。

（一）生物实验方法

生物实验方法包括免疫共沉淀法、蛋白质亲和色谱和表面等离子共振等小规模实验,该方法正确率高,但每次通过实验获得 PPI 的数目少。此外,还包括酵母双杂交筛选技术、串联亲和纯化和蛋白质芯片等高通量实验,该方法高效,但由于 PPI 的复杂性及实验方法的差异,易产生假阳性及假阴性结果。

（二）计算方法（生物信息学方法）

计算方法中主要可以分为以下五类:

1. 基于基因组信息 利用全基因组测序得到的信息,进行全基因组序列比对获得保守序列,进而可以预测功能相关的 PPI。这类方法包括系统发育谱、基因邻接和基因融合等。

2. 基于蛋白质三维结构或结构域 由于结构决定功能,对于结构已知的蛋白质而言,可通过同源建模法和穿线法等基于蛋白质三维结构的方法,以及序列信号标记关联法和随机森林等基于结构域的方式预测蛋白质间的相互作用。基于蛋白质结构或预测出的蛋白质结构数据,预测出的 PPI 较其他预测方法更为可靠。

3. 基于蛋白质序列 由于氨基酸序列-蛋白质结构-蛋白质功能间存在内在联系,PPI 信息包含于氨基酸序列之中,且测序技术较结构测定技术成熟,故可通过基于蛋白质序列的方式进行蛋白质结构预测,从而预测蛋白质间相互作用。

4. 基于文本挖掘技术 通过从数据库中挖掘由实验方法获得的 PPI,该方法是相互作用研究中的主流。

5. 基于进化信息的方法 一对发生相互作用的蛋白质不是物理上发生关联就是遗传上发生关联,即一对相互作用的蛋白质具有共同进化趋势。该方法包括镜像树和关联性突变等。镜像树指功能相关的基因有共同进化的趋势,两者的系统发育树呈现出相似性,这种系统发育树称之为镜像树。关联性突变指整体中的部分发生变异时,为抵消这种变异,保证结果稳定,其他部分也要发生相应的变异。

基于上述理论,各种 PPI 预测数据库应运而生:STRING(Search Tool for the Retrieval of Interacting Genes/Proteins)、UniHI(Unified Human Interactome)、GeneMANIA、FunCoup(Functional Coupling)、IMP(Integrated Multi-species Prediction)和 BioGRID(Biological General Repository for Interaction Datasets)等数据库。

二、完成目标

掌握应用 STRING、UniHI 和 GeneMANIA 数据库进行 PPI 预测,构建 PPI 网络的实践操作。

三、操作方法

(一)STRING 数据库

STRING 是 PPI 的检索数据库(https://string-db.org/)。该数据库提供基于实验数据、文本挖掘和综合其他数据库等获得的已知 PPI 信息,以及基于基因邻接、共表达和基因融合等生物信息学方法预测的信息。

STRING 数据库(Version 11.0)界面左侧可选择搜索方式,如"Protein by name"根据蛋白质名称查询,"Protein by sequence"根据蛋白质序列查询,"Multiple proteins"和"Multiple sequences"可同时查询多个蛋白质和多个蛋白质序列,以及其他查询方式等。如需了解某目标蛋白的可能相互作用蛋白可选择前两种方式,如已知多个蛋白,需了解它们相互作用关系,可选择后两种方式。右侧为查询检索框,"Single Protein by Name / Identifier"检索方式下,可在"Protein Name"录入查询蛋白质的名称或符号,"Organism"中选择查询物种或手动输入查询物种(也可以选择"auto-detect",在下一步中再选择感兴趣的条目)。

1. 以人类 *FBN1* 基因编码蛋白为例进行查询,在"Protein Name"中输入"FBN1","Organism"中选择"Homo sapiens",点击"SEARCH"(图 4-277)。

2. 进一步选择"organism"中目标物种"Homo sapiens","protein"为"FBN1",单击"CONTINUE"按钮继续。

3. 获得与 FBN1 蛋白相互作用的网络图(protein-protein interactions network),即 PPI 网络视图,为FBN1 蛋白质的预测关联网络(图 4-278)。PPI 网络视图由节点(nodes)和边(edges)构成,节点代表蛋白质,节点间连线代表两蛋白之间的相互作用,Legend 界面有相关说明。

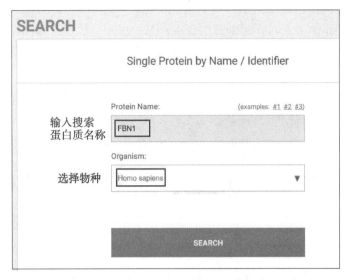

图 4-277 STRING 查询界面

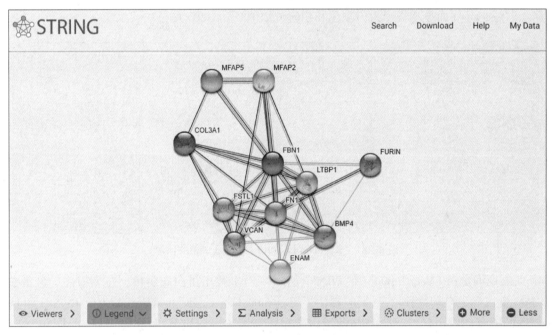

图 4-278 STRING：FBN1 蛋白相互作用网络图

（1）点击节点可以拖动,改变蛋白相互作用网络图。红色节点代表我们查询的蛋白质(节点标记的字母缩写为蛋白质符号),其余节点为与该查询蛋白质相互作用的蛋白质。节点中含有螺旋结构提示该蛋白质的三维结构已知,空心节点表示该蛋白质三维结构未知(图 4-279)。

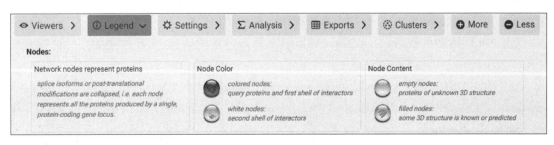

图 4-279 STRING Legend 界面：Nodes 说明

（2）两蛋白质间不同颜色线条代表预测的功能关系。在"evidence"模式，由8种颜色组成（颜色与设定相关），表示8种预测关系时不同来源的证据（图4-280）。其中已知相互作用部分：高亮蓝线表示基于数据库证据（from curated databases），紫线表示基于实验证据（experimentally determined）；预测的相互作用：绿线表示邻近基因（gene neighborhood），红色表示基因融合（gene fusions），蓝线表示基因共发生（gene co-occurrence）；其他：黄线表示文本挖掘（textmining），黑线表示共表达（co-expression），浅蓝线表示蛋白同源性（protein homology）。

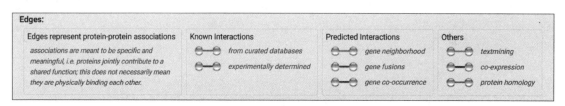

图4-280　STRING Legend 界面：Edges 说明

（3）在查询蛋白质中，如果输入的基因是融合基因，则两个蛋白质均会显示出来。预测的相互作用蛋白质（功能伙伴）是根据分数值进行排序的，点击不同来源证据下方按钮，将显示不同证据来源的详细信息。Legend 界面显示每个蛋白颜色和相应分数值（图4-281）。

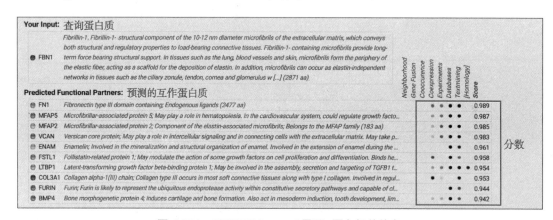

图4-281　STRING Legend 界面：蛋白相关信息

4. 点击查询蛋白"Your Input"中"FBN1"（图4-281），弹出蛋白质窗口。左侧描述了该蛋白质的信息简介、蛋白标识符和物种信息，同时提供了 Ensembl、GeneCards、nextprot、KEGG、RefSeq 和 UniProt 等数据库的链接。点击任意一个与查询蛋白质相互作用的蛋白质节点，在弹出窗口（图4-282）中通过"re-center network on this node"，可以查询该节点蛋白质的 PPI 相互作用网络；通过"add this node to input nodes"，可将该节点作为查询蛋白质（即节点变为红色）；通过"show protein sequence"，可以显示该蛋白质的氨基酸序列；通过"homologs among STRING organisms"，可在 STRING 数据库中显示该蛋白质的同源家族；通过"Pathways, Functions Resources (GeneCards)"，可以链接到 GeneCards 数据库中。右侧展示了蛋白质的结构信息（若 STRING 数据库未储存该结构信息，则不显示；由于 PDB 等蛋白质结构数据库定期更新，故建议从 PDB 数据库中获得蛋白质的结构信息）。

5. 点击 PPI 网络图的线条（图4-278），可以显示两蛋白质的信息、相互作用关系的证据来源及分数值（图4-283）。

6. 点击图4-278 左侧"Viewers"，可选择显示的内容，默认为"Network"，还包括"Cooccurence""Experiments""Coexpression""Databases""Neighborhood""Textmining"和"Fusion"。选择后其右上角显示"currently showing"。

7. 点击图4-278 中的"Settings"，在"Settings"界面进行相关自定义设置（图4-284）。

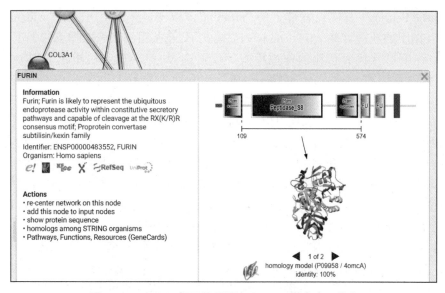

图 4-282　FBN1 相互作用蛋白 FURIN 弹出窗口信息

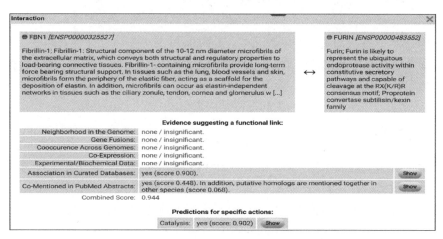

图 4-283　FBN1 与 FURIN 相互作用关系

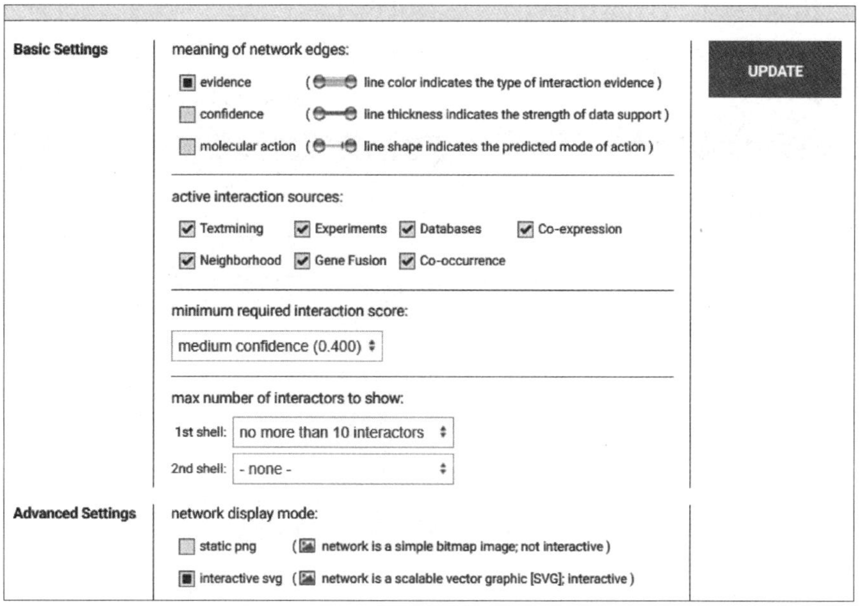

图 4-284　STRING：Settings 窗口

（1）在"Basic Settings"基本设置部分的"meaning of network edges"中，在"evidence"模式下，线条颜色代表相互作用的证据类型；在"confidence"模式下，线条粗细代表数据支持强度；在"molecular action"模式下，线条形状代表预测的作用模式。仅可选择一项，选定后单击"UPDATE"可更新相互作用网络图像显示。在"active interaction sources"中，可以选择不同类型的相互作用来源（包括Textmining、Experiments、Databases、Co-expression、Neighborhood、Gene Fusion 和 Co-occurrence）。通过"minimum required interaction score"选项可以为置信度评分设置阈值，只有超过该阈值评分的相互作用才包含在预测网络中，分值越高，可信度越高。在"max number of interactors to show"设置项中，系统默认设置为显示 10 个预测的相互作用，也可选择 0 个、5 个、20 个、50 个或其他任意个数。

（2）在"Advanced Settings"高级设置中，"network display mode"可选择"static png"选项，PPI 网络视图将以简单位图形式呈现，非交互式的；选择"interactive svg"选项，PPI 网络视图以可扩展的矢量图形式呈现，为交互式。还可设置"display simplification"将显示简单化。

8. 点击图 4-278 中的"Analysis"，在"Analysis"页面，显示预测网络的相关统计信息和各数据库功能富集等。如 GO 数据库（Biological process、Molecular function 和 Cellular component）、相关文献、KEGG 通路、Reactome 通路、UniProt 关键词和蛋白域（PFAM、INTERPRO 和 SMART）。

9. 点击图 4-278 中的"Exports"，在"Exports"页面，预测的网络视图以"bitmap image"和"protein sequences"等格式导出并保存到本地。还可以表格形式浏览相互作用情况。

10. 点击图 4-278 中的"Clusters"，在"Clusters"页面，对于一个包含许多节点的蛋白质相互网络，通过 Cluster 页面可挖掘其中子网络，即对相关基因进行聚类，属于同一类的基因所构成的相互作用网络为一个模块。支持 kmeans 和 MCL 聚类，选定后单击"APPLY"即可显示。聚类结果为 TSV 格式（可用 Excel 软件打开），可查看属于同一类的编码基因。

（二）UniHI 数据库

UniHI 数据库整合了多个人类蛋白质相互作用的数据库，可方便用户直接和简单地访问数据库（http://www.unihi.org/），进而检索、分析和可视化 PPI 网络视图。UniHI 数据库还包括如 HPRD、BioGRID、IntAct 和 DIP 等蛋白质相互作用数据库资料，以及 TRANSFAC、miRTarBase 和 HTRIdb 转录调控数据库。此外，该数据库还包括来自 DrugBank 数据库的信息。

1. 在 UniHI 搜索页面，输入基因或蛋白符号（一个或多个基因名字、基因缩写、Entrez 基因 ID、UniProt ID、Ensembl ID、HPRD ID、BioGRID ID 和 IntAct ID 等），选择相应物种"Choose organism for entered identifiers"（可选 HUMAN、YEAST、WORM、FLY 和 MOUSE），然后点击"Submit"按钮提交（图 4-285）。

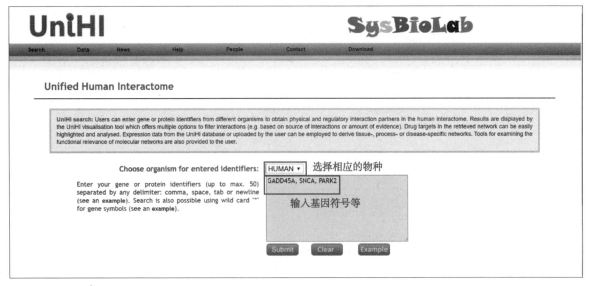

图 4-285　UniHI 查询界面

2. 搜索结果 "UniHI Search Results" 页面呈现四项信息："Proteins" "Physical Interactions" "Regulatory Interactions" 和 "Network"（图 4-286）。

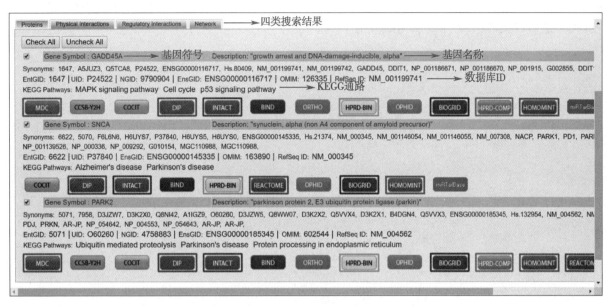

图 4-286 UniHI 搜索结果页面

（1）"Proteins" 中介绍了查询基因或蛋白质的一般信息：名称、别名、UniProt ID、KEGG 通路（如果可用）及其链接。在每个基因下面，不同颜色的按钮显示包含相应基因 / 蛋白质的数据库资源的名称，并可链接到相应的数据库或资源中。

（2）"Physical Interactions" 和 "Regulatory Interactions" 中显示互作蛋白质基因缩写、名称及数量，同时提供可以链接到含有原始信息的相关数据库。此外，这两类相互作用均可下载并使用其他工具分析（图 4-287）。

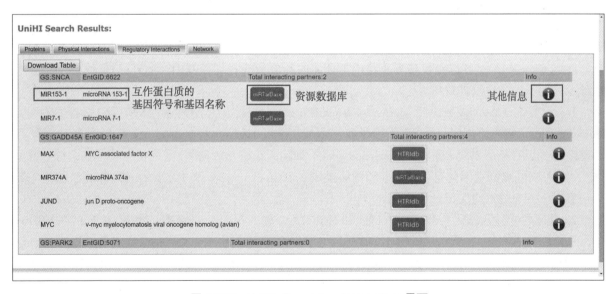

图 4-287 UniHI：Regulatory Interactions 界面

（3）"Network"中可查看 PPI 可视化网络图。被查询的蛋白质用灰色节点表示，与之相互作用的蛋白以黄色节点表示，点击任意节点可以查看蛋白的基本信息（可链接到 GeneCards 和 GeneMANIA 数据库中）。蛋白之间的线条（edges）表示蛋白之间的互作关系，页面可以放大和缩小，节点可以移动，PPI 网络图可以 TXT、PNG 和 PDF 格式导出（图 4-288）。

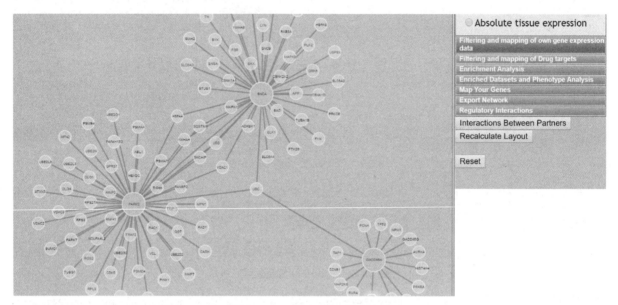

图 4-288　UniHI：PPI 网络视图

右侧列表中可通过连接性（直接或间接相互作用）、资源（各数据库来源）、推导方法（高通量酵母双杂交、计算机预测和文献挖掘）、实验规模（大规模和小规模）、PubMed 最小参考文献数（1~5 或所有）和相互作用类型（二元相互作用和复杂相互作用）的分子相互作用条件过滤，单击"Update Nodes"更新 PPI 网络图。也可修改其他相关条件，如基因表达、药物靶点、富集分析和表型分析等。

（三）GeneMANIA 数据库

GeneMANIA 是另一个可进行蛋白质相互作用预测分析的常用数据库，该数据库可以从公开的、大规模功能相关的数据资料中发现与输入基因相关的基因，包括蛋白质与遗传交互、通路和共表达等信息。通过 GeneMANIA 可以寻找某个通路或复合体的新成员或找到新基因。此外，数据库还支持分析用户上传的基因表达数据资料。

1. 打开 GeneMANIA 数据库（https://genemania.org/）。左上方为搜索条，分别可以选择物种（如 Homo sapiens）、输入检索词（输入基因符号如 FBN1、FN1 和 HGF，含有自带的搜索匹配功能，未被识别的基因符号以红色下划线表示"unrecognised gene"，如输入正确基因符号，系统将自动在基因符号前画"√"，并生成可预览基因信息供确认）和网络类别（如 Co-expression 和 Predicted 等，自动显示相关数据信息），下方有搜索历史记录（图 4-289）。

2. 搜索栏中输入基因符号 FBN1、FN1 和 HGF（可以输入单个基因或基因列表，多于 1 个时，分行输入），点击搜索按钮，搜索结果如图 4-290 所示，PPI 网络图也是由节点（nodes）和线条（edges）构成，不同颜色线条表示可能相互作用的不同网络机制（对应于右侧的 Networks），基因查询列表（搜索栏）、PPI 视图和网络列表可以同时查看。

3. 界面可通过鼠标滚动轮、"+"或"-"将结果界面进行放大和缩小的调整，拖动界面背景可将界面进行移动。鼠标悬停在某一基因节点上，可显示该基因的作用网络；单击拖动节点，可以进行移动；单击节点可显示该基因的信息，并可将该基因通过"Add"添加到搜索栏中，或通过"Only"仅搜索该基因的相互作用网络。点击两相互作用基因间的线条，可显示两基因的原始文献资料等信息。

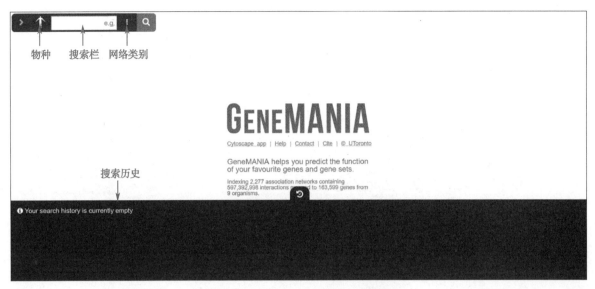

图 4-289　GeneMANIA 数据库搜索界面

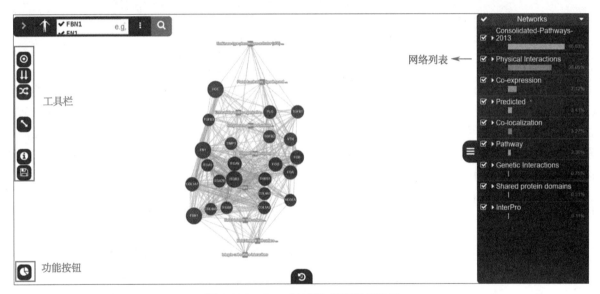

图 4-290　GeneMANIA 搜索结果显示

4. 搜索结果界面的左侧工具栏中,点击第一个圆圈按钮或"J"键,PPI 网络图可呈现同心圆布局(图 4-291)。基因按分数排序,查询基因(FBN1、FN1 和 HGF)分布在圈内,其余基因以查询基因为中心环绕四周。点击第二个"↓↓"按钮或"K"键,可使网络图以图 4-292 线性布局的形式呈现,使查询基因与相互作用基因呈两列,从而使查询基因与互作基因间的互作关系一目了然。通过工具栏最下方的保存图标可以将网络图和报告等以图片 JPG 和 PDF 等格式进行保存。

5. 如图 4-290 右侧所示,可进一步查看"Networks"的不同信息,如"Physical Interactions"或"Co-expression",如仅选定某一项内容,则中间视图仅显示对应内容,其他连线消失,可分别保存相关网络图,点击下拉菜单可查看提供证据支持的相关文献。

四、注意事项

数据库是生物信息学研究出发点,数据和注释的准确度十分重要。以计算机为基础的分析有利于客观处理所有数据库条目,但无法产生较高质量的注释,人为干预尤其是基于实验证据或关联其他条目能产生高质量的注释。

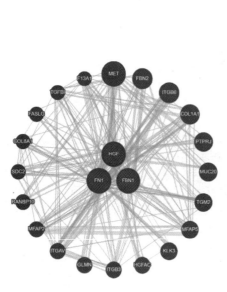

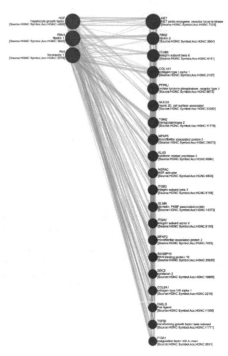

图 4-291　PPI 网络图（同心圆）　　　　　图 4-292　PPI 网络图（线性）

尽管基于积累的相关数据,目前已对蛋白质相互作用开展了一系列研究,但各模型和方法的计算预测精度和性能可能还有待提高。此外,不同分析方法的准确性也不相同,需要衡量各方法的准确性。综合 PPI 各种特征,用不同方法同时进行预测能有效提高预测可信度。对于基于计算预测方法的结果,可作为实验方法的补充和验证,也能为大规模分析差异表达基因及后续研究等提供一定依据,还可以通过设计和实施相关实验进一步验证。基于 PPI 网络的复杂性和多样性,以及其实时动态变化难以检测,迫切需要对 PPI 研究技术进行创新。

━━━━━━━━━━━━━━━━━ 参 考 文 献 ━━━━━━━━━━━━━━━━━

［1］SZKLARCZYK D, GABLE A L, LYON D, et al. STRING v11: protein-protein association networks with increased coverage, supporting functional discovery in genome-wide experimental datasets. Nucleic Acids Res, 2019,47(D1):D607-D613.

［2］FRANZ M, RODRIGUEZ H, LOPES C, et al. GeneMANIA update 2018. Nucleic Acids Res, 2018,46(W1):W60-W64.

［3］KALATHUR R K R, PINTO J P, HERNÁNDEZ-PRIETO M A, et al. UniHI 7: an enhanced database for retrieval and interactive analysis of human molecular interaction networks. Nucleic Acids Res, 2014,42(Database issue):D408-D414.

［4］毕敬业 . 基于序列的蛋白质相互作用预测方法研究 . [2020-03-20]. https://kreader.cnki.net/Kreader/CatalogViewPage.aspx?dbCode=cdmd&filename=1013325075.nh&tablename=CMFD201401&compose=&first=1&uid=.

［5］初砚硕 . 蛋白质相互作用预测方法研究 . [2020-03-20]. https://kreader.cnki.net/Kreader/CatalogViewPage.aspx?dbCode=cdmd&filename=1013371187.nh&tablename=CMFD201401&compose=&first=1&uid=.

［6］黄浩 , 陈临溪 . 生物信息学方法在预测蛋白质相互作用中的应用 . 中国医学创新 , 2010,7(36):179-181.

［7］王夏 , 李北平 , 谭明锋 , 等 . 生物信息学方法预测蛋白质相互作用网络中的功能模块 . 生物技术通讯 , 2009,20(3):430-432.

［8］朱新宇 , 沈百荣 . 预测蛋白质间相互作用的生物信息学方法 . 生物技术通讯 , 2004,15(1):70-72,75.

（虢　毅　袁腊梅　孙　艳）

第七章

论文写作应用

第1节 常用截图方式

截图是由计算机截取并能在屏幕或其他显示设备上显示的可视图像。通常截图可由操作系统或专用截图软件完成,也可通过外部设备如数字相机拍摄。截图可分为静态截图和动态截图。静态截图能获得一个位图文件,如位图格式(Bitmap, BMP)、便携式网络图形(Portable Network Graphics, PNG)和联合图像专家组(Joint Photographic Experts Group, JPEG)。动态截图则获得一段视频文件。本节主要介绍几种常用截图方式。

截图一般是为了显示特定状态下程序界面图标和视频内容等,即将电脑屏幕上呈现的内容记录下来,保存为图片。也可以选择性地记录一部分,效果与看到的几乎一样。通过截图文件,可以自己保存以便查阅,也可用于与他人分享。常用快捷键截图软件在启动运行之后可自动缩小在任务栏,不影响使用者的其他操作,对截取的图像可进一步进行图像编辑、标注和保存等。目前已有许多工具功能强大且免费,除花式截图和截长图外,还可制作成图形交换格式(Graphics Interchange Format, GIF)动图。截图是日常办公生活中常用的技能方法,掌握几种方便且能实现目的的方法即可。

一、完成目标

学习常用截图软件和相关快捷键截取获得各种截图,如截获屏幕截图、活动窗口截图、桌面滚动窗口截图和任何特定区域截图等。

二、操作方法

(一)键盘截屏快捷键截图

电脑键盘上有很多好用但平时较少使用的快捷键,如"PrtSc SysRq"或"PrtSc"(即 PrintScreen,直译为打印屏幕)。该键使用方法简单,按下该键后即可实现屏幕截图,并将其存放于剪贴板中。通过打开图片处理等软件,通过粘贴功能呈现。

(二)浏览器快捷截图功能截图

以360安全浏览器为例,先打开360安全浏览器12(版本号:12.2.1362.0),在浏览器右上方扩展功能区可通过"扩展管理"设置"截图"扩展功能(图4-293)。设置完成后可单击选择剪刀状截图图标选择"指定区域截图"(快捷键:Ctrl+Shift+X)或"指定区域截图(隐藏浏览器窗口)"进行截图,前者为对浏览器窗口指定区域截图,后者为隐藏浏览器窗口后的活动窗口截图(图4-294)。应用截图后界面的快捷操作可对截图进行简单编辑和保存等。

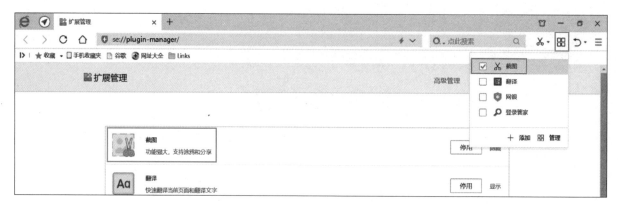

图 4-293　360 安全浏览器截图扩展功能

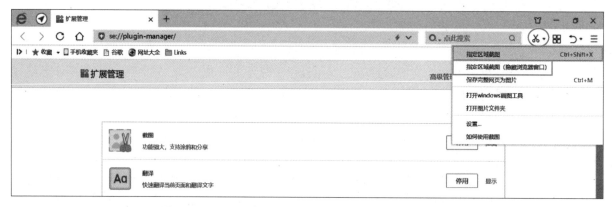

图 4-294　360 安全浏览器快捷截图方式（截图扩展功能）

（三）通讯软件截图

1. 腾讯 QQ 电脑版（QQ9.3.5）中截图可在聊天过程中选择聊天窗口下面的一个小剪刀样图标，然后拖动鼠标出现小框选择要截取的屏幕部分，再双击鼠标可完成截图并将截取内容粘贴到聊天窗口中，或者在截图时用左侧鼠标点击截图框下方"√完成"，也可以完成截图用于后续粘贴。另一种截图方法是腾讯 QQ 软件运行时，使用快捷键（默认情况下腾讯 QQ 软件捕捉屏幕热键设置为：Ctrl + Alt +A 键），同样可以截取屏幕图像。截取的内容可在允许粘贴的软件（如 Microsoft Office Word）中粘贴，或者使用粘贴快捷键 Ctrl+V 键实现粘贴。截图时也可将截图内容保存为图片，完成截图后点击保存图标，进一步设置好图片保存路径、文件名和保存类型，点击保存即可。两种截图方法如需取消截屏时，按鼠标右键均可取消截图，或者鼠标左键单击"×"（退出截图）也可取消截图。

2. 微信电脑版（微信 2.9.5.41）中，打开微信首页，点击选择左下角的三杠式菜单图标，出现的选项中选择"设置"，在设置页面中点击"快捷按键"选项，在快捷按键右侧看到不同功能的快捷键组合，"截取屏幕"快捷键默认为 Alt+A，提示默认按下 Alt+A 键即可截取屏幕。微信电脑版运行时，同时按下 Alt 键和 A 键即可进行截图，截图后可对图片进行简单编辑，最后点击"√"（完成）即可。聊天对话框中使用小剪刀样图标也可直接实现截图，单击图标后拖动鼠标出现小框选择要截取的屏幕部分，再双击鼠标可完成截图并将截取内容粘贴到聊天窗口中，或者在截图时鼠标左键点击截图框下方"√"（完成）即可，完成截图用于后续粘贴。点击聊天对话框小剪刀样图标右侧下拉三角形勾选"截图时隐藏当前窗口"，即可对隐藏微信聊天对话框窗口后的活动窗口截图。截图时也可将截图内容保存为图片，截图后点击向下箭头的保存图标，进一步设置好图片保存路径、文件名和保存类型，点击保存即可。

（四）播放软件截图

一些播放软件也具备截图功能，操作一般为单击截图按钮或使用快捷键，截图可直接保存至软件默认的存储位置。

（五）福昕阅读器内部截图

在福昕阅读器（10.0.115.36014）的功能菜单中，点击"主页"，选择工具模块中的截图快捷图标即可实现对打开文件页面内的截图，截图自动存储至剪贴板（图 4-295），可用于后续粘贴或保存。

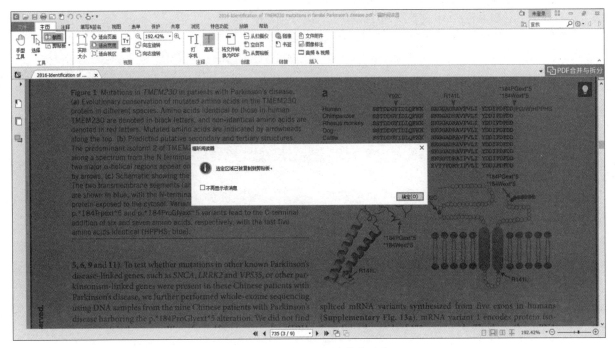

图 4-295　福昕阅读器截图功能

（六）HyperSnap 截图

HyperSnap（个人版 7.29.21）有多种捕捉（截图）方式，如捕捉区域、固定上次区域、重复上次捕捉、捕捉窗口控制、捕捉活动窗口、全屏捕捉、自动滚动区域、滚动捕捉页面、徒手捕捉和多区域捕捉等，而这些捕捉（截图）方式也可以使用快捷键来完成，相应快捷键还支持自定义设置。

（1）捕捉区域：Ctrl + Shift + R；

（2）固定上次区域：Ctrl + Shift + P；

（3）重复上次捕捉：Ctrl + Shift + F11；

（4）捕捉窗口控制：Ctrl + Shift + W；

（5）捕捉活动窗口：Ctrl + Shift + A；

（6）全屏捕捉：Ctrl + Shift + F；

（7）自动滚动区域：Ctrl + Shift + G；

（8）滚动捕捉页面：Ctrl + Shift + S；

（9）徒手捕捉：Ctrl + Shift + H；

（10）多区域捕捉：Ctrl + Shift + M。

在"捕捉设置"里点击"快速保存"中"自动将每次捕捉的图像保存到文件"，可实现捕捉（截图）后图像的自动保存，其文件名支持自定义。

（七）红蜻蜓抓图精灵软件截图

打开红蜻蜓抓图精灵（2017 v3.01 build 1701）软件截图工具，单击选定区域按钮，点击可选择的抓取范围，包括"整个屏幕"、当前"活动窗口"和"选定区域"等选择。然后，单击捕捉按钮，开始确定截图范围。截图范围确定后，单击即可完成截图。截图后自动进入图片"捕捉预览"编辑窗口，可对图片进行编辑，点击"完成"或"另存为"按钮，可将图片保存至指定文件夹。

━━━━━━━━━━━━━ 参 考 文 献 ━━━━━━━━━━━━━

［1］张艳.在电脑上保存微信中图片和视频.电脑知识与技术(经验技巧),2018,(3):22-24.
［2］天涯衰草.完整网页的抓取和保存.电脑迷,2015,(1):74.
［3］万立夫.三招任选 完整网页快速抓图.电脑爱好者,2015,(2):51.
［4］天涯衰草.一键将剪贴板图片保存为文件.电脑迷,2012,16:72.

(虢毅 刘鑫)

第2节 常用图片处理技巧

图片处理是指对图片进行编辑修改等。通常是应用图片处理软件,对图片进行调色、抠图、合成、明暗修改、彩度和色度修改、添加特殊效果、编辑和修复等。目前各种办公、作业或者其他工作都依赖电脑开展,有时会出现图片上传障碍的情况,通常是网速低或者图片格式不符,一般格式不符的情况较多。图片的格式分为很多种,较常用的图片格式以 JPG 为主。为呈现预期效果或统一格式,部分网站或系统对图片格式有一定要求。JPG 格式图片能利用较少储存空间获得较好的图像品质,便于广泛传播。本节主要介绍几种图片格式转换方法。

一、完成目标

随着图片处理软件功能的日益成熟,图片处理技术能满足绝大部分需求,本节的目的是掌握图片格式转换方法。

二、操作方法

(一)使用 Windows 自带工具(画图)修改图片格式

以使用 Windows 系统自带的画图工具为例介绍图片格式修改。

第一步:选择需要转换格式的图片文件(图 4-296)。

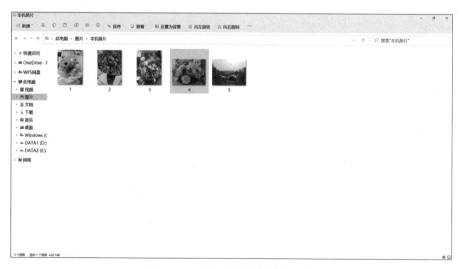

图 4-296 选择需转换格式的图片

第二步：选择图片文件，右键单击，选择"打开方式"，以"画图"工具打开（图 4-297）。

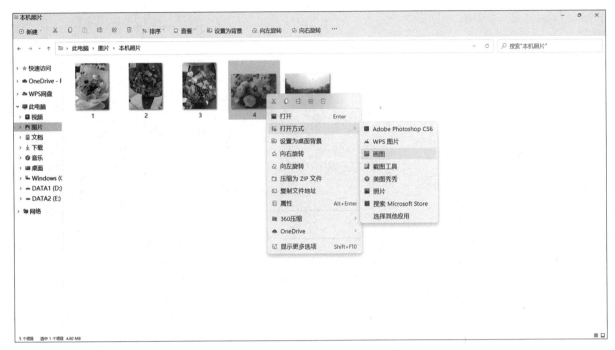

图 4-297　"画图"打开图片步骤

第三步：用"画图"工具打开图片（图 4-298），点击"文件"选项（图 4-299）。

第四步：选择"另存为"，选择需要转换的图片格式，如 PNG 图片、JPEG 图片、BMP 图片和 GIF 图片等（图 4-300）。

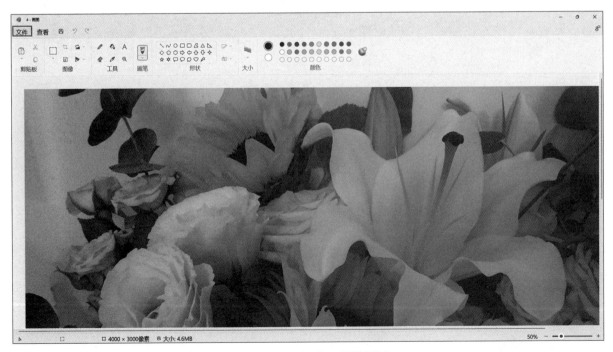

图 4-298　画图：打开图片页面

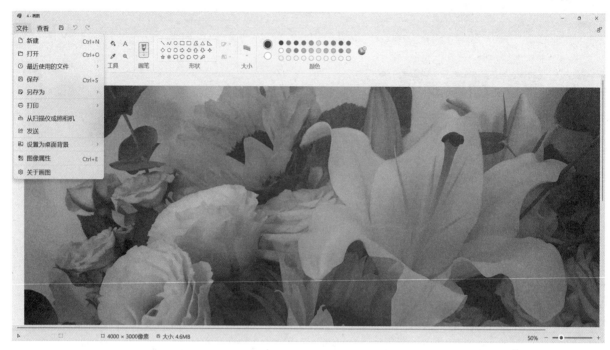

图 4-299 画图：打开"文件"选项页面

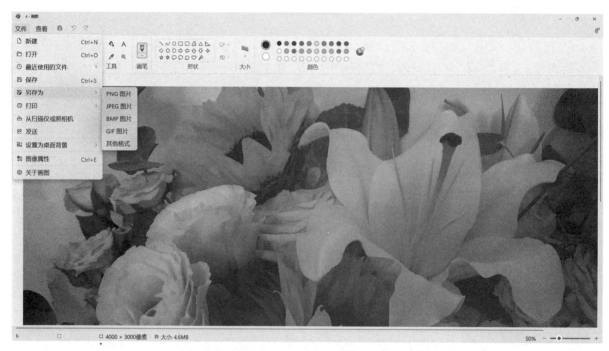

图 4-300 画图：点击"另存为"选择需要转换格式

（二）使用美图秀秀软件修改图片格式

在美图秀秀（美图秀秀 4.0.1）软件中首先打开图片（图 4-301），点击窗口右上角"保存与分享"图标，在"保存与分享"窗口，选择保存位置，在保存格式的位置下拉，选择需要保存的图片格式（如 .jpg），单击"保存"即可（图 4-302）。

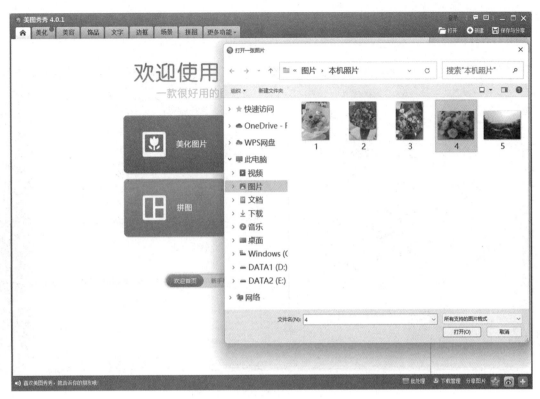

图 4-301 美图秀秀：打开图片页面

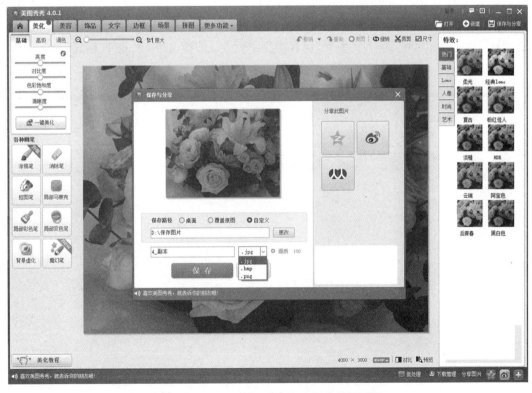

图 4-302 美图秀秀：选择保存图片格式页面

（三）使用 Adobe Photoshop 修改格式

使用 Adobe Photoshop CC2019 打开待处理的图片文件，选择"文件(F)"菜单中"存储为(A)…"

时,弹出"另存为"对话框,对话框中有一个"保存类型 (T)"选项,在"保存类型 (T)"的右侧下拉选择
"JPEG (*.JPG;*.JPEG;*.JPE)",单击选择"保存 (S)"即可将相应文件保存为 JPEG 格式(图 4-303)。

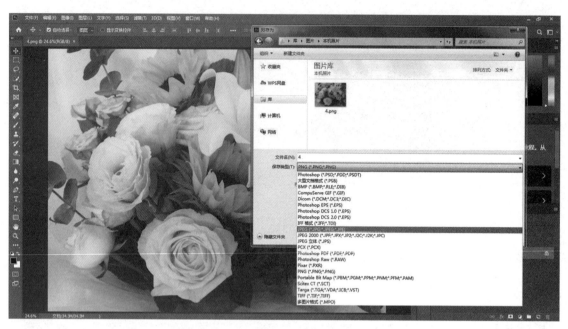

图 4-303　Adobe Photoshop 修改图片格式

（四）使用腾讯 QQ 修改格式

腾讯 QQ 电脑版(QQ9.3.5)中,打开一个聊天窗口,点击发送图片图标选择"发送本地图片",然
后在弹出窗口中选择图片点击"打开 (O)"后并"发送 (S)"图片,在发送的图片上鼠标右击选择"另存
为 (S)...",在弹出的"另存为"窗口中选择"保存类型 (T)"为"图像文件(*.jpg)"格式,然后点击"保存
(S)"即可(图 4-304)。

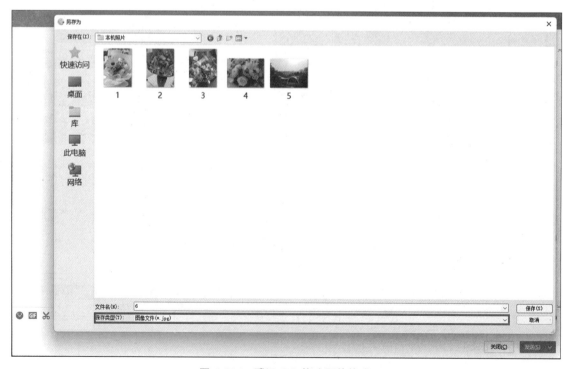

图 4-304　腾讯 QQ 修改图片格式

（五）图片转换成 Word 格式的方法

1. 下载完成捷速 OCR 文字识别软件并安装成功后（图 4-305），双击软件图标打开捷速 OCR 文字识别软件（V7.5.8.3），点击"立即体验"（图 4-306）。

2. 点击选择"高级识别"图标（图 4-307）。

3. 随后点击选择软件上方"添加文件"图标，打开选择需要转换的图片并将其添加进来（图 4-308）。

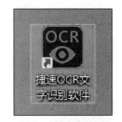

图 4-305　捷速 OCR 文字识别软件图标

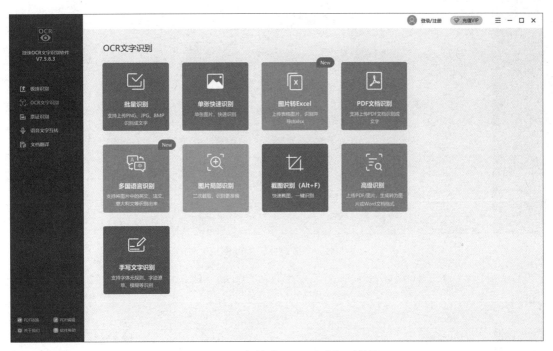

图 4-306　打开捷速 OCR 文字识别软件

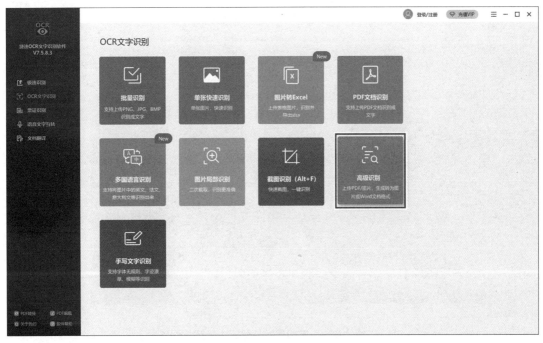

图 4-307　捷速 OCR 文字识别软件"高级识别"功能

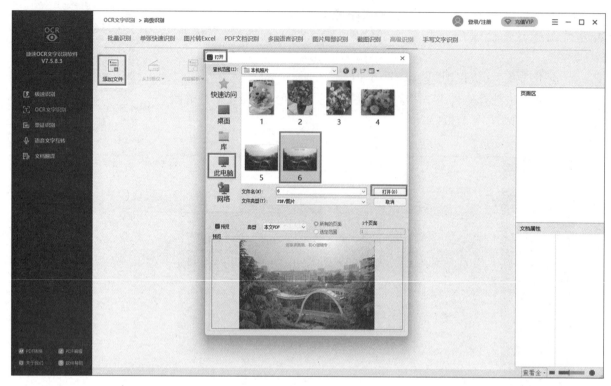

图 4-308　添加需要转换的图片文件

4. 打开图片后,点击选择软件上方的"内容解析"图标,软件会自动对图片进行内容解析操作(图 4-309)。

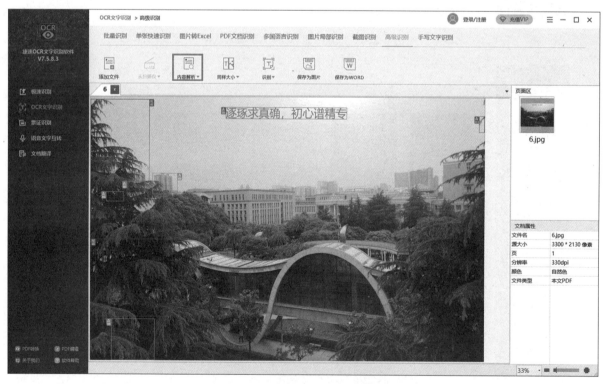

图 4-309　自动对图片进行内容解析

5. 点击选择软件上方的"识别"图标,软件就会对图片中的文字进行识别(图4-310),软件所识别的文字是可以修改的,可以选中需要修改的文字内容进行修改(图4-311)。

6. 点击选择软件上方的"保存为WORD"图标(图4-312),软件即可成功地将图片转换成Word格式的文件(图4-313)。

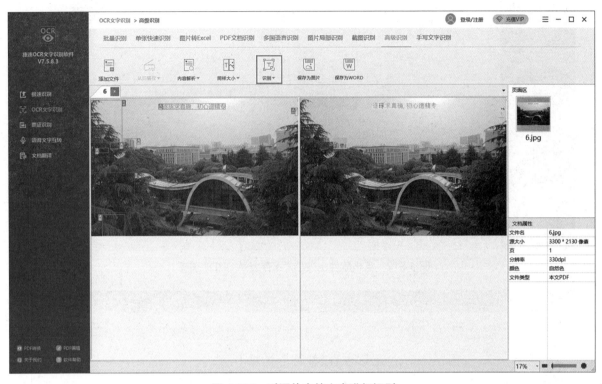

图 4-310　对图片中的文字进行识别

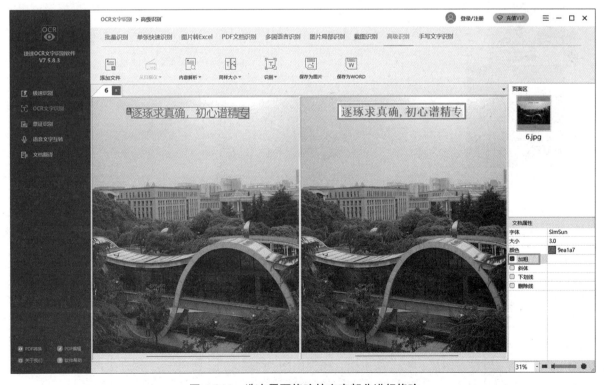

图 4-311　选中需要修改的文字部分进行修改

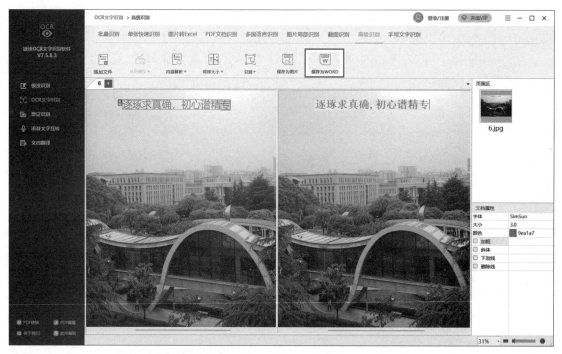

图 4-312　点击软件上方的"保存为 WORD"图标

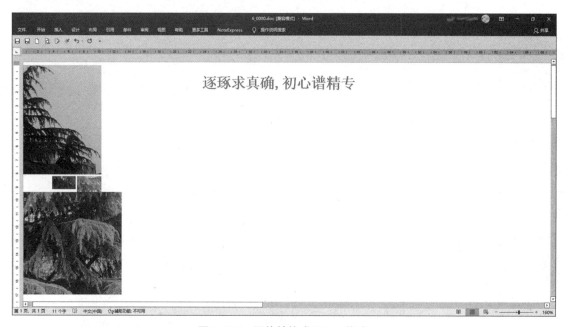

图 4-313　图片转换成 Word 格式

（六）Word 文件转换成图片格式的方法

以 Microsoft Office Word 2019 版为例，首先打开待转换 Word 文档，选中相关内容（或 Ctrl + A 键全选内容），鼠标右键在弹出菜单中选择"复制 (C)"，然后点击 Word 窗口左上角的"文件"菜单，在打开的下拉菜单中依次点击"新建"和"空白文档"菜单项，再点击"开始"功能区中的"粘贴"按钮下拉三角符号，在"粘贴选项"中选择"选择性粘贴 (S)..."，在弹出的"选择性粘贴"窗口，默认勾选"粘贴(P)"，在"形式 (A)"框中选择"图片 (增强型图元文件)"选项，单击"确定"按钮。然后右击该图片，在弹出菜单中选择"另存为图片 (S)…"菜单项。在弹出的"保存文件"窗口中，"保存类型 (T)"下拉选择"JPEG 文件交换格式 (*.jpg)"，同时设置好文件名和文件保存位置，最后单击"保存 (S)"按钮即可。

-------------------- 参 考 文 献 --------------------

[1] 管艺博. 计算机图像处理技术在网页设计中的应用. 无线互联科技, 2019,(6):143-144.
[2] 张铮. 基于微信的网络教学模式的探究——以《PHOTOSHOP图形图像处理》课程为例. 课程教育研究, 2017,(1):254.
[3] 刘迎春, 赵爱涛. Photoshop中图像格式及格式转换. 石家庄职业技术学院学报, 2006,(6):55-57.
[4] 陶平. 用QQ来转换图片格式. 电脑迷, 2005,(5):91.

（虢　毅　刘　鑫）

第3节　ImageJ软件使用

ImageJ（Image Processing and Analysis in Java, https://imagej.nih.gov/ij/）软件是由美国国立卫生研究院（National Institutes of Health, NIH）开发的一个基于Java软件的公共图像处理分析软件，该软件免费，支持插件，开放源代码，功能强大，在生物和医学等领域应用广泛，对生命科学产生了巨大而深远的影响。应用ImageJ软件能实现数据可视化、图像处理和统计分析等。本节主要从两个方面介绍该软件的使用：①ImageJ软件处理碘化丙啶染色结果；②ImageJ软件处理Western blot实验结果。

第一部分　ImageJ软件处理碘化丙啶染色结果

一、原理

细胞死亡有凋亡和坏死两种方式，凋亡细胞在形态学、生物化学和分子生物学上都有其特征。可以利用凋亡时细胞膜通透性来进行分析。碘化丙啶（propidium iodide, PI）是非通透性核酸嵌入型染料，发红色荧光，不能穿透完整的细胞膜，具有完整细胞膜的正常活细胞或早期凋亡细胞对PI有抗染性，而细胞膜有损伤的凋亡中晚期细胞和坏死细胞则可被PI染色产生红色荧光。

二、完成目标

掌握使用ImageJ软件处理细胞PI染色结果的实践操作。

三、操作方法

1. 首先打开ImageJ（1.50i）软件（图4-314），单击"File"下拉菜单中的"Open"，打开待分析的PI染色细胞图片所在的文件夹（图4-315），打开PI染色细胞图片（图4-316）。

2. 单击菜单栏中的"Image"，选择"Image"下拉菜单"Type"中的"8-bit"（图4-317），即可将PI染色细胞图片转为8-bit灰度图像（图4-318）。

3. 单击菜单栏中"Edit"下拉菜单"Invert"（图4-319），可将图片黑白反转，即获得黑白反转图片（图4-320）。

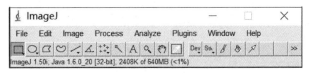

图4-314　ImageJ界面

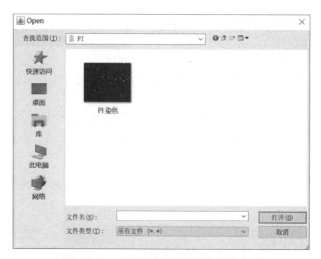

图 4-315　打开 PI 染色图片文件夹

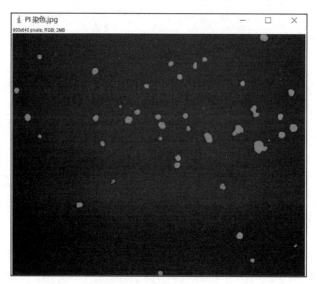

图 4-316　PI 染色图片

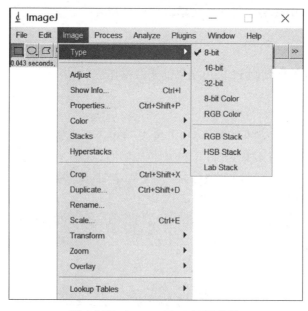

图 4-317　Image：Type 下拉菜单

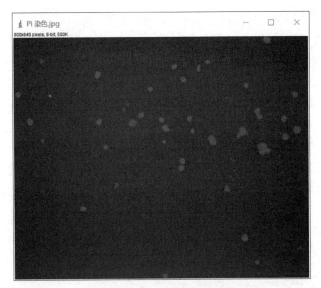

图 4-318　ImageJ：灰度图片

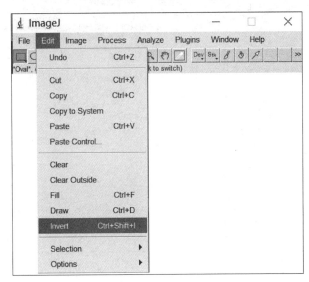

图 4-319　Edit：Invert 下拉菜单

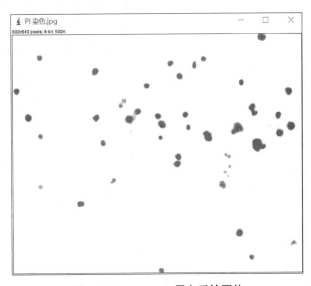

图 4-320　ImageJ：黑白反转图片

4. 单击菜单栏中的 "Image"，选择 "Image" 下拉菜单 "Adjust" 中的 "Threshold..."（图 4-321），"Threshold" 对话框中默认选择 "Default" 和 "Red"，图片转换为阈值内（细胞核）染色为红色的图片（图 4-322）。调节设置阈值的上下界可将灰度图片分为感兴趣部分和背景，红框内范围即为选定的区域，可使图片上染红色区域覆盖所有拟计数细胞核，不勾选 "Dark background" 和 "Stack histogram" 选项，单击 "Apply" 按钮应用（图 4-323），使阈值范围内像素设为黑色，其他设为白色，即得到细胞核为黑色的图片（图 4-324）。

5. 单击 "Apply" 后的细胞核呈黑色的图片（图 4-324），如看到有多个细胞核连在一起，细胞计数时则需要将其分开。可单击菜单栏中 "Process" 下拉菜单 "Binary" 中的 "Watershed"（图 4-325）。"Watershed" 法称分水岭分割法，可将连在一起的细胞分开，即可得到分割效果图片（图 4-326）。

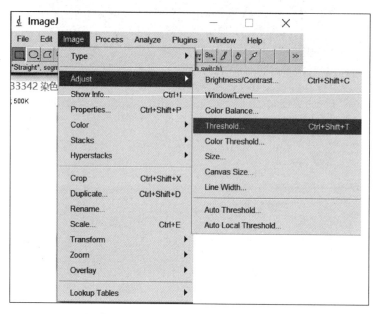

图 4-321 Image：Adjust 下拉菜单

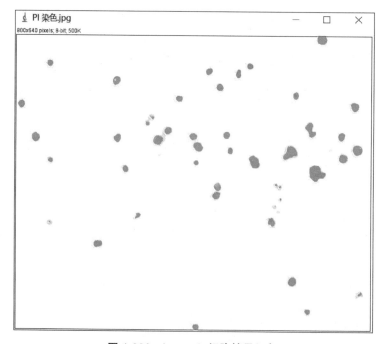

图 4-322 ImageJ：细胞核呈红色

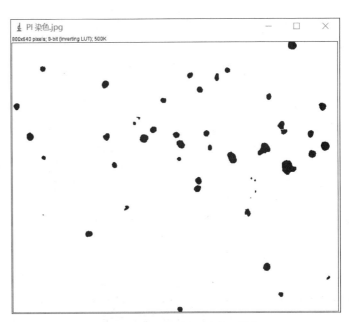

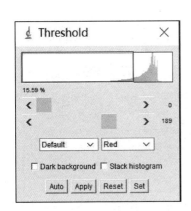

图 4-323　ImageJ：Threshold 对话框

图 4-324　ImageJ：细胞核呈黑色

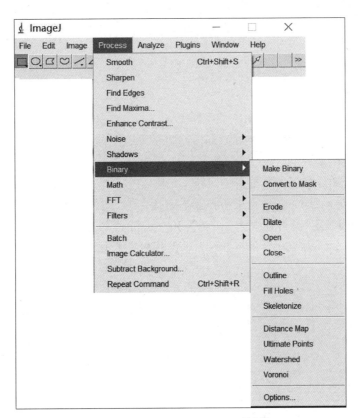

图 4-325　Process：Binary 对话框

6. 单击菜单栏中的"Analyze"下拉菜单栏"Analyze Particles",可出现"Analyze Particles"对话框,将对话框中的"Show"中的内容更改为"Outlines",勾选"Summarize"(图 4-327)。

其中"Analyze Particles"对话框中各参数和其设置含义如下所示:

Size (pixel^2):选择需要计算的细胞数的细胞大小所在区间,默认为"0-Infinity"(零至无穷大)。如本例中 PI 图片的细胞大小设置为"500-Infinity",则不是计数目标的点将会被过滤掉,在此我们需要根据目的细胞的大小来尝试几个最小值才能得到准确细胞计数结果。

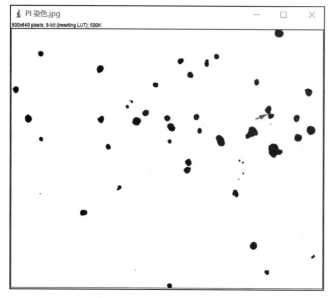

图 4-326　ImageJ：分割细胞核

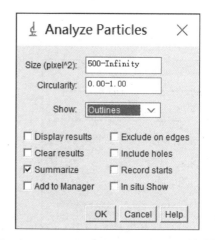

图 4-327　ImageJ：Analyze Particles 对话框

Circularity：表示圆形度，越接近 1 越接近圆形，一般默认为 "0.00~1.00" 无须更改。

Show：习惯性选择 "Outlines"，即显示计数的细胞轮廓和计数的细胞编号。

Display results：显示结果。

Clear results：重复测量时将清除之前被测量的结果。

Summarize：对结果做统计。

Add to Manager：测量粒子添加到 ROI 管理器。

Exclude on edges：排除边缘接触的细胞，即边缘接触细胞不参与计数。

Include holes：包括内部孔洞。

Record starts：允许插件和宏函数重新创建粒子轮廓。

In situ Show：原位显示，原始图像会被下拉菜单中指定的二值图像（非黑即白）替代。

7. 单击 "OK" 按钮确定，可得到细胞大小在 "500-Infinity" 的图片（图 4-328），"Summary" 对话框中显示细胞总个数（Count）为 46 个（图 4-329），即获得 PI 染色阳性细胞个数。

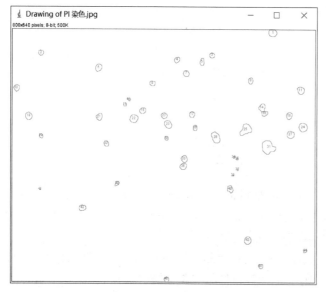

图 4-328　ImageJ：细胞计数图片

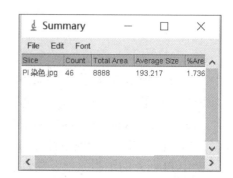

图 4-329　ImageJ：Summary 对话框

第二部分　ImageJ 软件处理 Western blot 实验结果

一、原理

使用 ImageJ 软件将 Western blot 条带量化时,存在两个重要参数:灰度与光密度。

1. 灰度(gray)　是指图像中各种颜色的深浅程度,以整数值表示。一般的图像分析软件将图像每个像素点的颜色分为 0~255,共 256 级,每一像素点对应的数值即灰度,灰度值越小物体颜色越深。使用 ImageJ 软件打开一张 Western blot 图片,光标在图片上任意移动,得到的值最小为 0(纯黑),最大为 255(纯白)。

2. 光密度(optical density, OD)　即吸光度(A),光线通过溶液或某一物质前的入射光强度 I_0 与该光线通过溶液或物质后的出射光强度 I 比值的对数 $OD=\lg(I_0/I)$,即分光光度法的朗伯-比尔定律。使用 ImageJ 软件分析图像得到的 OD 值是经灰度值校准或换算所得。

二、完成目标

掌握使用 ImageJ 软件处理 Western blot 的实验结果的实践操作。

三、操作方法

1. 打开 ImageJ 软件,单击菜单栏"File"下拉菜单中的"Open",打开需要分析的 Western blot 图片(图 4-330)。

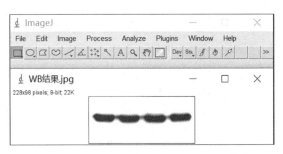

图 4-330　ImageJ:打开 Western blot 图片

2. 单击菜单栏"Image",选择"Image"下拉菜单"Type"中的"8-bit"(图 4-331),图片转换成灰度图片(图 4-332)。

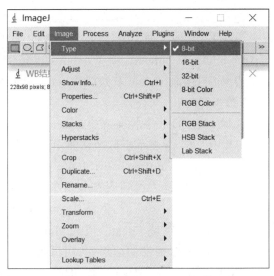

图 4-331　Image:Type 下拉菜单

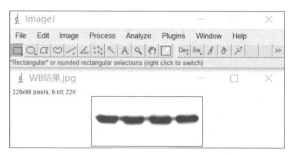

图 4-332　ImageJ：灰度图片

3. 单击菜单栏 "Process"，选择 "Process" 下拉菜单 "Subtract Background..."，出现 "Subtract Background..." 对话框，并勾选 "Light background" 选项，以去除背景，其他选项为默认值（图 4-333 ）。单击 "OK" 确定。

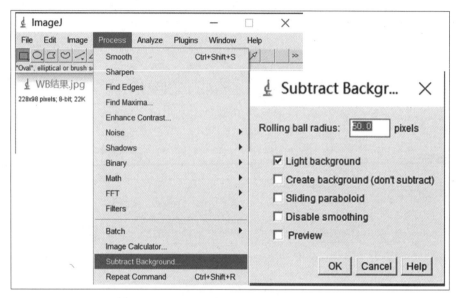

图 4-333　Process：Subtract Background 下拉菜单和对话框

4. 单击菜单栏 "Analyze"，选择 "Analyze" 下拉菜单 "Set Measurements..."，出现 "Set Measurements" 对话框，依次勾选参数："Area" "Mean gray value" "Min & max gray value" 和 "Integrated density"。在 "Redirect to" 中调入 Western blot 条带图片（图 4-334 ）。单击 "OK" 确定。

5. 单击菜单栏 "Analyze"，选择 "Analyze" 下拉菜单 "Set Scale..."，出现 "Set Scale" 对话框。将 "Unit of length" 选项的内容改为 "pixel"，其他选项为默认值（图 4-335 ）。单击 "OK" 确定。

6. 单击菜单栏 "Edit"，可选择下拉菜单 "Invert"，将 Western blot 条带转换为亮带，再进一步分析。选择工具栏中的矩形 / 椭圆 / 多边形 / 自由画图工具来分割 Western blot 条带，根据实际情况选择画图工具，如选用矩形圈上单个条带（图 4-336 ）。

7. 单击菜单栏 "Analyze"，选择 "Analyze" 下拉菜单 "Measure"，出现 "Results" 对话框。即得到 "Area" "Mean" 和 "IntDen" 等值，其中 "Area" 表示所选区域面积（像素数），"Mean" 表示平均灰度值（Mean gray value，灰度总和值除以像素数），"IntDen" 表示 Integrated density，为强度总和，是选中区域的像素值总和（灰度值总和）。重复第 6 步就可得到所有分析条带 "Area" "Mean" 和 "IntDen" 等值（图 4-337 ）。

8. 记录和分析结果，应标注得到的结果是 "Mean" 值或 "IntDen" 值等。本例所示为内参蛋白 GAPDH 条带，运用同样的方法获得目的蛋白条带的结果后，用目的蛋白条带 "IntDen" 值（或 "Mean" 值）除以内参蛋白 GAPDH 条带 "IntDen" 值（或 "Mean" 值），即为目的蛋白百分比。

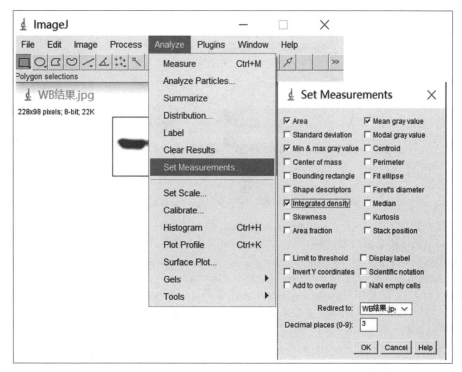

图 4-334　Analyze：Set Measurements 下拉菜单和对话框

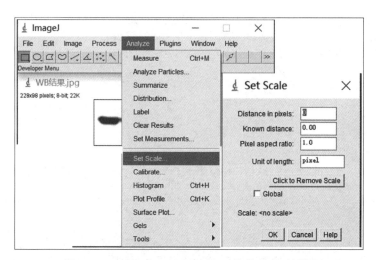

图 4-335　Analyze：Set Scale 下拉菜单和对话框

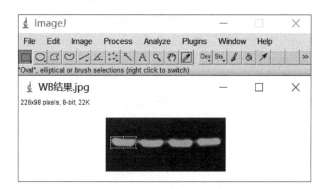

图 4-336　Western blot 图片：圈选条带

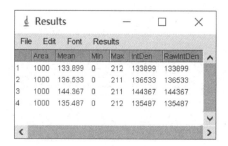

图 4-337　Results 对话框：Western blot 条带分析

------------------------------ 参 考 文 献 ------------------------------

［1］TARASCO M, CORDELIÈRES F P, CANCELA M L, et al. ZFBONE: an ImageJ toolset for semi-automatic analysis of zebrafish bone structures. Bone, 2020,138:115480.

［2］LIU H, XIANG H, ZHAO S, et al. Vildagliptin improves high glucose-induced endothelial mitochondrial dysfunction via inhibiting mitochondrial fission. J Cell Mol Med, 2019,23(2):798-810.

［3］GRISHAGIN I V. Automatic cell counting with ImageJ. Anal Biochem, 2015,473:63-65.

［4］SCHINDELIN J, RUEDEN C T, HINER M C, et al. The ImageJ ecosystem: an open platform for biomedical image analysis. Mol Reprod Dev, 2015,82(7/8):518-529.

［5］JENSEN E C. Quantitative analysis of histological staining and fluorescence using ImageJ. Anat Rec (Hoboken), 2013,296(3):378-381.

［6］SCHNEIDER C A, RASBAND W S, ELICEIRI K W. NIH Image to ImageJ: 25 years of image analysis. Nat Methods, 2012,9(7):671-675.

［7］黄辰，臧伟进，杜克莘.医学实验研究概论.西安：西安交通大学出版社,2014.

［8］魏于全.医学实验技术原理与选择.2版.北京：人民卫生出版社,2014.

［9］王银改.ImageJ 软件在检验医学图像分析处理中的应用.中华检验医学杂志,2005,(7):747-748.

（袁腊梅　黄艳霞）

第 4 节　Adobe Photoshop 图片编辑

　　Adobe Photoshop,简称 "PS",是由美国 Adobe Systems 软件公司开发和发行的图像设计与制作工具之一。集图像扫描、图像制作、编辑修改、图像合成、图像输入/输出和网页制作等多种功能于一体。随着版本发展,其功能也越来越强大。熟练掌握 Adobe Photoshop 软件的操作技巧,有助于科研工作者对科研原始图像素材进行加工处理,制作精美简洁的图片用于科研发表。图 4-338 所示为 Adobe Photoshop CC2019 主界面。本节主要介绍几种 Adobe Photoshop 图片编辑常用技巧。

　　使用 Adobe Photoshop CC2019 软件可对图像进行去色、裁剪、拼接、添加文字和箭头等修改,使图片符合投稿要求。

一、完成目标

　　掌握应用 Adobe Photoshop CC2019 软件对图片进行修改的实践操作。

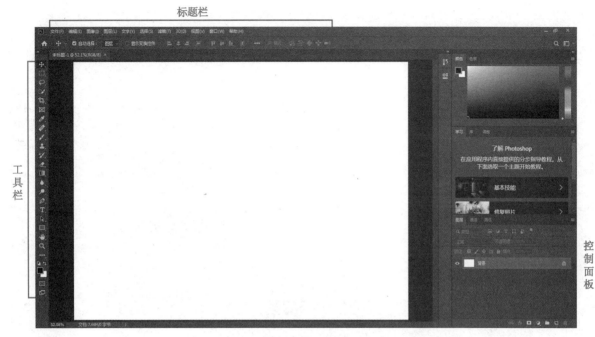

图 4-338　Adobe Photoshop CC2019 主界面

二、操作方法

（一）去色

部分杂志对刊登彩色图片需收取额外版面费,如对图片无特定彩色要求时,便可以使用 Adobe Photoshop 对图片进行去色操作,制作灰度图像。

1. 打开 Adobe Photoshop 软件,选择"文件 (F)"中"打开 (O)…"（图 4-339）,然后选择需要进行修改的图片（图 4-340）。

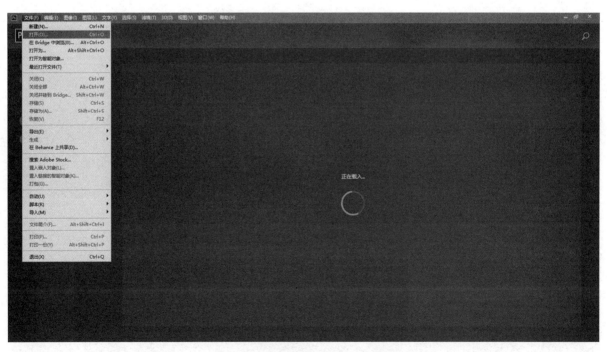

图 4-339　Adobe Photoshop 主界面

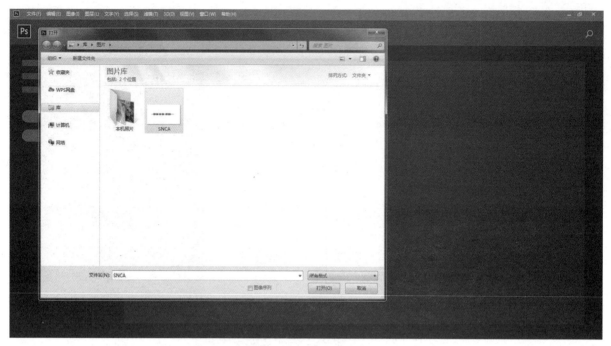

图 4-340　选择打开图片文件

2. 打开需要修改的图片后,依次选择"图像 (I)""调整 (J)"和"去色 (D)"(图 4-341)。得到去色后的灰度图像(图 4-342)。

3. 将得到的灰度图像保存。选择"文件 (F)"中"存储为 (A)...",保存为所需格式(图 4-343)。

(二)裁剪

1. 在左侧工具栏选择裁剪工具(图 4-344)。

2. 长按鼠标左键拖动裁剪窗口调整裁剪尺寸,再次长按鼠标左键拖动图片调整裁剪框位置(图 4-345)。

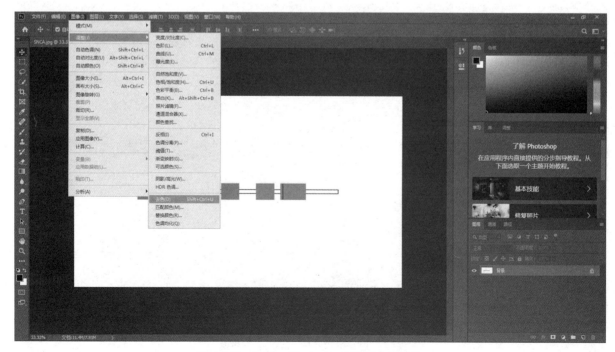

图 4-341　Adobe Photoshop:选择去色操作

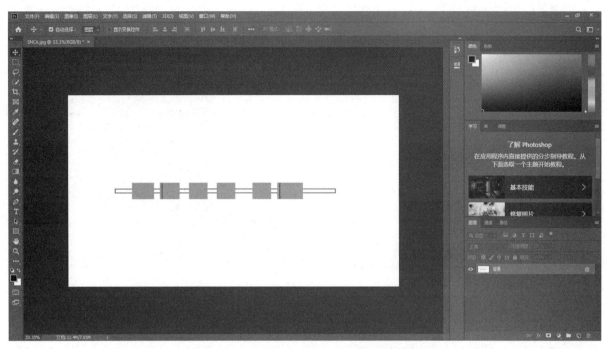

图 4-342　Adobe Photoshop：获得灰度图像

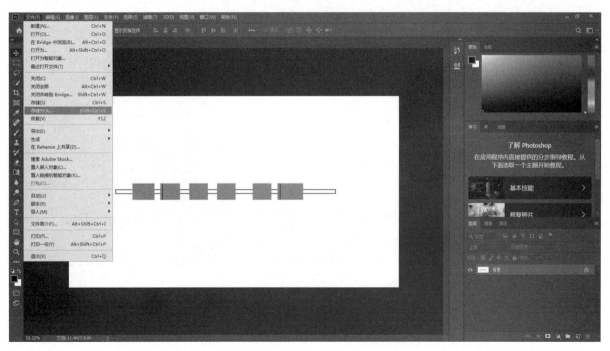

图 4-343　Adobe Photoshop：图像存储

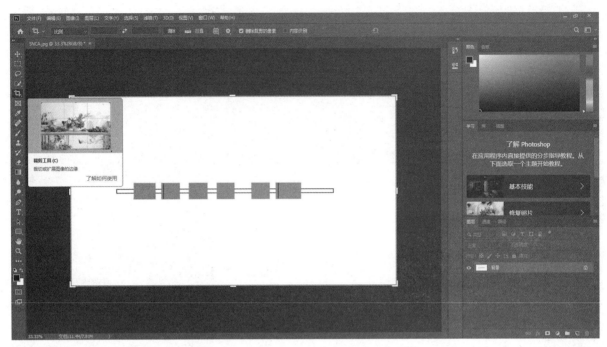

图 4-344　Adobe Photoshop：选择裁剪工具

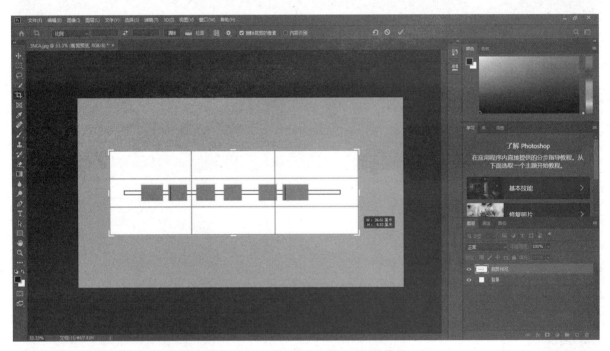

图 4-345　Adobe Photoshop：调整裁剪

3. 双击裁剪窗口内图片区域，完成裁剪。选择"文件 (F)"中"存储为 (A)…"，将完成裁剪后的图片保存为所需格式（图 4-346）。

（三）拼接

1. 使用 Adobe Photoshop 软件打开需要拼接的两张图片。点击右侧控制面板锁定图层快捷键，解锁图层（图 4-347）。

2. 选择"图像 (I)"中"图像大小 (I)…"，查看两幅图片大小，并计算拼接两幅图像所需画布尺寸（图 4-348）。

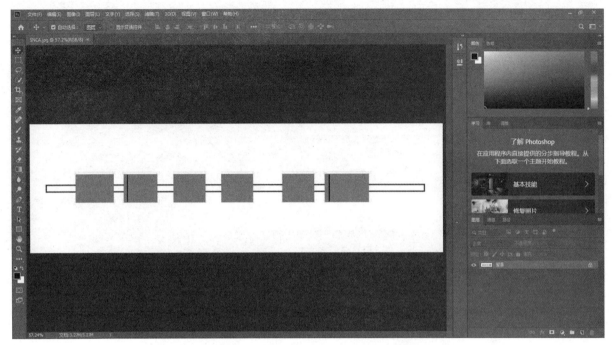

图 4-346　Adobe Photoshop：裁剪后图像

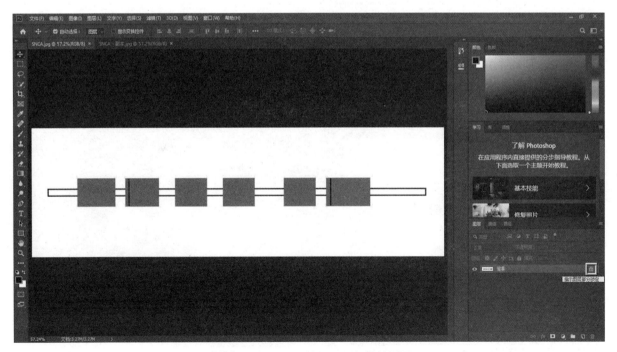

图 4-347　Adobe Photoshop：解锁图层

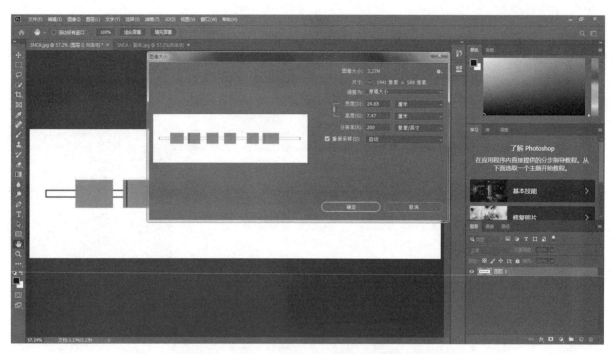

图 4-348　Adobe Photoshop：查看和调整图片大小

　　3. 选择其中一幅图像，选择"图像 (I)"中"画布大小 (S)..."，在"画布大小"对话框中设置画布"宽度 (W)"和"高度 (H)"，通过改变"定位"中心点位置确定画布大小、改变方向，还可设置画布扩展颜色（图 4-349），将画布大小调整至可容纳两幅图像的尺寸（图 4-350）。

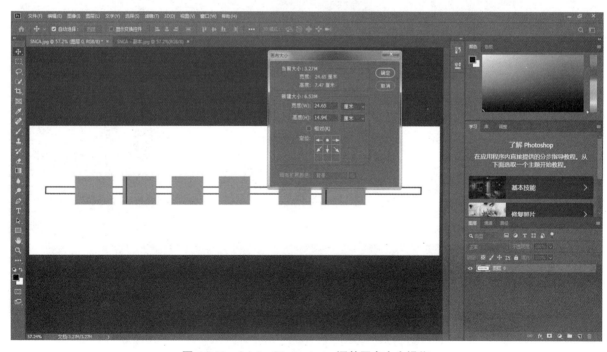

图 4-349　Adobe Photoshop：调整画布大小操作

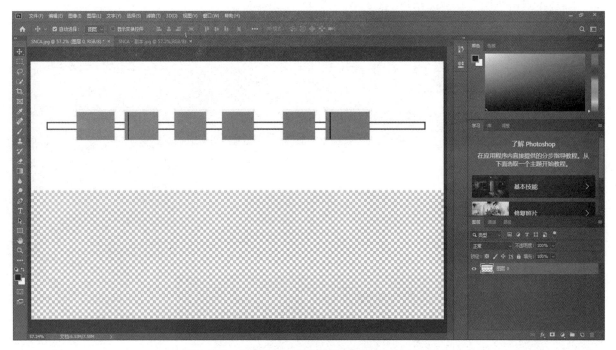

图 4-350　调整获得两幅图像所需的画布大小尺寸

4. 在软件标题栏选择打开的另一图像,选择左侧工具栏"矩形选框工具 (M)",框选整幅图像后使用 Ctrl + C 键复制,使用 Ctrl + V 键将其粘贴到调整好的画布上。在右侧选择不同图层,选择左侧工具栏"移动工具 (V)",长按鼠标左键拖动两幅图像,将其调整至合适位置拼接,并进行适当裁剪 (图 4-351)。

5. 选择"文件 (F)"中"存储为 (A)...",将裁剪后的图片保存为所需格式。

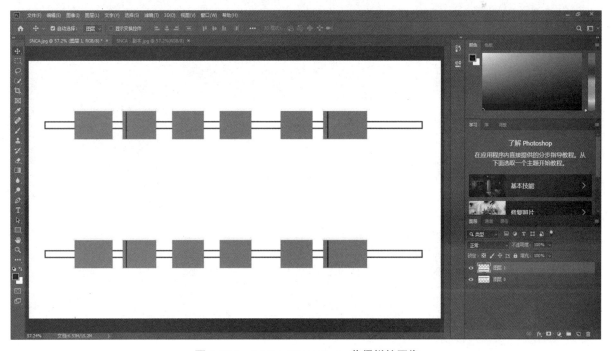

图 4-351　Adobe Photoshop:获得拼接图像

（四）添加文字和箭头

1. 右键点击左侧工具栏选择"横排文字工具 (T)"（图 4-352）。

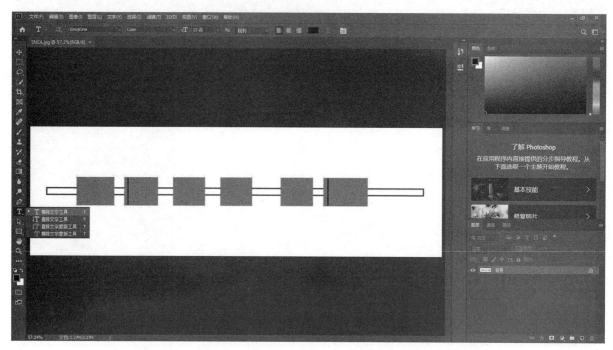

图 4-352 Adobe Photoshop：选择文字工具

2. 在图片对应位置长按鼠标左键拖动调整文本框大小，在文本框内编辑文字，标题栏处可以修改字体样式、字体大小、字形和对齐方式等。编辑完文字后，选定右侧文字对应图层，选择左侧工具栏"移动工具 (V)"，在文字位置长按鼠标左键可移动文字（图 4-353）。

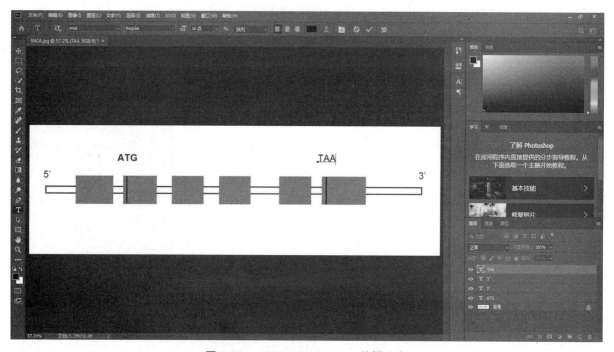

图 4-353 Adobe Photoshop：编辑文字

3. 右键点击左侧工具栏绘制工具,选择"直线工具 (U)",标题栏默认为"形状"(图 4-354)。

4. 在标题栏点击齿轮样设置图标,勾选"箭头"栏的"终点"选项,并可在标题栏设置箭头粗细和颜色(填充和描边)等(图 4-355)。

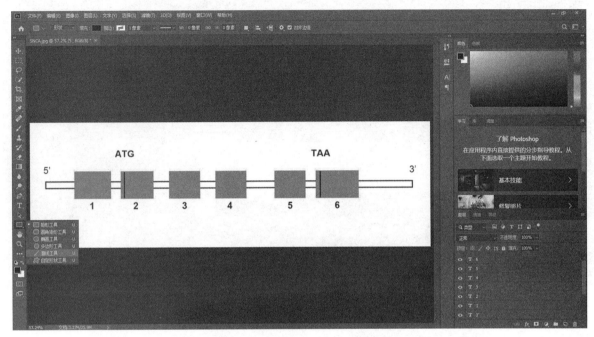

图 4-354 Adobe Photoshop:选择直线工具

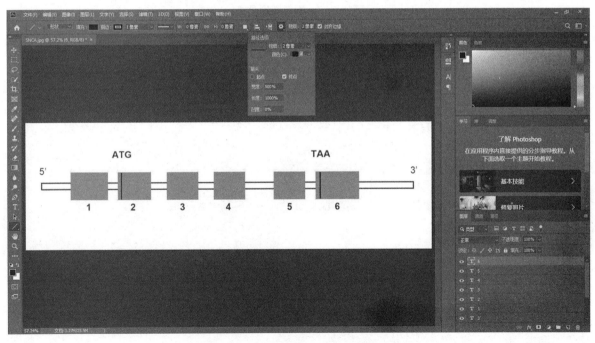

图 4-355 Adobe Photoshop:箭头设置

5. 按住鼠标左键确定箭头起始处,拖动鼠标,绘制箭头(图 4-356)。

(五)调整图像尺寸、像素和格式

杂志对投稿图像的尺寸、像素及格式等会有相应的要求,使用 Adobe Photoshop 对图像进行相应的调整,使其满足投稿要求。以图 4-357 所示投稿图像要求为例。

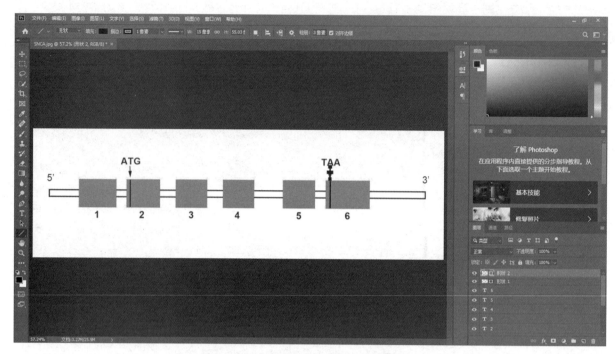

图 4-356　Adobe Photoshop：绘制箭头

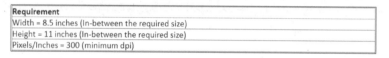

图 4-357　投稿图像要求

　　1. 选择 "图像 (I)" 中 "图像大小 (I)..."，在 "图像大小" 设置中，可见原始图像宽度及像素都不符合投稿要求，故需对其进行更改（图 4-358）。

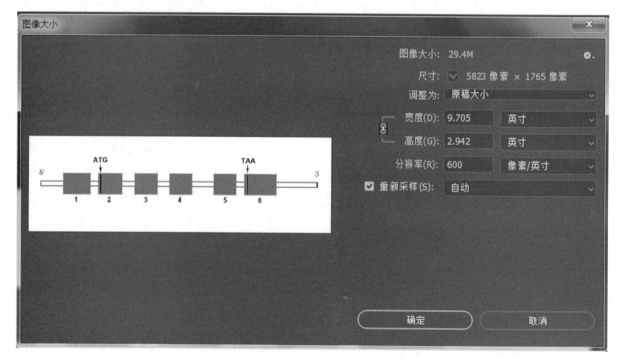

图 4-358　Adobe Photoshop：图像大小设置

2. 在"图像大小"设置中,将"宽度 (D)"及"高度 (G)"的单位选择为"英寸","分辨率"单位选择为"像素 / 英寸"。将"宽度 (D)"设置为 8.5,"分辨率 (R)"设置为 300。点击"确定"(图 4-359)。需要注意的是,为保证图片的清晰度和质量,通常分辨率修改是由高分辨率改为低分辨率,如 600 改为 300。在修改图片宽度和高度时应注意不改变原图尺寸比例,以免造成图片拉伸变形。

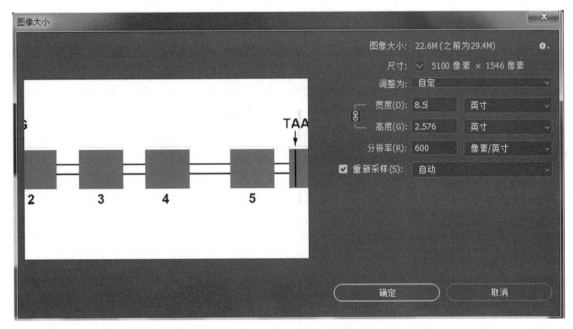

图 4-359　Adobe Photoshop:调整图像大小

3. 选择"文件 (F)"中"存储为 (A)...",将调整后的图片保存为所需格式。

三、注意事项

Adobe Photoshop 强大的图片处理功能方便科研图像素材的处理,是科研的"作图神器"。但在使用 Adobe Photoshop 进行图像处理时,切不可将其用于实验图像的篡改及造假,使其沦为科研作图的"作弊利器",应在保证图像真实性的前提下,合理使用 Adobe Photoshop 让实验数据更生动、形象和准确。

Nature 杂志发布了图像处理 4 点简明指南:

(1)作者应该列出所使用的所有图像采集工具和图像处理软件包。作者应该在"方法"中记录关键图像收集设置和处理操作。

(2)不同时间或不同地点采集的图像不应合并成单个图像,除非声明所得结果图像是时间平均数据或延时序列的乘积。如果图像必须并置,则应在图中清楚地划定边界,并在图例中进行描述。

(3)避免使用修补工具,比如 Adobe Photoshop 中的克隆和修复工具,或者任何掩盖操作的工具。

(4)只有在对整个图像上均等地应用,并且对照组也均等地应用时,才能进行如更改亮度和对比度的操作。不得调整对比度使数据丢失。通过使用阈值设置的偏向选择,从而牺牲图像中的其他区域以强调某一个区域的过度操作是不合适的,如相对于对照组而强调实验数据。

———————————— 参 考 文 献 ————————————

[1] 李剑宇 . Photoshop 通道在图像处理中的应用研究 . 现代商贸工业 , 2019,(16):193.
[2] 杨平 . photoshop 图像处理技巧 . 信息技术与信息化 , 2018,(6):76-79.

(袁腊梅　陈翔宇)

第 5 节　家系图绘制

家系图（pedigree chart）又称家系树（family tree），是以绘图方式来描绘家庭结构、病史、家庭成员疾病间的遗传联系、家庭关系及家庭重要事件等，它可使医生快速掌握大量信息，评判家庭成员健康状况、家庭生活周期、家庭功能以及家庭资源等。家系图构建需通过家系调查来实现，调查一般从第一个被发现的具有某一症状或体征的先症者入手，进而追溯其直系和旁系亲属，然后按一定的形式，用一定的符号绘制成一张图，使复杂的关系化为简单的图形，一目了然，用于分析某种性状或遗传疾病在家系各代中的分离或传递方式。完整家系图不仅包括家族中患病（或具有某种性状）个体，也包括家族中的正常成员。通过家系图对家系进行回顾性分析或前瞻性遗传咨询，可确定疾病或性状的遗传因素作用、可能遗传方式以及评估家系成员患病或再发风险。目前绘制遗传家系图的软件很多，常见有 CYRILLIC 软件、PPT 软件、Word 软件、AutoCAD 软件和在线绘图软件等。本节以 CYRILLIC 软件和 PPT 软件为例介绍家系图绘制。

一、原理

家系图一般至少包括三代。长辈在上，子孙在下；同辈中，年长者在左，年幼者在右；配偶中，男性在左，女性在右；夫妻双方的家庭均可包含在内。家系图绘制时可从最年幼的一代开始，也可从中间代开始，一般从家庭中首次就诊的患者（先证者）这一代开始向上下代延伸，但应注意绘图时各家庭成员在整个版面均衡分布，用特定符号按一定格式和要求绘制。男性用正方形图形表示，女性用圆形图形表示，个人代表图形旁，可按需要加注年龄、病历、婚姻和死亡等事件；夫妻关系以男左女右次序绘制；正方形和圆形以横线相连称婚姻线，表示为夫妇；从婚姻线的中点向下作垂线，下端连子女标记，子女如在二人以上，按出生顺序自左往右排列；婚姻及亲生子女关系以实线表示，同居及收养关系以虚线表示，分居则在婚姻线上加注一条斜线，离婚则加注两条斜线或交叉线表示，同时在婚姻线上加注 M20xx 代表结婚年份，S20xx 代表分居年份，D20xx 代表离婚年份；方形或圆形加注斜线代表死亡，全涂黑图形代表患病，旁边可简单标注职业、学历及重要特质（如身心障碍情况等）；怀孕中的胎儿以三角形表示，自然流产以圆点表示，人工流产以交叉线表示；世代数在图左侧以罗马数字表示，并在家庭各成员代表图形的下方按各世代顺序标以阿拉伯数字。家系图常用的图形符号及含义如图 4-360 所示。

二、完成目标

掌握应用 CYRILLIC 软件及 PPT 软件绘制家系图的实践操作。

三、操作方法

（一）CYRILLIC 软件绘制家系图

1. 双击打开 CYRILLIC 软件（图 4-361），点击"File"选择"New"新建一个家系（图 4-362），在"Family ID Number"处填写家系图编号如"123"，点击"OK"确定进入主页面（图 4-363）。

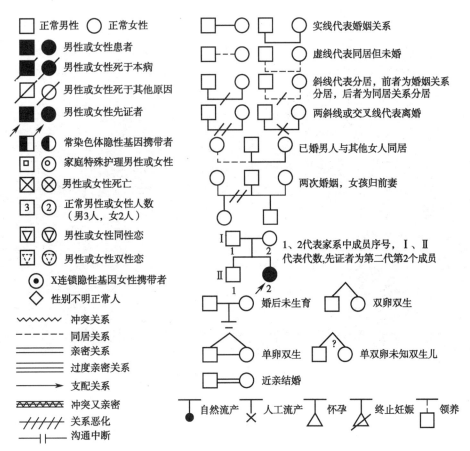

图 4-360 常用家系图绘制符号

CYRILLIC软件入口

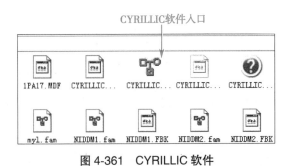

图 4-361 CYRILLIC 软件

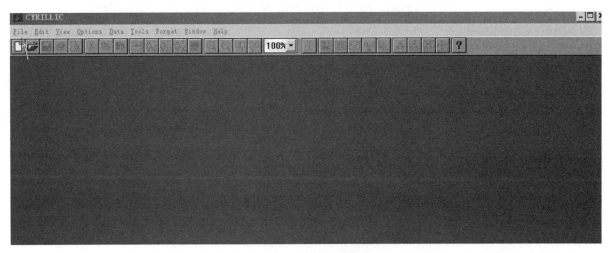

图 4-362 新建家系图界面

此处填写家系图编号

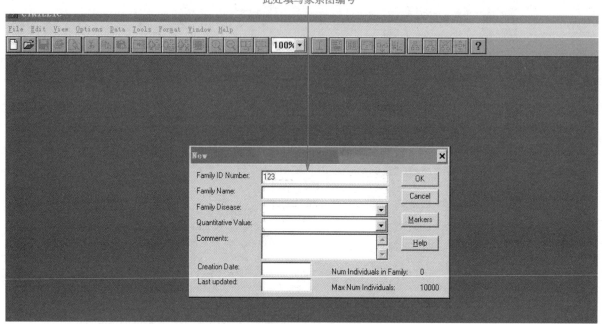

图 4-363 新建家系图：家系信息录入界面

2. 进入主页面后单击左键出现 "Individual data" 对话框（图 4-364），于 "Genetic" 处选择男性患病情况，常用选项："Clear symbol" 为未患病，"Affected" 为患病。若患者死亡在 "Date of Death" 处填 "？"或对应日期即可。"Genetic" 处选择 "□ Clear symbol"，"Date of Death" 处留空，"Proband" 处选择 "Not a proband"，点击 "OK" 确定，完成男性未患病成员正方形符号绘制（图 4-365）。将鼠标置于正方形上，

先证者箭头选择处　患者若死亡填 "？"

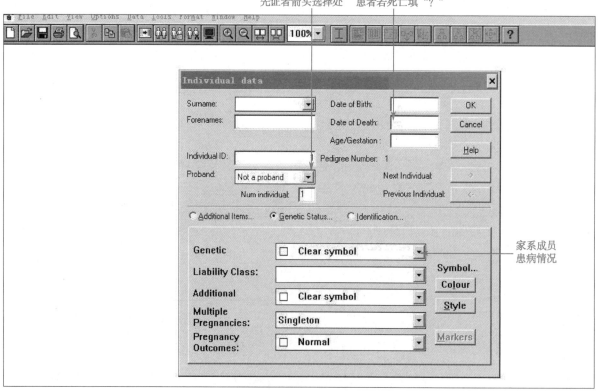

家系成员患病情况

图 4-364 家系成员信息录入界面（Individual data）

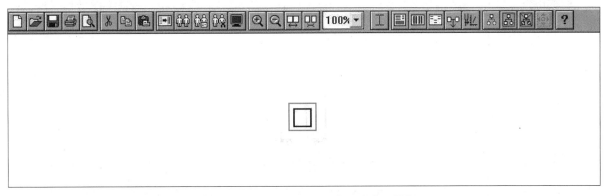

图 4-365 家系图绘制（男性未患病成员）界面

点击右键出现"Relationship"对话框（图 4-366），点击选择"Spouse"下方"Wife"，在正方形右侧点击右键再次出现对话框（图 4-364），根据妻子患病或死亡情况填好相应栏目信息，点击"OK"确定，绘制完成妻子的圆形符号，软件直接完成夫妻关系绘制（直线连接，图 4-367）。

3. 再次右键点击图 4-367 中的正方形，再次出现"Relationship"对话框。绘制下一代子女图形时，图 4-366 中左下角的"Offspring"中"Son"和"Daughter"键变黑可选择，按年龄依次选择，如第一胎为女儿，单击选择"Daughter"，呈现图 4-368，在父亲的正方形下方点击左键呈现"Individual data"对话框，根据女儿的患病等情况填好相应栏目信息，点击"OK"呈现图 4-368。第二胎为儿子，且为患病先证者，以同样的顺序右键点击父亲正方形，在出现"Relationship"对话框中再单击"Son"，参考图 4-364 中标记处根据儿子的患病情况填好相应栏目信息，在先证者箭头选择处选择先证者（Proband），点击"OK"确定，在患病儿子（先证者）图形所示左下角添加箭头，呈现图 4-369。

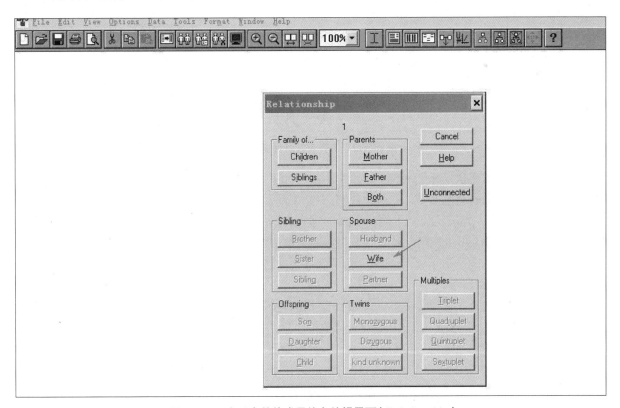

图 4-366 家系内其他成员信息编辑界面（Relationship）

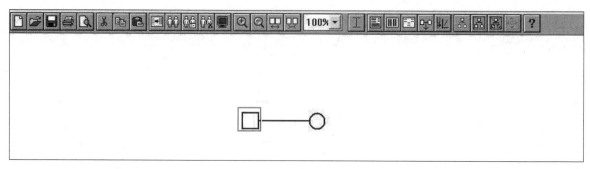

图 4-367 夫妻关系图界面

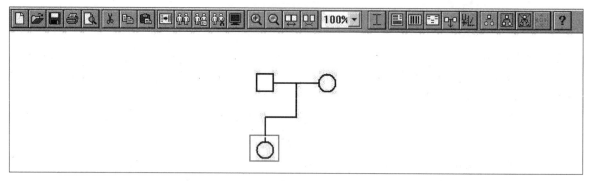

图 4-368 夫妻与女儿关系图界面

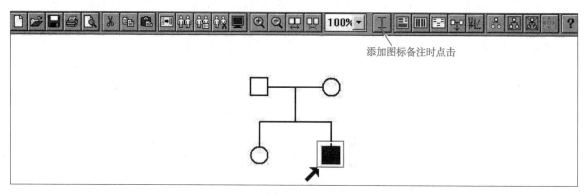

图 4-369 夫妻与儿女关系图界面

4. 如果需要在家系成员上添加备注,如添加数字和家系代数符号,鼠标点击图 4-369 中的"I"键, "I"键呈选定状态。鼠标箭头变成"I"形状,在空白处单击左键出现图 4-370,在"Annotation Edit"对话框内填写要备注的内容,"Alignment"后选择"Centre"居中对齐。右侧"Colour"键选择字体颜色,"Font"键选择字体、字形及大小(图 4-371)。点击"OK"键后标注的内容出现在空白处,再用鼠标拖到相应的位置即可,一张简单的家系图绘制完成,点击左上角的保存快捷键将家系图保存至相应的位置(图 4-372)。

(二)PPT 绘制家系图

1. 启动 Microsoft Office PowerPoint(以下简称 PPT)2019 软件,新建空白演示文稿。如需要添加标题和内容等文字信息,可选择"版式"中对应 Office 主题进行添加,并调整相应字体、字形和大小。如不需要对应内容可选择"空白"呈现空白幻灯片。选择图 4-373 左上角的"插入",再选择"形状",点击选择"矩形"中的直角矩形后在空白幻灯片处,同时按下"Shift"键拖动鼠标绘制正方形,再在"绘图工具""格式"中,对"形状填充"和"形状轮廓"进行修改。也可通过右侧的"高度"和"宽度"对矩形大小进行修改,绘制完成代表家系图中男性未患病成员的正方形(图 4-374)。使用类似方法绘制女性未患病成员的圆形符号和男性患病成员黑色正方形符号。

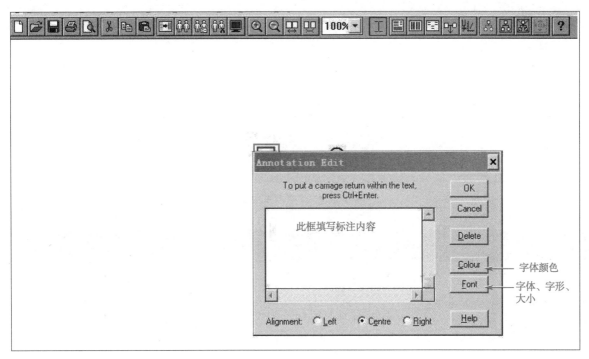

图 4-370　编辑标注内容的界面

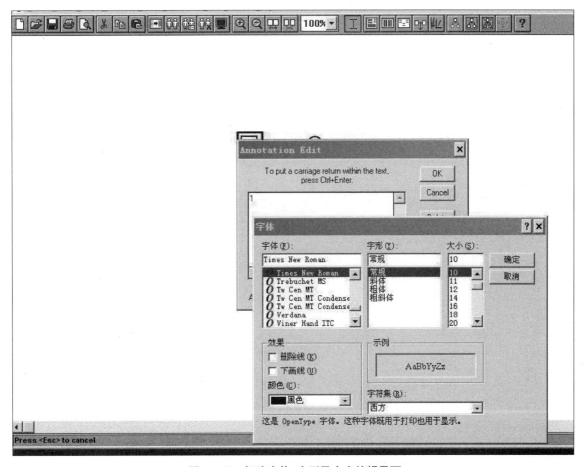

图 4-371　标注字体、字形及大小编辑界面

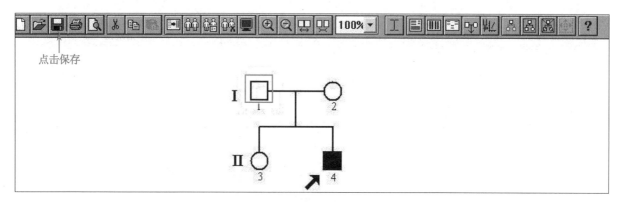

图 4-372　简单家系图示例

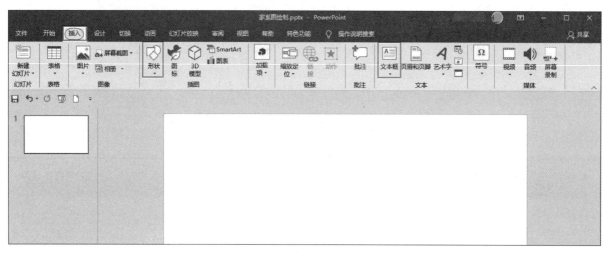

图 4-373　PPT 绘制家系图界面（插入工具）

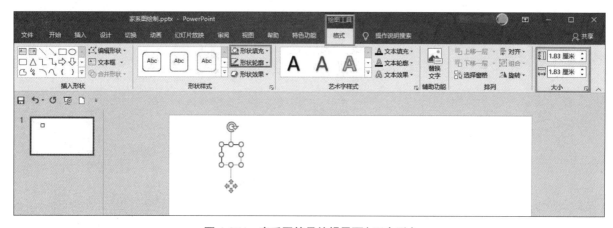

图 4-374　家系图符号编辑界面（正方形）

2. 选择"插入"中的"形状"，选择"线条"中的直线，在已绘制的正方形和圆形之间连一条直线，完成夫妻关系画图。在"绘图工具""格式"的"形状轮廓"中可对直线轮廓颜色和粗细等进行设置。可以利用"绘图工具""格式"中的"对齐"功能，将直线相连的两个图形和直线对齐。

3. 如需进行文字标注，选择图 4-373 的"插入"中的"文本框"，选择"绘制横排文本框"或"竖排文本框"，鼠标箭头呈十字形，将它拖到合适位置对齐进行编辑即可。插入文本框后可以利用"绘图工具""格式"中的"对齐"功能将文本框对齐（图 4-375）。

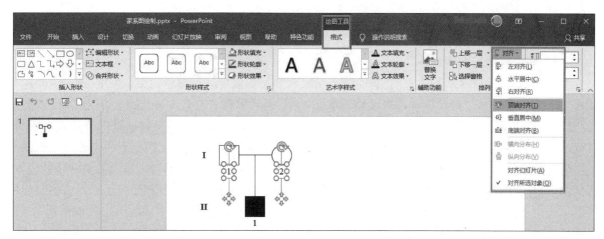

图 4-375　家系图文字标注编辑界面

四、注意事项

1. 在进行家系调查时必须向调查对象告知目的、调查内容、形式和用途等，双方的权利和义务，并取得对方同意和合作，签署《知情同意书》。

2. 对家系成员的发病情况，应力求信息准确无误，除主要临床特征、发病年龄和死因外，还要注意怀孕情况、生育史和流产史，以及是否近亲婚配等。被调查的具有亲缘关系的家系成员越多越好，以获得更多的遗传信息用于分析。

3. 尽量使用简单符号，代表符号应尽量无须解释，备注信息简单扼要。

─────────────── 参 考 文 献 ───────────────

［1］孙恒，李德强，杨树波，等 . 运用 AutoCAD 绘制家系图谱应用于 Y-STR 数据库建设及成效 . 刑事技术，2019，44(2):171-174.

［2］邬玲仟，张学 . 医学遗传学 . 北京：人民卫生出版社，2016.

［3］左伋 . 医学遗传学 . 6 版 . 北京：人民卫生出版社，2013.

［4］胡浪，曹索奇 . 用 Word 绘制家系图 . 西南国防医药，2009,19(2):213-216.

［5］吴建平，杨建国 . 家系图信息处理技术的研究与探讨 . 计算机应用研究，2004,(4):48-49,70.

（袁腊梅　夏　红　徐洪波）

第 6 节　Microsoft Office Word 文字处理

Microsoft Office Word（以下简称 Word）是平时使用最多的办公软件工具之一。Word 软件可以编辑文字、图像、声音和动画等，还可以插入其他软件制作的信息。本节以 Microsoft Office Word 2019 版为例介绍几种常用的 Word 文字处理方法。熟悉软件功能，掌握相关处理技巧可以有效地提高工作效率，降低出错率。

一、完成目标

掌握应用 Microsoft Office Word 文字处理的实践操作。

二、操作方法

（一）轻松编辑长文件

在使用 Word 软件编辑长文档时,有时需要从文章开始的多处复制内容到文章末尾,或者需要跨页核对上下文内容。通过拖动滚动条来回移动非常麻烦,还易出错。打开 Word 文档,单击"视图"选择"拆分",文档编辑区会自动一分为二(分为两个可编辑区域),将鼠标移动至文档被拆分位置,鼠标指针变成向上向下双箭头,按住鼠标左键向上或向下拖动,即可改变被拆分文档上下两个编辑区域的大小。进行跨度范围较大复制时,只需在上方编辑区找到文章内容,在下方编辑区找到需要粘贴的位置,这样就可以较快速进行复制和粘贴,无须来回切换。这种方法特别适合复制相距较远且需多次复制的情况。进行上下文内容核对时,上方和下方编辑区分别显示需要查看内容即可。单击"取消拆分"即可恢复原来单个可编辑区域。

（二）修改 Word 文档纸张方向（纵向和横向）

打开 Word 文档,将鼠标放置于所需改变页面的前一页中,点击"布局"选项,选择"页面设置"右下角的斜向右下方的小箭头。弹出"页面设置"对话框,在"页面设置"中选择"纸张方向"为"横向(S)",然后在"应用于"下拉选择"插入点之后",点击"确定"后,可见插入点之后页面都变为横向了。如果以后的文档页面还需恢复改为纵向,点击"布局"选项,选择"页面设置"右下角的斜向右下方小箭头,在"页面设置"中选择"纸张方向"为"纵向(P)",然后在"应用于"下拉选择"插入点之后",点击"确定"后,可见插入点之后页面都变为纵向了,并在插入点后插入"分节符(下一页)"分节。

（三）设置 Word 首字下沉

打开 Word 文档窗口,将鼠标定位至需要设置首字下沉的段落中。然后选择"插入"菜单栏中"文本"分组的"首字下沉",选择"下沉"选项,即呈现首字下沉效果。如果需要设置下沉文字的字体或下沉行数等选项,可以在"首字下沉"菜单中单击"首字下沉选项(D)...",打开"首字下沉"对话框,选中"位置"中"下沉(D)"选项,并在"选项"中设置字体或下沉行数。完成设置后单击"确定"按钮即可。

（四）重复 Word 表格标题行

Word 文档中编辑超过一页的长表格时,如果不在每一页添加表格的标题行,在下一页查看该表格列出的数据时,不方便查看每列数据的含义,所以建议设置标题行重复显示。选中表格的标题行,点击鼠标右键,选择"表格属性(R)..."。在打开的"表格属性"对话框中,切换到"行(R)"选项卡,在"选项(O)"中勾选"在各页顶端以标题行形式重复出现(H)",点击"确定"按钮即可。

（五）快速转换英文字母的大小写

使用 Word 软件编辑文档时,如果需要将已输入的英文单词或句子由小写转换为大写,或由大写转换为小写,可用鼠标全选需要修改的单词字母或句子,然后同时按下 Shift + F3 快捷键,会进行大小写切换。如果原来的英文字母是小写的,就会先把单词或句子的第一个字母变为大写(句首字母大写),再按一次 Shift + F3 快捷键,就可以发现整个单词或句子的字母都变为大写(全部大写),再按一次 Shift+F3 快捷键则变回全小写(全部小写)。每按一次快捷键字母的变化(句首字母大写-全部大写-全部小写)依此类推。也可以使用"开始"菜单中"字体"的"Aa"快捷键,对大小写进行指定切换,清楚而直接,如句首字母大写和小写等。

（六）将网页图片快速插入 Word 文档

在编辑 Word 文档时,有时需要将网页中显示的图片插入到文档中,一般采用的方法是先保存网页图片,鼠标右击选择"图片另存为(V)...",弹出"另存为"对话框,"保存类型(T)"选择"所有文件(*.*)"或"PNG Image (*.png)",可更改文件名和存储位置,再点击"保存(S)"确认。然后通过 Word "插入"菜单中"图片"的"插入图片来自""此设备(D)...",选择目标图片文件把图片插入到文档中。这种方法虽然可行,但操作相对烦琐。另一种简易可行的方法是将网页和 Word 的窗口调小一点,使网页窗口和 Word 窗口并列打开在屏幕上,然后用鼠标左键在网页中选中需要插入到 Word 文档的目标图片,直接将其拖曳至 Word 文档中,松开鼠标左键,这时图片就插入进了 Word 文档中。但此方法只适合无链接的 JPG 和 GIF 格式图片,否则只会出现图片网页链接。对于插入 Word 文档中的图片,一般默认是嵌入型,即图片嵌入在文本行中。如果需要将其设置为文字环绕图片,可单击选择该图片,在"图片工具"的"格式"中选择"位置",再选择"文字环绕"中合适的环绕方式(如顶端居左,四周型文字环绕),还可在"格式"的"环绕文字"中选择或设置合适布局(如衬于文字下方)。

─────────────── 参 考 文 献 ───────────────

［1］邢丽 . Office 2007 软件操作方法和技巧 . 电子技术与软件工程 , 2018,(1):55.

［2］徐涵 . Word 文字处理技巧 . 山东农机化 , 2016,(5):48.

［3］苏昭虎 . 浅谈 Word 文字处理软件教学 . 职业 , 2014,(14):107-108.

（袁腊梅　刘　鑫）

第 7 节　Microsoft Office Excel 使用小技巧

　　Microsoft Office Excel(以下简称 Excel)是 Microsoft Office system 中的电子表格程序,它是一种用来处理数据的办公软件。使用 Excel 创建工作簿并设置工作簿格式,能进行相关数据分析。Excel 功能可以跟踪数据,生成数据分析模型,编写公式和对数据进行计算,以多种方式透视数据,并能以各种专业图表来显示数据。Excel 的常规用途包括会计专用、预算、帐单、销售、报表、计划跟踪和使用日历等。Excel 中存在大量的公式函数,可以应用其执行计算。Excel 能管理电子表格或网页中的数据信息列表、进行数据资料图表制作和信息分析等,能实现多种便捷的功能。本节以 Microsoft Office Excel 2019 版为例介绍几种常用的 Excel 使用技巧。

一、完成目标

掌握应用 Microsoft Office Excel 处理数据的实践操作。

二、操作方法

（一）Excel 合并单元格汇总求和

　　Excel 中普通的表格数据,只需一个简单的 SUM 函数就能够轻松求和。但是在日常工作中经常也会遇到一些不规则的表格,例如一些合并单元格的表格(图 4-376)。每个小组有多个样本,如欲求每个小组所有样本测得数值的总和,先使用格式刷工具将 D 列按 A 列格式合并单元格,选定 D2 到 D11 单元格,输入公式"=SUM(C2:C11)-SUM(D3:D11)",再使用 Ctrl + Enter(回车)快捷键就能获得每个小组所有样本的测得数值总和。

（二）Excel 合并单元格计数

　　有时候也会用到对合并单元格进行计数,在此介绍针对合并单元格计数的方法(图 4-377)。如欲求每个小组的样本个数,先使用格式刷工具将 D 列按 A 列格式合并单元格,选定 D2 到 D11 单元格,输入公式"=COUNTA(B2:B11)-SUM(D3:D11)",再使用 Ctrl + Enter(回车)快捷键即可完成计数。

547

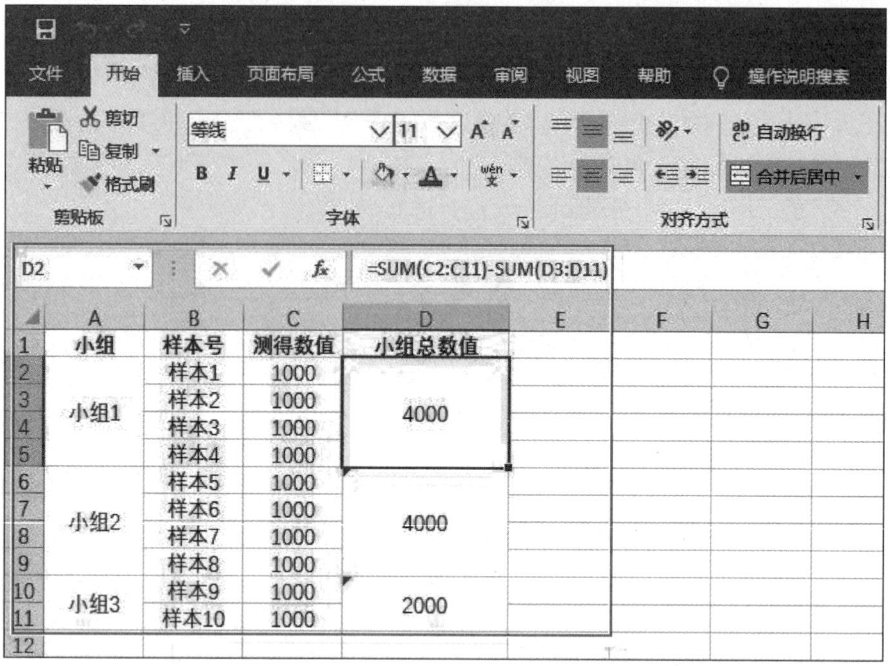

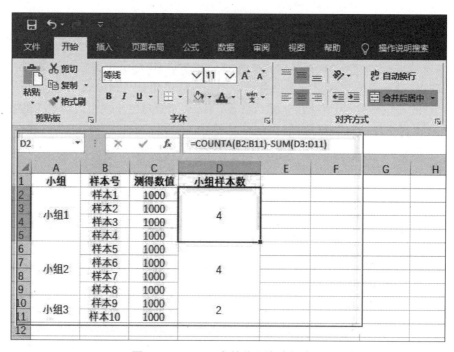

图 4-376 Excel 合并单元格汇总求和

图 4-377 Excel 合并单元格计数情况

（三）Excel 递增求和

在 Excel 中，求和方法非常多，在此介绍一种递增式求和的方法（图 4-378）。如想将样本量按照样本批次用递增求和的方式来展示。先按照样本批次排序，选中 C6 到 C2 单元格，注意重点：必须要从下往上选择单元格。然后在编辑栏输入公式 "=SUM(B\$2:B6)"，最后，使用 Ctrl + Enter（回车）快捷键即可获取递增求和结果。

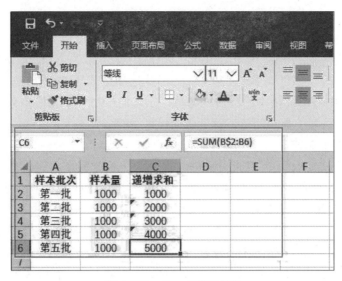

图 4-378 Excel 递增求和

（四）文本公式计算

在某些情况下，公式都在一个单元格内，在此介绍一种方法可以进行文本公式的快捷计算（图 4-379）。如欲在 B 列中批量进行 A 列中文本公式的计算。进入"公式"的"名称管理器"，选择"新建 (N)…"打开"新建名称"对话框，在"名称 (N)"中输入任意内容（如"计算"），在"引用位置 (E)"中输入"=Evaluate(Sheet1!$A1)"，其中"Sheet1"为打开 Excel 文件的工作表名称，再点击"确定"，然后关闭"名称管理器"窗口，再回到 B1 单元格中输入"= 计算"（即上述定义的名称），按"Enter"回车键确认，选定单元格 B1，鼠标移至 B1 单元格右下角，鼠标变为"+"，下拉直至需要计算的 B8 单元格，即可完成 A 列中文本公式计算。

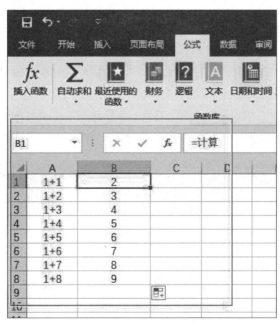

图 4-379 文本公式计算

（五）快速相加两个表格的数值

如果有两个格式相同而数据不同的表格需要相加，可以使用"选择性粘贴"快速完成。首先，打开 Excel 文件，用鼠标框选其中任意一个表格要进行叠加求和的单元格区域。选择表格区域后，点击"开始"选项卡中的"复制"按钮或者按 Ctrl + C 键等方式对所选区域进行复制。复制后再框选另一个表格中要进行叠加计算的区域。然后在所选的表格区域中点击鼠标右键。弹出右键菜单后,用鼠标左键点击菜单中的"选择性粘贴"选项。点击后弹出"选择性粘贴(S)..."窗口,点击选中"选择性粘贴"窗口中所示"运算"区域的"加(D)"选项。选中"加(D)"选项后点击"确定"按钮。点击"确定"按钮后,已复制的表格区域中各单元格中的数值就与另一个表格中对应单元格中数值进行叠加计算了,这时进行选择性粘贴表格区域中显示的结果就是叠加计算后的结果。

(六)Excel 斜线表头制作

制作单线表头的方法比较简单,在此介绍一种利用上下标来制作斜线表头的方法(图 4-380)。首先,选中需加斜线表头单元格,然后输入"测得数值"和"样本",中间利用空格把它们分隔开,选中"测得数值"并右键选择"设置单元格格式(F)..."。在打开"设置单元格格式"对话框后,在"字体"的"特殊效果"里勾选"下标(B)",并点击"确定"即可。再以相同的方法将"样本"设为上标,将字体进行一些调整。最后需加斜线表头单元格,右键选择"设置单元格格式(F)...",单击"边框"设置部分,选择右下角的右下斜线按钮,单击"确定"即可完成添加。最后再对格式、字体大小和表格大小进行相应调整。

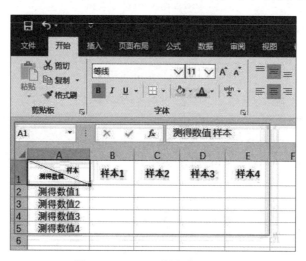

图 4-380　Excel 斜线表头制作

(七)Excel 下拉菜单选项的制作

在制作表格的时候,可能会需要录入大量的数据。在对待一些重复信息时,可以使用 Excel 下拉菜单帮助完成,不仅节约时间,还能够很好地避免录入错误(图 4-381)。选中需要设置下拉菜单的单元

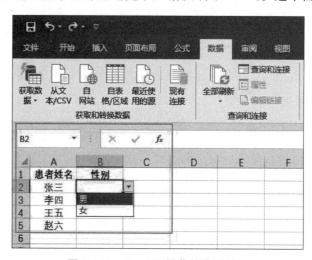

图 4-381　Excel 下拉菜单选项制作

格区域,单击"数据"菜单选项,再选择工具栏中的"数据验证"下拉列表中的"数据验证(V)..."。在弹出的"数据验证"对话框中,在"设置""验证条件"组中的"允许(A)"下拉列表中选择"序列"选项,在"来源"下的文本框中输入"男,女"后点击"确定"。注意:"男"和"女"之间要用英文状态下的逗号(,)来分隔。回到电子表格,单击第一位患者"性别"列右侧的下拉箭头,可以看到刚才添加的下拉列表已经成功添加,在录入对应数据时只需直接选取即可。

(八)Excel 自动换行与强制换行

1. Excel 自动换行功能 首先,选中需要自动换行的单元格区域,点击"开始"中"对齐方式"的"自动换行"按钮即可。自动换行长度是根据单元格列宽而定的,当改变列宽时,换行将会自动调整。

2. Excel 强制换行功能 如果需要根据所需位置进行换行,可以双击单元格,将鼠标定位到换行内容之后,然后使用 Alt + Enter(回车)快捷键即可。

3. 自动换行与强制换行的区别 自动换行是自行适应单元格列宽进行换行的,而且可以随着列宽的变化而变化。强制换行则不同,它可以自定义换行的位置,而且是固定的,不会随着列宽变化而改变。

4. Excel 批量添加换行 除上述方法之外,还能够通过"查找和替换"功能给数据批量添加换行。使用 Excel 快捷键 Ctrl + H 打开"查找和替换"对话框,"替换(P)"栏目下,在"查找内容(N)"中输入根据自己内容而定的分隔内容(如","),在"替换为(E)"中使用快捷键 Ctrl + J(换行符),点击"全部替换(A)"即可批量添加换行符或依次点击"替换(R)"进行逐个替换添加。通过调整单元格列高即可显示自动换行后内容。

(九)批量删除所有换行符

Excel 支持从其他程序中导出数据的导入,但在数据导入时经常出现格式错误问题,比如错误的换行,需要批量删除所有换行。选中需要删除换行符的单元格,使用快捷键 Ctrl + H 打开"查找和替换"对话框。"替换(P)"栏目下,在"查找内容(N)"中输入快捷键 Ctrl + J(换行符)。然后"替换为(E)"中不填写内容,点击"全部替换(A)"按钮即可将所有换行符全部删除。

(十)上调所有数据

数据录入完毕后,如需要将全部数据上调 1 000,这时可以使用所有数据上调的方法。先在任意一空白单元格内容输入需上调数据"1 000",然后将其复制。再选择所有需要上调的数据区域,在需要调整的单元格上面鼠标右击"选择性粘贴(S)...",弹出"选择性粘贴"对话框,在"运算"中选择"加(D)",并点击"确定"后即可一次性将所有数据上调 1 000。

(十一)快速筛选不重复数据

数据区域中存在重复数据的情况非常多,可以通过"高级筛选"功能快速从一份重复的数据中提炼出不重复的内容。选中需要进行筛选的目标数据列,点击"数据"菜单栏,点击"高级",弹出"高级筛选"对话框,选中"方式"中的"在原有区域显示筛选结果(F)"或"将筛选结果复制到其他位置(O)",勾选"选择不重复的记录(R)",单击"确定"即可。

(十二)快速输入自定义日期

日期录入时可在单元格中直接输入日期,如 2020 年 3 月 14 日。一种快速便捷的方法是,首先打开 Excel 表格,选择需要编辑的单元格区域。鼠标单击右键,选择"设置单元格格式(F)...",弹出"设置单元格格式"对话框,点击"数字"下"分类(C)"中的"日期",选择其中一种"类型(T)",如"*2012 年3 月 14 日",点击"确定"后返回单元格中,直接输入"3-14",点击"Enter"(回车键),即可快速完成日期"2020 年 3 月 14 日"输入。

(十三)同时显示日期与星期

在单元格中录入日期以后,若需显示对应的星期,首先选中所需改变的单元格,然后鼠标点击右键,选择"设置单元格格式(F)..."。在弹出"设置单元格格式"对话框中,点击"数字"下"分类(C)"中的"自定义",然后在"类型 (T)"中选择一种类型(如 yyyy" 年 "m" 月 "d" 日"),后面加上"aaaa",并点击"确定"后,输入指定日期后面会自动显示星期,如"2020 年 3 月 14 日星期六"。

（十四）图片自动对齐网格线

在 Excel 单元格中插入图片时,需要对单元格和图片进行多次调整才能将图片调到合适大小和位置。可以联合使用"Alt"键快速调整。首先单击选择菜单栏"插入"中的"图片",单击选择"插入图片来自""此设备 (D)..."后弹出"插入图片"对话框,在弹出框中找到待插入图片的保存位置,选中图片后,点击"插入 (S)",完成图片插入。鼠标左键点击选中插入的图片,拖动鼠标把它移到合适位置(注意:调整期间需同时按下"Alt"键),然后进一步使用鼠标左键拖拽图片各角调整图片大小,即可快速完成图片自动对齐旁边的网格线。

（十五）Excel 表格内容打印到一页上

以打印内容包含 2 页的 Excel 表格为例,进行页面设置缩放。点击菜单栏"文件",选择"打印"后在"打印"窗口,再点击"页面设置",弹出"页面设置"对话框后,在"页面"的"缩放"中选择"调整为 (F)""1 页宽""1 页高"即可,或选择"缩放比例 (A)"为合适百分比的正常尺寸,将工作表内容调整为一页即可。

也可根据数据内容情况,点击菜单栏"文件",选择"打印"后,在"打印"窗口,在"设置"中选择缩放:"将工作表调整为一页""将所有列调整为一页"或"将所有行调整为一页",使数据能在一页内清晰显示。

──── 参 考 文 献 ────

［1］胡文颖 . Excel 多表合并使用技巧 . 无线互联科技 , 2018,(16):132-133.
［2］宋颖丽 . 将 Excel 中图表保存为图片的小技巧 . 电脑知识与技术 (经验技巧), 2018,(12):13.
［3］黄锋 . Excel 在日常办公中的使用技巧 . 信息系统工程 , 2017,(5):110.

（袁腊梅　刘 鑫）

第 8 节　Microsoft Office Excel 图表处理

Microsoft Office 是由微软(Microsoft)开发的一套办公软件套装,常用组件包括 Word、Excel 和 PowerPoint 等。Excel 是 Microsoft 公司为使用 Windows 和 Apple Macintosh 操作系统的电脑编写的一种电子表格软件。Excel 具有直观的界面、出色的计算功能和图表工具,使它成为当今信息时代中处理数据的重要工具之一。学习和掌握 Excel 软件的用法,将为科研工作带来极大便利。

面对 Excel 工作表中繁杂的数据,一般很难发现它们变化的趋势,利用 Excel 中图表工具能将工作表中的数据用图形表示出来,可以用来直观分析和比较数据。对于实验中产生的大量数据可以通过编制 Excel 图表呈现,数据的大小特点和变化趋势能一目了然,便于理解和归纳,从数据中得出结论。进一步加工美化图表还有利于论文的发表和易于读者理解。本节主要介绍 Excel 图表工具中柱状图的制作和美化,以及描述如何联合 PowerPoint 制作纵轴"中断"(break)效果的具体步骤,体验 Excel 强大功能。

一、完成目标

掌握使用 Microsoft Office Excel 进行图表制作和简单美化的实践操作。

二、操作方法

（一）Excel 图表制作及简单美化方法

运用 Excel 图表工具可制作多种类型的图表,主要类型包括柱状图、折线图和饼图。书写科研论文时,可能经常需要绘制柱状图(又称柱形图、条形图、直条图)来反映实验数据的差异性。本节以 Microsoft Office Excel 2019 版为例,介绍柱状图的制作方法和美化小技巧。

1. 进入 Excel 工作界面,录入相关数据,制成统计表。例如某实验将实验样本随机分为两组,一组为空白对照组(Control Group),一组为实验组(Experimental Group),经过干预后,分别测得对照组和实验组的指标 A、指标 B 和指标 C 的数据,按一定格式录入(图 4-382)。

	A	B	C	D
1		Control Group	Experimental Group	
2	A	0.1	0.2	
3	B	0.3	1.0	
4	C	0.2	1.5	
5				

图 4-382　Excel 表格:录入数据

2. 选中录入数据所在单元格(图 4-383),单击选中框右下角箭头所指图标,点击"图表(C)",然后选择"簇状柱形图"即可生成"簇状柱形图"(图 4-384)。如需要生成不同的图形,则在"图表(C)"栏目下选择不同图形(如堆积柱形图、散点图和簇状条形图等)。

3. 自动生成柱状图后,接下来需添加一些图表元素(图 4-385)。首先调整柱状图的整体比例,让其变成正方形,通过直接拖拽外框即可实现。单击柱状图右上角"┼"图标,勾选图表元素。

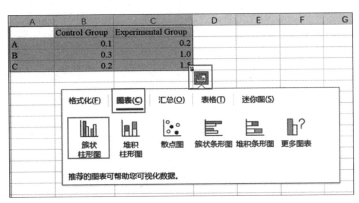

图 4-383　绘制柱状图步骤

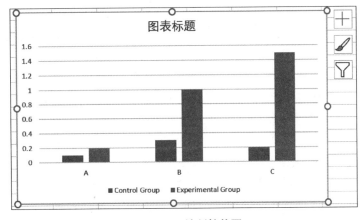

图 4-384　绘制柱状图

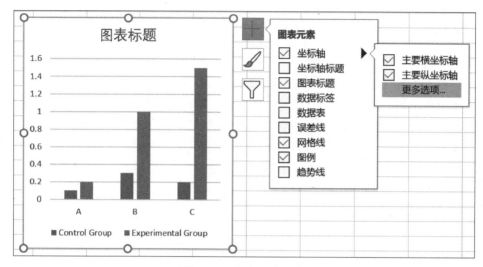

图 4-385 添加图表元素

（1）添加坐标轴：单击"坐标轴"前方框即可勾选，将鼠标移到"坐标轴"后侧，单击三角图标后选择"更多选项 ..."，会出现图 4-386 界面，点击图中"坐标轴选项"后下拉菜单，选择"垂直 (值) 轴"可设置纵轴，选择"水平 (类别) 轴"可设置横轴。点击" "（填充与线条）图标，对坐标轴线条进行设置，点击"线条"，选择"实线 (S)"，也可更改线条颜色和宽度等。点击" "（坐标轴选项）图标，即可对坐标轴的"最小值 (N)""最大值 (X)"和"单位"等进行调整。

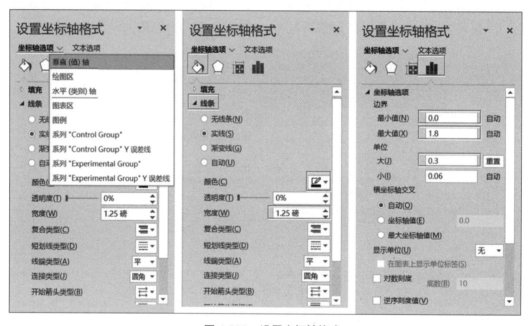

图 4-386 设置坐标轴格式

（2）添加误差线：单击选中一个系列的柱形，方法类似设置坐标轴方法，选择"误差线"中"更多选项 ..."（图 4-387），设置其误差线格式。点击" "（填充与线条）图标，对误差线线条进行设置，点击"线条"，选择"实线 (S)"，更改"颜色 (C)"为黑色和调整误差线的"宽度 (W)"至 1 磅（图 4-388）。点击" "（误差线选项）图标，根据数据的标准误差等对误差量赋值。如以标准误差为 0.05 为例，选择"自定义 (C)"（图 4-388），点击"指定值 (V)"将正负错误值设为"0.05"。在 Excel 表格中录入每组标准误差后可在"自定义错误栏"对话框中直接选定 Excel 表格中标准误差数据对正负错误值填充。其他系列柱子添加误差线的方法同上。

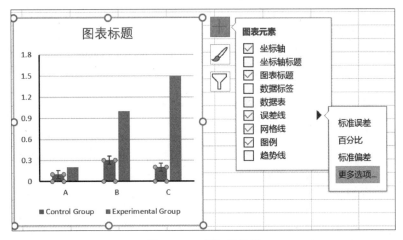

图 4-387　添加误差线

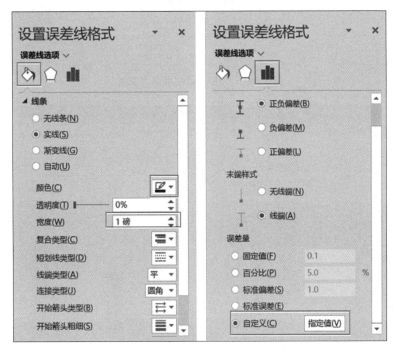

图 4-388　设置误差线格式

（3）在图表元素中添加坐标轴标题,还可以去掉网格线,设置图例等。具体操作类似于添加坐标轴和误差线等。如图 4-389 所示为调整后的柱状图。

（二）Excel 联合 PowerPoint 制作纵轴"中断"

在绘制图表过程中,有时候发现柱状图中的一些"柱子"非常高,而另一些"柱子"非常低,造成最高"柱子"与最低"柱子"数据相差太多。当纵坐标轴的刻度相同时,低"柱子"高度相近的柱间看起来差异不明显,这种情况不利于读者对图表数据的理解。为了解决这些问题,可联合使用 Excel 和 PowerPoint 软件来实现柱状图的"中断"（break）效果。

1. 在已绘制的柱状图（图 4-389）基础上,拖动图表外框,使宽高比值接近 2:1,低柱子在视觉效果上组间差异更

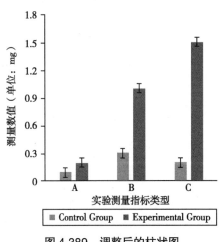

图 4-389　调整后的柱状图

小。在这种情况下,更改误差线格式,调整误差线方向为正偏差(图4-390),会使视觉效果上更美观。

2. 打开 PowerPoint 软件(以 Microsoft Office PowerPoint 2019 版为例),新建空白演示文档和空白幻灯片(删除相应文本框)。将上述在 Excel 软件中绘制的柱状图复制(Ctrl + C 键)并粘贴(Ctrl + V 键)到 PowerPoint 中,复制两次,得到两个相同的柱状图,并调整其放置位置为上下并列(图4-391)。

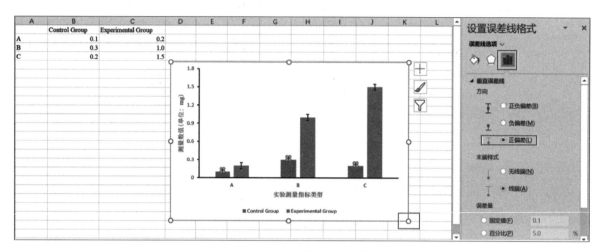

图 4-390　Excel 绘制图表并调整

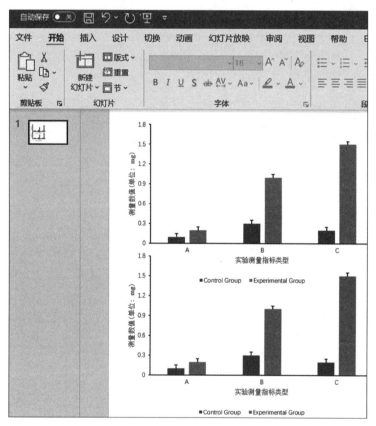

图 4-391　将 Excel 图表复制到 PPT 中

3. 双击图形所在区域,弹出"设置图表区格式"框,点击" ◇ "(填充与线条)图标,在"填充"选项中,把图形的背景填充改为无填充,同样方法修改另一图形。去除上方图形的横坐标文本和横坐标实线,再运用之前所述方法去除两个图形的坐标轴标题(图4-392)。更改上方图形纵坐标轴起点为0.8,选中下方图形,将其纵坐标轴标签的最大值和单位按需要进行调整(图4-393)。

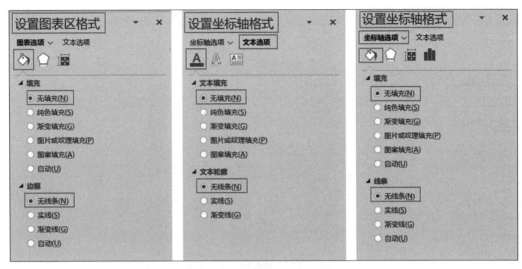

图 4-392　设置图表区格式和坐标轴（横坐标）格式

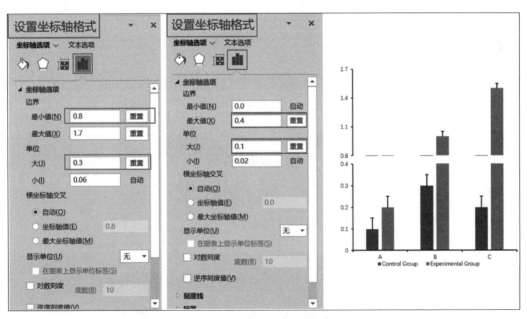

图 4-393　设置坐标轴（纵坐标）格式和图片效果

4. 在页面右下角改变 PPT 缩放比例（如放大至 175%），使操作更直观和简便。单击页面左上角"插入"，选中"形状"，单击矩形框，将插入矩形用于遮挡上方图形的下部（图 4-394），矩形的填充色改为白色，矩形边框改为无色（图 4-395），从而形成视觉上"中断"的效果。

5. 制作断点边界线，用类似插入矩形的方法插入两条直线，其长度约为刻度线的 2 倍，宽度与坐标轴的磅数相同，并将它们拖至"中断"处。添加下图形的坐标轴标题（如纵坐标标题偏下，可另行添加文本框），并调整至合适位置，即可形成最终的效果图（图 4-396）。

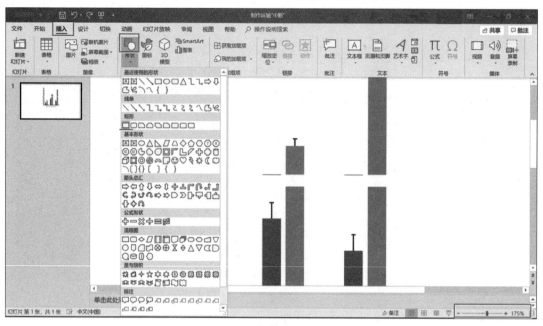

图 4-394 插入矩形

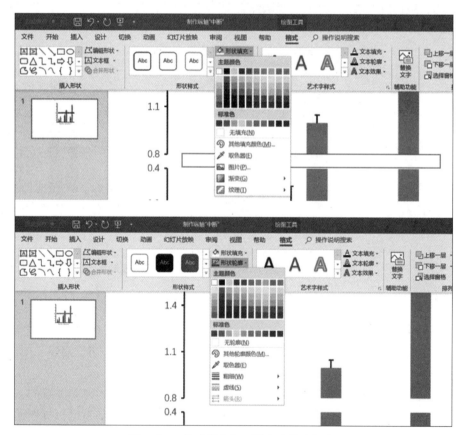

图 4-395 修改插入矩形填充和轮廓颜色

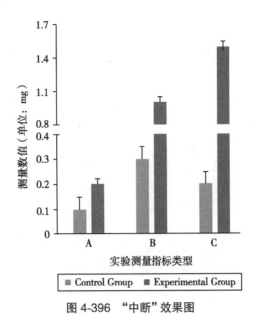

图 4-396 "中断"效果图

━━━━━━ 参 考 文 献 ━━━━━━

［1］张桥珍 . 浅谈 Excel 图表制作四步曲 . 数字技术与应用 , 2019,37(1):228-229.
［2］胡振猛 . 浅谈 Excel 在办公自动化系统中的应用 . 现代交际 , 2014,(2):32.

（袁腊梅　熊　英）

第 9 节　Microsoft Office PPT 使用小技巧

　　PowerPoint 简称 PPT,是一款用于制作和演示文稿的软件,能够制作和演示集文字、图片、音频和视频等元素于一体的演示文稿。对于科研工作者来说,PPT 经常用于会议介绍、科技成果展示和学术答辩等。利用 PPT 可以直观、明了和美观地演示某个主题,包括文字、图片、音频和视频等。本节以 Microsoft Office PowerPoint 2019 版为例介绍几种常用的 PPT 使用技巧。

一、完成目标

　　掌握几种常用 PPT 使用小技巧。

二、操作方法

（一）添加常用工具

　　PPT 工具栏有众多工具,会有一些较常使用的工具。将常用工具添加到"快速访问工具栏"可更方便和快速使用。操作办法:"文件"的"选项"中选择"快速访问工具栏",可以选择左侧工具栏中常用的工具或命令"添加 (A)"至右侧,点击"确定"即可。

（二）定时保存

　　打开待编辑 PPT 文档,设置定时保存时间。单击"文件"中"选项",会弹出"PowerPoint 选项"对话框,点击"保存",勾选"保存自动恢复信息时间间隔(A)",设置自动保存时间间隔,如"10分钟(M)",并点击"确定"按钮保存设置。

(三)增加撤销次数

撤销快捷键为Ctrl+Z。选择"文件"中的"选项",会弹出"PowerPoint选项"对话框,点击"高级",在"编辑选项"中显示"最多可取消操作数",将默认的"20"改为需要取消操作次数,并点击"确定"按钮保存设置。

(四)套用模板

自己制作PPT比较费时费力,且可能效果欠佳。使用合适的PPT模板或在较好的PPT模板上进行修改后再使用更为高效,Microsoft Office软件和网络相关资源能提供PPT模板文件,下载模板后可直接使用或适当修改后使用,但应注意版权问题。

(五)调整幻灯片大小和方向

使用PPT进行图片编辑等时,有时需要调整幻灯片大小。可选择"设计"中"幻灯片大小"的"自定义幻灯片大小(C)...",弹出"幻灯片大小"对话框,可将"幻灯片大小(S)"调整为"A4纸张(210mm×297mm)","方向"中"幻灯片"改为"纵向(P)",点击"确定"即可。

(六)批量替换字体

一般PPT文档文字可选择"微软雅黑"字体,整体效果比较和谐,阅读舒适,或者选用较为统一的字体。如将宋体改为微软雅黑,操作方法为"开始"菜单栏中找到"替换",点击"替换"选项右侧下拉三角,选择"替换字体(O)...",弹出"替换字体"对话框,"替换(P)"栏中选择"宋体","替换为(W)"栏中选择"微软雅黑",单击"替换(R)"即可。

(七)快速复制格式

把一个元素的效果复制给另一个元素时,通常可选择格式刷。单击选择带有效果的元素,双击"开始"下方"格式刷"图标,再单击要复制效果的元素,即可连续使用格式刷复制元素格式。

(八)处理排版图片

1. 色调处理　根据PPT主题,一般可以选择暖色调或者冷色调,不同的色调有不同的效果。在"图片工具"中的"格式",可选择对"颜色"中的"色调"进行调整。

2. 形状裁剪　很多时候,图片是要经过裁剪才能够使用的,一方面适应PPT版幅,另一方面可以将图片按需裁剪成不同形状,美化展示效果。选择"图片工具""格式"中的"裁剪",单击下拉选项,选择"裁剪为形状(S)",可在列出的形状中选择对应形状,即可将目标图片裁剪为所需形状。将图片裁剪完成之后,可通过单击图片使用鼠标调整图片大小和比例,达到更好的显示效果。

(九)SmartArt快速整齐排版

使用PPT时常遇到图片或图形对齐排版等难题,需要组合协调和对齐,非常费时间。借用SmartArt可以完美解决这个问题,操作如下:点击"插入"菜单栏,选择"SmartArt",在弹出的"选择SmartArt图形"对话框中选择自己需要的图像组成形式,如列表、流程、循环和图片等,单击"确定"插入,然后再对应图形中按要求添加文本或图片等,也可进一步对SmartArt图形进行编辑。

(十)增加日期或页码

选择菜单栏"插入"中的"日期和时间",弹出"页眉和页脚"对话框,"幻灯片"栏的"幻灯片包含内容"中勾选"日期和时间(D)",选择"自动更新(U)"或"固定(X)",可进一步选择"幻灯片编号(N)""页脚(F)"和"标题幻灯片中不显示"对幻灯片相关内容进行编辑,点击"全部应用(Y)"或者"应用(A)"确定。

(十一)PPT制作快闪视频

先添加数张PPT,去除背景格式,只留下白底,添加对应文字(每张PPT添加一个字)。添加文字内容完成后,选择"切换"中"换片方式",勾选"设置自动换片时间"设置PPT自动换片时间。如果希望有更佳效果,也可进一步添加动画等。点击菜单栏"文件"中"另存为",进一步选择文件保存位置,在"另存为"对话框中对文件命名后将文件保存为"MPEG-4 视频 (*.mp4)"等视频格式。

（十二）循环播放幻灯片

单击菜单栏"幻灯片放映"中"设置幻灯片放映",弹出"设置放映方式"对话框,在"放映选项"中勾选"循环放映,按 ESC 键终止 (L)",在"放映幻灯片"中选择需循环播放的幻灯片,然后点击"确定"即可。

（十三）PPT 放映添加标记

快捷键 F5 可放映幻灯片,放映时,鼠标右键选择"指针选项"中"笔 (P)",即可在幻灯片上按住鼠标左键移动鼠标标记相应内容,进一步选择"墨迹颜色 (C)"可对墨迹颜色进行修改,还可选择"荧光笔 (H)"标记或"激光笔 (L)"指示重点。退出放映时可以选择是否保留墨迹注释。

--------------------------------- 参 考 文 献 ---------------------------------

[1] 周建峰 . PPT 中视频使用技巧荟萃 . 电脑知识与技术 (经验技巧), 2018,(6):37-40.
[2] 史丽燕,陈贺明 . PPT 2010 使用技巧十则 . 电子世界 , 2014,(16):410-411.
[3] 高燕红 . 巧用 Photoshop 打造个性 PPT 课件 . 吉林广播电视大学学报 , 2013,(1):145-148.

（袁腊梅　刘　鑫）

第 10 节　PDF 文件生成

便携式文档格式（Portable Document Format, PDF）是由 Adobe Systems 用于与应用程序、操作系统和硬件无关的方式进行文件交换所发展出的文件格式。PDF 文件以 PostScript 语言图像模型为基础,无论在哪种打印机上都可保证精确的颜色和准确的打印效果,即 PDF 可忠实再现原稿的每一个字符、颜色以及图像。它的优点在于跨平台支持多媒体集成信息的出版和发布,尤其是提供对网络信息发布的支持。PDF 文件格式可以将文字、字体、格式、颜色及独立于设备和分辨率的图形图像等封装在一个文件中。该格式文件还可包含超文本链接、声音和动态影像等电子信息,支持特长文件,集成度和安全可靠性都较高,应用非常广泛。

PDF 文件由于其展现效果不受限于应用程序和操作系统等,能完美再现原稿细节,因此在信息发布传播中颇受青睐。受限于 PDF 编辑器的编辑和排版功能,通常 PDF 文件是由其他制作好的文件通过转换得来的。本节主要介绍几种较容易和快速制作 PDF 文件的方法。

一、完成目标

掌握几种转换生成 PDF 文件的方法。

二、操作方法

（一）Word 文档转换成 PDF 文件

以 Microsoft Office Word 2019 版为例,双击打开一个 Word 文档。打开 Word 文件后,单击"文件"菜单,单击"另存为",选择文件保存位置,打开"另存为"对话框,可更改文件名,然后在"保存类型(T)"中选择"PDF(*.pdf)"格式,点击"保存 (S)"确定即可。

（二）将网页直接另存为 PDF 文件

以 360 安全浏览器 12.2 版为例,先打开 360 安全浏览器,右击鼠标选择"打印 (I)...",进入打印预览界面,在该界面中将"目标打印机"下拉选择"另存为 PDF",进行网页、布局纸张和缩放等设置,点击"保存"后弹出"另存为"对话框,修改选择保存位置和文件名,选择文件"保存类型 (T)"为"PDF 文件 (*.pdf)",然后点击"保存 (S)"确定即可。

（三）虚拟打印将文档转换成 PDF 文件

以 Microsoft Office Word 2019 版为例,在"文件"菜单栏中点击"打印",在弹出的"打印"窗口中,从"打印机"列表中选择相应的虚拟打印机如"Microsoft Print to PDF"（在安装福昕阅读器或 Adobe Reader 软件情况下,还可选择虚拟打印机"Foxit Reader PDF Printer"或"Adobe PDF"),同时设置相应的打印参数,点击"打印"按钮。最后弹出"将打印输出另存为"对话框,选择保存位置,从"保存类型 (T)"列表中选择相应的文档格式,如"PDF 文档 (*.pdf)",并输入文件名,然后点击"保存 (S)"按钮,即可完成文档的格式转换操作。

（四）福昕阅读器将 PPT 转换成 PDF 文件

以福昕阅读器 10.0.115.36014 为例。

第 1 种方法:单击选择 PPT 文件,鼠标右键打开菜单,点击"在福昕阅读器中转换成 PDF",生成 PDF 文件后,点击快速访问工具栏"保存"按钮或"文件"中"保存"或"另存为",在"另存为"对话框中选择文件保存位置,选择"保存类型 (T)"为"PDF 文件 (*.pdf)",并修改文件名,然后点击"保存 (S)"即可。

第 2 种方法:打开福昕阅读器,在菜单栏"主页"下方点击"将文件转换为 PDF",选择需要转化为 PDF 格式的 PPT 文件,点击"打开 (O)",PPT 文件以 PDF 格式在福昕阅读器中打开,点击快速访问工具栏"保存"按钮或"文件"中"保存"或"另存为",在"另存为"对话框中选择文件保存位置,选择"保存类型 (T)"为"PDF 文件 (*.pdf)",并修改文件名,然后点击"保存 (S)",文件即以 PDF 格式保存,即完成 PPT 文件转换成 PDF 文件。

（五）图片转换成 PDF 文件

第 1 种方法:选择图片,鼠标右键打开菜单,点击转换为"在福昕阅读器中转换成 PDF",生成 PDF 文件后,点击快速访问工具栏"保存"按钮或"文件"中"保存"或"另存为",在"另存为"对话框中选择文件保存位置,选择"保存类型 (T)"为"PDF 文件 (*.pdf)",并修改文件名,然后点击"保存 (S)"即可。

第 2 种方法:以 Microsoft Office Word 2019 版为例,在 Word 文档中先"插入"待转换的图片,点击"文件",选择"另存为",选择文件保存位置,修改文件名,选择文件"保存类型 (T)"为"PDF(*.pdf)",点击"保存 (S)"确定即可。该方法图片大小和纸张大小可能需要自行调整。

（六）使用其他软件转换成 PDF 文件

网络上还有一些专业工具功能很强大,如 PDF 转换器等,均能实现 PDF 文件转换。

参　考　文　献

［1］马云彤 . PDF 格式电子校样的生成与注释——远程校对概述 . 唐都学刊 , 2015,31(1):88-91.

［2］杨森 . 常用保存 PDF 文件格式的方法及注意事项 . 广东印刷 , 2014,(3):19-21.

［3］王影 , 周菁菁 . 方正书版文件转换成 PDF 文件的若干方法比较 . 出版科学 , 2012,20(5):46-49.

［4］陈永杰 , 邢宝山 , 张祥合 , 等 . 利用 Adobe Acrobat7.0 实现 PDF 格式文件的转换 . 编辑学报 , 2006,18(6):437-438.

（袁腊梅　刘　鑫）

第11节 Adobe Reader PDF 文档注释

Adobe Reader 是 Adobe 公司发布的 PDF（便携式文档格式）文档阅读器。Adobe Reader 是一款可以打开各种 PDF 内容（包括表单和多媒体）并与之交互的 PDF 文件检查软件，而且还是可以对 PDF 文档进行可靠检查、打印和注释的免费全球规范性软件。本节以 Adobe Reader XI 为例介绍 PDF 文档注释等。

Adobe Reader 具有以下优势：

1. 相对其他同类型 PDF 阅读器来说，Adobe Reader 的优势在于其为正式发布软件，有着出色的功能性和兼容性。

2. 文档的撰写者可以向任何人分发自己制作（通常通过 Adobe Acrobat 制作）的 PDF 文档，而不用担心被恶意篡改。

3. Adobe Reader 具有阅读缩放、查错和 PDF 转换功能（将其他格式文档或图片转换成为 PDF 格式）等。

4. 完整的评论功能，用户可以使用相关工具，包括文本、图章、附件、音频资料和图纸标记（如直线、箭头和图形）等对 PDF 文件进行编辑和注释，即使用电子批注工具进行电子校对。

5. 软件以简化界面呈现，可以更精确和高效地查看信息。选择阅读模式可在屏幕上显示更多内容，或选择双页视图模式跨页查看等。

一、完成目标

掌握使用 Adobe Reader 进行 PDF 文档注释和辅助阅读等的实践操作。

二、操作方法

打开 Adobe Reader XI 软件进入主窗口，单击左上方的"文件 (F)"选项中的"打开 (O)...",选择待查阅的 PDF 文件并打开，然后就可以选择各种注释工具对其进行注释（右击工具，可在"工具默认属性"中设置图标颜色和不透明度等）。

1. 添加附注工具 添加附注是指在文本中某个点进行简单的附注。操作步骤为单击"批注"栏目下的添加附注工具，再点击某个字或者某句话后面的空白处，即出现输入框，键入附注的内容，最后点击右上角图标收起键入框，即可完成添加附注功能（图 4-397）。

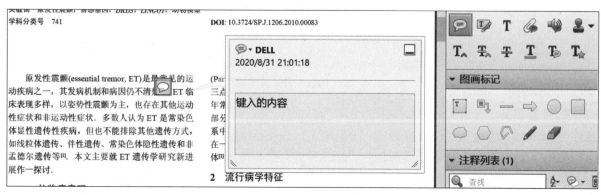

图 4-397 添加附注工具的使用

2. 高亮文本工具　高亮文本主要是用于突出重要内容,引起读者重视,便于阅读和区分。操作步骤为点击"批注"栏目下的高亮文本工具,再单击并拖动选择要突出显示的文本,即可简单地完成高亮文本标注(图 4-398)。

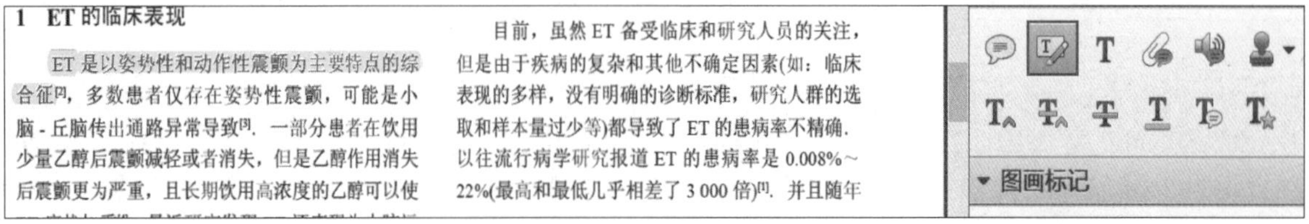

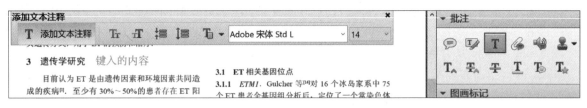

图 4-398　高亮文本工具的使用

3. 添加文本注释工具　文本注释是指使用文本框格式显示注释。操作步骤为点击"批注"栏目下的添加文本注释工具,单击要新建文本框的空白处,然后输入内容,还可在添加文本注释属性工具条中选择修改文本的字体、字号、颜色和行距等(图 4-399)。

图 4-399　添加文本注释工具的使用

4. 附加文件工具　附加文件是指添加文件附件,以插入大量文字、替换数字或图片等内容。操作步骤为点击"批注"栏目下的添加附加文件工具,单击待插入附件位置,再从"添加附件"对话框中选择需插入的文件,随后在打开的"文件附件属性"对话框中设置附件属性,如图表、颜色和不透明度,点击确定,即可出现附件的图标(图 4-400)。

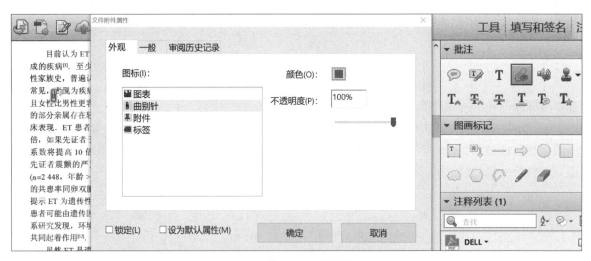

图 4-400　附加文件工具的使用

5. 录音工具　录音工具可对特定的文本内容进行语音解说。操作步骤为单击"批注"栏目下的录音工具,再点击需要解说的地方,出现"录音机"框,单击红色小圆点按钮开始录音,最后点击正方形停止按钮结束录音,点击向右小箭头按钮可播放录音(图 4-401)。或者通过点击"浏览…"打开"选择声音文件"对话框选择音频文件,单击"确定"按钮弹出"声音附件属性"对话框设置相关属性。完成后双击录音工具即可播放录音内容。

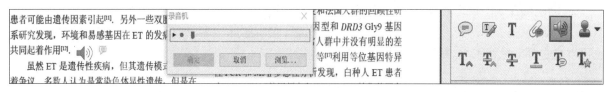

图 4-401　录音工具的使用

6. 添加图章工具　添加图章用于批准不需要修改的证明文件等,给 PDF 文件添加特定的图章。操作步骤为点击"批注"栏目下的添加图章工具,下拉选择要使用的图章,在"身份设置"对话框中完成详细内容填写,再点击图章工具出现在文件页面中的位置,即可完成添加图章操作(图 4-402)。

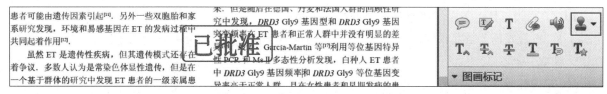

图 4-402　添加图章工具(已批准)的使用

7. 在指针位置插入文本工具　插入文本主要是用于在文件中的特定位置插入文本,用于批注缺失的文本内容。操作步骤为单击"批注"栏目下的插入文本工具,再在文件中点击应插入文本的位置,键入需要插入的内容,点击右上角图标收起键入框,完成插入文本的批注(图 4-403)。当鼠标移动至插入符号处即可弹出显示插入的文本。

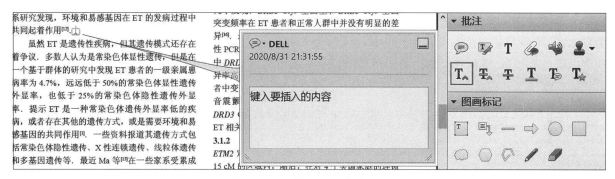

图 4-403　插入文本工具的使用

8. 添加附注至替换文本工具　替换文本工具是键入内容替换选定文本。操作步骤为单击并选定要替换或修改内容,然后点击"批注"栏目下的替换文本工具,在出现的蓝色框中键入替换文本,点击右上角图标收起键入框即可完成添加附注至替换文本的操作(图 4-404)。当鼠标移动至被替换文本处时即可弹出显示添加的附注(替换文本内容)。

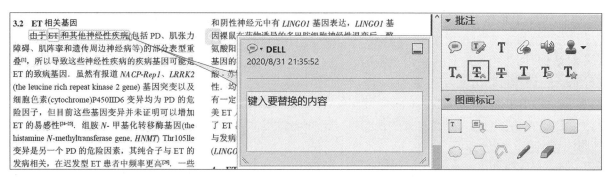

图 4-404　添加附注至替换文本工具的使用

9. 删除线工具　删除线用于标记删除的文本。操作步骤为选定需要删除的内容,再点击"批注"栏目下的删除线工具图标,依据注释工具的属性设置,相应删除内容被红色删除线标记(图 4-405)。也可以先选择删除线工具,然后再选定删除内容。

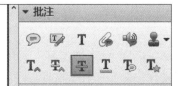

图 4-405　删除线工具的使用

10. 下画线工具　下画线用于将重要的文本内容标记出来。操作步骤为单击"批注"栏目下的下画线工具,再选定需要标记的文本内容,松开鼠标后即可(图 4-406)。也可以先选定标记内容,再单击选择下画线工具。

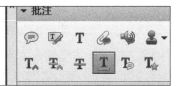

图 4-406　下画线工具的使用

11. 添加附注到文本工具　添加附注到文本工具用于对选定文本内容进行相关注释说明。操作步骤为单击选定相应文本,再点击"批注"栏目下的添加附注到文本工具,在出现的附注框中键入对相关文本的注释说明,点击右上角图标收起键入框即可完成添加附注到文本的操作(图 4-407),其中被选定内容高亮显示,鼠标移至高亮处即可弹出显示添加附注内容。也可以将该工具理解为高亮文本工具和添加附注工具的结合。

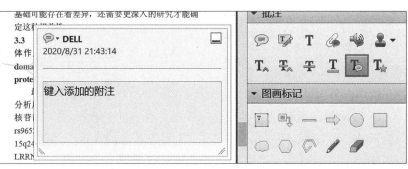

图 4-407　添加附注到文本工具的使用

12. 文本更正标记工具　文本更正标记工具是使用文本编辑工具对文件内文本内容进行编辑,包括插入、删除文本和替换文本。操作步骤为单击文本更正标记工具后弹出"如何使用文本编辑工具"对话框,阅读相关内容后点击"确定"(图 4-408)。对于"插入"工具,单击指明插入文本位置,按"Insert"键即可弹出输入框键入插入文本内容,效果同"在指针位置插入文本"工具。对于"删除文本"工具,单击选择文本,按"Delete"键即可对拟删除文本内容添加删除线,效果同"删除线"工具。对于"替换文本"工具,单击选择要替换文本,按"Insert"键即可弹出输入框键入替换内容,效果同"添加附注到文本"工具。

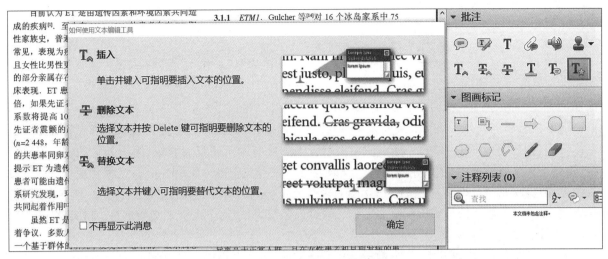

图 4-408 文本更正标记工具的使用

13. 图画标记工具 图画标记工具可在文档中添加文本框、添加文本标注、绘制线条、箭头、椭圆形、矩形、云朵、多边形、连接线条和各种形状等,并可进行相应附注。操作步骤为单击图画标记工具中所需的一个形状、线条或绘图工具等,再点击文本中需要添加图画标记的位置,移动鼠标,绘制出理想的图画标记。如果要对绘制的形状添加附注,选定形状后,右键单击"打开弹出式附注"键入相关内容(图 4-409)。当鼠标移动至图画标记位置即可弹出显示添加的附注内容。

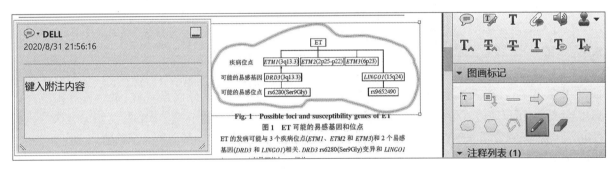

图 4-409 图画标记工具的使用

三、注意事项

在"注释"最下方有"注释列表",后方的括号内显示的是注释(包括批注和图画标记内容)的总条数。下方有查找、排序和分类显示等,可对注释进行排序等处理。每条注释下方均有可以添加附注内容的位置。应合理使用 Adobe Reader 注释相关工具,辅助文档注释和阅读等。

———————————— **参 考 文 献** ————————————

[1] 马云彤. 数字出版时代电子化校对模式探讨. 中国科技期刊研究, 2015,26(12):1282-1288.
[2] 张建芬, 邓晓群, 沈志超. 利用方正文易和 Acrobat 软件实现期刊论文校对. 编辑学报, 2004,16(3):189.
[3] 陈兵强. 阅读器:Acrobat Reader 的几种高级使用. 情报杂志, 2001,(5):101.

（袁腊梅 袁梦）

第 12 节　NoteExpress 文献管理软件使用

随着社会经济和科学技术的不断发展,科技文献数量也在日益增长,文献资源整理和管理对科研工作者而言是一件烦琐费时的工作。使用文献管理软件有助于研究者获取、组织和管理相关文献资料,建立个人文献数据库,辅助论文写作。文献管理软件种类很多。NoteExpress 文献管理软件是一款专业级、兼具文献信息检索、文献下载、文献管理和分析功能的软件。其核心功能包括文献检索(数据收集)、文献管理、数据挖掘分析和论文写作。软件以题录为核心,全面管理文献信息,是协助科研工作者进行知识系统管理和论文发表的有力工具。

科研工作者通过中国知网、万方数据知识服务平台、维普资讯中文期刊服务平台、Elsevier、Web of Science 和 PubMed 等文献检索数据库检索文献资料后,NoteExpress 软件可以根据专项课题将这些文献分门别类并永久保存;可以实时记录阅读文献时产生的瞬时心得,并与个人研究相结合;可以在撰写论文时快速自动地生成参考文献(支持两大主流写作软件:Microsoft Office Word 或金山 WPS 文字,在撰写科研论文时,利用内置的写作插件可实现边写作边引用参考文献);可以针对不同期刊参考文献格式,自动进行格式转换。本节主要介绍 NoteExpress 文献管理软件的使用。

NoteExpress 文献管理软件的主要功能包括题录采集、题录管理、题录使用和笔记功能等。

1. 题录采集

(1)NoteExpress 文献管理软件的"在线检索"功能:从中国知网、万方数据知识服务平台、Web of Science 和 PubMed 等文献检索数据库进行文献信息在线检索。

(2)NoteExpress 文献管理软件的"导入题录"和"导入文件"功能:从中国知网、万方数据知识服务平台、Web of Science 和 PubMed 等文献检索数据库进行文献信息检索,将检索结果导出或下载 PDF 全文后,可以通过 NoteExpress 的"导入题录"和"导入文件"功能,将检索结果或 PDF 全文导入到 NoteExpress 文献管理软件,创建相关题录信息。

(3)手工录入题录信息。

2. 题录管理

(1)分类:根据专项课题建立题录,将文献分类,以题录为核心,全面管理并永久保存于 NoteExpress 文献管理软件中。

(2)去重:利用 NoteExpress 文献管理软件的"查重"功能,可查找删除相同文献,高效管理文献,提高工作效率。

(3)设置优先级:利用 NoteExpress 文献管理软件"标签标记"中的"星级与优先级"功能,可根据个人需求对参考文献"设置星标"和"设置标签",进行从"非常高"到"非常低"五个不同级别的标注。

3. 题录使用　利用 Microsoft Office Word 或金山 WPS 文字撰写科研论文:在安装好 NoteExpress 插件的 Word 或 WPS 文字软件中撰写论文时(需要同时打开 NoteExpress 文献管理软件),首先在 Word 或 WPS 文档中,鼠标点击需要插入引文的位置。然后在 NoteExpress 软件中选择相应的题录(即需要插入的文献题录信息)。最后在 Word 或 WPS 软件的"NoteExpress"插件中,点击"插入引文"即可。

4. 笔记功能　阅读文献时,可利用 NoteExpress 软件"笔记"功能添加笔记至对应题录中,记录瞬时心得体会,方便今后阅读和写作时引用。

一、完成目标

掌握应用 NoteExpress 文献管理软件的文献检索和文献管理等功能辅助论文写作的实践操作。

二、操作方法

1. 下载及安装 以中南大学为例,可通过中南大学图书馆下载 NoteExpress 文献管理软件。打开"中南大学图书馆"首页,在"查找资源"下方选择"中文数据库",选择"NoteExpress 文献管理软件",根据操作提示进行下载及安装。如在安装过程中遇到防火墙软件或者杀毒软件提示,选择允许程序的所有操作,最好将软件加入信任列表。

注: NoteExpress 文献管理软件(官网: http://www.inoteexpress.com)有个人标准版和集团版,个人标准版分永久授权用户、VIP 订阅用户和免费用户,可供使用的功能有差异;学校(如中南大学)图书馆购买了 NoteExpress 使用权限(学校集团版),在学校 IP 地址范围内可以下载集团版(中南大学图书馆版,仅限集团用户在授权 IP 地址范围内下载、安装和使用,禁止向集团外任何个人、组织分发软件副本)。可根据个人实际情况下载和安装。

2. 新建数据库 以马方综合征为例,启动 NoteExpress 文献管理软件(版本: 3.2.0.7276),点击"文件 (F)"菜单中"新建数据库 (N)...",选择新建的空白数据库文件的存储位置并对其命名,文件名为"马方综合征",保存类型为"NoteExpress 数据库",单击"保存 (S)"按钮。"新建一个空白数据库"对话框中出现数据库文件的保存位置,并"当向该数据库添加附件时"选择"复制文件到附件文件夹 (Y)",单击"确定 (O)",同时可以选择"下次新建数据库时不使用该向导 (W)",默认附件保存在附件文件夹。则在 NoteExpress 软件中名为"马方综合征"的题录数据库文件建立成功(图 4-410 和图 4-411)。

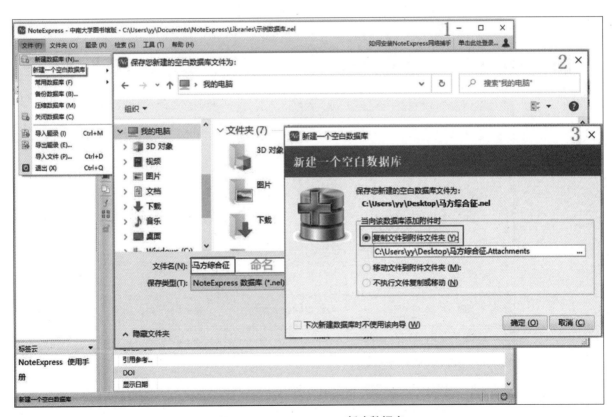

图 4-410 NoteExpress:新建数据库

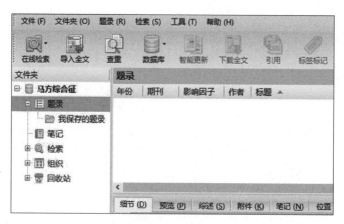

图 4-411　完成题录数据库"马方综合征"

3. 收集文献

（1）利用 NoteExpress 在线检索功能直接检索（以 PubMed 为例），"检索 (S)"菜单中选择"在线检索 (O)"，"选择在线数据库 (S)…"中"PubMed"，点击"确定 (O)"。输入检索词和检索字段（如标题和发表日期等），选择布尔运算符（与 / 或 / 非），检索方式同各大数据库的检索形式，点击"开始检索 (S)"，在检索结果中可选择"批量获取""勾选题录"和"保存勾选的题录"（图 4-412 至图 4-415）。图 4-413 中 1 号为检索框，可输入作者、标题、年份和期刊等检索词；2 号框为"开始检索 (S)"按钮；3 号框即为检索结果。从最下方可以看到，已检索到 80 条相关文献。在"批量获取"窗口中，通过选择不同的起止页码，可以获得不同条数的题录信息（图 4-414）。在"勾选题录"窗口中，可以对上一步批量获取的题录进行勾选（如"勾选所有题录"和"勾选本页题录"），在下一步"保存勾选的题录"中，将题录进行保存（图 4-415）。

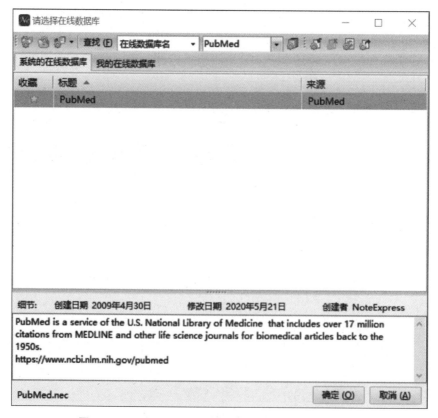

图 4-412　NoteExpress：选择 PubMed 在线检索数据库

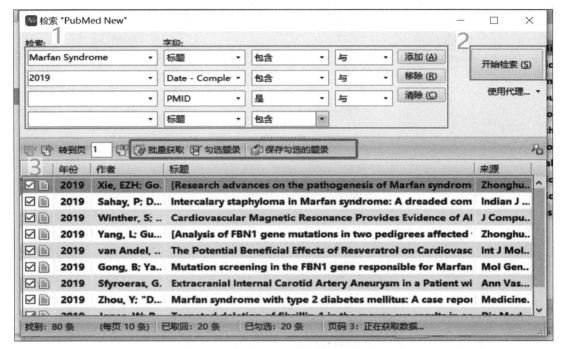

图 4-413　NoteExpress：PubMed 在线检索结果

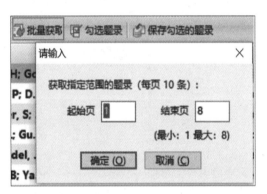

图 4-414　NoteExpress："批量获取"题录窗口

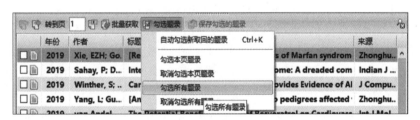

图 4-415　NoteExpress："勾选题录"窗口

（2）NoteExpress 文献管理软件的"导入题录"功能（以 PubMed 为例）：进入 PubMed 主页（https://pubmed.ncbi.nlm.nih.gov/），搜索栏输入检索词"marfan syndrome"检索相关文献，在检索结果界面勾选相关文献，单击"Save"，"Save citations to file"中"Selection"选择"Selection (4)"，其中"Selection (4)"中的"4"表示已勾选 4 篇文献，"Format"选择"PubMed"，点击"Create file"后保存为文本文件（.txt，图 4-416）；转自 NoteExpress 软件，选择"文件 (F)"菜单中"导入题录 (I)"，选择上述保存的文件，"选项"中"当前过滤器 (T)"选择"PubMed"，点击"开始导入 (I)"确定（图 4-417）。在 PubMed 中勾选相关文献后，也可以单击选择"Send to"的"Citation manager"，将相关文献信息导出为文件（.nbib），再在 NoteExpress 软件导入文件中的题录信息。

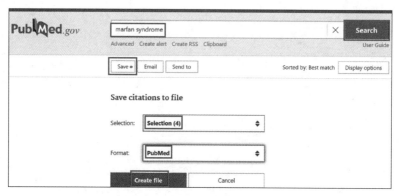

图 4-416　PubMed 检索结果导出至文件

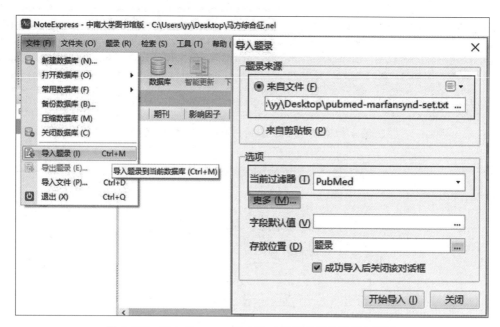

图 4-417　NoteExpress：PubMed 检索结果文件导入题录

（3）此外，通过 PubMed 等文献检索数据库检索的文献资料，下载并保存到本地后，可通过"文件(F)"菜单中"导入文件 (P)..."中的"添加文件 (A)..."或"添加目录 (Y)..."途径添加文件，"导入到文件夹 (O)"可以对文件夹命名，方便后期分门别类阅读文献，单击"导入 (I)"确认（图 4-418）。注：1 号框中为通过"添加文件 (A)..."方式导入，导入的为文件夹"1"中"A"和"B"两篇文献；2 号框为通过"添加目录 (Y)..."方式导入，导入的为命名为"1"的文件夹。

4. 手工录入　选择"题录 (R)"菜单中"新建题录 (N)"，选择题录类型（如期刊文章）。在新建题录界面输入题录相关各项信息后保存并关闭即可（图 4-419）。

5. Word 或 WPS 软件中的论文写作

（1）安装 NoteExpress 插件至 Word 或 WPS 中（以 WPS 为例）：启动 NoteExpress 文献管理软件，"工具 (T)"菜单中选择"选项 (O)..."，弹出"选项"对话框，选择"扩展"，"WPS 文字 插件"中"安装或卸载 WPS Word 插件"选择"安装 (I)"，点击"确定 (O)"即可（图 4-420）。NoteExpress 软件安装成功后一般其插件会自动安装至 Microsoft Office Word 中，如无法正常加载，则需要手动添加。

（2）写作：在安装有 NoteExpress 插件的 WPS 软件中写作时，将 NoteExpress 文献管理软件同时打开，在 NoteExpress 中选中相应题录（即具体某条参考文献题录）后，将鼠标移至 Word 文档中需要插入引文的位置，然后在 Word 文档"NoteExpress"插件中点击"插入引文"按钮，即可自动在正文标注

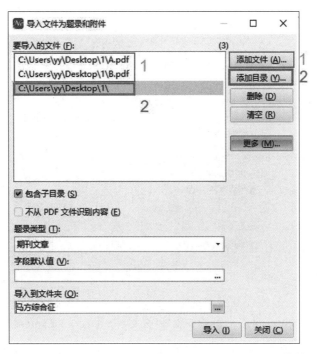

图 4-418 NoteExpress：本地文献导入 NoteExpress 软件

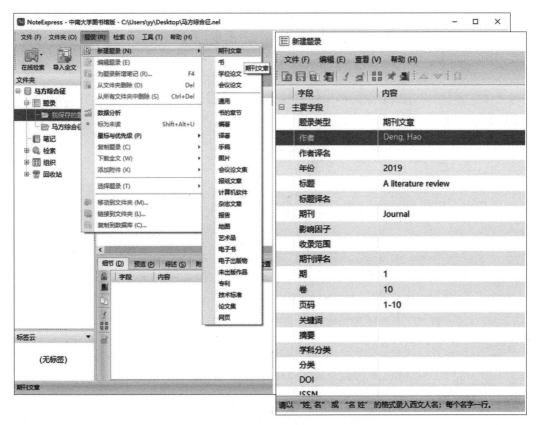

图 4-419 NoteExpress：手工录入题录信息

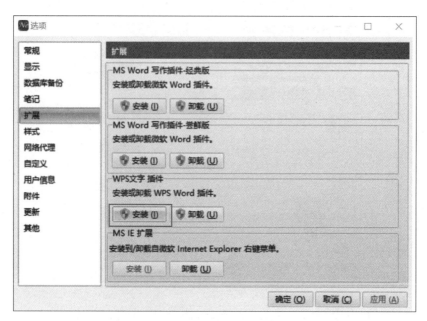

图 4-420　NoteExpress：安装 WPS 文字软件的 NoteExpress 插件

所引参考文献序号，同时系统自动将被引用的参考文献信息插入到文末，使文中的参考文献与文末参考文献相匹配。点击"格式化"按钮，在选择输出样式中点击"浏览 (B)..."，选定合适样式（如拟投稿的期刊杂志），点击"确定"，自动完成格式转换（文中引用参考文献标注和文末的参考文献目录自动转换为拟投稿期刊杂志的参考文献格式）（图 4-421、图 4-422 和图 4-423）。在修改论文时，如参考文献序号有调整，可通过"同步"按钮，进行更新。在含 NoteExpress 标注引文的 Word 文档正文中，点击 NoteExpress 插件中"去除格式化"可选择"去除格式化"或"清除域代码"。前者表示隐藏引文信息和移除参考文献列表，后者表示清除文档中所有 NoteExpress 域代码（即清除后无法再使用 NoteExpress 格式化工具）。

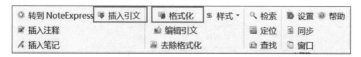

图 4-421　NoteExpress 插件"插入引文"和"格式化"图标

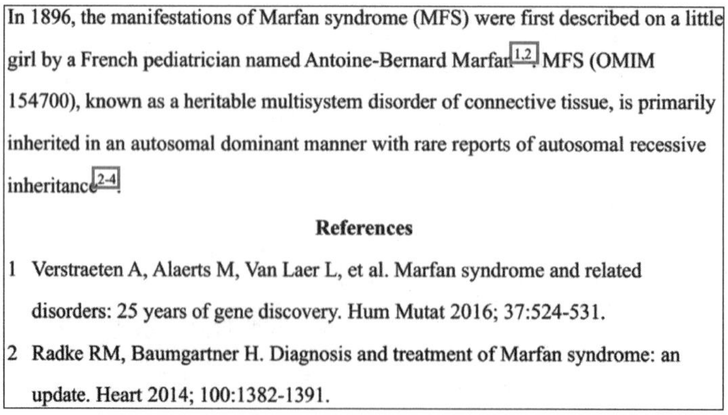

In 1896, the manifestations of Marfan syndrome (MFS) were first described on a little girl by a French pediatrician named Antoine-Bernard Marfan[1,2]. MFS (OMIM 154700), known as a heritable multisystem disorder of connective tissue, is primarily inherited in an autosomal dominant manner with rare reports of autosomal recessive inheritance[2-4].

References

1　Verstraeten A, Alaerts M, Van Laer L, et al. Marfan syndrome and related disorders: 25 years of gene discovery. Hum Mutat 2016; 37:524-531.

2　Radke RM, Baumgartner H. Diagnosis and treatment of Marfan syndrome: an update. Heart 2014; 100:1382-1391.

图 4-422　Word 文档中插入参考文献（插入引文）

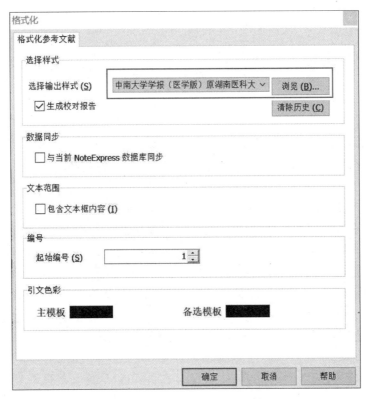

图 4-423　NoteExpress："格式化"窗口

三、注意事项

1. 在 NoteExpress 文献管理软件的题录版块中右击各表头,可以对表头进行"自定义 (C)..."(如在题录版块中添加"影响因子"和"收录范围"等信息)和"排序列表 (S)..."(如可把个人认为重要的文献信息如影响因子和年份等位置靠前排序)设置。直接点击某个表头即可按表头字段信息进行升序或降序排列。

2. 过滤器的选择　不同数据库(如中国知网、万方数据知识服务平台、Web of Science 和 PubMed 等)下载的文献,因其格式不同,在导入题录信息时应按要求选择不同的过滤器。

──────────────── 参 考 文 献 ────────────────

［1］AI Y, SUN K, HU H. Bibliometric analysis of papers on mild cognitive impairment nursing in China. Int J Nurs Sci, 2016,4(1):73-79.

［2］赵少飞 . NoteExpress 软件助力青年编辑论文写作 . 今传媒 , 2019,27(8):101-102.

［3］黄春晓 . 基于 NoteExpress 文献管理软件的学术论文写作应用探讨 . 中国教育技术装备 , 2018,(24):37-39,42.

［4］黄芳,王艳玲,任俊革 . 文献管理软件 NoteExpress 在科研及论文撰写中的应用 . 课程教育研究 , 2018,(33):16,19.

［5］甘可建,刘清海,吴淑金 . 文献管理软件在期刊论文中的应用调查与输出结果分析 . 中国科技期刊研究 , 2017,28(7):675-681.

［6］孙文莺歌,马路 . 参考文献管理软件比较分析 . 中华医学图书情报杂志 , 2016,25(9):43-46.

（袁腊梅　孙 艳）

第13节　医学论著写作

医学论文（medical paper）是报道医学科学研究和技术创新成果的载体，是使用科学而准确的语言对科研过程的记录与总结，医学科研工作者通过发表医学论文将实验过程和科研成果公布于众。医学论著是医学论文中最常见的体裁形式，论著即议论和著述，是带有研究性的著作，它阐述医学研究人员的原创性研究结果并将其公开发表。研究性是论著区别于其他医学论文的关键，医学论著构成了医学期刊的主要部分。按照学科性质，论著分为基础医学论著、临床医学论著和预防医学论著。按照文章篇幅，论著分为原创研究性论文（original research article/original article）和研究性快报（short/brief/rapid communication）。笔者认为论著的一个标志是有摘要部分，值得注意的是个别杂志的通信（letter）也应归为论著，如 Nature Genetics 的通信，它具有独立的摘要、正文部分、参考文献（至少10篇以上）、图表（不少于3个）和一定版面（3~4页），它相当于其他杂志的研究性快报。医学论著的基本要求是真实、客观地根据实验结果及科学依据，提出研究的创造性与可行性，以及探讨研究的临床价值等。

论著是医学工作者科研实验成果的具体表现形式，它可以传播新的医学发现、交流学科经验和考核医学工作者的业务水平。一篇结构完整的医学论著应包括标题（title）、作者和单位（authors' names with institutional affiliations）、摘要（abstract）、关键词（keywords）、引言（introduction）、材料和方法（materials and methods）、结果（results）、讨论（discussion）、总结（conclusion）、致谢（acknowledgement）和参考文献（references）等部分，能系统地分析并总结研究数据。独立且熟练地进行医学论著的写作，是医学科研工作者的必备技能。本节主要介绍医学论著写作规范要求。

一、完成目标

了解并学习医学论著的结构，掌握撰写医学论著的规范要求。

二、医学论著写作规范要求

（一）原创研究性论文

原创研究性论文是医学科研工作者将自己的原创实验和科研成果进行处理、归纳和整理，撰写成用于公开发表的书面报告。原创性研究性论文包含了医学科研人员对第一手实验或临床资料进行研究而得出的新发现、新见解和新理论。原创研究性论文发表一定要严格遵循期刊的体裁要求，原创研究性论文的发表能大大地推动医学科学的发展。

原创研究性论文的体裁在形式上有规范的要求，标题、作者和单位、摘要、关键词、引言、材料和方法、结果、讨论、总结、致谢和参考文献是必要的构成部分，其中引言、材料和方法、结果、讨论和总结部分构成了论文的正文（main text）。一般要求为正文在4 000字以上、图表总数不超过8个和参考文献40篇以上。

1. 标题　标题是对论文主要内容和中心思想的高度概括，标题要求准确精练、简明扼要，一般不超过15个字。若标题无法简写至要求字数范围内，可以采取正、副标题结构。标题中一般包括研究对象、研究方法、研究目的和研究结果四个要素。标题不写成包含主语、谓语和宾语的完整句型，不能出现非惯用的缩略语、符号和代号，阿拉伯数字必须用英文表达，并且一般不在句首出现。一个好的标题应该满足新颖、简洁、准确和规范等要求。

2. 作者和单位　作者是指参与实验设计、实验操作和论文写作的主要人员,作者署名必须经过作者本人同意,署名必须使用作者真实姓名和真实单位,通讯作者还需要署上通信地址和电子邮箱。作者署名顺序依据其对论文贡献的大小排列。署名的每一位作者都有对论文进行解释的义务和权利,享有论文带来的利益和荣誉,更对论文可能产生的不良后果负有不可推卸的责任。

3. 摘要　摘要是对论文主体范围和主要内容的简短陈述,其使读者无须阅读全文即可获得论文的关键信息。摘要采用第三人称撰写,摘要中不应对论文本身进行评价,不具体描述实验过程,不用图和表,不引用参考文献,不对研究进行注释和讨论,缩略语应在首次出现时注明其全称。医学期刊的摘要一般分为结构性摘要和非结构性摘要两类。结构性摘要要求作者按照目的、方法、结果和结论的结构模式书写。一般摘要不超过 300 个字。

4. 关键词　关键词是为了文献标引工作而选取的最能反映论文主题内容的单词或术语,一般要求 4~6 个。关键词便于读者进行文献索引和检索。根据来源,关键词可分为主题词和自由词。推荐尽量选用最新版《医学主题词表》(*Medical Subject Headings*, MeSH)中的主题词作为关键词。

5. 引言　引言是论文正文内容的开端,是正文的引子,发挥激发读者阅读兴趣并引导进入论文正文的作用。引言的内容结构一般呈倒金字塔,首先应该描述研究背景,引导读者初步了解论文的研究领域;其次总结目前研究现状,指出目前研究有待补充或创新之处;进而引出该研究的目的和研究意义,并说明采用了何种实验方法。研究的结论和数据不能出现在引言部分。引言行文应该逻辑清晰,措辞精辟,突出文章重点,用较少的篇幅引起读者的关注。

6. 材料和方法　材料和方法部分应详细描述研究对象、实验仪器和设备(需注明生产商)、实验试剂和药品(需注明具体剂量及生产商)、实验方法(引用来源文献)和实验步骤,要使读者能依据材料和方法部分的描述重复此实验,并获得相同的结果。实验的伦理审查和患者知情同意情况也应在此部分声明。

7. 结果　结果部分是论文一个极其重要的部分,没有结果的研究是无意义的研究。结果部分需要展示实验观察结果,并将实验的原始资料和数据经过核对、总结、统计分析和整理分类后进行描述。如实验结果简单、数据少可仅使用文字叙述方式进行描述。如实验结果较复杂、数据量较大,建议采用文字叙述和图表叙述结合的方式,可以更直观、更清晰、更形象地反映实验结果,其中表格统一使用三线表形式。实验结果应客观、真实和可靠,不能伪造数据,不能出现数据错误。

8. 讨论　讨论是对该研究的实验结果进行分析和推论,联系同领域其他研究,多角度、深入地论述实验结果,对结果进行延伸,把客观的实验观察结果和数据提升到理论知识水平,揭示该实验结果的理论意义。在讨论部分,应突出强调该研究中重要的和创新性的发现,在论据充足的情况下可以适度提出新的假说,但不应该做出武断的结论。对已经在结果部分中详细叙述过的观察结果和实验数据不应再做过多重复叙述,还可以讨论研究的有限性或不足之处,指出对相关领域研究的指导意义。讨论部分是原创研究性论文的精华所在,它展示了研究者的学术水平。

9. 结论　结论是整篇论文的结局,它与引言相呼应,是作者最后对全文的总结。结论部分应该简明扼要,用几句话概括出研究结果、研究的意义及研究者的学术见解。

10. 致谢　表达作者对研究做出贡献但又不足以或不方便成为作者的单位或个人的尊敬和感谢,致谢应征得致谢对象的同意。

11. 参考文献　参考文献是论文中引用的相关的文献信息资源,它为读者提供关于论文中观点或作为作者观点的佐证的来源,方便读者对论文中的某个观点进行溯源。应在正文中的引用处标注,相应参考文献在文末列出。文献的格式应严格遵照投稿的具体医学期刊的要求,作者应对照原文核实引用的准确性。

(二)研究性快报

研究性快报与原创研究性论文类似,都是报告原创性科学发现,基本格式相似,只是研究性快报受限于期刊要求或者研究内容相对简单,不足以作为一篇完整的原创研究性论文而进行了压缩,旨在快速发表具有初步实验结果的论文。

研究性快报的结构与原创性研究论文类似,但要求语言精练,一般正文不超过 2 000 字、图表总计少于 2 个和参考文献少于 15 条。该类型论文撰写中常将方法部分和较不重要实验结果补充在附件材料中,以减少正文部分字数。

三、注意事项

医学论著内容广泛、专业性强、研究较为深入,医学论著的写作非常考验医学研究者的学术水平、逻辑能力和理论思维能力。撰写医学论著要求研究者不仅必须具备扎实的医学专业知识,还必须具备出色的科研素质和良好的语言能力。研究者应当能熟练地掌握和使用论文写作技巧,依据写作规范用文字清晰地描述医学实验过程与结果,并且通过阅读大量文献,深化研究领域的专业知识,这样才能撰写出高质量的医学论著。

------ 参 考 文 献 ------

[1] BAHADORAN Z, JEDDI S, MIRMIRAN P, et al. The principles of biomedical scientific writing: introduction. Int J Endocrinol Metab, 2018,16(4):e84795.

[2] ARMAĞAN A. How to write an introduction section of a scientific article? Turk J Urol, 2013,39(Suppl 1):8-9.

[3] ANNESLEY T M. "It was a cold and rainy night": set the scene with a good introduction. Clin Chem, 2010,56(5):708-713.

[4] 杜旭. 医学论文写作格式及规范. 河南医学研究, 2019,28(13):2496-2497.

[5] 李达, 李玉成, 李春艳. SCI 论文写作解析: EndNote/RefViz/SPSS/Origin/Illustrator 综合教程. 北京: 清华大学出版社, 2016.

[6] 孟红旗, 刘雪梅. 医学科研设计与论文写作. 2 版. 北京: 人民军医出版社, 2015.

[7] 李君荣, 孙峰. 医学科研设计. 镇江: 江苏大学出版社, 2012.

[8] 澳伟林. 生物医学英语写作与阅读. 北京: 人民卫生出版社, 2008.

(邓 昊　虢 毅　陈翔宇)

第14节　其他类型医学论文写作

医学论文中最为常见的类型是原创研究性论文(original research article)。原创研究性论文是对自己原创实验的报告,是包括摘要(abstract)、引言(introduction)、材料和方法(materials and methods)、结果(results)、讨论(discussion)、总结(conclusion)和参考文献(references)部分在内的完整文章结构。然而在医学研究中还有一些其他需要报道的实验、案例或者评论,因此还存在一些其他类型的医学论文。除原创研究性论文和研究性快报外,还存在其他类型医学论文,可用于描述报道除原创性实验外的案例和评论等。其具体的论文类型和要求可能因杂志而异。总体来说,常见的其他类型医学论文主要有综述、系统评价、病例报道和通信四种。

一、完成目标

掌握其他类型医学论文写作规范要求。

二、其他类型医学论文写作规范要求

（一）综述

综述（review）是作者在广泛阅读某一领域已发表文献的基础上，选取有用的信息，分析研究和归纳整理，将零散的知识点集中凝练后，撰写的具有科学性、逻辑性和综合性的论文。一篇高质量的综述具有很强的专业深度，能反映该专题历史背景、研究现况和发展趋势，具有很高的价值。一篇综述一般包含标题、摘要、引言、主体、总结和参考文献几个部分。综述的主体部分没有固定的格式，可分为若干个2级标题、3级标题乃至4级标题，可根据实际表述内容规划行文结构和层次。综述撰写首先应确定一个符合学科最新研究方向和自身知识基础的主题。随后根据主题广泛检索相关文献，筛选出其中较为新颖或重要的文献资料。通过对所搜索资料的阅读、整理和分析，形成自己的观点，进而列出写作提纲，再在提纲基础上进行正文的撰写。同时，综述的写作从来不是一蹴而就的，需要从全面性、逻辑性、准确性、规范性和流畅性等各个方面对初稿进行反复的修改和补充，在修改的过程中可不断修正主题，调整检索策略和写作提纲。所以综述的写作往往是一个螺旋上升提高文章和自我学术水平的过程。完成令自己满意的手稿后最好能再请相关领域高水平专家审核，以进一步提高综述的学术和文字水平。

（二）系统评价

近年来随着循证医学的发展，系统评价（systematic review）的发表数量迅速上升。系统评价旨在收集所有符合预定纳入标准的研究证据，并进行整理评价来回答某一具体的研究问题。许多系统评价包含Meta分析。Meta分析是采用统计学方法总结独立研究的结果。与单个研究相比，Meta分析能更精准地估计临床干预的效果。系统评价与传统综述的区别在于：①系统评价针对性回答特定的临床问题，目的更为明确。②系统评价预设清晰明确的文献纳入标准和方法，使用系统性的策略检索和评价所有资料并展示各步骤的结果。③系统评价的分析方法明确可重复。在撰写系统评价前应详细阅读2015年更新的《系统评价和Meta分析优先报告条目声明》（*Preferred Reporting Items for Systematic Reviews and Meta-Analyses Statement*，PRISMA Statement）以及《Cochrane干预措施系统评价手册》（*Cochrane Handbook for Systematic Reviews of Interventions* Version 5.1.0）。PRISMA声明包含3个检查表（PRISMA-P、PRISMA-IPD和PRISMA-NMA）以及1个流程图，每个检查表包含17~27个条目。撰写不同类型系统评价时需按照相应的检查表进行逐条报告。Cochrane协作组是系统评价方面最权威的国际组织，在该组织注册的系统评价需遵循《Cochrane干预措施系统评价手册》的要求。未在该组织注册的系统评价也可参考此手册内容。

系统评价写作的第一步是按照PICO准则确定题目，即涉及什么患者（Participant），使用何种干预措施（Intervention），使用何种比较方法（Comparison），使用何种疗效指标（Outcome）。第二步是根据题目确定详细的纳入标准和排除标准。第三步是在Cochrane协作网或者其他系统性评价注册网站注册该题目，并根据PRISMA-P检查表撰写计划书。第四步是按照一定的检索策略在多个数据库全面系统地检索相关资料，除各种电子文献数据库外还应检索临床试验注册库和会议论文摘要等，随后根据之前所制定的纳入标准和排除标准进行纳入和数据提取。第五步是运用RevMan、Stata和Comprehensive Meta Analysis等软件进行Meta分析处理。第六步是根据数据分析的结果按照PRISMA相应检查表的要求撰写论文以进行发表。

（三）病例报道

病例报道（case report）是一种基于医疗、科学或教育目的，而对一名或多名患者所遇到的医疗问题进行描述的记叙文。病例报道相对易于撰写和发表，但往往是医学发展的先驱，许多医学新发现都源于病例报道。其内容强调新颖性，主要针对罕见的疾病、临床表现、病因和诊治手段。撰写病例报道前应查阅相关文献资料，判断所报道的病例是否具有特殊性和新颖性。写作中应对临床现象进行客观描述,避免个人主观倾向。同时也要谨记病例报道只是对有限个案的记录,缺乏对照和充足的样本量,不能确定病例中的因果联系,有一定局限性。内容上应重点描述病例特点,尤其是重要阳性结果,一般字数限制在 1 000 字以内,图表总数不超过 2 个。具体写作内容可参考 2013 年发表的《病例报道(CAse Reports, CARE)指南》。该指南详细列出了病例报道的写作形式和应包含的主要内容。

(四)通信

通信(letter)也常称为读者来信(letter to editor),同样是期刊中常见的一种论文体裁。此类论文往往最为简短,没有摘要或仅有用于检索的短摘要,正文部分一般不分节,字数少于 1 000 字,没有图表或者总计不超过 1 个。通信有两种类型:一种是研究性通信,即内容有限只适合以此种篇幅进行简单报道的研究性论文,又确有一定的科学价值,在部分杂志会以通信形式发表。另一种是评论性通信,即读者对于该杂志已发表的论文进行评论或者补充,此类型在部分杂志中也与通讯(correspondence)或评论(comment)类似。研究性通信与研究性快报写作类似,只是比研究性快报更为简洁,需注意按照杂志要求进行相应缩减和修改。另外,值得注意的是,不同杂志刊载的研究性通信形式上可能存在极大差别。例如 Nature Genetics 杂志刊载的研究性通信往往超过 3 000 字,有独立摘要和多个图表。此类通信我们认为应归为原创研究性论文(original article)。评论性通信既可以是对原论文的支持和深入讨论,也可以指出其实验方法、结果解释或讨论中的不足,或是对其结论的不同看法。评论性通信有明显的时效性,往往要求在原论文发表数周至数月内投稿。该类通信常以 "Comment on..." 作为文章题目,部分杂志正文部分会以 "To the editor" 开头。撰写评论性通信时也可以参考研究性论文的文章结构:首先对所评论的文章进行简单介绍,然后指出要针对的主要问题;随后提供论据,可以是自己原创性的实验结果,也可以引用其他论文的研究结果;最后根据以上论据进行讨论,提出自己的观点。通信是对他人论文的针对性评论,往往与原作者存在分歧,故而撰写时应在力求结果准确、证据充足和立场客观的同时,尽量委婉表达存在争议的论点,评论对文不对人,不可出现任何可能涉及人身攻击的词句。

---------- 参 考 文 献 ----------

[1] HIGGINS J P T, THOMAS J (EDITORS). Cochrane Handbook for Systematic Reviews of Interventions version 6.0 [updated July 2019]. [2020-03-24]. https://training.cochrane.org/handbook.

[2] RILEY D S, BARBER M S, KIENLE G S, et al. CARE guidelines for case reports: explanation and elaboration document. J Clin Epidemiol, 2017,89:218-235.

[3] HUTTON B, SALANTI G, CALDWELL D M, et al. The PRISMA extension statement for reporting of systematic reviews incorporating network meta-analyses of health care interventions: checklist and explanations. Ann Intern Med, 2015,162(11):777-784.

[4] MOHER D, SHAMSEER L, CLARKE M, et al. Preferred reporting items for systematic review and meta-analysis protocols (PRISMA-P) 2015 statement. Syst Rev, 2015,4(1):1.

[5] STEWART L A, CLARKE M, ROVERS M, et al. Preferred Reporting Items for Systematic Review and Meta-Analyses of individual participant data: the PRISMA-IPD Statement. JAMA, 2015,313(16):1657-1665.

[6] GAGNIER J J, KIENLE G, ALTMAN D G, et al. The CARE guidelines: consensus-based clinical case report guideline development. J Clin Epidemiol, 2014,67(1):46-51.

(邓昊 范宽)

第15节　学位论文排版

学位论文是指高等院校或科研机构的毕业生为申请获得所学专业学位,而撰写的用于学位考评的科学论文。学位论文是 1981 年国家实施学位制度的产物,既是学习成果的重要体现,也是获取学位的主要依据。根据所申请的学位不同,学位论文可以分为学士学位论文、硕士学位论文和博士学位论文,其中硕士学位论文和博士学位论文统称为研究生学位论文。其中学士学位论文应能反映作者较好掌握学科基础理论、专门知识和基本技能,并具备从事科学研究工作或专门技术工作的初步能力。研究生学位论文是对研究生学业期间研究成果的总结,应能反映其对专业理论知识和专业技能的掌握情况,以及运用科学知识进行科学研究的能力。研究生学位论文水平反映了高校的教育教学质量、导师对研究生的培养水平,以及研究生的专业能力和科研素质等。能按照规范化要求对学位论文进行撰写和排版是大学生的必备基本素质,表明其具备从事所学专业科研工作的基本能力。

当前,我国大学生在撰写规范方面仍存在不足,提高学位论文写作水平已经成为近年教育中一个亟待解决的问题。学位论文的写作规范体现了大学生治学态度和研究意识水平,更反映了其专业能力和综合素质。论文排版是学位论文撰写规范的重要内容。评审专家习惯于将学位论文格式是否规范作为评判大学生的治学态度和学术素养的标准之一。通过学习学位论文的规范排版可以培养毕业生科学、严谨和细致的治学态度,同时也是将来学习、工作和科学研究的必备基础。

一、完成目标

以 2020 年《中南大学研究生学位论文撰写规范》中各项排版要求为例,掌握使用 Microsoft Office Word 2019 软件对学位论文进行排版的实践操作。

二、操作方法

（一）页面布局设置

1. 打开 Word 文档,左键点击菜单栏"布局",在下方"页面设置"栏中根据要求分别设置"文字方向""页边距""纸张方向""纸张大小"和"栏"等（图 4-424）。

2. 左键点击"页面设置"栏右下角的功能扩展按钮,在弹出的"页面设置"框中根据要求逐步详细设置"页边距""纸张""布局"和"文档网格"（图 4-425）。

（二）字体和段落设置

1. 左键单击选择需要更改字体的内容,右键单击,在弹出的对话框中根据要求设置字体、字号和字形等（图 4-426）。也可以单击选择"字体 (F)..."进行设置。一般学位论文要求中文使用"宋体",英文使用"Times New Roman"。

2. 左键单击选择需要更改段落格式,右键单击,在弹出的对话框中点击"段落 (P)...",并在弹出的"段落"设置框中按要求设置对齐方式、大纲级别、缩进、段前间距、段后间距和行距等（图 4-427）。对正文段落设置行距为固定值时,应注意对插入图片所在段落的行距进行单独设置（如设为"单倍行距"）,若行距设置为固定值会造成图片显示不全。

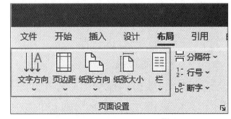

图 4-424　布局：页面设置

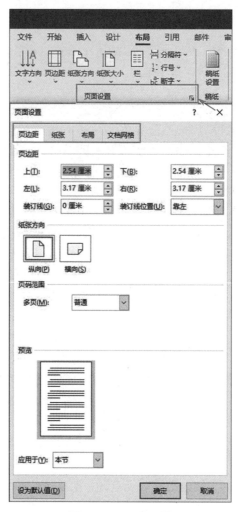

图 4-425　页面设置

（三）页眉设置

页眉编排要求：页眉从正文开始至全文结束，采用宋体五号字，左起书写中南大学博（硕）士学位论文，靠右书写章序号和章名，章序号和章名之间空 0.5 字符，如"第 1 章　章名"，页眉至顶端距离为"1.5 厘米"。

1. 先对论文进行分节。点击需要插入分节符的位置，如中文摘要页最前端，依次点击菜单栏"布局"的"分隔符"中"分节符"的"下一页 (N)"，插入非连续分节符，即分节符（下一页），实现分页和分节（图 4-428）。

2. 在菜单栏依次点击"插入"中"页眉"的"编辑页眉 (E)"（图 4-429），进入页眉编辑状态（图 4-430），设置"页眉顶端距离"为"1.5 厘米"，可使用宋体五号字左起书写"中南大学硕士学位论文"，靠右书写章序号和章名，如"第 1 章　前言"。注意使用分节符分隔的不同部分内容，如果页眉不同时，应取消选定"链接到前一节"。如对首页或奇偶页的页眉有不同要求时，可勾选"首页不同"和"奇偶页不同"进行进一步设置。

（四）页码设置

页码编排要求：从中文摘要开始到符号说明的前置部分用罗马数字单独编连续页码，从正文开始到全文结束的后置部分用阿拉伯数字编连续页码。页码位于页面底端，居中书写（设置字体：Times New Roman，小五号），页脚距底端距离为"1.75 厘米"。

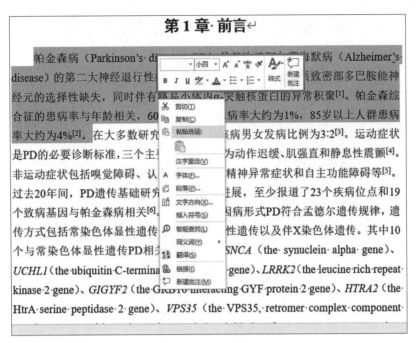

图 4-426 字体设置

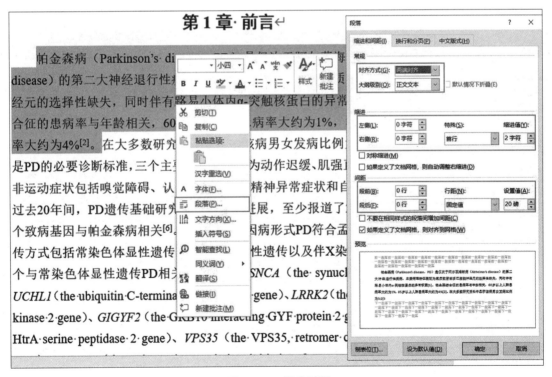

图 4-427 段落设置

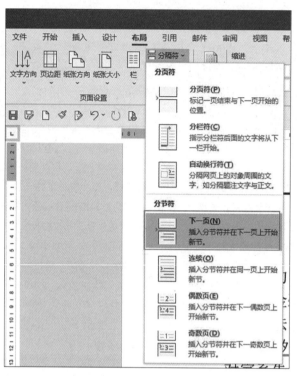

图 4-428 论文分节

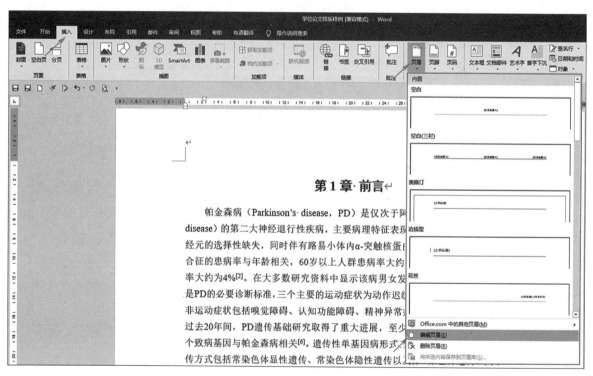

图 4-429 页眉设置

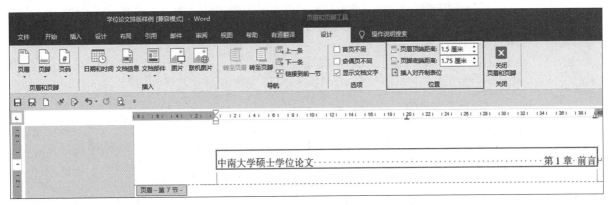

图 4-430　编辑页眉

1. 先确认论文各部分已按内容分节,如正文与论文前置部分间插入非连续分节符,即分节符(下一页)。在菜单栏依次点击"插入"中"页脚"的"编辑页脚 (E)",进入页脚编辑状态,点击取消选定"链接到前一节",使右下方页脚处"与上一节相同"消失,从而实现页码的分节编辑(图 4-431)。

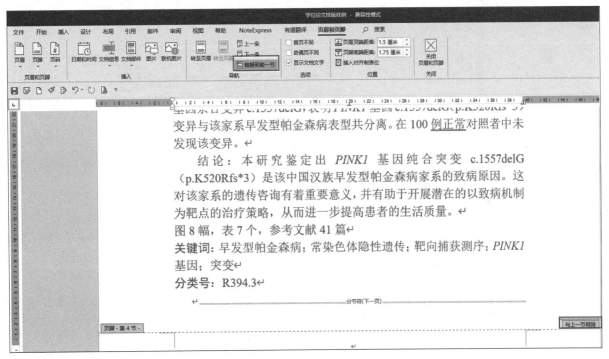

图 4-431　分节编辑页脚

2. 依次点击菜单栏"插入"中"页码"的"页面底端"中"普通数字 2",从而选择所需的居中格式的数字页码(图 4-432)。

3. 点击菜单栏"插入"中"页码"的"设置页码格式 (F)..."(图 4-433),在"页码格式"设置框中依次设置"编号格式 (F)"为罗马数字(I,II,III,...),"页码编号"的"起始页码 (A)"为"I",然后点击"确定",完成从中文摘要开始到符号说明的前置部分罗马数字页码设置。

4. 参照上述操作,在与论文前置部分已分节的正文部分开始页,在"页码格式"设置框中依次设置"编号格式 (F)"为阿拉伯数字(1, 2, 3, ...),"页码编号"的"起始页码 (A)"为"1",然后点击"确定",完成从正文开始到全文结束的后置部分阿拉伯数字页码设置。文中有设置分节符时,如需要设置连续页码,则需在"页码编号"中勾选"续前节 (C)"。

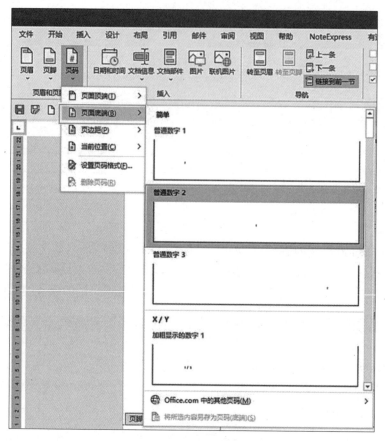

图 4-432　选择页码格式

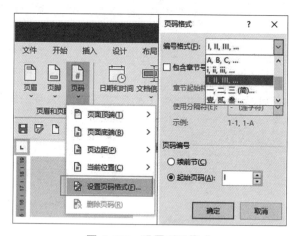

图 4-433　设置页码格式

（五）章节标题设置

章节标题编排要求：章名采用三号黑体加粗，节名采用四号宋体，小节名正文采用小四号宋体。章名段前 18 磅、段后 12 磅，节名、小节名段前 10 磅、段后 8 磅，章名居中，节、小节名顶格编排，节、小节与正文间不出现空行。正文及各级标题一律采用固定行间距 20 磅。

1. 以一级标题（章名）设置为例，右键点击"开始"菜单栏"标题 1"，在弹出的菜单中选择"修改 (M)..."选项，在"修改样式"框中根据要求分别设置格式：字体为黑体、字号为三号、字形为加粗、对齐方式为居中。然后点击"格式 (O)"中"段落 (P)..."，在"段落"框中设置间距格式：段前 18 磅、段后 12 磅和固定行距 20 磅，点击"确定"后完成一级标题格式设置（图 4-434）。

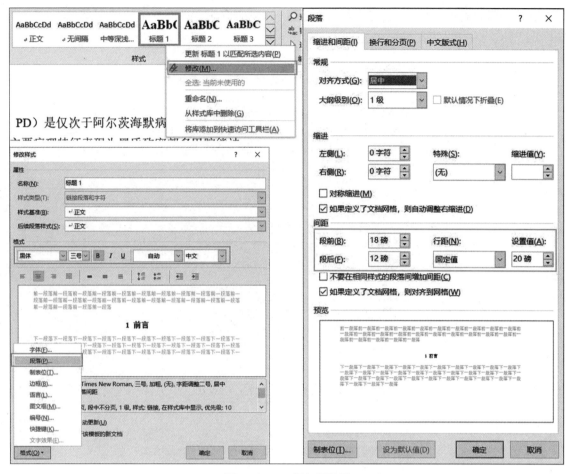

图 4-434　一级标题设置

2. 设置标题编号格式,右键单击选择对应标题,在弹出的菜单中选择"修改 (M)..."选项,在"修改样式"框中点击"格式 (O)"中"编号 (N)...",在"编号和项目符号"框中选择和设置对应的编号格式。

3. 依据类似方法设置不同级别的标题格式,并将其应用到各级标题名上。最终效果示例如图 4-435 所示。

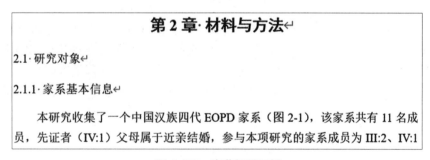

图 4-435　章节标题示例

（六）目录设置

目录编排要求:目录应列出论文的大标题、一级和二级节标题,逐项标明页码。目录页的行距为固定值 20 磅。"目录"两字中间空 1 字符(三号黑体加粗,段前 18 磅,段后 12 磅),上空一行,下空一行后为章、节、小节及其开始页码(靠右顶格),除目录两字为三号黑体加粗,其余字体均采用四号宋体。章、节和小节分别以阶梯式排列。

1. 完成各级标题设置后（尤其是大纲级别设置），在要插入目录页的位置点击鼠标，然后依次点击"引用"的"目录"中"自定义目录 (C)..."（图 4-436）。

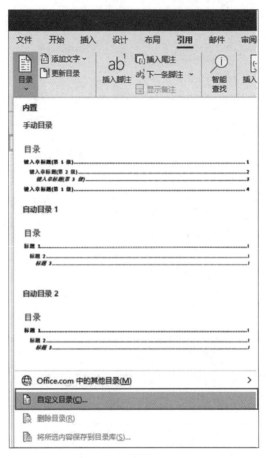

图 4-436　引用自定义目录

2. 在弹出的"目录"框中按要求设置目录（图 4-437），依次勾选"显示页码 (S)"和"页码右对齐 (R)"，"制表符前导符 (B)"后选择对应的标题与页码间前导符的格式，并按要求将"显示级别 (L)"选择为"3"。单击"修改 (M)..."，弹出"样式"框（图 4-438），选择需要的样式对各级别标题字体和行距等格式进行修改（图 4-439），完成格式设置后，单击"确定"生成目录（图 4-440）。

3. 如对论文内容进行修改后需要更新目录，在目录位置单击鼠标右键，弹出框中选择"更新域 (U)"，在弹出"更新目录"框中根据要求选择"只更新页码"（各级标题内容和格式等无修改情况）或"更新整个目录"。单击"确定"按钮完成目录更新。如已按论文撰写规范设置好目录样式格式可直接通过上述步骤完成目录更新。如果仅对目录页中的内容或格式进行修改，则每使用更新目录功能一次均需重新修改。

三、注意事项

学位论文是大学生学识功底、学术造诣、逻辑思维能力、文字修养水平和科学探索精神等的综合反映。学位论文作为大学生学业成果的一个重要体现，必须能充分体现其学习能力与专业素养。根据学位论文写作规范及要求，参照写作规范和模板，对学位论文进行正确排版，能提高论文写作效率，避免在论文格式和数据编辑中耗费过多精力。注重学术规范和讲究行文格式是形成高质量学位论文的前提条件，规范化的排版使学位论文条理清晰，增加了可读性，同时也反映大学生的治学态度和论文写作水平。

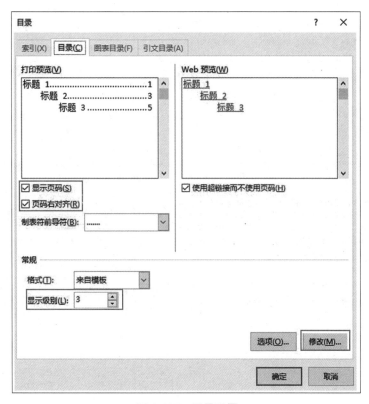

图 4-437　目录设置

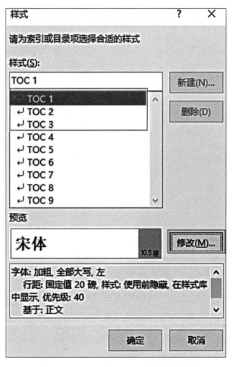

图 4-438　目录设置：修改样式

图 4-439　修改目录样式格式

目　录

图 4-440　生成目录

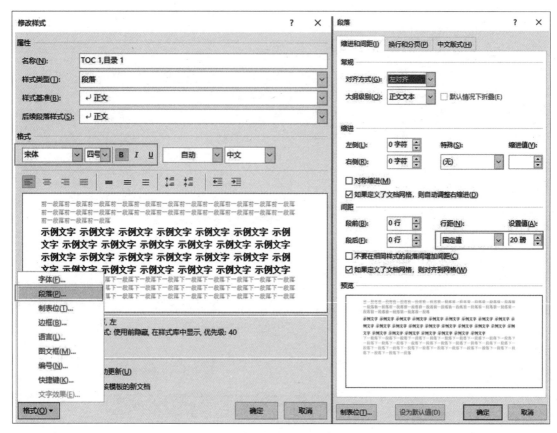

━━━━━━━━━━━━━━━━━━━ 参 考 文 献 ━━━━━━━━━━━━━━━━━━━

［1］赵家栋,邬丽娟.硕士学位论文写作的干扰因素及化解对策研究——以语言类论文写作为例.当代教育理论与实践,2020,12(3):120-125.

［2］中南大学.中南大学研究生学位论文撰写规范:中大研字〔2020〕30号.[2020-03-24]. http://emba.csu.edu.cn/file/1586922143.pdf.

［3］毕丽萍,叶继元.学士学位论文重复率检测及其规范化提升策略探讨.图书馆论坛,2019,39(3):10-19.

［4］杜旭.医学论文写作格式及规范.河南医学研究,2019,28(13):2496-2497.

［5］任美萍,石厚银,王璐璐,等.医学硕士研究生学位论文写作存在的问题及提升策略研究.四川生理科学杂志,2019,41(2):161-162.

［6］中科幻彩.科研论文配图设计与制作从入门到精通.北京:人民邮电出版社,2017.

［7］范丽,黄雪梅.图书馆资源与学位论文写作.内蒙古科技与经济,2016,(13):121-122.

［8］谭世明.研究生开题报告与学位论文写作.人力资源管理,2011,(11):134-135.

（邓　昊　袁腊梅　陈翔宇）

后记

本书内容仅供参考，具体实验操作和仪器使用应主要依据厂商使用说明书。部分软件和网站也可能由于升级会导致原网址或链接失效，操作界面和流程有所变化，但操作原理和步骤可供借鉴。

附主编于医学遗传学国家重点实验室勤业两载，硕叁秋，博又叁岁矣，公元二○○三年博士毕业赴美求学之际学位论文扉页。感格物求索之艰，厌怠之际以为与众学子共娱：

春花的时候，就有秋收的向往，可是到了秋收的季节，我却发现那份收获是如此的羞涩。尽管如此，我还是愿将这篇经多位老师悉心圈点和润色，浸润我汗水与喜怒哀乐的拙作奉献给培养我的祖国和母校，奉献给朝夕相伴我八个春秋的实验室，奉献给教诲我的老师，关心我的亲人和分享我快乐和艰辛的朋友！

附主编于丁亥年（公元二○○七年）仲夏由美归湘已十又四载，终日游猎九尺公斋，斑鬓见长，颐乐可期，作《乐庐铭》自娱。以励品青简，琢韦编，舍窗外丹霞万象，取斗室博观洞见！

乐庐铭

险艰当性刚，　理悟参万方，
逐琢求真确，　初心谱精专。
知行承湘雅，　豁畅吮露甘，
源循剥病疴，　举志尽遗魁。
穷翔哺乳隼，　传道解惑酣，
殷殷望桑梓，　惟愿九州欢！

邓昊

公元二○二一年四月二十六日

592